HANDBUCH DER ZAHNHEILKUNDE

UNTER MITWIRKUNG VON FACHGENOSSEN

HERAUSGEGEBEN VON

CHRISTIAN BRUHN

O. PROFESSOR DER KIEFER- UND ZAHNHEILKUNDE AN DER MEDIZINISCHEN AKADEMIE · DIREKTOR DER WESTDEUTSCHEN KIEFERKLINIK IN DÜSSELDORF

A. KANTOROWICZ

PROFESSOR · DIREKTOR DES ZAHNÄRZTLICHEN INSTITUTS DER UNIVERSITÄT BONN A. RH.

CARL PARTSCH

GEH. MED.-RAT · PROFESSOR AN DER UNIVERSITÄT IN BRESLAU

ERSTER BAND

DIE CHIRURGISCHEN ERKRANKUNGEN DER MUNDHÖHLE · DER ZÄHNE UND KIEFER

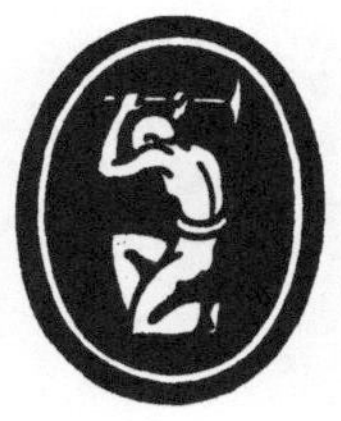

SPRINGER-VERLAG BERLIN HEIDELBERG GMBH

1932

DIE CHIRURGISCHEN ERKRANKUNGEN DER MUNDHÖHLE DER ZÄHNE UND KIEFER

BEARBEITET VON

F. ERNST-BERLIN · H. MORAL-ROSTOCK · R. NEUMANN-BERLIN · C. PARTSCH-BRESLAU · H. SCHLAMPP-ROSTOCK

HERAUSGEGEBEN VON

CARL PARTSCH

VIERTE
NEUBEARBEITETE UND DURCHGESEHENE AUFLAGE

MIT 619 ABBILDUNGEN

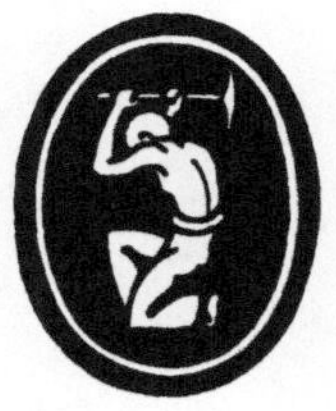

SPRINGER-VERLAG BERLIN HEIDELBERG GMBH
1932

ISBN 978-3-642-89109-0 ISBN 978-3-642-90965-8 (eBook)
DOI 10.1007/978-3-642-90965-8

URSPRÜNGLICH ERSCHIENEN BEI J. F. BERGMANN IN MÜNCHEN 1932
SOFTCOVER REPRINT OF THE HARDCOVER 4TH EDITION 1932

Vorwort zur ersten Auflage.

Die deutsche Zahnheilkunde hat in den letzten Jahrzehnten dank der vollen Anerkennung als Lehrfach an den Hochschulen eine rasche, erfolgreiche Entwicklung genommen. Mit der besonderen Ausgestaltung der zahnärztlichen Chirurgie unter fortschreitender Vervollkommnung der Methoden der Schmerzbetäubung, mit der Abzweigung der Orthodontie und Prothetik von der eigentlichen zahnärztlichen Technik hat das ganze Gebiet eine solche Erweiterung erfahren, daß eine Verlängerung und Vertiefung des zahnärztlichen Studiums notwendig wurde.

Die seit 1909 in Wirksamkeit getretene Prüfungsordnung hat dieser Entwicklung Rechnung zu tragen sich bemüht, indem sie außer der Forderung der Maturität ein siebensemestriges Studium und eine eingehendere und vielseitigere Prüfung vorschrieb.

Dadurch erwuchs das Bedürfnis nach einem diese veränderten Verhältnisse berücksichtigenden Lehrbuch. Die Unterzeichneten haben es mit dem vorliegenden Handbuch zu schaffen gesucht. Es soll in knapper Zusammenfassung den Studierenden einen Überblick über das Gebiet der Zahnheilkunde, dem Arzt und Zahnarzt einen Einblick in den augenblicklichen Stand dieser Wissenschaft gewähren. Allzu tief in strittige Fragen einzugehen, sollte, um nicht verwirrend zu wirken, vermieden werden. Literarische Nachweise berücksichtigen das Wichtigste, um dem Leser, wenn er sich eingehender unterrichten will, einen Fingerzeig zu geben.

Der Plan für das ganze Werk ist gemeinsam aufgestellt worden und jeder Band will in Rücksicht auf das Ganze beurteilt sein. Die großen Abteilungen der Zahnheilkunde: die zahnärztliche Chirurgie, zahnärztliche Orthopädie, die konservierende Zahnheilkunde und die Prothetik werden in je einem Bande abgehandelt. Der Umfang jedes Gebietes, der rasche Fortschritt in jeder Hinsicht, machte es den Herausgebern der einzelnen Bände unmöglich, die Bearbeitung des ganzen Gebietes selbst zu übernehmen. In der Praxis erfahrene, möglichst auch im Lehrfach erprobte Mitarbeiter, sind daher von ihnen gewonnen worden. Für die Bearbeitung des II. Bandes, der neben der Orthodontik die orthopädischen Maßnahmen zur Darstellung bringt, die bei der Behandlung der Kiefer- und Gesichtsverletzungen zu einer neuen und wichtigen Aufgabe des Zahnarztes geworden sind, geben die reichen Erfahrungen, die Prof. Bruhn während des Krieges als Leiter des Düsseldorfer Lazaretts für Kieferverletzte sammeln konnte, eine wertvolle Grundlage.

Leider haben manche widrige Umstände das Zustandekommen des Werkes ernstlich bedroht und aufgehalten, sie haben aber den einmal festgelegten Grundplan nicht zu erschüttern vermocht. Der Krieg hat mit rauher Hand auch die stille wissenschaftliche Arbeit gestört. Unser lieber, allverehrter Kollege Dependorf, der den Band über konservative Zahnheilkunde übernommen hatte und dessen wissenschaftliche Tiefe und große Gewissenhaftigkeit eine besonders wertvolle Arbeit erhoffen ließ, ist auf dem Felde der Ehre gefallen.

Wir gedenken dieses schweren Verlustes mit tiefer Wehmut. Mitten im Kriegsgetümmel mußten die Verhandlungen, für ihn Ersatz zu finden, geführt werden. Herr Privatdozent Dr. Kantorowicz hat die Herausgabe des betreffenden Bandes übernommen.

Wenn der Herausgeber des vorliegenden Bandes diesem noch ein besonderes Wort mit auf den Weg geben darf, so ist es die Bitte, ihn von dem Standpunkt zu betrachten, daß die zahnärztlichen Bedürfnisse in Auswahl des Stoffes und seiner Darstellung eine besondere Berücksichtigung erfahren mußten. Die Mitarbeit des Zahnarztes auf dem Gebiet der Mundchirurgie hat sich als so wertvoll erwiesen, daß sie gar nicht mehr umgangen werden kann. Sie zwingt dazu, auch wenn der Zahnarzt nicht selbst größere chirurgische Operationen auf diesem Gebiet ausführt, ihm durch die Einführung in das Verständnis derselben ihm die Grundlage für eine gedeihliche Zusammenarbeit mit dem Chirurgen zu schaffen. Deshalb mußte der Operationslehre ein breiterer Raum gewährt werden, als es für den ersten Blick für den Zahnarzt notwendig erscheint. Zweckmäßig ist sie für sich behandelt worden, um auch die allgemeinen Grundsätze des Aseptik und der Schmerzbetäubung zur Darstellung zu bringen und unnütze Wiederholungen zu vermeiden.

Auch der Umstand, daß die neue Prüfungsordnung eine besondere Prüfung in Operations- und Instrumentenlehre vorschreibt, legt eine solche Trennung, wie sie hier zum ersten Male versucht wird, nahe.

Herausgeber und Mitarbeiter haben im Verein mit dem Verleger ihr möglichstes getan, um ein der deutschen Wissenschaft würdiges Handbuch der Zahnheilkunde zu schaffen. Möge es den jungen Studenten ein treuer Führer, dem in der Praxis stehenden Zahnarzt ein zuverlässiger Ratgeber sein und in ärztlichen Kreisen der Zahnheilkunde eine gerechtere Würdigung schaffen.

Breslau, Dezember 1916.

Partsch. Bruhn. Kantorowicz.

Vorwort zur zweiten Auflage.

Ehe noch das Gesamtwerk vollständig erschienen, ist schon von dem 1. Band eine neue Auflage seit längerer Zeit nötig geworden. Die Nachwehen des Krieges haben die Herausgabe erheblich verzögert. Galt es doch die reichen Erfahrungen, welche der Krieg gerade auf dem Gebiete der Chirurgie des Mundes und der Kiefer uns gebracht, in der neuen Auflage zum Ausdruck zu bringen. Das chirurgische Kapitel über Schußfrakturen ist vollständig neu bearbeitet worden und auch der entsprechende technische Teil der Behandlung der Schußfrakturen hat erhebliche Ergänzungen notwendig gemacht. Zudem sind alle Kapitel durchgesehen, die Neuerungen eingefügt und die Literaturnachweise entsprechend ergänzt worden. Zu bedauern bleibt, daß das Manuskript der zahntechnischen Abschnitte trotz vieler Bitten nur teilweise einging, so daß sich Herausgeber und Verlag genötigt sahen, einzelne Abschnitte ohne besondere Druckerlaubnis des Autors in der Form der ersten Auflage zum Abdruck zu bringen, da die beiden anderen Teile des Handbuches bereits zwei Jahre im Druck standen. Dieser Umstand dürfte genügend entschuldigen, wenn hie und da vielleicht die allerneuesten Fortschritte vermißt werden sollten. Den Bemühungen des Verlages ist es gelungen, trotz der großen entgegenstehenden Schwierigkeiten die Ausstattung des Buches doch auf früherer Höhe zu halten.

So schwer die Zeit auf unserem Vaterlande lastet, gebe ich doch der Hoffnung Ausdruck, daß das Buch in seiner neuen Gestalt wie bisher auch fernerhin viele Freunde finden wird und daß es auch weiter den Studierenden ein zuverlässiger Führer, der zahnärztlichen Welt ein brauchbarer Ratgeber bleiben wird.

Breslau, im Herbst 1923.

Prof. Dr. **C. Partsch.**

Vorwort zur vierten Auflage.

Acht Jahre sind verflossen, seitdem die letzte umgearbeitete Auflage des ersten Bandes des Handbuches der Zahnheilkunde in die Welt ging. Eine 3. Auflage im anastatischen Druck war notwendig, um die dauernd lebhafte Nachfrage zu befriedigen.

Von den ursprünglichen Mitarbeitern ist nur der Herausgeber übrig geblieben. Ernste Erkrankung zwang Herrn Professor Williger von der Mitarbeit zurückzutreten. Herzlichen Dank sei ihm gesagt für das lebhafte Interesse, welches er durch die Bearbeitung des 2. Abschnittes bekundet hat. Herausgeber und Verlag glauben diesen Dank nicht besser abstatten zu können, als daß sie die Neubearbeitung in die Hände eines seiner getreuesten Schüler, des Herrn Professor Moral in Rostock legten.

Schon bei der letzten Auflage sahen sich Herausgeber und Verlag genötigt, den prothetischen Abschnitt in ursprünglicher Fassung hinausgehen zu lassen. Nach dem Rücktritt des Herrn Dr. Hauptmeyer hat Herr Professor Dr. Ernst (Berlin) den Abschnitt freundlichst übernommen.

Der Entwicklung der Zahnheilkunde folgend wurde ein neuer Abschnitt für die chirurgische Behandlung der Paradentosen eingelegt, den Herr Professor Neumann (Berlin) bearbeitet hat, und ein Abschnitt über die prothetische Behandlung der erworbenen Defekte des harten und weichen Gaumens, der in Herrn Privatdozenten Dr. Schlampp seinen Bearbeiter gefunden hat.

So sind in dieser neuen Auflage nicht nur die beiden letztgenannten Abschnitte ganz neu gestaltet, sondern auch die beiden ersten Abschnitte umgearbeitet und durch Einfügung neuer Kapitel zeitgemäß erweitert worden.

Am Plan des ganzen Werkes ist nichts geändert worden, so daß auch dieser Band im Rahmen des Gesamtwerkes beurteilt sein will.

Möge dem Bande in seinem neuen Gewande dasselbe Wohlwollen beschieden sein, dessen seine früheren Auflagen sich erfreuen durften.

Breslau, Mai 1932.

Prof. Dr. **C. Partsch.**

Inhaltsverzeichnis.

Erkrankungen der Hartgebilde des Mundes.

Von Geh. Medizinalrat Professor Dr. C. Partsch-Breslau.

Mit 455 Abbildungen.

Die einschlägigen Abschnitte 5, 6, 16 und Operationslehre 17, 19, 20 der chirurgischen Prothetik sind von Professor Dr. F. Ernst-Berlin, Professor Dr. R. Neumann-Berlin und Privatdozent Dr. F. Schlampp-Rostock bearbeitet.

Seite

1. Einleitung. Die Bedeutung der Mundhöhle und ihrer Erkrankungen 1
2. Die Untersuchung des Mundes 5
3. Mißbildungen der Kiefer 17
4. Die Spaltbildungen 19
   Die einzelnen Spaltbildungen 21
5. Die prothetisch-orthopädische Behandlung der Gaumenspalten. Von Professor Dr. Franz Ernst-Berlin. (Mit 18 Abbildungen.) 27
   Bemerkungen zur Operation der Hasenscharten 27
   Über die Behandlung von Gaumenspalten 28
   Über Obturatoren 33
   Über die Herstellung von Obturatoren 35
6. Die prothetische Behandlung der erworbenen Defekte des harten und weichen Gaumens. Von Privatdozent Dr. H. Schlampp-Rostock. (Mit 13 Abbildungen.) 37
7. Die Zahnung 44
8. Die Bedeutung der 6 Jahr-Molaren 47
9. Die Beschwerden des durchbrechenden Weisheitszahnes 51
10. Die verschiedenen Bißformen 55
11. Die Formabweichungen der Zähne 62
    Formveränderungen der Zähne 62
    Formabweichungen der Zähne 63
    Die Schmelzhypoplasien 66
    Schmelztropfen 70
12. Endokrine Drüsen und Zahnsystem 71
13. Über- und Unterzahl der Zähne 75
    Überzahl der Zähne 75
    Unterzahl 77
14. Zurückbleiben der Zähne im Kiefer 78
    Die Retention der Zähne 78
15. Mechanische Gewalteinwirkungen 83
    Brüche der Zähne 83
    Luxation der Zähne 85
    Die Brüche des Unterkiefers 86
    Brüche der Fortsätze 93
    Die Brüche des Kieferköpfchens 96
    Brüche des Jochbogens 98
    Die Brüche des Oberkiefers 99
    Die Schlußfrakturen der Kiefer 104
    Die Verrenkung des Unterkiefers 111
16. Die Schienenverbände bei Unter- und Oberkieferbrüchen. Von Professor Dr. Franz Ernst-Berlin. (Mit 43 Abbildungen.) 115
    Über die Unterkieferbrüche 115
    Allgemeines über die Kieferbruchverbände mit Hinweisen auf die geschichtliche Entwicklung 116
        Extraorale Verbände 118

Seite

Extra-intraorale Verbände . . . 118
Intraorale Verbände . . . 120
Über die Versorgung der Kieferbrüche . . . 126
Technische Winke zur Anwendung des Systems der Schröder-Ernstschen Drahtverbände . . . 128
Behandlung von Unterkieferbrüchen . . . 130
Schienung von Brüchen innerhalb des bezahnten Kiefers . . . 130
Schienung von Frakturen am Kieferkörper, wenn ein Fragment unbezahnt ist 131
Frakturen außerhalb der Zahnreihe . . . 133
Behandlung von teilweise konsolidierten Brüchen . . . 134
Behandlung von in Dislokation verheilten Kieferbrüchen . . . 135
Schienung der Kiefer nach chirurgischer Behandlung der Progenie . . . 135
Über die Oberkieferbrüche und deren Schienung . . . 136

17. Die entzündlichen Erkrankungen . . . 140
Die Wurzelhautentzündungen (Periodontitis) . . . 140
Die akute Periodontitis . . . 141
Die chronische Periodontitis . . . 148
18. Die Kinnfistel . . . 163
19. Begleiterscheinungen und Folgezustände der chronischen Wurzelhautentzündung 165
Die Wurzelperforation . . . 165
Die Wurzelcysten . . . 168
Die paradentalen Entzündungen . . . 181
20. Phlegmone des Mundbodens . . . 183
21. Oralsepsis und fokale Infektion . . . 185
22. Die aktinomykotische Periodontitis und die Aktinomykose der Kieferknochen 188
23. Die tuberkulöse Periodontitis und die Tuberkulose der Kieferknochen . . . 191
24. Die eitrige Entzündung der Kieferknochen . . . 195
Chemische Nekrosen . . . 205
Die Phosphorperiostitis . . . 206
Die Periostitis bei Perlmutterdrechslern, die Periostitis durch Einwirkung von Fluor und Arsen . . . 208
Die Kiefererkrankungen bei Tabes . . . 209
25. Die gutartigen Geschwülste der Kiefer . . . 210
Die follikulären Cysten . . . 210
Die von Schmelzkeimen ausgehenden Geschwülste . . . 213
Die Odontome . . . 217
Die Epulis . . . 220
Die bindegewebigen Geschwülste . . . 223
Osteome und Chondrome der Kiefer . . . 225
26. Die bösartigen Geschwülste der Kiefer . . . 229
Sarkome der Kiefer . . . 229
Das Carcinom der Kiefer . . . 235
27. Die Krankheiten des Kiefergelenkes . . . 242
28. Die Kieferklemme . . . 249
29. Die Beziehungen der Kieferhöhle zum Zahnsystem . . . 255

Operationslehre.

1. Allgemeines über die Operationen in der Mundhöhle . . . 261
Die Antisepsis . . . 261
2. Die Lokalanästhesie . . . 269
3. Die Extraktion der Zähne . . . 280
Die Heilung der Extraktionswunde und ihre Störungen . . . 293
4. Zufälle bei der Extraktion der Zähne . . . 300
5. Entfernung der Zähne mit Freilegung des Zahnfaches . . . 304
6. Operation retinierter Zähne . . . 306
7. Einpflanzung der Zähne . . . 307
Die Replantation . . . 307
8. Die gewaltsame Gradrichtung der Zähne . . . 308
9. Die Resektion der Wurzelspitze . . . 312
10. Die Operation der Cysten . . . 317
Die Re- und Implantation . . . 321
11. Die Operation der Spaltbildungen . . . 322
Die Operation der Lippenspalte . . . 322
Die Operation der Gaumenspalte . . . 326

Seite
12. Die Operation der Epulis 337
13. Die Resektion der Kiefer 338
Die Resektion aus der Kontinuität des Unterkiefers 339
Die Exartikulation einer Unterkieferhälfte 343
14. Osteoplastik 346
15. Knochenverpflanzung 348
16. Die Resektion des Oberkiefers 349
17. Über die Befestigung von Radiumröhrchen in Mundhöhle und Nasenrachenraum. Von Professor Dr. Franz Ernst-Berlin. (Mit 3 Abbildungen.) 357
18. Die operative Behandlung der Kiefergelenkversteifung 359
19. Die chirurgische Behandlung der Paradentosen. Von Professor Dr. Robert Neumann-Berlin. (Mit 26 Abbildungen.) 362
Indikationsstellung für die Therapie der Paradentosen 372
Gingivoektomie und Widmansche Operationsmethode. 375
Die radikalchirurgische Behandlung nach Neumann 377
20. Die orthopädische und prothetische Behandlung bei Kieferresektionen. Von Professor Dr. Franz Ernst-Berlin. (Mit 45 Abbildungen.) 384
Kurzer geschichtlicher Überblick 384
Herstellung der sekundären Prothesen 394
Prothesen nach Oberkieferresektion 398
Herstellung der Immediatprothese 400
Herstellung der definitiven Prothese 401

Die Chirurgie der Weichteile des Mundes.

Von Professor Dr. Hans Moral-Rostock.

(Mit 164 Abbildungen.)

(Unter Zugrundelegung von Text und Abbildungen des Professor Dr. Fritz Williger, Dahlewitz bei Berlin.

I. Die Krankheiten der Lippen 409
a) Verletzungen, Verbrennungen, Verätzungen 409
b) Entzündungen 416
1. Herpes labialis 416
2. Herpes zoster 417
3. Ekzem 417
4. Furunkel und Karbunkel 418
5. Impetigo contagiosa 422
6. Anthrax 423
7. Erysipelas faciei (Gesichtsrose, Wundrose) 423
c) Geschwülste 424
1. Gutartige Geschwülste 424
α) Cysten 424
β) Fibrome 425
γ) Angiome 426
δ) Papillome 428
ε) Atherome 428
2. Bösartige Geschwülste 429
d) Pigmentanomalien 432
Literatur 433
II. Erkrankungen der Mundschleimhaut 434
a) Verletzungen, Verbrennungen, Verätzungen 434
b) Arzneiexantheme 439
c) Entzündliche Erkrankungen der Mundschleimhaut 440
d) Infektiöse Erkrankungen 441
1. Stomatitis ulcerosa (Stomokace, Mundfäule) 441
2. Stomatitis mercurialis 445
3. Stomatitis aphthosa 446
4. Stomatitis epidemica (epizootica) 449
5. Soor (Stomatomycosis) 450
6. Diphtherie 451
7. Angina 451
8. Noma 458
9. Rotz (Malleus) 459
10. Rhinosklerom 460

Seite
e) Anderweitige Erkrankungen unbekannter Herkunft . . . 460
1. Leukoplakie . . . 460
2. Lichen ruber planus . . . 463
3. Sklerodermie . . . 465
4. Pemphigus . . . 467
Literatur . . . 468
III. Erkrankungen des Mundbodens . . . 469
a) Fascienrauminfektion (Ludwigsche Angina) . . . 469
b) Aktinomykose . . . 472
c) Dermoidcysten . . . 473
d) Der Krebs des Mundbodens . . . 475
e) Die Krebse der Mundschleimhaut . . . 476
Literatur . . . 479
IV. Tuberkulose der Mundschleimhaut . . . 480
Literatur . . . 486
V. Syphilis des Mundes . . . 486
Literatur . . . 501
VI. Erkrankungen des Zahnfleisches . . . 501
a) Gingivitis marginalis . . . 505
b) Gingivitis atrophicans . . . 506
c) Gingivitis hypertrophicans . . . 507
Literatur . . . 509
VII. Krankheiten der Zunge . . . 509
a) Veränderungen der Zungenoberfläche . . . 511
1. Faltenzunge (Lingua plicata) . . . 512
2. Landkartenzunge (Lingua geographica) . . . 513
3. Atrophie der Schleimhaut der Zungenoberfläche (glatte Zunge) . . . 514
4. Die schwarze Haarzunge (Lingua nigra) . . . 515
b) Verletzungen der Zunge . . . 516
c) Entzündungen der Zunge . . . 518
1. Akute Entzündungen der Zunge . . . 518
2. Tuberkulose der Zunge . . . 519
3. Aktinomykose der Zunge . . . 519
4. Papillitis linguae . . . 520
d) Geschwülste der Zunge . . . 520
1. Gutartige Geschwülste . . . 520
α) Fibrome . . . 520
β) Lipome . . . 521
γ) Fibroepitheliome (Papillome) . . . 521
δ) Makroglossie . . . 522
ε) Blutgefäßgeschwülste . . . 523
2. Bösartige Zungengeschwülste . . . 525
e) Operationen an der Zunge . . . 527
f) Nervenkrankheiten der Zunge . . . 529
Literatur . . . 532
VIII. Erkrankungen der Speicheldrüsen . . . 533
a) Verletzungen . . . 533
b) Entzündungen . . . 534
1. Speichelgangentzündung (Sialodochitis) . . . 534
2. Parotitis epidemica . . . 535
3. Aktinomykose . . . 536
4. Die sekundären Entzündungen der Ohrspeicheldrüse . . . 537
5. Mikuliczsche Drüsenkrankheit . . . 538
c) Speichelsteine (Sialolithiasis) . . . 539
d) Geschwülste . . . 542
1. Gutartige Geschwülste . . . 542
α) Ranula . . . 542
β) Die übrigen gutartigen Geschwülste . . . 544
γ) Mischgeschwülste . . . 544
2. Bösartige Geschwülste . . . 545
e) Sekretionsstörungen . . . 546
1. Die Xerostomie . . . 546
2. Ptyalismus . . . 547
Literatur . . . 548

Seite
IX. Die Erkrankungen des Spatium pterygomandibulare . . . 549
Literatur . . . 551
X. Die Beziehungen der Zähne zu den Augen . . . 551
Literatur . . . 555
XI. Die Beziehungen der Zähne zum Ohr . . . 555
Literatur . . . 556
XII. Die Beziehungen zu den Störungen der inneren Sekretion, der Blutkrankheiten und der Avitaminosen . . . 557
Literatur . . . 566
XIII. Krankheiten der Nerven in ihren Beziehungen zu den Zähnen . . . 567
a) Krankheiten der peripheren Nerven . . . 567
1. Nervus facialis . . . 567
2. Nervus trigeminus . . . 569
α) Lähmungen . . . 569
β) Neuralgien . . . 571
γ) Krämpfe des Trigeminus . . . 579
δ) Die Neuritis des Trigeminus . . . 580
3. Hypoglossus . . . 580
b) Tabes dorsalis . . . 580
c) Progressive Bulbärparalyse . . . 582
d) Myasthenia progressiva pseudoparalytica gravis . . . 582
e) Angioneurotisches Ödem (Quincke) . . . 582
f) Psychoneurosen . . . 584
g) Progressive Paralyse . . . 586
h) Sonstige Geisteskrankheiten . . . 587
Literatur . . . 587
Namenverzeichnis . . . 590
Sachverzeichnis . . . 597

Erkrankungen der Hartgebilde des Mundes.

Von

Geh. Medizinalrat Professor Dr. **C. Partsch**, Breslau.

Mit 455 Abbildungen.

Die einschlägigen Abschnitte der chirurgischen Prothetik sind von Herrn Professor Dr. F. Ernst-Berlin, Herrn Prof. Dr. R. Neumann-Berlin und Herrn Privatdozent Dr. F. Schlampp-Rostock, bearbeitet.

1. Abschnitt.

Einleitung.

Bedeutung der Mundhöhle und ihrer Erkrankungen.

Die verschiedenartigen Aufgaben, welche die Mundhöhle für den Körper zu erfüllen hat, bestimmen auch die Bedeutung ihrer Erkrankungen. Die Mundhöhle ist in erster Linie das Eingangstor für alle festen und flüssigen Nahrungsmittel. Was mit diesen in die Mundhöhle hineinkommt, wird durch den Kauakt und die Einspeichelung zum Bissen geformt, durch den Schluckakt dem Verdauungskanal übergeben, in welchem es dann dem Einfluß unseres Willens entzogen, für die Zufuhr von Nährstoffen bearbeitet wird. Lippe und Wange bilden die Umhüllung für das Speisematerial in der Zeit, in welcher es durch die Zähne so weit zerkleinert wird, daß es sich durch die Bewegungen der Zunge und das Aufdrücken gegen den Gaumen so formen läßt, daß es als Bissen von der Zunge in die Speiseröhre geführt werden kann. Die während des Kauakts reflektorisch angeregte Tätigkeit der Speicheldrüsen schafft die für die Durchfeuchtung des Speisematerials notwendige Masse von Flüssigkeit, die gleichzeitig durch ihren Fermentgehalt schon in der kurzen Zeit des Aufenthalts in der Mundhöhle wichtige chemische Umänderungen einzuleiten vermag. Lippe und Wange bilden vermöge der ihnen gelegenen Muskelkräfte den in jeder Stellung der Kiefer erforderlichen Abschluß, der den Speisebrei am Ausfließen aus der Mundhöhle hindert. Ein ungenügender Schluß, wie er bei Lähmungszuständen oder narbigen Defekten und Verziehungen einzutreten pflegt, ruft bald dauerndes Benässen der Gesichts- und Halshaut, Ausfluß und Verlust reichlicher Speichelmengen, namentlich zur Nachtzeit hervor.

Die Lippen haben in erster Linie die aufgenommene Nahrung den Zähnen zuzuschieben und den Bissen so lange unter Kontrolle zu halten, bis die notwendige Feinheit der Zerkleinerung und Einspeichelung des Speisematerials erreicht ist.

Ein gut Stück Arbeit fällt dabei der weichen, muskulösen Zunge zu, die vermöge ihres feinen Empfindungsapparates nicht nur die chemische Zusammensetzung des Ernährungsmaterials prüft und den Geschmack an der Speise verschafft, sondern auch kraft ihrer zweckmäßig angeordneten Muskulatur die Nährstoffe den Zähnen zur Zerkleinerung zuführt und wachsam die zufällige Beimischung ungeeigneter, dem Verdauungskanal schädlicher Substanzen verhütet.

Die Zahnreihen, zwei trotz ihres allmählichen Entstehens wundersam geschlossene, sich harmonisch zusammenfügende Bögen, die durch den mächtigen Kaudruck die notwendige Zerkleinerung der Nährstoffe durch Zerschneiden und Zermahlen rasch besorgen, stehen als härteste und festeste Gebilde unseres Körpers neben der weichen geschmeidigen Zunge, die mit ihrem feinen Tastgefühl die genaueste Kontrolle über etwa zwischen den Zähnen zurückbleibenden Reste ausübt.

Der hauptsächlichsten Funktion der Mundhöhle, dem Kauakt, steht die andere Aufgabe, unserer Seele als Pforte zu dienen, keineswegs nach. Was der menschliche Geist sinnt, was er in seiner unendlichen Energie zur Förderung der Menschheit und ihrer Lebensbedingungen zu leisten vermag, es kommt am wirkungsvollsten durch den Mund zur Kunde der anderen Mitmenschen. Die feinen Stellungen der Zunge vermitteln im Verein mit dem Kehlkopf die jedem Idiom gerecht werdenden Klänge der einzelnen Laute. Von Zunge und Zähnen hängt die Vernehmlichkeit unserer Sprache in erster Linie ab. Die Sprache bleibt ein wesentliches Korrelat der Persönlichkeit. Sie kann nur ungestört zum Ausdruck kommen, wenn die Reihen der Zähne unversehrt bleiben, die Zunge kräftig, gewandt und sicher bei der Bildung der Laute mitwirkt.

Jenseits der Mundhöhle kreuzen sich die Wege für die Aufnahme der festen und flüssigen Elemente einerseits und der gasförmigen andererseits. Ein reflektorisch sich auslösender Mechanismus ist als treuer Wächter an den Eingang der Atmungswege gesetzt, um mit kräftigen Luftstößen falsch eindringendes Ernährmaterial sofort zurückzuwerfen. Der Schluckakt selbst, der fast automatisch erfolgt, ist aber noch größtenteils unter den Einfluß unseres Willens gestellt; erst der verschluckte Bissen geht ohne unser Zutun seinen Weg durch den ganzen Verdauungskanal hindurch. Andererseits geben die Form der Mundhöhle, die wechselnden Stellungen ihrer Wand und der sichere Abschluß des Gaumens der Sprache den erforderlichen Klang und Ton; beides kommt nur bei völlig freiem Luftwege zustande. Selbst geringfügige Störungen, besonders solche, welche den die richtige Klangwirkung bedingenden durch den Gaumen bewirkten Abschluß zwischen der Mundhöhle und der Nasenhöhle beeinträchtigen, können von erheblichen Einfluß auf den Mechanismus unserer Sprache werden, der seinerseits an die richtige Stellung der Zunge zu den Zähnen und zu den Wänden der Mundhöhle gebunden ist. So können selbst geringfügige Anlässe im Bereich der Mundhöhle recht erhebliche Wirkungen auslösen.

Eine gewisse Bedeutung liegt auch darin, daß die Mundhöhle entwicklungsgeschichtlich einen sehr komplizierten Weg durchzumachen hat, der leicht mehr oder minder umfangreiche Störungen erfahren kann.

Endlich stempelt die Anwesenheit eines großen Heeres von Mikroorganismen die Mundhöhle zu einem durch Infektion gefährlichen Körperabschnitt. Wenngleich ein großer Teil dieser Mikroorganismen nur als Parasiten unschädlich in der Mundhöhle wohnen, so kommen doch auch in ihr krankheitserregende Formen vor, welche die Mundhöhle zu einer gefürchteten Infektionsquelle machen. Andererseits kann die Mundhöhle ausgesprochen pathogene Bakterien, wie z. B. Diphtheriebacillen beherbergen, ohne daß Krankheitserscheinungen sich bemerkbar machen. Neben natürlichen Schutzkräften kann nur sorgfältige Säuberung den Körper vor der Infektion schützen und die harten Zahngebilde vor vorzeitigem Zerfall behüten.

Auffällig erscheint bei der Tatsache, daß der Mund so zahlreiche Mikroorganismen beherbergt, daß Wunden im Bereich des Mundes meist rasch gut heilen und nur selten Veranlassung zu schweren Entzündungsprozessen geben. Welche Schutzvorrichtungen hier wohl bestehen, ist immer zur Zeit noch nicht ganz klargestellt. Zwar ist die weiche Epithellage des Mundes, die sich fortdauernd in rascher Weise ergänzt, auch in der Lage, kleine Defekte, wie sie beim Kauen z. B. zustande kommen können, rasch durch neugebildetes Epithel zu bedecken, aber stärkeren Schutz scheint doch die Schleimabsonderung in der Mundhöhle auszuüben. Die kleinste mechanische Reizung regt Absonderung an und mit dem frisch aus den Drüsen quellenden Speichel wird die Oberfläche der Schleimhaut abgespült, infektiöse Partikel fortgeschwemmt, die Infektionsträger selbst mit einer Schleimhülle umgeben, so daß sie die direkte Einwirkung auf das Gewebe, wenn nicht verlieren, so doch minder stark entfalten. Man hat lange dem Speichel eine besondere antiseptische Kraft zugeschrieben, aber neuere Untersuchungen von Hubenschmidt, Miller, Michel haben gezeigt, daß dem Speichel eine direkt keimtötende Wirkung nicht innewohnt. Auch der eigenartige Stoff, das Rohdankalium, charakteristisch für den Speichel, hat sich nicht als direkt keimtötend erwiesen. Man wird mehr den physikalischen Eigenschaften, dem Gehalt an frisch in die Mundhöhle gewanderten eventuell aus den Speichelgängen gekommenen Leukocyten seine Schutzkraft zuschreiben müssen.

Andererseits wieder sieht man vom Munde aus ganz auffällig schwere Infektionen ausgehen. Ganz besonders die durch die Caries zur Entwicklung gebrachten Mikroorganismen, die vom Zahn in das Zahnmark eindringen und hier dasselbe zum Absterben bringen können, scheinen gelegentlich eine außerordentlich hohe Giftigkeit zu besitzen. Mir ist erst vor kurzem der Fall begegnet, daß ein sonst gesundes Kind nach der Vorbereitung eines cariösen Mahlzahns durch eine Arseneinlage trotz frühzeitiger, bei den ersten Entzündungssymptomen vorgenommener Extraktion dieses Zahnes in 4 Tagen an allgemeiner Sepsis mit Metastasen im Schultergelenk und Unterarm zugrunde ging. Anscheinend spielt dabei das Übergreifen auf das Gefäßsystem eine wesentliche Rolle, insofern durch rasche Thrombosierung die Prozesse bald weiter geleitet und durch Verschleppung der Gerinnselmassen im großen Blutkreislauf neue Entzündungsherde gesetzt werden. Bei Besprechung der Zahnextraktion werden diese Zustände noch besondere Darstellung erfahren.

Die Mundhöhle wird häufig Sitz spezifischer Infektion. Ist sie ein Lieblingssitz des im Körper zur Verbreitung gekommenen syphilitischen Giftes, so setzt sich die Aktinomykose, die wahrscheinlich mit Nahrungsmitteln in die Mundhöhle gebracht wird, in der Mundhöhle mit Vorliebe fest.

Viel seltener beobachtet man die Infektion mit Tuberkulose, die in Anbetracht des Umstandes, daß Millionen von Tuberkelbacillen, die dauernd mit dem Auswurf beim Schwindsüchtigen den Mund passieren, auffällig selten im Munde vorkommt. Jedoch ist durch exakte Untersuchungen das Eindringen der Tuberkelbacillen vom Munde her auf dem Wege durch die Zähne einwandfrei beobachtet. Von akuten Infektionskrankheiten lokalisiert sich ja die Diphtherie mit Vorliebe im Munde und die Krypten der Mandeln bergen gern die Keime, welche die wegen ihrer metastatischen Herde gefürchteten Halsentzündungen erzeugen. Auch jene akuten Infektionskrankheiten, wie Masern und Scharlach, deren Kontagien wir vorläufig noch nicht genau kennen, zeigen so starke Veränderungen der Mundschleimhaut, daß man wohl nicht irre geht, wenn man annimmt, daß in ihr der vermeintliche Giftstoff besonders wirksam ist.

Die Möglichkeit, daß die Mundhöhle so oft Sitz von infektiösen Prozessen werden kann, gewinnt ja auch dadurch noch an erhöhter Bedeutung, daß die Infektionskeime aus ihr durch den sie passierenden Luftstrom in die Außenwelt zurückgebracht und hier verstreut werden können, so daß dadurch eine Verbreitung der Krankheitserreger in umfangreicher Form stattfinden kann.

Wir verdanken Fluegge den exakten Nachweis, daß beim Sprechen und Räuspern fein verteilte Tröpfchen des Speichels aus der Mundhöhle in die Außenwelt gelangen. Er konnte zeigen, daß nach Ausspülen des Mundes mit einer frische Prodigiosuskulturen enthaltenden Flüssigkeit bei längerem Sprechen in der Entfernung von mehreren Metern stehende Agarplatten Aussaat von Prodigiosuskulturen aufwiesen.

Unter dem Eindruck dieser Experimente hat ja Mikulicz die Mundmaske zu einem wesentlichen Bestandteil der aseptischen Ausrüstung des Operateurs gemacht.

Bei der Bedeutung der Mundhöhle für die Weiterverbreitung infektiöser Krankheiten muß auch daran gedacht werden, daß mit der Mundschleimhaut bei der Nahrungsaufnahme in Berührung kommende Gegenstände, wie Gläser, Eßgerät, Geschirr, Servietten, die Übertragung vermitteln können.

Für den Zahnarzt hat diese Gefahr besondere Bedeutung, indem sie ihn zwingt, mit äußerster Sorgfalt durch gründliche Reinigung seiner Instrumente eine Übertragung des syphilitischen Giftes von einem Patienten auf den andern zu vermeiden.

Auch hinsichtlich der Neubildungen beansprucht die Mundhöhle eine besondere Beachtung. Man mag der Auffassung Cohnheims huldigen, daß die Keime zur Entwicklung der Geschwülste angeboren sind, oder der Anschauung zuneigen, daß auch sie Produkte der Tätigkeit von außen in uns gelangter Mikroorganismen sind, in jedem Falle wird es verständlich sein, daß Neubildungen an den Mundgebilden häufig zu beobachten sein werden.

Diese aphoristischen Hinweise, deren jeder ein wissenschaftliches Problem einschließt, müssen genügen, die gesonderte Besprechung und Darstellung der die Mundhöhle und ihre Organe befallenden Erkrankungen zu rechtfertigen.

Literatur.

Baume: Lehrbuch der Zahnheilkunde. Leipzig 1885. — *Borchers, Eduard:* Allgemeine und spezielle Chirurgie des Kopfes einschließlich der Operationslehre. Berlin: Julius Springer 1926.

Carabelli: Systematisches Handbuch der Zahnheilkunde. Wien. — *Clairmont:* Verletzungen und chirurgische Krankheiten der Mund- und Kieferhöhle. Leipzig: Georg Thieme 1925.

Denecke, Gerhard: Kursus der klinischen Untersuchungsmethoden für Studierende der Zahnheilkunde. München: J. F. Bergmann 1926.

Euler: (a) Diagnostische und therapeutische Irrtümer und deren Verhütung, Nr 1. Leipzig 1925. (b) Behandlung der Erkrankungen der Mundhöhle. Stinzings Handbuch der gesamten Therapie in 7 Bänden. Jena: Gustav Fischer 1926. — *Euler-Meyer:* Pathohistologie der Zähne. München: J. F. Bergmann 1927.

Kantorowicz: (a) Klinische Zahnheilkunde. Berlin: Hermann Meusser 1926. (b) Handwörterbuch der gesamten Zahnheilkunde. Leipzig-Berlin: Joh. Ambrosis Barth und Hermann Meusser 1931. — *Kantorowicz, Alfred:* Ätiologie der orthodontischen Anomalien. Fortschr. Zahnheilk. 2. — *Kaposi-Port:* Chirurgie der Mundhöhle. Wiesbaden: J. F. Bergmann 1912. — *Kirschner* u. *Nordmann:* Die Chirurgie des Gesichts. Von *Klapp, Bange, Ernst.* Lief. 13, Bd. 4.

Mayrhofer: Lehrbuch der Zahnkrankheiten, 2. Aufl. Jena: Gustav Fischer 1922. — *Mayrhofer, B.:* Chirurgie der dentalen Mund- und Kieferkrankheiten. Stuttgart: Ferdinand Enke 1930. — *Mikulicz:* Atlas der Mundkrankheiten. — *Mikulicz-Kümmel:* Krankheiten des Mundes. Jena. — *Moral:* Klinik der Zahn- und Mundkrankheiten. Leipzig: F. C. W. Vogel 1927. — *Most:* Die Topographie des Lymphgefäßapparates des

Kopfes und des Halses und ihre Bedeutung für die Chirurgie. Berlin: August Hirschwald 1906.

Neumann, Robert: Führer durch die operative Zahnheilkunde. Berlinische Verlagsanstalt 1929.

Partsch: (a) Verletzungen und Erkrankungen der Kiefer und der Mundhöhle. Handbuch der praktischen Chirurgie, 1. Aufl. Stuttgart 1900. (b) Chirurgische Erkrankungen des Mundes und der Kiefer. Atlas der Zahnheilkunde in stereoskopischen Bildern. Serie III. Herausgeg. von Karl Witzel. — *Perthes:* Die Verletzungen und Krankheiten der Kiefer. Deutsche Chirurgie. Stuttgart 1907. — *Port-Euler:* Lehrbuch der Zahnheilkunde. München: J. F. Bergmann 1929. — *Praeger, Wolfgang:* Einführung in die zahnärztliche Operationslehre und Röntgendiagnostik. Leipzig: S. Hirzel 1926. — *Preiswerk:* Lehrbuch und Atlas der zahnärztlich-stomatologischen Chirurgie, S. 276. München: J. F. Lehmann 1923. — *Preiswerk* u. *Mayrhofer:* Zahnärztlich stomatologische Chirurgie. München: J. F. Bergmann 1925.

Quervain de: Spezielle chirurgische Diagnostik. Leipzig: F. C. W. Vogel 1920.

Römer: Periodontitis und Periostitis alveolaris. Sonderabdruck aus Scheffs Handbuch der Zahnheilkunde, Bd. 2.

Scheff, J.: Handbuch der Zahnheilkunde, redigiert von Dr. *Hermann Wolf.* Wien-Leipzig: Hölder, Pichler, Tempski 1924. — *Schmieden:* Operationen am Kopfe. *Stich* u. *Makas:* Fehler und Gefahren bei chirurgischen Operationen, 1923. — *Seifert:* Chirurgie des Kopfes und Halses für Zahnärzte. München: J. F. Lehmann 1922. — *Siegmund* u. *Weber:* Pathologische Histologie der Mundhöhle. Leipzig: S. Hirzel 1926. — *Soerensen* u. *Warnekros:* Chirurg und Zahnarzt. — *Steiner:* Praktikum der zahnärztlichen Chirurgie. Wien u. Berlin: Urban & Schwarzenberg 1926.

Wedl: Pathologie der Zähne. Leipzig 1870. — *Williger:* Zahnärztliche Chirurgie, 6. durchgesehene und verbesserte Aufl. Leipzig: W. Klinkhardt 1927. — *Winter:* A. textbook of exodontia. St. Louis.

2. Abschnitt.

Die Untersuchung des Mundes.

Der Untersuchung des Innenraums der Mundhöhle hat stets die äußere Untersuchung voranzugehen. Hat ein flüchtiger Blick über Wuchs, Gestalt, Bewegungsform des ganzen Körpers, Sinnestätigkeit belehrt, so erfolgt die genauere Inspektion des Gesichts. Form des Schädels, Verhalten des Gesichtsskelets und seiner Teile. Vor- oder Zurücktreten des Ober- oder Unterkiefers lassen auf den ersten Blick schon wichtige Schlüsse auf das Verhalten des Zahnsystems zu. Schwellungszustände sind nach Form, Ausdehnung, Farbenveränderungen und Glanz der Weichteile zu beobachten.

Die Palpation gibt über Lageverhältnis, Konsistenzveränderung (knochenhart, knorpelhart, elastisch hart, elastisch weich, fluktuierend), Ungleichmäßigkeit, Verhalten zur Umgebung, Druckempfindlichkeit, den erwünschten Aufschluß. Die Betastung soll sich auch auf die unter dem Kieferrande versteckten Drüsen erstrecken, die oft erhebliche Veränderungen erfahren haben, ehe das Auge davon irgend etwas wahrzunehmen vermag.

Die Untersuchung der Mundhöhle erfolgt am besten bei Tageslicht, entweder so, daß man bei einfallendem Licht die Mundhöhle von vornher betrachtet, oder den Patienten mit dem Rücken gegen das Licht stellt und das mit dem Reflektor aufgefangene Licht in die Mundhöhle wirft. Alle Farbenunterschiede, alle Veränderungen des Spiegelglanzes zeigen sich dabei am besten. Aber leider steht Sonnenlicht in unseren Breiten und in unseren Wohnungen selten in genügend ergiebiger Weise zur Verfügung. Untersuchungsraum, Tageszeit zwingen oft zur künstlichen Beleuchtung. Mit Benützung einer gleichmäßigen Lichtquelle tauscht man gegenüber dem wechselnden oft zu scharfen Sonnenlicht den Vorteil eines bestimmten Helligkeitsgrades und damit leichterer Vergleichung der verschiedenen Farbenveränderungen ein, die im Verlaufe krankhafter Prozesse an der Schleimhaut auftreten. Mit dem künstlichen Licht gelingt es, auch den im Bett liegenden Patienten, ohne seine Lage wesentlich zu verändern, bequem und ausgiebig zu untersuchen.

Zweckmäßiger und von allen Unbequemlichkeiten der Örtlichkeit frei ist die elektrische Stirnlampe (Abb. 1), die, gespeist vom Straßenstrom oder einem Taschenelement, an einem Kopfhalter befestigt, das Licht einer elektrischen Glühlampe durch eine verstellbare Konvexlinse diffus und je nach deren Stellung in größerer oder geringerer Konzentration auf die zu beleuchtende Stelle wirft, und dabei ein freies Hantieren mit beiden Händen gestattet. Man ist dabei nicht an eine bestimmte Stellung oder Haltung gebunden, sondern kann mit leichter Bewegung des Kopfes dem Strahlenkegel des Lichtes jene Richtung geben, die man gerade braucht. Dadurch lassen sich auch die Schatten ausschalten, die bei Verwendung einer feststehenden Lichtquelle leicht stören. Nur ist bei länger dauernder Benützung insofern Vorsicht geboten, als die Lampe sich stark erwärmt und bei Annäherung an Gesicht des Patienten oder die Hände des Operateurs leicht eine oberflächliche Verbrennung hervorgerufen werden kann.

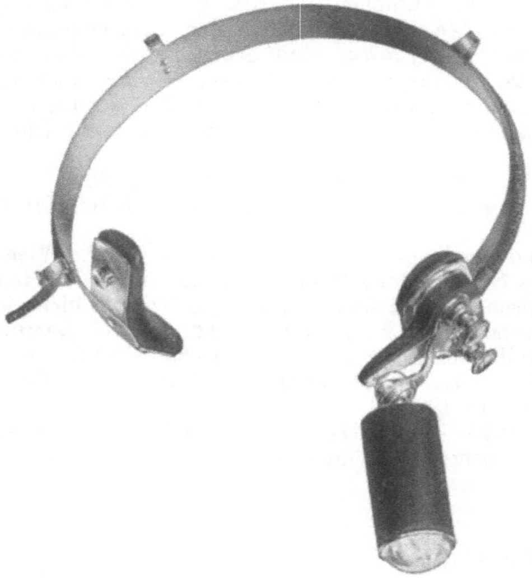

Abb. 1. Elektrische Stirnlampe mit leichtfedernder Kopfspange.

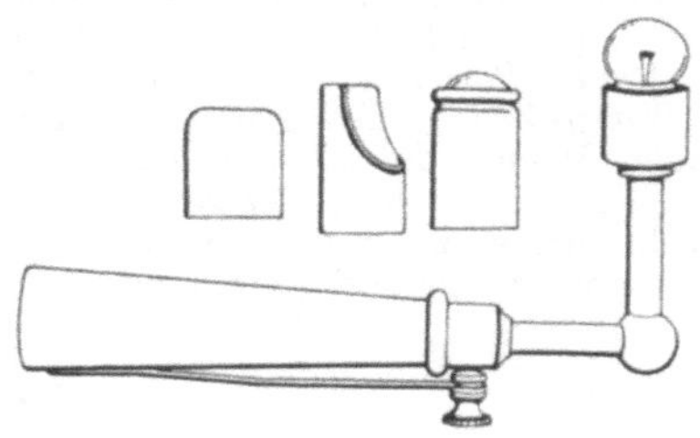

Abb. 2. Lampe nach Heryng.

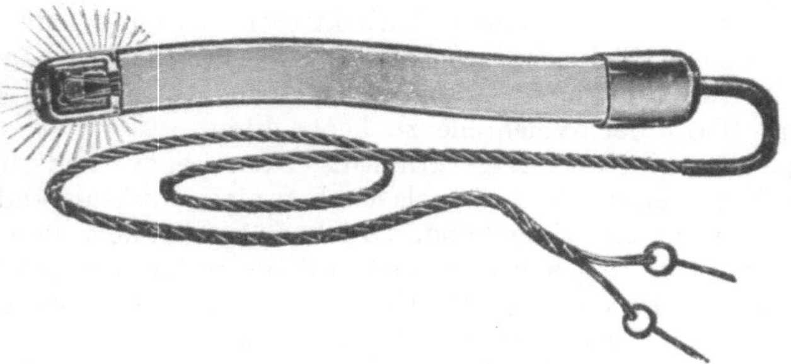

Abb. 3. Lampe zur Durchleuchtung des Oberkiefers.

Die Ableuchtung der dem Auge abgewendeten Flächen macht die Verwendung des Mundspiegels erforderlich; man wähle ihn am besten mit Metallgriff und einsteckbarem und auskochbarem Spiegelglas in verschiedener Größe.

Oft macht man auch von der Durchleuchtung Gebrauch, sei es, daß man die Zähne auf ihre Lichtdurchlässigkeit prüfen, oder die der Mundhöhle benachbarten Höhlen vom Munde her mit Licht durchdringen läßt.

Die Durchleuchtung der Zähne erfolgt am zweckmäßigsten mittels eines durch inneren Reflex erleuchteten Glasstabes. Er gestattet, das Licht ohne

Wärme an die Zähne heranzubringen, so daß man längere Zeit das Licht einwirken lassen kann, ohne daß der Patient eine Belästigung empfindet. Der leicht durch Kochen oder Abwischen zu reinigende Glasstab sichert eine aseptische Handhabung. Bei der Durchleuchtung der Zähne wird, wenn die Pulpahöhle einen erheblichen Bruchteil des Querschnittes des Zahnes ausmacht und

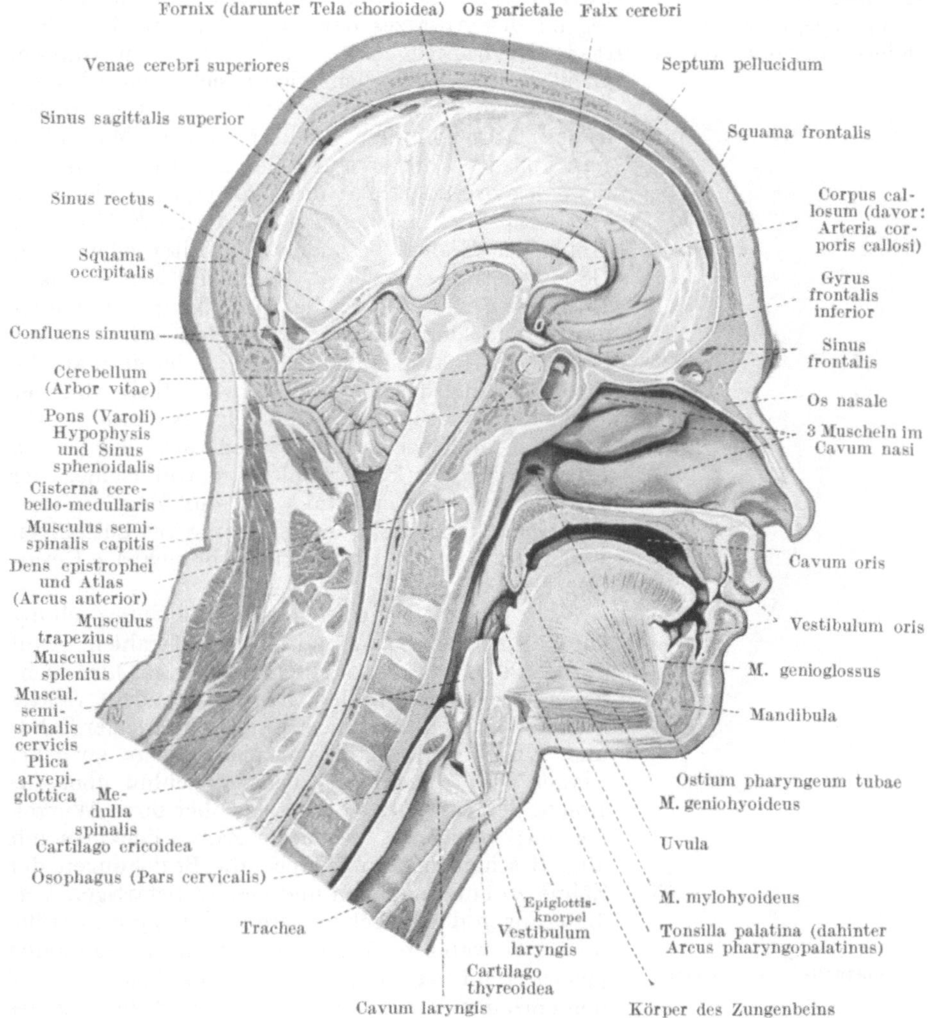

Abb. 4. Paramedianschnitt durch den Kopf eines erwachsenen Mannes. (Aus Braus, Anatomie des Menschen, Bd. II. Berlin 1924.)

mit Zersetzungsstoffen gefüllt ist, der Zahn dunkel erscheinen. Aber ausschlaggebend über das Verhalten der Pulpa ist das Resultat der Beleuchtung nicht.

Die Durchleuchtung der Nase und Kieferhöhle erfolgt durch eine in die Mundhöhle eingeführte Glühlampe mit deckendem Rohr, wie sie Vohsen angegeben, Hering und andere modifiziert haben. Man hat sie neuerdings in ein einem Mundspatel ähnliches Instrument eingeschlossen, um den Abschluß der Mundhöhle vollkommener zu machen, als wie es bei der rundlichen Vohsenschen Lampe möglich ist. Bei Verdunkelung der Umgebung durch ein über den Kopf des Patienten gebreitetes Tuch läßt sich der Gesichtsschädel des Patienten so durchleuchten, daß ein heller roter Schein Wangen und Nasenhöhle durchglüht. Bei medianer Stellung der Lampe grenzen sich durch die Knochenschatten des Oberkiefers bestimmte Lichtfelder ab. Man unterscheidet deren drei: erstens das Wangenlichtfeld, seitlich am ausgedehntesten neben der Nase, zweitens das Nasenlichtfeld durch den verdickten Rand der Nasenbeine abgegrenzt, in der Gegend des Ansatzes der Nasenfortsätze des Oberkiefers, drittens das orbitale Lichtfeld, abgegrenzt durch den unteren Orbitalrand. Außerdem pflegen sich auch gelegentlich noch die Pupillen der Augen zu röten, so daß diese bei ihrer Bewegung feurig glänzen. Man pflegt nun aus der Verdunkelung der Lichtfelder, besonders des orbitalen und des Wangenlichtfeldes, den Rückschluß zu machen, daß abnorme Füllung der Höhle des Kiefers besonders mit Eiter oder fester Geschwulstmasse vorliegt. In vielen Fällen soll nach Entleerung des Eiters die Aufhellung der vorher dunklen Felder beobachtet worden sein. Dieser Schluß trifft aber nicht immer zu, insofern als die Verdunkelung der Lichtfelder wesentlich von der Dicke der knöchernen Wände der Kieferhöhle abhängig ist und bei der überwiegend asymmetrischen Entwicklung der Kieferhöhlen ein Unterschied der Lichtfelder rechts und links fast zur Regel gehört. Immerhin kann die Durchleuchtung bei auffälligen Veränderungen für die Diagnose brauchbare Resultate ergeben.

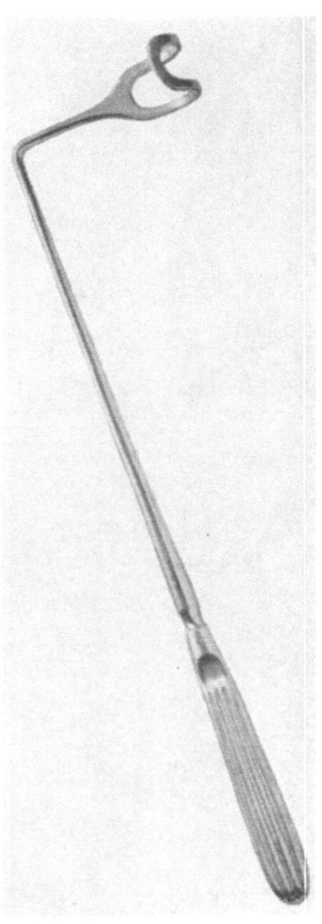

Abb. 5.
Selbsthalter. Mundhaken.

Sehr viel wichtiger ist dagegen die Untersuchung der knöchernen Wände mit Röntgenstrahlen. Auf die Handhabung dieses Hilfsmittels kann hier nicht näher eingegangen werden. Das Röntgenlicht, richtig angewendet, kann für die exakte Diagnose der Zahn- und Knochenerkrankungen nicht mehr entbehrt werden. Es gibt nicht allein Aufschluß über das Innere der Zähne, sondern auch über ihren Wurzelbereich; verlagerte, retinierte Zähne deckt es mit aller Bestimmtheit auf. Auch die Beziehungen der Zähne zu entzündlichen und geschwulstartigen Veränderungen der Knochen werden durch dieses Hilfsmittel einwandfrei festgestellt. Seine Handhabung gehört zum Rüstzeug des modernen Zahnarztes. Bei den einzelnen Erkrankungen wird die Bedeutung des Röntgenverfahrens für die Diagnose besonders hervorgehoben werden.

Zum Überblick über die Mundhöhle bedient man sich am bequemsten eines Middeldorpfschen Hakens, der die Wange von den Zahnreihen genügend abzieht und den Mundvorhof übersehen läßt.

Verlangen diagnostische oder operative Handgriffe das Zusammenwirken beider Hände des Operateurs, so kann man den Kranken auffordern, mittelst Selbsthalter das Abziehen der Wange zu besorgen; nur hat man dabei oft damit zu kämpfen, daß die Patienten in Ermangelung der Kontrolle des Auges und aus Ängstlichkeit nicht immer die gegebene Haltung auf die Dauer sicher festhalten. Den Überblick über den Gaumen, Bogen und Zäpfchen verschafft man sich bei weit geöffnetem Munde durch Herabdrücken der meist hochgehobenen Zunge durch den Mundspatel. Man beachte dabei, den Spatel nicht sofort tief einzuführen bis zum Zungengrunde, weil der dadurch ausgelöste Würgreflex die Besichtigung stört. Man schiebe vielmehr langsam von vorn nach hinten den Zungenspatel auf dem Rücken der Zunge nach hinten. Die beliebtesten Spatel sind die aus Glas; hölzerne benutzt man nur, wenn man sie, wie bei Syphilitikern, rasch vernichten will.

Öfters kommt man in die Lage, den Schlund und den Nasenrachenraum sich zur Anschauung bringen zu müssen.

Die Besichtigung des Zungengrundes, des Kehldeckels und des Kehlkopfes erfolgt mittelst des Kehlkopfspiegels, der bei nicht zu starkem Würgreflex leicht erwärmt an den Gaumen so angelegt wird, daß auf seiner Fläche das Spiegelbild des Kehlkopfes, der Glottis bis in die Trachea hinein sichtbar wird. Störender Würgreflex kann durch Bepinselung der Schleimhaut mit 5% iger Kokainlösung leicht ausgeschaltet werden.

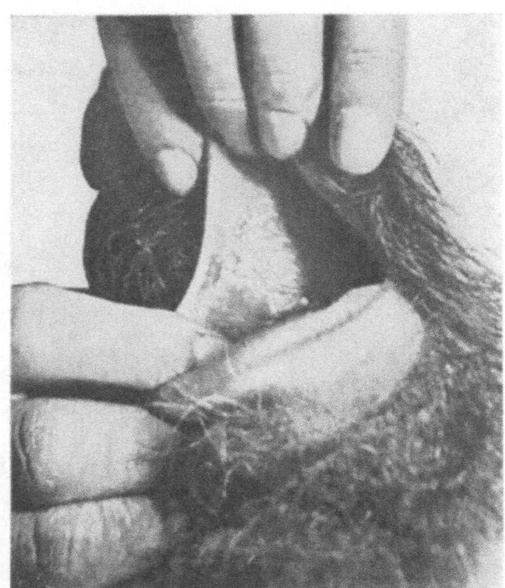

Abb. 6. Milien der Mundschleimhaut.

Dies ist jedesmal erforderlich bei der Untersuchung des Nasenrachenraums, der sogenannten Rhinoscopia posterior. Unter starker Vorziehung des weichen Gaumens mittelst eines Gaumenhakens wird das Bild des Nasenrachenraums auf einen schräg nach oben gestellten hinter den Gaumen geführten Spiegel entworfen. Es ermöglicht einen genügenden Überblick über die Choanen und Decke des Nasenrachenraums.

Bei der Untersuchung der Mundhöhle und deren Wände wird auf folgendes zu achten sein. An den Lippen ist Farbe und Glätte zu berücksichtigen. Das Lippenrot ist ein Gradmesser für die Blutbeschaffenheit: je gesünder das Blut, desto röter die Lippen. Blutmangel und Blutentmischung, von der akuten Anämie angefangen bis zu den schweren Fällen der Leukämie, malen sich deutlich in der Farbe der Lippen. Vorübergehende oder dauernde Anhäufung von Kohlensäure im Blut gibt ihnen einen mehr oder weniger bläulichen Ton.

Mit der Farbe ändert sich auch die Glätte. Blasse Lippen sind öfters rauh und schuppen leicht, selbst wenn keine direkte Erkrankung der Haut besteht.

Die von Schleimhaut überzogene Rückseite der Lippen läßt deutlich die eingebetteten Schleimdrüsen als leichte Hervorragungen sichtbar und fühlbar vortreten. Bei längerer Auswärtswendung und Abtrocknung der Schleimhautfläche machen sich leicht die feinen Öffnungen ihrer Ausführungsgänge durch das Austreten von Tropfen klaren Schleims bemerklich.

Sind die Wangen genügend beiseite gezogen, kann man ihre Flächen bis zu ihrem Übergang über den vorderen Rand des aufsteigenden Unterkieferastes nach dem Gaumen zu betrachten. Der Ausführungsgang der Parotis, die Mündung des die Wange quer durchsetzenden Ductus Stenonianus, wird auf der Fläche meist auf der Höhe einer besonderen Papille sichtbar, die sich gegenüber dem ersten oder zweiten oberen Mahlzahn befindet. Will man sich von der Durchgängigkeit des Speichelganges oder der Beschaffenheit der Absonderung der Drüse überzeugen, genügen einige Körnchen Salz in den Mundvorhof, oder auf die Zunge gebracht, um Speichel hervortreten zu lassen. Manchmal spritzt er im Strahl aus der Öffnung, andere Male muß man durch sanften Druck von der Wange her das Sekret erst zutage fördern. Eine feine Sonde in den Kanal eingeführt, dringt meistens nur bis zu jener Stelle, an welcher sich der Ductus Stenonianus durch den Musculus buccinator hindurchschiebt und sich über den vorderen Rand des Masseters schlägt. In die Drüse selbst gelangt man kaum, selbst wenn man die Wange fest nach vorn zieht, um den Gang möglichst zu strecken. Die Richtung des Ganges bezeichnet eine Linie, welche man sich vom Ansatz des Ohrläppchens an die Ohrmuschel zum Lippenrot der Oberlippe gezogen denkt.

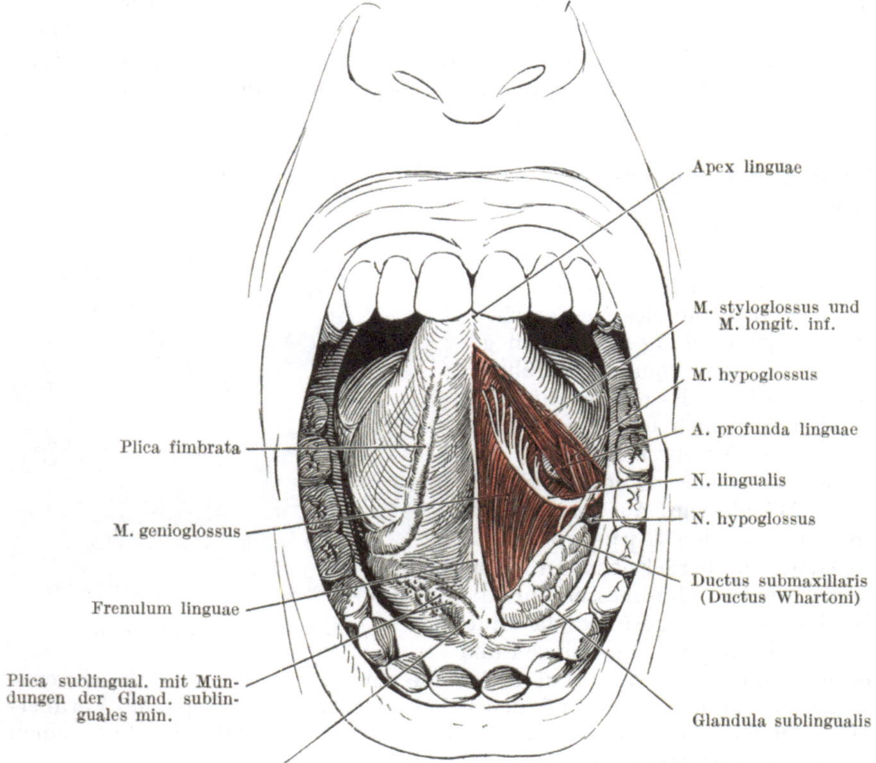

Abb. 7. Topographie der Regio sublingualis.
(Aus Corning, Lehrbuch der topographischen Anatomie. 16./17. Aufl. München 1931.)

Außer kleinen Falten bietet für gewöhnlich die Schleimhaut der Wange keine Besonderheiten. Gelegentlich findet man in sie eingesprengt gelbliche Körnchen von Hirsekorngröße, die Audryschen Fett- oder Talgdrüsen. Sie kommen in wechselnder Zahl an der inneren Wangenfläche vor und fallen besonders ins Auge, wenn sie durch ihr Gelb von dem Rot entzündeter Schleimhaut abstechen oder die Schleimhaut geschwollen oder geschwürig verändert ist.

Führt man den Finger im Mundvorhof der Fläche des Zahnfortsatzes des Oberkiefers entlang, so fühlt man unter der Umschlagsfalte des Mundvorhofs die Wülste der Zahnfächer (Juga alveolaria).

Im Bereich der unteren Mahlzähne sind diese gedeckt durch die hier sich an beiden Seiten des Kiefers allmählich erhebenden und am aufsteigenden Ast bis zum Kronenfortsatz verlaufenden Wülste der Linea obliqua bzw. mylohyoidea.

Einwärts von der scharfen Kante des Kronenfortsatzes springt das Ligamentum pterygomandibulare in Form der Plica pterygomandibularis deutlich vor. Vor dem Rande des aufsteigenden Astes wird seitlich bei festem Zusammenpressen der Zahnreihen der Wulst des Masseters fühlbar. Euler hat neuerdings eine accessorische Speicheldrüse beschrieben, im Trigonum retromolare gelegen, die entweder als zerstreute kleine Drüsen oder als einheitliches drüsiges Organ aufzutreten pflegt und zu entzündlichen Prozesses Veranlassung geben kann. Chaims Vermutung, daß es sich um eine innere sekretorische Drüse handele, trifft wohl nicht zu, weil die eingehenderen Untersuchungen Ausführungsgänge für das Sekret nachgewiesen haben. Die Möglichkeit, daß solche Drüsen auch sich cystisch umwandeln können, liegt nach meinen Erfahrungen sehr nahe.

Am zahntragenden Oberkiefer verläuft, vom 2. Mahlzahn nach oben sich verbreiternd, die Crista maxillaris externa wulstartig aufwärts, um in den Jochbeinfortsatz überzugehen. Am zahnlosen Kiefer wird sie mit dem Schwunde des Zahnfortsatzes erheblich flacher.

Von der Umschlagsfalte, wo die Schleimhaut nur locker an dem Kiefer aufliegt, erreicht man leicht die äußere Fläche des Oberkieferkörpers; man kann sie durch Zurückschieben der Schleimhaut ziemlich weit abtasten.

In der Mittellinie grenzen die beiden Lippenbändchen, das obere meist stärker entwickelt, den rechten und linken Vorhof ab.

Die beiden Zahnreihen des Ober- und Unterkiefers scheiden den Mundvorhof von der eigentlichen Mundhöhle, dem Cavum oris. Ihre Besichtigung verlangt das weite Öffnen der sich im vorderen Bereich überscheerenden Zahnreihen. Sind diese vollständig und geschlossen, so führen nur schmale, manchmal capillare Spalträume zwischen den Zähnen vom Mundvorhof nach der Mundhöhe. Ob hinter den Zahnreihen noch ein Zugangsweg vorhanden, hängt wesentlich von der Entwicklung des aufsteigenden Kieferastes ab, und davon, wie nahe er dem Tuber maxillare steht. An zahnlosen Kiefern ist die Scheidewand zwischen Mundvorhof und Mundhöhle fast verschwunden. Da zieht die Schleimhaut der Wange direkt über den Kiefer zum Gaumendach, beziehentlich zum Mundboden.

Bestimmen somit die Zahnreihen und die inneren Seitenflächen des Oberkiefers und der palatinale Teil der Alveolarfortsätze des Oberkiefers die Form der Mundhöhle in der Querrichtung, so ist ihre Höhe von der Spannung des Gaumengewölbes abhängig. Nach hinten zu findet jene ihre Grenze an den den Isthmus faucium umrahmenden vorderen Gaumenpfeilern, dem weichen Gaumen und dem Zäpfchen.

Unregelmäßiger ist die Umrandung nach unten. Hier erhebt sich vom Mundboden der starke Wulst der Zunge, die mit ihren Rändern den Zahnreihen anliegt, und dadurch einen besonderen Raum, den Sublingualraum, abscheidet. Dieser, bei geschlossenem Munde ein capillarer Raum von unregelmäßiger, auf dem Querschnitt dreizipflicher Gestalt, wird nur bei geöffnetem Munde und hochgestreckter, an die Hinterfläche der oberen Frontzähne gelegten Zunge genügend übersichtlich (Luschkas Sulcus alveololingualis).

Dabei tritt auf der dünnen Schleimhaut der Unterfläche der Zunge, an welcher die Gefäße deutlich durchschimmern, das Zungenbändchen vor, das die Überleitung von der Zunge zum Mundboden bewirkt und gleichzeitig eine Grenze darstellt zwischen rechtem und linkem Unterzungenraum. Von der seinen Fußpunkt bildenden Caruncula salivalis mit den feinen Mündungen der Ductus Whartoniani, den Ausführungsgängen der submaxillaren Speicheldrüsen, ziehen seitlich zwischen Zunge und Innenwand des Unterkiefers die unregelmäßig sich vorwölbenden Wülste der sublingualen Falte, Plica sublingualis, auf der die in einzelne Läppchen aufgelösten Drüsentrauben der Glandula sublingualis bald auf kürzerem, bald auf längerem Wege ihr Sekret in die Mundhöhle führen. Vor der Carunkel liegt noch dicht am Unterkiefer die von Susanne beschriebene, von Merkel „Glandula incisiva“ benannte Drüse. Das Vorkommen des vielgenannten Fleischmannschen Schleimbeutels ist mehr als zweifelhaft.

Liegt für gewöhnlich der sublinguale Wulst tief verborgen, gedeckt von dem an die Zahnreihe sich sicht anlegenden Zungenrande, so kann er bei entzündlichen Schwellungen des lockermaschigen Bindegewebes des Mundbodens so stark zunehmen, daß er sich kammförmig aufwärts drängt und nicht selten bei starker Schwellung mit einem gelblichen Belage zwischen Zahnreihe und Zunge im Cavum oris erscheint.

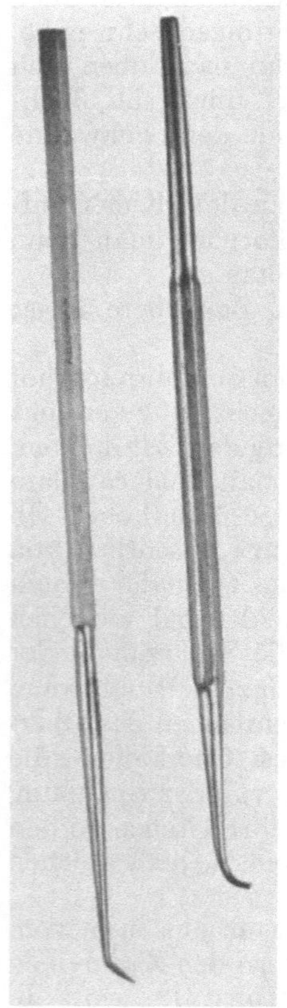

Abb. 8. Zahnsonden. a stumpf. b spitz.

An der Innenwand des Unterkiefers liegt die bedeckende Schleimhaut dicht und straff dem Knochen auf, so daß man leicht durch sie hindurch die scharf vorspringende Leiste der Crista mylohyoidea interna fühlt. Etwaige Schwellungen machen sich selbst bei geringer Ausdehnung auf der sonst glatten Fläche bemerkbar.

Zur genaueren Abtastung des Mundbodens, besonders der in das Bindegewebe eingebetteten Drüsen oder auch von Fremdkörpern und Konkrementen der Speichelgänge ist die bimanuelle Palpation nötig. Drückt man mit dem Finger der einen Hand die Weichteile von außen und unten nach aufwärts, so ist der von der Mundhöhle aus tastende Finger besser in der Lage, bis nach hinten die einzelnen Schichten des Mundbodens abzufühlen.

Am Boden der Mundhöhle liegt die Zunge, auf der sich Schwankungen körperlichen Wohlbefindens, Fieberhöhe, Eßlust besonders deutlich abmalen. Der dicke Epithelbelag mit seinen fadenförmigen Erhebungen kleidet ihren Rücken in ein samtartiges gleichmäßiges Grau, aus dem die etwas breiteren pilzförmigen Papillen als hirsekorn- und stecknadelkopfgroße, rote Punkte hervorstechen, verschieden verteilt, meist spärlicher in der Mitte und an der Spitze, reichlicher nach den Rändern zu. Recht verschiedenartige Bilder kann der Zungenrücken darbieten. Fast könnte man in ihm ein Erkennungszeichen im Sinne Bertillons sehen. Bei Besprechung der Erkrankungen der Zunge werden sie näher geschildert werden.

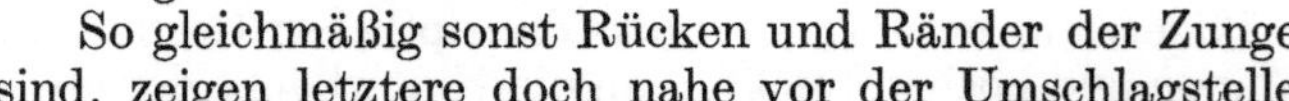

So gleichmäßig sonst Rücken und Ränder der Zunge sind, zeigen letztere doch nahe vor der Umschlagstelle in den vorderen Gaumenbogen eine faltenförmige Einkerbung, die Papilla foliata, die bei der Besichtigung der Zunge, namentlich wenn sich die 5—6 Falten beim Vorstrecken der Zunge auftun, nicht selten den Besitzer in Schrecken setzen.

Die in einer V-förmigen Figur stehenden Papillae circumvallatae grenzen den Zungenrücken ab gegenüber dem Zungengrunde, sind aber ebensowenig wie dieser selbst bei stark vorgestreckter Zunge sichtbar. Der langsam von vorn nach hinten geführte Spatel bringt sie bei kräftigem Niederdrücken der Zunge zu Gesicht, besser aber der Mundspiegel. mit dem allein man den Zungengrund gut übersehen kann.

Zur Untersuchung der Zahnreihen ist die Zahnsonde und der Zahnspiegel erforderlich. Die distalen Flächen der Backen- und Mahlzähne, die Hinterflächen der Frontzähne sind nur mit Hilfe des Spiegels gut zu übersehen. Sonst ist ihre Untersuchung mit der Zahnsonde vorzunehmen, einem hakenförmig gebogenen Instrument ganz aus Metall, mit dem man alle Flächen der Zähne, auch die Zwischenräume und die Zahnfleischtaschen abgehen kann, um sich von der Unversehrtheit der Zähne genügend zu überzeugen. Wo die Sonde hängen bleibt, erweckt sie den Verdacht einer cariösen Höhle, oder mindestens einer Erweichung des Schmelzes oder des Zahnbeins. Die Kontrolle des Spiegels wird den Verdacht klären.

Die Sonde gibt nicht nur Aufschluß über das Bestehen eines cariösen Herdes, sondern auch über die Tiefe der Zerstörung, die Form des Zerfalls des Zahnbeins. Ruft der Druck in die cariöse Höhle Schmerzempfindungen hervor, liegt der Verdacht einer Zahnmarkentzündung vor. Der auf den Kronenrand ausgeübte Druck läßt die Empfindlichkeit der Wurzelhaut erkennen, seitliche Bewegungen, die Lockerung des Zahnes.

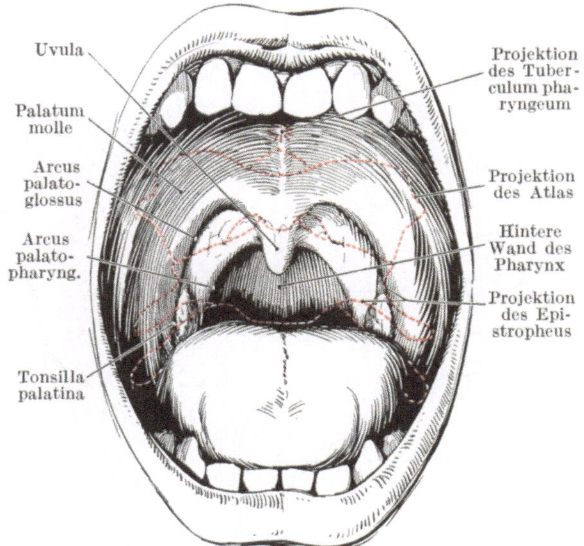

Abb. 9. Weicher Gaumen, Gaumenbogen und Tonsillen. (Aus Corning, Lehrbuch der topographischen Anatomie 16./17. Aufl. München 1931.)

Zur Prüfung der Lebensfähigkeit des Zahnmarks wird zweckmäßig der Induktionsstrom benützt, indem eine Elektrode an der Seitenfläche der Wange, die andere an den zu prüfenden Zahn appliziert wird, nachdem man sich überzeugt hat, daß gesunde Zähne prompt gegen den Stromschluß bei genügender Stromstärke reagieren.

Um etwaige Zahnfleischtaschen gut zu übersehen, empfiehlt Neumann den Luftbläser, der am schonendsten das Zahnfleisch von der Oberfläche des Zahnes abhebt.

Der harte und weiche Gaumen bilden die Decke der Mundhöhle. An Stelle der Naht, welche die beiden Gaumenhälften vereinigt, ist nicht selten ein breiter Wulst zu fühlen, Torus palatinus, der weder als eine krankhafte Veränderung (Lues), noch als Rasseneigentümlichkeit, sondern als eine individuelle Varietät anzusprechen ist. Am harten Gaumen liegt die Schleimhaut dicht und fest dem Knochen an, mit dessen Knochenhaut sie unmittelbar verwebt ist. Sie trägt kammförmige Unebenheiten in Gestalt der Rugae, welche im vorderen Bereich, in schwankender Zahl und Stärke, dem Wulste genau folgen, der zugleich den Zusammenstoß der beiden Gaumenbeine anzeigt. Diese Straffheit der Gaumenschleimhaut verhindert, daß sie durch entzündliche Schwellungen verändert wird. Sie bleibt blaß, selbst wenn die übrige Schleimhaut noch so stark gerötet ist. Der Reichtum an Nervenendigungen im vorderen Bereich macht sie für Epithelverluste besonders empfindlich.

Dicht hinter den mittleren Schneidezähnen wölbt sich die Schleimhaut am Gaumen wulstig vor (Papilla incisiva), entsprechend dem Foramen incisivum.

Im hinteren Bereich des harten Gaumens verraten sich die Ausführungsgänge der eingesprengten Schleimdrüsen durch das helle durchsichtige Sekret, das wie Tautropfen aus ihnen perlt.

Der weiche Gaumen, der in seiner Mitte oft die Verlängerung der Raphe des harten Gaumens erkennen läßt, ist bedeutend reicher an Drüsen und bildet eine Schleimhautfalte, welche die Mundhöhle gegenüber dem Schlunde abschließt. Mit seinen an Größe und Form wechselnden, oft an der Spitze eine

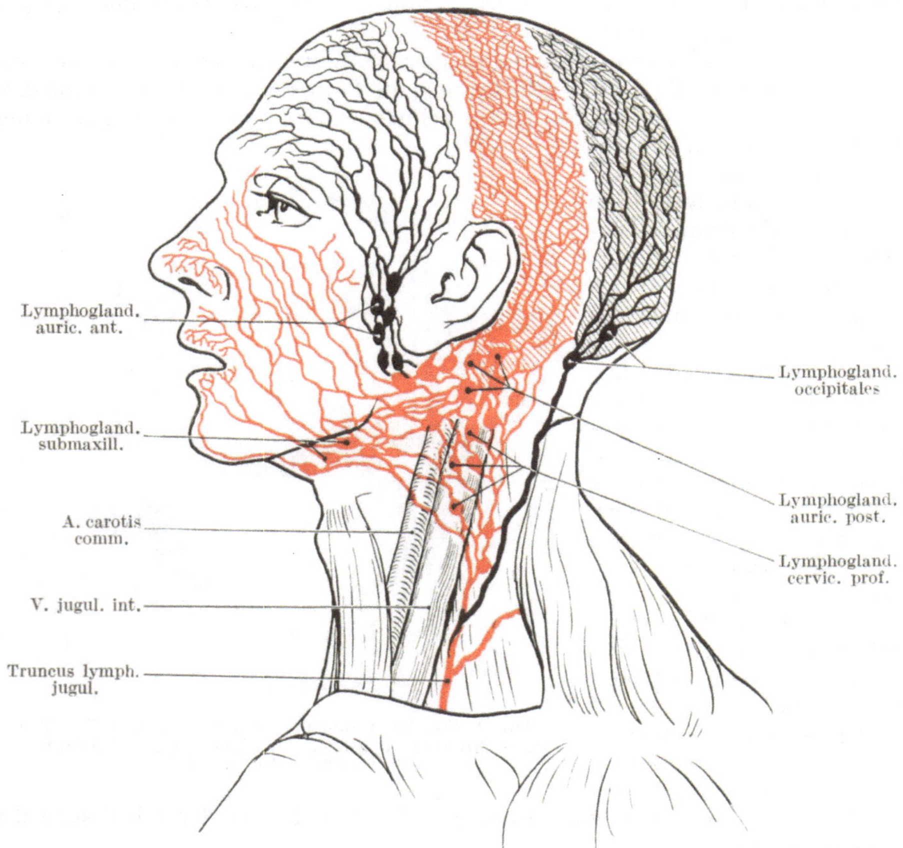

Abb. 10. Lymphgefäßgebiete und regionäre Lymphdrüsen des Kopfes.
(Mit Benutzung einer Abbildung von Sappey aus Corning, Lehrbuch der topographischen Anatomie. 16./17. Aufl. München 1931.)

Einkerbung tragenden Zäpfchen (Uvula bifida) verrät es deutlich die Entwicklung aus zwei Hälften. Während das Zäpfchen im Ruhezustand dem Zungengrunde anzuliegen pflegt, hebt es sich bei seiner Tätigkeit von ihm ab. Wird es bei der Lautbildung stärker nach aufwärts gezogen, so öffnet sich der Blick auf die Hinterwand des Schlundes.

Von ihm aus gehen nach der Seite die Falten des vorderen und hinteren Gaumenbogens (Arcus palatoglossus und Arcus palatopharyngeus) bis zur Seitenwand des Schlundes. In stark geschwungenem Bogen zieht zur Seitenfläche der Zunge der Arcus palatoglossus, eine Nische von wechselnder Tiefe, nach vorn deckend. In ihr ist die Mandel geborgen, die bald flach ist, bald stärker vortritt und mit ihren spaltenförmigen Taschen von der Glätte der übrigen Schleimhaut des Rachens sich abhebt.

Die der Nasenhöhle zugewendete Fläche des weichen Gaumens ist nur mit der Rhinoscopia posterior zu Gesicht zu bringen. Mit seiner reichlichen Gefäßversorgung und seiner zarten epithelialen Decke ist der weiche Gaumen und vor allem das Zäpfchen bei den geringsten entzündlichen Veränderungen leicht schwellbar.

Die Mandeln, im Kindesalter deutlich vorspringend, verkleinern sich mit den Jahren so, daß sie bei dem Erwachsenen kaum mehr als vorhanden anzusprechen sind. Die zwischen dem Arcus palatoglossus und Arcus pharyngeus eingebettete Tonsilla palatina bildet mit der am Schlundkopf flächenhaft ausgebreiteten Tonsilla pharyngea und der aus den Folliculi linguales bestehenden Tonsilla lingualis den sog. lymphatischen Rachenring, dessen gemeinsame physiologische Aufgabe noch nicht einwandfrei geklärt ist. Daß aus ihm weiße Blutkörperchen auf die freie Oberfläche abgegeben werden, ist wohl sicher, ob aber die Lymphocyten eine phagocytäre Wirkung auf Bakterien ausüben oder Mikroorganismen dauernd von den Mandeln aufgenommen werden, zur Bildung von Schutzstoffen, ist zweifelhaft. Aber das häufige Auftreten innerer Erkrankungen (Nephritiden, Endokarditiden) im Anschluß an Entzündungen der Mandeln weist doch unzweideutig auf enge Beziehungen mit dem lymphatischen Rachenring hin.

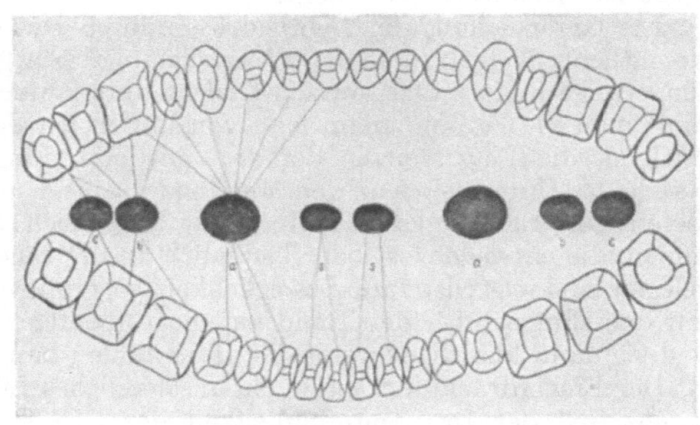

Abb. 11. Beziehungen der Zähne zu den submentalen und mandibularen Lymphdrüsen (Partsch).

Die hintere Rachenwand überzieht die Vorderfläche der Wirbelsäule; dort ist sie glatt, während an der seitlichen Rachenwand die aus dem Nasenrachenraum herabziehende Falte, Plica salpingopharyngea, vorspringt. Nicht selten gewahrt man in der Rachenschleimhaut vereinzelte Balgdrüsen in Form roter Flecke. Ihr Schleimhautglanz ist je nach der Beschaffenheit verschieden, bald heller, bald matter.

Die Weichteile des Gesichts und der Mundhöhle senden ihre Lymphe in zwei Gruppen von Lymphdrüsen, in die Glandulae lymphaticae submentales und Glandulae lymphaticae submaxillares. Erstere liegen unter der oberflächlichen Fascie zwischen den Musculi geniohyoidei, und zwar einzeln oder paarweise, mehr nach vorn dicht hinter dem Kinn, als Lymphoglandulae submentales anteriores oder weiter hinten, dem Zungenbein näher, als Lymphoglandulae submentales posteriores.

Die Lymphoglandulae submaxillares sollten nach den früheren Angaben (Luschka, Henle) in wechselnder Zahl in dem das submaxillare Dreieck ausfüllenden Fettgewebe liegen. Klinische Untersuchungen (Partsch, Ullmann), sowie durch diese veranlaßte anatomische Untersuchungen (Ollendorf, Stahr) zeigten, daß im wesentlichen drei Drüsen unterschieden werden müssen, von denen die Drüse A vor der Art. maxillaris externa, die Drüse B dicht hinter dieser Arterie, aber noch vor der Glandula submaxillaris salivalis, die Drüse C dicht hinter der Speicheldrüse gelegen ist. Die Drüse B liegt meistens vor der die Speicheldrüse einhüllenden Kapsel, seltener unter ihr in einer Nische der Drüse. Sie gewinnt dadurch an Wichtigkeit, daß sie dem Ganglion submaxillare, in welches Äste des N. lingualis und der Chorda tympani einmünden, benachbart ist, so daß ihre Schwellungen nicht ganz selten nach dem Ohre zu ausstrahlende Schmerzen herbeiführen.

Die von den Zähnen herkommende Lymphe verteilt sich in der Weise, daß von den unteren Schneidezähnen die Lymphe nach den Gl. submentales, von den Eckzähnen des Unterkiefers und den Backzähnen, wie von den Frontzähnen, Eckzähnen und Backzähnen des Oberkiefers zu der Drüse A oder B, von den ersten und zweiten Mahlzähnen des Oberkiefers und Unterkiefers zu der Drüse B, von den Weisheitszähnen zu der Drüse C abfließt.

Daß hier nicht ganz feste Verhältnisse bestehen, sondern oft namentlich zwischen Drüse A und B wechselndes Verhalten vorkommt, liegt an dem Wesen des Lymphapparates an sich. So erklärt sich auch, daß in den anatomischen Angaben, wie sie Schweitzer über die Beziehungen der Zähne zu den Lymphdrüsen macht, geringe Abweichungen bestehen. Seine Untersuchungen am Hunde, durch welche Lymphbahnen in der Pulpa nahe am Wurzelloch nach gewiesen worden sind, haben meine, auf klinische Beobachtungen am Menschen gestützte Auffassung, daß die menschliche Pulpa keine Lymphbahnen besitzt, nicht zu erschüttern vermocht.

Die Untersuchung der Lymphdrüsen durch Betastung von außen ist ein wesentlicher Teil der äußeren Untersuchung. Sie gibt für die innere wichtige Fingerzeige und schützt vor sonst leicht unterlaufenden Irrtümern. Am besten fühlt man die Drüsen, wenn man von hinten her den Kopf des Patienten umgreifend, die Fingerspitzen der drei mittleren Finger lose einwärts von dem Rande des Unterkiefers an den Mundboden anlegt und sie am Rande des Unterkiefers hin- und hergleiten läßt. Dabei lassen sich die Drüsen als ovale Körper fühlen, die entweder fest oder beweglich an der inneren Wand des Unterkiefers gelegen sind. Oft ist ihre Beweglichkeit so groß, daß man die Drüse bequem mit dem Finger über den Rand auf die Außenfläche des Unterkiefers schieben und sie dann hier dicht unter der Haut fühlen kann.

Der Fingerdruck gibt sofort ein anschauliches Bild von der Größe, der Konsistenz und der Druckempfindlichkeit der Drüse. Momente, aus denen man sofort wertvolle Rückschlüsse machen kann.

Lassen Derbheit, dickes Fettpolster oder Infiltration des Gewebes eine genauere Betastung nicht zu, so hilft manchmal noch die bimanuelle Untersuchung in der Weise, daß ein Finger der einen Hand den Mundboden gegen den von außen fühlenden Finger der anderen Hand andrückt. Man kann so schrittweise von vorn nach hinten den ganzen Mundboden, dem Kiefer entlang abtasten.

Wenn eine starke Entzündung des die Lymphdrüsen umgebenden Zellgewebes die Drüsen untereinander verschmilzt und mit dem submaxillaren Fettgewebe zu einem gemeinsamen derben Tumor werden läßt, ist ein Herausfühlen der einzelnen Drüse nicht mehr möglich (Perilymphadenitis). Erst mit Rückgang der Infiltration treten dann die einzelnen Drüsen wieder fühlbar hervor.

Erwähnt muß noch werden, daß von den submentalen Drüsen gelegentlich Lymphgefäße direkt zu den tieferen Halsdrüsen führen, so daß bösartige Geschwülste der Zunge und des Mundbodens mit Übergehung der submaxillaren und oberen Halsdrüsen Metastasen dicht über dem Schlüsselbein machen können. Auch bei den gelegentlich nach Zahnaffektionen in dieser Gegend beobachteten Eiterungen kann dieser Verlauf der Lymphbahnen von Bedeutung sein.

Gelegentlich kommen noch im Fett der Wange ein oder mehrere kleine Lymphdrüsen in einer vom Nasenflügel zur Mitte des horizontalen Astes des Unterkiefers ziehenden Linie vor im Stromgebiet der Vena facialis anterior. Man hat sie wegen ihrer Lage zum M. buccinator, bald auf ihm, bald unter seiner Fascie auch als Gl. buccinatoriae bezeichnet. Sie machen sich dadurch bemerklich, daß sie isoliert erkranken können, für gewöhnlich spielen sie keine besondere Rolle.

Die Lymphgefäße der Zunge sind besonders zahlreich entwickelt und stehen untereinander in direktem Zusammenhange, so daß eine Scheidung zwischen rechter und linker Zungenhälfte nicht festgehalten wird. Es vermögen deshalb Erkrankungen der rechten Hälfte nicht allein Schwellungen der Lymphdrüse dieser Seite, sondern auch der linken Seite und umgekehrt hervorzurufen. Die eingehenden Untersuchungen Küttners haben gezeigt, daß die Lymphe hauptsächlich nach den, am Carotisdreieck gelegenen vorderen Halslymphdrüsen und von da weiter zu den tieferen Halslymphdrüsen abfließt. Aus den vorderen Gebieten der Zunge kann gelegentlich der Abfluß mit Umgehung der oberen sofort zu den tieferen Halslymphdrüsen stattfinden. Ebenso ist von den hinteren Abschnitten der Zunge eine Fortleitung zu den tieferen oberen Halsdrüsen hinter dem Kopfknicker möglich.

Eine wesentliche Ergänzung erfährt der klinische Untersuchungsbefund durch die Röntgendurchleuchtung, die bei den Erkrankungen der Zähne und Kiefer ein unschätzbares, nicht mehr zu entbehrendes Hilfsmittel geworden ist, das über die Veränderungen in der Tiefe, die sonst anderer Untersuchung unzugängig sind, außerordentlich wertvolle Aufschlüsse zu geben vermag. Die Technik der Methode ist schon so ins einzelne ausgearbeitet, daß an dieser Stelle darauf nicht eingegangen werden kann, sondern auf die einschlägigen Handbücher verwiesen werden muß.

Literatur.

Bartels: Das Lymphgefäßsystem. Handbuch der Anatomie des Menschen. Jena **1909**.

Dieck: Anatomie und Pathologie der Zähne und Kiefer im Röntgenbilde. Hamburg 1911.

Hauptmeyer: Röntgendiagnostik der Zähne und Kiefer in Albers-Schönbergs Handbuch.

Küttner: (a) Über die Lymphgefäße der Zunge. Verh. dtsch. Ges. Chir. 26. Kongr. Berlin **1897**. (b) Über Lymphgefäße der äußeren Nase und die zugehörigen Wangenlymphdrüsen. Beitr. klin. Chir. **25** (1899).

Merkel: Handbuch der topographischen Anatomie, Bd. 1. Braunschweig 1885 bis 1890. — *Misch:* Lehrbuch der Grenzgebiete der Medizin und Zahnheilkunde, 2. Aufl. Leipzig: F. C. W. Vogel 1922. — *Moral:* Einführung in die Klinik der Zahn- und Mundkrankheiten. Leipzig 1920. — *Most:* Die Topographie des Lymphgefäßapparates des Kopfes und Halses in ihrer Bedeutung für die Chirurgie. Berlin 1906.

Ollendorf: Über den Zusammenhang der Schwellungen der regionären Lymphdrüsen mit den Erkrankungen der Zähne. Dtsch. Mschr. Zahnheilk. **16** (1898).

Partsch: Erkrankungen der Zähne und der Lymphdrüsen. Odont. Bl. **1899**. — *Pordes:* Die radiographische Darstellung der einzelnen Zähne und Kiefer. Österr. Z. Stomat. **1918**, H. 11.

Spieß: Untersuchung des Mundes und des Rachens. Berl. Klin. **1896**, H. 93. — *Stahr:* Zahl und Lage der submaxillaren und submentalen Lymphdrüsen vom topographischen und allgemeinen anatomischen Standpunkt. Arch. Anat. und Physiol. **1898**.

Wetzel: Lehrbuch der Anatomie für Zahnärzte und Studierende der Zahnheilkunde. Jena.

3. Abschnitt.

Mißbildungen der Kiefer.

Bei den nahen Beziehungen, welche zwischen dem Gesichtsschädel und dem Hirnschädel bestehen, kann es nicht wundernehmen, daß bei allen Störungen, welche die Entwicklung des Gesamtschädels betreffen, auch die Kiefer an der Mißbildung teilnehmen. Der größte Teil derselben ist so schwer, daß die Geschöpfe bald nach der Geburt zugrunde gehen. Insofern haben die meisten dieser Mißbildungen nur teratologisches Interesse, nur wenige praktisches.

Unter diesen wäre zunächst die Agnathie zu erwähnen, bei der durch Mangel des ersten Kiembogens und meistens auch der Oberkiefer und Gaumenfortsätze die untere Gesichtshälfte mit Zunge und Zungenbein fast vollkommen fehlt, die Ohren aneinander gerückt sind. Diese Geschöpfe sind, zumal sie außerdem mit Cyclopie behaftet waren, in den ersten Lebenstagen zugrunde gegangen.

Im Gegensatz dazu beschreibt Meyer Fälle als Polygnathie, bei denen es zur Bildung eines zweiten mit Zähnen besetzten Alveolarbogens gekommen ist. Im siebenten Lebensjahre erschienen in der Mundhöhle nach außen vom normalen auf einem eigenen Kieferbogenwulst nacheinander sechs Zähne, zu denen später noch neue hinzukamen, so daß das Kind mit 13 Jahren nach außen von der linken Zahnreihe des Unterkiefers fünf Zähne aufwies, die zum Teil den Mahlzähnen, zum Teil den Vorderzähnen entsprachen. Der Unterkiefer selbst trug 12 gut entwickelte Zähne.

Die wohl bisher am häufigsten beobachtete Entwicklungsstörung des Unterkiefers ist die Mikrognathie. Sie beruht in einer abnormen Kleinheit des Unterkiefers, dadurch hervorgerufen, daß der aufsteigende Ast sehr kurz und das Kiefergelenk selbst in seiner Entwicklung so gestört ist, daß es versteift erscheint. Der horizontale Ast, ebenfalls verkürzt, steht mit seinen, meistens etwas schräg nach vorn gerichteten Zähnen erheblich hinter dem Oberkiefer, so daß im Gesichtsprofil das Kinn fast verschwindet und die Gesichtslinie von der Oberlippe fast direkt in den Hals übergeht.

Diese angeborene Mikrognathie führt Winkel zurück auf einen durch amniotische Verwachsungen hervorgerufenen Druckschwund des Unterkiefers, während Hoffmann eine in der Keimanlage bedingte Unterentwicklung des Kiefers annimmt. Das Kiefergelenk kann dabei frei, ein- oder doppelseitig ankylotisch sein. Abnorme Größe und fehlerhafte Stellung der Kronenfortsätze sollen auch dabei vorkommen.

Die erworbene Mikrognathie hat ihren Grund meistens in früher Versteifung des Kiefergelenks durch entzündliche Prozesse, seltener in Erkrankungen des Unterkieferknochens (Osteomyelitis nach Scharlach, Typhus, Variola) oder in Folgezuständen von Erkrankungen der Weichteile (Noma, Narbenschrumpfungen, Myositis).

Eiselsberg hat durch osteoplastische Verlängerung des Unterkiefers die durch das Leiden bewirkte Störung mit Erfolg beseitigt. Esau operierte eine mit Ankylose des Kiefergelenks verbundene Mikrognathie mit Resektion des Gelenks und des aufsteigenden Astes unter gleichzeitiger Einpflanzung der Temporalfascie und Implantation eines 12 cm langen Rippenstückes.

Erwähnenswert ist, daß bei den primären Störungen der Entwicklung des ersten Kiemenbogens auch Hemmungen in der Entwicklung des äußeren Ohres (Mikrotie) beobachtet werden, und daß gleichzeitig das Gesicht durch die mangelhafte Entwicklung des Kiefers auf der entsprechenden Seite oder auf beiden Seiten abgeflacht erscheint.

Nahe steht diesen Hemmungsbildungen das Zurückbleiben des Unterkiefers bei gänzlichen oder teilweisem Ausbleiben der Zahnentwicklung. Es sind Fälle beschrieben, in welchen nur vereinzelte Zähne in Ober- und Unterkiefer erschienen, während der übrige Zahnbesatz fehlte. Ich bewahre die Abdrücke eines Falles, wo bei zwei Geschwistern (Albinos) im 10. Lebensjahre nur die Eckzähne entwickelt waren. Die Kinder hatten beide auffällig dünnes, zartes, seidenartiges Haar. Daß zwischen Zahnentwicklung und Haarentwicklung eigenartige Beziehungen bestehen, darauf weisen die Experimente an Tieren hin, denen die Schilddrüse frühzeitig entfernt worden ist, andererseits die Tatsache, daß die übermäßige Haarentwicklung, wie sie bei den sog. Löwenmenschen zu beobachten ist, mit einer geringen Entwicklung des Zahnsystems verbunden ist.

Literatur siehe Spaltbildungen.

4. Abschnitt.

Die Spaltbildungen.

Vorkommen, Verlauf und Ausdehnung der angeborenen Spalten des Gesichts finden ihre Erklärung in den mannigfach verwickelten Entwicklungsvorgängen des Gesichtsskelets.

Die Entwicklung des Gesichts reicht in die ersten Lebenswochen des Fetus hinauf. Ungefähr am Ende der vierten Lebenswoche ist sie schon so weit vorgeschritten, daß das Kopfende mit seinen umfangreichen Hirnteilen deutlich gegenüber dem Schwanzende kenntlich, sich bauchwärts abbiegt. Es nähert sich das Vorderhirn dem ersten Kiemenbogen. An der Kopfkappe wächst der Stirnfortsatz über die bereits durch den Zusammenstoß des ersten Kiemenbogens zum späteren Unterkiefer angedeutete Mundspalte fort. Zwischen diese und das Auge schiebt sich von der Seite her der Oberkieferfortsatz vor. Der Stirnfortsatz selbst bleibt nicht einheitlich, sondern wird durch zwei Furchen, die Nasenfurchen, in einen mittleren und seitlichen Abschnitt geschieden.

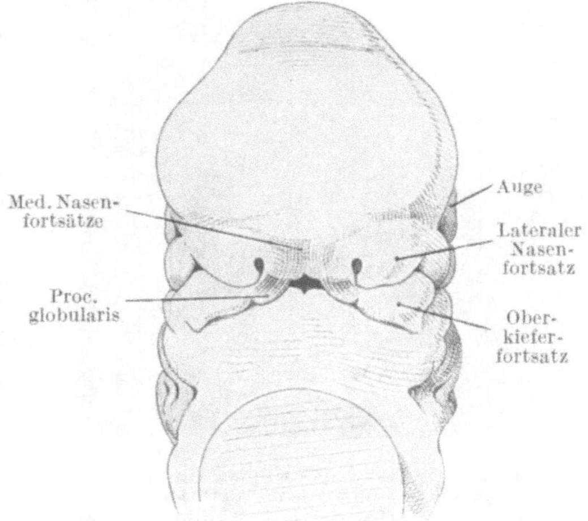

Abb. 12. Gesicht eines Embryo von 30 Tagen.

Während der seitliche Abschnitt sich als seitlicher Nasenfortsatz weiter entwickelt, grenzt am mittleren eine Einkerbung zwei Höckerchen ab, die Processus globulares. Somit ziehen von der Mundspalte zwei y-förmige Spalten nach der Augenhöhle zu. Den vertikalen Schenkel des y bildet die Spalte zwischen Oberkieferfortsatz und Processus globularis. Der längere äußere Schenkel ist nach dem Auge hin gerichtet, die Spalte zwischen Oberkieferfortsatz und seitlichem Nasenfortsatz. Der kleinere innere Schenkel, nach der Riechgrube hinziehend, wird von der Spalte von dem mittleren und äußeren Nasenfortsatz gebildet.

Beim weiteren Wachstum, das zum Zusammenstoß aller dieser zur Zeit noch getrennten Fortsätze führt, rückt der Oberkieferfortsatz unter dem Auge vor zur Vereinigung mit dem kräftig zunehmenden mittleren Nasenfortsatz; der seitliche, langsam wachsend, übernimmt die Ausfüllung der Mitte zwischen Augen, Nase und Oberkieferfortsatz.

In der achten Lebenswoche pflegt das Gesicht vollendet zu sein. Es entstehen aus dem mittleren Nasenfortsatz die Nasenscheidewand und der mit ihr unmittelbar zusammenhängende Zwischenkiefer mit den Anlagen der oberen Schneidezähne, aus dem seitlichen die Nasenbeine und seitlichen

Nasenknorpel, sowie das Siebbein und Tränenbein; endlich aus dem Oberkieferfortsatz der Oberkiefer mit dem Jochbein, dem Gaumenbein und dem Flügelbein.

Hinsichtlich der Anlage des lateralen Schneidezahns herrscht noch Streit unter den Autoren. Die einen (Dursy, Koelliker) vertreten die oben ausgeführte Ansicht, während Albrecht, Meyer, Biondi sich auch den seitlichen Nasenfortsatz an der Bildung der Lippe beteiligen lassen, indem aus ihm der laterale Schneidezahn, der äußere Zwischenkiefer mit den entsprechenden Teilen der Lippe und des Nasenflügels hervorgehen soll. Nach dieser Auffassung beständen vier Zwischenkiefer, zwei äußere aus dem seitlichen und zwei innere aus dem mittleren Nasenfortsatz hervorgehend.

Was verursacht nun das Fortbestehen der embryonal vorhandenen Spalten? Zunächst muß betont werden, daß nicht alle angeborenen Spaltbildungen den im fetalen Leben bestehenden Spalten in Lage und Ausdehnung vollkommen entsprechen. Vielfach bleiben sie in Umfang und Ausdehnung hinter ihnen zurück. Wenn es aber der Fall ist, wird man anzunehmen haben, daß die das Fortbestehen der Spalten bedingende Einwirkung vor der siebenten Lebenswoche sich schon geltend gemacht hat.

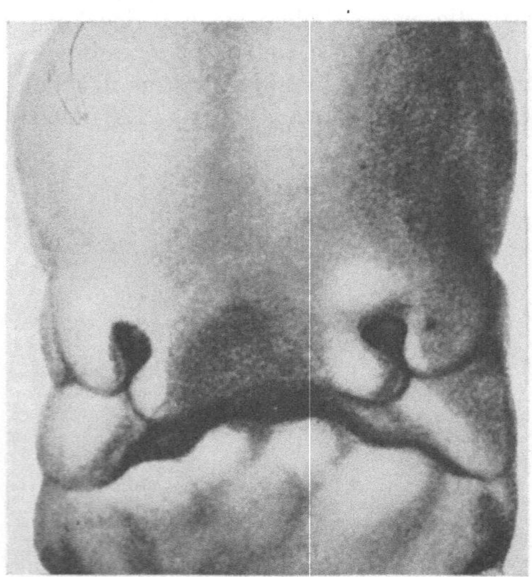

Abb. 13. Ansicht des Kopfes von vorn eines 10,5 mm langen Embryos. (Nach Peter, Atlas der Entwicklung der Nase und des Gaumens.)

In einzelnen Fällen der Spaltbildungen spielt sicher die Erblichkeit eine Rolle, sowohl vom Vater, als auch von der Mutter her (vgl. Abb. 18).

Es bleibt dabei zu bemerken, daß nicht immer dieselbe Form der Spalte sich vererbt, sondern öfters Abweichungen vorkommen.

Das gleichzeitige Vorkommen von Spaltbildungen mit Mißbildungen am Schädel, mit Hirnbrüchen, weist darauf hin, daß gelegentlich auch die Vermehrung des intracraniellen Druckes als Ursache für das Zustandekommen der Spaltbildung angesprochen werden kann.

In den meisten Fällen aber scheinen mechanische Momente den normalen Zusammenstoß der Gesichtsfortsätze zu verhindern. Diese Annahme hat durch die geistreichen Experimente Panums, der am Hühnerembryo durch Einlegen von Fremdkörpern künstlich Spaltbildungen erzeugte, eine außerordentlich gewichtige Stütze erfahren. Ein solcher Druck kann von innen her wirken, wie es Broca durch Geschwülste von der Schädelbasis aus, Lannelongue von der Zunge her eintreten sah, oder von außen auf die Oberfläche des Embryos. Hier sind es amniotische Stränge, bald in Form breiter Verwachsungen des Gesichts mit dem Amnion, bald in Form schmaler, strangartiger Verklebungen, welche durch abnormen Druck die normale Wachstumsrichtung behindern und dadurch die Spaltbildung bewirken. Fronhöfer hat aus der Berliner chirurgischen Klinik eine größere Zahl von Fällen beschrieben, in welchen durch amniotische Reste in Gestalt kleiner Anhänge an Ohr und Auge die Bedeutung solcher Stränge anschaulich gemacht wird. Ist ja auch bei anderen Difformitäten die schnürende Wirkung solcher Stränge hinlänglich erwiesen.

Rosenthal sah einen eigenartigen Fall, bei dem eine gestielte Geschwulst der Zunge, die aus dem Munde heraus hing, eine Spalte des weichen Gaumens hervorgerufen hatte. Der teratomähnliche Bau der Geschwulst legt nahe, daß der frühzeitig entstandene Tumor den Verschluß des Gaumens nicht hatte zustande kommen lassen.

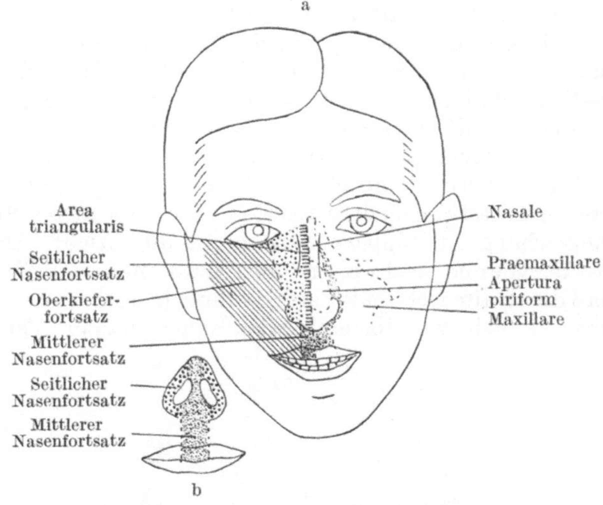

Abb. 14. Beteiligung der Gesichtsfortsätze an der Bildung des Gesichts. (Nach Peter, Atlas der Entwicklung der Nase und des Gaumens beim Menschen.)

Von Friedrich wurde die Einlagerung von Extremitätenteilen, besonders des Daumens, als mechanisches Hindernis betont. Die der Spalte entsprechende Form des Daumens gab in diesen Fällen einen triftigen Beweis.

Will man die nicht dem Verlaufe der Entwicklungsspalten des Gesichts entsprechenden Defekte erklären, so wird man wohl auch auf die amniotischen Verwachsungen zurückkommen müssen. Wie solche strangartige Gebilde ganze Glieder abschnüren können, haben sie auch die Kraft, bereits verschmolzene Teile des Gesichts nachträglich wieder zu spalten. Ein schönes Beispiel dafür gibt Chavanne, Bull. Soc. Anat. **1890**.

Die von Fein vertretene Auffassung, daß die Vergrößerung der Rachenmandel an dem Zustandekommen der Spaltbildungen schuld sei, hat wohl mit dem Hinweis auf die Tatsache, daß die Entwicklung dieses Gebildes erst zu einer Zeit einsetzt, in welcher das Gesicht schon vollständig gebildet ist, ihre endgültige Widerlegung gefunden.

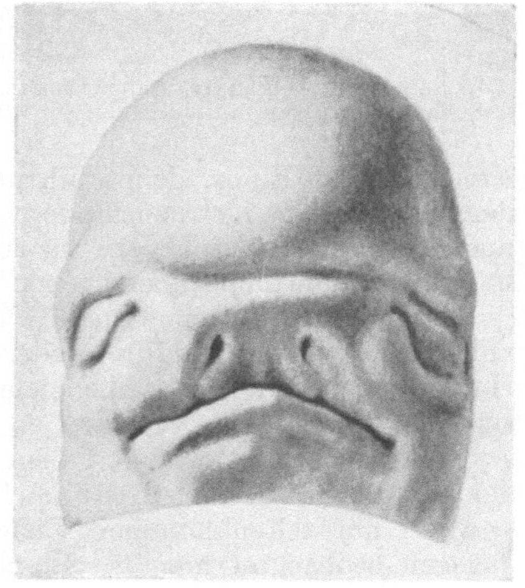

Abb. 15. Ansicht des Kopfes eines 15 mm langen Embryos. (Nach Peter, Atlas der Entwicklung der Nase und des Gaumens.)

Die einzelnen Spaltbildungen.

Nach der komplizierten Entwicklung des Gesichtsschädels wird man als angeboren sehr verschiedene Spalten oder sehr verschiedene Formen von Spaltbildungen erwarten können.

Man wird mediane, schräge und quere Spaltungen unterscheiden müssen.

Weitaus die häufigste Form bildet die Spaltbildung, welche zwischen Nasenfortsatz und Oberkieferfortsatz bestehen bleibt. Man scheidet ihre Grade nach der Tiefe, in welcher die einzelnen, aus diesen Fortsätzen sich entwickelnden

Gebilde und Knochen geteilt werden. Neben den einfachen Lippenspalten kommen Lippen-Alveolar-Gaumenspalten vor, und zwar wieder total oder partiell, je nachdem der harte Gaumen allein oder zugleich mit dem weichen Gaumen betroffen ist.

Die Zahl der Arten vermehrt sich noch dadurch, daß auch Spalten, ohne die Lippen zu betreffen, nur den weichen oder den weichen und teilweise den harten Gaumen durchsetzen. Eine weitere Mannigfaltigkeit wird ferner dadurch bedingt, daß die Spalten sowohl einseitig als doppelseitig auftreten und dabei wieder sich die verschiedenartigen Spaltgrade kombinieren können.

Die einfache Lippenspalte, auch Hasenscharte genannt (Labium fissum vel leporinum), durchtrennt die Oberlippe seitlich. Man spricht fälschlich von intrauterin geheilten Spalten, wenn ein zarter Streif, vielleicht mit leichter Einkerbung am Lippenrot die Lippe durchzieht. Da sich in diesen Fällen nie Narbengewebe nachweisen läßt, muß man mit Trendelenburg annehmen, daß die Spalte sich später als gewöhnlich, aber immer noch rechtzeitig geschlossen hat, ähnlich wie solche Andeutungen fetaler Verwachsungen am Gaumen, am Scrotum stets wahrzunehmen sind und während des Lebens dauernd sichtbar bleiben.

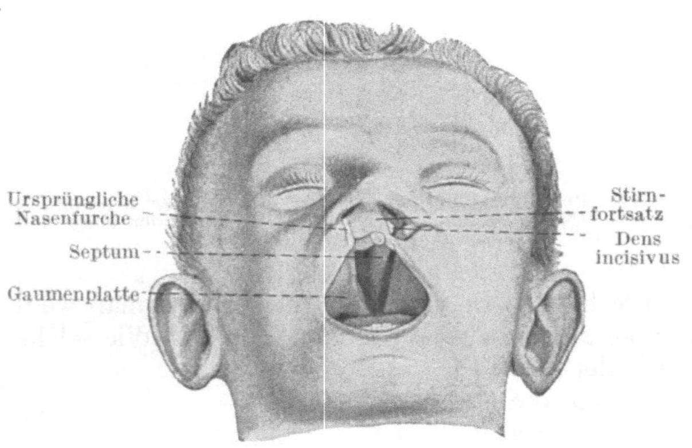

Abb. 16. Gaumenspalte.
(Nach A. Schultze, Grundriß der Entwicklungsgeschichte.)

Die echten Spalten wechseln in der Ausdehnung von kleinen seichten Einkerbungen des Lippenrots bis zu breit klaffenden, in die Nase reichenden Defekten. Die Ränder der Spalte, in ihrer Entwicklung meist verschieden dick, manchmal deutlich gewulstet, sind mit Schleimhaut überzogen. Sie ziehen neben dem mittleren Teil der Lippe, dem Philtrum, bis an oder in das Nasenloch. Kommt der Schluß dieses nicht zustande, so legt sich der Nasenflügel breit nach außen und verläuft statt nach vorwärts in der Querebene, um ohne deutliche Grenze in Wange und Lippe überzugehen.

Liegt beiderseits eine Spalte vor, dann bildet das Mittelstück der Lippe mit dem Philtrum ein drei- oder viereckiges, mit Schleimhaut umsäumtes Hautstück, das dem Zwischenkiefer breit aufliegt, ohne daß es von ihm abzuziehen wäre.

Weitaus in den meisten Fällen setzt sich die Spalte durch die Lippe auf den Kiefer fort, sei es als Lippenalveolar- oder Lippenalveolar-Gaumenspalte; nur selten kommen Kieferspalten ohne Lippenspalten vor. Häufig dagegen beobachtet man bei Lippenspalten leichte Einkerbungen am Kiefer.

Die Spalte durchdringt den Kiefer neben der Mittellinie an der Grenze von Zwischenkiefer und Oberkieferfortsatz, so daß die Anlage des lateralen Schneidezahnes medianwärts, der Eckzahn seitlich von der Spalte gelegen ist. Der Nasenboden zeigt einen Defekt, durch welchen Mund- und Nasenhöhle miteinander in Verbindung stehen.

Der Streit darüber, ob, wie Albrecht meint, der seitliche Nasenfortsatz an der Lippen- und Kieferbildung, sowie an der Anlage des lateralen Schneidezahns sich mitbeteiligt, oder, wie Koelliker und Merkel meinen, gänzlich von der Bildung der Lippe und des Zwischenkiefers ausgeschlossen bleibt, wird sich nach dem Verlauf der Spalte, bzw. der Stellung der Zähne zu derselben wohl kaum entscheiden lassen, da die Möglichkeit sehr nahe liegt, daß die Spaltbildungen zu einer Verwerfung der Zahnanlagen oder zu ihrer Teilung geführt hat. Zudem besteht die Schwierigkeit, daß ein frühzeitiger Verlust einzelner, abnorm durchtretender Zähne das klinische Bild schon verändert hat und dadurch etwaige Schlüsse trügerisch werden.

Preiswerk hat das Material des Breslauer Instituts auf die Frage des Verhaltens der Zähne zur Spaltbildung hin untersucht und festgestellt, daß in der Mehrzahl der Fälle die Spalte zwischen lateralem Schneidezahn und Eckzahn hindurchgeht. Diese Tatsache stempelt Albrechts Auffassung, wenn sie überhaupt zu Recht besteht, zur Ausnahme.

Der Verschlimmerung, welche mit dem Tiefergehen der Spalte gegeben ist, hat der Volksmund Ausdruck gegeben, indem er gegenüber der Bezeichnung der Lippenspalte als Hasenscharte, von der Kieferspalte als Wolfsrachen spricht. Die viel auffälligere Entstellung wird nicht nur durch die viel größere Breite der Spalte bewirkt, sondern auch dadurch, daß der Zwischenkiefer aus dem Alveolarbogen heraustritt und nach der Seite, auf welcher die Verwachsung zustande gekommen ist, herübergezogen, mit dem freien Rande weit vorspringt. Damit kommen die Spaltränder in ein verschiedenes Niveau zu liegen. Der Nasenflügel spannt sich flach über die breite Spalte fort. Die dauernde Verbindung zwischen Mund und Nasenhöhle beeinträchtigt die Ernährung und Sprache.

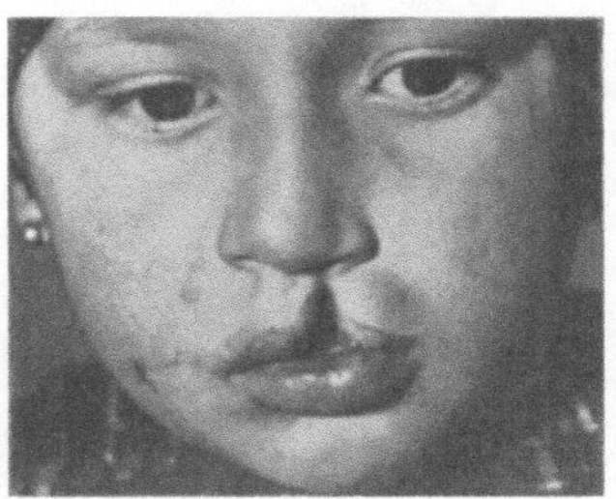
Abb. 17. Lippenspalte.

Das starke Vortreten des Zwischenkiefers pflegt besonders auffällig zu sein, wenn die Kieferspalte doppelseitig vorhanden ist.

Gleichsam als ob dann besonders günstige Ernährungsverhältnisse für den Zwischenkiefer eintreten würden, wächst dieser mit dem Pflugscharbein und der Nasenscheidewand weit vor und nimmt eine größere Breite an, viel größer als der Spalt zwischen den scheinbar in der Entwicklung zurückgebliebenen, zurücktretenden Alveolarfortsätzen. Mit Recht spricht man dann von einem Os prominens. Dieser Bürzel, der stark in dem Gesichtsprofil vorspringt, wächst auch oft mehr in horizontaler Richtung über die Seitenteile des Gesichts vor. Der dem Zwischenkiefer aufliegende Lippenanteil ist bald kümmerlich, bald übermäßig stark entwickelt, ist aber nicht von der Unterlage abhebbar.

Die Spalte durch den Kiefer wechselt in ihrer Breite. Vorn ausgesprochen seitlich gelegen, geht sie im Gaumen mehr nach der Mittellinie zu, um endlich zwischen den beiden, an den Seitenflächen liegenden Hälften des weichen Gaumens ganz median zu verlaufen.

Der Vomer, als einfacher Kamm, den Bürzel tragend, pflegt sich nach hinten und oben, nach der Schädelbasis hin zu verschmächtigen; bei einseitiger Spalte legt er sich an den medianen Alveolarfortsatz an, indem er dadurch oft eine schräge Abdachung nach dem Gaumen zu bildet.

Sieht man die Spalte bei älteren Individuen, so pflegen die Zähne im Zwischenkiefer meist schräg oder gar horizontal gestellt zu sein. Der Zwischenkiefer bleibt mobil, so daß auch seine Zähne beim Beißen keinen Widerstand leisten.

Gegenüber diesen, die Mehrzahl aller Spaltbildungen abgebenden Formen sind von Lannelongue und Witzel ganz median verlaufende Spalten beschrieben worden. Sie kommen durch Trennung der Globularfortsätze oder

der Zwischenkiefer zustande. Im Witzelschen Falle war selbst die Nasenscheidewand gespalten.

Spalten, welche lediglich die Nase betreffen, gehen als mittlere Nasenspalten (Nasse) durch den Rücken der Nase oder als seitliche in wechselnder Tiefe durch die Nasenflügel und das Gesicht vertikal hindurch. Wahrscheinlich entsprechen sie der embryonal vorhandenen Spalte zwischen dem mittleren und seitlichen Nasenfortsatz.

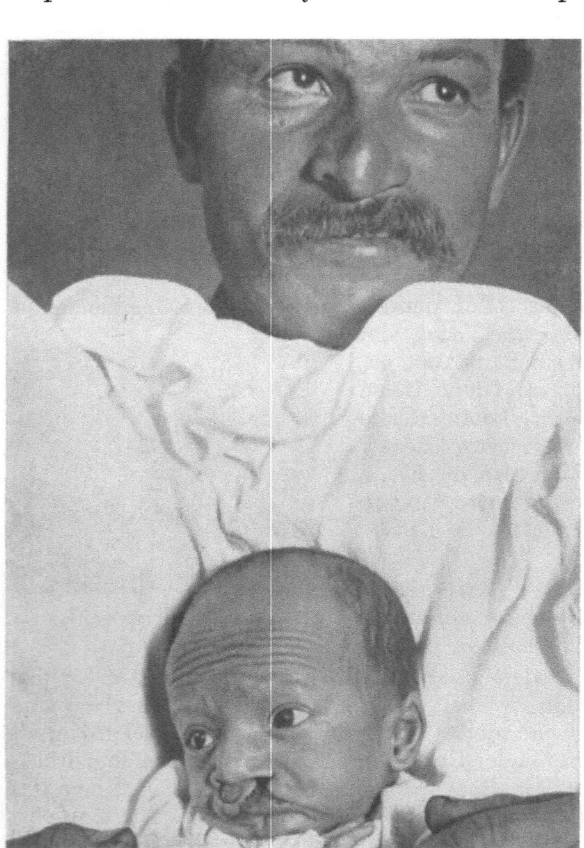

Abb. 18. Ererbte Lippengaumenspalte. (Vater und Sohn.)

Ebenso selten sind die schrägen Gesichtsspalten. Sie ziehen vom Munde zum Auge durch die Weichteile, evtl. auch durch die Knochen. Auch sie wechseln in ihrer Tiefe, von einer leichten Einkerbung der Oberlippe, oder geringem Defekt des Augenlids bis zu breit das Kiefergerüst und den Gaumen durchsetzenden Spalten. Morian hat die einschlägigen Fälle gesammelt und ihr Entstehen zu erklären versucht.

Als dritte Form bleibt die quere Gesichtsspalte, Makrostoma, übrig. Sie ist aufzufassen als das Bestehenbleiben der Spalte, welche den Oberkieferfortsatz vom ersten Kiemenbogen trennt. Sie geht vom Mundwinkel aus, ein- oder beidseitig, reicht in geringen Graden bis zum Masseter, in schwereren bis zum Ohr und endigt meist am Tragus.

Eigenartig ist die Tatsache, daß die Spaltbildungen viel häufiger linksseitig und vorwiegend beim männlichen Geschlecht vorkommen. Die Bevorzugung der linken Seite wird auf die viel häufigere linksseitige Lage des Kopfes des Fetus zurückgeführt. Jüngst hat Tichy erneut hingewiesen auf die Erblichkeit der Spaltbildungen, wie sie ja Abb. 18 veranschaulicht. Er fand unter 10 Kindern einer Familie eine Tochter mit Hasenscharte, welche unter 6 Kindern 4 mit Hasenscharte gebar.

Die Spaltbildungen beeinträchtigen die Entwicklung des Kindes erheblich, weil sie den Schluckakt erschweren. Zudem sind es in vielen Fällen von vornherein schwächliche, elende Kinder, welche mit Spaltbildungen geboren werden.

Die Bedeutung der Spaltbildung für die Erhaltung und Entwicklung des Kindes hängt wesentlich davon ab, wie stark sie das Sauggeschäft stört oder die künstliche Ernährung behindert. Ein großer Teil der Kinder geht bereits in den ersten Lebenswochen zugrunde. Die Sterblichkeit der Kinder mit Spaltbildungen ist sehr viel höher wie die normaler. Viele der Kinder können nicht saugen und es gelingt auch nicht, mit dem Löffel künstliche Nahrung in ausreichender Menge zuzuführen. Ein Teil der Nahrung fließt aus der Nase wieder heraus. Erfordert so das Aufziehen der Kinder besondere Sorgfalt und Mühe, zu der die Aussicht auf einen, das ganze Leben dem Kinde anhaftenden Fehler nicht besonders ermuntert, so gesellen sich durch die Zersetzung der in den Buchten und Taschen der Spalte, bei der Schwierigkeit der Reinigung der Spalte katarrhalische Entzündungen mit vermehrter Schleimabsonderung. Die Zersetzungsstoffe gelangen in den Verdauungskanal und erzeugen hier Magen- und Darmkatarrhe oder rufen in den Atmungswegen Entzündungen hervor, denen viele der Kinder früh erliegen. Jedenfalls ist das Verschlucken solcher Zersetzungsstoffe viel gefährlicher als das Eindringen nicht genügend erwärmter Luft durch den breiten Spalt.

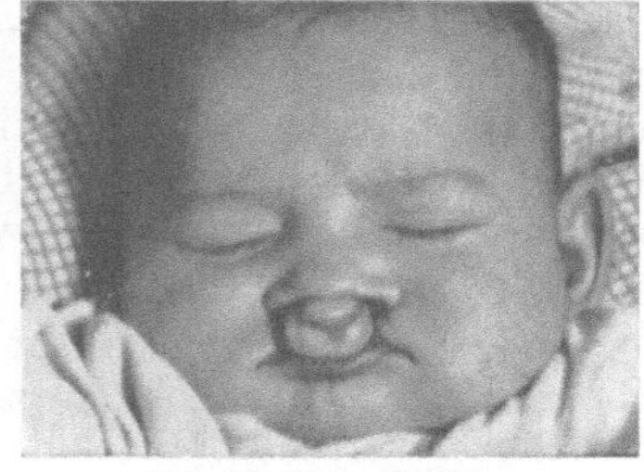

Abb. 19. Doppelseitige Lippenalveolargaumenspalte mit vorgelagertem Zwischenkiefer.

Diese Umstände erklären die angeblich hohe Mortalität zur Genüge.

Im allgemeinen wird man annehmen müssen, daß mit der Ausdehnung der Mißbildung die Sterblichkeit der Kinder zunimmt. Haben sie das erste Vierteljahr überwunden, so ist die Aussicht auf ihre Erhaltung schon wesentlich gesteigert. Nach Abel stirbt die Mehrzahl der Hasenschartenkinder schon im ersten Lebensmonat. Die Schwäche dieser Kinder bedingt ein ausschlaggebendes Moment in der Beurteilung der Frage des Zeitpunktes der Operation. Während man früher die Operation schwerer Spaltbildungen in das spätere Lebensalter verschob, die Spaltbildungen der Lippe im allgemeinen im dritten Lebensmonat vornahm, ist man von seiten vieler Chirurgen dazu übergegangen, auch die schwereren Spaltbildungen schon im zweiten bis dritten Lebensjahr, vor Entwicklung der Sprechfähigkeit, vorzunehmen, um auf diese Weise dem Kinde die Sprache zu erleichtern und möglichst vollkommen zu machen. Brophy hat an einem sehr reichen Material auch die schwersten Spaltbildungen schon in den ersten Lebenswochen operativ beseitigt und will davon nur gute Resultate gesehen haben. Er trifft aber eine sehr sorgfältige Auslese, indem er schwächliche Kinder ausschließt oder erst durch sehr sorgfältige Ernährung und Pflege körperlich so weit fördert, daß er den Kindern die Operation zumuten zu können glaubt.

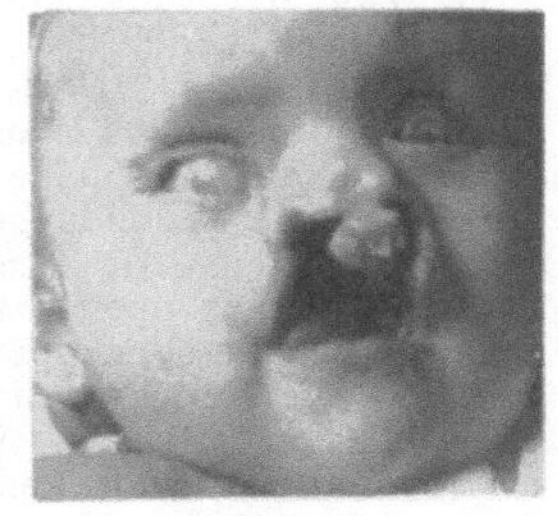

Abb. 20. Doppelseitige Lippenspalte mit Kiefer-, Gaumenspalten und rechtsseitig persistierender Nasenfurche kombiniert. (Aus Bromann, Normale und abnormale Entwicklung des Menschen.)

In dieser Hinsicht sind von Warnekros und Schröder Versuche gemacht worden mit Prothesen für den gespaltenen Gaumen des Neugeborenen, die während des Saugens einzulegen sind, um auf diese Weise leichter und reichlichere Nahrungsaufnahme zu erzielen.

Erreichen die Kinder trotz dieser Schwierigkeiten ihrer Ernährung das Alter von 2—3 Jahren, tritt der zweite große Nachteil der Spaltbildungen in die Erscheinung, die schwere Sprachstörung. Die Verbindung des Resonanzraumes der Mundhöhle mit dem des Nasenrachenraumes bei Spaltbildung des weichen Gaumens, mit denen der Nasenhöhle und ihren Nebenhöhlen bei Spalten des harten und weichen Gaumens gibt der Sprache einen nasalen Beiklang. Die explosiven Laute, welche durch die Anlegung des hinteren Teils der Zunge an den weichen Gaumen gebildet werden, K und G, werden unvollkommen oder gar nicht gebildet. Die Mühe, doch noch Laute zustande zu bringen, veranlaßt oft störende Mitbewegungen des Gesichts. Die Sprache des Kindes bleibt schwer verständlich. Es wird von seinen Spielgenossen verlassen oder gar verlacht, es vereinsamt, wird nicht selten trübe gestimmt und scheu. Nur verständige Eltern, die sich mit dem Kinde Mühe geben, erhalten ihm Munterkeit und Fröhlichkeit. Geht das Kind zur Schule, kann es trotz geistiger Fähigkeit oft nicht gleichen Schritt mit den anderen halten, bleibt zurück. Gelegentlich erschweren die von der Schwellung der Tubenschleimhaut bewirkten Gehörstörungen das Folgen beim Unterricht. So bedingt nicht selten der Sprachfehler eine mangelhafte geistige Entwicklung, welche das Fortkommen im Kampf ums Dasein wesentlich erschwert. Kein Wunder, daß man von jeher bemüht gewesen ist, die schweren Schäden dieser Bildungsfehler nach Möglichkeit auszugleichen.

Zwei Wege bieten Aussicht dazu, der blutige, der durch Verwendung des Vorhandenen den Defekt auszugleichen sucht, der unblutige, der durch ein künstliches Verschlußmittel die Nachteile der Spalte zu beheben strebt. Während der erstere in der Operationslehre näher besprochen werden wird, soll der andere, für den Zahnarzt besonders wichtige in einem eigenen Abschnitt besonders erläutert werden.

Literatur.

Ahlfeld: Die Mißbildungen des Menschen. Leipzig 1882. — *Albrecht:* Über die morphologische Bedeutung der Kiefer-, Lippen- und Gaumenspalten. Arch. klin. Chir. **31**. — *Ammon:* Die angeborenen chirurgischen Krankheiten des Menschen. Berlin 1859.

Dursy: Zur Entwicklungsgeschichte des Kopfes der Menschen und der höheren Wirbeltiere. Tübingen 1869.

Fein: Über die Ursachen des Wolfrachens. Wien. klin. Wschr. **1899**. — *Förster:* Die Mißbildungen des Menschen. Jena 1865. — *Fronhöfer:* Die Entstehung der Lippenkiefergaumenspalte infolge anatomischer Verwachsungen. Arch. klin. Chir. **52**.

Grünberg: Mißbildungen des Kopfes. In Schwalbe: Die Morphologie der Mißbildungen des Menschen und der Tiere. Jena 1913.

Heinze: Die operative Behandlung der angeborenen Gaumenspalte mit besonderer Berücksichtigung der Spracherfolge. Inaug.-Diss. Berlin 1914. — *Herold:* Zur Frage der schrägen Wangenspalte. Arch. klin. Chir. **48**, 901.

Koelliker: Über das Os intermaxillare des Menschen und die Anatomie der Hasenscharte und des Wolfsrachens. Halle 1881. — *Koenig:* Hasenscharten in Verbindung mit Resten amniotischer Verwachsungen. Berl. klin. Wschr. **1895**, Nr 34.

Lannelongue et *Merand:* Affections congénitales. Paris 1891. — *Lexer:* Angeborene Mißbildungen des Gesichts. Handbuch für praktische Chirurgie.

Morian: Über die schräge Gesichtsspalte. Arch. klin. Chir. **35**.

Nachtigall: Ein Fall von medianer Nasenspalte. Inaug.-Diss. Breslau 1901.

Panum: Entwicklung der Mißbildungen. Berlin 1860. — *Peter:* Atlas der Entwicklung der Nase und des Gaumens beim Menschen. Jena 1913. — *Preiswerk:* Die systematische Untersuchung des Verhaltens der Zähne bei angeborenen Spaltbildungen im Bereich der Mundhöhle. Dtsch. Mschr. Zahnheilk. **1908**.

Rose: Über die Wirkungsweise der Gaumen- und Schlundmuskulatur bei angeborener Gaumenspalte. Dtsch. Mschr. Zahnheilk. **1908**.

Schröder, Hermann: Die Behandlung der Mikrognathie und Ankylose der Kiefergelenke. Inaug.-Diss. Heidelberg 1918.

Tichy: Beitrag zur Vererbung von Hasenscharten. Münch. med. Wschr. **1920**, Nr 47.

Warnekros: Gaumenspalten. Berlin 1909. — *Witzel:* Über die angeborene Spaltbildung der oberen Gesichtshälfte. Arch. klin. Chir. **27**.

5. Abschnitt.

Die prothetisch-orthopädische Behandlung der Gaumenspalten.

Von Professor Dr. **Franz Ernst**, Berlin.

Mit 18 Abbildungen.

Bemerkungen zur Operation der Hasenscharten.

Obgleich die chirurgische Behandlung der Hasenscharten an anderer Stelle ausführlich behandelt wird, so kann ich mir mit Rücksicht auf die im späteren Alter notwendig werdenden kieferorthopädischen Behandlungen nicht versagen, einige Punkte zu beleuchten. Handelt es sich doch darum, den von Geheimrat Partsch beschriebenen Störungen zu begegnen, die trotz einer Operation und zum Teil als Folge der Operation besonders bei doppelseitigen Hasenscharten bei fortschreitendem Wachstum als Zahn- und Kieferanomalien in Erscheinung treten. Fast alle der zahlreichen angegebenen Operationsmethoden können zwar bei günstigen Verhältnissen und zweckmäßiger Anwendung gute plastische Resultate mit guten Zahn- und Kieferverhältnissen zeitigen, doch lassen die Ergebnisse im allgemeinen viel zu wünschen übrig. Die deformierende Wirkung auf die Kiefer (s. Abb. 21) kommt daher, daß die plastisch gebildete Oberlippe im Bereiche der Nase, wo sie enger sein sollte, zu weit und im Bereich des Lippenrots, wo sie am weitesten sein sollte, zu eng ist. Außerdem bringen es manche Methoden mit sich, daß die Oberlippen bis doppelt so lang sind, wie sie es sein sollten. Indessen

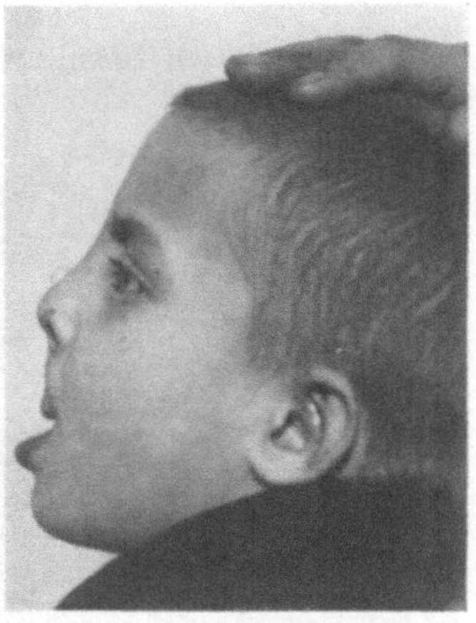

Abb. 21. Zu straff gespannte Oberlippe nach unzweckmäßiger Hasenschartenoperation. (Aus Ernst, Handbuch der gesamten Zahnheilk., Bd. 4, Kantorowicz.)

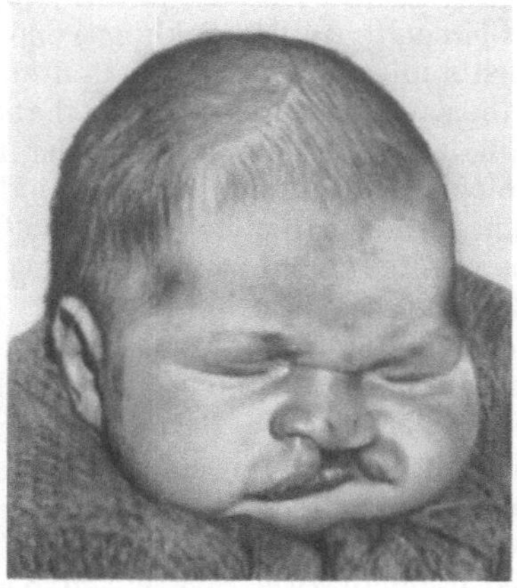

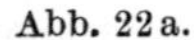

Abb. 22a.

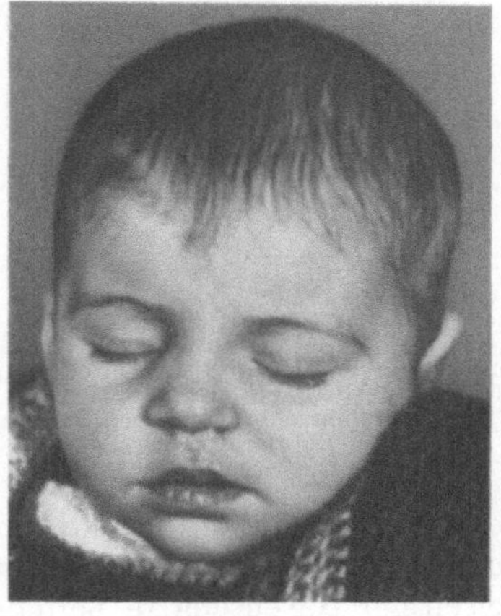

Abb. 22b.

Abb. 22a u. 22b. Vollständige seitliche Lippenspalte vor und nach Operation. (Nach Ernst.) (Aus neue deutsche Klinik, Klemperer Bd. 3, Liefg. 15, S. 648, Abb. 186b, 1929.)

kann nur eine anatomisch-physiologisch richtig geformte Oberlippe normale Zahn- und Kieferverhältnisse hervorrufen. Um dies zu erreichen, führe ich die Anfrischung und die Verlagerung der Weichteile so durch, daß die Wundränder vor der Vereinigung überall gleich weit voneinander entfernt sind.

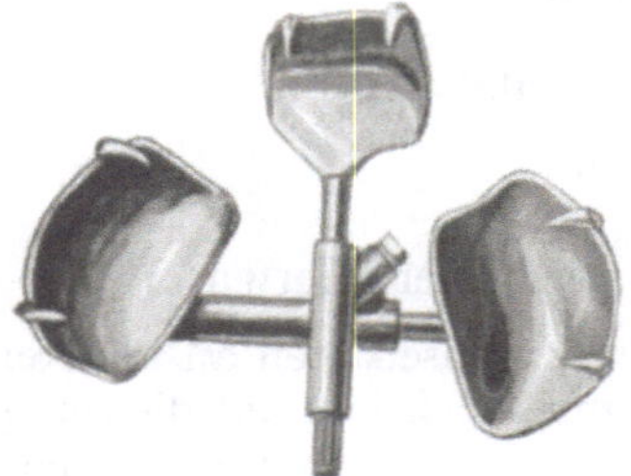
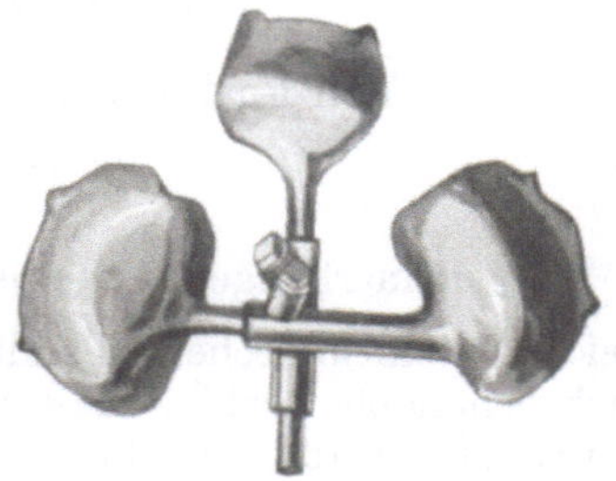

Abb. 23. Apparat zum Einlagern des Zwischenkiefers nach Ernst.

Dadurch erziele ich Resultate, die die Gewähr für die bestmögliche Form des Kiefers ergeben (vgl. Abb. 22a u. b). Bei doppelseitigen Hasenscharten nehme ich nur bei ganz hochgradigen Fällen eine Rückverlagerung im Sinne von v. Bardeleben vor. Während ich mich bei größeren Graden auf eine rein orthopädische Behandlung mit Heftpflasterzug beschränke, genügt bei geringem Grad der Zug der vereinigten Weichteile. Bei der chirurgischen Rückverlagerung konnte ich durch Verwendung des von mir angegebenen Apparates eine Weichteil- und Knochenvereinigung des Bürzels mit den beiden seitlichen Knochenteilen erreichen (vgl. Abb. 23).

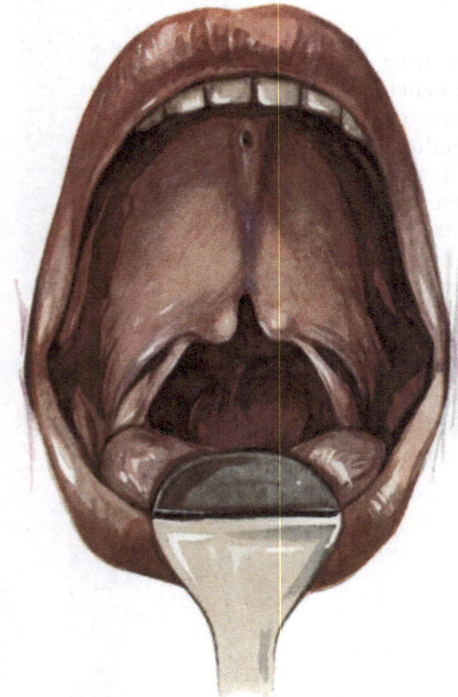

Abb. 24. Einkerbung des Zäpfchens, dünne Vereinigung der Schleimhäute ohne Vereinigung der Muskeln und geringe Fissur am Übergang vom harten und weichen Gaumen (occulte Gaumenspalte). (Sammlung Ernst.)

Über die Behandlung von Gaumenspalten.

Obgleich die Hasenscharten (Lippenkieferspalten) entwicklungsgenetisch nichts mit den Gaumenspalten zu tun haben, so kann doch ihr Vorhandensein den Schluß der embryonalen physiologischen Gaumenspalte behindern. Eine als normal zu bezeichnende Gaumenspalte erstreckt sich analog der physiologischen Gaumenspalte vom Foramen incisivum nach hinten, so daß auf beiden Seiten je eine Zäpfchenhälfte sichtbar ist. Besteht außerdem als Teil einer Hasenscharte noch eine Kieferspalte, so kommt diese vom Foramen incisivum nach vorne noch zur Gaumenspalte hinzu. Man spricht dann von einer Kiefergaumenspalte. Bei doppelseitiger Hasenscharte befinden sich naturgemäß zwei Spalten im Kiefer. Der Vomer pflegt sich meist mit einer Gaumenplatte, vorwiegend der rechten, zu vereinigen. Im Gegensatz zur vollständigen Gaumenspalte kann die

Vereinigung der Gaumenplatten auch nur teilweise unterbleiben, so daß nur Spalten im weichen Gaumen bis zu geringen Einkerbungen im Zäpfchen (s. Abb. 24) bestehen. Ebenso werden dünne Fissuren an verschiedenen Punkten beobachtet (s. Abb. 24), oder nur eine dünne Vereinigung der Schleimhäute ohne Vereinigung der Muskeln (s. Abb. 24), wobei das Zäpfchen leicht eingekerbt, verkürzt, und in die Breite gezogen ist. Nicht selten sind sogar trotz scheinbar normaler Vereinigung der Weichteile Knochenspalten zu beobachten, die jedoch in keiner Weise störend in Erscheinung treten.

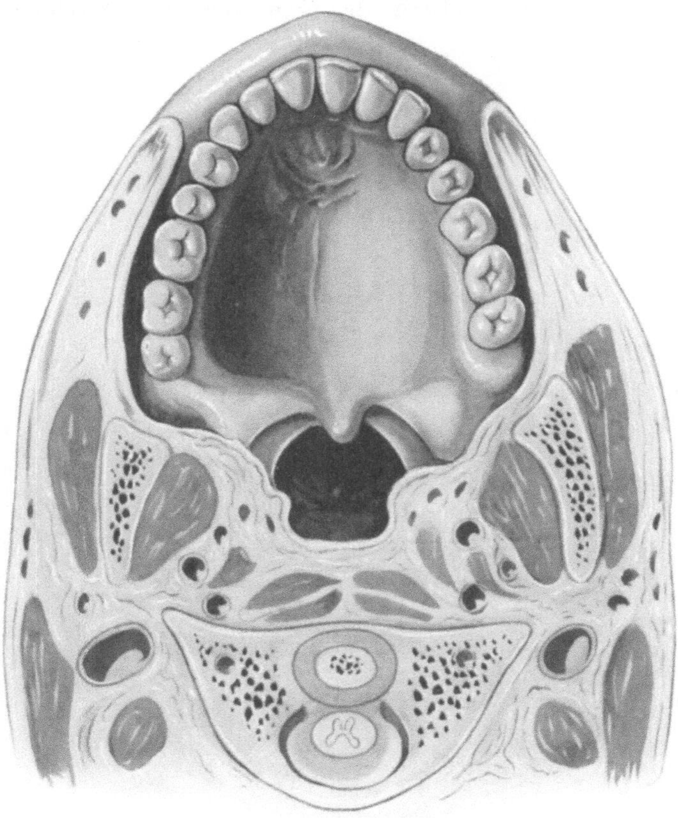

Abb. 25a. Transversalschnitt bei normalem Gaumen. (Nach Ernst.)

Die Störungen, die die Kommunikation von Mund und Nasenhöhle bei Gaumenspalten mit sich bringt, sind direkter und indirekter Art. Neben Erschwerung der Nahrungsaufnahme, sowie Entstehung adenoider Vegetationen, Hypertrophie der Gaumenmandeln und Muscheln ist das Hauptübel in der schlechten Sprechfähigkeit und Sprache zu erblicken, da der für eine normale Sprache notwendige Abschluß zwischen Mund und Nasenraum nicht herbeigeführt werden kann. Dies führt zu der typischen unverständlichen nasalen Sprache, wobei die normale Sprechtechnik vielfach durch Behelfslaute, meistens Gutturallaute, an vierter Artikulationsstelle ersetzt wird. Pressen auf den Kehlkopf führt außerdem zu der oft beobachteten quäkenden Stimme, die an sich nicht begründet, und mit dem nasalen Klang nicht identisch ist. Aus diesen Sprechschwierigkeiten ergeben sich oft psychische Störungen und Hemmungen, vor allem zur Zeit des Schulantritts (Hänseln durch die Mitschüler), zur Zeit der Pubertät und bei Annäherung an das andere Geschlecht. Das berufliche Fortkommen ist nicht selten durch die schlechte Sprache behindert.

Die durch Gaumenspalten bedingten Mängel hinsichtlich Nahrungsaufnahme und Sprache können auf zwei ganz verschiedenen Wegen, nämlich dem prothetischen und dem chirurgischen beseitigt werden. In beiden Fällen ist jedoch die Erreichung einer normalen Sprache nur bei Beherrschung der Sprechtechnik möglich. Es hat sich daher unbedingt ein geeigneter Sprechunterricht an die Behandlung anzuschließen. Natürlich kann auch ein Patient mit Gaumenspalte ohne Prothese oder Plastik die notwendige Sprechtechnik erwerben.

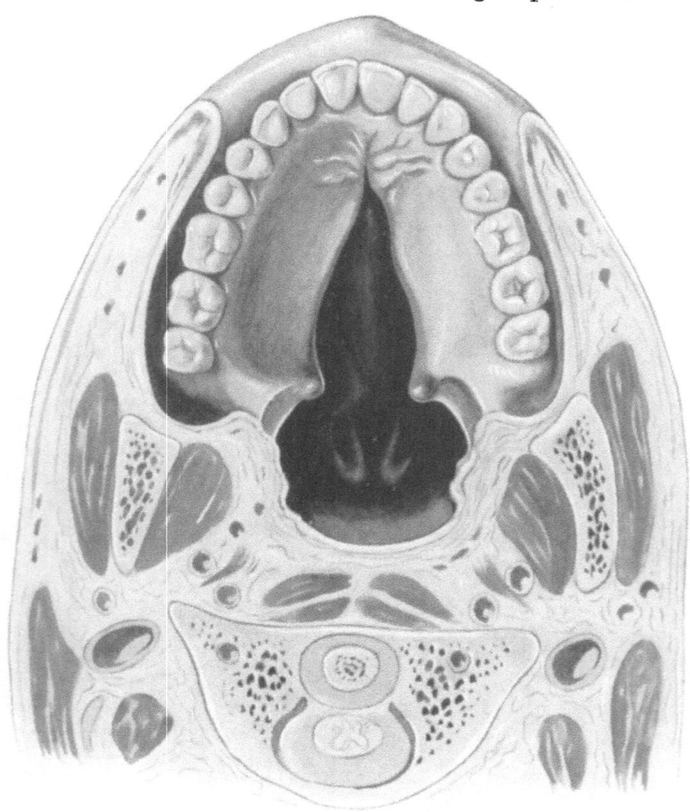

Abb. 25b. Transversalschnitt mit dem für Gaumenspalten charakteristischen weiten Mesopharynx. (Nach Ernst.)

Sie kann sich jedoch bei den mangelhaften Verhältnissen nicht zu einer normalen Sprache auswirken. Der idealste prothetische und chirurgische Verschluß des Gaumendefektes wird jedoch an der schlechten Sprache nichts ändern, wenn der Patient die Sprechtechnik nicht beherrscht. Hingegen wird ein Patient, der seine normale Sprache durch einen traumatischen oder luetischen Defekt verloren hat, sofort nach der Plastik wieder sprechen können, da er eben die Sprechtechnik beherrscht.

Die Prothesen (Obturatoren) können, von sachkundiger Hand gefertigt, bei jedem geistig normalen Menschen zu einer absolut einwandfreien Sprache führen, auch wenn die Funktion der Gaumenmuskulatur noch so gering ist, während der Erfolg einer Gaumenplastik an eine ausreichende Funktion gebunden ist. Wenn die Plastik dasselbe Sprechresultat ermöglicht, so hat die chirurgische Behandlung natürlich den Vorzug, da sie den Patienten frei von künstlichen Hilfsmitteln macht. Die bisher angewandten chirurgischen Methoden, von denen die Dieffenbach-Langenbecksche die gebräuchlichste ist, sind nicht immer zuverlässig, sie mißglücken häufig ganz oder teilweise, nicht selten unter Verlust eines großen Teiles der Weichteile. Außerdem tragen sie dem Umstande nicht Rechnung, daß bei Gaumenspalten die Größe der Gaumenplatten gegenüber der normalen reduziert und, wie meine Untersuchungen ergeben haben, der Mesopharynx bei Patienten mit Gaumenspalten weiter ist, als bei denjenigen ohne Gaumenspalten (s. Abb. 25a u. b). Wenn auch manche Chirurgen Patienten mit guten Resultaten vorstellen können, so beweist dies doch nichts gegenüber den im allgemeinen schlechten Resultaten der Gaumenplastiken. Es gibt nämlich Gaumenspalten mit so wundervoll entwickelten Weichteilen und so gut funktionierender Muskulatur, daß auch jeder ungeübte Arzt durch einfache Anfrischung und Naht ein gutes Resultat erreichen würde. In der Regel sind jedoch die durch eine Plastik gewonnenen Gaumen zu kurz und zu straff gespannt, so daß damit ein sprachlich befriedigendes Resultat nicht erreicht wird (s. Abb. 26a u. b). Wesentliche Fortschritte haben meine Operationsmethoden gebracht, die eine chirurgisch-orthopädische Behandlung darstellen, mit dem Ziele, den weichen Gaumen zurückzuverlagern und den Mesopharynx so weit zu verengern, daß die Funktion der Muskulatur ausreicht, den notwendigen Abschluß zwischen Mund und Nasenraum herbeizuführen (s. Abb. 27). Als besonderes Hilfsmittel verwende ich eine Celluloidplatte, die als Nahtschutz und Tamponhalter dient und später das Auftragen von schwarzer Guttapercha zur Formung der Gaumenplatten und Rückverlagerung des weichen Gaumens ermöglicht (s. Abb. 28). Sie findet ihren Halt, indem sie alle Zähne kappenförmig übergreift. Bei Verwendung

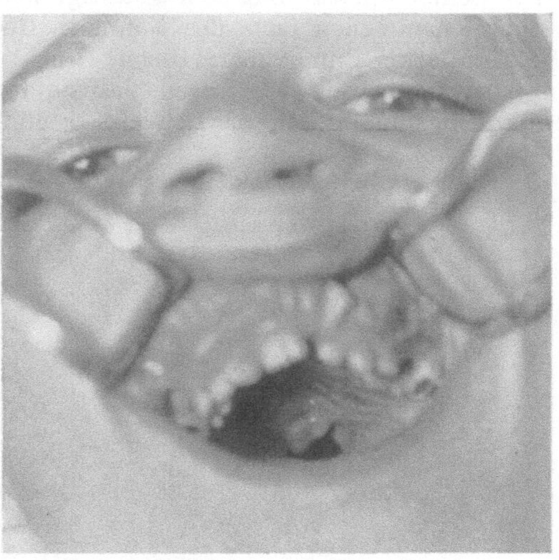

Abb. 26a. Knabe D., anderweitig mehrfach operiert, mit sehr kurzem, weit von der hinteren Rachenwand abstehenden weichen Gaumen, der zur Erlangung einer normalen Sprache einen großen Wolff-Schiltsky-schen Rachenobturator tragen mußte. (Aus Ernst in Kirschner-Nordmann, „Die Chirurgie".)

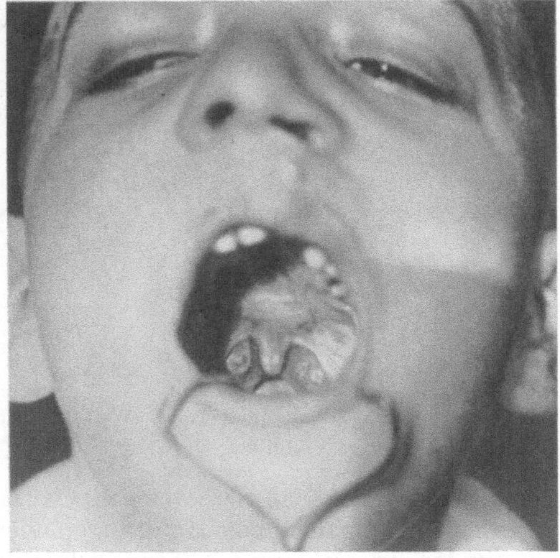

Abb. 26b. Derselbe Patient nach der Nachoperation durch Ernst mit langem wohlgeformten Gaumen, der zu völlig normaler Sprache geführt hat.

am Milchzahngebiß wird sie mit je zwei Bohrlöchern versehen und beiderseits an den ersten Milchmolaren angebunden. Durch Aufzementieren von kolbenförmigen Kappen auf diese Zähne kann man sich das Anbinden ersparen. Diese Celluloidplatte muß so angefertigt werden, daß sie der durch die Plastik geschaffenen neuen Lage des Gaumens Rechnung trägt und auf keinen Fall die Zirkulation durch übermäßigen Druck stört. Nach der Naht wird sie anprobiert und soweit beschnitten, daß sie der Länge des neugebildeten Gaumens entspricht und seitlich die Schließbewegung des Kiefers nicht hindert. Falls

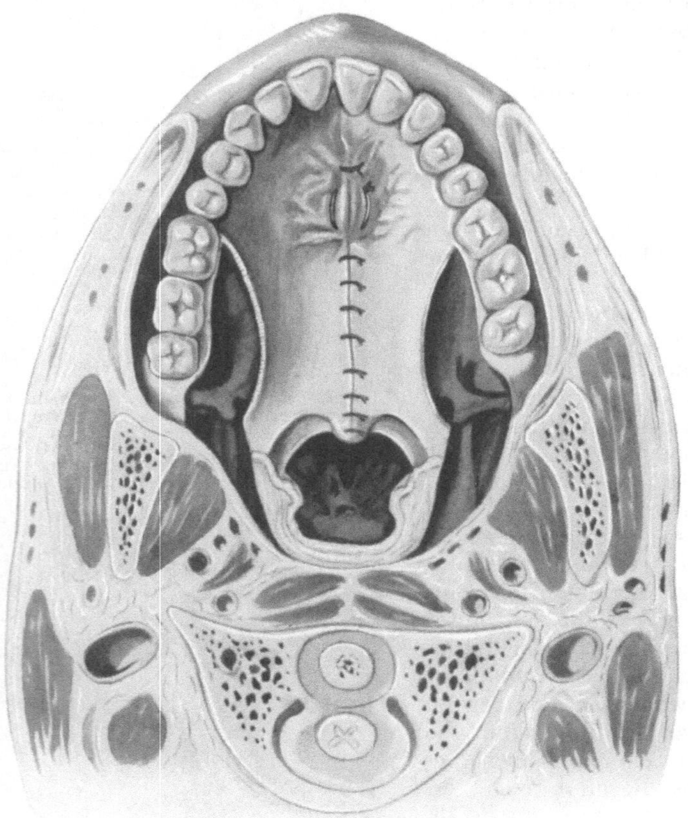

Abb. 27. Zirkuläre Schlundverengerung. Weite des Mesopharynx auf das normale Maß reduziert. (Nach Ernst.)

ihre unteren Ränder in den weichen Gaumen einschneiden, werden diese entweder mittels einer heißen Hohlzange, oder nach Eintauchen in heißes Wasser mit den Fingern gebogen. Auf die Celluloidplatte wird ein Jodoformgazepolster gelegt, das einen leichten Druck auf den Gaumen ausübt. Nach erfolgter Nahtheilung wird das Jodoformgazepolster durch Auftragen von schwarzer Guttapercha ersetzt und somit die orthopädische Behandlung eingeleitet.

Manche Chirurgen suchen durch Annäherung der Spaltränder auf orthopädischem Wege, besonders wenn es sich um breite Spalten handelt, eine größere Sicherheit für eine erfolgreiche Naht, oder überhaupt die Ermöglichung einer solchen zu erreichen. Die Idee stammt von Sébileau und wurde von Schröder, Helbing, Hauptmeyer u. a. in verschiedenen Modifikationen zur Anwendung gebracht (s. Abb. 29). Bei den etwa 300 bisher von mir ausgeführten Gaumenplastiken bin ich ohne eine solche Annäherung der Spaltränder ausgekommen, auch bei solchen Fällen, die von namhaften Chirurgen für inoperabel gehalten wurden. Ich halte sie nur dann für angebracht, wenn der Zahnbogen infolge unnatürlicher Weite ohnedies eine Bißkorrektur erforderte.

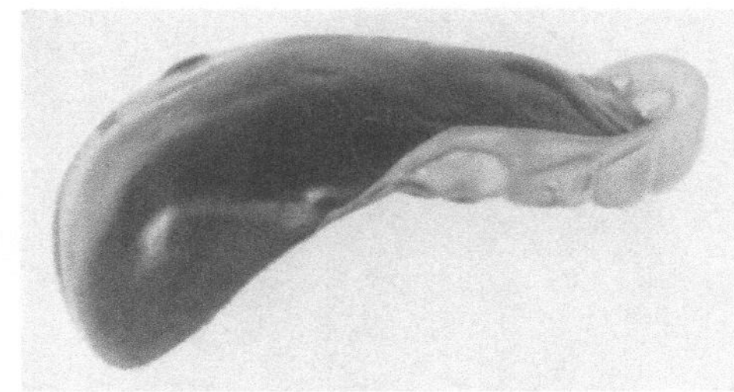

Abb. 28. Celluloidplatte mit aufgetragener schwarzer Guttapercha nach Ernst. (Aus Ernst, Handbuch der gesamten Zahnheilkunde, Bd. 4, Kantorowicz.)

Über Obturatoren.

Wenn auch hinsichtlich der Obturatoren gesagt wurde, daß sie auch bei geringster Funktion der schlundverengernden Muskulatur eine normale Sprache ermöglichen können, so beruht der Erfolg der Obturatoren gerade darin, dieser Funktion in jeder Weise Rechnung zu tragen. Die Abbildungen 30a u. b zeigen eine Gaumenspalte mit passiver und aktiver Muskulatur. Es handelt sich um einen Fall mit ausgezeichneter Funktion, bei dem ein stark hervortretender Passavantscher Wulst deutlich sichtbar ist. Solche Fälle bilden jedoch nicht die Regel, vielmehr variiert die Funktion der Muskulatur zwischen maximaler Beweglichkeit und absoluter Passivität. Der Obturator darf nur so groß sein, daß sich die Muskulatur nur beim Sprechen an ihn anlehnt und nur bei ihrer Kontraktion einen Abschluß zwischen Mund- und Nasenhöhle herbeiführt, während sie im passiven Zustande um das Maß ihrer Kontraktion von ihm absteht, und so den Atmungsstrom ungehindert passieren läßt (s. Abb. 31a u. b). Daraus ergibt sich jedoch andererseits die Notwendigkeit, daß die Teile der Spalte und des Rachens, die keine Funktion aufweisen, dauernd vom Obturator berührt bleiben.

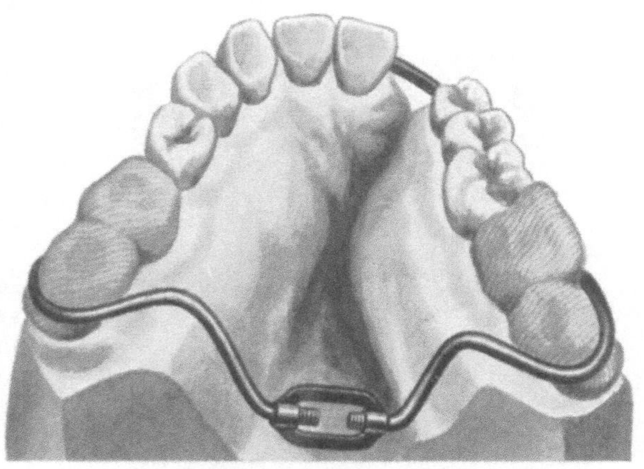

Abb. 29. Vorrichtung zum Zusammenziehen der Kieferhälften nach Schröder.

Während der Kloß des Obturators im Bereiche des beweglichen, weichen Gaumens im Defekt selbst liegt, wird der Defekt im unbeweglichen, harten Gaumen und, dies gilt auch für erworbene Defekte im harten Gaumen, von der Platte nur überdeckt, ohne daß die Defekte ausgefüllt werden. Die gebräuchlichste Obturatorenform für Gaumendefekte, an denen noch keine chirurgischen Versuche unternommen wurden, die Form mit starrem, horizontalem Kloß, geht auf Süersen zurück, der jedoch merkwürdigerweise nur den an der hinteren Rachenwand vorspringenden sog. Passavantschen Wulst ausnutzte, ohne dabei die Kontraktion der Seitenwände zu berücksichtigen und so mit seinen unförmigen Obturatoren die Patienten oft arg belästigte, wenngleich die Sprechresultate in der damaligen Zeit frappierten (s. Abb. 32).

Um die zweckmäßigste Form und geringste Ausdehnung dieses Obturatorensystems zu finden, hat sich neben anderen Warnekros sehr verdient gemacht (s. Abb. 33a u. b).

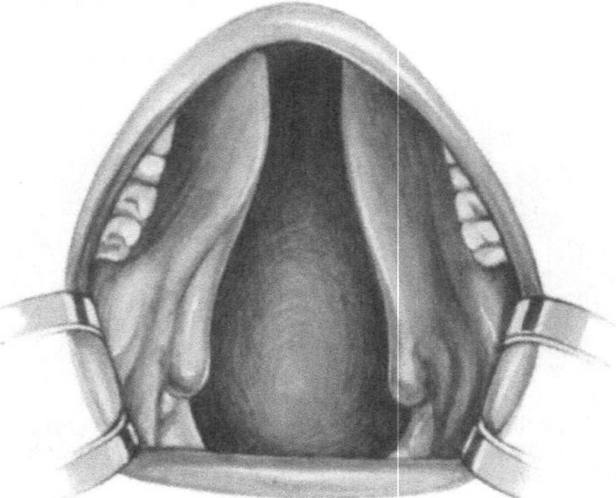

Abb. 30a.

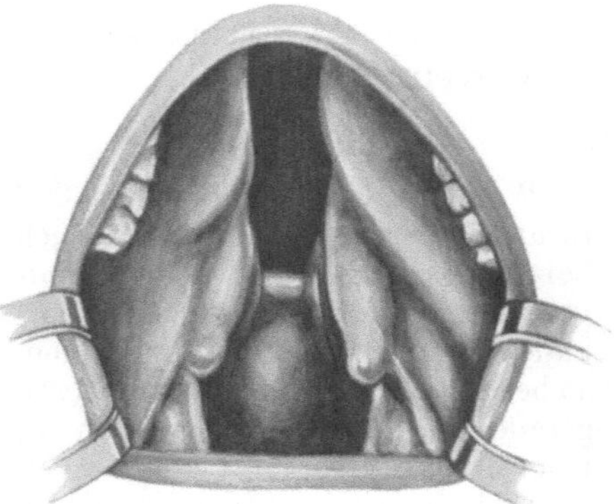

Abb. 30b.

Abb. 30a u. 30b. Gute Funktion der Gaumenmuskulatur. a passiv, b aktiv. (Nach Ernst.)

Der Urheber des beweglichen Kloßes ist Kingsley mit seinem künstlichen Velum, das durch die Levatoren angehoben, den Abschluß von Mund- und Nasenhöhle herbeiführen sollte (s. Abb. 34). Da die zur Verwendung kommende weiche Kautschukmembran in der Mundhöhle bald zersetzt wird und die Herstellung kompliziert ist, kommt dieses System kaum mehr zur Anwendung.

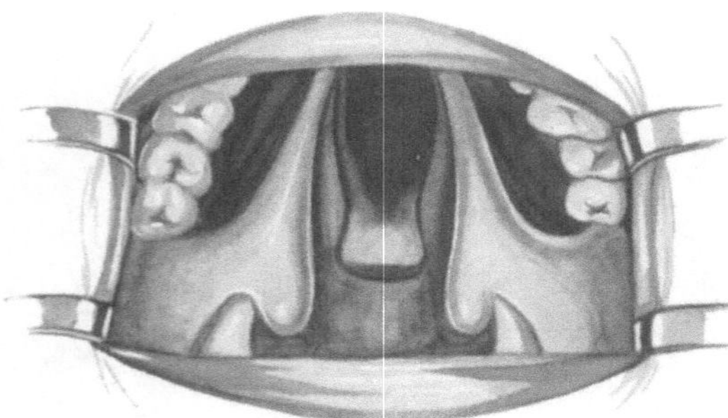

Abb. 31a.

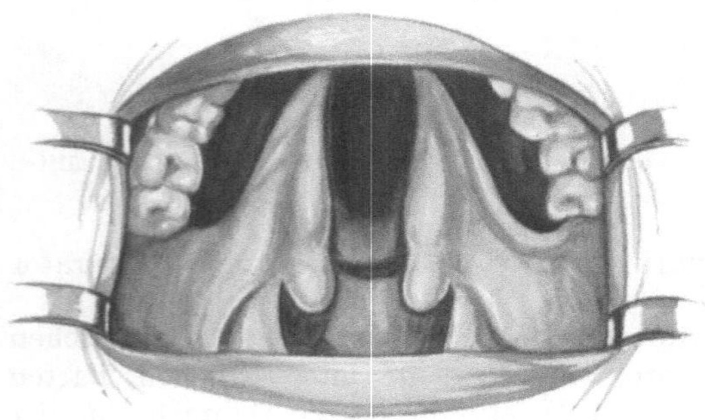

Abb. 31b.

Abb. 31a u. 31b. Obturator in situ, gute Funktion der Gaumenmuskulatur.

Um auch die starren Kautschukobturatoren nach Süersen-Warnekros beweglich zu machen, versah man den Kloß am Übergang vom harten zum weichen Gaumen mit einer Spiralfeder oder einem Scharnier (s. Abb. 35). Ich habe in dieser Beweglichkeit gegenüber den starren Kautschukobturatoren eher einen Nachteil als einen Vorteil gesehen.

Einen Obturator mit beweglichem Kloß verfertigte Schiltsky im Auftrage von Julius Wolff nach „gelungener“ Gaumenplastik, um dem allgemein nach der Plastik resultierenden zu kurzen und zu straffen Gaumen noch einen Abschluß zu ermöglichen (s. Abb. 36). Dieser Wolff-Schiltskysche, hinter dem verschlossenen Gaumen in dem Mesopharynx vertikal gelagerten Kloß, war durch eine Spiralfeder mit einer Gaumenplatte verbunden. Die Spiralfeder und der Kloß aus weichbleibendem Kautschuk wurden später durch Warnekros durch eine starre Verbindung und durch einen harten Kautschukkloß ersetzt. Bei prothetischer Nachbehandlung operierter Fälle habe ich mich immer nur der Warnekrosschen Form bedient (s. Abb. 37a u. b). Eine Lokkerung der die Platte haltenden Zähne oder ein Abhebeln der Platte bei zahnlosem Kiefer kann nicht eintreten, wenn der Kloß den anatomisch-physiologischen Bedürfnissen entsprechend geformt ist, d. h. wenn sich die Muskulatur nur an den Kloß anlehnt, ohne diesen zu belasten. Heute verzichte ich auf eine solche prothetische Nachbehandlung und unterziehe die Patienten einer neuen Operation nach meiner Methode (s. Abb. 26a u. b).

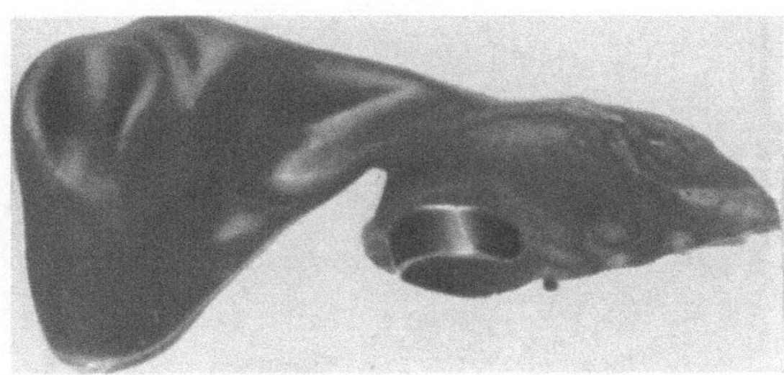

Abb. 32. Süersen-Obturator aus hartem Kautschuk. (Man beachte den unförmigen Kloß.)

Über die Herstellung von Obturatoren.

Der Abdruck für den Obturatorenkloß wird nicht durch direkten, sondern indirekten Abdruck gewonnen. Zu diesem Zwecke wird eine Gaumenplatte mit einer dünnen Kautschuk- oder Metallzunge (s. Abb. 38) versehen, die auf die beim Anlauten am weitesten hervorspringenden Punkte der hinteren und seitlichen Rachenwände gerichtet ist. Dabei ist zu beachten, daß diese Zunge beim Anlauten überall etwa $^1/_2$ cm von den Weichteilen entfernt ist. Auf diese Zunge wird der Übersicht halber zunächst nach der hinteren Rachenwand zu schwarze Guttapercha aufgetragen, bis sie die beim Anlauten vorspringende Muskulatur berührt. Dann erst werden die Seitenteile mit Guttapercha bedeckt. Es empfiehlt sich, die aufgetragene, schwarze Guttapercha mit dem heißen Wachsmesser der Form der kontrahierten Muskeln entsprechend zu modellieren und nicht, wie dies meistens geschieht, einen unförmigen Kloß in den Spalt hineinzuwürgen; denn schwache Muskeln sind oft gar nicht in der Lage, durch ihre Kontraktion Eindrücke in die Guttapercha zu bewirken und das Übermaß fortzupressen. Solche schwachen Muskeln pflegen dann zu erlahmen und ihre Funktionsfähigkeit gegenüber einem solchen Widerstand einzubüßen. Es sei bemerkt, daß die Kontraktion beim Schlucken eine intensivere und andere ist als die beim Sprechen. Deshalb ist es unzweckmäßig, Schluckbewegungen zur Formung des Kloßes machen zu lassen. Ein richtig geformter Kloß bringt die Muskulatur zur Erstarkung und Entwicklung, so daß der Guttaperchakloß

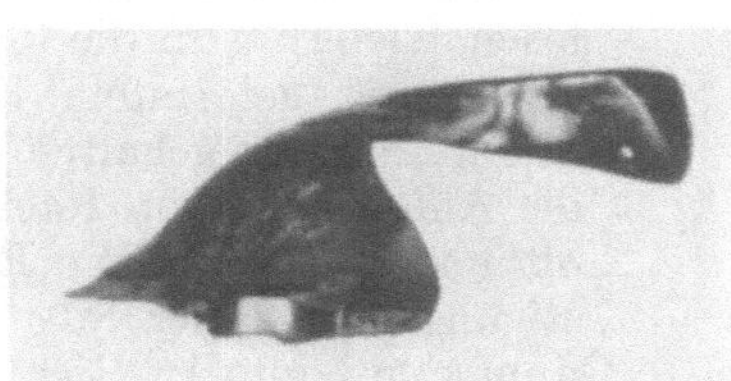

Abb. 33a. Obturator nach Süersen-Warnekros von der Seite gesehen. (Nach Ernst.)

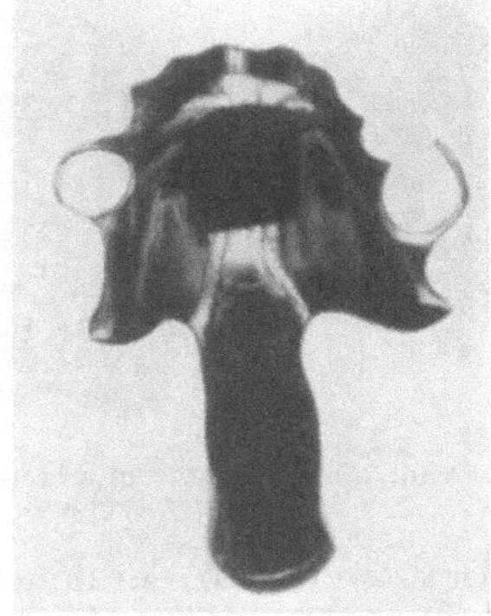

Abb. 33b. Obturator nach Süersen-Warnekros von vorn gesehen.

allmählich kleiner gemacht werden kann. Der Kloß braucht nicht dicker als $^1/_2$—$^3/_4$ cm zu sein (s. Abb. 33a). Theoretisch würde ein papierdünnes Blech zu einem vollkommenen Abschluß genügen, wenn die Funktion der Muskulatur eine konstante wäre; das ist sie aber nicht. Hat der Kloß diejenige Form erreicht, daß er, bei geringster Ausdehnung der Muskulatur die Möglichkeit völligen Abschlusses gibt, so wird die Guttapercha in der Cuvette durch Kautschuk ersetzt. Größere Klöße werden zur Verminderung ihres Gewichtes und zur Vermeidung des Poröswerdens am zweckmäßigsten durch Einlagen von Kork oder Watte hohl gestopft. Die für die Befestigung der Obturatoren dienenden Zähne werden zweckmäßigerweise mit Kronen mit sog. „Aufhängern“ (s. Abb. 447 auf Seite 461 in Kapitel Resektionsprothesen) oder sonstigen Befestigungsmitteln versehen. Bei zahnlosen Kiefern wird die Platte bei richtig geformtem Kloß durch Adhäsion gehalten. Bei der Anfertigung von Rachenobturatoren werden Befestigungsplatte oder Steg mit einem Draht versehen, der dem passiv hängenden Gaumen in sagittaler Richtung folgt und aufliegt. Dieser Draht wird neben dem Zäpfchen, wenn noch so etwas

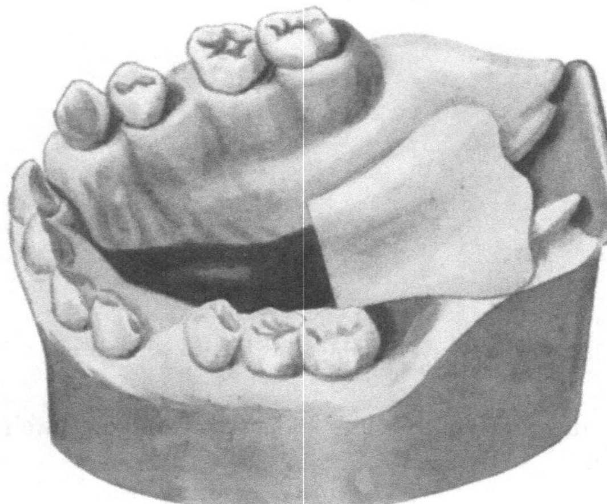

Abb. 34. Obturator mit künstlichem Velum. (Nach Kingsley.)

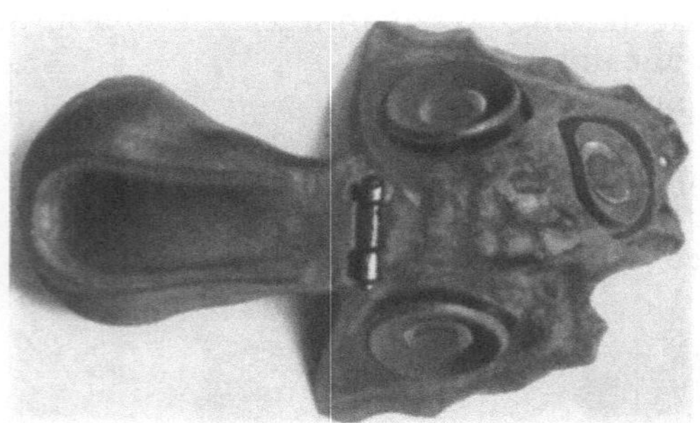

Abb. 35. Obturator mit beweglichem Kloß (Scharniergelenk.)

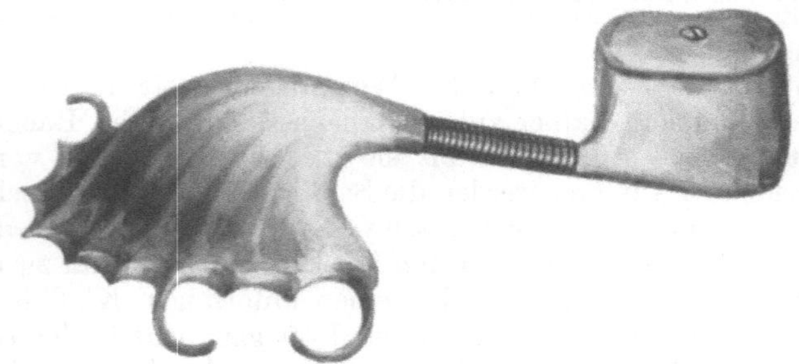

Abb. 36. Rachenobturator aus Weichgummi mit Spiralfeder nach Gaumenplastik mit zu kurzem Gaumen. (Nach Wolff-Schiltsky.)

Ähnliches vorhanden ist, um den unteren Rand des weichen Gaumens nach oben gebogen, so daß das Ende des Drahtes hinter dem Gaumen nach oben verläuft und etwa in der Mitte des Hohlraumes liegt, der bei Kontraktion der Muskulatur übrig bleibt. Es empfiehlt sich, zur Befestigung der Guttapercha auf das im Rachenraum liegende Drahtende ein etwa parallel zum Gaumen stehendes Blechblättchen aufzulöten oder aber das auslaufende Drahtende

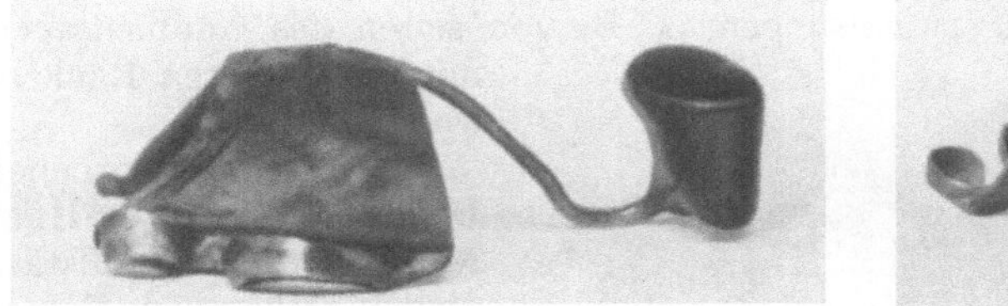

Abb. 37 a.

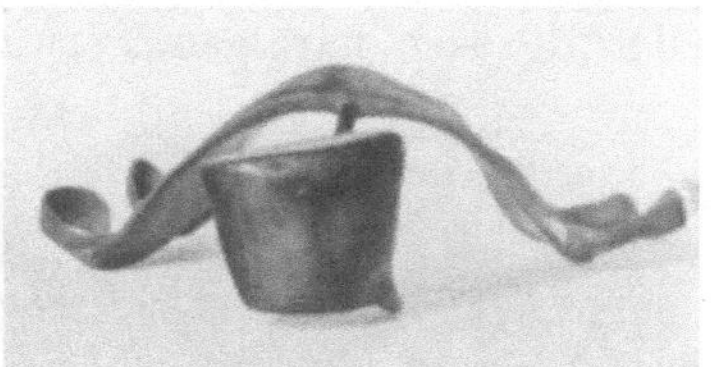

Abb. 37 b.

Abb. 37 a u. 37 b. Rachenobturator nach Wolff-Schiltsky; starre Form nach Warnekros.

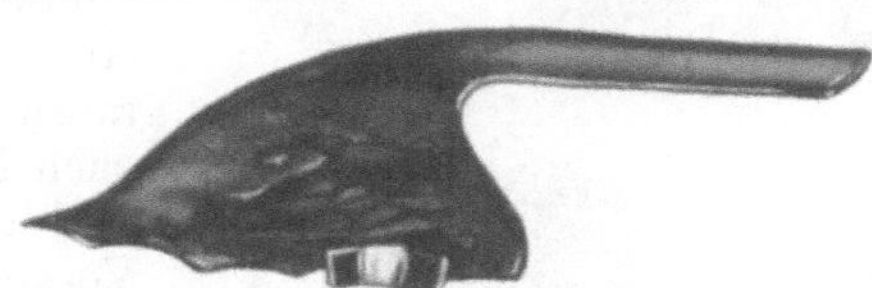

Abb. 38. Kautschukplatte mit zungenförmigem Fortsatz zum Auftragen von schwarzer Guttapercha.

zu einer kräftigen Öse umzubiegen. Auf dieses so vorbereitete vertikale Ende wird nun soweit allseitig Guttapercha aufgetragen, bis der gewünschte Abschluß beim Sprechen erzielt wird. Auch dieser Kloß wird schließlich durch harten, am besten schwarzen Kautschuk ersetzt.

Literatur.

Dieffenbach: Operative Chirurgie, Bd. 1. 1844. — *Drachter:* Die Gaumenspalte und deren operative Behandlung. Dtsch. Z. Chir. **131** (1914).

Ernst: a) Spaltbildungen. Handbuch der gesamten Zahnheilkunde, Bd. 4. Kantorowicz. — b) Die Gaumenspalten und ihre Behandlung. Kirschner Nordmann: Die Chirurgie, Bd. 4 (s. hier ausführliche Literaturausgabe).

Langenbeck: Über Uranoplastik mittels Ablösung des mukösperiostalen Gaumenüberzuges. Arch. klin. Chir. **2** (1862).

Passavant: Über die Verbesserung der Sprache nach Uranoplastik. Arch. klin. Chir. **23** (1879).

Wolf, J.: Weitere Mitteilungen über Operationen der angeborenen Gaumenspalte. Arch. klin. Chir. **48** (1894).

6. Abschnitt.

Die prothetische Behandlung der erworbenen Defekte des harten und weichen Gaumens.

Von Privatdozent Dr. **H. Schlampp**, Rostock.

Mit 13 Abbildungen.

Den durch fehlerhafte embryonale Entwicklung entstandenen sog. angeborenen Gaumendefekten stehen die erworbenen Defekte des harten und weichen Gaumens gegenüber, deren Ätiologie eine sehr verschiedenartige ist. Sie entstehen als Lochungsdefekte in erster Linie im Anschluß an größere Verletzungen, aber auch gewisse chronische Infektionskrankheiten hinterlassen derartige Schäden. Sie werden z. B. im Anschluß an tuberkulöse Geschwüre des harten und weichen Gaumens, weit öfter aber bei Lues (Gumma) und Metalues (Tabes) beobachtet, wie überhaupt bei herabgesetzter Abwehrtätigkeit und Widerstandsfähigkeit des Gewebes, als Folgezustände chronischer Nervenkrankheiten, chronischer Intoxikationen, ferner nach Diabetes usw. In diesem Zusammenhange erscheint es verständlich, daß auf solchem Boden des weiteren tiefere Verätzungen, Verwechselung von Injektionsflüssigkeiten, Arsenik, ferner schlechte Gummisauger und letzten Endes fehlerhafte operative Eingriffe (Gumma wird als Absceß gespalten) solche Perforationsdefekte im Gefolge haben, Schädigungen, die unter normalen Verhältnissen nicht so weit führen. Eine andere Art von Defekt stellen die sog. narbigen Verwachsungen, z. B. von seiten des Gaumensegels mit der hinteren Rachenwand dar.

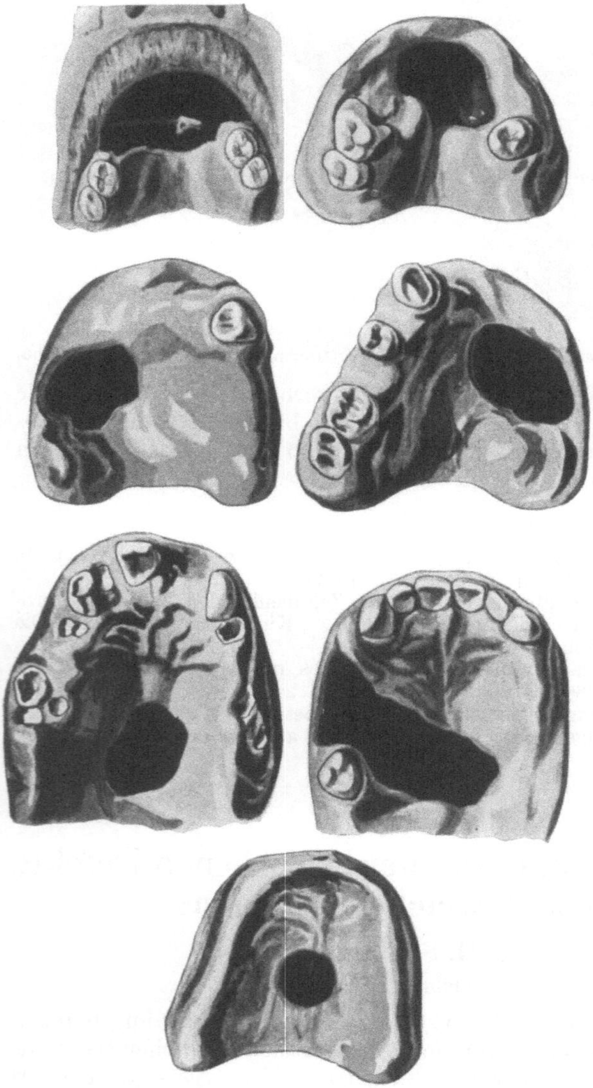

Zu diesen erworbenen Defekten ungewollter Natur wären der Vollständigkeit halber noch die gewollter Art, wie sie sich auf operative Eingriffe hin ergeben (Resektion, Operation palatinaler Cysten nach Partsch) zu zählen.

Es darf uns nach all dem Vorausgegangenen nicht wundernehmen, daß diese sich ohne jede Regel hinsichtlich ihrer Lage und Form darstellen. Rosenthal hat aber vom chirurgisch-therapeutischen Standpunkte aus eine Einteilung getroffen, in der er unterscheidet in:

1. Defekte eines oder beider vorderen Quadranten des Gaumens,
2. Defekte der hinteren Quadranten des harten Gaumens,
3. querlaufende Defekte,
4. mediane Perforationen,
5. Substanzverluste der Gaumensegel (Abb. 39).

Abb. 39. Verschiedene Formen erworbener Defekte. (Nach Rosenthal.)

Durch alle diese Schädigungen nun (mit Ausnahme der Verwachsungen und Cystenhohlräume) ist eine mehr oder weniger breite Kommunikation des Nasen-Rachenraumes und der Mundhöhle entstanden, wodurch die normale Nahrungsaufnahme, mehr aber die Atmung und die Sprachbildung so gestört ist, daß ihre Beseitigung unbedingt geboten erscheint. Wohl lernen es die Kinder (namentlich bei angeborenen Defekten) sehr bald, durch geschickte Zungenstellung einen gewissen Abschluß zu erzielen, der die Flaschenernährung oder Fütterung ermöglicht. Auch ein teilweises Ausfließen aus dem Nasengang scheint nicht so störend zu sein, wohl aber die gestörte Atmung, die leicht dauernden Erkrankungen der Atmungsorgane Vorschub leistet.

Erwachsene empfinden jedoch erfahrungsgemäß auftretende Gaumendefekte viel schwerer.

Wenn auch heute im allgemeinen wieder mehr die Richtung vorherrscht, auf chirurgischem Wege einen plastischen Abschluß zu erzielen, so muß gesagt werden, daß eine solche meist erst nach Behebung des Grundübels oder nach längerer Karenzzeit nach völliger Ausheilung möglich ist, oder aber dieser Weg dauernd auszuschließen ist. Somit bleibt gerade bei einer großen Zahl erworbener Defekte der *Obturator*, der *prothetische Abschluß zwischen Mund und Nase*, wenn auch evtl. zeitlich begrenzt, die Methode der Wahl.

Obturatorenplatte Feiner Grat

Defekt

Abb. 40. Schematischer Schnitt eines Obturators erworbener Defekte.

Solche Obturatoren sind also bei der Behandlung erworbener Defekte gemeinhin Abschlußplatten, die diese zu überbrücken haben, um die Trennung von Nase und Mund wieder herbeizuführen (Abb. 40).

Wir können auf Grund der jeweilig vorliegenden Verhältnisse diese Obturatoren einteilen in solche, die nur vorübergehend getragen werden, sog. „*Tutoren*" und in solche, die einen länger verweilenden oder Dauerabschlußapparat darstellen, „*Obturatoren*" im engeren Sinne.

Die „Tutoren" oder „Okklusivverbände" stellen Drahtgittersysteme

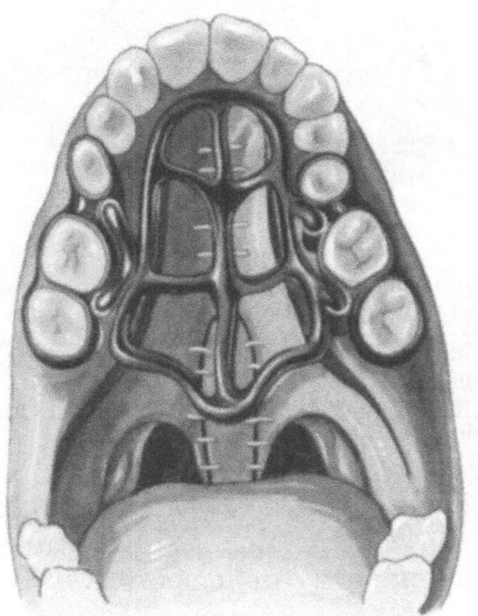

Abb. 41 a.

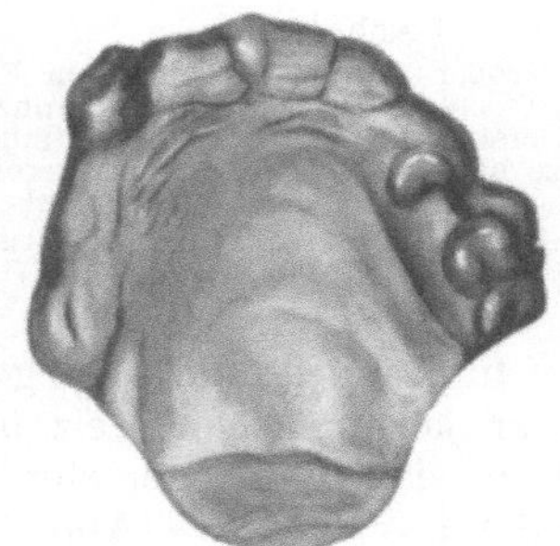

Abb. 41 b.

Abb. 41 a. Operativer Abschluß zwischen Mund und Nasenhöhle durch Gaumenplastik erreicht. Schutzgitter für die Nähte gegen den Zungendruck. (Nach W. Rosenthal, aus Fortschritte der Zahnheilkunde, Bd. III/1.)

Abb. 41 b. Die zur Operation und Nachbehandlung notwendige Celluloidplatte. (Nach F. Ernst, aus Fortschritte der Zahnheilkunde, Bd. II/1.)

oder über die Zahnreihen gepreßte Celluloidplatten usw. (Abb. 41 a und b) dar, deren Aufgabe es ist, erstens Wunden bzw. Nähte vom Zungendruck und jeglichen Insulten freizuhalten und zweitens Verbände zu fixieren bzw. als Medikamententräger zu dienen.

Gemeinhin hat man hier mit den vollständig abschließenden plattenähnlichen Konstruktionen keine besonders guten Erfahrungen gemacht, trotzdem sie sterilisiert wurden und keineswegs unter Druck anlagen. Aber es zeigte sich, daß durch sie sehr leicht einer Infektion des Verbandes und damit der Wunden Vorschub geleistet wird, wie auch durch sie Sekretionsstauungen mit ihren unangenehmen Folgeerscheinungen herbeigeführt werden. Ferner entzieht man auf diese Art die Wunden zu leicht einer genügenden kritischen Besichtigung. So empfiehlt Rosenthal diese Tutoren auf Grund seiner ungünstigen Erfahrungen durch einfache Aluminium-Bronzedrahtschlingen, die um die Zähne geschlungen, quer über den Gaumen verlaufen, zu ersetzen. Eine Konstruktion, wie sie in neuerer Zeit Reichenbach und H. von Seemen als „zweiteiligen bienenkorbförmigen Drahtgitterobturator" im Sinne eines Verbandhalters angewandt hat, erscheint zum mindesten nur dann berechtigt, wenn er auf einer leeren Gaumenplatte und nicht auf einer solchen, die mit Ersatzzähnen versehen, und damit durch den Kaudruck belastet, angebracht wird. Denn gerade bei Resektionswunden eines Neoplasmas müssen jegliche Insulte von seiten der Prothese vermieden werden.

Die Dauerabschlußplatten oder Obturatoren der Lochungsdefekte des harten Gaumens sollen, wie oben erwähnt, Überbrückungssysteme darstellen und so lehnt man heute jeden sog. Obturatorenkloß, der im Anschluß an die Rachenobturatoren bei angeborenen

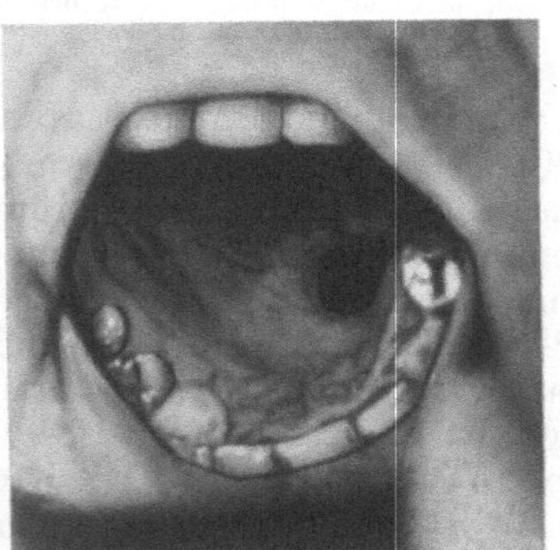

Abb. 42.

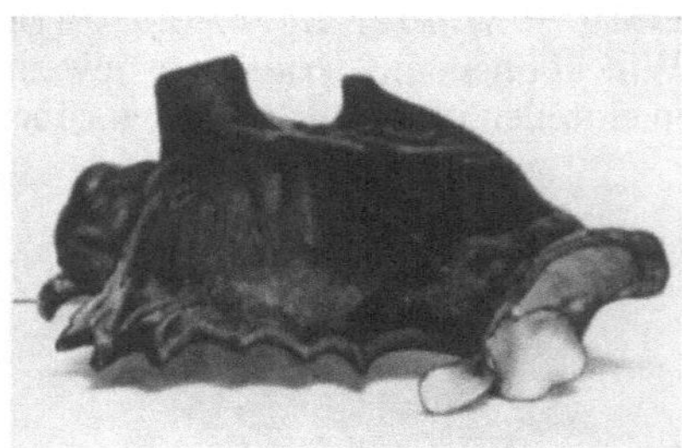

Abb. 43.

Abb. 42. Großer Gaumendefekt durch Kriegsschußverletzung hervorgerufen. Durch wiederholte plastische Operation wurde nur ein Einheilen eines Verbindungsstückes erreicht, so daß jetzt zwei kleinere Defekte, im harten Gaumen (nur dieser in der Abbildung ersichtlich, Spiegelbild) und an der Grenze harter-weicher Gaumen bestehen. Patient lehnt weitere chirurgische Eingriffe ab und trägt neben abgebildeten Obturator.

Abb. 43. Falsche Konstruktion des Obturators mit „Kloß" und ohne Klammern mit okklusalen Fingerauflagen. (Prothese für den Fall der Abb. 42.)

Defekten funktionell unbedingt geboten erscheint, bei den erworbenen Defekten ab, da er ja nur einen Reiz und damit die Gefahr der Vergrößerung des Defektes in sich trägt oder der Heilungstendenz bzw. dem spontanen Selbstverschluß im Wege steht (Abb. 42 und 43).

Diese Konstruktionsgrundsätze werden natürlich auch bei der Therapie durch Obturatoren bei den erworbenen Defekten des weichen Gaumens aufrechterhalten, jedoch sind wir auf Grund der Lage und Form des Defektes und unter voller Berücksichtigung der Ätiologie gezwungen, Konzessionen zu machen und zu individualisieren. Für die Lage des Defektes, die auch ein bestimmendes Moment für die spätere Prothese abgibt, können wir uns die Kaufmannsche Einteilung zu eigen machen.

I. Perforationen des weichen Gaumens,
   a) solche, die sich an der Grenze des harten Gaumens befinden;
   b) solche, die ringsum von beweglichen Teilen umgeben sind.

II. Durchgehende Defekte des Velums bei freibeweglichen Spalträndern.

III. Defekte, die mit Verwachsungen des weichen Gaumens mit der hinteren Rachenwand kompliziert sind.

Lochungen, die sich an den harten Gaumen in mäßiger Ausdehnung anschließen oder sich in unmittelbarer Nähe desselben, der neutralen Zone befinden, können sehr leicht im Sinne der Überbrückung also mit einem starren Deckplattenfortsatz ohne „Kloß“ behandelt werden (nach Kaufmann Ia). Doch stoßen wir dann, wenn die Perforation im rückwärtigen Gaumensegelende gelegen ist und somit eine breite, bewegliche, weiche Gaumenbrücke dazwischen liegt, auf größere Schwierigkeiten, die nur mit einem federnden Löffel evtl. sogar dieser mit „Kloß“ versehen, überwunden werden können (nach Kaufmann Ib, Abb. 44a).

Doppel- oder durchknopfartige Obturatoren, die also wiederum im Defekt selbst oder künstliche Vela (Kingsley), die an den häufig gezackten und narbigen Wundrändern ihren Halt finden sollten (nach Kaufmann II), sind abzulehnen, und es bleibt für diese Fälle nur der „Rachenobturator“ der angeborenen Defekte.

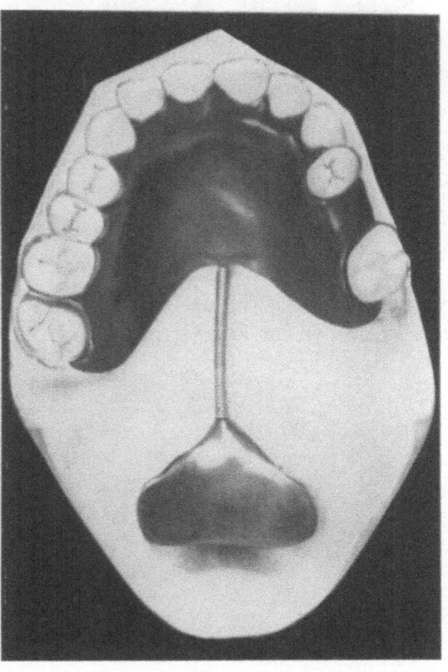

Abb. 44a. Verschluß des Defektes durch einen Obturator mit beweglichem, an einer Spiralfeder befestigten Kloß. (Aus Port-Euler, Lehrbuch der Zahnheilkunde, 4. Aufl.)

Nach diesen prinzipiellen Überlegungen ist der Weg der Herstellung solcher Obturatoren nur mehr ein technisches Problem. Zur Gewinnung des Modelles bei Defekten des harten Gaumens und im Grenzbezirk desselben bedarf es zunächst eines Abdruckes, der am schärfsten mit Gips nach vorheriger loser Verbandsgazentamponade des Defektes ausgeführt wird. Die Tamponade muß so ausgeführt sein, daß die Ränder gut freiliegen. Das gewonnene Positivmodell wird dann in angemessenem Abstand vom Defektrand mit der Wachsmesserspitze fein eingeritzt, um so bei Kautschukplatten bzw. Metallgußplatten zu dichterem Abschluß einen feinen Grat zu erzielen (s. Abb. 40), der sich dann ohne Schaden in die Schleimhaut einlagern kann. Bei geprägten Platten empfiehlt sich in demselben Sinne das Aufschweißen eines feinen Drahtringes.

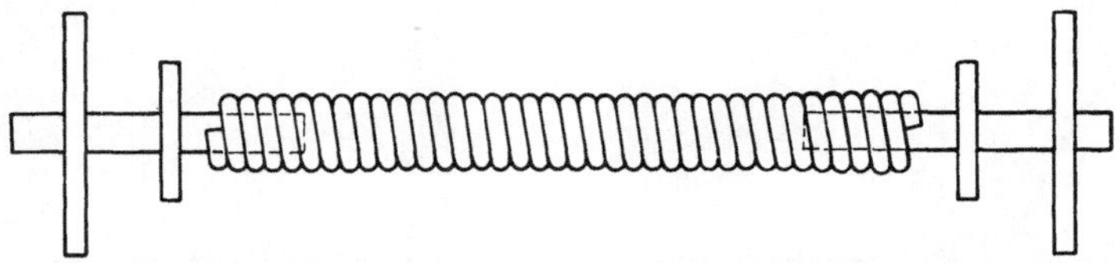

Abb. 44b. Schematische Darstellung der Federverbindung mit den Ankern für Kloß und Gaumenplatte. (Aus Port-Euler, Lehrbuch der Zahnheilkunde, 4. Aufl.)

Gemeinhin neigt man heute dazu, als Werkmaterial Metall, und zwar des Preises und der präzisen Verarbeitungsweise wegen, rostfreien Stahl lieber als Kautschuk zu verwenden, da ersterer hygienisch einwandfrei und wegen geringen Gewichtes und genügender Festigkeit, vorzuziehen ist. Der sich verhältnismäßig rasch verändernde jugendliche Kiefer aber veranlaßt uns aus wirtschaftlichen Gründen Kautschuk zu wählen.

Man wird nach Möglichkeit auch von den, den Gaumen bedeckenden Platten abgehen und sich die Grundsätze der skeletierten Platte zunutze machen, zumal durch moderne Klammermethoden, wie Jackson-, Bonville-, Roach-Klammersysteme, ferner durch modifizierte Klemmverankerungen, Kronen mit Anschlag, ferner durch an Kronen bzw. Einlagefüllungen angebrachte Geschiebe, hinreichende Befestigung erzielt werden kann. Die Verwendung von Gummisaugern versucht man heute wohl allgemein wegen der beobachteten Schäden (ja sie können sogar wie eingangs erwähnt, Ursache sein!) auch im Milchzahngebiß zu vermeiden.

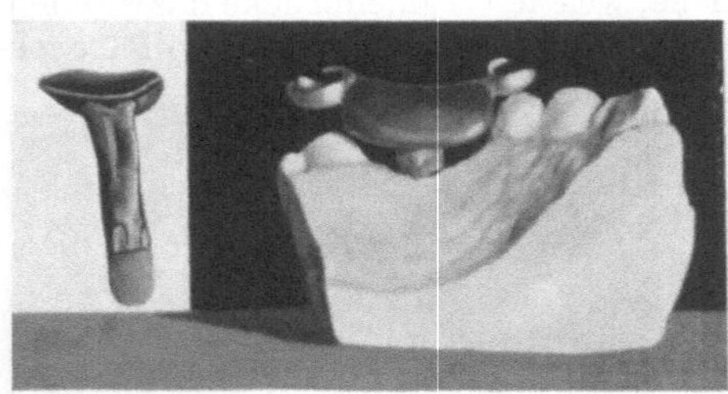
a b
Abb. 45. Cystenobturator. a falsch, b richtig.

Vor größere Schwierigkeiten sind wir aber bei der prothetischen Behandlung der Defekte des weichen Gaumens gestellt. Die lebhafte Beweglichkeit des Velums und andere widrige Umstände lassen uns keinen einwandfreien randscharfen Abdruck erzielen, des weiteren ist auf Grund des funktionellen Muskelspieles des weichen Gaumens

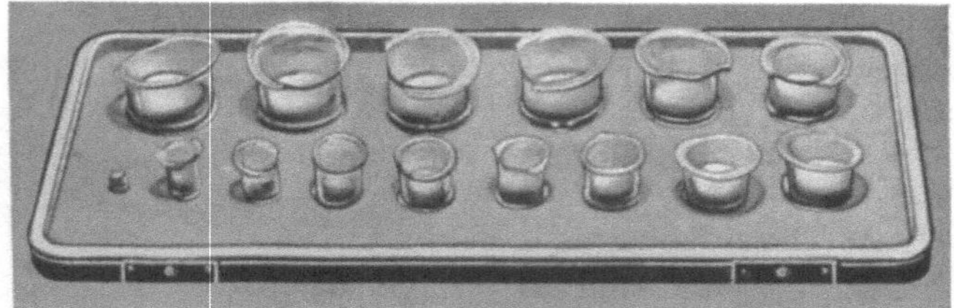
Abb. 46. Glasobturatorensatz. (Nach Stein.)

eine zwar bewegliche, aber genügend fixierende Verbindung zwischen Verankerung und Obturatorplatte notwendig. Um die Aufgabe zu lösen, ver-

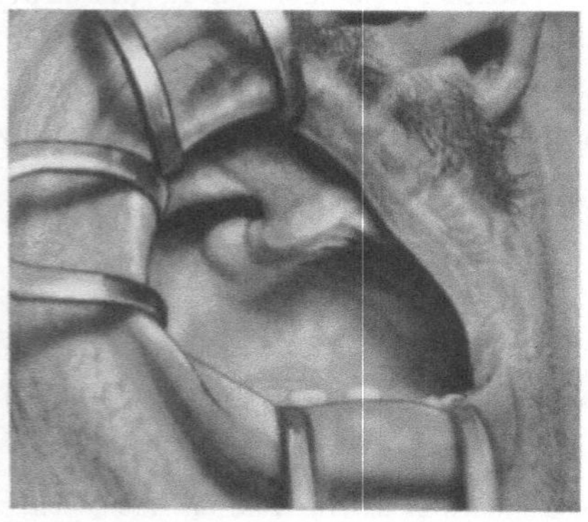
Abb. 47. Nach Partsch operierte Cyste im stark atrophischen Oberkiefer, dem ein stark progener Unterkiefer gegenübersteht. Von den Zähnen ist nur |3 vorhanden, ferner besteht ein Torus palatinus.

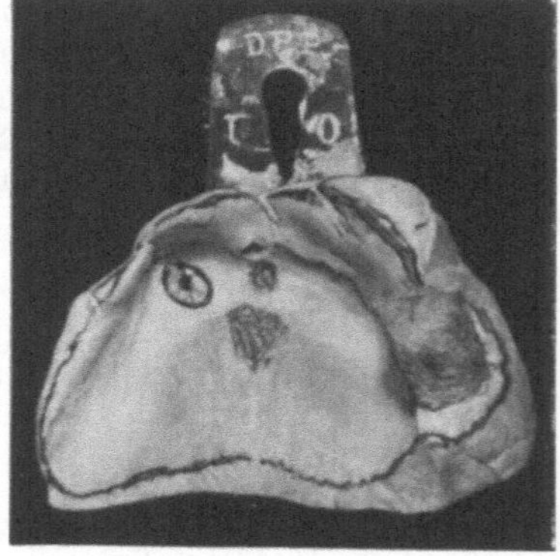
↑ Abschlußkappe des dekapitierten |3 ↑ Torus palatinus ↑ Tampon

Abb. 48. Abdruck von nebenstehendem Fall.

fährt man am besten so, daß man zwischen ersterer und der nach Orientierungsabdruck hergestellten Deckplatte eine auswechselbare Spiralfeder (n. Hauptmeyer) einschaltet. Weiche schwarze Guttapercha, die dann später durch Hartkautschuk ersetzt wird, auf dem „Federdeckel“ aufgetragen, läßt ein genügendes Endresultat erzielen (s. Abb. 44a u. b).

Zu erwähnen sei noch, daß an Obturatoren nur dann, wenn durch einwandfreien festen Sitz und nach Ausschluß aller Gefahrmomente keine solchen für den Defekt bestehen, fehlende Zahnreihenglieder mitersetzt werden können.

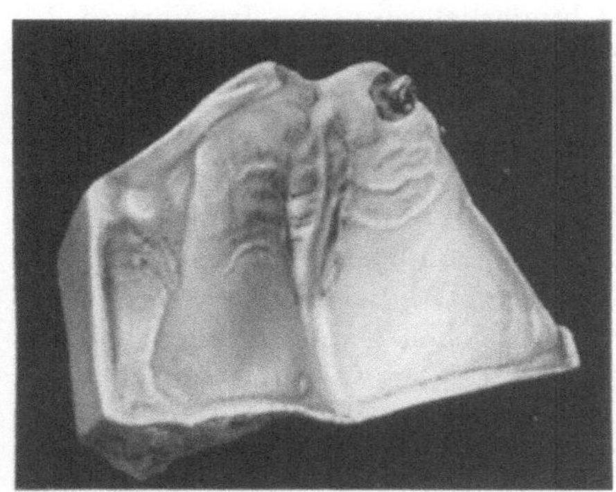

Cysteneingang — Torus palatinus — Abschlußkappe des dekapitierten |3

Abb. 49. Positivmodell.

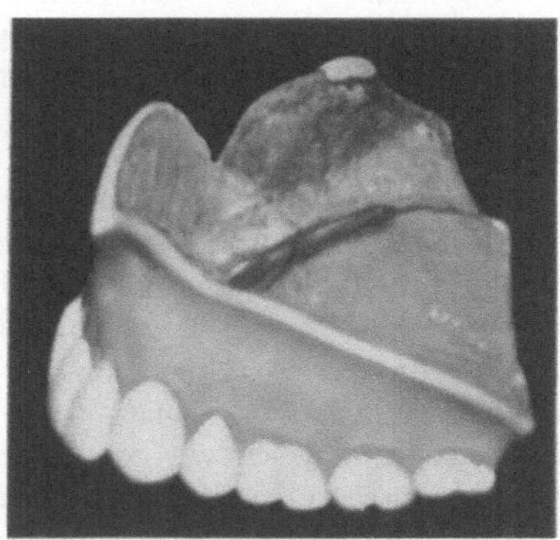

Abb. 50. Zur Retention der Platte ausgenützter, gekürzter Cystenobturatorenkloß.

Für die Behandlung von Defekten gewollter Natur kämen die Resektionsprothesen und die Cystenobturatoren in Frage. Erstere erfahren in einem besonderen Kapitel ihre Besprechung, der letzteren sei kurz hier Erwähnung getan.

Während bei den Tutoren und Deckplattenobturatoren nach Möglichkeit jede Fremdkörperwirkung, vor allem innerhalb des Defektes, peinlichst vermieden werden soll, ist bei den Cystenobturatoren im Sinne einer Dauertamponade ein Reiz auf den Wundrand oder Wundgang beabsichtigt. Hat man nach Partsch operiert und solche Cysten zu einer vorläufigen Nebenbucht der Mundhöhle gemacht, dann ist es notwendig, den Eingang bis zur knöchernen Ausdellung und zur Säuberung vorläufig von Schrumpfungsvorgängen freizuhalten. Dieses gesteckte Ziel erreicht man durch einen an der Deck-

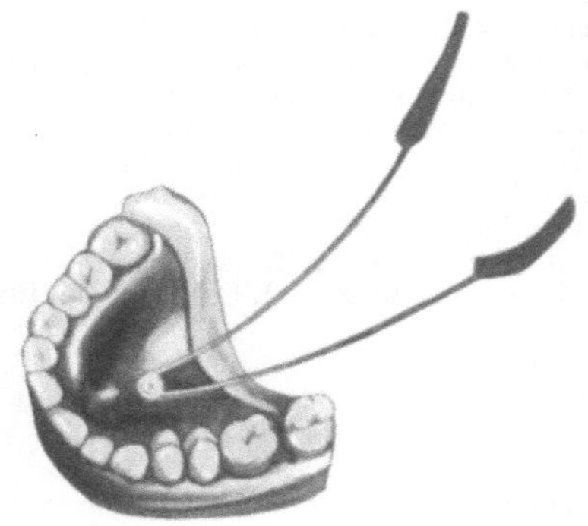

Abb. 51 a. Apparat von Claude-Martin zur Verhütung einer sekundären Verwachsung des weichen Gaumens mit der hinteren Rachenwand. (Nach Schellhorn, aus F. Meder u. E. Reichenbach, Fortschritte der Zahnheilkunde, Bd. III/1.)

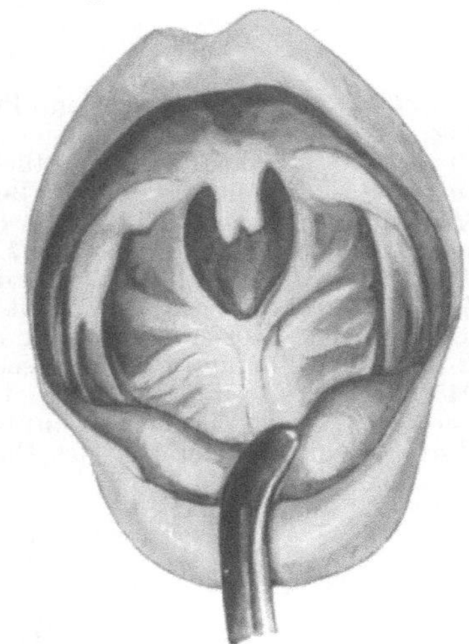

Abb. 51 b. Verwachsung des weichen Gaumens mit der hinteren Rachenwand, in der Mittellinie eine Art Raphebildung. (Nach F. Meder und E. Reichenbach, Fortschritte der Zahnheilkunde, Bd. III/1.)

platte, bei palatinalen Cysten an der Gaumenplatte angebrachten Kautschukzapfen, der die Form des Wundkanals, die man mit plastischer Masse letzten Endes gewinnen kann, wiedergibt. Dieser Zapfen darf aber nur so lang und so geformt sein, daß er den früheren Cystenwänden selbst nicht anliegt, um so der Ausbuchtung der Cystenkammer nicht hinderlich zu sein. Im Verlauf der Heilung lassen sich solche Zapfen verkürzen, um sie letzten Endes ganz entbehren zu können (Abb. 45). In gleichem Sinne dienen die Steinschen Glasobturaturen (Abb. 46).

Die Praxis hat uns aber gelehrt, daß man die Endphase der Ausheilung auch durch Aufrechterhalten dieser Zapfen dauernd verhindern kann, um durch sie bei prothetisch ungünstigen Kieferformen im zahnlosen Kiefersystem eine bessere Verankerung des Zahnersatzes zu erzielen (Abb. 47, 48, 49, 50).

Letzten Endes zählen zu den Defekten des weichen Gaumens auch die sog. narbigen Verwachsungen mit der hinteren Rachenwand. Diese kommen unter Bildung geschwüriger Flächen, die gleichzeitig im Velum, in dessen Umgebung und im Rachen auftreten, zustande.

Die hierdurch gestörte Sprache, ferner die Begleiterscheinungen, wie Nasensekretstauungen, Fortbestehen chronischer Entzündungen und damit Beeinträchtigung des Gehöres usw., fordern zunächst eine chirurgische Lostrennung. Um aber einer erneuten Verwachsung vorzubeugen, sind gabelförmige Abhalter in Form von federnden Drahtenden mit Hartkautschuklöffeln (Claude-Martin) oder mit Cofferdambespannungen (Schröder) versehen zu empfehlen, da gerade an diesen Stellen Tamponaden unmöglich sind (Abb. 51a u. b).

Literatur.

Ernst, Franz: Kieferresektion; Prothese und Plastik. Fortschr. Zahnheilk. **2**, 973. Leipzig: Georg Thieme 1926.

Greve, Karl: Zahnärztliche Prothetik (Obturatoren). Port-Euler, Lehrbuch der Zahnheilkunde, S. 627. München: J. F. Bergmann 1929.

Hofer, Otto: Genese, Klinik und operative Technik der Zahncysten. Scheffs Handbuch der Zahnheilkunde, Bd. 5, S. 487. Wien und Berlin: Urban & Schwarzenberg 1930.

Major, Emil: Ein Fall von Defekt des weichen Gaumens. Z. Stomat. **22**, Nr 5 (1924). — *Meder* u. *Reichenbach:* Orthopädisch-prothetische Maßnahmen zur Behebung von Sprachstörungen. Fortschr. Zahnheilk. **3**, 880; **7**, 856. Leipzig: Georg Thieme 1927 u. 1931.

Rosenthal, Wolfgang: Kieferresektion, -prothetik und -plastik. Fortschr. Zahnheilk. **3**, 1045 (1927; des weiteren **4**, 1021. Leipzig: Georg Thieme 1928.

Seemen, H. v.: Allgemeine Chirurgie. Fortschr. Zahnheilk. **8**, 27 (1932).

Wally, Dury: Perforation des Gaumens durch Saugescheiben. L'Odontologie **1921**.

7. Abschnitt.

Die Zahnung.

Wenngleich zur Zeit der Geburt die sämtlichen Zähne des Milchgebisses schon so weit im Kiefer angelegt sind, daß die Schmelzkappen größtenteils gebildet sind, bedarf es doch noch längerer Zeit, ehe die Anlage so weit entwickelt ist, daß der Zahn im Munde erscheint. Denn allmählich werden ja die Zahnkeime von dem sich entwickelnden Knochen so umwachsen, daß sie nicht nur in die der Längsrichtung des Kiefers folgende Alveolarringe zu liegen kommen, sondern auch die Zwischenwände zwischen den einzelnen Zahnanlagen sich ausbilden und mit weiterer Entwicklung die beiden Wände der Rinne sich unter der Schleimhaut über den Zahnkeimen vereinigen.

Diese knöcherne Bedeckung muß erst wieder zur Auflösung kommen, ehe der Zahn die Schleimhaut durchbrechen und im Munde erscheinen kann.

Mit einer gewissen Regelmäßigkeit brechen beim gesunden Kinde die Zähne vom sechsten Lebensmonat ab durch, bis mit Abschluß des zweiten Lebensjahres das Milchgebiß voll entwickelt ist. Die Zahnung beginnt mit dem Durchtritt der unteren mittleren Schneidezähne, denen bald die oberen zu folgen pflegen; nach Entwicklung der Vorderzähne kommt nach einer Pause der erste Milchmahlzahn und nach ihm der Milcheckzahn, bis am Ende des zweiten Lebensjahres der zweite Milchmahlzahn den Schluß macht.

Wie das Beispiel des Marcus Curius Dentatus beweist, kann man auch mit Zähnen zur Welt kommen (Dentitio praecox). Daß es gerade immer besonders kräftige Naturen sein müssen, wie es das genannte Beispiel nahelegt, ist durchaus nicht der Fall. Ich habe in zwei Fällen relativ schwächliche Kinder mit unteren Schneidezähnen geboren werden sehen. Ob für ein solches Naturspiel vorzeitige Keimanlage, oder beschleunigtes Wachstum, oder oberflächliche Lagerung als Ursache in Frage kommt, wird sich nicht entscheiden lassen. Man wird sich mit

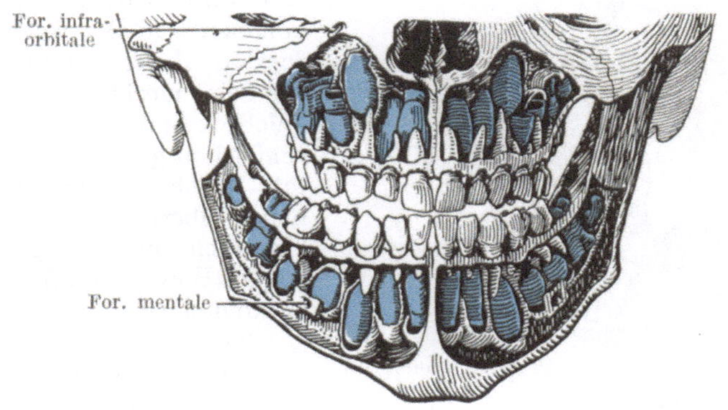

Abb. 52. Topographie des Milchgebisses und der Ersatzzähne.
(Aus Corning, Lehrbuch der topographischen Anatomie. 16./17. Aufl. München 1931.)

der Tatsache des Vorkommens begnügen müssen. Wichtig ist, daß man mit der Entfernung dieser Zähne vorsichtig sein muß, weil nach einzelnen Beobachtungen schwere Blutungen leicht folgen können, gegen die Neugeborene sehr empfindlich sind.

Viel öfter zu beobachten und leichter zu erklären ist die Verlangsamung des Zahndurchbruchs (Dentitio tarda), wie er ein fast charakteristisches Symptom für die Rachitis ist. Es ist einleuchtend, daß Stoffwechselstörungen, welche die dabei zu beobachtenden Erkrankungen der Verdauungsorgane begleiten, an einem so eigenartig sich entwickelnden Gebilde, wie der Zahn, nicht spurlos vorübergehen werden. Daher sieht man mit dem Einsetzen der Rachitis den Durchbruch der Zähne stocken, sich verlangsamen und mit ihrem Nachlassen die Zahnung wieder einsetzen. Wieweit dabei auch die Entwicklung der keimenden Anlagen der dauernden Zähne zu Schaden kommt, wird bei dem Kapitel der Schmelzhypoplasien noch näher erörtert werden. Gottlieb ist der Meinung, daß die Verkalkung des Zahnes ein wesentliches Moment für sein Vorwachsen bedeutet und daß gerade bei der Rachitis die mangelhafte Verkalkung den Grund für die Verlangsamung des Durchbruchs abgibt. Regelt sich der Kalkstoffwechsel wieder, kommt auch der Durchbruch der Zähne wieder in Gang. Lange Zeit hat der Glaube geherrscht, daß der Durchbruch der Zähne verschiedene Krankheiten, wie Krämpfe, Fieber, Durchfälle hervorrufe, so daß man von „Zahnkrankheiten" sprach. Genauere Beobachtungen haben aber gezeigt, daß es solche Zahnkrankheiten nicht gibt. Die zu der Zeit des

Zahndurchbruches auftretenden Krankheiten stehen mit dem Zahnungsprozeß nicht in ursächlichem Zusammenhang. Übermäßige Mundpflege, zu starkes Bearbeiten der zarten Schleimhaut, der Gebrauch von Lutschern, die leicht zersetzende Stoffe enthalten, können Veranlassung zur Reizung, ja zur Geschwürsbildung geben und sind deshalb zu vermeiden. Das früher geübte Spalten der deckenden Schleimhaut begünstigt durch die gesetzte Wunde die Infektion in erhöhtem Maße.

Besteht eine *Unterzahl von Zähnen im Milchgebiß*, so wird sie meist durch das Ausbleiben der seitlichen Schneidezähne bedingt. *Wedl* berichtet auch von einem gänzlichen Ausbleiben des Milchgebisses in der Weise, daß nur dauernde Zähne in die Erscheinung traten.

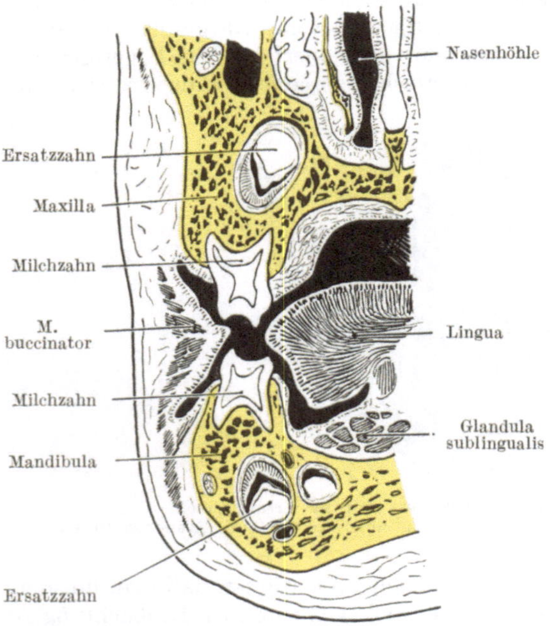

Abb. 53. Frontalschnitt durch Ober- und Unterkiefer. Milch- und Ersatzzähne. (Aus Corning, Lehrbuch der topographischen Anatomie. 16./17. Aufl. München 1931.)

Demgegenüber kann es auch zu einer *Vermehrung der Zahl der Milchzähne* kommen, auch wieder am ehesten durch Verdoppelung der Schneidezähne. Aber auch Milcheckzähne und Molaren sind schon gedoppelt beobachtet. Deshalb wird es auch nicht überraschen, daß gelegentlich eingesprengte Zahnkeime (Emboli) im Milchgebiß vorkommen.

Das Milchgebiß fällt allmählich der Abstoßung anheim. Sie kommt dadurch zustande, daß das Gewebe, welches den Milchzahn von dem unter ihm gelegenen Keim des dauernden Zahnes trennt, die Fähigkeit gewinnt, im Verein mit der Pulpa des Milchzahnes, dessen Gewebe von der Wurzel her aufzuzehren und dadurch dem Milchzahn seine Befestigung im Kiefer zu rauben und ihn zu einem schalenförmigen Rest zu verwandeln, der sich von selbst abstößt.

Dieser Aufsaugungsvorgang pflegt an den dem nachrückenden, dauernden Zahn zugekehrten Flächen der Milchzahnwurzel einzusetzen. So werden bei den Milchschneidezähnen die Wurzeln meist von der lingualen oder palatinalen Seite zuerst angenagt, weil die Keime der dauernden Zähne etwas nach hinten von den Milchzähnen liegen. Anders bei den Milchmahlzähnen. Hier bringt der Keim des Prämolaren, der sich zwischen die mesiale und distale Wurzel des Milchmahlzahnes von unten her einschiebt, eine Aufsaugung der ihm zugewandten inneren Flächen der Milchzahnwurzel zustande, d. h. an der distalen Fläche der mesialen Wurzel, an der mesialen Fläche der distalen Wurzel. Die Pulpa des Milchzahnes vermag an ihrer Oberfläche, nicht selten bis zur Spitze der Pulpakammer Resorptionszellen — Odontoklasten — zu bilden, welche das harte Dentin durch lückenförmige Ausnagung zum Verschwinden bringen.

Der Hauptanteil der Aufsaugung fällt aber dem eigentlichen *Resorptionsorgane*, dem Zwischengewebe zwischen Milchzahn und permanenten Zahn zu,

Unter lebhafter Zunahme der feinsten Gefäßverzweigungen kommt es zur Bildung von mehrkernigen Zellen (Osteoklasten, Odontoklasten), welche dem Zahnbein dicht angelagert, in diesem nischenartige Ausbuchtungen hervorrufen, und dadurch mehr und mehr seine Substanz zur Auflösung bringen. Schon bei Betrachtung mit bloßem Auge gewahrt man, je nach der Dauer des Prozesses, oberflächlichere oder tiefere Gruben, rauhe Flächen, welche die Zerstörung des Zahnbeins verraten.

Den Anstoß zu der Aufsaugung gibt wohl der Wachstumsdruck des dauernden Zahnes. Je näher er dem Milchzahn kommt, desto kräftiger erfolgt die Aufsaugung.

Bleibt der dauernde Zahn wegen abnormer Lage weiter von dem Milchzahn entfernt, bleibt auch die Aufsaugung nur gering, ohne aber deshalb ganz auszubleiben. Seitdem die Röntgenstrahlen auch über die im Kiefer ablaufenden Vorgänge bei der Resorption der Milchzähne Licht verbreiten, ist deutlich bemerkbar gewesen, daß auch an retinierten, nicht zur Aufsaugung kommenden Milchzähnen trotzdem Aufsaugungserscheinungen an der Wurzel auftraten, wenn der dauernde Zahn vollkommen ausblieb, oder wegen Verlagerung nicht an den Milchzahn heranrückte.

So können Milchzähne vereinzelt über die Abstoßungszeit hinaus im Kiefer stehen bleiben, während die Nachbarn längst durch dauernde Zähne ersetzt sind. Hesse hat darauf aufmerksam gemacht, daß bei Milchzähnen mit verlangsamter oder ausbleibender Resorption in der Pulpakammer Zement und Knochen bildendes Gewebe auftritt, welches dem Zahne eine neue Befestigung geben kann, insofern eine Resorption des Milchzahnes dann nicht mehr auftreten kann. Der Rat, solche Zähne vor jedem Eingriff zu röntgen, ist beherzigenswert. Der Ausdruck, Retention des Milchzahnes, den man für diesen Zustand gewählt hat, ist nicht ganz zutreffend, weil man ihn sonst nur für den im Innern des Kiefers verbleibenden Zahn gebraucht.

Andererseits ist zu beobachten, daß mit Entfernung des Milchzahnes das Vorstoßen des dauernden Zahnes beschleunigt wird. Ist ihm die Arbeit des Aufsaugens des Milchzahnes erspart, führt der zunehmende Wachstumsdruck ihn rascher aus der Tiefe. Von dieser Tatsache läßt sich gelegentlich zweckmäßig Gebrauch machen, wo es gilt, Störungen im Dauergebiß durch ungleichmäßige Abstoßung des Milchgebisses zu verhindern.

8. Abschnitt.

Die Bedeutung der 6 Jahr-Molaren.

Nach vollständigem Abschluß des Milchgebisses erscheint als erster Zahn des bleibenden Gebisses mit dem 6. Lebensjahr der erste Mahlzahn. Er hat gegenüber den anderen Zähnen seine große physiologische Bedeutung darin, daß durch seine symmetrische Anordnung die Ebene festgelegt wird, in welcher die Kiefer einander treffen in der langen Zeit der Umwandlung des Milchgebisses in das bleibende Gebiß. Vom 6.—12. Jahr stellen die 6 Jahr-Molaren gleichsam die Säulen für den Gebißbogen dar, unter deren kräftigem Schutz die durchbrechenden dauernden Zähne in das Gebiß einrücken und ihre endgültige Stellung in ihm erfahren. Es ist deshalb für das ganze Gebiß von außerordentlicher Tragweite, daß die Stellung des ersten Molaren sowohl im einzelnen Bogen, als auch in dem harmonischen Zusammenwirken des Unterkiefers mit dem Oberkiefer von vornherein richtig und gut getroffen ist. Nicht ohne Grund hat Angle zur Einteilung der verschiedenen Anomalien im Gebiß die Stellung des ersten Molaren als maßgebend angesehen und nach ihm eine in der Praxis sicherlich sehr bewährte Einteilung der verschiedenen Anomalien vorgenommen. Darüber wird ja in dem orthodontischen Teil des Handbuches noch besonders ausführlich abgehandelt werden.

Die Stellung des 6 Jahr-Molaren soll so sein, daß der vordere buccale Höcker des oberen ersten in die buccale Grube des unteren ersten Molaren eingreift. Rückt einer dieser vier Molaren aus dieser Lage nach vorn oder nach hinten, so muß in der symmetrischen Entwicklung des Zahnbogens ein Mißverhältnis eintreten, welches nicht nur auf den anderen Kieferbogen derselben Seite, sondern auch auf den Gebißbogen insgesamt störend zurückwirken muß. So wird der erste Molar bestimmend für die Entwicklung des ganzen dauernden Gebisses. Er legt die Bißhöhe fest. Es wird deshalb von höchster Bedeutung sein, daß der erste Molar in jedem Gebißbogen seine rechte Stelle erhält.

In dieser Hinsicht ist es von größter Wichtigkeit, daß der zweite Milchmolar noch im Gebiß steht, wenn der erste bleibende Molar eintritt. Ist jener schon vorzeitig verloren gegangen, so rückt der erste Mahlzahn meistens nach vorn und nimmt teilweise oder ganz den freien Platz, der durch die vorzeitige Extraktion des zweiten Milchmolaren entstanden ist, für sich in Anspruch. Die Folge davon kann sein, daß die vor dem ersten Molaren später durchbrechenden Zähne oder wenigstens ein Teil derselben, nach vorn rückt und dadurch der sog. Vorbiß entsteht. Ein Teil der Fälle von Molaren-Vorbiß läßt sich auf die vorzeitige Extraktion der zweiten Milchmolaren zurückführen.

Je nachdem nun vielleicht auch schon die mittleren Schneidezähne ihren Durchbruch genommen und feste Stellung im Kiefer erhalten haben, wird sich die vorschiebende Wirkung an diesen gleichsam brechen und wird den einen oder anderen Zahn aus der Zahnreihe heraustreten lassen. Dadurch kommen jene Anomalien zustande, bei denen laterale Schneidezähne oder Eckzähne aus der Zahnreihe austreten. Besonders verhängnisvoll wird diese Wirkung für den Eckzahn, der bei seinem verspäteten Durchbruch die für ihn bestimmte Lücke durch die Annäherung des ersten Bicuspidaten an den seitlichen Schneidezahn so voll ausgefüllt findet, daß für ihn kein Platz bleibt und er nach außen von der Zahnreihe abgeleitet wird.

Eine solche Stellungsveränderung kann auch die Prämolaren treffen und den einen oder anderen zwingen, sich außerhalb der Zahnreihe zu stellen, sei es, daß nur einer seitwärts gedrückt ist oder beide schräg stehen. Ja, auf die ganze Zahnreihe kann ein solcher Druck schädlich einwirken, indem er die Zähne übereinander schiebt, so daß sie sich dachziegelartig decken. Selbstverständlich häufen sich die nachteiligen Einflüsse, wenn auf jeder Seite die Stellung der Molaren abnorm geworden ist. Dann ergeben sich die mannigfaltigsten Kombinationen der Bißstörungen, von denen jede für sich besonders analysiert und in ihrem letzten Grunde aufgeklärt werden muß. Dabei ist zu berücksichtigen, daß die Entwicklung des Oberkiefers aus drei Abschnitten ein gewisses Mißverhältnis zwischen der aus dem Zwischenkiefer entstehenden Mittelpartie des Kieferbogens mit den Schneidezähnen und den seitlichen, die Back- und Mahlzähne tragenden Partien zustande kommen läßt. Die unverhältnismäßige Breite der oberen Schneidezähne, ihr Auseinanderstehen (Diastema) nimmt so viel Platz im Kieferbogen in Anspruch, daß Backzähne und namentlich die später durchbrechenden Eckzähne nicht mehr recht in ihm unterkommen. Jedenfalls liegt in diesen entwicklungsgeschichtlichen Verhältnissen ein wichtiges Moment, welches bei den Anomalien des Bisses ebensoviel Berücksichtigung verdient, wie die Stellung des 6 Jahr-Molaren.

Die ersten Molaren werden ihre physiologische Bedeutung nur voll erfüllen können, wenn sie ihre normale Stellung auch während der Zahnungsperiode bewahren. Denn, wie schon oben gesagt, bestimmen sie ja die Ebene für die Entwicklung der nach ihnen zum Durchbruch kommenden bleibenden Zähne. Wird demnach ein Molar früh zerstört, so muß sich auf dieser Seite die Bißebene senken und damit eine störende, hemmende Einwirkung auf die in diesem Kieferbogen durchbrechenden Zähne eintreten.

Diese Überlegungen zwingen zu der Forderung, daß die 6 Jahr-Molaren solange als möglich erhalten werden, jedenfalls bis zum vollendeten Durchtritt der vor ihnen stehenden, bleibenden Zähne. Diese Forderung ist um so dringender geltend zu machen, weil nach allen statistischen Zusammenstellungen der erste Mahlzahn am meisten der cariösen Zerstörung ausgesetzt ist. Ob dazu seine vielleicht schwächere Anlage oder die starke Beanspruchung beiträgt oder die in die Gefahren der frühesten Kindheit fallende Entwicklung, wird sich schwer entscheiden lassen. Die Tatsache steht fest, daß er in der Häufigkeit der Caries allen anderen Zähnen gegenüber voransteht.

Das richtige Eintreten und die normale Stellung der Zahnreihe wird aber nicht allein von der Stellung der 6 Jahr-Molaren abhängen, sondern vor

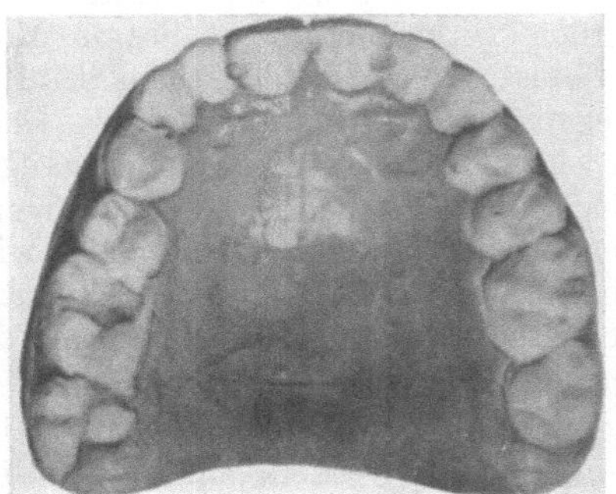

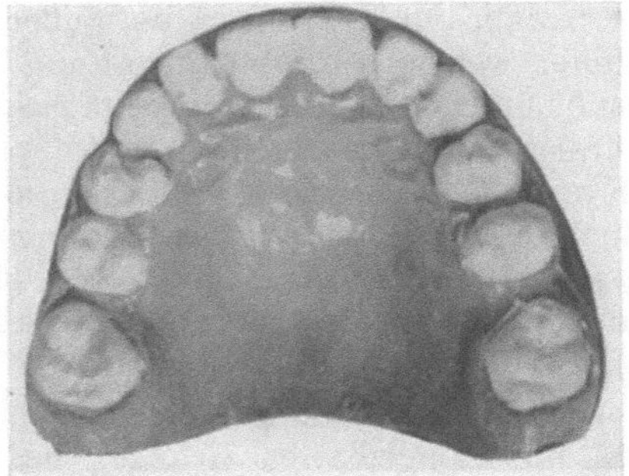

Abb. 54.

Engstellung des Gebisses. Behoben durch Extraktion der ersten Molaren.

allem auch davon, wie sich das Wachstum des Kiefers vollzieht, ob es der Größe und der Zahl der hervorwachsenden Zahnkeime entspricht, oder in einem beschränkenden Mißverhältnis steht. Letzteres wird oft dazu führen, daß die in den Gebißbogen stehenden Zähne zu dicht aneinander stehen, vielleicht sogar übereinander geschoben sind, sich dachziegelförmig decken, oder daß Zähne aus dem Zahnbogen heraus und neben denselben getreten sind (paraxialer Durchtritt). Solange noch das Gebiß in Entwicklung begriffen ist, wird sich gelegentlich eine Verbesserung bewerkstelligen lassen, denn die Zähne haben vermöge der Selbstregulierung des Gebisses die Fähigkeit, zu wandern und eine andere Stellung einzunehmen. Gerade dieser Umstand wird bei der häufigen Zerstörung, die der erste Mahlzahn erfährt, wieder besonders wichtig. Denn durch seine Entfernung kann noch Platz gewonnen werden zu einer Zeit, in der das Gebiß noch nicht vollendet ist und die Wachstumsvorgänge des Kiefers ihren Abschluß noch nicht gefunden haben. Nach der Entfernung der ersten Molaren wird der durch ihn freigewordene Raum von zwei Seiten her in Anspruch genommen, insofern als einmal der schon durchgetretene oder erst im Durchtritt befindliche zweite Mahlzahn nach vorn rückt, andererseits die nach vorn gelegenen Zähne eine Wanderung nach hinten vollziehen bis zur Annäherung an den zweiten Molaren. So kann unter gewissen Bedingungen die durch die Entfernung des ersten Mahlzahns entstandene Lücke vollständig geschlossen werden. Nach den sorgfältigen Untersuchungen, die Dr. Kunert an dem

Material des Breslauer Instituts angestellt hat, teilt sich die Neigung zum Wandern nicht nur den Zähnen bis zur Mittellinie, sondern sogar über sie hinaus mit.

So läßt sich durch die gleichzeitige Herausnahme aller vier ersten Molaren eine außerordentliche Entlastung des ganzen Gebisses von dem Druck der Engstellung erzielen, manchmal so sehr, daß selbst weit aus dem Gebiß herausstehende paraxial verschobene Zähne in die richtige Stellung eintreten und die Rundung des ganzen Bogens wieder hergestellt wird. Aber dieser Erfolg wird sich nur unter ganz bestimmten Bedingungen erreichen lassen. Erstens muß, wenn möglich, der zweite Mahlzahn schon durchgetreten sein, damit er nicht allein den frei gewordenen Platz einnimmt und den übrigen Zähnen keinen Raum mehr für Platzentfaltung übrig läßt. Zweitens müssen die Verhältnisse so liegen, daß die vor ihm stehenden Zähne durch den Kaudruck nicht in falscher Lage gehalten werden und drittens endlich muß die Extraktion symmetrisch mindestens auf derselben Seite vorgenommen werden, weil nur so die richtige Harmonie in jedem Zahnbogen zu erzielen ist.

Unter diesen Vorsichtsmaßregeln erweist sich die vorgenommene Extraktion des 6 Jahr-Molaren als eine außerordentlich wirksame und heilsame Maßnahme, welche auf die Entfaltung des Gebisses einen wohltätigen Einfluß ausübt und zugleich einen großen Schutz gegen die Cariesgefahr gewährt. Denn je freier die Zähne stehen, desto weniger sind sie den Zersetzungsvorgängen der zwischen ihnen sich einschiebenden Speisematerialien ausgesetzt. Im einzelnen Falle, besonders bei Stellungsanomalien pervers stehender Zähne wird zu prüfen sein, ob der Verlust eines einzelnen Zahnes einen geringeren Nachteil bedeutet als der Bestand der Anomalie, vorausgesetzt, daß die Entfernung des Zahnes überhaupt Aussicht auf die Beseitigung der Anomalie bietet.

Die vielen Einwände, welche gegen diese Maßnahme ins Feld geführt worden sind, die mangelhaften Erfolge, die ihr vorgeworfen werden, sind wesentlich darauf zurückzuführen, daß die oben dargelegten Vorbedingungen nicht erfüllt worden sind. Trägt man ihnen Rechnung, wird man die Vorzüge des Verfahrens sehr bald schätzen und würdigen lernen. Vielen abnormen Zahnstellungen kann durch diese Maßnahmen abgeholfen und gleichzeitig dem ganzen Gebiß ein großer Vorteil erwiesen werden. Durch das Heranrücken des zweiten Molaren schließen sich die geschaffenen Lücken so vollkommen, daß man beim Einblick in das Gebiß von dem Fehlen des Molaren kaum etwas merkt; erst bei näherem Zusehen gelingt es, den wahren Zustand aufzudecken.

Mit der Entfernung des 6 Jahr-Molaren und dem Vorrücken des zweiten Molaren kommt im allgemeinen auch der dritte Molar schneller und unter Vermeidung von Schwierigkeiten zum Durchbruch. Er entwickelt sich meistens besser und kräftiger und erhält eine größere Lebensdauer.

So stellt die symmetrische Extraktion des 6 Jahr-Molaren ein sehr wichtiges Verfahren dar.

Nur ein gewisser Fanatismus kann die Vorzüge desselben für das Gesamtgebiß übersehen oder gar leugnen. Theoretische Gedanken und Erwägungen sollten das Auge nicht blind machen gegen klinische Tatsachen.

Ein besonders in der Schulzahnpflege erfahrener Praktiker Brodtbeck geht noch weiter in der Bewertung der symmetrischen Extraktion, indem er sagt: „Die Konservierungsmöglichkeit der Gebisse beim größten Teil der schweizerischen Jugend hängt beim heutigen Stand der Zähne allein nur von einer korrekt durchgeführten symmetrischen Extraktion des 6 Jahr-Molaren ab.

Auch Greve verteidigt neuerdings wieder die symmetrische Extraktion gegenüber den Angriffen Oppenheims.

Literatur.

Andrieu: Monographie des sechsjährigen Zahnes. Berlin-Nowawes 1888.

Brodtbeck: Klinische Erfahrungen bezüglich des 6 Jahrmolaren. Schweiz. Vjschr. Zahnheilk. **31**, Nr 3, 242.

Davenport: Durch Extraktion hervorgerufene Veränderung des Zahnbogens. Korresp.bl. Zahnärzte **1888**, 24.

Hesse: Über persistierende Milchzähne bei unterzähligen Gebissen. Dtsch. Mschr. Zahnheilk. **1921**, 161.

Kunert: Die Selbstregulierung des Gebisses. Leipzig 1904.

Lipschütz: Die Selbstregulierung des Gebisses. Berlin: Hermann Meusser 1927.

Riesenfeld: Die Bedeutung der Extraktion des sechsjährigen Molaren für die Entwicklung des Gebisses. Dtsch. Mschr. Zahnheilk. **1908**.

Sternfeld: Über Bißarten und Bißanomalien. München 1888.

Walkoff: Die Unregelmäßigkeiten in den Zahnstellungen und ihre Behandlung. 1912.

9. Abschnitt.

Die Beschwerden des durchbrechenden Weisheitszahnes.

Die den Durchbruch des Weisheitszahnes begleitenden Beschwerden bedürfen ihrer Eigenart wegen einer gesonderten Besprechung. Während sonst der Durchbruch der Zähne durch die Schleimhaut des Mundes keine besondere Begleiterscheinungen mit sich führt — die reflektorischen Reizerscheinungen werden noch heute vielfach bestritten — und man noch in der Tat die Umwandlung des Milchgebisses in das permanente Gebiß sich ohne alle besonderen Erscheinungen vollziehen sieht, knüpfen sich an den Durchbruch des Weisheitszahnes nicht selten so erhebliche und langdauernde Beschwerden, daß sie sich zu einem einheitlichen geschlossenen klinischen Bilde zusammenfassen lassen.

Früher glaubte man, daß die mechanische Behinderung, welche der feste, ausgebildete Unterkieferknochen dem Weisheitszahn entgegenstellt, im wesentlichen die Schmerzen bedinge. Auch Witzel hat in seiner Arbeit sich nicht ganz von dem Gedanken losmachen können, daß es die mechanischen Verhältnisse des Zahnes seien, durch welche die Beschwerden ausgelöst werden. Besonders die Nähe des aufsteigenden Astes an dem hinteren Rande des zweiten Mahlzahnes bedinge für den Weisheitszahn eine Erschwerung des Durchbruchs. Auch wird davon gesprochen, daß der Druck gegen den zweiten Molaren schuld an den Beschwerden sei. Witzel ist der Auffassung, daß ein Raummangel für den Weisheitszahn herbeigeführt werden könnte einerseits dadurch, daß der Kieferbogen überhaupt zu kurz und der aufsteigende Ast zu rechtwinkelig gegen den Kieferbogen gestellt sei, andererseits, daß bei ausreichend entwickeltem Kieferbogen die Zahnkronen eine außergewöhnliche Größe haben, so daß der vorhandene Raum durch 14 Zähne schon besetzt ist und die fehlenden Weisheitszähne keinen Platz im Bogen finden. Auch die verschiedene Krümmung des Alveolarfortsatzes spiele eine erhebliche Rolle. Brasch hat am Material des Breslauer Institutes durch Röntgenbilder nachgewiesen, daß diese Vorbedingungen in den klinischen Fällen nicht zutreffen.

Witzel stützt seine Auffassung auf die von ihm beobachtete Tatsache, daß die Beschwerden nie zu beobachten seien, wenn während der Pubertät der erste Molar entfernt worden sei.

Die von Blessing aufgestellte Behauptung, daß die Beschwerden als neuralgieartige Affektionen aufzufassen seien, entbehrt wohl ausreichender Begründung.

Auf Grund eines reichen Materials, das Williger auf meine Veranlassung eingehend bearbeitet hat, besteht für mich kein Zweifel, daß es nicht das Verhalten des Weisheitszahnes zum Knochen oder zu seinen Nachbarn ist, was als Ursache für den erschwerten Durchbruch angesehen werden kann, sondern, daß alle die Beschwerden wesentlich abhängen von dem Verhalten des Zahnes zu der ihn deckenden Schleimhaut, und daß von ihrer Verletzung alle jene Erscheinungen ausgehen, die man als erschwerten Durchbruch bezeichnet. Natürlich spreche ich nicht von jenen Fällen, bei denen der Weisheitszahn abnorm verlagert, in seiner Anlage cystisch degeneriert ist und sein Durchbruch an abnormer Stelle oder in abnormer Richtung erfolgt — diese Beschwerden werden bei der Retention der Zähne abgehandelt —, sondern von jenen Fällen, bei denen der Zahn richtig im Gebiß, vielleicht ein wenig mehr einwärts oder auswärts zum Gegenüber der oberen Zahnreihe zum Durchbruch kommt und dabei Beschwerden macht.

Je steiler die Schleimhaut von der Vorderwand des aufsteigenden Astes zum Zahnfortsatz des Unterkiefers abfällt, je enger der Raum zwischen dem Hinterrand des zweiten Mahlzahnes und dem Vorderrand des aufsteigenden Astes ist, desto schwieriger wird es für den Weisheitszahn, das Zahnfleisch so zu durchbrechen, daß seine Höcker gleichmäßig das den Zahn umsäumende Zahnfleisch überragen. Vielmehr bleiben von den vier Höckern die distalen meist noch vom Zahnfleisch gedeckt, während die vorderen Höcker bereits in der Mundhöhle sichtbar geworden sind. Wenn nun dazu ein oberer Weisheitszahn schon besteht, der sein Widerlager beim Kauen nicht findet, drängt er sich gegen das durch den Druck von unten gespannte Zahnfleisch an und reibt dieses wund. Die Tasche, welche zwischen Zahn und Decke der Schleimhaut hinter den vorderen Höckern des Weisheitszahnes bleibt und für die Sonde bis zum hinteren Rande des Weisheitszahnes zugängig ist, kann sehr leicht zum Schlupfwinkel von Speiseresten werden, die sich hier durch die reichlich anwesenden Mundbakterien zersetzen und dann reizend wirken.

Kommt dazu noch eine durch den mechanischen Druck bewirkte geringere Widerstandsfähigkeit der Schleimhaut, so wird es nicht wunder nehmen, daß sich Geschwürsbildung mit Zellgewebs- und Lymphgefäßentzündung entwickeln.

Diese rufen jene quälenden Schmerzen hervor, die den Patienten ahnungslos, daß der Durchbruch eines Zahnes bevorsteht, wegen Halsschmerzen oder Kieferklemme oder Drüsenschwellung zum Arzt führen. Alles dieses wird ausgelöst von dem unter der Zahnfleischfalte sich entwickelnden Infektionsherd. Die Franzosen haben diese Falte als Capuchon bezeichnet.

Der Druck der Oberzähne kann so stark werden, daß diese Zahnfleischfalte direkt zur Nekrose kommt. Aber auch ohne daß deutlich die Zeichen eines traumatischen Geschwüres vorhanden sind, können sich von der Zahnfleischtasche aus entzündliche Veränderungen einfinden. Bei der Nähe des aufsteigenden Gaumenpfeilers und bei der Beziehung, die sein lockermaschiges Gewebe mit dem submukösen Zellgewebe hat, ist es nicht auffällig, daß der weiche Gaumen in allererster Linie in Mitleidenschaft gezogen wird. Er schwillt bis zu dem leicht gequollenen Zäpfchen hin. Die typischen Ohrschmerzen und das Schluckweh sind der klinische Ausdruck für die Entzündung am Gaumenbogen.

In schweren Fällen können die entzündlichen Erscheinungen direkt zur Abscedierung führen. Ich habe Fälle gesehen, bei denen die Eiterung die Mandel von hinten her vollständig aus ihrem Lager gelöst und sich bis zum Zäpfchen verbreitet hatte, so daß sich bei der Incision eine von der Mitte des weichen Gaumens bis hinter die Tonsille hinziehende fast hühnereigroße Höhle vorfand, die erst langsam heilte und wieder zum Schluß kam. Aber auch nach unten zu kann sich die Eiterung ausbreiten, indem die Entzündung von der Schleimhaut auf das Periost des Kiefers übergreift und sich hier auf eine der beiden Seiten entweder nach außen oder nach innen fortsetzt. Die bekannte Disposition des einwärts vom Kiefer gelegenen Zellgewebes zu rascher Schwellung und entzündlicher Erweichung führt nicht selten zu sehr bedrohlichen Bildern, in welchen zu der Erschwerung des Schluckens auch Behinderung der Atmung, ja direkt Glottisödem sich gesellen kann. Die Gefahren der Eiterungen an dieser Stelle (spontaner Durchbruch nach dem Schlunde zu, plötzliche Überschwemmung des Kehlkopfeinganges mit Eiter, Aspiration von Eiter in die Luftwege) werden an anderer Stelle ausführlich besprochen.

Hier will ich nur erwähnen, daß ich in einem Falle bei Einleitung der Narkose bei der Drehung des Kopfes den Durchbruch erfolgen und plötzlichen Erstickungstod zustande kommen sah. Brechen solche Abscesse an der Außenseite des Kiefers von selbst durch, können sie Fisteln hinterlassen, die in der Gegend des zweiten oder auch ersten Molaren liegen, und trotzdem ihre Ursache in dem in der Tiefe liegenden Weisheitszahn haben. Es wiederholt sich hier die eigenartige Erscheinung, daß ein in der Tiefe gelegener Zahn, einmal bloßgelegt, nicht wieder von Schleimhaut überwachsen wird, sondern ein fistulöser Gang übrig bleibt, der auf den Zahn führt.

Aber wenn diese akuten Erscheinungen bei dem meist jauchigen Charakter der Entzündung sich lebhaft steigern, sich länger hinziehen, kann eiterige Periostitis mit Nekrose die Folge sein.

Aber vor diesen schweren Erscheinungen ist gleich von vornherein eine starke Lymphadenitis, in den meisten Fällen in der Drüse C nachweisbar. Die deutlich druckempfindliche Drüse schwillt zu erheblicher Größe an, meist so, daß sich auch das periadenitische Gewebe mitbeteiligt und dadurch eine diffuse, harte Schwellung zustande kommt. Lebhafte Fiebererscheinungen, Störungen des Schlafes, heftiges Halsweh und Kieferklemme begleiten sie. Die Kieferklemme wird bei der Nähe des Pterygoideus int. und des Masseter eine fast regelmäßige Erscheinung sein.

Gegenüber der eiterigen Entzündung habe ich aber oft andere Entzündungserreger von dieser Zahnfleischtasche aus vordringen gesehen. So sind mir mehrere Fälle von Aktinomykose vorgekommen, bei denen die Infektion von der Zahnfleischtasche aus erfolgte und bei der anatomischen Lage eine Verbreitung erfuhr, welche nur durch tiefe Einschnitte zu beseitigen war und erst nach monatelangen, immer wiederholten Incisionen bis in die Gegend des Jochbeins hinauf endgültig zum Stillstand kam.

Wenn man der Auffassung folgt, daß die Infektion des Raumes unter dem Zahnfleisch die Quelle aller Beschwerden ist, wird man zu ihrer Beseitigung in allererster Linie hier vorgehen müssen. Und in der Tat gelingt es nicht selten, wenigstens im Anfang, durch eine gründliche Desinfektion mit Ausspülungen und nachfolgender antiseptischer Tamponade die Beschwerden kurzerhand zum Stillstand zu bringen. Man führt einen schmalen Jodoformgazestreifen unter dem Zahnfleischlappen bis hinter den Zahn und beugt auf diese Weise nicht nur einem Weiterschreiten der Infektion vor, sondern gibt auch dem Lappen eine Unterlage, welche den Druck auf die harte Zahnkrone dämpft. Man tauscht ferner mit dieser Behandlung die Annehmlichkeit ein, daß der Tampon gleichzeitig mechanisch den Zahnfleischlappen dehnt und ihn allmählich zum Abschwellen bringt. Man erleichtert sich und dem Patienten die Tamponade wesentlich, wenn man mit einem schmalen Spatel etwas Propäsin in die Tasche bringt und damit ihre Berührung schmerzlos macht. Es läßt sich dann der schmale Jodoformgazestreifen viel besser in die Tiefe der Tasche über den hinteren Kronenrand bringen und damit das sonst leicht eintretende Vorquellen des Streifens verhindern.

Unterstützen kann man die Behandlung durch antiseptische Mundspülungen, warme Umschläge auf die angeschwollenen Drüsen und durch ableitende Mittel auf die Haut.

Mir hat diese Methode immer bessere Dienste geleistet als die Excision des Zahnfleisches. Eine Wunde zu schaffen in dem schon entzündeten und infizierten Gewebe ist immer bedenklich. Sie muß zudem recht groß angelegt werden, wenn sie überhaupt einen Nutzen haben soll. Denn ein kleiner Einschnitt genügt nicht, um die Krone genügend freizulegen und jede Verhaltung zu vermeiden. Man muß dann schon den Schnitt bis an den aufsteigenden Ast hinauf führen und unten so weit die Schleimhaut ausschneiden, daß man die Ränder hinter dem freigelegten Molaren durch eine Naht vereinigen kann. Das ist desto schwieriger, je tiefer der Zahn noch steht, je weniger er über das Niveau des Kiefers hinausragt. Auch ist die Wundheilung bei dem schon vorher stark entzündeten Gewebe unsicher und nicht schmerzlos; die Naht schneidet leicht durch das entzündlich erweichte Gewebe durch. Ich ziehe deshalb die schonendere Methode der Tamponade vor, selbst wenn sie auch nicht immer zu vollkommener Freilegung des Zahnes führt. Nur muß man sich die Mühe nicht verdrießen lassen, sie vorkommenden Falles öfters zu wiederholen, weil der Gazestreifen, zumal, wenn er zu reichlich genommen ist, leicht quillt und sich aus der schmalen Tasche bei den Bewegungen des Unterkiefers herausstößt. Dieser kann oft noch lange Zeit von dem Zahnfleischsaum in seinem hinteren Abschnitt gedeckt bleiben und findet oft erst spät seine vollkommen freie Stellung. Das ist bedeutungslos, wenn nur durch gewissenhafte Säuberung einer Verhaltung zersetzter Massen vorgebeugt wird. Der Rückgang der Drüsenschwellung wird in dieser Beziehung immer ein guter Anhaltspunkt für die Beurteilung des Zustandes in der Tiefe der Tasche sein.

Diese Behandlung kann wirksam unterstützt werden durch die Röntgenbestrahlung. Heinroth ist der Ansicht, daß an Schnelligkeit und Sicherheit der Wirkung, was die Förderung des Durchbruchs von Abscessen anbetrifft, die Röntgenbestrahlung von keinem der bekannten therapeutischen Hilfsmittel erreicht wird, aber nur bei strenger Indikationsstellung und folgerichtiger Dosierung. Pordes glaubt sogar, der Röntgentherapie einen ganz besonderen Einfluß auf die Heilung dieser entzündlichen Prozesse zuschreiben zu müssen.

Hat die Eiterung schon um sich gegriffen, so sind ableitende Einschnitte erforderlich. Nur muß man sich bei Einschnitten einwärts vom Kiefer gegenwärtig halten, daß am hinteren Ende der sublingualen Drüse der N. lingualis ziemlich oberflächlich unter der Schleimhaut liegt und bei dem Einschnitt leicht verletzt werden kann. Mir sind Fälle begegnet, bei denen durch Einschnitte, welche dieses anatomische Verhalten nicht berücksichtigen, eine lange Zeit bestehende halbseitige Gefühlslosigkeit des Zungenrandes eingetreten war.

Von dem Geschwür an dem deckenden Zahnfleischlappen kann gelegentlich eine weiter über die Schleimhaut der Wange und des Mundvorhofes sich verbreitende Stomatitis ulcerosa ausgehen.

Williger hat ferner mit Recht darauf aufmerksam gemacht, daß zuweilen die Entzündungsprodukte von der Zahnfleischtasche des Weisheitszahnes aus im Mundvorhof auf der Linea obliqua externa nach vorn bis in die Gegend des ersten Molaren sich vorschieben. Es sind dies meiner Erfahrung nach meistens chronische Fälle, in denen man aus Fisteln an der Seitenfläche des Kiefers Eiter austreten sehen kann, dessen Quelle man erst dann aufklärt, wenn man die feine, eingeführte Sonde bis zum Weisheitszahn vordringen sieht. Breite Spaltung ist dann geboten.

Literatur.

Blessing: Allgemeine Pathologie und pathologische Anatomie der Zähne. Erg. Path. I **17** (1913). — *Brasch, Hugo:* Zur Klinik des unteren Weisheitszahnes. Dtsch. Mschr. Zahnheilk. **1920,** H. 12.

Ritter: Über die beim Durchbruch des unteren Weisheitszahnes entstehenden Krankheiten. Dtsch. Mschr. Zahnheilk. **1888.**

Williger: Der sogenannte erschwerte Durchbruch des Weisheitszahnes. Dtsch. Mschr. Zahnheilk. **1904.** — *Witzel, Adolf:* Der erschwerte Durchbruch des Weisheitszahnes. Dtsch. Mschr. Zahnheilk. **1901.** — *Witzel, Julius:* Über die pathologischen Erscheinungen beim Durchbruch des unteren Weisheitszahnes. Dtsch. Zahnheilk. i. V. H. 1.

10. Abschnitt.

Die verschiedenen Bißformen.

Die Abweichungen des normalen Verhältnisses der beiden Zahnreihen zueinander kann hier nur in kurzen Umrissen und in den hauptsächlichsten Zügen besprochen werden, da sie ja in dem Abschnitt über Orthodontie ihre ausführliche Würdigung finden. Der Besprechung der einzelnen Formen der Bißanomalien seien einige allgemeine Bemerkungen über ihr Entstehen vorausgeschickt. Die allgemeine Erfahrung, daß dieselbe Anomalie im Gebiß in zwei und mehr Generationen auftritt, legt es nahe, an Vererbungsvorgänge zu denken, die bei der Entstehung der Anomalien im Spiele sind. Aber trotz sorgfältiger Beobachtung hat es sich doch nicht ermöglichen lassen zuverlässiges Unterlagsmaterial beizubringen. Die von Weitz und Präger sowie namentlich von Kantorowicz und Korkhaus vorgenommenen Untersuchungen an Zwillingen lassen keine zwingenden Schlüsse dahin zu, daß die etwa angetroffenen Befunde vererbt sein müssen. Sie können auch durch Einflüsse von außen hervorgerufen sein und deshalb kann man der Vererbung bislang keinen großen Einfluß auf das Zustandekommen der Bißanomalien einräumen.

In neuerer Zeit hat man nach den Untersuchungen von Erdheim, Kranz und Fleischmann die Bißanomalien mit Funktionsstörungen endokriner Drüsen in Beziehung gebracht, nachdem zweifellos erwiesen ist, daß durch Störungen der Hypophyse ausgesprochene Veränderungen im Längenwachstum des Unterkiefers auftreten können, verbunden mit starker Progenie, einem Auseinanderrücken der Zähne und breiter Ausladung des Kieferbogens. Andererseits ist die durch mangelhafte Ernährung und zu geringer Zufuhr der Vitamine hervorgerufene Rachitis ein wichtiges Moment für die Entstehung des offenen Bisses. Mit der Senkung des Blutkalkspiegels, wie sie mit der Hyperfunktion der Epithelkörperchen verbunden ist, geht eine Verringerung der Festigkeit des Knochens, des Unterkiefers Hand in Hand. Er deformiert sich durch den Zug der Zungenbeinmuskeln so, daß das Mittelstück abgeflacht wird und der Kieferbogen einsinkt. Er bekommt in der Gegend der Prämolaren zwei seitliche Einknickungen, während das Mittelstück seine Biegung verliert und eine Gestalt erhält. In schwereren Fällen entwickelt sich die charakteristische Form des offenen Bisses.

Da die Rachitis schon früh im embryonalen Leben auftritt, kann sie desto schwerere und nachhaltigere Störungen erzeugen.

Gegenüber diesen endogenen Momenten sind die exogenen viel eindeutiger. Sie wirken sowohl im fetalen Leben als auch nach der Geburt. Weingerber hat besonders auf die intrauterinen Einflüsse als Ursache der Veränderungen hingewiesen, so auf die Lage des Embryo, auf die zu starke Krümmung des Kopfes gegen Brust und Arme. Zu geringe Fruchtwassermenge kann mechanische

Deformierung hervorrufen, Beeinträchtigung der Zirkulation Wachstumshemmung z. B. des Unterkiefers erzeugen.

Wichtiger sind die Traumen bei der Geburt und mehr als diese die nach der Geburt im späteren Leben einwirkenden. Während erstere eher zu einem Ausgleich kommen, wirken letztere viel nachhaltiger. Besonders sind es die Atmungsstörungen wie sie durch adenoide Wucherungen mit der starken, sie begleitenden Sekretion allmählich zur Mundatmung führen. Mehr wie diese wirkt die erschwerte Nasenatmung. Der Luftdruck ist unterhalb der engen Stelle im Atmungswege negativ, Wangen und Lippen werden gegen die Kiefer angepreßt. Die dauernde Einwirkung auf Ober- und Unterkiefer ändert den Biß in der Weise, daß es zu frontaler Protusion und Hochstand des Eckzahns kommt. Preger wies bei Schulkindern die Folgen erschwerter Nasenatmung nach und zeigte, daß der sie begleitende negative Druck sich schon in der allerersten Lebenszeit beim Sauggeschäft geltend mache und eine gewisse Abflachung des Unterkiefers hervorrufe. Man muß ihr auch eine gewisse wohltuende Wirkung bei der Entfaltung des eng gestellten Gebisses, bei frühzeitiger Extraktion des 6 Jahr-Molaren zusprechen.

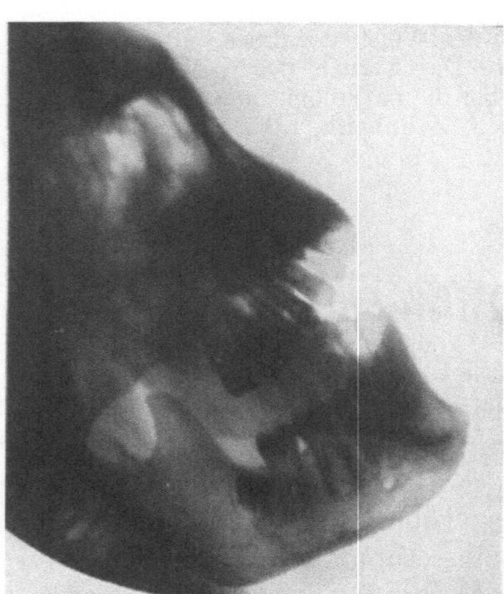

Abb. 55. Normaler Kiefer im Röntgenbilde.

In ähnlicher Weise wirkt die Angewohnheit des Lutschens, daß die Frontzähne nach vorn und die Unterkieferzähne nach innen drückt, namentlich wenn, wie bei der Rachitis eine besondere Nachgiebigkeit des Knochens vorhanden ist. Der normale Biß, bei dem sich die elliptische Zahnreihe des Oberkiefers mit der parabolischen des Unterkiefers in der Weise trifft, daß die oberen Vorderzähne über die unteren weggreifen, kommen durch ein kunstvolles Ineinanderführen der Höcker der oberen Zähne in die Lücken zwischen den unteren zustande. Bei der Breite der oberen Vorderzähne aber kann es nicht wundernehmen, daß die Höcker der oberen Zähne die distalen Flächen der Höcker der unteren Zähne treffen, so daß der mesiale Höcker des oberen Molaren in die Furche des mesialen und distalen des unteren zu liegen kommt. Gleichzeitig greifen aber die Höcker der oberen Molaren nach außen über die der unteren Molaren hinaus.

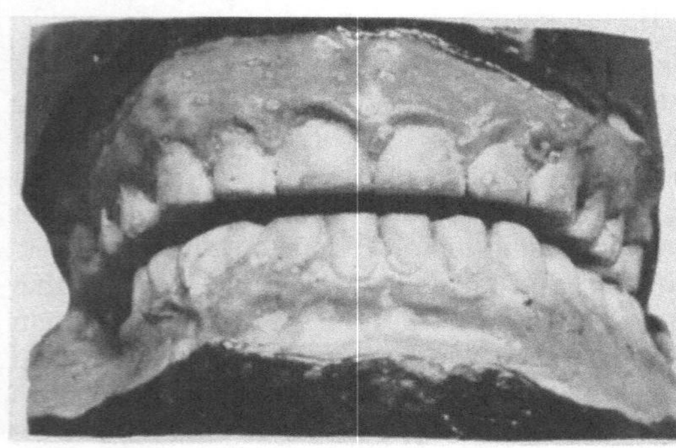

Abb. 56. Gerader Biß.

Bei der Tatsache, daß die aus 32 Zähnen zusammengesetzten Zahnreihen sich nicht gleichmäßig, sondern durch allmähliches Heraustreten der einzelnen Zähne entwickeln und formen, läßt sich von vornherein erwarten, daß Störungen des normalen Bisses recht häufig vorkommen werden. Schon die Abweichung der Stellung eines Zahnes wird eine Störung des Bisses zur Folge haben, wie viel mehr erst, wenn man in Anschlag bringt, daß die Zahl der Zähne und die Zeit ihres Eintretens wechseln kann, die Durchbruchszeit sich außerordentlich zu verschieben vermag und die Abstoßung des Milchgebisses in ungleichmäßiger Weise erfolgen kann. Welche Störungen erst im Dauergebiß auf diese Weise hervorgerufen werden können, wird bei dem Kapitel der Stellungsanomalien näher erörtert werden.

Hier sollen gegenüber den durch Anomalien einzelner Zähne hervorgerufenen Störungen wesentlich jene Formen abnormen Bisses besprochen werden, welche auf einer Abweichung des ganzen Zahnbogens von der normalen Form beruhen.

Die Abweichungen der Zahnbögen stehen in engem Zusammenhange mit den Wachstumsverhältnissen des Schädels, so daß es nicht wundernehmen wird, daß sie mit Formabweichungen dieses verknüpft sind. Während die Verhältnisse am Gesichtsskelet weniger genau studiert sind und nur die Knickung der Nasenscheidewand bei hochgewölbtem Gaumen eine besondere Berücksichtigung erfahren hat, ist man auf die veränderte Form des Unterkiefers schon längere Zeit aufmerksam geworden. Man kann schon jetzt ziemlich sicher sagen, daß eine sichtliche Veränderung der normalen Bißform immer Hand in Hand geht mit Formveränderungen des Unterkiefers. Mit vollem Recht hat Hauptmeyer durch vorzügliche Röntgenaufnahmen, welche den Unterkiefer bis zu seinem Gelenk überblicken lassen, die mannigfaltigen Formveränderungen bei Bißanomalien anschaulich dargestellt.

Unter den Abweichungen der Bißformen ist die unschädlichste der gerade Biß. Die Anomalie beruht darauf, daß das Überscheren der Frontzähne nicht erfolgt, sondern die Schneidekanten der Vorderzähne direkt aufeinander stoßen, so daß sich der Schwung der Bißlinie verliert und eine gerade Bißebene zustande kommt. Die notwendige Folge ist, daß die Abkauung der Zähne viel stärker bemerkbar wird; sie kann in vorgeschrittenen Fällen so weit gehen, daß die Zähne von oben her horizontal abgeschliffen erscheinen bis in das Niveau der Pulpakammer. Die Natur sorgt aber dafür, daß durch den mechanischen Reiz in der Pulpahöhle frühzeitig Dentinneubildung stattfindet, durch welche die Spitze der Pulpakammer mit Ersatzdentin ausgefüllt wird. Vermöge seiner abweichenden Struktur erweist sich dieses gegen äußere Einflüsse nicht so widerstandsfähig und nimmt Farbstoffe in anderer Weise an, als das ursprüngliche Dentin. Dadurch erscheint auf dem Querschnitt dieser Zähne das dunklere Ersatzdentin von einem Ringe helleren Dentins samt dem Schmelz umgeben.

Es kann zur Abschleifung der ganzen Zahnreihe kommen. Selbst die Höcker der Molaren werden so abgeflacht, daß man statt des Reliefs der Oberfläche eine ebene Fläche vor sich sieht. Diese glatt polierten Flächen aber sind gegenüber der Caries sehr widerstandsfähig, so daß diese abgekauten Zahnreihen selten größere cariöse Defekte aufweisen. Die Zähne pflegen sehr fest im Kiefer zu stecken und auffällig selten von Pyorrhöe befallen zu werden. In der Gesichtsform spricht sich diese Bißabweichung, die man auch als Kopfbiß benennt, kaum aus.

Die häufigste Form der Bißfehler ist die Prognathie.

Bei dieser beißen die Höcker der oberen Zahnreihen nicht auf die Zwischenräume der unteren Zahnreihen, sondern auf die Höcker der unteren. Am deutlichsten ist das meistens an dem ersten Mahlzahn zu sehen, den man nach Angle am besten als Orientierungszahn benützt. Sein vorderer buccaler Höcker beißt nicht wie im normalen Zustand auf die Rinnen zwischen vorderem und hinterem Wangenhöcker des unteren Molaren, sondern setzt mit seiner ganzen Fläche auf den unteren Molaren auf. Es erscheint die ganze Zahnreihe um eine halbe, öfters sogar eine ganze Zahnbreite nach vorn verschoben. Das Resultat dieser Abweichung ist, daß die oberen Schneidezähne nicht mehr auf die unteren

Schneidezähne auftreffen, und daß zwischen den Schneidezahnreihen je nach dem Grade der Difformität ein mehr oder weniger großer Zwischenraum bleibt. Häufig geht dann die Veränderung so weit, daß die oberen Frontzähne nicht mehr vertikal im Kiefer stehen, sondern schräg von hinten oben nach unten vorn zu liegen kommen, so daß sie bei normaler Haltung der Lippen unter der Oberlippe hervortreten, nicht mehr von der Lippe bedeckt werden, oder

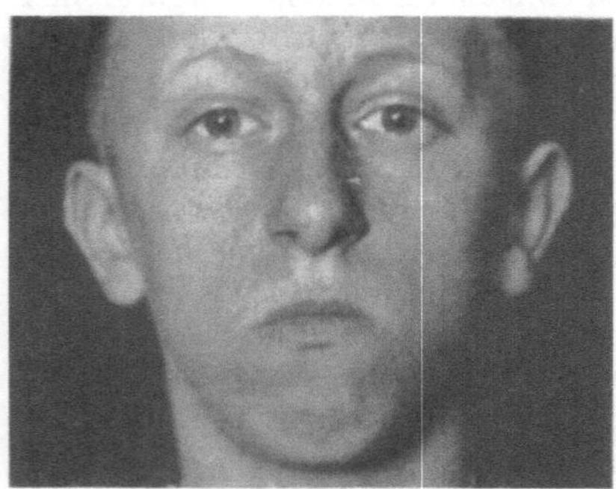

Abb. 57. Prognathie.

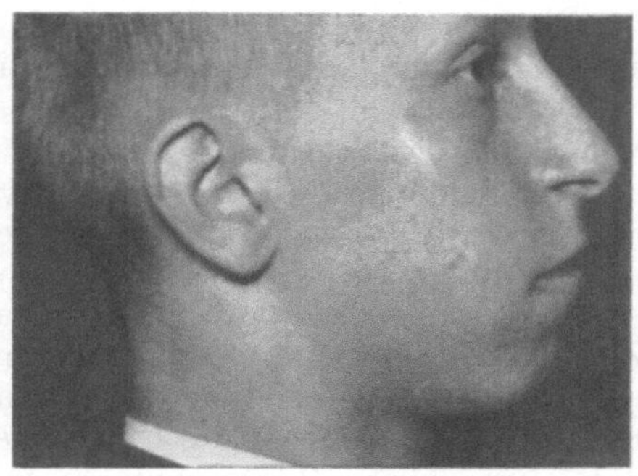

Abb. 58. Prognathie (Profil).

höchstens mit besonderer Anstrengung und Anspannung der Lippen Deckung erfahren. Die dadurch hervorgerufene Entstellung des Gesichts ist sehr auffällig.

Die Entstehung dieser Bißform ist in vielen Fällen auf hereditäre Einflüsse zurückzuführen und als familiäre Eigentümlichkeit zu betrachten, in anderen ist sie Folge übler Angewohnheit. Namentlich wird das Daumenlutschen der Kinder sehr oft als Ursache angeführt; andere Kinder haben wieder die Gewohnheit, die Unterlippe zwischen die Zahnreihen zu ziehen und somit den Oberkiefer stark über die Unterlippe hervortreten zu lassen.

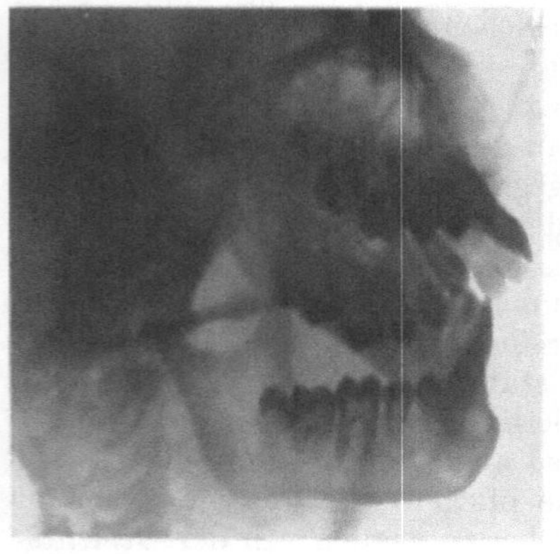

Abb. 59. Prognathie.

Viel öfter aber ist die Angewohnheit, den Mund offen zu halten, und auch im Schlafe ihn nicht zu schließen, als Ursache für diese Bißform anzusehen. Man bezeichnet die Kinder als Mundatmer, um damit anzudeuten, daß bei diesen Kindern das dauernde Offenhalten des Mundes dazu führt, daß die Atmungsluft nicht ihren gewöhnlichen Weg durch die Nase, sondern den kürzeren Weg durch den Mund nimmt. Man wird unter solchen Verhältnissen zu entscheiden haben, ob die Kinder durch irgendein Leiden, irgendeine Störung in der Nasenatmung zu dieser Unart gezwungen werden.

Alle Momente, welche die Nasenatmung verlegen, sind geeignet, die Kinder zu Mundatmern zu machen. Schwellungen der Nasenmuschel, Polypen in der Nase, angeborene Verengerungen, vor allem aber die bei den Kindern so häufig zu beobachtenden sog. adenoiden Wucherungen der Rachenmandel an der Decke des Nasenrachenraumes, sowie auch die Hypertrophie der Gaumenmandel kommen hier als ursächliche Momente in Frage. Landsberger verlegt die Ursache des hohen Gaumens und der Verengerung der Nase in einen Fehler der Zahnanlage und glaubt, daß eine zu tief nach unten liegende Zahnanlage eine Verlängerung des Proc. alveolaris bedingt, gleichzeitig aber weil die Wurzeln der Zähne nicht die Nasenhöhe erreichen, das Breitenwachstum des Oberkiefers ausbleibt und dadurch die Nase nicht genügend weit wird.

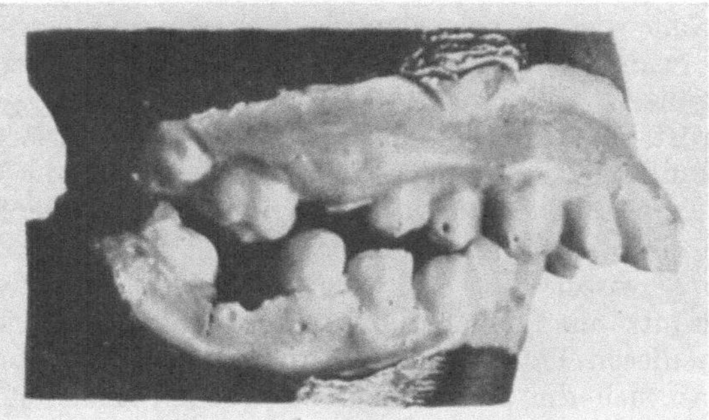

Abb. 60. Prognathie.

Aber auch Störungen in der Entwicklung des Gesichtsskelets, namentlich Verkürzung und Skoliose der Nasenscheidewand, begleitet von übermäßiger Wölbung des Gaumens, können die Nasenatmung in die Mundatmung verwandeln. Es ist deshalb wichtig, in jedem Falle von Prognathie genauer ihre Ursache ausfindig zu machen, weil nur so eine rationelle Behandlung eingeleitet werden kann. Von dieser wird in der Orthodontie ausführlich gesprochen werden. Hier sei nur erwähnt, daß die begleitende Gesichtsdeformität in dem starken Vortreten des Oberkiefers über den Unterkiefer sich geltend macht und die Profillinie einen auffällig spitzen Winkel nach vorn bildet.

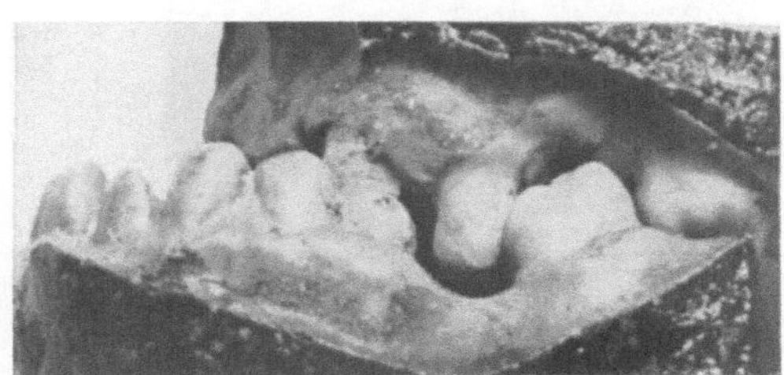

Abb. 61. Progenie.

In einzelnen Fällen ist mit der Prognathie auch eine Formveränderung des Schädels, entweder, daß er auffällig lang oder sehr hoch gebaut ist, verbunden. (Turmschädel.) Aber ausdrücklich soll hier darauf hingewiesen werden, daß die Prognathie bei den verschiedensten Schädelformen angetroffen werden kann.

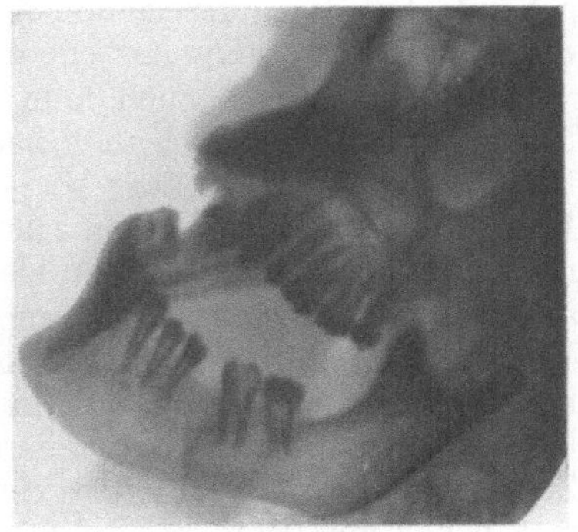

Abb. 62. Progenie.

Die entgegengesetzte Anomalie ist die Progenie, der unten vorstehende Biß, unterer Molarenbiß, das vorstehende Kinn. In diesen Fällen ist der Biß in der Weise verschoben, daß der obere erste Mahlzahn nicht mehr auf den unteren ersten auftrifft, sondern mit dem zweiten unteren Molaren artikuliert und der erste Molar mit dem Prämolaren zusammenstößt. Somit scheint der Biß eine ganze Zahnbreite nach vorn verschoben zu sein. Infolgedessen treffen die unteren Schneidezähne entweder auf die Schneideflächen der oberen auf oder stehen sogar bei hochgradigen Fällen vor ihnen. Die daraus resultierende Gesichtsabweichung prägt sich in dem Vorstehen des Kinnes, im Zurücktreten des Oberkiefers und damit in einem Konkavwerden der Gesichtslinie aus. Auch hierbei pflegt der Unterkiefer deutliche Abweichungen aufzuweisen, indem der Kieferwinkel viel stumpfer erscheint. Auf die Erblichkeit dieser Anomalien hat Kantorowicz besonders hingewiesen. In jüngster Zeit ist es Pichler gelungen, durch doppelseitige keilförmige Excision am Unterkiefer die schwere Difformität operativ mit Erfolg zu beseitigen.

Unter Kreuzbiß versteht man den Zustand, daß die obere Zahnreihe nicht wie im normalen Zustand über die untere weggreift, sondern teilweise einwärts von ihr zu stehen kommt, so daß sich die beiden Zahnreihen überkreuzen. Wie weit dabei die Überkreuzung geht, ob sie nur einzelne Zähne trifft oder sich mit den beiden anderen Formen der Prognathie oder Progenie kombiniert, ist außerordentlich verschieden. Es resultiert deshalb auch aus dieser Bißanomalie keine typische Gesichtsdeformität.

Der auffälligste Fehler im Biß wird in dem sog. offenen Biß gesehen. In gewisser Weise ist ja schon bei der Prognathie, wo sich obere und untere Frontzähne nicht berühren, ein offener Biß vorhanden. Er wird aber als Vorbiß in diesen Fällen zu bezeichnen sein. Der typische offene Biß beruht darauf, daß sich die Zahnreihen nur an den hinteren Molaren berühren und von da

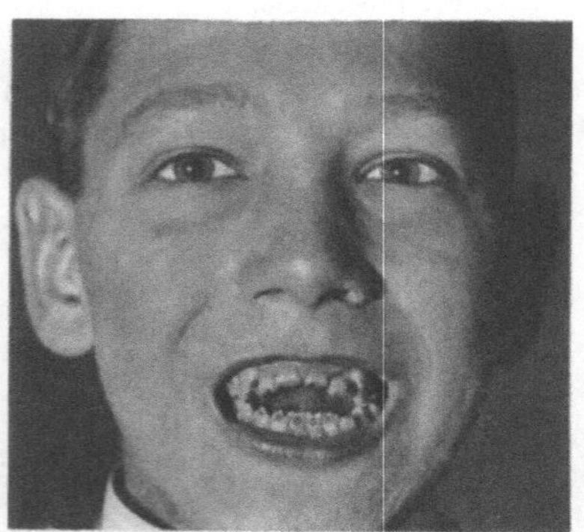

Abb. 63. Offener Biß.

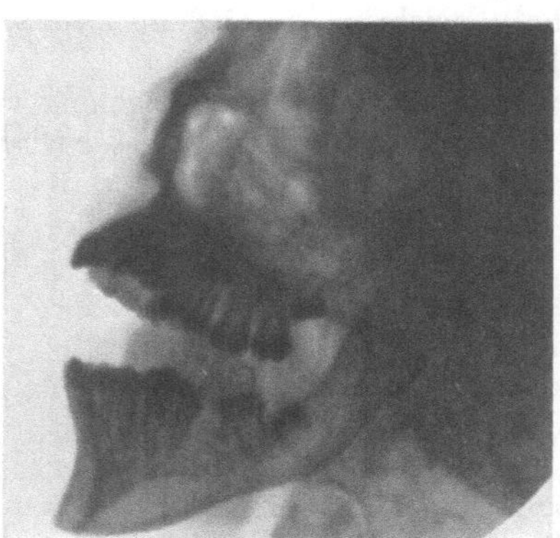

Abb. 64. Offener Biß.

aus einen nach vorn offenen Winkel bilden, so daß die Schneidezähne am weitesten auseinander stehen und vollständig außer Kontakt sind. Er ist hervorgerufen durch eine ausgesprochene Verbildung des Unterkiefers, dahingehend, daß der aufsteigende Ast eine sichtliche Verkürzung erfahren hat und mit dem horizontalen Ast einen nach vorn weit offenen Winkel bildet.

Der Biß ist eigentlich kein Biß mehr, weil nur die schmale Fläche eines Molaren wirklich zum Kauen benutzt werden kann. Keine andere Bißanomalie beeinträchtigt den Kauakt so sehr als der offene Biß. Die mit ihm behafteten Kinder brauchen zum Essen erheblich mehr Zeit. Die Zerkleinerung der Speisen macht ihnen mehr Mühe, da sie ja hauptsächlich durch den Druck der Zunge am Gaumen bewerkstelligt werden muß und die schneidende und mahlende Wirkung der Zähne fast ganz fortfällt. Ältere Individuen verraten ein deutliches Zurückbleiben des Ernährungszustandes; die unteren Schneidezähne behalten bei ihnen die Kannelierung, welche sie im normalen Zustand nur kurze Zeit nach ihrem Durchtritt aufweisen, dauernd, weil die feinen Schmelzspitzen wegen der mangelnden Abkauung gar nicht abgeschliffen werden. Ein ernster Nachteil erwächst dem Gebiß dadurch, daß die Zähne sich leicht mit Zahnstein belegen, weil die Ausschaltung des Kauaktes die durch diesen bewirkte Reinigung vermissen läßt. Die Ablagerung kann so erheblich werden, daß sie das Zahnfleisch immer weiter von den Zähnen abdrängt und dadurch die Zähne sich lockern und zum Ausfallen kommen.

Auch die Sprache ist in diesen Fällen oft gestört.

Im Gesichtsausdruck selbst tritt hauptsächlich die Verkürzung des aufsteigenden Astes und die Abflachung des Kieferwinkels hervor. Das Gesicht sieht wegen des glatten Kinnes seitlich abgeflacht aus.

Zu diesen Bißanomalien gesellen sich die Störungen, welche hauptsächlich durch Abweichungen des Oberkiefers von seiner elliptischen Form bedingt sind.

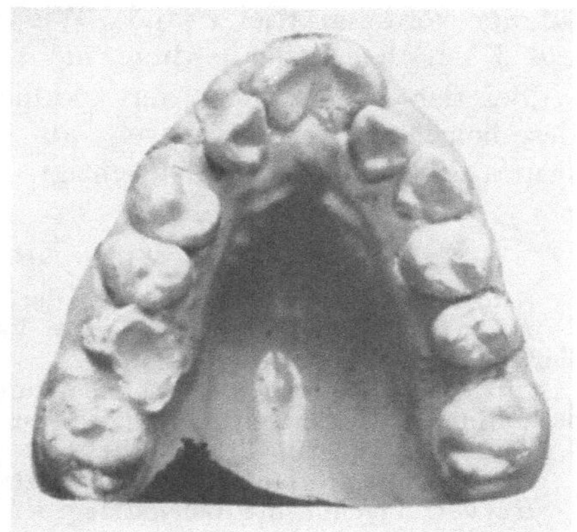

Abb. 65. V-förmige Kiefer.

So entsteht der V-förmige Kiefer, wenn die Hälften des oberen Zahnbogens gerade gestreckt sind und sich in einem spitzen Winkel treffen, dessen Scheitel in der Mittellinie zwischen den beiden Schneidezähnen gelegen ist. Natürlich können sich dabei die Unterkiefer mit den oberen nicht treffen, die oberen stehen ohne Antagonisten.

Der kontrahierte Kiefer ist ausgezeichnet durch eine Einsenkung der beiden seitlichen Zahnbogen hinter dem normalen Frontgebiß in der Gegend der Prämolaren. Dadurch erhält der Oberkieferbogen eine lyraartige Form. Wohl zu unterscheiden ist von dieser Kieferanomalie das isolierte Durchbrechen der Prämolaren einwärts vom Zahnbogen. Auch bei dieser Bißanomalie werden die Frontzähne kaum mit denen des Unterkiefers in Berührung kommen. Die Entstellung des Gesichts, die mit dieser Veränderung verbunden ist, ist meistens ziemlich auffällig.

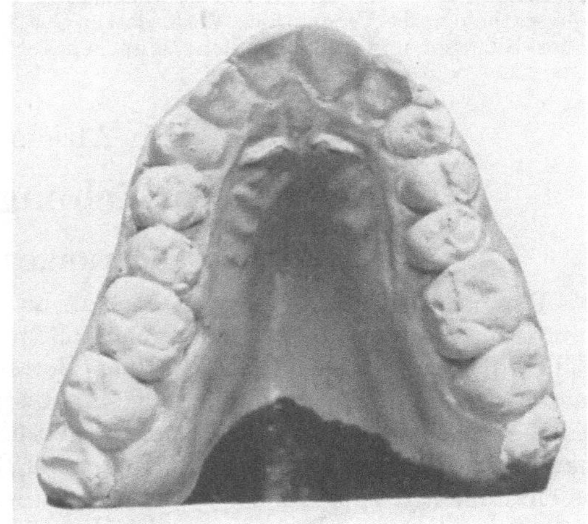

Abb. 66. Kontrahierter Kiefer.

Einen besonderen Einfluß auf den Bau der Kiefer übt nach Fleischmann die Rachitis aus. Er glaubt einen rachitischen Typus der Kieferdeformität aufstellen zu können, der, je nachdem die Kinder ausschließlich oder vorwiegend flüssige Nahrung genossen haben, oder die Kaumuskeln schon zu ihrer Ernährung tüchtig gebraucht haben, verschieden ist.

Der Unterkiefer wandelt seine bogenförmge Krümmung in eine polygonale um und der Zahnfortsatz stellt sich statt vertikal schief, erscheint nach einwärts gestürzt. Die Schneidezähne sind bei ausgesprochenen Formen in gerade, bis zu den Eckzähnen verlaufende Linien gestellt. Diese sind nach außen seitwärts gewendet. Die Schneidezähne stehen schräg, konvergent nach innen und oben angeordnet. Dadurch wird die Längsachse des Unterkiefers kürzer. Am Oberkiefer tritt das Entgegengesetzte ein. Seine Längsachse ist verlängert, seine Seitenteile in der Gegend der Backzähne etwas eingebogen. Bei geschlossenen Zahnreihen stehen die Zähne nicht übereinander, sondern die Schneidezähne des Oberkiefers vor und außerhalb des

Unterkiefers, die Mahlzähne mit ihren inneren Kronenrändern auf der Kaufläche, ja nicht selten auf den äußeren Kronenrändern der Unterzähne.

Fleischmann führt diese Difformität auf abnormen Muskelzug des Mylohyoideus, des Masseter und für den Oberkiefer auf den Druck des Jochbogens zurück. Es kombiniert sich auch damit eine mangelnde Anbildung von Knochen auf der vorderen Kieferwand. Wie es zu dem abnormen Muskelzug kommt, sagt Fleischmann allerdings nicht.

Bei der Besprechung der Okklusionsanomalie hat man in jüngster Zeit diese bemerkenswerten Hinweise auf die Bedeutung der Rachitis auf die Kieferform auffällig wenig berücksichtigt.

Literatur.

Angle: Die Okklusionsanomalien der Zähne.

Blessing u. *Rost:* Über operative Verkleinerung der Kiefer bei Akromegalie. Zbl. Chir. **3**, 855—837. Leipzig 1925.

Carabelli: Handbuch der Zahnheilkunde. Wien 1899. — *Cohn* u. *Stock:* Die chirurgische Immediatregulierung der Kiefer, speziell die chirurgische Behandlung der Prognathie. Z. Zahnheilk. **38**, 320. Berlin 1921.

Fleischmann: Handbuch der Pädiatrik.

Herbst: Vereinfachte Behandlung der Prognathie. Dtsch. Mschr. Zahnheilk. **39**, 82. Leipzig 1921.

Jaboulay et *Birard:* Traitement chirurgical du prognathisme. Presse méd., April **1898**.

Kantorowicz: Die Progenie und ihre Vererbung. Dtsch. Mschr. Zahnheilk. **1915**, H. 3. — *Kunert:* Prophylaxe und Therapie der anormalen Zahnstellungen. Scheffs Handbuch der Zahnheilkunde, Bd. 1.

Landsberger: Der hohe Gaumen. Arch. f. Anat. **1912**.

Schmidt: (a) Untersuchungen über den sogenannten offenen Biß. (b) Die rachitische Kieferdeformität und ihr Einfluß auf das Gebiß. Z. Heilk. **1**. — *Schröder:* Physiologische und pathologische Prognathie. Verh. dtsch. Ges. Chir. dent. **33**, 59 (1904). — *Sternfeld:* Über Bißarten und Bißanomalien. München 1888.

11. Abschnitt.

Die Formabweichungen der Zähne.

Formveränderungen der Zähne.

Der Kauakt erzeugt an den Stellen, an welchen die Zähne des Oberkiefers mit denen des Unterkiefers zusammenstoßen, deutliche glatte, glänzende Flächen. Schliffflächen, die bei aufmerksamer Betrachtung eine Vorstellung gewinnen lassen, wie der einzelne Zahn im Gebiß gestanden hat, eine gelegentlich forensisch nicht unwichtige Tatsache. Erleiden aber Zähne durch Verlust der Nachbarschaft, wie bei falscher Stellung oder bei Bißfehlern besonders starken Druck, so entstehen, je nach der Kraft des Bisses, der Beschaffenheit des Nährmaterials und der Struktur der Zähne viel deutlichere umfangreichere Abkauungsflächen, die gelegentlich den Zahn ganz entstellen. Wenn, wie beim geraden Biß, die Kaukanten sich direkt treffen, können die Zähne bis fast zum Zahnfleisch herunter sich abschleifen, und zwar nicht nur die schmalen Schneide-, sondern auch die breiten Back- und Mahlzähne. Die Schlifffläche tritt bis in das Niveau der Pulpahöhle; sie würde, wie es auch ausnahmsweise geschieht, eröffnet werden, wenn nicht der auf die Pulpa ausgeübte Reiz eine Neubildung von Dentin, Ersatzdentin, an der Spitze der Pulpahöhle anregte, durch welches die Höhle verschlossen und geschützt wird. Dieses neugebildete Dentin hebt sich in seiner Farbe von dem Querschnitt des normalen Dentins deutlich ab; das ist dann besonders der Fall, wenn durch bestimmte Stoffe, z. B. Tabak, das Zahnfleisch stärker gefärbt wird. Das Ersatzdentin erweist sich für solche Stoffe aufnahmefähiger als das normale Dentin. Die glatte Politur der Schliffflächen, über welche die Sonde leicht weggleitet, läßt die Farbenunterschiede besonders deutlich hervortreten.

Bei stärkerer Überschneidung der vorderen Zähne werden die labialen und lingualen Flächen die Schliffflächen aufweisen, je nachdem die oberen Zähne vor die unteren oder umgekehrt beißen. Dadurch können in vorgeschrittenen Fällen die Zähne zu schmalen, glatten, spitzigen, scharfrandigen Resten zusammengeschliffen werden, so daß sie ganz ihre charakteristische Form verlieren.

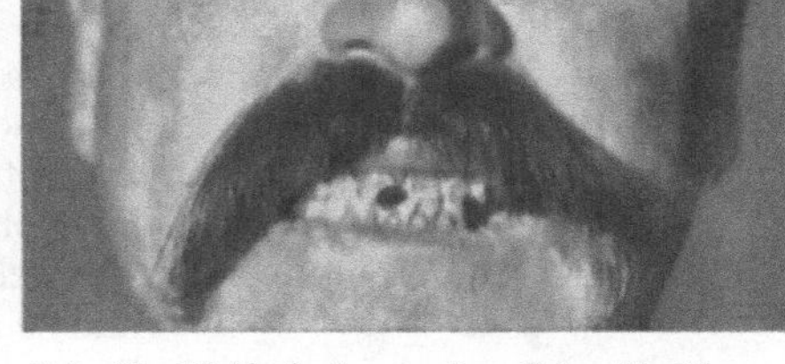

Abb. 67. Pfeifenloch an den Schneidezähnen.

Besondere Gestalt nehmen die Schliffflächen an, wenn Fremdkörper, welche zwischen den Zähnen gehalten werden, die Flächen ausschleifen (Abb. 67). So entstehen die sog. „Pfeifenlöcher" an den Schneide- oder Eckzähnen, wenn dauernd das knöcherne Mundstück der Tabakspfeife bei der Arbeit zwischen den Zähnen festgehalten wird. Klammern von Ersatzstücken rufen auch gelegentlich Schliffflächen hervor, machen aber häufiger Caries.

Erwähnt soll noch werden, daß künstliche Deformierungen von wilden Völkerstämmen als Verschönerungen beliebt werden.

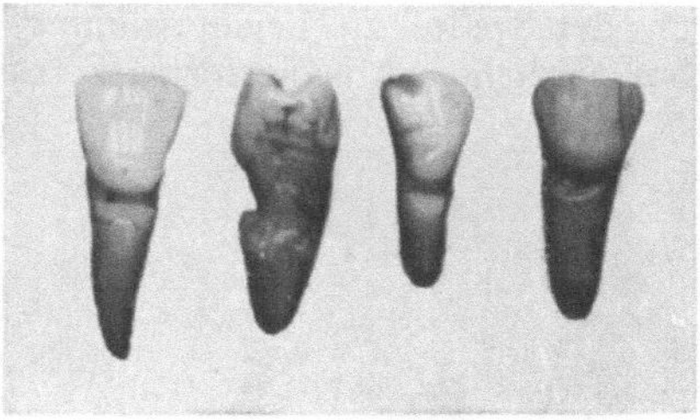

Abb. 68. Keilförmige Defekte.

Die Untersuchungen Millers haben die Annahme bestätigt, daß die früher rätselhaften keilförmigen Defekte der Zahnhälse, wie sie gerade in der besseren Praxis gar nicht selten zur Beobachtung kommen, auch nichts anderes darstellen als Folgeerscheinungen mechanischer Abnutzung.

Zu heftiger Gebrauch harter Bürsten, scharfer Zahnpulver sind die Ursache dieser keilförmigen Defekte.

Literatur.

Bastyr: Die erworbenen Defekte der harten Zahnsubstanz. Scheffs Handbuch der Zahnheilkunde, Bd. 2. 1909.

Miller: Versuche und Beobachtungen über den Schwund der harten Zahngewebe. Schweiz. Vjschr. **17**. Zürich 1907.

Schroeder: Künstliche Deformationen des Gebisses. Berlinische Verlagsanstalt 1906.

Zuckerkandl: Die künstliche Deformation der Zähne. Scheffs Handbuch der Zahnheilkunde, Bd. 1.

Formabweichungen der Zähne.

Das Verhalten der Wurzel und der Krone der Zähne kann zu mannigfaltigen Formabweichungen führen.

Als durchgreifend müssen wir das Krümmungsmerkmal der Wurzeln ansehen, welches darin besteht, daß jede Wurzel eines Zahnes eine leichte distale Krümmung aufweist. Liegt schon hierin eine Veranlassung zu Formveränderungen, insofern die Krümmung bald stärker, bald schwächer ausgebildet ist — beim Weisheitszahn kann die Krümmung so stark sein, daß sie einen Teil eines Kreisbogens beschreibt —, ja kann es gelegentlich zu völliger Knickung der Wurzel gegenüber der Krone des Zahnes kommen, so bedingt auch die Zahl der Wurzeln oft eine Formabweichung. Bald lassen einwurzelige Zähne, wie die unteren Bicuspidaten, durch eine Trennungslinie an der Wurzel das Zusammenwachsen aus zwei Hälften erkennen, bald trifft man eine Vermehrung der Wurzeln an den unteren Molaren, so daß sie wie die oberen dreiwurzelig werden, bald kommen durch Teilung von Wurzeln vier oder fünf Wurzeln an oberen Molaren vor. Alle solche Abweichungen aufzuzählen, würde hier, wo in erster Linie die praktische Bedeutung in Frage kommt, viel zu weit führen. Hier mag nur betont werden, daß vor allem die Weisheitszähne am häufigsten Abweichungen in der Form aufweisen, so daß man schwer überhaupt von einer typischen Form dieser Zähne sprechen kann, und nächst den Weisheitszähnen die seitlichen Schneidezähne. Bei letzteren spielt wohl das entwicklungsgeschichtliche Moment eine große Rolle, insofern die seitlichen Schneidezähne dicht einwärts von der Spalte zu liegen kommen, welche ursprünglich den Zwischenkiefer vom seitlichen Alveolarfortsatz trennt. Diese Eigentümlichkeit der Entwicklung des Oberkiefers, die eigenartige Selbständigkeit, welche der Zwischenkiefer gegenüber den seitlichen Alveolarfortsätzen behauptet, ist wohl der Grund, daß sowohl hinsichtlich der Form als nach der Zahl die oberen Schneidezähne das größte Kontingent bei den Anweichungen stellen. Gegenüber diesem so einleuchtenden Moment ist wohl die Heranziehung der Annahme einer Rückbildung des Gebisses des Menschen zur Erklärung der Formabweichungen nicht erforderlich.

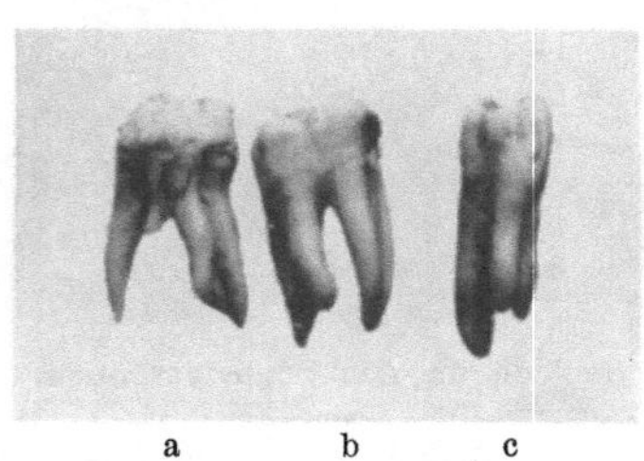
a b c

Abb. 69. a und b dreiwurzelige untere Mahlzähne. c dreiwurzeliger Backzahn.

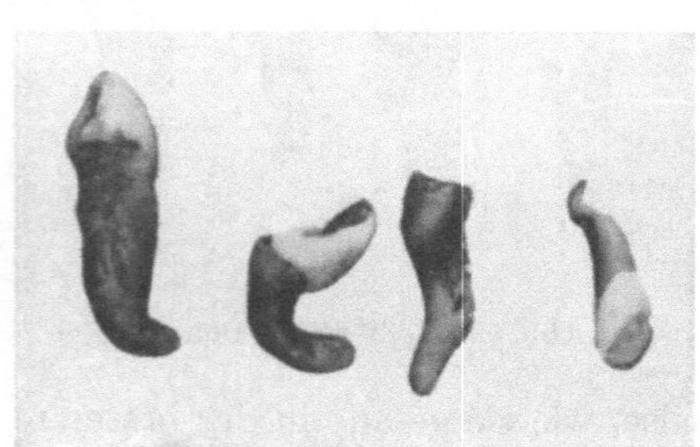
Abb. 70. Knickungen und Drehungen der Wurzeln.

Außer den Knickungen der Zahnwurzel kommen auch oft Drehungen zur Beobachtung. Die Wurzeln können einfache Drehungen und mehrfache Windungen aufweisen, so daß die Wurzel einem Korkzieher nicht unähnlich ist. Auch hier muß darauf hingewiesen werden, daß gerade abnorm gestellte oder überzählige Zähne solche Formanomalien der Wurzeln am öftesten aufweisen. v. Wunschheim glaubt die Mehrzahl der Knickungen der Zähne auf Druck benachbarter Zähne bei Mangel an Raum zurückführen zu müssen.

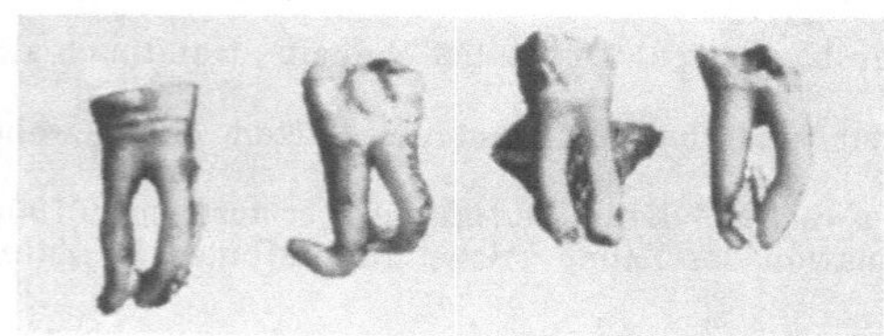
Abb. 71. Verwachsung an der Wurzelspitze (Dents barrées).

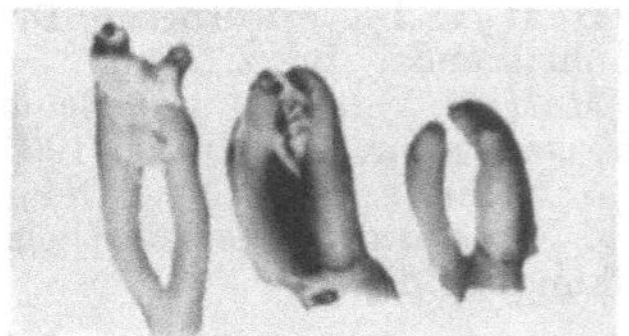
Abb. 72. Verwachsung verdickter Wurzeln.

Praktisch recht bedeutsam ist die hakenförmige Abknickung der Wurzel, sie gibt ein häufiges Hindernis für die Extraktion ab und erklärt, weshalb die Entfernung abnorm gestellter oder durchbrechender Zähne so oft erhebliche Schwierigkeiten macht. Die hakenförmigen Krümmungen, die Knickungen der Zähne und damit zusammenhängende Formabweichungen, sind auf traumatische Einwirkungen zurückzuführen, welche den Zahnkeim des Dauergebisses vom Milchzahn her treffen. Von Umfang, Lage und Richtung der Gewalteinwirkung und der Möglichkeit einer Infektion bei dem Schlage hängt es ab, welche Form der Zahn bekommen wird. Wenn der Zahn erhalten bleibt, die Zahnanlage im Kiefer nicht vernichtet wird, kann das Wachstum der Wurzel ausbleiben, oder die Wurzel eine Knickung erfahren. Der getroffene Zahn kann im Kiefer retiniert bleiben oder an ungewöhnlicher Stelle durchbrechen.

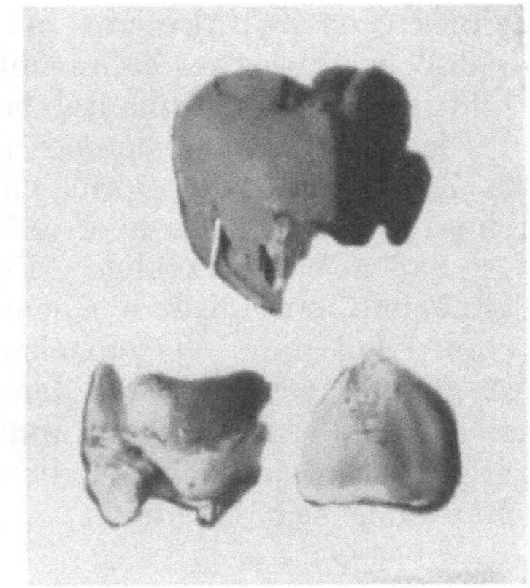

Abb. 73. Verwachsung von Zähnen.

Wie durch Teilung der Wurzel Vermehrung, so kann durch Verwachsung der Wurzeln Verminderung hervorgerufen werden. Häufig erschienen an mehrwurzeligen Zähnen die einzelnen Wurzeln durch Zementsubstanz so verschmolzen, daß zwei oder drei Wurzeln zu einer verschmolzen erscheinen. Besonders der Weisheitszahn weist auch hier am häufigsten eine solche Verschmelzung auf, so daß er eine einzige konische Wurzel zu haben scheint, nur genaueres Zusehen läßt an Furchen der Oberfläche die Verschmelzung der ursprünglich angelegten Wurzeln erkennen.

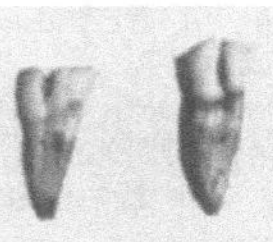

Abb. 74. Zwillingsbildung.

Lassen sich solche Zähne meist leicht entfernen, da dann auch die intraalveolaren Septa mangeln, so setzt eine andere Anomalie ein wesentliches Hindernis, die Verwachsung der abnorm gekrümmten Wurzeln an der Spitze bei mehrwurzeligen Zähnen. Während für gewöhnlich entsprechend dem Krümmungsmerkmal die Wurzelspitzen voneinander abstehen, können sie auch gegeneinander gebogen sein und öhrartige Form annehmen. Eine intraalveolare Knochenspange pflegt dann quer durch das Öhr zu ziehen. Sie bietet bei der Extraktion meist einen erheblichen Widerstand, sie muß erst durchrissen werden, ehe der Zahn aus dem Zahnfach heraus kann. Ganz treffend bezeichnen die Franzosen diese Zähne als dents barrées.

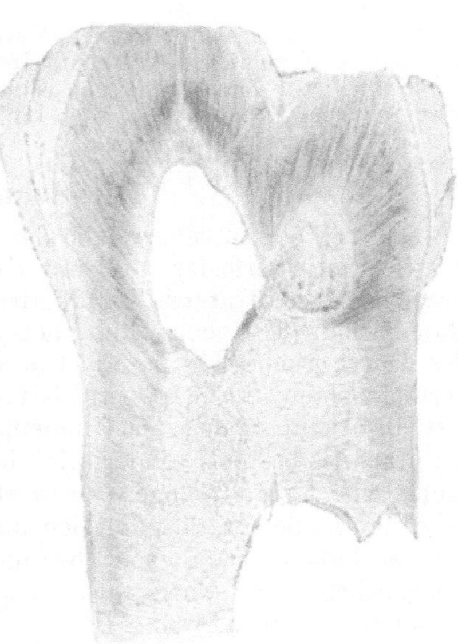

Abb. 75. Zwillingszahn im Milchgebiß.

Gelegentlich treten auch Verwachsungen der Zahnwurzeln (Dentes concreti) an zwei benachbarten Zähnen auf. Ein gemeinsamer Zementmantel umschließt die Wurzeln der beiden Zähne. Man muß annehmen, daß nach fertiger Ausbildung des Zahnes durch sekundäre Zementwucherung die Verwachsung zustande kommt, und zwar nach Resorption des intraalveolären Septums. Die Verwachsung erstreckt sich nicht auf die Krone. Man begegnet ihr bei dem Weisheitszahn und zweiten Molaren am öftesten. Dagegen können bei Störungen der Entwicklung des Zahnes zwei Zahnkeime miteinander verwachsen (Dentes confusi), so daß ein aus zwei Zahnbeinmassen mit getrennter Pulpahöhle und gemeinschaftlichem Schmelzmantel bestehendes Zahngebilde resultiert.

Die dritte Art angeborener Formabweichungen sind die Dentes geminati, die Zwillingsbildungen, entstanden aus der Verschmelzung eines Zahnkeimes mit dem eines überschüssigen. Es liegt natürlich auch die Möglichkeit vor, daß zwei überzählige Zahnkeime miteinander verschmelzen. Die beiden Zahnkeime umschließt ein gemeinsames Zahnsäckchen. Busch hat besonders betont, daß diese Verschmelzung aber nie über die Mittellinie hinübergreift. Am öftesten begegnet man den Zwillingsbildungen an den Schneide- und Weisheitszähnen. Auch dabei kann die Verschmelzung eine vollständige oder eine teilweise sein, je nachdem die Krone allein oder mit der Wurzel an der Verschmelzung sich beteiligt.

Literatur.

Busch: Über Verschmelzung und Verwachsung der Zähne, des Milchgebisses und des bleibenden Gebisses. Dtsch. Mschr. Zahnheilk. **1897**.

Friedeberg-Schwarz: Ein Beitrag zur Kasuistik der Zahnanomalien. Dtsch. med. Wschr. **1922**, 629.

Lejeune: Zwei Fälle einer eigenartigen Zahnmißbildung.

Mayrhofer: Dentitionskrankheiten I. Jena: Gustav Fischer 1911. — *Meyer, W.:* Ein Beitrag zur traumatischen Schädigung von Zahnkeimen. Dtsch. Mschr. Zahnheilk. **1924**, 497.

Riha: Über Zwillingszähne. Dtsch. Mschr. Zahnheilk. **1907**.

Sternfeld: Verwachsung, Verschmelzung, Zwillingsbildung. Scheffs Handbuch der Zahnheilkunde, Bd. 1. 1909.

Thon: Von den verschiedenen Abweichungen in der Bildung der menschlichen Kiefer und Zähne. Inaug.-Diss. Würzburg 1841.

Wedl: Über Knickungen und Drehungen an den Kronen und Wurzeln der Zähne. Dtsch. Vjschr. Zahnheilk. **7**. Wien 1867.

Die Schmelzhypoplasien.

Die Veränderungen, welche der Zahn durch die unregelmäßige Entwicklung des Schmelzes erleidet, sind unter den Formanomalien die häufigsten. Früher bezeichnete man unter dem Eindruck der schweren Schädigungen, welche die Rachitis am Knochensystem hervorzurufen vermag und der Verlangsamung des Durchbruchs der Zähne, wie sie bei Rachitischen zu beobachten ist, die verunstalteten Zähne als „rachitische“. Genauere Beobachtung aber stellte fest, daß kein direkter Zusammenhang zwischen den Schmelzhypoplasien und der Rachitis besteht, sondern daß im Gegenteil Patienten, deren Skelet schwere rachitische Veränderungen aufweist, oftmals gute Zähne haben und andererseits häufig Schmelzhypoplasien auftreten bei Kindern, die nicht an Rachitis gelitten haben. Damit soll aber nicht gesagt sein, daß nicht schwere Rachitis gelegentlich auch stärkere Störungen der Schmelzentwicklung an Milch- und Dauerzähnen hervorriefe.

Ebensowenig war der von Hutchinson gegebene Hinweis, daß die Hypoplasien luetischer Natur seien, in dieser Allgemeinheit zutreffend.

Die Annahme, daß jede schwerere Ernährungsstörung, mag sie von einer der genannten Erkrankungen, mag sie von einer Infektionskrankheit bedingt sein, Störungen in der Verkalkung des Zahnes — denn auch das Dentin zeigt bei den Schmelzhypoplasien wesentliche Veränderungen — hervorzurufen vermag, hat immer mehr Geltung gewonnen, besonders nachdem es Pawel, der auf meine Veranlassung die Frage experimentell angriff, gelungen ist, durch Verfütterung phosphorsaurer Salze ganz ähnliche Erscheinungen im Zahnbein des Kaninchens hervorzurufen, wie wir sie bei der Hypoplasie antreffen.

Ferner spricht auch sehr dafür die klinisch zu beobachtende Tatsache, daß die Zähne derselben Verkalkungsperiode gleichmäßig von der Störung betroffen werden.

So sind die Schmelzveränderungen, welche man an den Schneidezähnen beobachtet, von ebensolchen an den ersten dauernden 6 Jahr-Molaren begleitet, und Eckzähne können noch Andeutungen der Störung erfahren, wenngleich die früher durchbrechenden Prämolaren vollkommen normal entwickelt sind.

Spricht dieser Umstand schon dafür, daß der Affektion nicht eine äußere, sondern eine innere Ursache zugrunde liegen muß, so hat diese Anschauung wesentlich an Stütze gewonnen, nachdem Fleischmann auf die Experimente Erdheims hingewiesen hat, der nach Exstirpation der parathyreoidealen Epithelkörperchen bei Ratten die Entwicklung von Störungen, welche den Schmelzhypoplasien ungemein ähneln, beobachten konnte. Er konnte ferner feststellen, daß bei Kindern mit ausgesprochener Tetanie immer Hypoplasien zu beobachten waren. Dadurch wurde eine schon von Magitot aufgestellte und von Busch aufgenommene Behauptung, daß Krampfanfälle die Ursache der Hypoplasien seien, wieder an den Tag gezogen und in ein neues Licht gerückt.

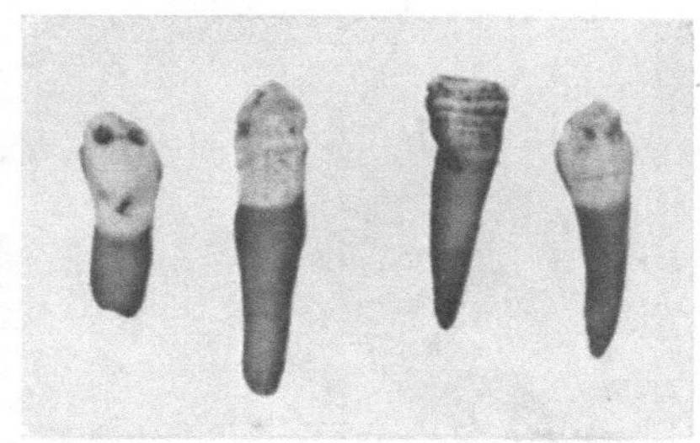

Abb. 76. Schmelzhypoplasien.

Die interessanten Erdheimschen Versuche ergaben, daß bei Ratten, denen die von Sandström entdeckten Epithelkörperchen ausgeschnitten worden waren, außer den tetanischen Zuckungen, Veränderungen an den immer wachsenden Nagezähnen auftraten. Im Dentin blieb die normale Verkalkung aus oder vollzog sich ungleich. Der Schmelzbelag erschien unterbrochen. Das zur Schmelzbildung bestimmte Epithel enthielt kleinere und größere, vereinzelte Schmelzpartien, war teilweise von dem Schmelz abgehoben, schickte in das Bindegewebe des Periodontiums Ausläufer und bildete dort vereinzelte Schmelzmassen. Diese Befunde stimmen mit den Veränderungen überein, welche bei den Schmelzhypoplasien zu beobachten sind.

Ein Durchschnitt durch einen mit Schmelzhypoplasien behafteten Zahn zeigt, daß die Schmelzdefekte den Retziusschen Streifen folgen, der Schichtenfolge der Verkalkung des Dentins. Den Schmelzdefekten an der Oberfläche entsprechen mehr oder weniger ausgedehnte Interglobularräume im Dentin, welche sich bis zur Schmelzdentingrenze hinziehen und der Ausdruck mangelhafter Verkalkung sind. Man wird sich vorstellen können, daß bei eintretender Störung der Kalkablagerung das an organischem Gewebe reichere Dentin sich noch in gewisser Ausdehnung bildet, der fast ausnahmslos aus anorganischen Bestandteilen aufgebaute Schmelz aber ganz fehlt. So kann der wellige und der mangelhafte Kronenschmelz entstehen. Es überrascht dann nicht, daß der untere Abschnitt der Krone, der sich mit Nachlaß der Störung der Verkalkung bildet, dann wieder ein normales Aussehen erhalten kann. Schwerer ist es, für die Entstehung des Grübchenschmelzes eine zusagende Erklärung zu finden. Siegmund und Weber erklären die Hypoplasien durch die Störungen des Kalkstoffwechsels, die das organische Gerüst des Schmelzes nicht zu gleichmäßiger Verkalkung kommen lassen. Die unzulängliche Verkalkung führt zu Querstreifung und körnigen Kalkniederschlägen. In schwereren Fällen bricht das Gerüst des Schmelzes ein und es entstehen Furchen, Gruben und Bänder, indem die später gebildeten Prismen keinen Anschluß an die anderen Schmelzprismen finden.

Kranz schreibt auch die bei kongenitaler Lues beobachteten Veränderungen der Zähne den Störungen der inneren Sekretion zu. Das syphilitische Virus verursache diese Entwicklung des Zahnkeims durch Beeinträchtigung der Funktion der Epithelkörper. Bislang sind aber Spirochäten in dem Zahnkeim nicht gefunden worden.

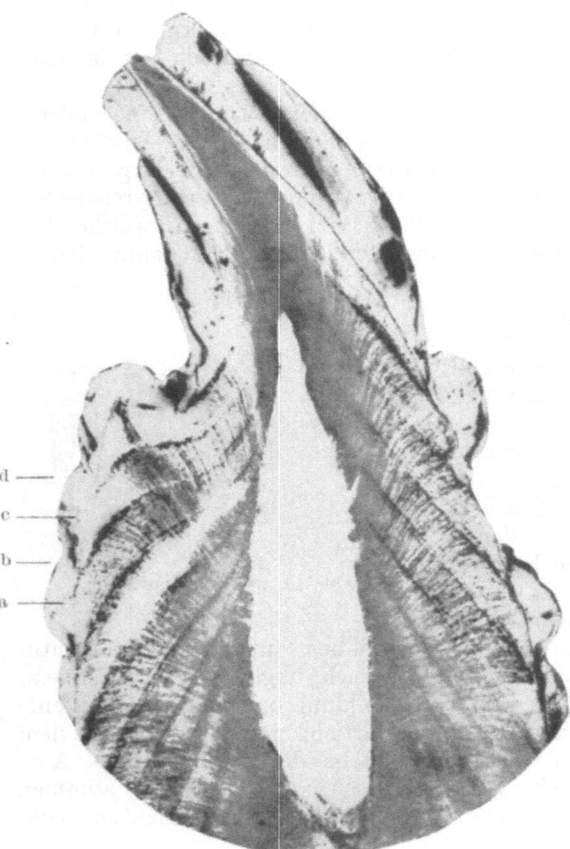

Abb. 77. Längsschliff eines oberen kleinen Schneidezahns mit stark welligem Schmelz. a zu b, c zu d gehörig. (Nach Walkhoff, Atlas der pathologischen Histologie.)

Paul Preiswerk hat darauf hingewiesen, daß die Pulpa in ihrer Odontoblastenschicht auch Veränderungen und Degenerationserscheinungen aufweist, so daß die Pulpa nicht mehr imstande sei, die Kalkablagerungen im Dentin ordnungsgemäß zu vollziehen. Auch seien im Stroma der Pulpa Kalkablagerungen in Form von konzentrisch geschichteten Kugeln anzutreffen.

Wird man demgemäß die Störung in der Kalkablagerung als Ursache der Schmelzhypoplasien ansehen müssen, so erklären sich daraus auch zwei klinisch bedeutsame Tatsachen. Erstens, daß man den Schmelzhypoplasien im Milchgebiß viel seltener begegnet, weil die fetale Entwicklung viel ungestörter ist als die der ersten Kinderjahre, und zweitens, daß die Schmelzhypoplasien so leicht zur Caries Veranlassung geben, weil die ungenügende Verkalkung zur Bildung von Lücken im Dentin führt, in deren organischem Ausfüllungsmaterial die Bakterien einen guten Boden finden.

Die Häufigkeit des Vorkommens wird von verschiedenen Autoren verschieden angegeben. Anscheinend spielt dabei die Art des zur Beobachtung gewählten Materials eine Rolle. Während Neumann fast 18% seiner untersuchten kranken Kinder mit Hypoplasie behaftet fand, konnte Fleischmann an seinem aus Erwachsenen und Kindern gemischten Material nur 4% Erkrankungen feststellen.

Die Schmelzhypoplasien erscheinen meistens in drei Formen, die aber auch untereinander sich mischen können.

Die häufigste ist der sog. Grübchenschmelz; es treten einzeln oder reihenweise horizontal um den Zahn herum grübchenartige Defekte auf, welche mehr oder weniger tief in die Zahnsubstanz hineingehen und in der Tiefe das gelbliche Dentin erscheinen lassen. Da sich leicht in diesen Grübchen Speisereste halten, ist ihr Boden nicht selten mit grünem Belag bedeckt, häufiger sogar schon cariös zerstört.

Sind die Grübchen sehr seicht und dabei dicht gestellt, rufen sie eine riefenartige Vertiefung im Zahn hervor. Dadurch entsteht der wellige Schmelz. Dicht nebeneinander ziehen horizontal parallele Rinnen durch die Schmelzkappe, von kleinen Schmelzleistchen unterbrochen. Der Zahn verliert seinen Glanz, seine Glätte, er wird unansehnlich.

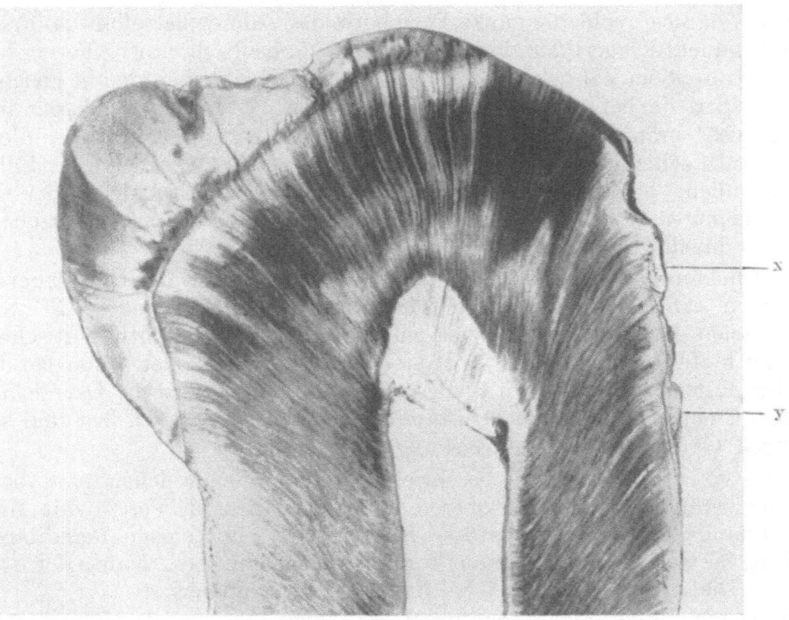

Abb. 78. Unterer 1. Prämolar. „Turnerzahn", Schliff ungefärbt. Auf der linken Seite normaler Schmelz. Auf der rechten Seite ist nur bei y eine dünne Lage Schmelz vorhanden, bei x finden wir statt Schmelz Zement. (Optik: Winkelluminar 26 mm.) (Aus Port-Euler, Lehrbuch der Zahnheilkunde, 4. Aufl. München 1929.)

Bei der dritten Form, dem mangelhaften Kronenschmelz, ist die oberste Partie der Schmelzkappe gar nicht entwickelt. Statt der schönen Rundung der Kaukante findet sich nur ein scharfes, dünnes, gelbliches Blättchen Zahnsubstanz vor, das kaum Andeutungen von Schmelz zeigt. Am Eckzahn sitzt häufig nur ein kleines Spitzchen dem sonst gut entwickelten Zahn auf. Die Rundungen der Höcker des ersten Mahlzahnes sind in kurze, kegelförmig sich erhebende Spitzen verwandelt.

Dabei beschränkt sich der Defekt nur auf einen durch eine horizontale Linie abgesetzten Teil der Krone, ihre übrige Partie kann gut und kräftig entwickelt sein. Sehr häufig beißen sich die Patienten Stücke aus der dünnen Dentinmasse aus, die Kaukante sieht ausgefranst aus, oder — was eine Verbesserung des Zustandes bedeutet — sie kauen sich den Zahn so schnell ab, daß dann der Zahn wie horizontal abgeschnitten im Munde steht, bis auf diese Entstellung aber sonst wie ein normaler aussieht.

Der schwerste Nachteil der Hypoplasie ist, daß sie so leicht Veranlassung zur Caries gibt. Namentlich beim Grübchenschmelz entstehen frühzeitig lochförmige Defekte auf der labialen und lingualen Fläche, welche bald in die Tiefe gehen und den ohnehin schwachen Zahn rasch zerstören. Das bei Hypoplasie des Schmelzes nicht so regelmäßig verkalkte Dentin gibt in seinen mit organischer Substanz gefüllten Lücken den Carieserregern reichlich Ansiedelungsgelegenheit.

Als besondere Art von Schmelzveränderungen sind nach den Untersuchungen Turners diejenigen zu betrachten, welche durch Schädigung der permanenten Zähne durch entzündliche Prozesse an den Milchzähnen hervorgerufen werden. Liegt der Zahnkeim des permanenten Zahnes nahe der Wurzel des Milchzahnes und ist die Schmelzentwicklung noch im Gange, kann die Ausbildung der Krone des permanenten Zahnes gestört werden. Diese Störung charakterisiert sich dadurch, daß sie nicht die ganze Peripherie des Zahnes betreffen kann, sondern isoliert namentlich gern auf der labialen Seite zu beobachten ist. Ferner kann die Störung an einem Zahn beobachtet werden bei Freibleiben der in gleicher Verkalkungsperiode befindlichen Zähne. Das Dentin verändert sich nur in seiner Farbe, sieht bräunlich aus, nur der Schmelz ist betroffen und über die Stelle, wo er fehlt, schiebt sich ein Überzug aus Osteozement herüber. Der Zahn wird unansehnlich, bleibt kürzer wegen mangelhafter Entwicklung der Wurzel, ein Moment, das sich bei der evtl. Behandlung des Zahnes unangenehm bemerkbar macht.

Die Behandlung der Schmelzhypoplasien fällt ganz in das Gebiet der konservierenden Zahnheilkunde. Eine wirksame Prophylaxe gegen die Schmelzhypoplasien dürfte in der frühzeitigen Verabfolgung von antirachitischen Vitamin zu hoffen sein, wenn es im frühen Säuglingsalter, oder schon bei der werdenden Mutter verabfolgt wird. Besonders empfohlen wird die Darreichung von Vigantol, einem aktivierten D-Vitamin, das sich leicht in Öl löst und schon in geringen Gaben eine rasche Wirkung erzielen soll.

Die von Hutchinson beschriebene Anomalie, welcher eine besondere Schmelzveränderung an den oberen Schneidezähnen im Verein mit Mittelohrentzündung und parenchymatöser Keratitis als ein Zeichen hereditärer Lues ansieht, besteht in einer halbmondförmigen Ausnagung der Kante der Schneidezähne. Die Zähne sind dabei häufig klein, verschmälert.

Man kann aber nicht behaupten, daß diese Form sicher immer für Lues spräche.

Berg hat auf das gleichzeitige Vorkommen von Schmelzhypoplasien mit Schichtstar hingewiesen und stimmt Fleischmann bei, daß Tetanie die Ursache für beide Affektionen sei. Auch Kranz sieht in der Störung des Kalkstoffwechsels durch Erkrankung des endokrinen Drüsenapparates das veranlassende Moment für die Verbindung der Zähne, nicht in der Störung des Zahnkeims durch Spirochäten. Er bezweifelt auch, daß für Lues eine Form der Hypoplasie charakteristisch sei.

Schmelztropfen.

Eine seltene Anomalie wird bedingt durch das Auftreten von Schmelzmassen außerhalb des Kronenschmelzes am Zementmantel des Zahnes. Weiße Perlen von Stecknadelkopf- bis Linsengröße werden an der Ansatzstelle der Wurzel an mehrwurzlichen Zähnen beobachtet. Sie bestehen selten lediglich aus Schmelzmassen, sondern haben meist einen Dentinkern im Inneren. In den Fällen, in welchen in ihnen ein eigener Pulparaum vorhanden ist, wird man wohl in diesen Gebilden rudimentäre Zwillingsbildung zu sehen haben. Besondere klinische Bedeutung haben diese Gebilde nicht.

Literatur.

Albrecht: Hereditäre Syphilis und abnorme Zahnbildung. Dtsch. Vjschr. Zahnheilk. Wien **1862**.

Baume: Die Defekte der harten Zahnsubstanzen. Odontolog. Forschungen II. — *Berg, Fredrik:* Schmelzhypoplasien und Trübungen der Augenlinse. Odont. Tidskr. (schwed.) **1919**, Nr 2. — *Berten:* Hypoplasie des Schmelzes. Dtsch. Mschr. Zahnheilk. **1895**. — *Busch:* Über die Entstehung der Erosionen an den Kronen der Zähne. Dtsch. med. Wschr. Berlin **1886**, Nr 2.

Carpenter: Primary dentition in relations to Rickets. Lancet, Juni **1892**.

Fleischmann: Die Ursache der Schmelzhypoplasien. Internat. zahnärztl. Kongr. 1909.

Gottlieb: Schmelzhypoplasien und Rachitis. Wien. Vjschr. Zahnheilk. **1920**, H. 2.

Heinrotth: Über die Prophylaxe von Schmelzhypoplasien und die Therapie von Störungen des Kalkstoffwechsels im Dentin mit Hilfe von im ultravioletten Licht aktivierten Ergosterin. Zahnärztl. Rdsch. **1928**, 121. — *Hutchinson:* On the influence of hereditary Syphilis on the teeth. Trans. odont. Soc. Great Britain **2**. London 1861.

Kranz: (a) Über die *Hutchinson*schen Zähne. Dtsch. med. Wschr. **1920**, Nr 28. (b) Zu dem Beitrag von den Schmelzhypoplasien. Dtsch. zahnärztl. Wschr. **1920**, Nr 45.

Moore, Henry: On irregular and defective tooth development. Trans. odont. Soc. Great Britain **9**. London 1877.

Pawel: Kalkentziehung an lebenden Tieren und ihr Einfluß auf den mikroskopischen Bau der Knochen und ihre Zusammensetzung. Verh. internat. zahnärztl. Kongr. **1909**.

Zsigmondy: Über die kongenitalen Schmelzdefekte. Österr.-ungar. Vjschr. **1894**.

12. Abschnitt.

Endokrine Drüsen und Zahnsystem.

Gegenüber dem großen Drüsenapparat, den wir in der Haut verteilt und in den großen Drüsen der inneren Organe, Leber, Bauchspeicheldrüse, Darmtractus verkörpert und ihre Absonderung auf die äußere und innere Oberfläche des Körpers abgeben sehen, besitzt der Organismus noch ein Drüsensystem, welches nicht nach außen, sondern nach innen in das Blut Stoffe dem Körper zuführte. Wir bezeichnen dieses als endokrines System. Einzelne dieser endokrinen Drüsen haben keinen eigenen Ausführungsgang, wie die Glandula thyreoidea, die Glandula thymus, während andere wieder die Ausführungsgänge des eigentlichen Drüsensystems benützen, wie z. B. die Inselschicht der Bauchspeicheldrüse. Diese endokrinen Drüsen sondern spezifische Reizstoffe ab, sog. Hormone, welche teils auf das Wachstum, teils auf den Stoffwechsel Wirkungen ausüben, stehen auch wieder untereinander in Verbindung. Diese Hormone sind keine eiweißartigen Körper und keine den Enzymen ähnliche Stoffe; sie wirken nur auf die lebende Zelle. Sicher endokrine Funktionen üben aus die Schilddrüse, die Nebenschilddrüse, Thymus, Hypophyse, Nebenniere, Inselapparat des Pankreas und die Keimdrüsen. Strittig ist die Funktion bei der Leber, dem Knochenmark, der Milz und der Haut. Chemisch genau bekannt ist das Inkret der Nebennieren (Adrenalin), der Schilddrüse (Thyroxin) des Darms (Cholin) und der Hypophyse (Pituitin). Kocher gebührt das Verdienst, das klinische Bild der Cachexia strumipriva beim Menschen, denen die Glandula thyreoidea exstirpiert war, zusammengefaßt und mit dem Myxödem vereinigt zu haben und so die Krankheitsvorgänge, welche durch den Mangel eines Sekrets hervorgerufen sind, jenen gegenübergestellt zu haben, welche einer Vermehrung eines Sekrets ihre Entstehung verdanken. Erst später ist man durch das Experiment dem inneren Zusammenhange der Erscheinungen nachgegangen, indem man den Ausfall der Funktion bei Entfernung des Organs durch Zufuhr von Organpräparaten bestimmter Hormone auszugleichen versuchte. Dabei wurde man gewahr, daß die verschiedenen endokrinen Drüsen in einer bestimmten Abhängigkeit voneinander stehen, so daß in den meisten

Fällen nicht von monoglandulären Störungen, sondern viel mehr von pluriglandulären zu sprechen ist. Komplizierter gestalten sich die Verhältnisse noch dadurch, daß die Wirkung der Hormone sich im Stoffwechsel, in dem Nervensystem, in der Psyche und im Wachstum äußert und so einen Einfluß auf den Gesamtorganismus, auf die Konstitution des Einzelnen ausübt. Die Hormone greifen den Chemismus der einzelnen Zellen an, ihn in der Wirkung steigernd oder vermindernd. Der Mineralstoffwechsel, der Zuckerumsatz, der Wärmehaushalt unterstehen den feinen Beziehungen der Hormone untereinander. Auf diese komplizierten Krankheitsbilder in ihrer Beziehung zu den Hormonen kann hier nicht eingegangen werden. Nur soweit ein Zusammenhang mit dem Zahnsystem besteht, sollen die Beziehungen dargestellt werden.

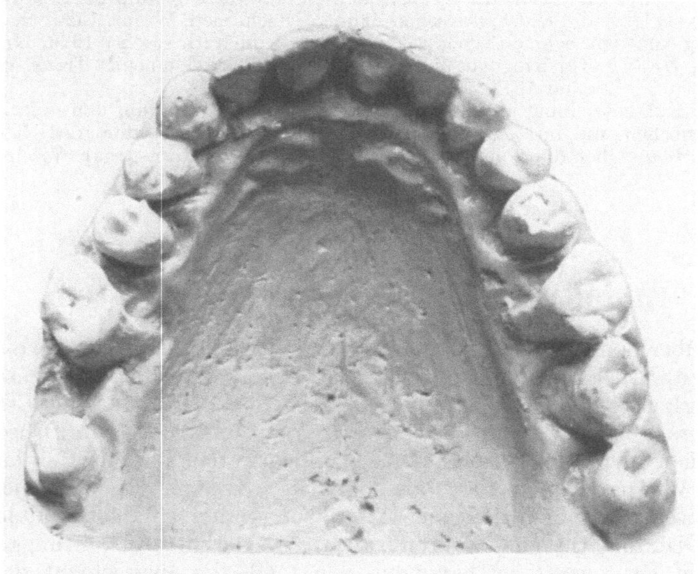

Abb. 79. Kiefer bei Akromegalie. (Natürliche Größe.)

So gehört zu den sicheren Störungen auf inkreter Basis das Krankheitsbild der Akromegalie, hervorgerufen durch Erkrankungen der Hypophyse. Dieses kaum erbsengroße, im Türkensattel gelegene Organ besteht aus zwei ontogenetisch und funktionell verschiedenen Teilen, einem drüsigen Vorderlappen und dem mit dem dritten Ventrikel in Verbindung stehenden Hinterlappen. Beide haben verschiedenen Bau. Ersterer besteht aus epithelialen Schläuchen verschieden gearteter Zellen, der andere aus nervösen Elementen (Gliazellen), Fasern und Ganglienzellen. Der Zusammenhang mit dem Boden des dritten Ventrikels macht den Einfluß auf den Wasserhaushalt und den Fettstoffwechsel erklärlich. Dem verschiedenen Bau entspricht auch die verschiedene physiologische Funktion. Der das Pituitin enthaltende Vorderlappen hat einen ausgesprochenen Einfluß auf das Wachstum des Körpers, sowohl des Skelets als auch der Weichteile, aber auch bestimmte Beziehungen zu dem Genitalapparat, zum Gaswechsel und zur Körperwärme. Andererseits unterhält der Hinterlappen wieder Beziehungen zum Uterus, der Blutdrucksteigerung im arteriellen System und den respiratorischen Grundumsatz.

Die zahlreichen Beziehungen, welche zwischen den verschiedenen Abschnitten der Hypophyse wirksam sind, schaffen so komplizierte Krankheitsbilder, daß sie hier gar nicht alle wiedergegeben werden können. So sind mit einiger Sicherheit die Akromegalie, die hypophysäre Fettsucht, der Diabetes insipidus auf Erkrankungen der Hypophyse zurückzuführen.

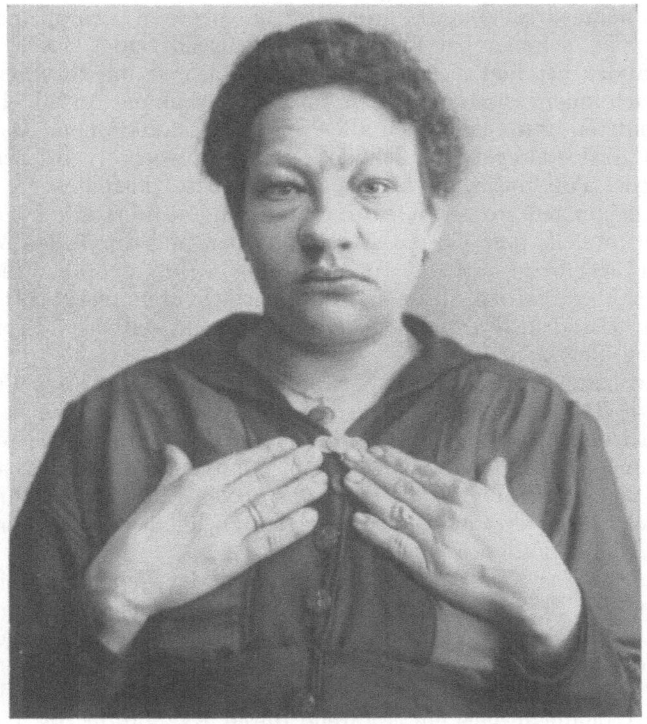

Abb. 80. Ein Fall von Akromegalie. (Nach H. Zondek.)

Die von Friedreich zuerst beschriebene Akromegalie führt ihren Namen von dem Hauptsymptom der symmetrischen Massenzunahme der Hände, Füße, des Gesichts, der Zunge, die im dritten bis fünften Jahrzehnt ohne alle Beschwerden aufzutreten pflegen. Hand in Hand gehen allgemeine Schwäche, Fettleibigkeit, Polyurie. Die Nachbarschaft des Chiasma macht bei der Volumenzunahme der Hypophyse Augenmuskellähmungen, Sehstörungen, Schwindel und Erbrechen erklärlich. Meist sind die Patienten sehr groß. Kinn, Nase, Unterlippe sind verdickt und geben dem Gesicht ein plumpes Aussehen. Das Kinn tritt oft weit vor. Eine starke Progenie stellt sich ein. Die Zähne rücken auseinander, die Zunge vergrößert sich entsprechend der Zunahme des Kieferbogens, bekommt tiefe Furchen. Das Normalbleiben des Hirnschädels läßt die Veränderungen am Unterkiefer auffällig hervortreten.

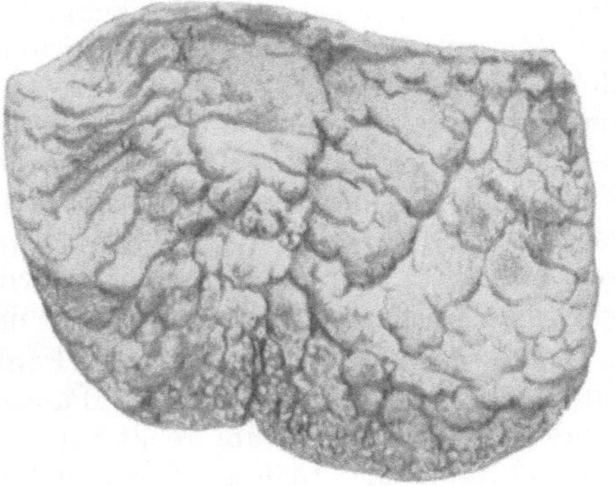

Abb. 81. Vergrößerung der Zunge bei Akromegalie. (Natürliche Größe.)

Die Hände, oft auch die Füße, ja selbst einzelne Zehen vergrößern sich in allen Dimensionen. Die Hände werden tatzenartig, während gegenüber der Syringomyelie die Nägel sich nicht verändern. Hände und Füße zeigen um so auffälligere Wachstumsveränderungen als Unterarme und Unterschenkel normal bleiben. Die Haut wird schlaff, grobfaltig und trocken. Kopf und Barthaare werden struppig, nehmen bei Frauen oft im Gesicht zu. Durch Verdickung der Stimmbänder beteiligt sich der Kehlkopf mit und die Stimme wird rauh und tief. Auch innere Organe nehmen an der Erkrankung Anteil. Die Genitalorgane atrophieren unter Erlöschen aller Geschlechtsfunktionen. Das Knochensystem zeigt Auftreibungen am Schädel. Der Stoffwechsel wird beeinträchtigt durch Polyurie, Polydipsie, Glykosurie und Diabetes insipidus.

Die Erscheinungen werden hervorgerufen am öftesten durch adenomatöse Wucherungen, welche den Türkensattel auftreiben und durch den Wachstumsdruck auf die Nachbarschaft, die Augenstörungen (bitemporale Einschränkung des Gesichtsfeldes), selten Stauungspapille hervorrufen, vergesellschaftet mit den üblichen Hirndrucksymptomen (Kopfweh, morgendliches Erbrechen und verlangsamten Puls).

Manchmal beschränken sich die Symptome auf einzelne Organe, z. B. Zunge oder Zehe, so daß von einer Teilakromegalie gesprochen werden kann. Die Diagnose wird öfter auch im frühen Stadium der Erkrankung gestellt, in dem die Auftreibung des Türkensattels zeitig im Röntgenbilde bemerkbar ist. Man hat in diesen Fällen die Möglichkeit eines operativen Eingriffs, wie ihn Hochenegg mit Erfolg ausgeführt hat, oder die genau zu lokalisierende Röntgentiefentherapie bei diesen Fällen angewendet.

Besonders für das Zahnsystem bedeutsam ist die Nebenschilddrüse. Diese Epithelkörperchen sind bohnengroße, hinter den seitlichen Schilddrüsenlappen paarig angeordnete, Glykogen und Kolloid enthaltende rötliche Körper. Ihre Entfernung erfolgt leicht bei der Strumektomie und löst das Bild der Tetanie aus. Sowohl beim Menschen, als auch beim Tier stellt sich mit der Tetanie eine Senkung des Calciumspiegels ein, während durch Kalkzufuhr die Tetanie rasch zu beheben ist. Collip ist es gelungen, aus den Epithelkörperchen des Rindes ein Hormon herzustellen, welches bei Tieren, denen die Epithelkörperchen entfernt worden sind, unter Steigerung des Kalkspiegels die Tetanie zu beseitigen vermochte. Erdheim fand schwere trophische Störungen bei den Nagezähnen parathyreodektomierter Ratten. Mangelhafte Dentinverkalkung zeigte sich in opaken, weißen Flecken an der Schmelzdecke, die beim Vorwachsen des Zahnes mit Hinterlassung einer Schmelzgrube ausheilten. Im zweiten bis dritten Monat nach der Operation kommt es zu Brüchen des Zahnes. Die Bruchstücke verletzen die Alveolarwand, so daß die Tiere die Nahrung verweigern. Der nachwachsende Zahn zerfasert sich, bleibt kurz und kümmerlich. Gehen die Unterzähne verloren, rufen die oberen Decubitalgeschwüre an der Unterlippe hervor. Erdheim vermochte die Kalkarmut, welche die Ursache der Schmelzhypoplasie ist, durch Implantation von Epithelkörperchen zu beheben, eine wichtige Tatsache, die von Pfeiffer und Tojofuka bestätigt werden konnte.

Der auf einer Dysfunktion des Pankreas beruhende Diabetes führt leicht zur Lockerung der Zähne, der Paradentose und zur Caries. Anscheinend handelt es sich dabei um recht verwickelte Verhältnisse, indem verschiedene innersekretorische Drüsen dabei beteiligt zu sein scheinen (Reinmöller). So hat Kranz bei Tieren nach Kastration ein Zurückbleiben des Gebisses namentlich der Hauer beobachten können, bei plumper Form des Unter- und Oberkiefers.

Die schon lange bekannten Veränderungen der Zähne in der Schwangerschaft deuten auf eine Beziehung mit den Keimdrüsen hin. Es wird noch recht zahlreicher Beobachtungen bedürfen, um dieses vielfältige Geflecht von Beziehungen der Blutdrüsen untereinander und zum Gesamtorganismus zu entwirren.

Literatur.

Erdheim: Tetania parathyreopriva. Mitt. Grenzgeb. Med. u. Chir. **16.**

Fausch: Vergleichende Kiefermessung an Idioten und Gesunden. Schweiz. Vjschr. **1917**, H. 3. — *Fleischmann:* Die Ursache der Schmelzhypoplasie. Verh. zahnärztl. internat. Kongr. Berlin **1**, 236 (1909). — *Freusch:* Vergrößerung der Schilddrüse durch Verlagerung des Weisheitszahnes. Zahnärztl. Rdsch. **1920.**

Goldmann: Zahncaries und Struma. Mschr. Ohrenheilk. **1920**, H. 11.

Josefson: (a) Hutchinsonzähne als Ausdruck der Insuffizienz der Schilddrüse. Dermat. Z. **1909.** (b) Dentition und Haarentwicklung. Dtsch. zahnärztl. Z. Ref. **1914.**

Kirk: Arch. Zahnheilk. **1914.** — *Königsfeld:* Die Bedeutung der Drüsen mit innerer Sekretion für krankhafte Veränderung der Zähne. Dtsch. zahnärztl. Wschr. **1922**, 517. — *Kranz:* (a) Schilddrüse und Zähne. Dtsch. Mschr. **1912, I.** (b) Die innere Sekretion in Beziehung zur Kieferbildung und Zahnentwicklung. Dtsch. Zahnheilk. (Vorträge) **1914**, H. 92. (c) Die innere Sekretion als biologischer Faktor bei der Entwicklung des Skelets. Dtsch. Mschr. Zahnheilk. **1915**, 493. (d) Zahnanomalien bei kongenitaler Lues. Slg Meußer **1920**, H. 8. — *Kratz:* Innere Sekretion. Zahnärztl. Wschr. **1922**, 345.

Loos: Grundlage der Zahn- und Kieferentwicklungsstörungen. Österr. Z. Stomat. **1920**, H. 12.

Mayrhofer: Kretinismus und Gebiß. Erg. Zahnheilk. **1914.** — *Misch:* Lehrbuch der Grenzgebiete, 1922.

Peritz: Die innere Sekretion und ihre Beziehung zur Mundhöhle. Dtsch. Mschr. Zahnheilk. **1913**, 297. — *Pollina:* Endocrinodontie. Dent. Cosmos **1922.** Ref. Dtsch. zahnärztl. Wschr. **1922**, 325.

Riedl: Die innere Sekretion, 1911. — *Rudolph:* Spätwachstum der Unterkiefer. Zahnärztl. Rdsch. **1902.**

Schüher: Über innere Sekretion. Dtsch. zahnärztl. Wschr. **1922**, H. 10. — *Schwab:* Der jetzige Stand der Lehre von den Drüsen mit innerer Sekretion. Zahnärztl. Rdsch. **1922.**

Tojofuca: Über die parathyreoprive Veränderung des Rattenzahnes. Frankf. Z. Path. **7.**

Waller: Die innere Sekretion als erstes Glied in der Kette Zahncaries. Brit. med. J. **1913.** Ref. Dtsch. Wschr. Zahnheilk. **1914.** — *Wetzel:* Lehrbuch der Anatomie, 1920. — *Winter:* Innere Sekretion und Zähne. Inaug.-Diss. Ref. Dtsch. zahnärztl. Wschr. **1921**, 480.

Zsigmondy: Über die Hypoplasie des Schmelzes. Österr. Z. Stomat. **1908**, H. 12.

13. Abschnitt.

Über- und Unterzahl der Zähne.

Überzahl der Zähne.

Sobald sich in einem Gebiß mehr Zahngebilde vorfinden, als es normal jeweilig enthalten soll, spricht man von einer Überzahl. Dabei muß man aber unterscheiden zwischen Zahngebilden, welche dem normalen Typus gleichen, (Dentes supernumerarii) und solchen, bei denen die Form wesentlich abweicht, indem die Krone auffällig spitzkonisch, dutenförmig, die Wurzel spiralig verschmächtigt ist (Dentes emboliformes, Dutenzähne, Griffelzähne). Die erste Form ist am häufigsten am vorderen Gebiß; die Vermehrung der Schneidezähne wird am öftesten beobachtet; namentlich dupliziert sich gern der laterale Schneidezahn, wenn auch meist auf Kosten seiner Größe. Jedoch ist auch an Prämolaren und Molaren überzähliges Vorkommen beobachtet.

Man streitet sich, ob man in dieser Vermehrung der Zahnzahl einen atavistischen Rückschlag zu sehen hat, oder ob die Ansicht Buschs, der ich mich anschließe, zutreffe, daß es sich um zufällig durch mechanische Einwirkungen erfolgte Abspaltungen der Zahnanlage handelt, eine Anschauung, der auch Adloff beipflichtet, wenn beide Teile kleiner sind, als ein normaler Zahn, während seiner Meinung nach überzählige Zähne normaler Form und Größe auf Atavismus beruhen.

Dafür scheint auch die Tatsache zu sprechen, daß weitaus die Mehrzahl der Fälle im Bereich des Zwischenkiefers zur Beobachtung kommen, wo die Schwierigkeit der embryonalen Entwicklung solche Abspaltungen begünstigt. Deshalb sieht man auch bei Spaltbildungen gar nicht selten Emboli.

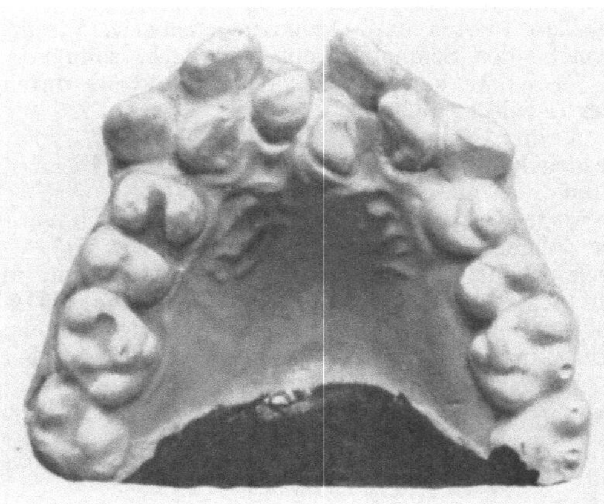

Abb. 82. Duplizierung der Schneidezähne. (Eigene Beobachtung.)

Die Zapfenzähne sind relativ viel häufiger anzutreffen. Riesenfeld hat 83 Fälle mit 99 Dutenzähnen zusammengestellt. Sie sind im Milchgebiß selten, kommen hauptsächlich nur im Dauergebiß vor, und zwar hier fast nur im Oberkiefer, nur ganz vereinzelt im Unterkiefer. Sie stehen bald außerhalb der Zahnreihe, bald in derselben, meist hinter den mittleren oder neben den seitlichen Schneidezähnen. Ihr Lieblingssitz ist der Zwischenraum zwischen den mittleren Schneidezähnen, aber doch mehr der einen oder anderen Seite nahe gerückt. Nächstdem trifft man sie am Gaumen hinter den Schneidezähnen. Hier aber muß bemerkt werden, daß als Dentes emboliformes nur die anzusehen sind, bei denen der Dutenzahn neben dem vollständig entwickelten Zahn heraustritt, nicht die Fälle, bei denen der Dutenzahn die Stelle eines dauernden Zahnes einnimmt. Die Unterscheidung, ob man es mit einem verkümmerten Zahn oder mit einem Embolus zu tun hat, ist nicht immer leicht. Dabei kann der Embolus außerhalb der Zahnreihe stehen und der eigentliche Zahn im Zahnbogen fehlen. Das Röntgenbild ist zur Klärung der Auffassung unentbehrlich.

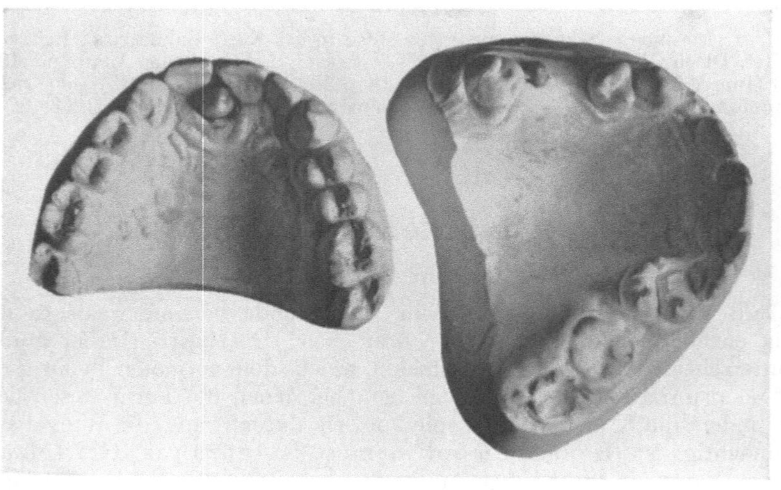

Abb. 83. Zapfenzahn hinter den Schneidezähnen.

Abb. 84. Zapfenzahn zwischen den Schneidezähnen und vor dem Weisheitszahn.

Der Zapfenzahn kann auch mehrfach im Gebiß vorkommen, so am Gaumen und gleichzeitig zwischen den Zähnen. Dabei werden meist die vorgelagerten Zähne des Dauergebisses in eine falsche Stellung hineingedrängt. Daß dadurch nicht allein die Artikulation der betreffenden Zähne, sondern auch die entfernt stehender gestört wird, ist selbstverständlich.

Unterzahl.

Der Nachweis der Unterzahl der Zähne ist nicht immer leicht zu erbringen. Uns kommt dabei das Röntgenbild sehr zu Hilfe, das etwa im Kiefer verborgene Keime nachweist. Früher mitgeteilte Beobachtungen werden nur mit großer Vorsicht zu verwerten sein. Auch den anamnestischen Angaben über Extraktion von Zähnen kann man nicht immer vollen Glauben schenken.

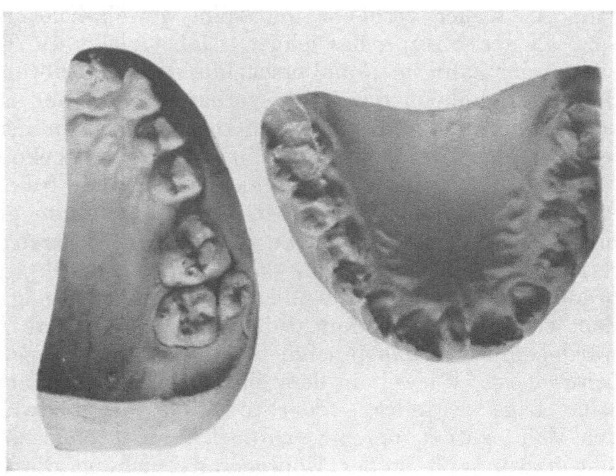

Abb. 85. Zapfenzahn zwischen 2. und 3. Mahlzahn im Unterkiefer.

Abb. 86. Zapfenzahn zwischen den Schneidezähnen.

Aber bei aller Skepsis kommen doch sicherlich Gebisse vor, bei denen ein oder mehrere Zähne von vornherein fehlen. Auch dabei ist der seitliche Schneidezahn wieder am meisten beteiligt. Es sind Fälle gesehen, bei denen fast alle Zähne fehlten. Sie haben mehr kasuistisches als praktisches Interesse. Namentlich soll bei Albinos das Zahnsystem mangelhaft entwickelt sein. Scheer hat zwei Fälle von angeborener Zahnlosigkeit in einer Baseler Familie beobachtet, bei denen vier Kinder Gebißanomalien hatten und davon das Älteste und dritte Kind Anodontie. Die Eltern wiesen keine Zahnanomalie auf. Bei den Kindern war die Anodontie mit dünnem, leicht brüchigem Haarwuchs verbunden. Im Gesicht und Nacken waren feine Lanugohaare vorhanden. Trotz des Zahnmangels zeigte das Kieferwachstum keine nennenswerte Verminderung, nur die Höhe des Unterkiefers wies eine merkliche Zunahme auf. Egger beschreibt einen seltenen Fall von Ausbleiben der Anlage der bleibenden Eckzähne im Oberkiefer bei familiärer Disposition.

Literatur.

Adloff: (a) Einige Bemerkungen über die überzähligen Zähne in der Schneidezahngegend des Menschen. Dtsch. Mschr. Zahnheilk. **1918**, H. 1. (b) Das Gebiß des Menschen und der Anthropomorphen. Berlin 1908. (c) Überzählige Zähne und ihre Bedeutung. Dtsch. Mschr. Zahnheilk. **1901**.

Brunsmann: Überzählige Zähne und deren Bedeutung. Dtsch. Mschr. Zahnheilk. **1901**. — *Busch:* Die Überzahl und Unterzahl in den Zähnen des menschlichen Gebisses. Dtsch. Mschr. Zahnheilk. **1886**.

Dependorf: Zur Frage der überzähligen Zähne im menschlichen Gebiß. Z. Morphol. u. Anthrop. **1902**.

Peckert: Morphologie der Zahnmißbildungen. Schwalbes Handbuch. Jena 1910.

Riesenfeld: Die Dentes emboliformes. Dtsch. Mschr. Zahnheilk. **1909**. — *Röse:* Über die Rückbildung der seitlichen Schneidezähne des Oberkiefers und der Weisheitszähne im menschlichen Gebiß. Dtsch. Mschr. Zahnheilk. **1908**.

Sternfeld: Scheffs Handbuch für Zahnheilkunde, Bd. 1.

Werner: Über Zapfenzähne des Menschen. Inaug.-Diss. München 1892.

14. Abschnitt.

Zurückbleiben der Zähne im Kiefer.

Die Retention der Zähne.

Der Zustand, daß ein voll entwickelter Zahnkeim ohne besondere Veränderung im Kiefer verbleibt und seine gewöhnliche Durchbruchszeit versäumt, wird als Retention bezeichnet. Dabei bleibt die Frage offen, ob und wann ein solcher Zahn im Gebiß erscheint; denn es ist wohl die Möglichkeit gegeben, daß ein Zahnkeim durch die vorhandenen Zähne einen gewissen Widerstand erfährt, der den Zahn nicht zum Durchbruch kommen läßt. Gehen dann durch irgendwelche Ursachen die Zähne verloren, so bekommt der Wachstumsdruck des bis dahin im Kiefer eingeschlossenen Zahnes freie Bahn und man sieht dann oft im sechsten oder siebenten Lebensdezennium einen solchen Zahn durchbrechen. Und doch muß man ihn bis zum Zeitpunkt seines Durchbruches als retiniert bezeichnen. Denn dafür den Ausdruck „verspäteter Zahn" zu gebrauchen (Dentitio tarda), ist wohl nicht angängig, da der Zahn, zur richtigen Zeit voll entwickelt, nur durch äußere Momente im Kiefer zurückgehalten wurde, ohne daß man annehmen kann, daß seine Entwicklung besonders langsam gewesen ist. Wieweit in dem einzelnen Fall der Zahn selbst beim Vorwachsen seine Lage veränderte, oder inwieweit der Schwund des Alveolarfortsatzes den Zahn zutage brachte, wird sich nicht ohne weiteres entscheiden lassen. Wir haben jetzt in der Röntgenuntersuchung die Möglichkeit, uns über das Verhalten solcher Zähne und ihre Lagerung ein anderes Urteil zu verschaffen, als wie es früher möglich war, wo solche Befunde nur am macerierten Schädel erhoben werden konnten.

Infolgedessen haben sich auch die Befunde über retinierte Zähne sehr vermehrt, während sie früher als Seltenheit galten. An dem bereits defekten Gebiß ist es häufig schwer, eine Retention nachzuweisen, weil der Patient über die vorgenommene Extraktion kaum sichere Auskunft zu geben vermag. Solange ein Zahn nicht voll durchgebrochen erscheint, wird man noch nicht von einer Retention sprechen. Dieser Begriff setzt das Umschlossensein vom Kiefer bei voll entwickeltem Zahne voraus. Ragt der Zahn aber an irgendeiner Stelle über den Knochen hervor und wölbt er die deckende Schleimhaut vor sich her, so kann man nach Scheff von einer Halbretention sprechen.

Daß dabei der vor dem permanenten Zahn stehende Milchzahn oft im Gebiß verbleibt, ist nicht zu verwundern, da der Resorptionsvorgang doch sehr erheblich von dem Druck des nachwachsenden Zahnes abhängig ist. Aber nach den Untersuchungen Hesses braucht deshalb die Resorption nicht ganz auszubleiben, sondern leitet sich — wenn auch nur andeutungsweise — an dem Milchzahn ein, selbst wenn der permanente Zahn weit abgelegen ist; nur pflegt sie viel langsamer und unvollständiger einzutreten.

Als Ursachen der Retention sind primäre Verlagerungen des Zahnkeimes anzusehen. Sie treffen in den meisten Fällen den Keim des Eckzahnes, der nach seiner Lage im Kiefer eine sehr viel größere Wanderung bis zu seinem Erscheinen durchzumachen hat wie seine Nachbarn, die um ein Beträchtliches der Oberfläche des Kiefers näher liegen. Wird infolgedessen schon beim Eckzahn verlangsamter Durchbruch häufig zu bemerken sein, so wird auch oft der Zahnkeim bei seinem Vorwachsen durch die schon im Gebiß stehenden Nachbarn abgelenkt und in falsche Richtung gedrängt werden. Führt diese Veranlassung — wie in den meisten Fällen — zum Durchbruch des Zahnes nach außen von der Zahnreihe, so wird er im allgemeinen widerstandslos vorwachsen. Wird er aber nach einwärts abgelenkt und kommt es, wie gar nicht selten ist, zu einer mehr horizontalen Lage des Zahnes in dem harten, festen Knochengewebe des Gaumendaches, dann ist der Durchbruch erheblich erschwert. Gerade diese Fälle können sich besonders bemerkbar machen, wenn die stehenden Zähne fortgenommen werden. So sah ich bei einer 58jährigen Dame, bei der die Wurzelreste der Vorderzähne fortgenommen wurden, um sie durch eine auf den Molaren

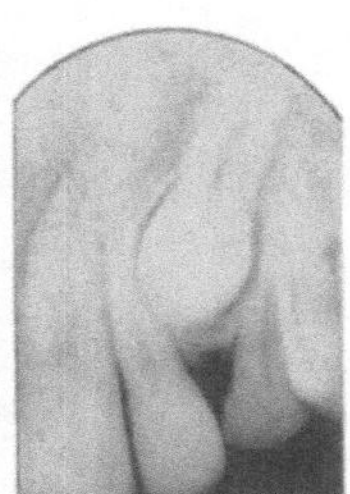

Abb. 87. Verlagerter Eckzahn bei erhaltenem Milchzahn.

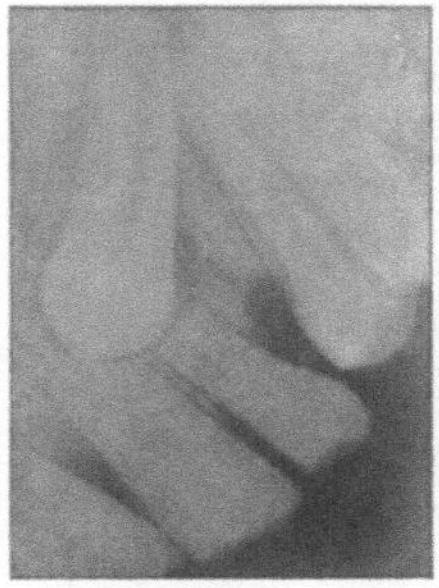

Abb. 88. Verlagerter Eckzahn bei abgestoßenem Milchzahn.

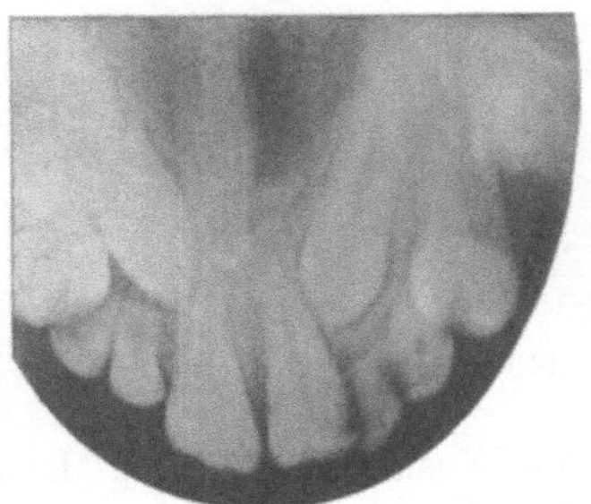

Abb. 89. Beiderseits gaumenwärts verlagerte Eckzähne.

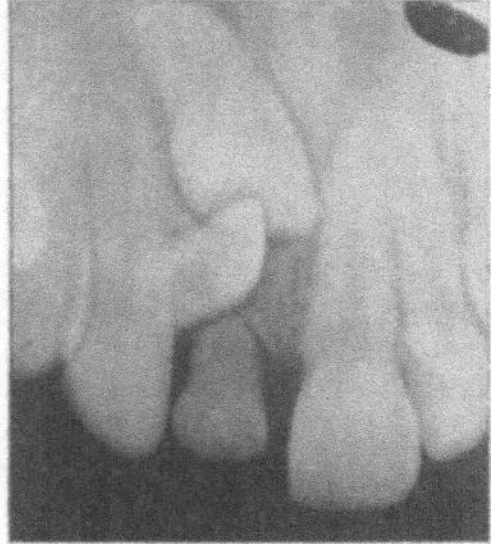

Abb. 90. Verlagerter Eckzahn den Durchtritt eines Schneidezahns verhindernd.

gestützte Brücke zu ersetzen, bald unerträgliche Schmerzen auftreten, welche die Entfernung der Brücke notwendig machten und ihre Erklärung in dem Andrängen der durch das Röntgenbild nachgewiesenen Eckzahnkante fanden.

Man wird aber im allgemeinen nur dort von Retention sprechen können, wo der Zahn in der Gegend seiner normalen Durchbruchsstelle gelegen ist. Weit verlagerte Zähne, die am Nasenboden oder im Antrum durchbrechen, werden nicht als retinierte, sondern als verirrte Zähne bezeichnet werden müssen.

Die erratischen Zähne, wie sie in der Tiermedizin genannt werden, werden in der Nasen- und Kieferhöhle angetroffen. Vielfach ist Inversion des Zahnkeimes mit Drehung seiner Querachse um 180° die Ursache, oder überzählige Zähne, die wegen falscher Anlage, aus Platzmangel in die Nasenhöhle vorbrechen.

Selten dürfte wohl zu große Länge der Zahnwurzel bei normalem Sitz und Gestalt des Zahnes die Ursache des Hineinwachsens bis in die Nasenhöhle sein. Härte und Glätte des Gebildes, der weiß glänzende, oder gelbliche

Farbenton, das Fehlen von Zähnen im Gebiß sind wertvolle Anhaltspunkte für die Diagnose, die das Röntgenbild meistens einwandfrei feststellen wird.

Die Behinderung des Zahndurchbruches kann schließlich auch durch Mißbildungen, Verletzungen, narbige Veränderungen des Kiefers, durch Traumen und Entzündungen bedingt sein. Ebenso kann durch sich entwickelnde Tumoren der Zahnkeim aufgehalten und bei Seite gedrängt werden, wie das ganz besonders oft durch Wurzelcysten geschieht. In einzelnen Fällen ist auch ein hereditärer Einfluß nachweisbar; es ist beobachtet, daß bei Geschwistern einer Familie der rechte obere Eckzahn retiniert blieb.

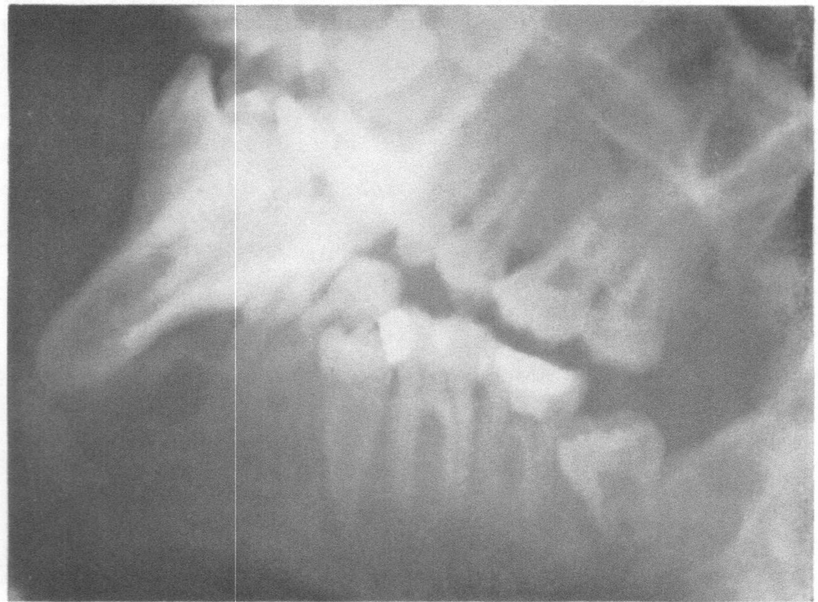

Abb. 91. Retention eines Bicuspis bei stehengebliebenem Milchmahlzahn.

Nach einer auf 84 Fälle sich erstreckenden Zusammenstellung Luniatscheks verteilen sich die Retentionen auf folgende Zähne:

	Oberkiefer	Unterkiefer	Summe
Inc. I	11	3	14
„ II	3	4	7
Can. III	39	3	42
Bicuspis I	1	1	2
„ II	1	3	4
Molar I	1	2	3
„ II	1	1	2
„ III	1	5	6
	58	25	83

Demnach wird die Retention am öftesten an den oberen Eckzähnen, dann an den oberen Schneidezähnen und unteren Weisheitszähnen beobachtet. Williger hat besondere Veränderungen an solchen retinierten Zähnen festgestellt und eine eigenartige Verbindung mit dem umgebenden Knochen dadurch zustande kommen sehen, daß der Knochen aus der Umgebung in die Resorptionshöhlen einwuchs.

Die Retention eines Zahnes verrät sich öfters zu einer Zeit, wo noch kein äußeres Zeichen auf die Anwesenheit eines verlagerten, zurückgebliebenen

Zahnes hinweist. Ein dumpfes Druckgefühl, unbestimmte schmerzhafte Empfindungen, die sich bis zu ausgesprochenen Neuralgien steigern können, begleiten den allmählichen Vorstoß eines zurückgehaltenen Zahnes, der häufig dann einsetzt, wenn zwecks Anfertigung eines künstlichen Gebisses die benachbarten Zähne oder Zahnreste entfernt werden. Gleichsam, als wenn ein fesselnder Ring gesprengt wäre und der Wachstumsdruck sich frei entfalten könne, löst sich das Vorwachsen des Zahnes aus. Eine neu gefertigte Gebißplatte wird allmählich unbequem, drückt an einer Stelle, wo sie vorher ruhig ertragen wurde, oder eine kunstvoll gefertigte Brücke löst Schmerzen aus, die sich nach und nach bis zur Unerträglichkeit steigern. Da enthüllt das Röntgenbild den noch durch Schleimhaut oder dünne Knochenschicht gebildeten Schleier

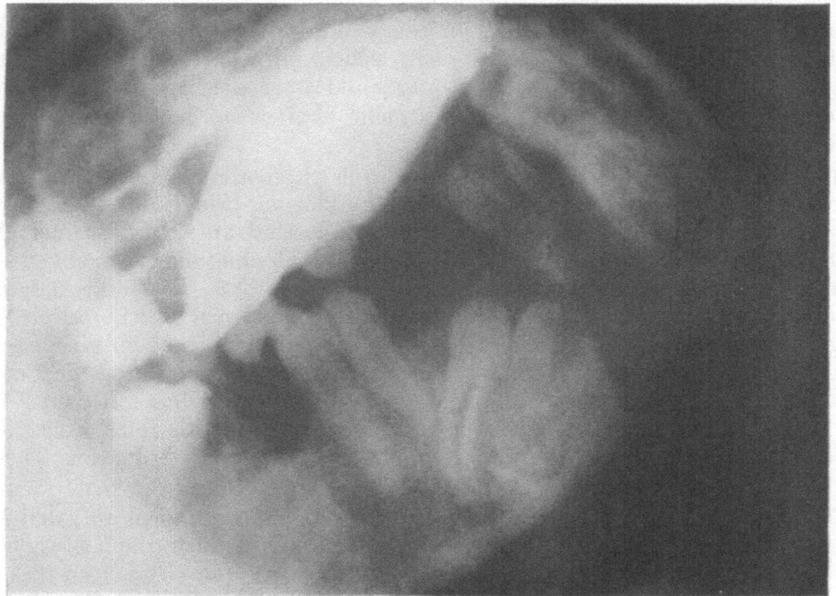

Abb. 92. Retention eines Bicuspis und eines Mahlzahns.

und zeichnet auf den Film einen schräg gelagerten, dem Durchbruch nahen Eckzahn mit seiner Spitze nach dem Gaumen oder nach der Außenwand des Kiefers zu vorstoßend. Gelegentlich können ganze Abschnitte der Zahnreihe im Kiefer stehen ohne zum Durchbruch zu kommen, selbst wenn die Zähne so unter der Schleimhaut stehen, daß man annehmen müßte, daß die Zähne die knöcherne Decke durchbrochen haben. Es ist zu widerraten, durch einen künstlichen Ersatz die entstandene Lücke im Gebißbogen auszufüllen, weil der dauernde Druck leicht die Schleimhaut entzündlich reizt und dann die Entfernung der retinierten Zähne sich notwendig erweist.

In manchen Fällen macht eine stumpfe Vorwölbung der einen oder anderen Seite, ziemlich gleichmäßig hart, nicht besonders druckempfindlich, den Verdacht auf einen retinierten Zahn rege. Wird durch eine unbedacht gemachte Incision oder durch Eröffnung einer von einem benachbarten Zahn entstandenen Eiterung oder durch Herausnahme eines Zahnes die bereits durchgebrochene Krone unter der Schleimhaut bloßgelegt, kommt die Schleimhaut fast nie mehr zum Schluß. Es bleibt eine feine Öffnung zurück, aus der spärliche, eiterige Absonderung sich entleert. Nicht immer gelingt es, mit der Sonde von dieser Öffnung aus die glatte Fläche der den Knochen durchbrechenden Krone in der Tiefe nachzuweisen. Aber das Röntgenbild gibt in solchen zweifelhaften Fällen rasch einen sicheren Aufschluß.

Ernstere Störungen kann der retinierte Weisheitszahn machen, besonders wenn er mit der Krone seitlich durch den Knochen durchbricht. Kaubeschwerden, hartnäckige Kieferklemme, gelegentlich auch schwere Eiterungen in der Massetergegend können durch einen retinierten Weisheitszahn hervorgerufen sein.

Viele von den retinierten Eckzähnen werden geopfert werden müssen, weil in vorgerückten Stadien nicht mehr die Möglichkeit besteht, für sie Platz im Gebiß zu schaffen. Denn nur in solchen Fällen wird man das von Sachse und Hesse empfohlene Verfahren anwenden können, den Zahn freizulegen und ihn durch orthodontische Maßnahmen an seinen Platz zu bringen. Die operative Entfernung des Zahnes ist durchaus nicht leicht und bedarf voller chirurgischer Fertigkeit. Denn oft täuscht das Röntgenbild über die Lage und Größe des Zahnes, da man aus seiner Projektion nicht ohne weiteres auf die wirkliche Lagerung schließen kann.

Genaue Untersuchungen, am besten durch Stereoröntgenaufnahmen, wird über Lage, Ausdehnung, Form des Zahnes Aufklärung bringen und den Operateur vor Überraschungen bewahren. Wiederholt sind an dem ausgemeißelten Zahn Unregelmäßigkeiten der Oberfläche, Höhlenbildungen nachgewiesen worden, welche man als Folge von Caries gedeutet hat. Die mikroskopische Untersuchung hat sie als Resorptionshöhlen nachgewiesen, welche durch Aufsaugungsvorgänge zustande gekommen sind. Daneben haben sich aber Stellen neugebildeten Zements gefunden, so daß angenommen werden muß, daß durch Resorption und Apposition eine innigere Verbindung des Zahns mit dem Kiefer zustande kommt. Jedenfalls können diese Befunde nicht als reine Folge einer Caries angesehen werden. Sie können nicht herangezogen werden zur Theorie der Caries.

Nicht selten treten an solchen Stellen Zahnsteinablagerungen auf, dadurch, daß vom Munde her Speichel durch eine Schleimhautfistel in die Tiefe gelangt und dort Niederschläge hervorruft.

Literatur.

Berten: Pathogenese und Therapie retinierter Zähne. Österr.-ungar. Vjschr. **1905**, 615. — *Bönninghaus:* Zahn in der Nasenhöhle. Breslau. chir. Ges. Demonstr. 1920.

Dependorf: Retinierte Eckzähne und ihre Folgen. Dtsch. zahnärztl. Wschr. **1913**, 213.

Eiselsberg: Über einen Fall von Zahnretention. Z. Stomat. **1913**, 121.

Graßner: Über das Vorkommen von Zähnen in der Nasen- und Kieferhöhle. Inaug.-Diss. Würzburg 1917.

Luniatschek: Ursachen und Formen der Zahnretention. Dtsch. Mschr. Zahnheilk. **1906**, 365.

Röse: Ein seltener Fall von Zahnretention. Schweiz. Vjschr. Zahnheilk. **6** (1896).

Sachse: Beiträge zur operativen und orthodontischen Behandlung retinierter Zähne. Korresp.bl. Zahnärzte **1911**, 138.

Weber: Zur Kasuistik der histologischen Veränderungen an retinierten Zähnen. Dtsch. Mschr. Zahnheilk. **1925**, 812. — *Williger:* Resorptionserscheinungen am retinierten Eckzahn. Korresp.bl. Zahnheilk. **1909**, H. 1.

Zuckerkandl: Med. Jb. Wien **1885**, 1.

15. Abschnitt.

Mechanische Gewalteinwirkungen.

Brüche der Zähne.

Während der elastische Knochen, namentlich dann, wenn er reich von Gefäßen und Gewebe durchzogen ist, mechanischem Druck leichter nachgibt, kommt es bei den gleichmäßiger gebauten Zähnen viel eher zur Trennung des Zusammenhangs. Je weiter die Zähne nach vorn im Gebiß stehen, desto mehr werden sie einwirkenden Gewalten ausgesetzt sein. Es werden demgemäß Schneide- und Eckzähne eine viel größere Zahl von Fällen zu den Brüchen der Zähne stellen, als die tiefer im Munde liegenden Mahlzähne. Fall und Stoß, Schlag (z. B. auf der Mensur) und Schuß sind die häufigsten Veranlassungen für das Brechen der Zähne. Kleinere Abbrüche pflegen schon beim Kauen und Beißen harter Gegenstände, z. B. bei dem beliebten Nußknacken zu erfolgen. Leicht kann das zustande kommen, wenn der Zahn durch vorangegangene Füllungen in seiner Substanz schon sehr geschwächt ist.

v. Wunschheim hat mit vollem Recht den Unterschied zwischen den Brüchen des voll entwickelten und des noch in Entwicklung begriffenen Zahnes hervorgehoben.

Betrachtet man zunächst die Brüche voll entwickelter Zähne, so wird man die verschiedenen Frakturen je nach Lage und Richtung der Bruchlinien in Kronen- und Wurzelfrakturen und nach ihrem Verlauf in Quer- und Längsfrakturen zu unterscheiden haben. Am wichtigsten für die Unterscheidung bleibt das Verhalten der Bruchlinie zum Wurzelhohlraum, denn wesentlich durch dieses Moment ist das Schicksal des Zahnes bestimmt.

Die Brüche, welche nur den Kronenteil betreffen, ohne die Pulpahöhle zu eröffnen, sind im allgemeinen leichter Natur. Von den einfachen Spalten, welche man gelegentlich als Sprünge im Schmelz beobachten kann, bis zu vollständigen Abbrüchen der Schmelzkappe kann man alle verschiedenen Übergangsformen antreffen. Sie pflegen außer der Verstümmelung des Zahnes und der kosmetischen Entstellung keinen wesentlichen Nachteil zu hinterlassen, wenn nicht durch die Gewalteinwirkung auf den Zahn das Zahnmark eine solche Erschütterung und Quetschung erlitten hat, daß dasselbe infolge der gestörten Ernährung abstirbt. Die anfangs vorhandene Empfindlichkeit, welche durch den ungenügenden Schutz des Zahnmarkes hervorgerufen wird, geht allmählich vorüber. Wie durch Kunsthilfe der entstellende Defekt des Zahnes ausgeglichen werden kann, wird bei dem Kapitel der Zahnfüllung weiter auseinandergesetzt werden.

Bei Brüchen, wo die Bruchlinie so nahe der Oberfläche der Pulpahöhle liegt, daß eine dünne Decke keinen Schutz mehr für die Pulpa bietet, wird das Schicksal des Zahnes wesentlich davon abhängen, ob die Pulpa lebensfähig bleibt oder abstirbt.

Im ersten Falle schafft sie sich selber Schutz durch Neubildung von Ersatzdentin. Im anderen Falle entwickeln sich früher oder später infolge des Absterbens und des jauchigen Zerfalls des Zahnmarks entzündliche Zustände der Wurzelhaut, die zur Behandlung des Zahnes oder zur operativen Entfernung desselben zwingen.

Ist die Pulpa direkt bloßgelegt, so kann sie entweder infolge der starken Blutinfiltration rasch absterben oder sie produziert ein Granulationsgewebe, das in Form einer knopfartigen Erhabenheit über die Bruchfläche hinausragt. Anfangs empfindlich, kann das neugebildete Gewebe so derb werden, daß es durch die beim Kauakt darüber geführten Nahrungsmittel keinen Reiz mehr erfährt (Pulpitis granulosa).

Scharfe Bruchlinien ziehen vom Kronen- in den Wurzelteil hinein, so daß

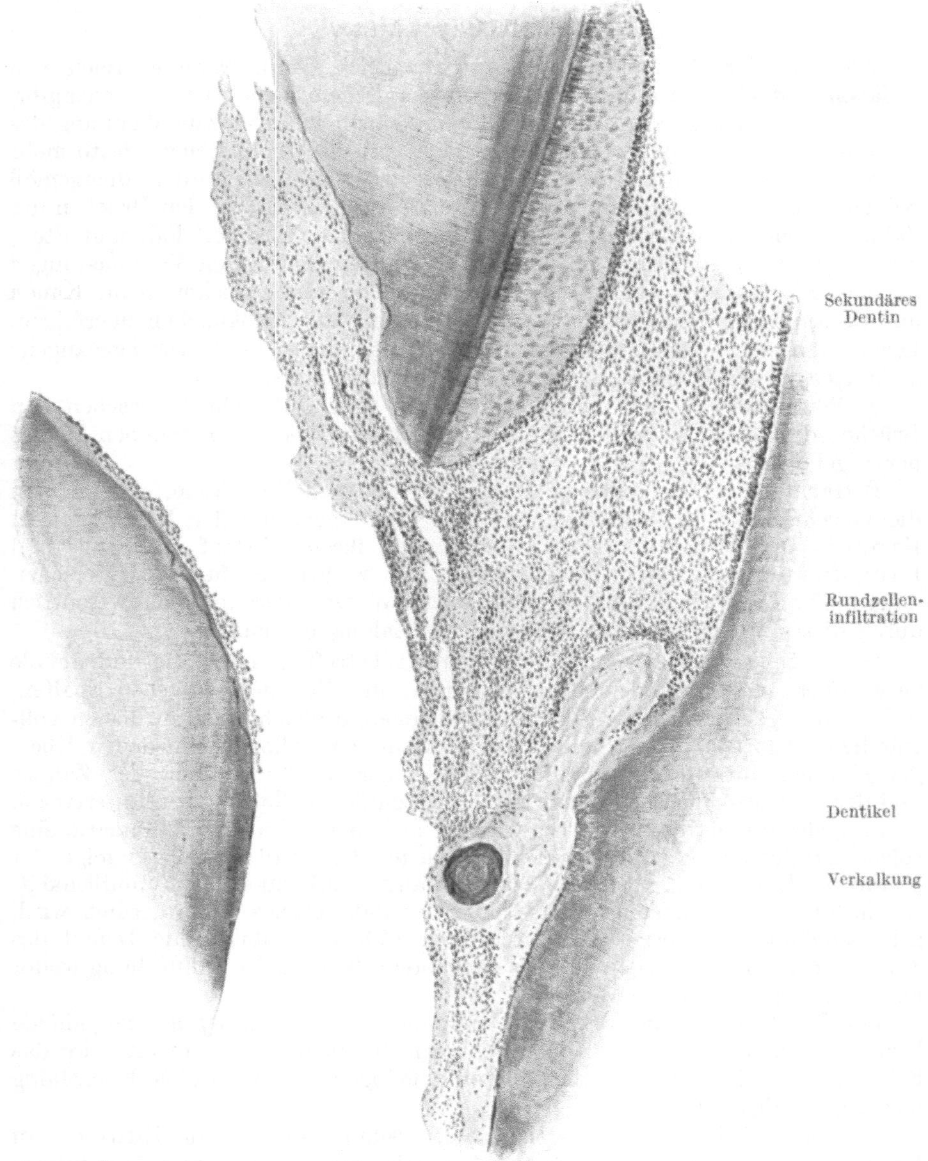

Abb. 93. Heilung einer Wurzelfraktur.
(Nach Williger, Lubarsch, Ergebnisse der pathologischen Anatomie.)

der Zahn zerspalten erscheint und seine deutlich gegeneinander beweglichen Bruchstücke nur am Zahnfleisch und an der Wurzelhaut noch haften, wenn nicht Stücke aus dem Zahn vollkommen ausgebrochen und im Augenblick der Verletzung verloren gegangen sind. Der glatte Verlauf der Bruchlinie durch das Zahnbein kennzeichnet auch später noch jahrelang das Entstehen des Defekts durch Gewalteinwirkung.

Die Fälle von Brüchen des Wurzelteils, bei denen es nicht zu starker Splitterung des Zahnes gekommen ist, sondern nur eine Trennungslinie quer durch die Wurzel hindurchläuft, brauchen keine erhebliche Lockerung oder große Empfindlichkeit hervorzurufen. Je tiefer an der Wurzel die Zusammenhangstrennung erfolgt ist, desto leichter werden die Erscheinungen sein. Oft ist nur eine leichte Empfindlichkeit bei seitlicher Bewegung oder Erschütterung des Zahnes vorhanden, welche zum Schonen des Zahnes zwingt. Das Röntgenbild gibt in zweifelhaften Fällen einen sicheren Aufschluß. Man sieht den feinen Sprung durch den Schatten des Zahnbeines ziehen. Solche Brüche können, wie das durch sichergestellte Befunde erwiesen ist, völlig ausheilen, indem das Zahnmark durch Produktion von Ersatzdentin die Frakturstücke wieder vereinigt oder, wie Williger und Euler nachgewiesen haben, die Wurzelhaut das verbindende Mittelglied abgibt.

Damit die Verwachsung zustande kommt, ist eine gute Befestigung des Zahnes Vorbedingung. Leichte Verschiebungen können dabei auftreten und später als Wurzelknickungen erscheinen. Gelegentlich kann es dabei auch zu direkter Knochenbildung im Bruchspalt kommen. Der Zahn erreicht mitunter sogar ein hohes Alter und man wird später nur an der Deformität und evtl. im Röntgenbilde die Spuren der früheren Verletzung zu erkennen vermögen.

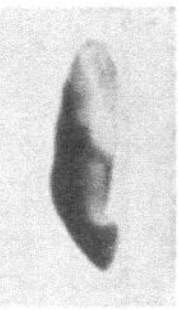

Abb. 94. Geheilter Bruch eines Zahnes. (Sammlung des zahnärztlichen Instituts Breslau.)

Bleibt aber die Pulpa nicht erhalten, macht ihr Zerfall Reizungserscheinungen, so können die Bruchstücke die Wurzelbehandlung vereiteln und Eiterung mit Fistelbildung hervorrufen. Ich habe noch nach Jahren solche Wurzelbrüche mit dauernder Eiterung operativ freilegen, die Bruchstücke entfernen und damit die Eiterung beseitigen und die Zähne erhalten können.

Am schwerwiegendsten sind die Brüche an den nicht vollständig ausdentifizierten Zähnen; denn einerseits ist die Hoffnung, daß dabei die Pulpa erhalten bleibt, wesentlich geringer und andererseits wird mit dem Verlust der Pulpa die weitere Verkalkung des Zahnes unmöglich. Man kann wohl versuchen, durch Befestigung des Zahnes die Verheilung anzubahnen — sie wird auch gelegentlich glücken — aber in den meisten Fällen ist der Zahn verloren. Eine Metallkappe kann den Zahn einigermaßen gegen äußere Insulte schützen.

Literatur.

Mayrhofer: Sportverletzungen an den Zähnen. Erg. Zahnheilk. **4**, 6.

Wunschheim: Frakturen, Infraktionen und Knickungen der Zähne. Österr.-ung. Vjschr. Zahnheilk. — *Williger:* Zähne und Trauma. Dtsch. Zahnheilk. in Vortr. **1911**, H. 16.

Luxation der Zähne.

Unter Luxation der Zähne versteht man die durch Gewalt bewirkte Lösung des Zahnes aus seiner Alveole. Hier sollen nicht die Bewegungen besprochen werden, welche man bei der beabsichtigten Entfernung des Zahnes ausführt, sondern die durch Unfälle, Sportverletzungen und anderes zustande gekommenen Verlagerungen, wie sie namentlich die Frontzähne leicht erfahren. Meist kommt eine Eintreibung in den Knochen mit oder ohne Bruch desselben zustande. Es muß der Zahn, wenn er erhaltungsfähig ist, in seine Alveole zurückgeführt, oder bei ausgedehnter Verlagerung replantiert werden, besonders wenn die Pulpa noch lebt. Es sind Fälle beschrieben, bei denen solche Zähne länger als 30 Jahre fest im Kiefer blieben. Der Zahn wird mit Draht oder Seide an seine Nachbarzähne angebunden und wird meist in wenigen Tagen schon so fest, daß er bei vorsichtigem Verhalten von seiner Bindung befreit werden kann. Etwa zerrissenes Zahnfleisch wird am besten durch Naht vereinigt. Sollte schon stärkere entzündliche Veränderung Platz gegriffen haben, wird er allerdings bald entfernt werden müssen.

Die Brüche des Unterkiefers.

Die Brüche des Unterkiefers sind unter den Brüchen der Schädelknochen des Gesichts die häufigsten. Es erklärt sich diese Tatsache aus der Stellung des Unterkiefers zum gesamten Gesichtsschädel und der gelenkigen Verbindung, in der er mit ihm steht. Die schweren Gewalteinwirkungen, welche erforderlich sind, um diesen festen widerstandsfähigen Knochen zu brechen, treffen hauptsächlich die in harter Lebensarbeit stehenden Männer, so daß diese ein erheblich stärkeres Kontingent zu den Verletzten stellen als das weibliche Geschlecht, nach Gurlt im Verhältnis von 106 : 9. Das jugendliche Alter ist durchaus nicht ausgeschlossen. Hier sind es wesentlich direkte Verletzungen durch Fall, Stoß und Hufschlag, welche Brüche erzeugen, während beim späteren Alter die Einwirkung der Maschinengewalten, die Gefahren des Fahrverkehrs (Zweirad, Motorrad, Auto), der Boxsport und Fall aus großer Höhe die wesentlichste Rolle spielen. Wie diese Einflüsse die Zunahme der Kieferbrüche gesteigert haben lehrt beifolgende Kurve, die Reichenbach nach den statistischen Ergebnissen entworfen hat.

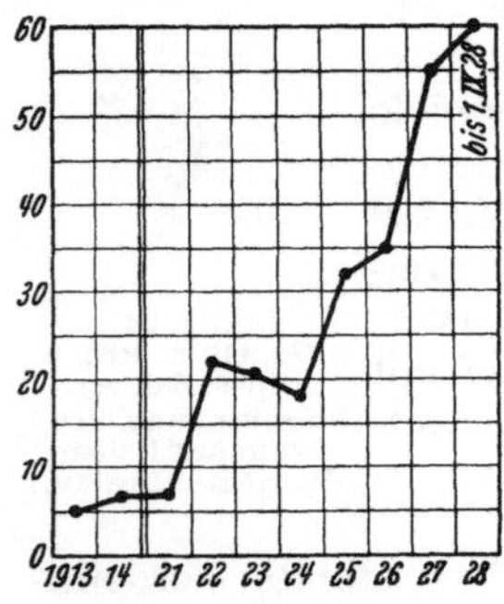

Abb. 95. Aus Fortschritte der Zahnheilkunde Bd. V 1, S. 1056.

Schmutziger hat die Kieferbrüche der schweizerischen Unfallversicherungsanstalt bearbeitet. Er konnte 178 Kieferbrüche und 7 Brüche des Jochbeins zusammenstellen. An den Fällen waren 172 Männer und 6 Frauen beteiligt. Die Heilung erfolgte so, daß 154 Männer und 3 Frauen ohne Rente hergestellt werden konnten. Von den Kieferbrüchen betrafen 135 den Unterkiefer und 56 den Oberkiefer. Von den Unterkieferbrüchen waren 28 einfach, 15 doppelt und 1 dreifach. Bevorzugt war die Gegend der Prämolaren. Von den Brüchen am Gelenkkörper waren 14 einfache, 7 doppelte und 4 dreifache. Von den Unterkieferbrüchen betrafen 30 den Kieferbogen, 25 den Condylus. 6 Unterkieferbrüche und 3 Oberkieferbrüche waren durch Auto-, Motorrad- und Fuhrwerksunfälle hervorgerufen. Ihnen standen 23 Fälle am Unterkiefer und 12 am Oberkiefer, die durch Zweiradunfälle entstanden waren, gegenüber. 1,12% machten die Zahl der Todesfälle am Unterkiefer, 3,6% am Oberkiefer aus.

Ivy sah bei 100 Kieferbrüchen 49% durch Faustschlag, 14% durch Fall, 8% durch Auto, 5% bei Zahnextraktion, 3% durch Fußball, 20% durch verschiedene Ursachen entstehen.

Die ursächlichen Momente bestimmen auch die Art der Fraktur, insofern diese entweder an der Stelle der Gewalteinwirkung (direkter Bruch) oder bei Biegung und Pressung des Knochens entfernt von der getroffenen Stelle, an dem am stärksten auf Biegung beanspruchten Punkte zustande kommt (indirekter Bruch). Die bogenartige Gestalt des Unterkiefers gibt häufig Gelegenheit zu Biegungsbrüchen, indem die seitliche Pressung der Äste den Kieferbogen nahe seiner Mitte springen läßt. Daß es nicht genau in der Mitte zum Bruch kommt, hat darin seinen Grund, daß die stark entwickelte Spina mentalis die Mitte stark verdickt und hier die Rindenschicht erheblich stärker ist als in der Gegend des tief in den Kiefer reichenden Eckzahnes und des die äußere Wand schwächenden Foramen mentale. Immerhin gehören erhebliche Gewalten dazu (Weber hat sie auf 150 Pfund berechnet), um den Kiefer zu brechen.

Abhängig von der Gewalteinwirkung pflegt auch Zahl und Form der Bruchlinien zu sein. Während direkte Frakturen meistens nur an einer Stelle den Zusammenhang des Knochens lösen, sind doppelte und dreifache Brüche bei indirekten Frakturen keine Seltenheit, während Stern- und Splitterbrüche bei Stoß und Schuß häufiger sind. Die bevorzugten Stellen für die

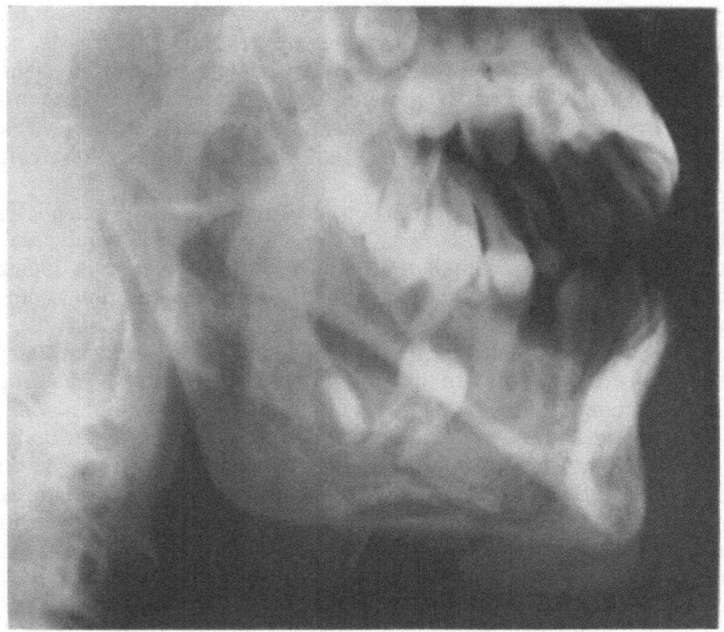

Abb. 96. Splitterbruch des Unterkiefers.

Bruchlinien sind das Mittelstück, der Übergang desselben in den horizontalen Ast und die Umschlagstelle dieses in den aufsteigenden.

Weniger voraus zu bestimmen ist der Verlauf der Bruchlinie. Selten geht sie ganz vertikal von oben nach unten, sondern durchsetzt meistens den Kiefer in schräger Richtung, wobei noch zu unterscheiden ist, ob die Bruchlinie schräg verläuft, nicht nur von hinten nach vorn, sondern auch von innen nach außen. Der Verlauf der Bruchlinien ist für die Frage der Verschiebung der Bruchstücke von Bedeutung.

Das dichte Aufliegen der dünnen Schleimhaut auf dem Zahnfortsatz des Kiefers bedingt, daß bei den meisten Frakturen, soweit sie in dem Bereich der von Schleimhaut gedeckten Partie des Unterkiefers vorkommen, die Schleimhaut mit einreißt und dadurch der Bruchspalt mit der Mundhöhle in Verbindung tritt und der Bruch auf diese Weise zu einem offenen, komplizierten wird. Subperiostale Brüche gehören jedenfalls zu den Ausnahmen. Deshalb werden die Frakturen im Bereich des Zahnbesatzes meist kompliziert sein, während die Frakturen hinter dem Zahnbesatz (aufsteigender Ast und Hals) viel öfter unkompliziert sein werden. Subperiostale Brüche gehören zu den Seltenheiten.

Der einwirkenden stumpfen Gewalt setzt der Unterkiefer entsprechend seinem Bau verschiedenen Widerstand entgegen. So sind am Eckzahn, den Prämolaren, am Kieferwinkel und Kieferhals Schwachpunkte (Eggers) vorhanden, an denen der Unterkiefer mit Vorliebe bricht.

Es ist leicht erklärlich, daß bei den schweren Gewalteinwirkungen, die zu einem Bruch des Unterkiefers führen, auch die äußeren, gegenüber dem Kiefer verschieblichen Weichteile mitverletzt werden, entweder indirekt, daß sie bei der Zerrung durch stumpfe Gewalt einreißen, oder daß sie, wie es beim Aufprall des Kinnes oft geschieht, durch den Knochen gleichsam von innen nach außen durchschlagen werden. Die übrigen Nebenverletzungen treffen in allererster Linie den Zahnbesatz. Bald sind die Zähne nur gelockert, mehr oder weniger tief abgeschlagen, in den Knochen verschoben, oder sie sind gleich bei der Verletzung vollkommen verloren gegangen.

Betrifft der Bruch den horizontalen Teil des Kiefers, so werden nicht selten die Arteria mandibularis und der begleitende Nerv mitzerrissen oder gequetscht.

Außer den Frakturen des Kieferkörpers kommen auch isolierte Frakturen des Zahnfortsatzes vor, in den meisten Fällen als Folge von Zahnextraktionen, seltener durch Verletzung.

Die Diagnose ist in den meisten Fällen, bei denen eine sichtliche Verschiebung der Bruchstücke stattgefunden hat, nicht schwer. Der Versuch, die Bruchstücke gegeneinander zu verschieben, löst Crepitation aus. Die gleichzeitige Verletzung der Weichteile am Zahnfortsatz, die Blutung aus dem vom Kiefer abgelösten Zahnfleisch sind fast ständige Begleiterscheinungen der Kieferbrüche im oralen Bereich. Schwieriger ist der Nachweis der extraoralen Brüche des aufsteigenden Astes des Unterkiefers, der Brüche des Kronenfortsatzes und des Processus condyloideus. Da erweist sich das Röntgenbild als ein unentbehrliches Hilfsmittel. Der große Vorzug, durch wiederholte Aufnahme den Heilungsvorgang leicht verfolgen zu können, gibt für alle Heilungsmaßnahmen größere Sicherheit. Deshalb ist bei jeder Fraktur der Kiefer eine Röntgenaufnahme erforderlich, zumal sie öfters wichtige Veränderungen enthüllt, die rechtzeitig erkannt, Störungen des Heilverlaufes vermeiden läßt.

Symptome. Der Bruch des Kiefers verrät sich meistens durch eine gewisse Abweichung in dem Gesichtsumriß, je nach der Lage der Fraktur und je nach der Beteiligung der Weichteile verschieden hochgradig. Der fast nie fehlende Bluterguß bewirkt mehr oder weniger unfangreiche Schwellung mit einer meist erst 3--4 Tage nach der Verletzung auftretenden Verfärbung, die sich nicht selten bei der Verteilung des Blutaustrittes entsprechend der Schwere an der Halsgegend bis zum Schlüsselbein abwärts erstrecken kann. Der Verletzte hält den Mund meist leicht geöffnet und vermeidet auch beim Sprechen ausgiebige Bewegungen.

Beim Einblick in den Mund verrät der blutige Speichel die Verletzung der Schleimhaut, die sich auf die schmale Zahnfleischpartie zwischen zwei Zähnen beschränken kann, aber auch je nach dem Grade der Gewalteinwirkung umfangreichere Wunden im Mundvorhof oder am Mundboden zeigen kann.

Typisch pflegt ja die Verschiebung der Bruchstücke zu sein; selten vermißt man sie vollkommen. Meist ist sie ohne weiteres sichtbar, manchmal tritt sie erst bei weiterem Öffnen des Kiefers zutage. Bei Brüchen des Mittelstücks kann die vertikale Verschiebung nur gering sein und nur das mehr oder weniger starke Auseinanderweichen zweier Zähne beim Öffnen und Schließen des Kiefers macht den Bruch deutlich. In anderen Fällen ist die Verschiebung erheblich. Grad und Richtung bestimmen sich einerseits nach der Wirkung der Muskeln, andererseits nach der Richtung der Bruchlinie. Die Muskelansätze der am kräftigsten auf den Kiefer wirkenden Muskeln gehören ja den

Kaumuskeln an (die Innenseite des aufsteigenden Astes dem Pterygoideus internus, die Außenfläche dem Masseter, der Processus coronoideus dem kräftigen Temporalis). Sie gewinnen das Übergewicht, wenn ihre symmetrische Wirkung durch den Kieferbruch gestört ist. Die kleinen Muskeln, wie der Pterygoideus externus, werden nur Nebenwirkungen äußern können. Das am Mittelstück des Unterkiefers gelegene Muskelfeld dient dem Ansatz der Geniohyoidei und Genioglossi.

Wenn der Kiefer an irgendeiner Stelle seitlich von der Mittellinie eine Trennung erfahren hat, so wird die Kaumuskulatur auf das kürzere Bruchstück einen kräftigeren Zug ausüben müssen und es deshalb an den Oberkiefer heranziehen, so daß es gegenüber dem anderen Bruchstück nach oben verschoben

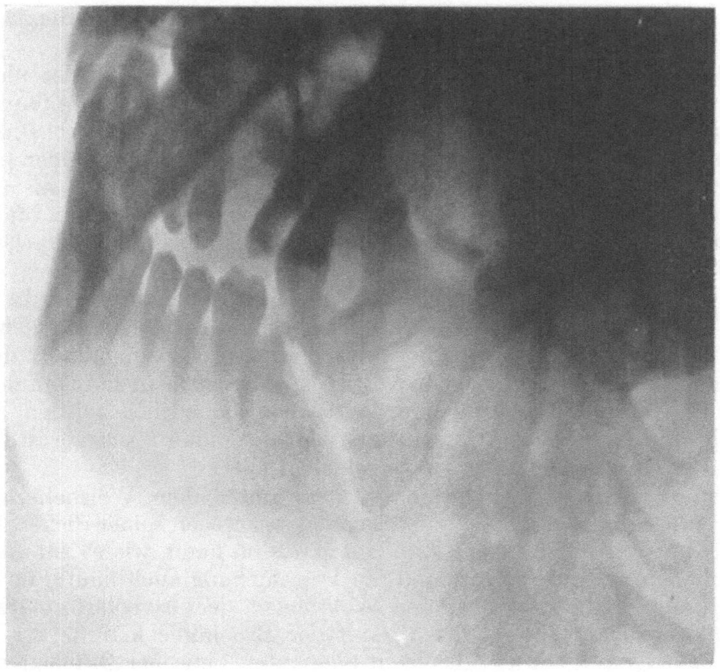

Abb. 97. Biegungsbruch am Kieferwinkel mit charakteristischer Verschiebung der Bruchenden. (Nach Klapp, Bange und Ernst aus Kirschner und Nordmann, Chirurgie IV/1.)

erscheint; es steht höher als das andere. Bei Frakturen, die schräg durch die Kiefer hindurchgehen, zieht meist der Pterygoideus internus das Bruchstück einwärts, so daß das größere Bruchstück über das kleinere weggreift. Damit treten die Zahnreihen außer Kontakt. Am sinnfälligsten wird die Verschiebung bei Ausbruch des Mittelstücks; dieses wird dann aus dem Kieferbogen durch die Wirkung der Zungenbein- und Zungenmuskeln, die an ihm ansetzen, nach unten und hinten gezogen, oft so, daß, begünstigt durch die Schwere, die Zunge mit dem anhängenden Mittelstück sich an die hintere Rachenwand anlegt und Erstickungsgefahr eintritt.

Bei den mehrfachen Brüchen wird die Verschiebung der Bruchstücke nicht von vornherein zu bestimmen sein, sondern sich nach den Kräften richten, welche auf die einzelnen Bruchstücke wirken. Am deutlichsten erkennbar bleibt dabei immer die Wirkung der Kaumuskulatur auf die Bruchstücke im Sinne der Annäherung dieser an den Oberkiefer. Bei den schweren Verletzungen, wie sie leider durch den Automobil- und Motorradverkehr immer häufiger werden, stehen die Folgen der Schädelverletzung vor denen der Kieferverletzung. Die häufigste Begleiterscheinung ist die Hirnerschütterung. Ob sie die Folge einer Anämie oder eine Druckwirkung auf Hirnrinde und Hirnstamm ist, bleibt noch strittig. Sie äußert sich in Bewußtlosigkeit, Weite der Pupillen, Verlangsamung der Atmung und des Pulses, Erlöschen der Reflexe, in einzelnen Fällen durch Erbrechen und unwillkürliche Stuhlentleerung. In leichteren Fällen geht der Zustand bald vorüber, es bleibt nur das auffällige Symptom, daß der Verletzte für den Unfall selbst keine Erinnerung mehr besitzt (Amnesia retroactiva). Zuckungen oder Lähmungen bestimmter Muskelgruppen, Sprachstörungen lassen Läsionen umschriebener Hirnbezirke vermuten (Contusio cerebri). Gehen die Erscheinungen nicht zurück oder steigern sie sich, so kommt, wenn die Erscheinungen auf bestimmte Hirnstellen hinweisen, die Eröffnung der Schädelhöhle in Frage, sonst ist das Leben ernsthaft bedroht.

Die Blutungen sind bei den Brüchen des Unterkiefers meist nicht sehr erheblich. Es scheint die Arteria alveolaris inferior bei ihrer Zerreißung durch die brechende Gewalt sich so zusammenzuziehen, daß größerer Blutverlust vermieden wird. Die Quetschung der Weichteile kann dabei einen beträchtlichen Grad erreichen, sowohl außen im Gesicht und am Halse, als auch am Mundboden und an der Zunge. Gerade diese Schwellungen können oft bedrohlichen Charakter annehmen und zu besonderen Maßnahmen (Tracheotomie) Veranlassung geben.

Die Verschieblichkeit der Bruchstücke und das dabei erfolgende Reibegeräusch (Crepitation) wird für die Diagnose ausschlaggebend sein. Man prüft es, indem man jedes der Bruchstücke fest zwischen die Finger der einen Hand faßt und nun Bewegungen in vertikaler oder auch in horizontaler Richtung macht. Öfters beobachtet man das Reiben namentlich bei den Vertikalbrüchen des Mittelstücks des Unterkiefers, ohne daß man imstande ist, deutlich die Bruchstücke gegeneinander zu verschieben.

Schwieriger wird der Nachweis bei den hinter dem Weisheitszahn auftretenden Brüchen, da man den aufsteigenden Ast wegen seiner dicken Umlagerung mit Weichteilen nicht so fest isoliert umfassen kann, wie es zur Auslösung der Verschiebung erforderlich ist und die Verschiebung auch häufig in horizontaler Richtung erfolgt, wie bei den Abbrüchen der Alveolarfortsätze. Das Röntgenbild wird am besten den Verlauf der Bruchlinie klären.

Die Nervenverletzung, die ja in allerester Linie bei Brüchen zwischen dem Weisheitszahn und dem ersten Bicuspidaten in Frage kommt, äußert sich von der Herabsetzung der Empfindung im Bereich der Unterlippe vom leichten Taubsein an bis zu vollkommener Empfindungslosigkeit. Letztere tritt ein, wenn die Kontinuität des Nerven ganz unterbrochen ist. Einfache Blutaustritte in den Nervkanal werden häufiger Reizerscheinungen (neuralgische Beschwerden, reflektorische Zuckungen, Parästhesien) auslösen.

Die Heilung der Unterkieferbrüche beansprucht meistens die Zeit von 30—40 Tagen. Ihre Dauer ist abhängig von der richtigen Stellung der Bruchstücke und von dem Ausbleiben schwerer entzündlicher Prozesse. Für die Entwicklung dieser ist der Boden ja meist sehr günstig, indem die Gefahr der Infektion namentlich bei der mangelhaften Mundpflege der niederen Stände leicht eintritt, wenn nicht schon im Augenblick der Gewalteinwirkung erfolgt.

Schwere Eiterungen geben regelmäßig zu Nekrosen der Bruchstücke Veranlassung. Glücklicherweise beschränken sich diese Entzündungsprozesse meist auf den Bruchspalt und seine Nachbarschaft, greifen nur selten in die benachbarten Weichteile über. Die Abstoßung der abgestorbenen Bruchstücke oder ihrer Ränder verzögert die Heilung recht erheblich und manchmal scheinen lange Verzögerungen der Heilung einzutreten, nicht selten auch die knöcherne Vereinigung ganz auszubleiben und nur bindegewebige (Pseudarthrose) zustande zu kommen.

Durch sorgfältige Pflege von vornherein lassen sich die schweren Entzündungsprozesse wohl hintanhalten, wenngleich bestehende Blutaustritte ihrer Verbreitung sehr günstig sein können. Sorgfältige Behandlung unter steter Fortnahme alles zerquetschten Gewebes ist für die Verhinderung schwerer Entzündungsprozesse von großer Bedeutung.

Die Abstoßung abgestorbener Knochenstücke vollzieht sich in der gewöhnlichen Weise mit Fistelbildung nach innen oder außen und unter gleichzeitiger erheblicher Schwellung der Umgebung. Nicht selten müssen Hilfsoperationen ausgeführt werden, um die Sequester zutage zu fördern. Erst nach ihrer Entfernung geht die bis dahin verzögerte Heilung rasch vorwärts und führt, wenn nicht zu große Stücke sich ausgestoßen haben, zu fester knöcherner Verbindung, im anderen Falle ist meist bindegewebige Vereinigung die Folge.

Die Rückwirkung auf den Gesamtorganismus pflegt eine sehr erhebliche zu sein, indem der Kauakt wenigstens in der ersten Zeit fast ganz unterbrochen ist. Aber gar bald bessert sich das Kauen, nicht selten in überraschender Weise. Trotz der Fraktur nützen doch die Patienten die Bruchstücke so gut aus — wenn die Zähne nicht eine nennenswerte Zerstörung erfahren haben —, daß ernstere Gefährdung der Patienten durch Kräfteverfall höchstens bei alten Leuten eintritt.

Ebenso wie das Kauen ist auch das Sprechen behindert. Die Störung wird hauptsächlich bedingt sein durch Umfang und Verhalten des eingetretenen Blutextravasats. Die Menschen zeigen sich dabei von verschiedener Geschicklichkeit und Energie. Während die einen gar häufig das Kauen vollständig verweigern wegen der gefürchteten Schmerzen, sind andere so merkwürdig unempfindlich, daß sie schon frühzeitig, ehe noch eine nennenswerte Festigung vorhanden ist, zu kauen versuchen. Nicht selten führen Katarrhe der Luftwege mit anschließender Lungenentzündung zum Tode.

Für die Heilung ist die allererste Vorbedingung die zweckmäßige Aneinanderfügung der Bruchstücke und die Erhaltung der richtigen Stellung. Wo diese von vornherein durch Lage und Verlauf der Bruchlinie gesichert ist, bedarf es oft außer der notwendigen Reinlichkeit keiner besonderen Maßnahmen. Aber diese Fälle sind die Ausnahmen. Meistens ist die Verschieblichkeit so, daß die richtige Stellung nur durch besondere Vorkehrungen erreicht werden kann. In jedem Fall ist der größte Wert auf die Verhinderung der Wundinfektion zu legen und deshalb zerquetschte Wundränder abzutragen und die Wunden durch Naht zu schließen, evtl. unter Ableitung nach außen. Wenn irgend möglich, soll die Mundhöhle abgeschlossen werden, so daß nichts von ihrem Inhalt in die Buchten und Taschen vorhandener Rißwunden kommt. Wo der Schluß durch Naht wegen zu großer Quetschung der Gewebe nicht möglich ist, muß von der Tamponade Gebrauch gemacht werden.

Kommt der Bruch erst mehrere Tage nach seinem Entstehen in die Behandlung, so ist die Infektion meistens schon erfolgt; ihre Ausdehnung bestimmt, ob man ihrer bei der weiteren Behandlung noch Herr werden kann. Die antiseptische Behandlung der Mundhöhle ist energisch einzuleiten und pünktlich durchzuführen. Zu den unerläßlichsten Maßnahmen zählt die mechanische Reinigung der Mundhöhle, die der Kranke evtl. selbst nach Anweisung machen kann, oder durch das Pflegepersonal erhalten muß.

Erst wenn die Wunden versorgt sind, kann man an die richtige Stellung der Bruchstücke denken. Sie in die richtige Lage zu bringen, macht oft schon große Schwierigkeit, noch viel mehr, sie in der richtigen Lage zu erhalten. Es sind wohl bei keiner Bruchform mehr und mannigfaltigere Methoden zur Feststellung angegeben worden, wie bei der Unterkieferfraktur.

Die von außen wirkenden Verbände sollen in erster Linie so wirken, daß sie den Oberkiefer als Schiene für den Unterkiefer benützen und durch Anpressen des Unterkiefers an den Oberkiefer die Bruchstücke feststellen.

Dieses Prinzip, das ja Angle in seinen Schraubenmutterverbänden in der äußersten Konsequenz verwendet, scheitert meistens an der Schwierigkeit der Ernährung und der Sauberhaltung des Mundes. Deshalb ist es mehr und mehr verlassen worden.

Die Verbände von außen in Form der Funda maxillae, oder auch der Kappen, welche aus Kautschuk hergestellt sind, sind bei einiger Verschiebung sehr wenig zuverlässig. Auch die etwas komplizierteren Formen (Morell, Lavallé und Nasmith) haben den viel besseren Schienenmethoden weichen müssen.

In den vielfachen Fällen, in welchen der Zahnbesatz so unregelmäßig ist, daß er wegen seiner Lücken oder wegen vorhandener Lockerung nicht als

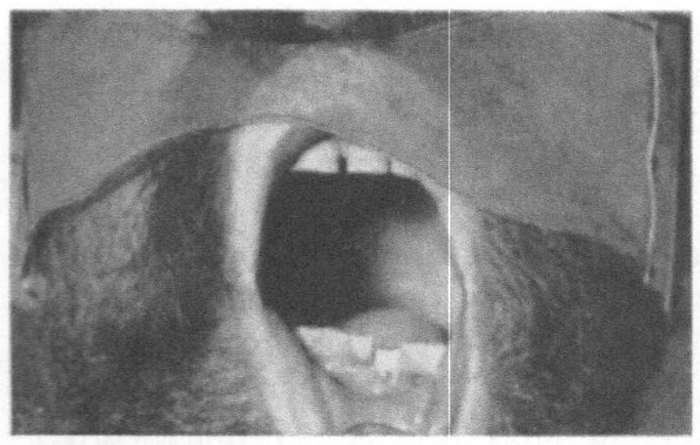

Abb. 98.
Unterkieferbruch. Vertikale Dislokation.

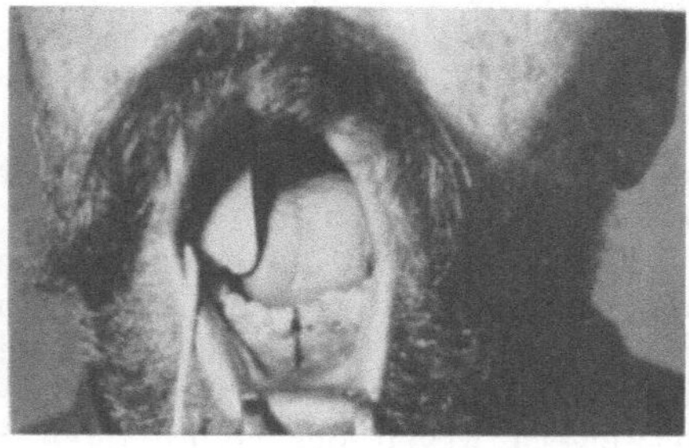

Abb. 99.
Unterkieferbruch. Wirkung des Gummikeils.

Schiene benützt werden kann, habe ich von dem Gummikeil zweckmäßig Gebrauch gemacht. Seine Wirkung beruht auf dem Gegenteil von dem, was die den Unterkiefer gegen den Oberkiefer andrängenden Verbände bezwecken. Er soll den Bruchstücken die richtige Stellung dadurch geben, daß der die Verschiebung bedingende Muskelzug durch Entspannung der Muskeln ausgeschaltet wird. Die Verwendung ist im allgemeinen eine sehr einfache, man legt den Keil auf der Seite ein, wo das Bruchstück am kräftigsten gegen den Oberkiefer angezogen wird. Senkt man mit dem Keil dieses Bruchstück, so tritt es meist ohne Schwierigkeit bei dem dann geöffneten Munde mit dem anderen Bruchstück in das richtige Niveau. Besonders wertvoll hat sich mir die Keilbehandlung erwiesen, wenn bei Brüchen des horizontalen Astes das zahnlose zentrale Bruchstück sich auf andere Weise nicht in richtige Stellung bringen ließ.

Die früher vielfach geübte Knochennaht ist so gut wie ganz verlassen, weil die bei ihr leicht entstehende Nekrose des Knochens die Heilungsdauer erheblich verlängert; sie kommt höchstens bei zahnlosen Kiefern, wenn die Befestigung der Schiene Schwierigkeiten macht, noch zur Verwendung.

Auch von der Extension mit langem Bügel (Seelhorst) wird kaum mehr Gebrauch gemacht.

In allen Fällen, in denen der Zahnbesatz ausreichend vorhanden ist und genügend Widerstand leistet, wird man die Behandlung mittelst Schienen, die an dem Zahnbesatz angreifen, am zweckmäßigsten durchführen. Sie werden in einem besonderen Kapitel behandelt werden. Ihre Verwendung muß nur früh genug einsetzen, ehe die Kieferstücke durch reaktive Prozesse schon einigermaßen fest geworden sind.

Brüche der Fortsätze.

Brüche an jenem Teil des Kiefers, welcher außerhalb der Mundhöhle gelegen ist, bieten nicht ohne weiteres die Gefahr der Infektion und verlaufen wie andere subcutane Brüche. Sie betreffen entweder den Winkel oder laufen schräg durch den aufsteigenden Ast hindurch. Die Verlagerung der Bruchstücke bei diesen Frakturen ist auch durch die Wirkung der Kaumuskulatur bestimmt und äußert sich durch eine kleine Verschiebung der Zahnreihe in der Richtung der Seite, auf welcher der Bruch eingetreten ist. Auch pflegt sich bei der Mundöffnung eine Behinderung einzustellen. Oft kann man auch eine Verkürzung zwischen dem Kieferwinkel und der Gelenkgegend auf der Seite des Bruches gegenüber der anderen feststellen.

Selten ist die Verschiebung der Bruchstücke durch isolierte Muskelwirkung so groß, daß sie augenfällig wird. Meist muß man sich durch eine genaue Palpation sowohl des Winkels der Gegend des aufsteigenden Astes, als wie auch durch Palpation vom Munde her von der Fraktur überzeugen. Das Röntgenbild ist kaum zu umgehen, wenn man sicheren Aufschluß haben will. Gelegentlich ist durch Zerreißung des Nerven auch bei diesen Brüchen Anästhesie im Ausbreitungsbezirk nachgewiesen worden.

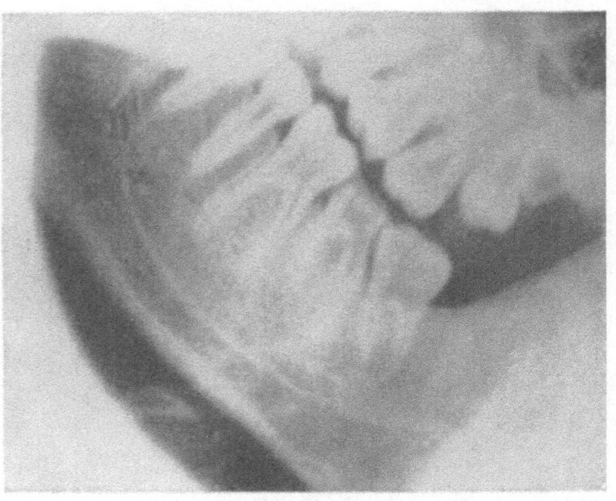

Abb. 100. Bruch des aufsteigenden Astes.

Während die Behandlung früher nur auf die äußeren Verbände und Feststellung des Kiefers sich beschränkte, sind neuerdings durch die Benutzung der vertikalen schiefen Ebene neue Bahnen der Behandlung eingeschlagen, die anscheinend auch von gutem Erfolg begleitet sind. Warnekros suchte die Einwärtsverschiebung des Bruchstückes dadurch auszugleichen, daß er mit einer Schiene um die Zähne einen Fortsatz verband, der von innen her auf das sich verlagernde Bruchstück einwirkte. Schröder hat die schiefe Ebene nach vorn gestellt benützt, um durch sie einen horizontalen Zug auszuüben.

Beim Gelenkfortsatz des Kiefers besteht die Möglichkeit eines isolierten Bruches des Halses vor seinem Übergang in den Gelenkkörper, trotz dessen Einbettung in die sich gabelnden Wülste des Processus zygomaticus, welche die Fossa mandibularis umfassen. Bald ist es direkte Gewalt durch Fall, Stoß oder Schuß, welche den walzenförmigen Gelenkfortsatz von seinem schlanken Halse trennt, bald indirekte Gewalt, welche den Bogen des Unterkiefers so gegen den Schädelgrund anpreßt, daß der dünne Hals nachgibt. Bei dieser Gewalteinwirkung ist es leicht erklärlich, daß die Verletzung doppelseitig auftritt, oder daß gleichzeitig auch in der Kinngegend sich ein Bruch des Unterkiefers vorfindet. Zugleich kann aber auch das Widerlager am Schädel, namentlich die vordere Lamelle des äußeren Gehörganges durch die Gewalt zertrümmert werden und dadurch den Bruch komplizieren. Fall auf das Kinn, Sturz aus größerer Höhe, sind wiederholt als Ursache für den Bruch des Gelenkfortsatzes angegeben worden. Die Richtung der Bruchlinie wird hier wesentlich durch die der Gewalteinwirkung bestimmt, da Muskelkräfte auf den Hals nur durch einzelne Fasern des Musculus pterygoideus externus einwirken. Ist die Knochenhaut mitzerrissen, so verschieben sich die Fragmente.

Der genannte Muskel zieht das obere Bruchstück einwärts und etwas nach oben, so daß das untere Fragment mit seiner Bruchfläche die hintere Fläche des Processus condyloideus berührt. In manchen Fällen ist die Kraft, mit der das untere Bruchstück durch den Muskelzug verzogen wird, stärker und drängt das Köpfchen nach außen von dem einwärts liegenden unteren Bruchstück.

Oft genug wird der Bruch gegenüber den schweren anderen Erscheinungen (Gehirnerschütterung, Bruch des Unterkieferkörpers) übersehen und tritt erst in seinen Folgezuständen später in die Erscheinung. Mir sind mehrere Fälle von Brüchen des Unterkiefergelenkfortsatzes vorgekommen, in denen erst die sekundär auftretende Bißverschiebung jahrelang nach der Verletzung die Art des Entstehens verriet.

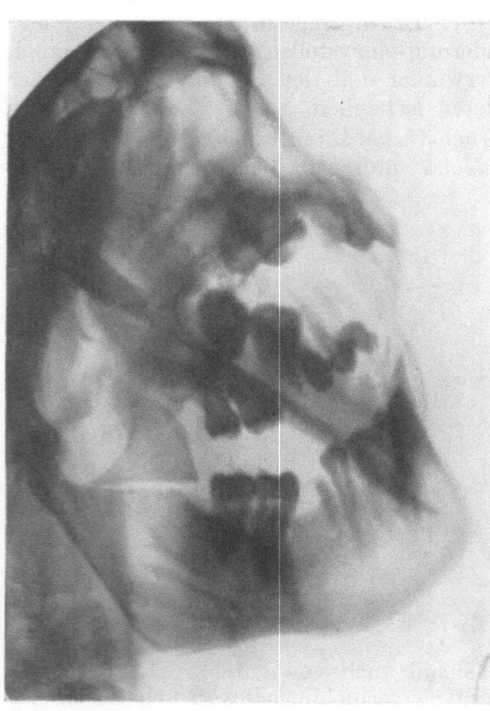

Abb. 101. Abriß des Processus coronoideus vom Unterkiefer.

Und doch ist der Nachweis der Fraktur nicht allzuschwer. Der in den Gehörgang eingelegte Finger fühlt in normalem Zustande bei Öffnung des Kiefers das Ausweichen des Gelenkkörpers nach vorn. Bei einseitigem Bruch wird der Vergleich mit der Verschieblichkeit der gesunden Seite sofort augenfällig, indem auf der kranken Seite eine Bewegung des Gelenkkörpers nicht zu fühlen ist. Nicht selten gewahrt man auch dabei ein reibendes Geräusch, das die aufeinander sich verschiebenden Bruchflächen hervorrufen. Schmerzhafte Druckempfindlichkeit sowohl vom Gehörgang, als auch beim Druck von außen in die Gelenkgegend begleiten die genannten Erscheinungen. Ein Symptom, das auch veraltete Frakturen erkennen läßt, ist die Verschiebung des Kinns nach der verletzten Seite und die größere Annäherung der Bißlinie an den Oberkiefer im Vergleich zur gesunden Seite. Eine Beschränkung des Mundöffnens ist fast stets vorhanden. Sie kann so weit gehen, wie ich das in einem Falle von Fraktur des Gelenkfortsatzes bei einem Epileptiker gesehen habe, daß eine vollständige Feststellung des Kiefers eintrat und die Zahnreihen überhaupt nicht mehr voneinander entfernt werden konnten.

Als Nebenverletzungen sind Blutungen aus dem Gehörgang bei gleichzeitiger Zerreißung desselben oder auch die Zeichen der Gehirnerschütterung bei dem Bruch des Gelenkfortsatzes häufig zu beobachten.

Nur selten wird es gelingen, durch Zug an dem Kieferbogen nach unten eine Richtigstellung der Bruchstücke zu erreichen, da das obere Bruchstück so tief geborgen ist, daß es in keiner Weise von außen her in seiner Stellung beeinflußt werden kann.

Aber dennoch ist der dauernde Zug, wie er durch die Schrödersche Gleitschiene erzeugt wird, geeignet, die möglichst günstige Stellung der Bruchstücke herbeizuführen. In ihr ist ein wirksames Mittel zur Behandlung dieser Brüche gegeben, das der sonst so störenden Verschiebung des Unterkiefers nach hinten vorbeugt. Perthes hat durch einen Bruch des Condylus einen offenen Biß entstehen sehen, bei leidlicher Beweglichkeit des Kiefers. Bei Versteifung des Gelenks nach Fraktur des Processus condyloideus läßt sich nur durch operative Behandlung, am besten durch Fortnahme des verlagerten Processus, Heilung erzielen. In dem von mir beobachteten Falle ist es möglich geworden, trotz sechsjährigen Bestehens der Ankylose, eine freie Bewegung des Kiefers wieder zu erzielen, ohne erhebliche seitliche Verschiebung. Das Resultat war hauptsächlich dem Umstand zu danken, daß der mit ziemlich bedeutendem Widerstande geöffnete Mund durch die Einlegung eines Keils in dieser Stellung nachbehandelt wurde.

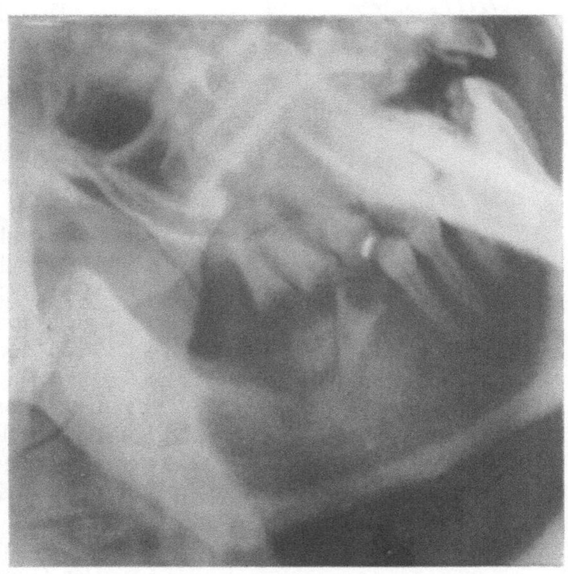

Abb. 102. Bruch des Gelenkfortsatzes des Unterkiefers mit Verwachsung des verschobenen Gelenkkörpers.

Die Frakturen des Processus coronoideus sind relativ selten und sind entweder Begleiterscheinungen anderer Brüche des Kiefers oder der Schädelknochen, oder sie sind entstanden durch heftiges Aufbeißen auf harte Gegenstände durch die Zugwirkung des Temporalis. Da bei der sehnigen Umfassung des Processus coronoideus selten ein vollständiges Abreißen erfolgt, wird die Dislokation nicht erheblich sein. Ruhigstellung des Kiefers dürfte das einzige Mittel sein, mit dem man bei solchen Brüchen Heilung herbeiführen kann.

Brüche des Zahnfortsatzes erfolgen meistens in Form des Abbruchs der äußeren Lamellen des Kiefers bei Zahnextraktion, namentlich wenn durch abnorm gekrümmte Wurzeln oder besondere Länge der Wurzeln die Extraktion erschwert ist. Das abgesprengte Stück bleibt meistens an dem Zahn hängen und wird mit ihm herausgebracht. Für gewöhnlich haben solche Abbrüche nichts zu bedeuten. Das Zahnfleisch legt sich an den Knochen wieder an und schützt ihn gegen etwaige Infektion. Selten dürften schwere eitrige Entzündungen des Knochens von dieser Verletzung ausgehen. Bei stärkeren Gewalten, wie Hufschlag, kann es zum Abbruch mehrerer Alveolen nebeneinander im Zusammenhang mit den in ihnen steckenden Zähnen kommen. Wie weit dann das Stück noch im Zusammenhang mit den Ernährungsbahnen des Kiefers bleibt, ist für das Schicksal des Bruchstückes entscheidend. Ist die Ernährung nicht mehr ausreichend, so nekrotisiert es und wird abgestoßen. Im anderen Falle erhält es sich und tritt wieder in feste Verbindung mit dem Knochen.

Die früher sehr häufigen Brüche dieser Art waren der Verwendung des Zahnschlüssels zuzuschreiben. Seitdem an seine Stelle die Zange getreten ist, kommen erhebliche Frakturen bei den Zahnextraktionen kaum mehr vor, am ehesten noch, wenn der Kiefer durch cystische Veränderungen verdünnt ist. Deshalb muß in solchen Fällen mit besonderer Vorsicht verfahren werden. Bei Kieferfrakturen, die nur langsam heilen, kann die Verabfolgung von Vigantol in Frage kommen.

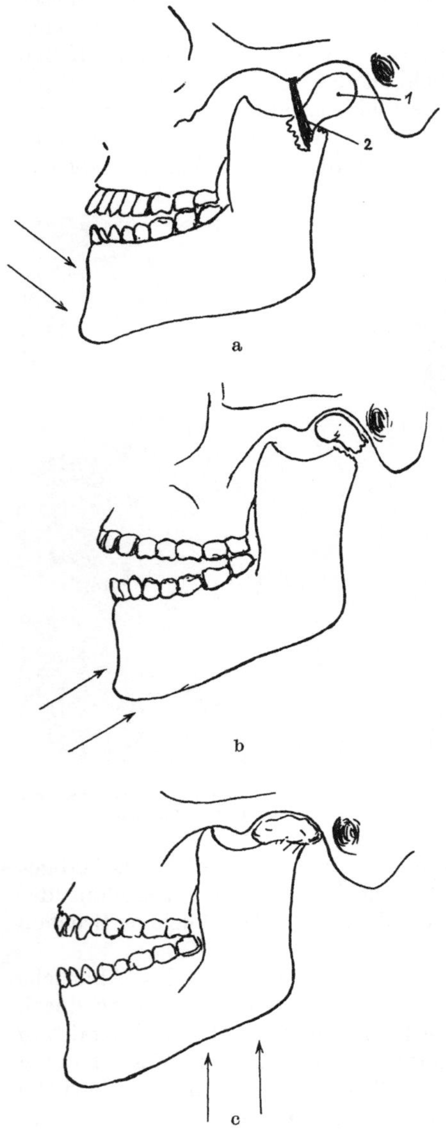

a

b

c

Abb. 103.

Die Brüche des Kieferköpfchens.

Die Brüche des Köpfchens und Halses des Unterkiefers wurden früher für selten gehalten, mit erweiterter Röntgentechnik hat ihre Zahl wesentlich zugenommen. So hat Ruedi an der Züricher Klinik 1890—1905 durchschnittlich jährlich 4—5 Fälle gesehen, während in den Jahren 1905—1918 8—9 und in den Jahren 1927 bis März 1928 26 Fälle zur Beobachtung kamen. Von 25 Condylusbrüchen waren 23 einseitig und 2 doppelseitig. Sie machten 33% der gesamten Unterkieferbrüche aus. Die oft geringfügige Störung der Okklusion, die Schwierigkeit der Palpation der Kiefergelenkgegend ließen eine sichere Diagnose kaum zu. Erst durch Zuhilfenahme der Röntgenstrahlen ist ein einigermaßen fester Boden für die Untersuchung gegeben. Der Umstand, daß es nicht leicht ist die Gegend des Kiefergelenks einwandfrei auf die Platte zu bringen, nötigt vielfach dazu, das stereoskopische Verfahren anzuwenden, um dem Bilde die richtige Plastik zu geben und Deutungsfehler zu vermeiden.

Die Brüche lassen sich einteilen in komplizierte, offene oder in komplizierte geschlossene. Erstere werden durch Schußverletzungen, spitze Gewalt u. a. hervorgerufen, während die geschlossenen mehr durch indirekte Gewalt, durch Fall aufs Kinn, Schlag gegen die Seitenfläche des Kopfes zustande kommen.

Das augenfälligste Symptom der Fraktur ist die Verschiebung der Bruchstücke. Sie erfolgt im wesentlichen je nach der einwirkenden Gewalt nach drei Richtungen. Bei einer von oben nach unten oder von vorn nach hinten wirkenden Gewalt tritt der Bruch am Halse so ein, daß das Köpfchen nach hinten umgekippt wird und der Kiefer leicht nach vorn verschoben erscheint. Dies ist die häufigste Form des Bruches. Bei der zweiten Form bei einer Gewalteinwirkung von unten nach oben legt sich das Köpfchen nach vorn um (Abb. 103b), so daß seine Gelenkfläche nach vorn sieht, der Hals leicht nach hinten verlagert ist. Bei einer Gewalteinwirkung vertikal direkt nach oben wird das Köpfchen platt gedrückt, oft ganz zertrümmert, so daß der aufsteigende Ast des Halses sich in die Trümmer des Köpfchens einbohrt (Abb. 103c). Der Zug des Musculus pterygoideus externus verlagert Teile des Köpfchens nach innen. Diese Frakturen bringen leicht die Gefahr, daß die Vorderwand des Gehörgangs eingebrochen wird, sie heilen leicht mit einer Pseudarthrose, welche die knöcherne Verwachsung des Gelenkköpfchens mit der Gelenkhöhle auszugleichen vermag.

Der offene, komplizierte Bruch mit breiter Zertrümmerung des Gelenks und seiner Umgebung läßt die Ausdehnung der Zerstörung meist auf den ersten Blick zutage treten. Die Splitterung des Köpfchens und des Halses, die Mitbeteiligung des Gehörganges, die Verlagerung seiner Bruchstücke nach dem Ohr werden deutlich, wenn man die Wunde von ihren losen Splittern befreit. Schußbrüche können je nach der Wirkung umfangreiche Zerstörung hervorrufen, während die Steckschüsse mehr den Charakter geschlossener Brüche tragen.

Das Symptombild kann ein sehr verschiedenes sein. Während offene Brüche ein Bild schwerer Zerstörung des Kieferköpfchens und der umgebenden Knochen bieten können, rufen geschlossene Brüche oder Steckschüsse manchmal wenig auffallende Erscheinungen hervor. Ich habe in den Kriegsjahren einen Fall des Durchschusses durch beide Kiefergelenke in kurzer Zeit mit geringen Beschwerden und gutem funktionellem Ergebnis ausheilen sehen. Das auffallendste Symptom ist die Schwellung der Kiefergelenkgegend. Bald ist diese gering, bald ist sie so erheblich, daß sie direkt entstellend wirken kann. Oft verbreitet sich die Blutung in die weitere Umgebung, sie senkt sich dem Hinterrande des Kopfnickers entlang nach unten nach Hals und Nacken.

Die Palpation des Kiefergelenks löst deutlichen Schmerz aus. Der Vergleich mit der gesunden Seite läßt die Druckempfindlichkeit der Gegend des Köpfchens, dessen abweichende Gestalt, die Verlagerung erkennen. Bei Nachlaß der Schwellung wird oft eine leichte Eindellung der Kiefergelenkgegend bemerkbar, namentlich wenn der Zug des pterygoideus externus das Köpfchen einwärts verlagert hat.

Der in den Gehörgang gelegte kleine Finger fühlt, ob bei der Öffnung des Kiefers eine Verschiebung des Köpfchens nach vorn stattfindet oder ob bei der Öffnung des Kiefers das Köpfchen still steht. Bewegungen des ganzen Unterkiefers, ausgeführt mit einem Griff, Daumen am Unterkieferrand, Zeigefinger auf der Zahnreihe, verraten, ob abnorme Beweglichkeit oder Knochenreiben vorhanden ist. Die Zahnreihen sind beim Schluß der Kiefer nicht recht aufeinander zu bringen. Es ist ein minderer oder höherer Grad von offenem Biß festzustellen. Die Aufwärtsbewegung der Kiefer durch den Zug der Kieferschließer führt zu einer Senkung des Kinns. Nur die hinteren Zähne berühren sich, der Kiefer erfährt meist eine leichte Drehung, so daß die Zahnreihen nicht parallel zueinander stehen, sondern sich überschneiden, eines der wichtigsten Symptome der frischen sowohl als auch unvollkommen geheilten Frakturen. Bei doppelseitigen Brüchen erfolgen die Abweichungen symmetrisch.

Kauen, Sprechen, Schlucken sind meist erheblich behindert. Taubheit, Blutungen aus dem Ohr zeigen Verletzungen des Gehörganges an. Die Schwellung des Pharynx infolge der Blutungen rufen Atembehinderung, Dyspnoe, starke Schlingbeschwerden hervor. Übermäßige Speichelabsonderung führt zum Speichelfluß wegen Mangel des Mundschlusses.

Noch ernster sind die Erscheinungen bei den offenen Frakturen. Hier ist die schlimmste Gefahr die der Infektion. Zu ihrer Verhütung werden

Einspritzungen in das umgebende Gewebe und den Gelenkspalt mit Rivanol warm empfohlen. Alle losen Splitter müssen nach Möglichkeit entfernt, die stark gequetschten Gewebe der Umgebung und des Wundgrundes mit Schere und Pinzette sorgfältig abgetragen werden. Erweist sich der Gelenkknorpel zerstört, so ist die Ankylose wohl unvermeidlich.

Brüche des Jochbogens.

Der Jochbogen mit seiner äußeren Fläche dicht unter der Haut gelegen, bildet die Überleitung vom Gesicht zum Schädel. Schwere Kopf-, Kiefer- und Gesichtsverletzungen bei Sturz, Schlag, Überfahren treffen diesen überall fest in den Hirn- und Gesichtsschädel eingelassenen Knochen und lösen ihn aus seinen Verbindungen. Die Bruchlinien verlaufen selten durch die Jochbeinfläche, sondern durch die Fissura orbitalis inferior und den Schläfenbeinbogen, den schwachen Punkten, an denen der Übergang vom Gesicht zum Hirnschädel stattfindet. Die Gewalteinwirkung drückt das Jochbein in die Tiefe gegen die hintere Wand des Oberkiefers in die Orbita und Fossa temporalis, kein Wunder, daß es damit zu Brüchen der benachbarten Knochen kommt und der Oberkiefer und die Nasenhöhle mitverletzt wird und Sprünge an der Schädelbasis zustande kommen. Gefäße und Nerven des Gebietes und der Nachbarschaft werden leicht verletzt. Das Röntgenbild gibt meist keinen sicheren Aufschluß. Man ist auf den Befund der Palpation angewiesen, durch welche das wichtigste Zeichen der Einsenkung und Abflachung der Gesichtskontur festgestellt werden kann sobald die starke Blutunterlaufung der Gewebe allmählich abgeklungen ist. Die bimanuelle Palpation läßt die Störung der Umrisse der Knochenkanten deutlich werden. Gelegentlich fühlt man dabei das Emphysemknistern, das die Verletzung der Oberkieferhöhle und Nasenhöhle begleitet.

Ist die knöcherne Umrandung der Orbita mitbetroffen, der Augapfel einwärts oder nach hinten verlagert, kann der Sehnerv zerrissen, der Bulbus zerquetscht sein. Blutungen aus dem Ohr weisen auf Brüche an der Schädelbasis hin. Blutungen aus der Nase treten bei Brüchen der Wandungen der Kieferhöhle, Beschwerden in Gesicht und Wange, mit Taubheit der Oberlippen und neuralgiformen Schmerzen auf Verletzung des Nervus infraorbitalis zu. Wenn das Jochbein nach hinten ausgewichen ist, erschwert Druck auf den Processus coronoideus den Kauakt.

Während einfache Brüche in kurzer Zeit ohne Komplikationen glatt zu heilen pflegen, bringen die komplizierten ernste Gefahren durch Eintritt der schwer zu vermeidenden Infektion. Einmal droht Gefahr durch Thrombosierung der Gefäße des betroffenen Gebietes mit Folgen der Sinusthrombose, andererseits leiten sich Eiterungen in den Spalten des Schädelgrundes fort und rufen tödliche Meningitis hervor. Langdauernde Eiterung können durch Nekrosen der Knochen herbeigeführt werden.

Die Behandlung hat in erster Linie die Beseitigung der störenden Einsenkung ins Auge zu fassen. Man kann entweder durch Hochziehen mit einen starken Knochenhaken oder durch Herausheben mit einem Elevatorium die versenkte Partie in die richtige Lage zurückbringen. Es soll das allerdings möglichst frühzeitig geschehen. Es gelingt dann manchmal schon mit dem Fingerdruck vom Munde her die Bruchstücke in die richtige Lage zu bringen.

Die gequetschten Gewebe sind abzutragen, lose Splitter zu entfernen, zur Nekrose neigende Gewebsstücke mit der Schere wegzunehmen und nach gründlicher Reinigung der mannigfaltigen Buchten der Mundhöhle diese mit Tupfern, die mit Rivanol getränkt sind, auszutupfen. Erst im Verlauf der Heilung entscheidet sich das Schicksal der Verletzung.

Die Brüche des Oberkiefers.

Die gedeckte Lage, die mannigfaltigere Verankerung des Oberkiefers mit verschiedenen Knochen des Gesichtsschädels erklärt zur Genüge, daß die Oberkieferbrüche sehr viel seltener sind als die des Unterkiefers; nur bedeutende, meist von vorn auftreffende Gewalten sind imstande, ihn zum Bruch zu bringen oder ihn aus seinen Verbindungen mit den ihm benachbarten Knochen, Jochbein, Nasenbein, Siebbein zu lösen.

Auch hier sind es wieder außer Schuß und Stich namentlich Hufschlag, Anprall schwerer Gegenstände, die als Ursache für die Oberkieferbrüche wirken. Deshalb sind gleichzeitige Brüche beider Kiefer nicht selten. Kühn konnte von 200 Oberkieferbrüchen 55 als durch Schlag auf den frei beweglichen Kopf, Steinwürfe, Eisenstücke, Schlag, Verschüttung herbeigeführt sehen, durch Fall aus der Höhe auf festen Untergrund 52, durch Hufschlag 31, durch seitliche Kompression 29, durch Anprall des Kopfes an harte Gegenstände 19.

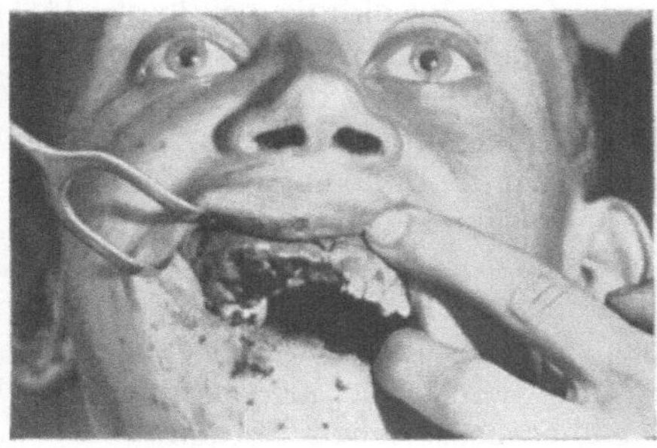

Abb. 104. Zertrümmerung des Zahnfortsatzes am Oberkiefer.

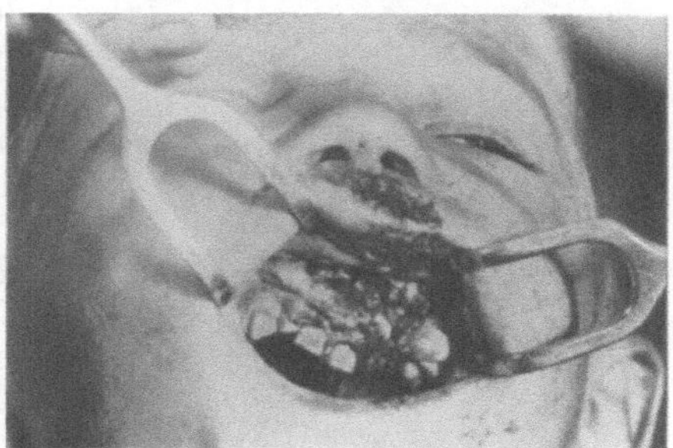

Abb. 105. Bruch des Zahnfortsatzes mit Freilegung der Zahnkeime.

Der Bau des Oberkiefers, wie er uns in seinen Linien am besten im Röntgenbilde hervortritt, läßt erkennen, daß die knochenkräftigeren Partien des Zahnfortsatzes und des Gaumendaches, sowie der Crista maxillaris und des Tuber maxillare Felder von dünneren Knochenbezirken abgrenzen, welche von vornherein jeder Gewalt geringeren Widerstand entgegensetzen. So werden die Wandflächen der Kieferhöhle, der Augenhöhlenboden, die Gaumennaht für die Brüche des Oberkiefers günstige schwache Stellen abgeben.

Hinsichtlich der Bruchlinien hat Le Fort ein besonderes Einteilungsprinzip gegeben, indem er die Oberkieferfrakturen in drei Gruppen einteilt. Typus I, Transversalfraktur mit Abtrennung des harten Gaumens vom Gesichtsskelet, Typus II, Heraussprengen des mittleren Gesichtsskelets, Typus III, Heraussprengung des ganzen Gesichtsskeletes samt den beiden Jochbeinen. Abgesehen davon, daß Übergangsformen zwischen den einzelnen Typen vorkommen, müßte mindestens der Versenkungsbruch des Jochbeins noch als eine besondere Form hinzugenommen werden.

Bei Typus I, welcher der alten Transversalfraktur Guérins entspricht, läuft die Frakturlinie von der Spina nasalis parallel dem unteren Kieferrand quer durch die Fossa canina unter dem Jochbein zur Flügelgaumengrube. Dabei kann eine Verschiebung oft fehlen und nur die Verteilung der Blutaustritte und das Guérinsche Zeichen (Schmerz bei Druck mit dem Finger auf den inneren Flügel des Flügelfortsatzes), machen die Fraktur wahrscheinlich. Aber meist läßt sich das ganze Gaumendach gegenüber dem Schädel verschieben. Treten dabei noch Sprünge in dem Gaumendach selbst hinzu, so kann es zu seitlicher Verschiebung der beiden Gaumenhälften gegeneinander kommen.

Die durch beide Oberkiefer gehende Transversalfraktur konnte von Kühn unter seinen 200 Fällen 38mal beobachtet werden. Die einseitige Transversalfraktur kam doppelt so häufig vor.

Beim Typus II beginnt die Bruchlinie an der Nasenwurzel, geht durch den Stirnfortsatz des Oberkiefers zur Augenhöhle, durch die untere Augenhöhlenspalte bis in die Flügelgaumengrube. Auch dabei kann der Bruch einseitig und doppelseitig sein. Von 36 Fällen des Typus II fand Kühn 23 doppelseitig. Die Mitbeteiligung des Auges ist bei diesen Frakturen natürlich häufig. Besonders gefährlich ist die Verschiebung der Bruchstücke nach hinten in den Schlund hinein, indem dadurch bedrohliche Atem und Schluckbeschwerden hervorgerufen werden. Aber häufiger noch ist die Verschiebung nach unten, so daß der Oberkiefer wie eine Prothese auf der Zunge liegt. Sehr ähnlich ist der Verlauf der Bruchlinie bei Typus III, indem sie bei gleichem Ausgangspunkt durch den Stirnfortsatz des Jochbeins und den Jochbogen hindurchzieht. Hierbei sind die Komplikationen seitens des Auges die vorherrschenden. Verschiebung der Nase mit Zerstörung der Tränenwege, die Verschiebung nach hinten, nach der Seite und nach unten zu sind dabei beobachtet. Meist sind diese Fälle als Jochbeinfrakturen früher beschrieben worden.

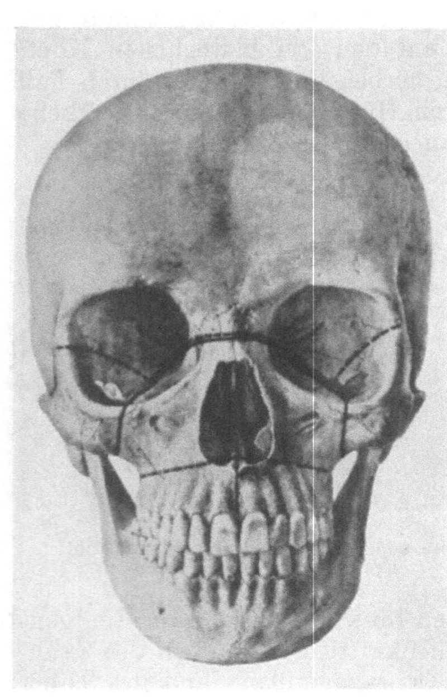

------------ Typus I.
———— „ II.
------------ „ III.
Abb. 106.

Gegenüber den Brüchen mit diesen Bruchlinien gibt es aber noch Kontinuitätstrennungen am Oberkiefer, die besonders an zwei Stellen mit Vorliebe vorkommen, und zwar am Gaumen vertikal durchgehend am Eckzahn, und der Ausbruch der die vier oberen Schneidezähne enthaltenden Alveolarpartie. Wenn man auch im allgemeinen der Einteilung der Bruchformen Le Forts folgen kann, so wird es doch im einzelnen Falle nicht immer ganz leicht sein, zu entscheiden, welchem Typus der Fall zuzuweisen ist, zumal Übergänge der einzelnen Typen vorkommen und ferner klinisch nicht immer jeder Bruchspalt mit Sicherheit zu bestimmen ist. Selbst das Röntgenbild läßt dabei im Stich. Der architektonische Aufbau des Oberkiefers erschwert die Beurteilung der Raumtiefe im Schattenbilde und es bedarf vieler Übung, die sich deckenden Schatten richtig zu deuten. Deshalb empfiehlt sich die etwas umständliche Stereographie, die in zweifelhaften Fällen den erwünschten Aufschluß bringt.

Bei den schweren Gewalteinwirkungen, die zu Oberkieferbrüchen führen, überrascht es nicht, daß benachbarte Knochen gleichzeitig brechen. So sah Kühn unter seinen 200 Oberkieferbrüchen 26 mit Unterkieferbrüchen, 2 mit Schädelbasisbrüchen kombiniert. Es kann dabei zu einer Ablösung des Gesichtsschädels vom Hirnschädel kommen, so daß man den ganzen Gesichtsschädel abnorm beweglich findet, wie ich es z. B. durch Anprall beim Zurückspringen einer stark belasteten Welle sah. Andererseits kommen wieder umschriebenere Verletzungen, wie Sternbrüche des Gaumendaches, beim gewaltsamen Eindringen fremder Körper bei geöffnetem Munde vor.

Die wüstesten Zertrümmerungen konnte man früher durch die in selbstmörderischer Absicht beigebrachten Wasserschüsse sehen.

Abbrüche des Zahnfortsatzes waren in der Zeit der Verwendung des Zahnschlüssels zur Extraktion häufige Erscheinungen. Sie sind mit der Verbreitung der Zange verschwunden; höchstens kommen leichte Abbrüche dünner Corticalismassen zustande.

Der Umfang der Gewalteinwirkung und der Zertrümmerung des Kiefergerüstes bedingt die Größe des Blutverlustes und der Einwirkung auf das Nervensystem. Überraschenderweise ist die Überleitung der Gewalt auf das Schädelinnere mit der damit verknüpften Gehirnerschütterung nicht so groß, als man nach der Ausdehnung der Verletzung erwarten müßte. Koma und tiefer Kollaps ist nicht sehr häufig. Gleichzeitiges Eindringen von Splittern in das Hirn wird natürlich die entsprechenden Kontusionswirkungen nicht vermissen lassen.

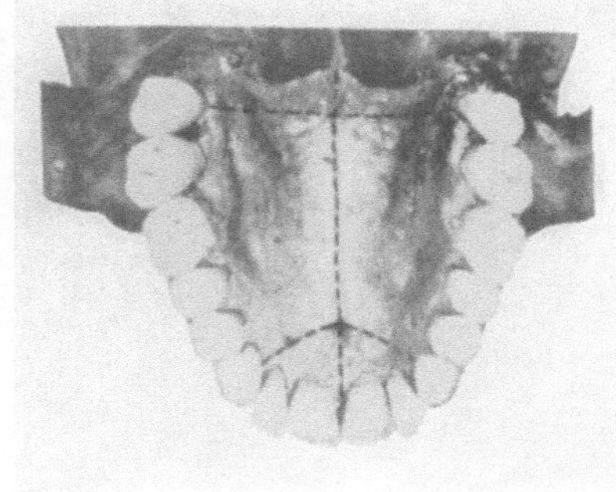

Abb. 107. Frakturlinien nach Le Fort.

Die Verletzung der Weichteile wechselt je nach der Schwere von blutiger Unterlaufung bis zu umfangreicher Zerquetschung und Zertrümmerung. Bald ist nur eine leichte, anfangs kaum verfärbte Schwellung vorhanden. Später erst, wenn das Blut aus der Tiefe nach der Oberfläche dringt, färbt sich die Haut blau, grün, gelb. Manchmal läßt die später auftretende Blutung, z. B. unter der Bindehaut des Auges, den Verdacht auf eine Knochenverletzung aufkommen, die sonst symptomlos verläuft. Ebenso weisen Ekchymosen am Gaumen auf Verletzungen des Oberkiefers hin, die sonst keine Beschwerden machen.

Man übersehe diese Blutunterlaufungen nicht und denke daran, daß sie von entfernter gelegenen Stellen herkommen und Zeichen ernster Verletzungen sein können.

Die Entstellung des Gesichtes, besonders die Abflachung der Wange, verraten den Bruch des Oberkiefers. Die Betastung seiner Fläche, die dabei ausgelöste Druckschmerzhaftigkeit an der Stelle der Verletzung, die Unregelmäßigkeit im Verlauf des unteren Augenhöhlenrandes, der sich noch bei starker Schwellung gut durchführen läßt, sichern die Diagnose.

Beim Einblick in die Mundhöhle gewahrt man die Abweichungen der Zahnreihe, die Verlagerung abgebrochener Stücke, die sich dem Gefühl deutlich gelockert und mit Reibegeräusch verschiebbar erweisen. In den Fällen totaler Ablösung des Gesichtsschädels kann man in der Profilansicht beim Versuch zu schlucken oder zu kauen, den Gesichtsschädel sich heben und senken sehen gegenüber der feststehenden Schädelbasis. Dabei braucht kein Zahn gelockert zu sein.

Die schwerste der Begleiterscheinungen ist zweifellos die Blutung. Die reichliche Versorgung mit Gefäßen, wie wir sie am Gesicht und Gesichtsschädel haben, gibt dafür hinlängliche Erklärung. So stark sie aus Mund und Nase oder aus den verletzten Gesichtsweichteilen auch anfangs sein mag, ist sie doch in den meisten Fällen durch Tamponade zu bezwingen; nur ausnahmsweise ist die Ligatur der Carotis notwendig geworden.

Heath sah eine tödliche Blutung aus dem Plexus venosus pterygoideus. Bedrohliche Zustände (Schwäche, Ohnmacht) sind durch Infusion zu bekämpfen.

Im Vordergrunde des klinischen Bildes stehen die Beeinträchtigung der Gebrauchsfähigkeit der Kiefer, ihre Verlagerung und Verschiebung. Die Zähne sind meist mitverletzt, gebrochen, verlagert oder ausgeschlagen. Die Verlagerung von Bruchstücken wird sich nur dann gut beseitigen lassen, wenn man gut an sie heran kann. Besondere Einschnitte nützen nicht viel, da meistens die Möglichkeit fehlt, die am häufigsten nach der Kieferhöhle zu verlagerten Bruchstücke auf irgendeine Weise in richtiger Lage zu erhalten.

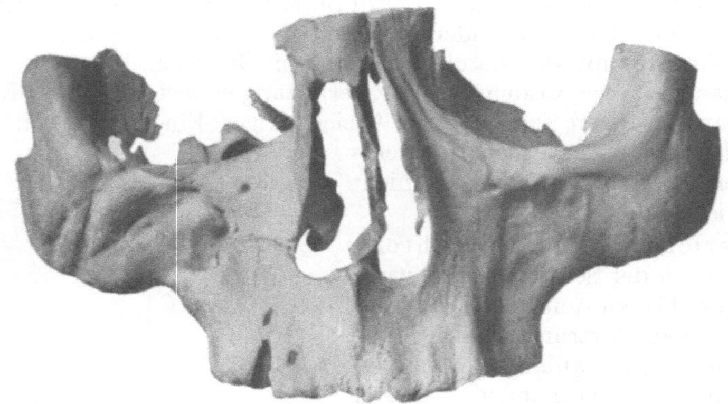

Von vorn.

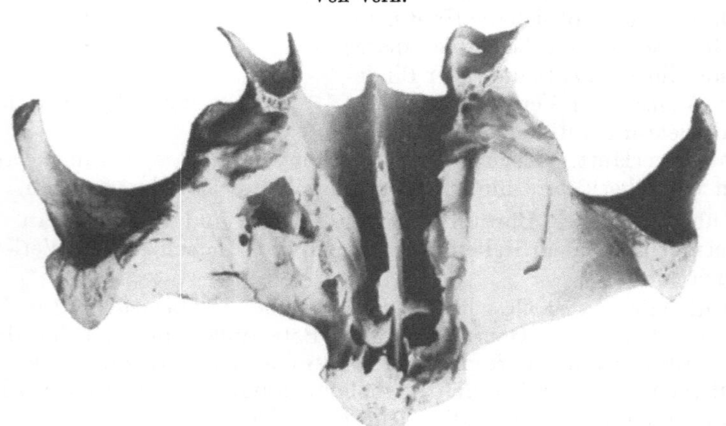

Von unten.

Abb. 108. Präparat eines geheilten Oberkieferbruchs mit Einsenkung des Orbitalrandes. (Sammlung der chirurgischen Klinik in Breslau.)

Außerdem werden durch sie weder im Augenblick, noch später besondere Beschwerden hervorgerufen.

Größeres Interesse beanspruchen die Verletzungen des Nervus infraorbitalis. Sein Stamm kann durch die dünnen Bruchstücke direkt zerschnitten sein; dann ist die Sensibilität in seinem Ausbreitungsbezirk aufgehoben. Blutungen in dem Nervenstamm und seiner Scheide oder später Druck durch Calluswucherungen rufen außer Verminderung der Sensibilität Parästhesien (Jucken, Brennen) hervor. Gelegentlich sind auch heftige neuralgische Erscheinungen beobachtet. Gaumenlähmung durch Quetschung der Nervi palatini descendentes ist nur vereinzelt beobachtet.

Die Mitbeteiligung des Auges kann sehr verschiedene Grade annehmen, vom einfachen Lidödem und der Blutunterlaufung der Conjunctiva bis zur Verlagerung und Verletzung des Bulbus. Der Augapfel kann beim Bruch der Orbitalwände verschoben werden und damit der binokulare Sehakt Störungen erleiden. Bei schweren Zertrümmerungen kann das Auge aus seinem Lager herausgedrängt, stark gequetscht oder sogar vollständig ausgerissen werden. Störungen des Tränenabflusses sind schon bei geringfügiger Verletzung beobachtet, pflegen aber durch Sondierung des Tränenkanals meist gut zur Heilung zu kommen.

Störungen der Mundöffnung, des Kauens, der Sprache, werden je nach dem Verlaufe der Bruchlinien, der Verlagerung der Bruchstücke, der Mitbeteiligung der Weichteile notwendigerweise vorhanden sein. Bei Verschiebung der Bruchstücke nach hinten kann auch die Atmung gefährdet werden.

Zu erwähnen bleibt noch das gelegentlich auftretende Hautemphysem, das nach Verletzung der Kieferhöhlenwände öfters eine große Ausdehnung erfahren kann. Es verrät sich durch die schmerzlose, fortschreitende, blasse Schwellung, die dem tastenden Finger das eigentümlich knisternde Gefühl erweckt. Bald tritt es nur ganz umschrieben auf, bald zeigt es große, über das

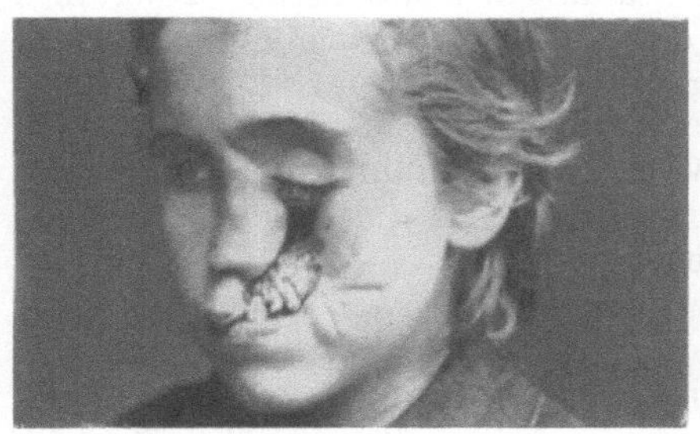

Abb. 109. Oberkieferbruch durch Böllerschuß. Verlust des Auges.

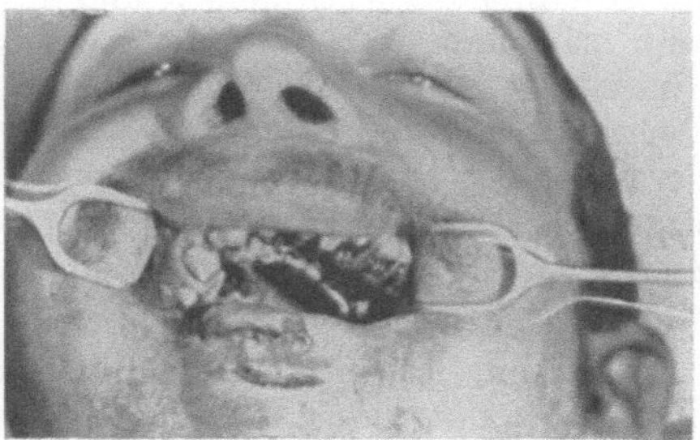

Abb. 110. Bruch des Oberkiefers.

Gesicht hinweg bis zum Rumpf sich erstreckende Schwellungen; dehnt es sich nach hinten aus, so kann es den Schluckakt erheblich beeinträchtigen.

Die Oberkieferbrüche weisen im allgemeinen eine gute Heilung auf. Ganz besonders dann, wenn ernste Komplikationen fehlen. Die Verlötung der Bruchstücke erfolgt meist rascher als es die umfangreiche Verschieblichkeit gleich nach der Verletzung erwarten läßt. Die vollständig abgetrennte Gaumenplatte kann häufig schon in der dritten Woche verwachsen sein.

Eine größere Gefahr erwächst aus dem nicht selten die Gesichtswunden befallenden Erysipel.

Bei der Behandlung der Oberkieferbrüche ist eine sorgfältige Mundpflege neben der Befestigung der Bruchstücke von Bedeutung. Man soll sich auch hier nicht auf Spülungen allein verlassen, sondern die Reinigung des Mundes selbst vornehmen oder durch den Pfleger machen lassen.

Nur dann ist man sicher, daß das Erforderliche in ausreichender Weise geschieht.

Die Feststellung der Bruchstücke erfordert nur bei starker Dislokation und Verschiebung besondere Maßnahmen. Die Verschiebung nach unten wird am besten dadurch ausgeglichen, daß man den Unterkiefer als Schiene benützt und ihn durch elastischen Bindenzug gegen den Oberkiefer andrängt, vorausgesetzt natürlich, daß nicht durch Querbrüche Verschiebungen einzelner Partien des Oberkiefers erfolgen können. Zur Nahrungsaufnahme kann man den Bindenzügel lösen, wenn die Ernährung nicht durch eine Zahnlücke mittelst Saugrohr erfolgen kann. Schon nach 4—6 Tagen tritt eine solche Befestigung der Gaumenplatte ein, daß man eine störende Verschiebung nicht mehr zu besorgen braucht.

Isoliert abgesprengte Stücke mit oder ohne Zähne soll man nicht vorschnell ablösen; man sieht Anheilungen häufig noch in recht zweifelhaften Fällen. Besonders soll man mit der Entfernung gelockerter Zähne nicht zu voreilig sein. Sie befestigen sich oft in überraschender Weise. Sobald nur eine einigermaßen haltbare Schleimhautbrücke vorhanden ist, kann die Einheilung zustande kommen. Die Naht hilft dabei beträchtlich. Stärkere Zersprengungen und Verschiebungen verlangen natürlich besondere Befestigungsmittel, die in einem eigenen Kapitel besprochen werden.

Ist die Ernährung durch Zerreißung des Gaumens, Verletzung des Schlundes umfangreich gestört, oder kann sie nur unter großen Schmerzen zustande kommen, so daß die Kranken nicht genügend Nährmaterial erhalten, so muß man zur künstlichen Ernährung greifen. Sie empfiehlt sich schon häufig aus dem Grunde, weil sich die Reinlichkeit der Mundhöhle leichter und besser durchführen läßt, als wie dann, wenn Reste von dem flüssigen Ernährmaterial in der Mundhöhle zurückbleiben und auf den Mundflächen stagnieren. Allerdings muß man dann am besten die Sonde von einem der Nasengänge aus einführen. Eine dünne Sonde wird bis in den Anfang der Speiseröhre eingelegt und durch Querstreifen von Heftpflaster an der Stirn festgehalten. Jedenfalls ist diese Form der Ernährung bequemer wie das wiederholte Einführen der Sonde vom Munde her, was ohne schmerzhafte Würgbewegungen und damit erfolgende Störungen der Wundheilung nicht abzugehen pflegt.

In vielen Fällen ist auch der Nasenhöhle entsprechende Aufmerksamkeit zu schenken. Eingetrocknete Blutmassen, blutige Borken, müssen durch vorsichtige Spülung mit lauwarmer Kochsalzlösung entfernt und damit die Atmung frei gemacht werden. Das gleiche muß erfolgen, wenn dicker, zäher Schleim den Nasengang verstopft. Alle diese Spülungen sind aber mit Vorsicht und unter gelindem Druck vorzunehmen, um nicht Flüssigkeit durch die Tube in das Mittelohr zu treiben und dort Katarrhe hervorzurufen, zu denen die Schwellungszustände der Schleimhaut schon an und für sich leicht Veranlassung geben.

Im allgemeinen aber wird man stets überrascht sein, wie rasch und gut häufig recht schwer aussehende und umfangreich verstümmelnde Verletzungen des Gesichts und seines Skelets zur Heilung kommen. Darin sind die Oberkieferbrüche ein besonders dankbares Behandlungsobjekt.

Die Schußfrakturen der Kiefer.

Die große Erfahrung, welche der Völkerkrieg gebracht, hat unsere Kenntnisse auf diesem Gebiet wesentlich bereichert, aber auch aufs Deutlichste gelehrt, wie nur in enger Zusammenarbeit des Chirurgen mit dem Zahnarzt günstige Heilerfolge noch in Fällen erzielt werden, welche früher zu schwerem, dauerndem Siechtum und zu beträchtlicher Entstellung führten.

Die von Fischer in seiner Kriegschirurgie gegebenen Zahlen über die Häufigkeit der Kieferschußverletzungen, nach denen sie 60% der Knochenschußwunden des Gesichts ausmachen, sind weit überholt worden durch die im letzten Krieg, indem sich der Krieg im Schützengraben weitaus länger ausspannte als im Kampf in offener Feldschlacht und auch in dieser viel in liegender Stellung gekämpft werden mußte.

Was die Schußfrakturen gegenüber den Kieferbrüchen des Friedens besonders auszeichnet, ist die zertrümmernde Wirkung des Geschosses auf Knochen und Weichteile, durch welche Form und Verlauf der Verletzung wesentlich beeinflußt werden.

Die Form der Brüche wird wesentlich bestimmt durch die Art des Projektils und dessen Verhalten. Das Stahlmantelgeschoß macht, wie die Experimente an Leichen früher erwiesen haben, aus nächster Nähe geschossen, umfangreiche Zertrümmerungen mit feiner Verteilung der Geschoß- und Knochensplitter, während Schüsse aus größerer Entfernung meist gröbere Splitter zur Folge haben. Aber bei den Schüssen aus größerer Entfernung kann man die verschiedenartigen Bruchformen mit gröberer und feinerer Splitterung antreffen, und die Richtung des Schußkanals genau verfolgen. Die Wucht des Anpralls führt nicht selten zu indirekten Frakturen, so daß neben dem deutlichen Splitterbruch des Schußkanals entfernt von ihm noch Bruchlinien den Knochen durchsetzen.

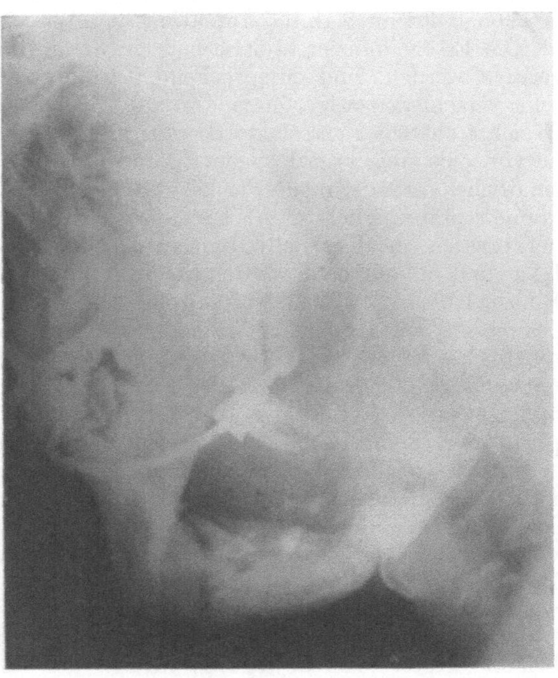

Abb. 111. In den Bruchspalt verlagerter Zahn bei Schußbruch des Unterkiefers.

Die bogenartige Gestalt des Kiefers bedingt bei der starken Durchschlagskraft des kleinkaliberigen Geschosses nicht selten gewaltige Zertrümmerungen, indem die Bruchstücke der einen Hälfte des Bruches zu sekundären Projektilen werden, welche die andere Seite des Bogens zertrümmern.

Am schlimmsten wirken die Sprenggeschosse, welche meist ganze Partien des Kiefers samt den Weichteilen fortreißen und neben umfangreichem Verlust von Zähnen und Kiefer weitgehende Zerreißungen der Weichteile und der Zunge und des Mundbodens hervorrufen. Verletzungen des aufsteigenden Astes sind wegen der geringeren Splitterung weniger gefährlich.

Direkte Lochschüsse können den Kiefer ganz durchschlagen. So sah ich einen Durchschuß durch beide Kiefergelenke mit einer kaum sichtbaren Einschußöffnung und einer Ausschußnarbe von $^3/_4$ cm ohne erhebliche Störung des Gelenkmechanismus ausheilen.

Leichtere Verletzungen werden dann entstehen, wenn der Kiefer parallel seiner Oberfläche von dem Geschoß getroffen wird (Tangentialschuß); dann kann es zu ganz oberflächlichen, rinnenförmigen Defekten kommen, manchmal auch zu umfangreicheren Splitterungen am Rande des Kiefers.

Das Verhältnis des Ein- und Ausschusses kann ein kompliziertes sein. Gegenüber den Fällen, in denen man Ein- und Ausschuß im Bereich des Gesichtes ohne weiteres nachweisen kann, kann der Einschuß oft an anderen Stellen entfernt vom Kiefer gelegen sein. So sah ich einen von dem Schulterblatt und Schlüsselbein eingetretenen Schuß nach Verletzung des Zungenbeins den

Kieferwinkel zertrümmern und an der Seitenfläche des Gesichts austreten, unter Abreißung eines großen Stückes des Kiefers, so daß ein Defekt eintrat, der einen plastischen Verschluß notwendig machte. Die Heilung des Schußkanals erfolgte erst, nachdem sich durch die Fistel am Schulterblatt ein Teil des Zungenbeins ausgestoßen hatte.

Die Verletzung der Zähne kompliziert nicht selten die Schußverletzung der Kiefer, indem die durch die Sprengwirkung hervorgerufene Splitterung ganze Zähne oder Teile derselben in die Weichteile treibt. Längere Zeit können sie bei der umfangreichen Schwellung unbeachtet in den Weichteilen stecken bleiben und erst später, bei der Rückbildung der Schwellung sich bemerkbar machen, oder auch durch Infektion den Wundverlauf komplizieren.

Die Erscheinungen, welche bei den Schußfrakturen der Unterkiefer hervorgerufen werden, sind entsprechend der Mannigfaltigkeit der getroffenen Teile sehr verschiedenartig. Zunächst ruft die bei der reichen Blutversorgung des Gesichtsschädels eintretende Blutung eine lebhafte Schwellung der Weichteile hervor. Sie steigert sich, wenn zu der Verletzung Infektion hinzutritt und entzündliche Veränderungen die leicht schwellbaren Weichteile befallen. Dadurch können ursprünglich selbst harmlose Verletzungen bedrohliche Erscheinungen hervorrufen, insofern Schwellungen der Zunge und des Mundbodens neben den Kau- und Schluckbeschwerden die Atmung erheblich bedrohen. Die abnorme Beweglichkeit der Bruchstücke, die sofort den Knochenbruch im Bereich des oralen Teil des Kiefers erkennen läßt, ruft bei den Bewegungen des Kiefers erhebliche Schmerzen hervor und reflektorisch entzündliche Kontraktur der Muskulatur. Auch die Verschiebung der Bruchstücke, die dem Patienten äußerst lästig ist und das Kauen sehr erschwert, die Sprache undeutlich macht, pflegt den Schmerz bei allen Bewegungsversuchen zu steigern. Ihre rechtzeitige Beseitigung durch Schienung der Bruchstücke schafft in den meisten Fällen rasche Erleichterung. Für jene Fälle, in denen Bruchlinien den extraoralen Teil des Kiefers durchsetzen, ist der Druckschmerz bei vorsichtiger Palpation von großer Wichtigkeit. Oft läßt sich durch ihn die Vermutung eines solchen Bruches zur Gewißheit sichern, wo alle anderen Erscheinungen im Stich lassen, wo Schwellung und Formabweichung nicht vorhanden sind.

Daß die Funktion des Kiefers gestört sein muß, einmal durch die Empfindlichkeit gegen jede Bewegung, infolge der dann eintretenden Verschiebung der Bruchstücke und der Zerrung des im Mandibularkanal verlaufenden Nerven, andererseits durch die Verschiebung der Zahnreihen, die nun das Ernährungsmaterial gar nicht erfassen können, liegt auf der Hand.

Da von einer Zerkleinerung der Speisen wegen der mangelnden Kraft nicht die Rede sein kann, ist der Patient ausschließlich auf flüssige, höchstens breiige Nahrung angewiesen. Glücklicherweise lernt er meistens überraschend leicht die Schluckbewegungen so ausführen, daß nur wenig von dem Nährmaterial zurückfließt oder verloren geht. In jenen Fällen, bei denen durch umfangreiche Zerreißung der Weichteile ein Schluckakt überhaupt nicht mehr zustande kommen kann, muß die Ernährung durch die Schlundsonde, oder wenn dies selbst nicht mehr möglich, durch die Anlegung einer Gastrostomie bewerkstelligt werden.

Unter den Symptomen des Kieferbruches ist die Verschiebung der Bruchstücke eines der wesentlichsten. Sie wird bestimmt durch die Gewalteinwirkung, die je nach ihrer Kraft und ihrer Richtung den Bruch erzeugte, ferner durch den Verlauf der Bruchlinie, endlich aber durch die Wirkung der an den einzelnen Bruchstücken angreifenden Muskeln. In dieser Beziehung werden sich die Brüche des Oberkiefers von denen des Unterkiefers wesentlich unterscheiden; denn an ersteren werden die beiden ersten Momente nebst der Schwere von Bedeutung sein, während bei der Wirkung von Muskeln nur am Unterkiefer gesprochen werden kann. Diese ist bereits S. 89 genauer besprochen.

Die in dem klinischen Bilde am augenfälligsten hervortretenden Verschiebungen der Bruchstücke sind zum Teil bedingt durch die Richtung und die Aufschlagskraft des Geschoßes, zum Teil durch den Verlauf der Frakturlinie und die an den Kieferresten angreifende Muskulatur. Es wird in jedem einzelnen Falle erforderlich sein, die auf die Bruchstücke wirkenden Momente genauer zu analysieren, um die Verschiebung zu beseitigen.

Deshalb ist die genaue Untersuchung dieser Verletzten ein Erfordernis für die Aufstellung des Heilplans. Ein- und Ausschuß müssen genau festgestellt und in Augenschein genommen werden. Die Bedeutung etwaiger Nebenverletzungen wird dabei gleich Berücksichtigung finden, ebenso etwaige schwerere Weichteilverletzungen, welche Blutungs- oder Erstickungsgefahr bedingen. Die möglichst genaue Aufnahme des Zahnbefundes und der Abweichungen des Bisses ist dringend notwendig. Richtung und Ausdehnung der Bruchlinien, Umfang etwaiger Defekte muß durch die Prüfung der abnormen Beweglichkeit festgestellt werden. Häufig läßt sich dabei gleich die zweite Aufgabe erfüllen, abnorm gestellte Stücke in die richtige Lage überzuführen. Die Weichteilwunden bedürfen genauer Untersuchung hinsichtlich Lage, Form und Ausdehnung, Lebensfähigkeit der Wundränder und Verlagerung.

Je nach der Zeit, die seit der Verletzung verflossen, wird die Wunde ein sehr verschiedenes Aussehen annehmen. Es ist festzustellen, ob die Wunden schon verschorft sind, ob sie sich im Stadium der Eiterung befinden, der Granulationsbildung oder des Absterbens der Ränder, ob Fisteln vorhanden sind und welches Sekret diese entleeren. Auch der Umgebung ist Beachtung zu schenken, ob Schwellung vorhanden, ob diese lediglich durch Blutergüsse oder durch entzündliche Veränderungen bedingt ist. Auf die Störungen, welche durch die Nervenverletzungen hervorgerufen werden, muß genau geachtet werden. Die Prüfung der Sensibilität im Bereich der Lippen und der äußeren Weichteile gibt Aufschluß über die Verletzungen des Nervus mandibularis, die Prüfung der Beweglichkeit der Gesichts- und Augen- und Stirnmuskeln über die Verletzung des Facialis.

Die Verletzung des Speichelganges wird meist erst mit fortschreitender Heilung deutlich. Dem Verhalten der Zähne ist genaue Aufmerksamkeit zuzuwenden. Wenn Zähne fehlen, ist zu prüfen, ob sie ganz verloren gegangen oder durch die Gewalteinwirkungen in die Weichteile oder zwischen die Bruchstücke versprengt worden sind. Frakturen der Kronen sind leicht zu erkennen und verdienen Beachtung wegen der Empfindlichkeit, die lebhafte Schmerzen bei der Nahrungsaufnahme bedingen kann. Scharfe Zahnränder müssen abgetragen werden, um leicht durch die Schwellung eintretende Verletzungen der Wangen- und Lippenschleimhaut zu vermeiden. Die Prüfung der Festigkeit des Zahnes gibt Aufschluß über das Verhalten des Knochens und die Widerstandsfähigkeit des Zahnes. Ist die Pulpakammer eröffnet, die Pulpa bloßgelegt, wird man durch Kauterisation derselben unter Lokalanästhesie sehr rasch ihre Abtötung herbeiführen und dabei dem Verletzten viele Schmerzen ersparen. Starke Erschütterung des Zahnes führt nicht selten zu Blutung in denselben und folgendem Absterben der Pulpa, und manche Fistel im weiteren Heilverlauf wird durch die abgestorbene Pulpa unterhalten. Die Lockerung des Zahnes darf auch selbst bei schwerer Eiterung nicht die Indikation für seine Entfernung abgeben. Jeder Zahn ist nach Möglichkeit zu erhalten, weil er für die spätere Kautätigkeit zu verwenden ist. Nur die Zähne und jene Bruchstücke, welche vollkommen abnorm beweglich sind und nicht mit der Umgebung zusammenhängen, sind zu entfernen.

Der weitere Verlauf der Verletzungen wird einmal wesentlich abhängen von der Möglichkeit der Feststellung der Bruchstücke durch Schienung. Stehen so viel Zähne noch fest im Kiefer, daß an ihnen eine Schiene noch Befestigung finden kann, ist für die Weiterbehandlung schon sehr viel gewonnen. Dann erlangen die Weichteile wieder ihren genügenden Befestigungspunkt und die Muskulatur kann arbeiten, ohne daß der Verletzte lebhafte Schmerzen empfindet. Deshalb ist die frühzeitige Schienung eines der wichtigsten und wesentlichsten Hilfsmittel für die Behandlung der Verletzungen.

Von der Möglichkeit der Feststellung der Bruchstücke hängt wesentlich der weitere Verlauf ab. Denn nicht nur die Knochen, sondern auch die Weichteile heilen rascher, wenn die Bruchstücke festgestellt sind. Vor allem aber wird die Ernährung besser und damit auch die Heilung.

Über die Frage, wie man es mit den Weichteilen halten soll, ob sie sich selbst überlassen bleiben oder ob sie durch Naht möglichst vereinigt werden sollen, hat man lange gestritten.

Wo die Bedingungen zu primärer Heilung vorliegen oder wo sie durch Abtragen gequetschter oder abgestorbener Teile geschaffen werden können, soll man die Naht verwenden, weil die Heilung durch Abschluß der Mundhöhle und Fernhalten der Infektion der Weichteile durch die Zersetzungsmassen vom Munde her wesentlich abgekürzt werden kann. Sorgfältige Pflege des Mundes durch reichliche Spülungen mit milden antiseptischen Lösungen, sorgfältige Entfernung der nach der Nahrungsaufnahme zurückbleibenden Zersetzungsstoffe sind ein wesentliches Hilfsmittel für die Förderung der Heilung. Fest anschließende Verbände leisten hier nichts, weil die Zersetzungsmassen auf der Wunde festhalten. Lockere Kieferverbände, die rasch gewechselt werden können, sind vorzuziehen. Die schnell sich vollsaugenden Verbandstoffe sind möglichst oft zu wechseln.

Man versäume auch nicht die Zähne in der Nachbarschaft der Bruchlinie gründlich mit dem Induktionsstrom und dem Durchleuchtungsstab zu untersuchen. Der Zerfall einer Pulpa kann eine hartnäckige Eiterung auch nach Heilung des Bruches noch unterhalten.

Auf jede Weise muß der eiterigen Infektion vorgebeugt werden. Sie stellt eine schwere Komplikation der Wundheilung dar, weil durch die entzündlichen Prozesse leicht die Ernährung der Knochenstücke gefährdet und damit ihre Heilung unterbrochen wird.

Schwellung und Schmerzen begleiten das Übergreifen der Heilung auf den Knochen. Während für gewöhnlich in den Weichteilen durch Einschnitte Eiterungen rasch, wenn sie nicht besonders bösartig sind, beseitigt werden können, gehen die Ablösungen am Knochen nur langsam vor sich und erst, wenn die abgestorbenen Knochenpartien beseitigt sind, können die weiteren Heilungsvorgänge, die zur Vereinigung der Knochenstücke notwendig sind, einsetzen.

Die andere Gefahr der Eiterung beruht in dem Auftreten von Blutungen, die entweder durch eiterige Einschmelzung der die zerrissenen Gefäße verschließenden Thromben oder durch Arrosion größerer Gefäße wie der Arteria lingualis oder maxillaris externa entstehen. Die bedrohlichen Signalblutungen mahnen, zur Unterbindung größerer Gefäße gerüstet zu sein. Entzündliche Schwellungen erschweren häufig das Aufsuchen der Gefäße sehr.

Eine besondere Beachtung verdienen die Veränderungen in der Umgebung des Kiefergelenks, sei es, daß blutige Durchtränkung zur Vereiterung führt, oder direkte Verletzungen des Gelenks durch Verlagerung von Knochensplittern und deren Verwachsung in falscher Stellung abnorme Hindernisse für die Bewegung des Gelenks abgeben und dauernde Versteifung, nicht selten knöcherne

Verwachsung herbeiführen. Rosenthal empfiehlt in diesem subakuten Stadium der Kontraktur die Erhöhung des Bisses der Molaren auf der erkrankten Seite. Bei Beteiligung des Meniscus und der Gelenkknorpel ist die Resektion anzuschließen und orthodontische Behandlung einzuleiten.

Eine bedeutende Gefahr erwächst bei jenen Verletzungen, bei denen infolge doppelseitiger Durchtrennung des Kieferbogens das Mittelstück des Kiefers aus der Verbindung gelöst ist und damit der Ansatzpunkt für die Zungenmuskeln nachgiebig geworden ist.

Sinkt dann das ausgelöste Zwischenstück nach innen und unten, nähert sich die Zunge der hinteren Rachenwand, und wird mit zunehmender Dyspnoe fest an diese gedrückt. Hier muß in vielen Fällen gleich von vornherein ein starker Faden durch die Zunge gelegt werden, um sie in jedem Augenblick sofort nach vorn ziehen zu können. Auch durch die Lagerung des Patienten mit möglichst nach vorn gebeugtem Oberkörper kann plötzliche Störung der Atmung verhindert werden.

Schlimmer noch ist der vollständige Verlust des Mittelstücks des Kiefers. Der Schluckakt ist fast vollkommen unmöglich gemacht. Die restierenden seitlichen Kieferstücke legen sich, dem Muskelzuge folgend, nach der Mitte zu zusammen und vermehren dadurch die schon durch die Weichteile herbeigeführte Verlagerung des Schlundes. Die fast vollständig unmögliche Ernährung kann nur durch die Schlundsonde oder durch die Gastrostomie bewerkstelligt werden. Die allmähliche Heilung der schwer verletzten Weichteile schafft nicht selten narbige Verziehungen, durch welche die Kieferstücke nicht nur in ihrer Beweglichkeit erheblich eingeschränkt, sondern oft ganz außer Tätigkeit gesetzt werden. Kommt der Kranke glücklich über die Lebensgefahr hinweg, können die Narbenstränge so fest werden, daß sie die Kiefer völlig fest stellen und die Mundöffnung erheblich behindern. Mit dehnenden Apparaten kann solcher Vernarbung vorgebeugt werden. In manchen Fällen gelingt es später durch Ausschneiden der störenden Narben, namentlich an der Schleimhaut der Wange, die Beweglichkeit wieder zu erzielen. Dort, wo durch den Umfang der Weichteilverletzung der Abschluß der Mundhöhle verloren gegangen ist, muß im Interesse der Ernährung möglichst früh durch plastische Operationen die Mundhöhle wieder hergestellt werden.

Aber auch dabei ist Vorbedingung, daß die Kieferstücke vorher, soweit es irgend möglich ist und Zähne noch vorhanden sind, durch Brückenverbände so fest gestellt werden, daß die Zähne in Artikulation bleiben. Die Neigung sich nach einwärts umzulegen ist an solchen Kieferstücken häufig sehr groß. Diese Verlagerung ist sehr schwer zu bekämpfen.

Jene Fälle, bei denen gleich von vornherein große Defekte im Kieferbogen zustande gekommen sind, bei denen also eine Vereinigung der Kieferstücke nicht statt haben kann und demgemäß eine dauernde abnorme Beweglichkeit besteht, welche die Gebrauchsfähigkeit des Kieferbogens unmöglich macht, ist ein künstlicher Ersatz nötig, da selbst, wenn Drahtverbände zwischen den restierenden Zähnen eine gwisse Festigkeit ermöglichen, die Zähne doch so in Anspruch genommen werden, daß sie sich leicht lockern oder umlegen.

Verschiedene Wege sind angegeben worden zum Schluß dieser Defekte. Die künstliche Einlage von starkem Draht oder anderem Material, welches zwischen die Bruchstücke gelegt wurde, ist verlassen worden und allein bewährt hat sich nur die Einpflanzung lebenden Materials. Stücke aus dem Schlüsselbein, Schienbein oder Beckenkamm sind als zweckmäßigstes Material zur Einpflanzung verwandt worden. Diese Stücke haben sich nicht allein als tragfähig erwiesen, sondern haben auch durch ihr weiteres Wachstum immer mehr sich der Form des Knochens angepaßt.

Die Einfügung dieser Stücke muß allerdings so erfolgen, daß ihre Befestigung anderes totes Material nicht notwendig macht.

Auf verschiedenem Wege ist die Überbrückung des Defektes versucht worden. Während die einen plastische Verschiebung von Periostknochenlappen bevorzugten (Pichler, Reichel), gingen andere dazu über, anderes Knochenmaterial in die Lücke zu pflanzen. Es wurde versucht, diese Knochenstücke entweder durch Naht in der Lücke zu befestigen oder sie einzubolzen.

Mir hat die Einpfropfung der Knochenspange in die aufgeschlitzen Bruchenden gute Dienste geleistet. Ich bevorzugte diesen Weg, weil durch die Aufspaltung der Knochenenden am ehesten frisches Knochengewebe mit dem Implantat in Berührung kam und so die günstigsten Bedingungen für seine Einheilung geschaffen waren und gleichzeitig das Implantat, ohne daß Naht des Knochens notwendig war, fest in den Knochen eingefügt werden konnte.

Das eingesetzte Implantat wurde mit versenkten Catgutnähten durch Heranziehung der Weichteile festgehalten und die Hautwunde darüber durch Knopfnaht geschlossen. Die Einheilung erfordert aseptische Verhältnisse und deshalb besonders peinliche Vermeidung jeder Eröffnung der Mundhöhle, Vornahme des Eingriffes nach vollständiger Ausheilung aller Fisteln und Entfernung von Narbenmassen zur Herstellung eines die Heilung begünstigenden Wundbettes. Aber selbst bei der Voraussetzung aller dieser Erfordernisse ist es nicht immer sicher, daß das Implantat richtig einheilt und durch die Funktion vollständig in seine Struktur übergeht. Gelegentlich kommt es vor, daß selbst bei ungestörtem Wundverlauf das Brückenstück aufgesogen wird und eine zweite Operation erforderlich wird. Aber in weitaus der Mehrzahl der Fälle heilt das Stück gut ein und wandelt sich zu festem Knochen um, so daß der Kieferbogen wieder hergestellt und leistungsfähig wird. Damit ist dem Patienten ein sehr großer Nutzen geschaffen, weil bei Bestehen der Pseudarthrose die Ernährung erheblich beeinträchtigt ist und der Patient auf eine besonders zubereitete Kost angewiesen bleibt. Größere Defekte können durch Rippenstücke oder bei Defekten, die bis in das Gelenk reichen, durch Metatarsen ausgefüllt werden.

Im allgemeinen ist die Prognose der Heilung der Unterkieferbrüche eine gute, sie hängt ab von der rechtzeitigen Schienung des Bruches und der guten Aneinanderlagerung der Bruchstücke.

Je größer und umfangreicher die Weichteilverletzung, desto langsamer vollzieht sich die Knochenheilung, namentlich dann, wenn Eiterung der Bruchenden oder umfangreiche Splitterung vorhanden.

Die Schußfrakturen der Oberkiefer unterscheiden sich im allgemeinen nicht so erheblich von den Friedensverletzungen. Ihre Form wird im wesentlichen bestimmt durch die Richtung der Gewalteinwirkung. Stumpf einwirkende Gewalten, die von vorn nach hinten den Oberkiefer treffen, zersprengen ihn in der sagittalen Richtung so, daß man oft den Eindruck gewinnt, daß der Unterkiefer wie ein Keil in den Oberkiefer getrieben wird. Der Gaumen weicht zu beiden Seiten auseinander, der Alveolarfortsatz wird abgesprengt, Nasen- und Kieferhöhle werden durch die Verletzung freigelegt. Daß dabei auch Verletzungen der Augen leicht mit erfolgen, wird verständlich.

Die queren Brüche trennen entweder das Gaumendach von dem Oberkiefer oder diesen vom Schädelgrunde ab, so daß man nicht selten den ganzen Gesichtsschädel gegenüber dem Schädelgrunde seitlich bewegen kann. Daß durch diese Verletzung leicht die Schädelhöhle eröffnet werden kann, liegt auf der Hand. Die Gefahr der Fortleitung von Entzündungserregern von der Nase her in die Schädelhöhle ist gegeben und damit die tödliche Meningitis nahe gerückt. Wird diese vermieden, heilen oft recht schwere Verletzungen ziemlich rasch und gut aus. Anscheinend trägt der rasche Abfluß entzündlicher Sekrete auf die freie Oberfläche der Höhlen des Gesichts dazu bei, daß seltener eiterige Prozesse eine größere Verbreitung erfahren. Nur stärkere Zertrümmerungen der Wände der Nasenhöhlen geben oft zu längeren Eiterungen Veranlassung, während merkwürdigerweise die eröffneten Kieferhöhlen vor infektiöser Eiterung bewahrt bleiben.

Wird durch zweckmäßige Schienung mittelst intra- und extraoraler Befestigungsmittel für Ruhe der Fragmente gesorgt, heilen oft schwere Verletzungen in 2—4 Wochen gut aus.

Am schnellsten heilen die queren Schüsse durch den Oberkiefer trotz der Verletzung der Wände der Kieferhöhlen und der Nasenscheidewand. Schwieriger verlaufen die Schußverletzungen mit umfangreicher Zerstörung des Gaumendaches, weil hier leicht größere Defekte zurückbleiben, welche eine mehr oder weniger breite Kommunikation zwischen Mund und Nase schaffen. Der Versuch durch plastische Operationen diese Defekte zu schließen, scheitert in den meisten Fällen an der narbigen Veränderung der Schleimhautumrahmung der Defekte. Sie gibt für plastische Verschiebung sehr ungünstige Bedingungen. Große Defekte können nur durch komplizierte Einpflanzung von Hautlappen aus Wange und Schläfe geschlossen werden. Die meisten Defekte sind glücklicherweise durch Obturatoren so zu decken, daß die Sprache wieder normal wird und auch die Nahrungsaufnahme ohne Einfließen der Nahrung in die Nasenhöhle wieder hergestellt wird.

Die Heilung der Gaumenwunden wird wesentlich unterstützt und für den Patienten erträglich gemacht durch provisorische Celluloidprothesen, welche die Reizung der Wundränder durch das überfließende Speisematerial verhindern und dem Patienten das Schlucken und Kauen so ermöglichen, daß die Ernährung fast gar nicht gestört wird. Nur Nekrosen der tieferen Teile bedingen nicht selten langwierige Eiterungen aus der Nasenhöhle, der Siebbeingegend und Stirnhöhle. Erst nach Abstoßen der Sequester pflegen die Eiterungen zum Stillstand zu kommen.

Die Verletzungen und Defekte der äußeren Teile, besonders der Nase machen oft komplizierte plastische Operationen und die Einfügung von Gesichts- und Nasenprothesen notwendig.

Die Verrenkung des Unterkiefers.

Der eigenartige Bau des Kiefergelenkes bedingt eine bei keinem anderen Gelenk vorhandene Verschieblichkeit der Gelenkkörper gegeneinander. Es ist deshalb nicht auffällig, daß auch hier verhältnismäßig geringe Steigerung der physiologischen Beweglichkeit der Gelenkflächen diese so voneinander führen kann, daß das Gelenk als verrenkt bezeichnet werden muß, obgleich dabei keine Zerreißung der Kapsel und kein Heraustreten eines Gelenkkörpers aus dem Gelenkraum erfolgt. Dem Mechanismus der Kiefergelenkbewegung entsprechend, wird die Verrenkung in den meisten Fällen doppelseitig sein. So sah Malgaigne unter 76 Fällen 54 doppelseitig.

Bei der Verrenkung gleitet der Gelenkkopf, der bei der normalen Bewegung auf das Tuberculum articulare tritt, durch eine kräftige Bewegung im Sinne der weiteren Öffnung über das Tuberculum herüber.

Der intraartikuläre Knorpel nimmt an der Bewegung des Gelenkkopfes teil.

Hat einmal das Gelenkköpfchen diese Lage eingenommen, hält es die Spannung der gedehnten Ligg. spheno- und stylomaxillaria, wie ganz besonders der Zug des M. masseter und pterygoideus in dieser Lage fest, weil dieser dem Gelenkkopf nunmehr eine Bewegung in der Richtung nach vorn erteilt.

Die früher von Nelaton vertretene Auffassung, daß eine Verhakung des Kronenfortsatzes am vorderen Rande des Jochbeines erfolge, ist schon durch die Umlagerung des Kronenfortsatzes seitens der Sehne des Schläfenmuskels unwahrscheinlich; jedes Röntgenbild zeigt außerdem das Fehlen der Verhakung. Zudem hat Maisonneuve experimentell dadurch, daß er auch nach Resektion des Kronenfortsatzes die Verrenkung bestehen bleiben sah, die Haltlosigkeit der Anschauung erwiesen.

Ebensowenig ist die Meinung Matthieus, daß der abgerissene interartikulare Gelenkknorpel sich zwischenschiebe und den Kopf feststelle, nach den klinischen Erfahrungen zutreffend.

Die Verrenkung kommt meistens bei Erwachsenen vor, ist indessen auch schon bei Kindern infolge von Handgriffen bei der künstlichen Entbindung

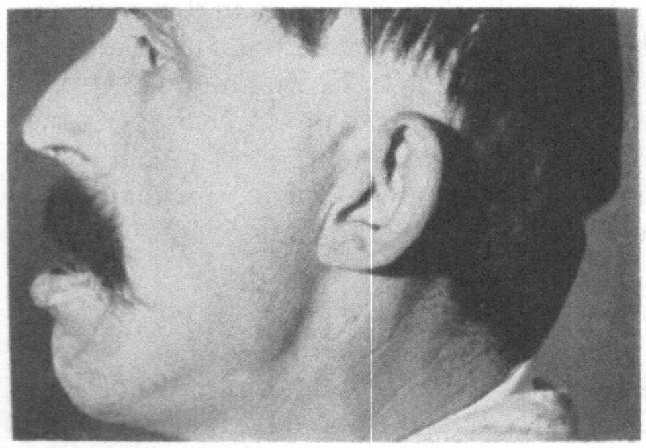

Abb. 112. Habituelle Luxation.

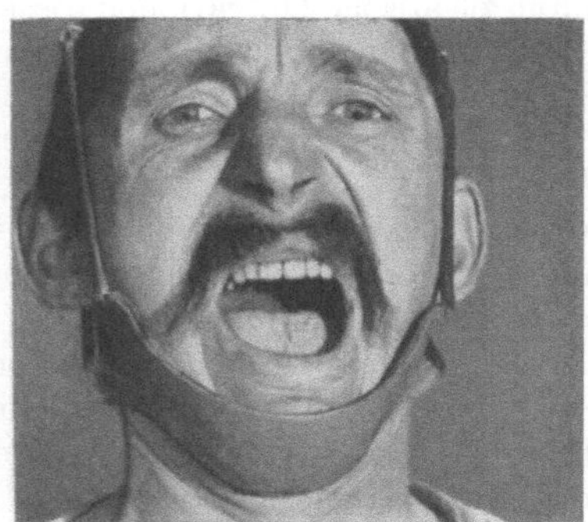

Abb. 113. Habituelle Luxation durch Bandage bekämpft.

und auch im Greisenalter beobachtet worden. Die Seltenheit der Verrenkung im jugendlichen und im Greisenalter hat wohl ihre Erklärung in der Form des Kiefers. Der viel stumpfere Winkel, in welchem der aufsteigende Ast zum horizontalen in diesen Lebensabschnitten steht, bedingt, daß das Herübertreten des Gelenkkopfes über das Tuberculum sehr viel schwerer erfolgen kann.

Es sind auch Verrenkungen kongenital durch Störungen in der Entwicklung des Gelenkes beobachtet worden (Smith).

Schwere, auf den Unterkiefer vom Kinn her wirkende Gewalten vermögen den Gelenkkopf durch Zertrümmerung der vorderen Gehörgangswand in diese hineinzutreiben. Die dadurch bewirkte Verlagerung des Gelenkköpfchens nach hinten ist wohl nicht als Luxation anzusprechen, sondern als Begleiterscheinung des komplizierten Bruches.

Dagegen hat Thiem noch auf eine Verrenkung nach hinten die Aufmerksamkeit gelenkt, welche allerdings bedingt ist durch ein eigenartiges Verhalten des die hintere Wand der Gelenkpfanne abgebenden Os tympanicum. Bei Frauen soll hier gelegentlich eine Nische zwischen Proc. mastoideus und Os tympanicum vorkommen, in die hinein der Kiefer beim Schließen durch den Zug des M. temporalis gleiten kann.

Wiederholte Luxationen können zu einer solchen Lockerung der Gelenkbänder führen, daß schon bei jedem Öffnen des Kiefers eine Verrenkung desselben eintreten kann (habituelle Luxation). Bei stärkeren Gewalteinwirkungen können auch Frakturen des Halses die Verrenkungen begleiten.

Das weibliche Geschlecht scheint im allgemeinen bei der Verrenkung erheblicher beteiligt zu sein. Die Hauptveranlassung zum Zustandekommen sind stark öffnende Bewegungen, wie sie beim Gähnen, kräftigen Lachen, Erbrechen oder auch beim künstlichen Öffnen des Kiefers mittelst Instrumenten erfolgen. Auch bei der Extraktion der Zähne sind Verrenkungen beobachtet worden. Ich sah einen solchen Fall, von einem Zahntechniker verschuldet, durch Versäumen rechtzeitiger Reposition irreponibel werden.

Einseitig wirkende Gewalten können gelegentlich auch Verrenkungen nur auf einer Seite bewirken, so z. B. ein Schlag von der Seite her gegen den geöffneten Kiefer.

Das charakteristische Symptom der doppelseitigen Kieferverrenkung ist die sog. Kiefer- oder Maulsperre. Der weitgeöffnete Mund kann weder aktiv noch passiv geschlossen werden, das Kinn steht stark vor, so daß die Lippen die Mundspalte nicht decken. Die Zahnreihen sind nicht mehr aneinander zu bringen. Im Gesicht fällt das Eingesunkensein der beiden Kiefergelenksgegenden auf, während der Gelenkkopf selbst weiter nach vorn an dem Jochbein eine leichte abnorme Vorwölbung hervorruft. Damit geht eine gewisse Abflachung der Seitenpartien des Gesichts Hand in Hand, die durch die Anspannung der Wangen infolge des starken Vortretens des Kinns noch augenfälliger wird. Beim Einblick in den Mund fällt der Vorsprung des Kronenfortsatzes auf; man fühlt ihn deutlich, wenn man am vorderen Rande des aufsteigenden Astes tastend mit dem Finger aufwärts geht. Der vordere Rand des Masseter ist stark gespannt und drängt sich ebenfalls wulstig vor.

Der in den Gehörgang eingeführte Finger vermißt den Gelenkkörper an seiner richtigen Stelle an der vorderen Wand des Gehörgangs. Die sonst hier fühlbare Verschieblichkeit beim Öffnen des Kiefers ist nicht mehr vorhanden.

Bei der einseitigen Verrenkung sind die Erscheinungen im allgemeinen weniger ausgesprochen. Das Kinn hat seine symmetrische Lage aufgegeben und ist nach der gesunden Seite hin verschoben. Die Untersuchung vom Gehörgang aus ergibt den deutlichen Unterschied zwischen der Stellung des Gelenkkopfes der einen und der anderen Seite. Die Abflachung der Seitenkontur des Gesichts ist deutlich, wenn auch nicht so hochgradig ausgesprochen wie bei doppelseitiger Verrenkung.

Daß bei den Patienten das Kauen unmöglich ist, liegt ja in der Natur der Sache, fehlt doch der Abschluß der Mundhöhle, in welcher der Speisebrei zur Formung des Bisses herumgeführt werden muß. Auch die Sprache wird schwer verständlich durch ungenügenden Abschluß der Mundhöhle. Die Bildung der Lippenlaute und der Zischlaute ist fast unmöglich. Das dauernde Offenstehen des Mundes wird den Patienten besonders dadurch lästig, daß der Speichel Tag und Nacht aus dem Munde fließt, und abgesehen von der dauernden Benetzung, auch Reizerscheinungen der Haut erzeugt. Die anhaltend der Einwirkung der Luft ausgesetzte Zunge wird leicht trocken und rissig.

Schmerzen sind meist an der stark gespannten Schläfengegend bemerkbar, namentlich bei Bewegungen des Kiefers.

Wird die Verrenkung nicht rechtzeitig beseitigt, so bessert sich ja allmählich die Mundsperre etwas, wenigstens so weit, daß die hinteren Zähne für den Kauakt ein wenig ausgenützt werden. Aber die hauptsächlichsten Beschwerden bleiben doch bestehen.

Die Behandlung beruht in dem Zurückbringen des Kiefers über das Höckerchen hinweg. Man geht am besten so vor, daß man den Verletzten auf einen nicht zu hohen Stuhl sitzen und den Kopf von einer Hilfe tragen und festhalten läßt. Der Operateur legt die vorsichtshalber mit einem Tuch umwickelten

Daumen beider Hände auf die untere Zahnreihe bis zum Weisheitszahn, während die übrigen Finger den Kiefer von beiden Seiten fest umfassen. Ein Druck nach hinten unten bei gut fixiertem Kopfe soll den Gelenkkörper so abwärts drängen, daß er aus seiner Stellung nach unten bewegt wird und bis in das Niveau des Tuberculum articulare herabgedrückt wird. Dann bewegt man den Kiefer aufwärts, soweit es die Befreiung des Köpfchens zuläßt. Dann erst ist eine Bewegung im Sinne des Schlusses der Kiefer möglich. Die erste Bewegung ist im allgemeinen am schwersten, weil sie den starken Zug zweier kräftiger Kaumuskeln überwinden muß. Diese Bewegungen helfen im allgemeinen nur in den ersten Tagen nach der Verletzung. Ist sie veraltet, sind sie häufig auch unter Zuhilfenahme der Narkose nicht mehr von Erfolg und es kann nur dann von einer operativen Behandlung die Rede sein.

Bei einseitiger Luxation wird dasselbe Manöver, aber nur einseitig vollzogen.

Der reponierte Kiefer muß noch längere Zeit durch eine Bandage festgestellt werden, um eine nochmalige Verrenkung zu verhüten. Die Verwendung der Narkose bei der Reposition wird von der Intensität der Spannung der Muskeln abhängig sein. Erst von dem 6.—8. Tage an kann man leichte Bewegungen aufnehmen, wird aber immer noch gut tun, die Nahrung weich und leicht kaubar zu wählen.

Die habituelle Luxation läßt sich am besten durch Bandagen oder Apparate mit Gleitschienen bekämpfen. Konjetzny hat eine Operation zur Beseitigung der habituellen Luxation mit gutem Erfolge eingeführt, welche darin besteht, daß nach Kocherschem Schnitt aus der Gelenkkapsel nach Abtrennung dieser vom Meniscus, dem Periost und dem Lig. temporo-mandibulare ein Lappen mit unterer Basis gebildet wird, durch den das Gelenk von außen freigelegt wird. Der meist veränderte Meniscus wird hinten und innen abgelöst und dann nach vorn umgerollt und vor das Köpfchen verlagert, dort mit Nähten am M. pterygoideus externus befestigt. Es wird damit ein festes Polster geschaffen, welches den Gelenkkopf nicht mehr nach vorn treten läßt. Es gelang damit die Neigung zur Subluxation zu beseitigen. Die Operation wird auch empfohlen bei den Fällen, wo nicht traumatische Einwirkungen, sondern auf entzündlicher Basis entstandene Veränderungen des Gelenks die Ursache für die Neigung zur Verschiebung des Gelenks abgeben.

Lindemann empfiehlt einen anderen Weg. Er spaltet den Jochbeinfortsatz des Schläfenbeins und formt dadurch eine Knochenspange, die sich durch leichten Druck so weit nach abwärts drängen läßt, daß sie sich gegen das Köpfchen von vorn anstemmt und dadurch auf die Dauer das Köpfchen hindert nach vorn zu treten. So wird ein dauerndes Widerlager auf leichte Weise geschaffen. Die Methode soll sich in vielen Fällen dauernd bewährt haben.

Nach den vorliegenden Erfahrungen dürfte die früher in hartnäckigen Fällen angewandte Resektion des Gelenkköpfchens umgangen werden können.

Literatur.

Bleichsteiner: Kieferbrüche. Scheffs Handbuch der Zahnheilkunde, Bd. 2.

Gräßner: Unterkieferfrakturen. Inaug.-Diss. Halle 1901. — *Guérin:* Les Fractures du max. sup. 1866. Arch. gén. Méd., VIII. s. **6**. — *Gurlt:* Handbuch der Lehre von den Knochenbrüchen, 1865.

Hashimoto: Über die prothetische Nachbehandlung der Unterkieferschußverletzungen. Arch. klin. Chir. 88 (1908). — *Helferich:* Frakturen und Luxationen. München: J. F. Lehmann 1910.

König: Über Unterkieferresektionen. Dtsch. Z. Chir. **60** (1893). — *Konjetzny:* Die operative Behandlung der habituellen Unterkieferluxation. Arch. klin. Chir. **116**, 681. — *Kühn:* Über Oberkieferbrüche. Schweiz. Vjschr. Zahnheilk. **1912**.

Le Fort: Etude expérimentale sur les fractures de la mâchoire supérieure. Rev. de Chir. **1900**.

Perthes: Die Verletzungen und Krankheiten der Kiefer. Dtsch. Chir. **1903.** — *Port:* Veraltete Kieferfrakturen. Dtsch. Wschr. Zahnheilk. **19.** — *Preiswerk:* Oberkieferfrakturen. Österr.-ungar. Vjschr. Zahnheilk. **1902.** — *Puljo Athanas:* Die Oberkieferfrakturen im serbisch-türkischen und serbisch-bulgarischen Kriege. Österr.-ungar. Vjschr. **30,** H. 3.

Schröder: Frakturen und Luxationen der Kiefer. Berlin 1911. — *Seelhorst:* Behandlung der Unterkieferbrüche durch Gewichtsextension. Münch. med. Wschr. **1898.** — *Strube:* Beitrag zur Lehre von den Kieferbrüchen. Inaug.-Diss. Breslau 1898.

Warnekros: Behandlung der Kieferfrakturen. Berl. klin. Wschr. **1900.** — *Wieting:* Ein Verband für Unterkieferfrakturen. Zbl. Chir. **1901.** — *Williger* u. *Schröder:* Die zahnärztliche Hilfe im Felde. Sammlung Meusser. Berlin 1914. — *Witzel, K.:* Chirurgie und Prothetik bei Kiefererkrankungen.

16. Abschnitt.

Die Schienenverbände bei Unter- und Oberkieferbrüchen.

Von Professor Dr. **Franz Ernst**, Berlin.

Mit 43 Abbildungen.

Über die Unterkieferbrüche.

In normalem Zustand befindet sich der Unterkiefer, der am Schädel gelenkig befestigt ist, hinsichtlich seiner Eigenschwere, der an ihm befestigten Weichteile und vor allem der an ihm inserierenden Muskeln im Gleichgewicht (s. Abb. 114). Vergegenwärtigt man sich noch, daß die Funktion des Unterkiefers durch zwei antagonisierende Muskelgruppen, nämlich die Öffner und Schließer, bedingt wird, so tritt mit Notwendigkeit durch eine oder mehrere Kontinuitätstrennungen eine Störung des Gleichgewichts und somit eine Verlagerung der Kieferteile ein. Sind die Muskelgruppen auf beiden Seiten gleich stark entwickelt, so müßte bei einer Fraktur in der Mittellinie keine Verlagerung auftreten. Dies bestätigen zahlreiche klinische Beobachtungen. Allerdings zeigt in den meisten Fällen, trotz scheinbar regelrechter Zahnstellung und Okklusion, das Röntgenbild ein geringfügiges Klaffen in der Gegend des Unterkieferrandes. Dies ist auf den Zug der Masseteren, die den Musculi pterygoidei interni an

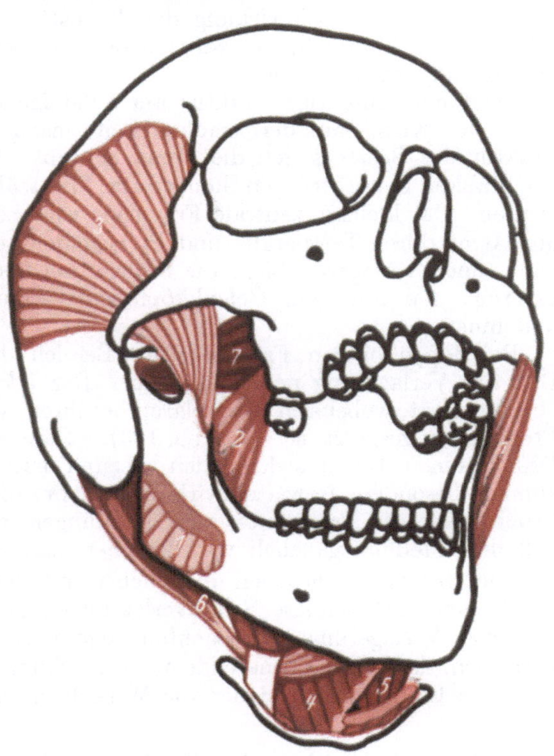

Abb. 114. 1 Masseter, 2 Pterygoideus int., 3 Temporalis (Schließer), 4 Mylohyoideus, 5 Geniohyoideus, 6 Digastricus, 7 Pterygoideus ext. (Öffner).

Kraft überlegen sind, zurückzuführen. Jedoch bringt schon eine geringe Abweichung der Bruchlinie von der Mittellinie, also auch ein Schrägverlauf, eine erhebliche Verlagerung mit sich, so daß der mit dem größeren Teil der Kinn- und Mundbodenmuskulatur behaftete Kieferteil nach unten gezogen wird (s. Abb. 140a u. b). Ähnlich wie bei einer Fraktur in der Mittellinie sind die Verhältnisse, wenn die Frakturlinie innerhalb der Muskelbündel des Masseter und des M. pterygoideus internus liegt. Auch hier ist oft keine Verlagerung zu beobachten.

Je mehr sich die Bruchlinie den Molaren nähert, um so bedeutender ist die Verlagerung des größeren Fragmentes nach unten. Da diese Abwärtsbewegung des größeren Fragmentes einer Öffnungsbewegung entspricht, so kommt, hieraus bedingt, noch eine leichte Vorwärtsbewegung dieses Fragmentes hinzu. Gleichzeitig bewirken Kinnmuskulatur und M. pterygoideus internus noch eine Verlagerung zur kranken Seite (s. Abb. 142). Das kleinere Fragment indessen wird entsprechend der Muskelzüge von Masseter, Pterygoideus internus und Temporalis nach oben und innen gezogen und die obere Kante nach innen gekippt.

Bei doppelseitigen Frakturen innerhalb der Zahnreihe, insbesondere bei Isolierung des Kinnstückes, kann dieses ganz erheblich nach unten verlagert werden. Durch die Verlagerung der beiden seitlichen Fragmente nach innen liegt das isolierte Kinnstück meist vor diesen Fragmenten. Drängt indessen eine frontale Gewalteinwirkung das Kinnstück zwischen den beiden horizontalen Teilen hindurch, so wird es dem Muskelzug entsprechend stark nach hinten und unten verlagert.

Liegt eine einseitige Fraktur am aufsteigenden Ast oder am Collum vor, so ist der Kiefer auf der kranken Seite nach hinten verlagert, weil ihn die Fraktur der Stütze gegen die Fossa beraubt. Während sich die Molaren auf der kranken Seite berühren, können die Frontzähne nicht zum Schluß gebracht werden. Das kleinere zentrale Fragment wird bei einer Fraktur des aufsteigenden Astes durch Temporalis und Pterygoideus externus nach oben und etwas nach innen verlagert. Liegt die Fraktur am Collum, so zieht der Pterygoideus externus den mit dem Gelenkköpfchen verbundenen Collumteil nach vorne und innen.

Bei doppelseitigen Frakturen im Bereich der aufsteigenden Äste ist das Bild der Verlagerung noch deutlicher. Der Kieferkörper ist nach hinten und oben gelagert, wobei sich die Molaren berühren, während der Biß im Bereich der Frontzähne gesperrt ist (s. Abb. 103). Diese als typisch zu bezeichnenden Dislokationen lassen sich in den meisten Fällen klinisch beobachten. Doch können besondere Gewalteinwirkungen, vor allem bei zackigem Verlauf der Bruchlinien, die Fragmente zu Einkeilungen oder Verhakungen bringen, so daß ihre Stellung gänzlich von den hier angegebenen Normen abweicht.

Auch bei Splitterbrüchen und solchen mit Substanzverlust, wie sie Betriebsunfälle und insbesondere Schußverletzungen mit sich bringen, lassen sich die typischen Verlagerungen beobachten. Nur werden sie einen viel größeren Grad aufweisen, da die kontrahierende Muskelwirkung sich viel mehr auswirken kann, wenn die Kieferteile, an denen die Muskeln inserieren, frei beweglich sind.

Allgemeines über die Kieferbruchverbände mit Hinweisen auf die geschichtliche Entwicklung.

Über die Versorgung der Weichteilwunden bei komplizierten Kieferbrüchen ist an anderer Stelle ausführlich gesprochen worden. Was nun die Versorgung der Knochenbrüche anbelangt, so ergeben sich für uns zwei Aufgaben, nämlich

Reposition und Retention der Fragmente. Besteht keine Verlagerung, so ist auch keine Behandlung notwendig, doch empfiehlt es sich, den Patienten bis zur Verheilung der Fraktur zu beobachten. Im übrigen ist das frühere Biß-

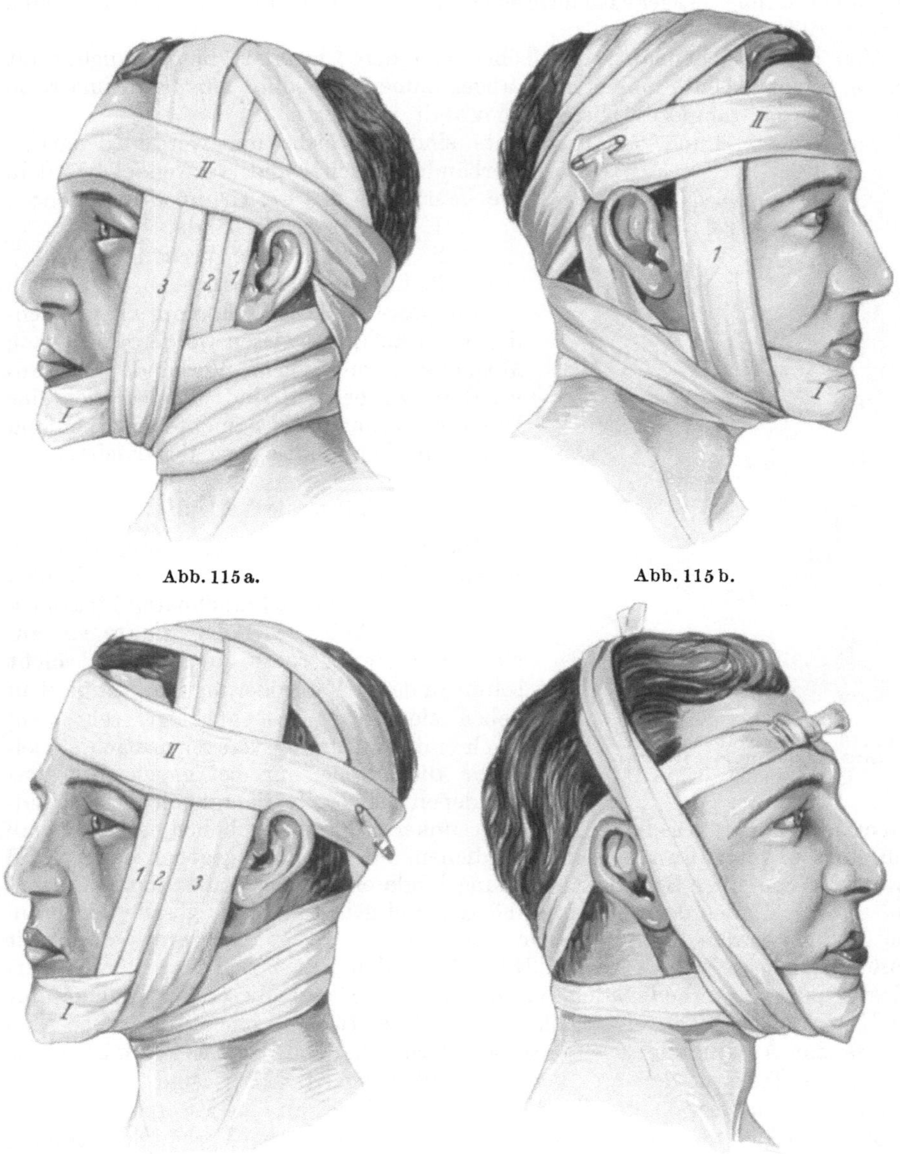

Abb. 115 a. Abb. 115 b.

Abb. 115 c. Abb. 115 d.

Abb. 115 a—d. Funda maxillae, Capistrum simplex, Capistrum duplex.

verhältnis wieder herzustellen. Die richtige Okklusion, die meist ohne Schwierigkeit erkannt werden kann, läßt sich jedoch in manchen Fällen nur feststellen durch Schliffflächen antagonisierender Zähne oder Verlängerung von Zähnen, die in eine Zahnlücke des Gegenkiefers hineingewachsen sind. Erleichterung verschafft das Vorgehen von Süersen, nach dem das an den Bruchstücken entzweigesägte Modell des frakturierten Kiefers in richtige Okklusion zum Modell des gesunden Kiefers gestellt wird. Auf diese Weise gewinnt man auch ein geeignetes Arbeitsmodell. Nicht selten lassen sich durch die Schienung besonders doppelseitiger Kieferbrüche Anomalien korrigieren, wie Progenie, offener Biß usw.

Von der Knochennaht, die früher von den Chirurgen häufig angewandt wurde, ist man heute immer mehr abgekommen, sie sollte nur als ultima ratio bei Frakturen zahnloser Kiefer angewandt werden.

Zur Sicherstellung der Fragmente sind zahlreiche und verschiedenartige Verbände erdacht und verwendet worden. Sie lassen sich in drei Gruppen einteilen:

1. extraorale Verbände,
2. extra-intraorale Verbände,
3. intraorale Verbände.

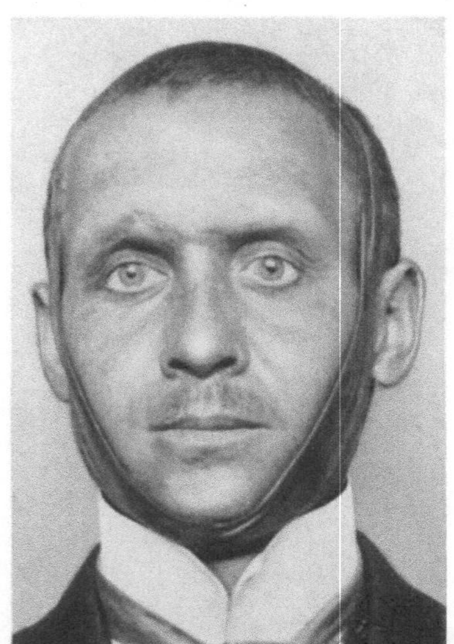

Abb. 116. Gummiverband nach Ernst. (Aus Kirschner-Nordmann, Die Chirurgie. Bd. IV/1).

An dieser Stelle soll schon mit allem Nachdruck darauf hingewiesen werden, daß nach Möglichkeit nur solche Verbände zur Anwendung zu bringen sind, die lediglich eine Immobilisierung der Fragmente bewirken und nicht eine Immobilisierung des Kiefers.

Extraorale Verbände.

Die zu den extraoralen Verbänden gehörenden Funda maxillae, Capistrum simplex und duplex sind keine brauchbaren Fixationsverbände (s. Abb. 115a—d). Sie tragen, anstatt die Verlagerung zu beheben, nicht selten zu deren Vergrößerung bei. Außerdem geben sie, selbst fest angelegt, sehr bald nach einigen Öffnungsversuchen nach. Vielmehr dienen sie nur bei gleichzeitig vorhandenen Weichteilverletzungen als Verbandträger. Will man wirklich ein herabgesunkenes Fragment heben, so muß man sich eines elastischen Verbandes bedienen, wie ich ihn angegeben habe. Und zwar wird von einer Bierschen Stauungsbinde ein solches Stück abgeschnitten, daß sich die Enden der um Kinn und Scheitel gelegten Binde gerade berühren. Die Enden werden dann 6—8 cm übereinander gelegt und am besten mit Gummilösung verklebt (s. Abb. 116). Die Enden lassen sich auch durch Heftpflaster oder Sicherheitsnadeln verbinden. Aber auch dieser Verband kommt bei Unterkieferbrüchen eigentlich nur als Unterstützung eines intraoralen Verbandes zur Anwendung, wenn es sich darum handelt, vom Kieferkörper abgesprengte Teile wieder an diesen heranzudrücken. Hier sind auch noch Kinnkappen zu erwähnen, die durch Gummibänder an eine Kopfkappe herangezogen werden. Solche, einen starken Druck ausübenden Verbände verbieten sich natürlich bei Weichteilverletzungen und Abscessen.

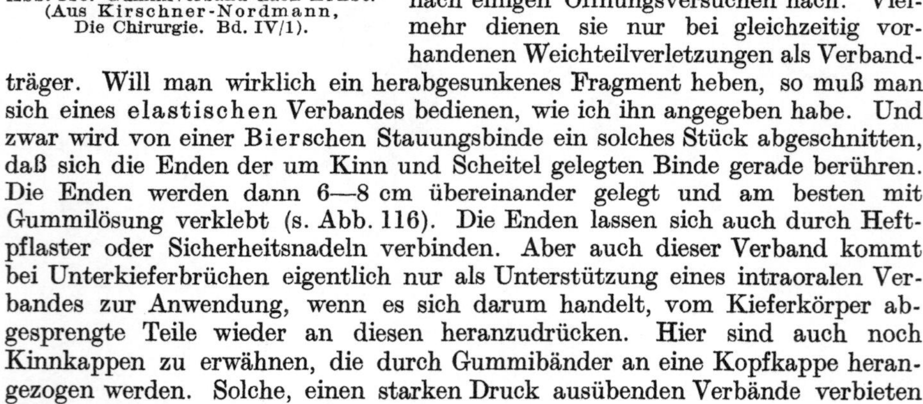

Extra-intraorale Verbände.

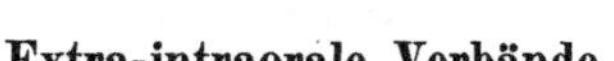

Extensionsverbände im Sinne von Wieting (s. Abb. 117) und Stenzel (s. Abb. 118) können als provisorische Verbände besonders zum Vorziehen des nach hinten verlagerten Kinnstückes sehr gute Dienste tun und sind im Kriege bei ähnlichen Gelegenheiten in den verschiedensten Modifikationen zur Anwendung gekommen (s. Abb. 119). Erwähnt sei hier der Kingsleysche

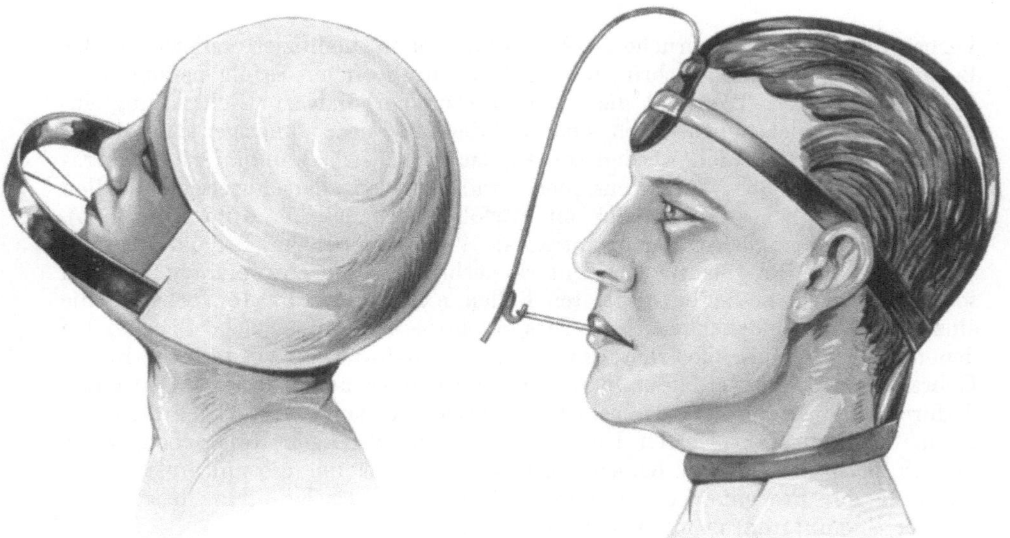

Abb. 117. Extensionsverband von **Wieting**.

Abb. 118. Extensionsverband von **Stenzel**.

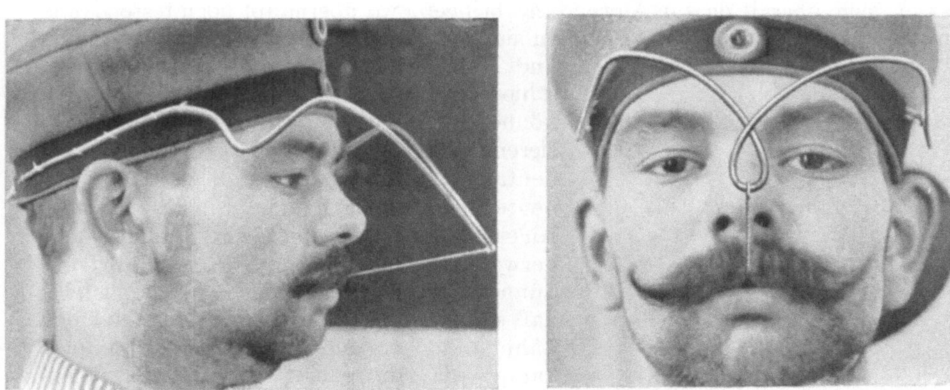

Abb. 119. Einfacher Notverband zum Vorziehen von rückwärts verlagerten Fragmenten. (Nach **Hauptmeyer**.)

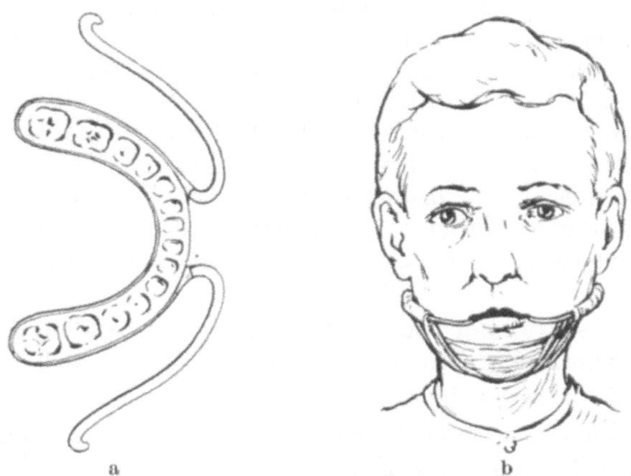

Abb. 120. a Überkappungsschiene mit Extensionsbügeln des **Kingsley**schen Unterkieferbruchverbandes. b **Kingsley**scher Unterkieferbruchverband in situ.

Verband für Unterkieferbrüche (s. Abb. 120), der in modifizierter Form bei der Behandlung der Oberkieferbrüche auch heute noch oft mit Erfolg benützt wird (s. Abb. 153, 154). Während die erstgenannten Verbände zur Behandlung einfacher Kieferbrüche entbehrlich sind und deshalb wegen unnötiger Belästigung des Patienten vermieden werden sollten, lassen sie sich, kombiniert mit intraoralen Schienen oder Nagelextensionen gerade bei den allerschwierigsten Fällen als einzig mögliches Hilfsmittel mit Erfolg anwenden (s. Abb. 153a u. b). Obgleich man möglichst immer intraorale Verbände bei der Behandlung und Schienung der Fragmente bei Unterkieferbrüchen zur Anwendung bringen sollte, stellen in besonders gearteten Fällen extra-intraorale Verbände die einzige Verbandsmöglichkeit dar. Dies gilt insbesondere für solche Brüche, bei denen ausnahmsweise von den häufig vermeidbaren Nagelextensionen Gebrauch gemacht werden muß (s. Abb. 156), oder bei denen der Oberkiefer dadurch, daß er zahnlos oder selbst frakturiert ist, keine Apparate aufnehmen kann, die dem frakturierten Unterkiefer den notwendigen Halt geben, wenn es sich beispielsweise um Knochenplastiken handelt, um die chirurgische Beseitigung der Progenie, oder um die Sicherstellung des Kinnteiles bei doppelseitiger Spontanfraktur im Anschluß an eine Osteomyelitis.

Intraorale Verbände

lassen sich überall da zur Anwendung bringen, wo überhaupt noch feste Zähne im Unter- oder Oberkiefer vorhanden sind, die als Angriffspunkte zur Bewegung und Fixierung der Fragmente auf die verschiedensten Arten herangezogen werden können. Allerdings sollte man immobilisierende Verbände, wie z. B. den als interdentalen Splint bezeichneten Verband, der heute noch vielfach von Engländern und Amerikanern angewandt wird, nicht mehr verwenden. Ein solcher Verband wird als dünne Überkappungsschiene so hergestellt, daß sie die in richtiger Okklusion stehenden Zähne des Ober- und Unterkiefers aufnehmen kann. Mit Zahnzement werden unter gleichzeitiger Reposition der Fragmente Ober- und Unterkiefer aneinander geklebt und 4—6 Wochen bis zur Heilung in dieser Lage gelassen, während welcher Zeit die Patienten flüssig ernährt werden müssen und Sprache und Mundpflege fast unmöglich sind. Die Ursprungsform geht wohl auf den New Yorker Zahnarzt Gunning zurück, der einen intermaxillären Kautschukverband während des amerikanischen Freiheitskrieges 1860—1862 angewandt hat (s. Abb. 121). Eine Modifikation stellt die Portsche Zinnschiene dar. Diese umfangreichen Schienen weisen Ernährungsöffnungen auf. Die Kiefer werden jedoch nicht durch Zahnzement miteinander vereinigt, sondern durch einen extraoralen Verband aneinander gedrückt. Ihre Anwendung kann kaum empfohlen werden.

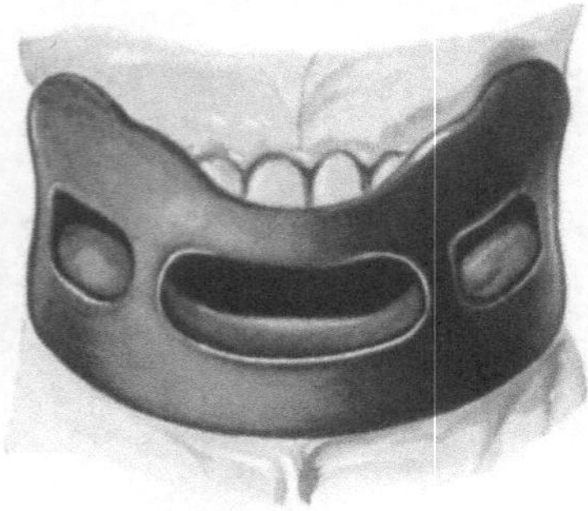

Abb. 121. Interdentale Schiene aus Kautschuk nach Gunning.

Im allgemeinen sollte man von den intraoralen Verbänden, die keine Immobilisierung des Kiefers bewirken, den ausgiebigsten Gebrauch machen.

Diese Verbände lassen sich in drei Gruppen einteilen:

1. Verbände, die den Zähnen linear anliegen (Drahtverbände nach Sauer, Angle, Hammond, Schröder-Ernst).

2. Verbände, die den Zähnen flächenhaft anliegen, bei Freilassung der

Kauflächen (Kautschukschiene nach Weber, Haun, Warnekros, Scharnierschienen nach Kersting und Hauptmeyer und Silberschienen nach Schröder.

3. Verbände, die die Zähne vollständig überkappen (gegossene oder gestanzte Kappen).

Mit allen diesen Verbänden lassen sich erfahrungsgemäß brauchbare Resultate erzielen. Ihre Anwendung wird von persönlicher Einstellung, ihrer Anwendungsmöglichkeit und Schaffung hygienischer Mundverhältnisse bestimmt. Bei Frakturen innerhalb der Zahnreihe, wobei die Fragmente genügend und feste Zähne aufweisen, läßt sich mit allen diesen Verbänden eine Schienung der Fragmente in richtiger Lage bis zur Heilung erreichen. Geben die Zähne des einen Fragmentes keinen ausreichenden Halt zu einer vollständigen Reponierung oder ist ein Fragment zahnlos, was bei den Frakturen der aufsteigenden Äste im Besonderen ja immer der Fall ist, so benötigt man zur Reposition und Retention noch besondere Hilfsmittel. Als solche sind zu nennen:

1. Intermaxilläre Gummibänder, die zwischen Unter- und Oberkiefer gespannt werden (s. Abb. 138, 142 u. 146).

2. Die Sauersche schiefe Ebene, die sich gegen die oberen Zähne stützt (s. Abb. 141 a u. b).

3. Die Schrödersche Gleitschiene, die eine Verlagerung des Kiefers nach vorne oder hinten und eine Kippung verhindert (s. Abb. 147).

4. Pelotten, die, möglichst abnehmbar an den Schienen befestigt, zahnlose Fragmente zu fixieren haben (s. Abb. 143 u. 144).

Diese verschiedenen Hilfsmittel werden von Fall zu Fall zweckmäßig miteinander kombiniert.

Obgleich die den Zähnen flächenhaft anliegenden Verbände in der Aufzählung an zweiter Stelle angeführt sind, soll hier aus geschichtlichen Gründen zuerst auf sie eingegangen werden.

Diese Verbände vermögen Verschiebungen in der Horizontalen leicht auszugleichen. Die Schwierigkeit liegt jedoch in der Reposition und Retention bei Verlagerungen in vertikaler Richtung, da diese Schienen einen festen Halt nur durch Umklammerung der Kolbenform der Zähne finden. Daher versagen sie bei Frakturen des kindlichen Kiefers, weil dessen Fragmente bei vertikaler Verlagerung infolge der konischen Form der Milchzähne nach unten aus der Schiene herausgleiten. Bei Schwellungen und Verletzungen des Zahnfleisches läßt sich oft weder ein guter Abdruck, noch eine ausreichende Befestigung erzielen. Besondere Einwendungen lassen sich gegen diese Art Schienen vorbringen, da sie infolge ihres großen Volumens Zähne und Zahnfleisch bedecken, den Speisebrei festhalten und so, wenn sie nicht gar Entzündungen hervorrufen, zumindest als unhygienisch bezeichnet werden müssen. Als erster brauchbarer dieser Verbände ist der von Weber, Paris 1865 (s. Abb. 122) zum ersten Male angewandte ungeteilte Kautschukverband zu nennen. Eine genauere Beschreibung erübrigt sich durch die Abbildung. Dieser Verband wurde durch Haun 1866 in der Weise modifiziert, daß er die Innenfläche mit Guttapercha belegte und so beim Aufdrücken der Schiene auf die Zähne die Interdentalräume ausfüllte und die Kolbenform der Zähne zweckmäßig zum Halt ausnützte. Natürlich hatte dieser Guttaperchabelag nur dann den gewünschten Erfolg, wenn er solange gekühlt wurde, bis die Guttapercha hart geworden war. Diese umständlichen und nicht immer zuverlässigen Prozeduren beseitigte Mertins durch seine geteilte Kautschukschiene, die als Fortschritt die Kolbenform der Zähne und die Interdentalräume leicht durch ihre Verschraubung ausnutzen konnte (s. Abb. 123). Ähnliches gilt für die Kautschukscharnierschiene von Kersting (s. Abb. 124), die Scharnierverbände von Hauptmeyer (s. Abb. 125), der als weiteren Fortschritt hinsichtlich Hygiene und Verarbeitungsmöglichkeit Zinn als Material benutzt, sowie auch die Silberschiene von Schröder (s. Abb. 126). Es läßt sich nicht leugnen, daß

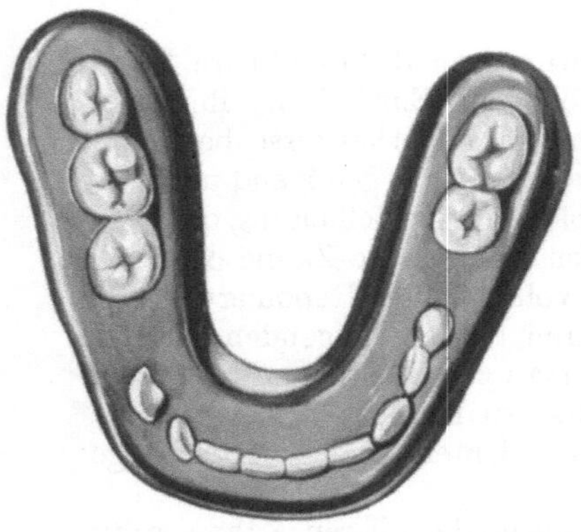

Abb. 122. Kautschukschiene nach Weber.

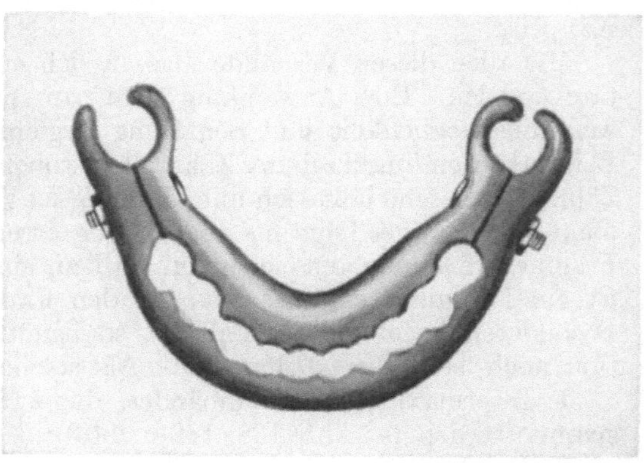

Abb. 123. Zerlegbare Kautschukschiene mit Metallgerüst nach Mertins.

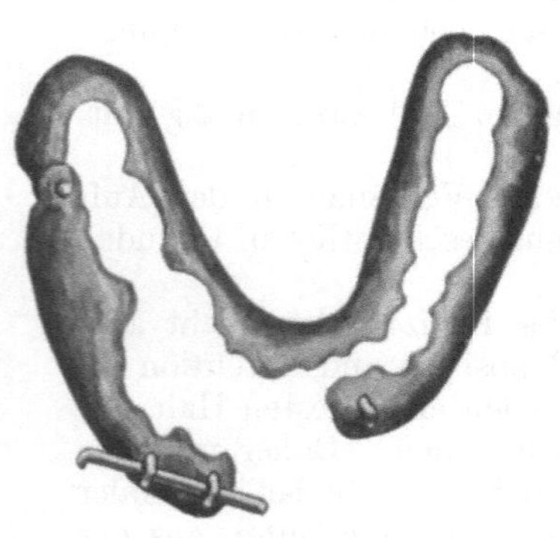

Abb. 124. Kautschukscharnierschiene nach Kersting.

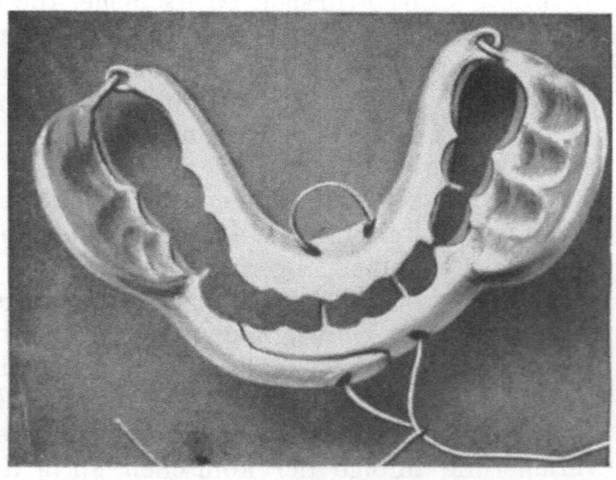

Abb. 125. Geschlitzte Zinndrahtösenschiene mit schiefer Ebene auf beiden Seiten. (Nach Hauptmeyer.)

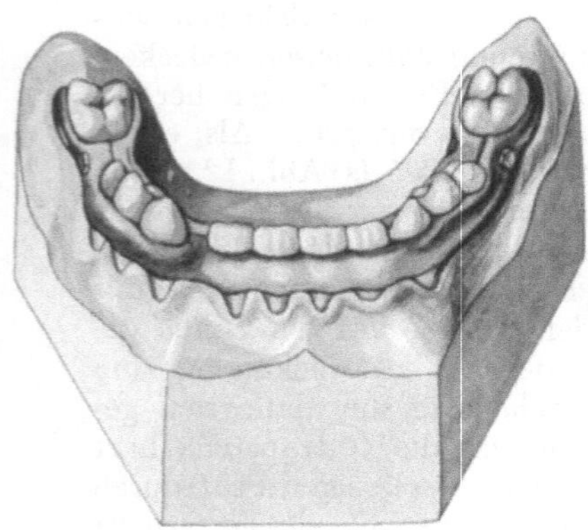

Abb. 126. Silberschiene von Schröder.

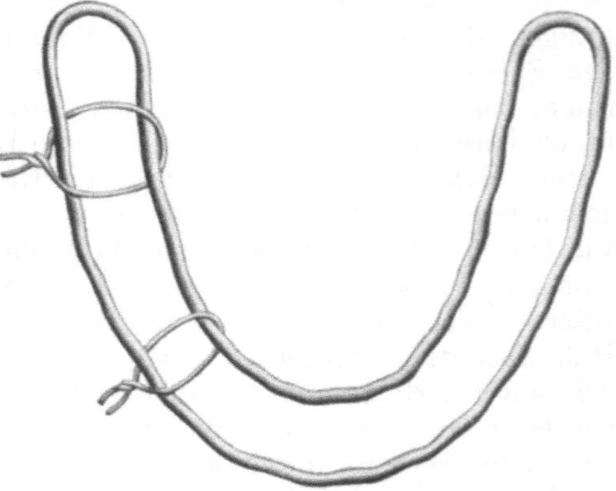

Abb. 127. Hammondsche Drahtschiene.

diese Verbände, besonders wenn sie mit weiteren Hilfsmitteln wie schiefen Ebenen, Pelotten usw. ausgerüstet wurden, sich als segensreich erwiesen haben.

Besondere Würdigung verdienen die an erster Stelle genannten Drahtschienenverbände. Sie haben neben größerer Hygiene auch bei den schwierigsten Fällen die weitgehendsten Anwendungsmöglichkeiten. Im Gegensatz zu allen anderen Verbänden lassen sie sich ohne Herstellung eines Arbeitsmodells bei ausreichender Geschick-

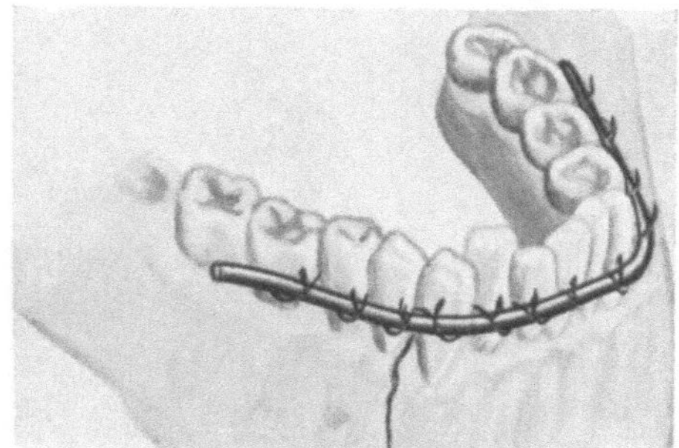

Abb. 128. Geteilter Drahtverband nach Sauer. Abb. 129. Sauerscher Notverband.

lichkeit direkt im Mund anlegen und erlauben auch, in Weichteile eingebettete Zähne zu erfassen und auszunutzen. Während die Anlegung der vorhergenannten Verbände bei Brüchen innerhalb der Zahnreihe eine Reponierung der Fragmente vor dem Anlegen der Verbände voraussetzt, ist die federnde Kraft des Drahtbügels ein ausgezeichnetes Hilfsmittel zur Reponierung schwerbeweglicher, auch teilweise konsolidierter Fragmente. Der von Hammond angegebene Drahtverband (s. Abb. 127) soll sich im Kriege 1870/71 sehr gut bewährt haben. Während dieser eine innen und außen um die Zahnreihe verlaufende Drahtschiene darstellt, hat Sauer einen geteilten Drahtverband angegeben, der auch bei schwer reponierbaren Fragmenten über die Zähne geschoben werden konnte (s. Abb. 128). Am meisten gekannt und genannt ist der Sauersche Notverband, zu dem jeder kräftige Draht (er hat Eisendraht benutzt) verwendet werden kann. Er wurde durch Blumendraht an den Zähnen befestigt (s. Abb. 129). Obgleich sich Verlagerungen in der Horizontalen mit ihm leicht ausgleichen lassen, versagt er bei stärkeren Verlagerungen in vertikaler Richtung. Dieser Nachteil läßt sich dadurch vermeiden, daß die Drahtenden an um die Zähne gelegte Bändern stabil befestigt werden. Solche Befestigungen sehen wir an dem Ringmutterverband von Löhers (s. Abb. 130) und den Regulierungsapparaten von Angle. Die Anglebänder mit lingualer Verschraubung haben sich jedoch bei Kieferklemmen und

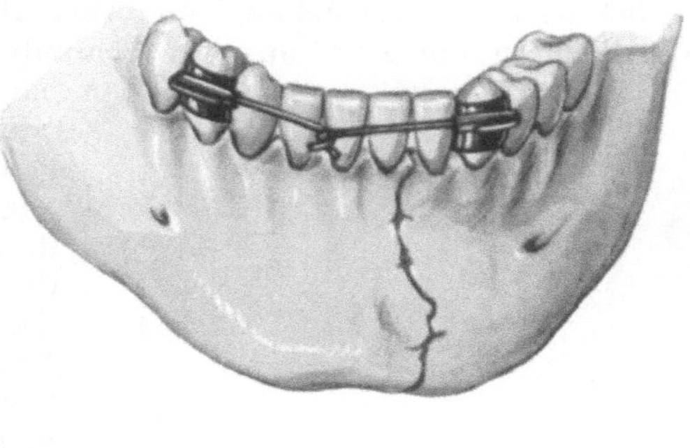

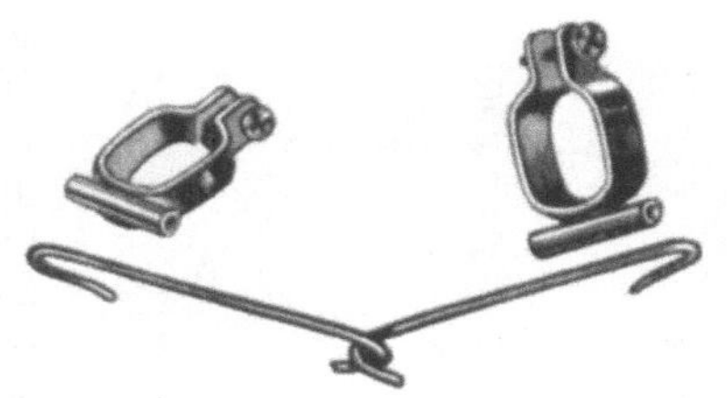

Abb. 130. Ringmutterverband von Löhers.

durch Belästigung der häufig geschwollenen Zunge, zur Kieferbruchbehandlung im allgemeinen als unzweckmäßig erwiesen. Daher haben sich Schröder und

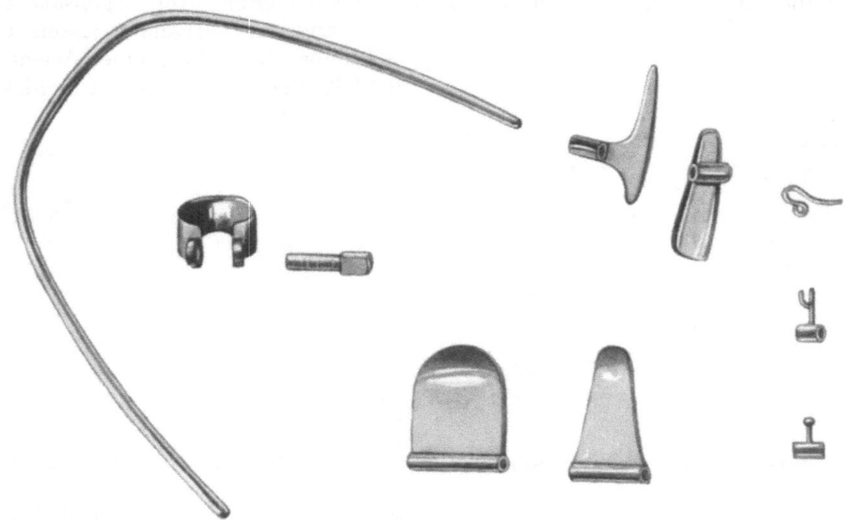

Abb. 131. Apparatur der Drahtverbände nach Schröder-Ernst.

ich bei der Zusammenstellung einer Apparatur (s. Abb. 131) für die Verwendung von Bändern mit Luckenschen Schrauben entschlossen; diese ermöglichen ein Verschrauben auf der buccalen Seite, was wesentlich leichter durchgeführt werden kann als auf der lingualen Seite und außerdem bleibt dadurch, daß die Schraube gleichzeitig die Aufnahmekanüle für den Drahtbügel darstellt, die Zungenseite frei. Dieses Instrumentarium besteht aus kräftigen, federnden Drahtbügeln, die im Unter- und Oberkiefer zur Anwendung kommen können, Klammerbändern mit Luckenschen Schrauben für Prämolaren und Molaren verschiedener Größe, schiefen Ebenen, Gleitschienen für Vorwärts- und Rückwärtsverlagerung des Kiefers, kurz- und langgestielten Häkchen zur Aufnahme von Gummibändern (s. Abb. 131). Die den Drahtverband ergänzenden Hilfsmittel sind mit Kanülen versehen und können so auf den Drahtbügel geschoben am richtigen Platz mit der Zinnlötpaste Tinol sogar über einer Spirituslampe oder Kerze zuverlässig angelötet werden. Außer an den Klammerbändern geschieht die Befestigung des Drahtbügels und die Bewegung der Fragmente durch um die Zähne geschlungene Drahtligaturen. Je nachdem, ob die Zähne durch Zug oder Druck belastet werden sollen, müssen

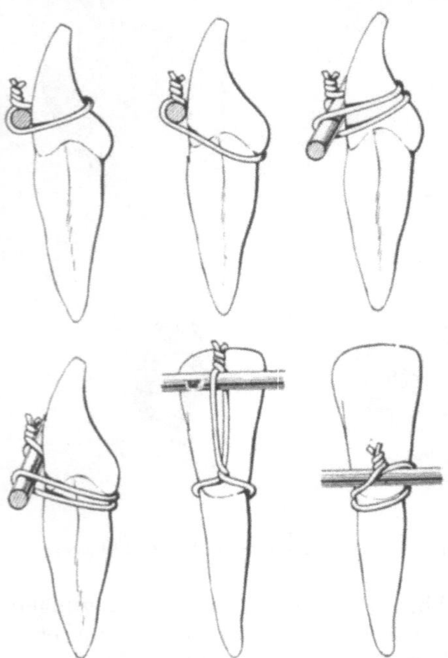

Abb. 132. Drahtligatur, die es ermöglichen, Zug oder Druck auf die Zähne auszuüben.

jedoch die Drahtligaturen entweder um den Zahnhals geschlungen, oder über Zingulum oder Kaufläche geführt werden (s. Abb. 132). Diese Schröder-Ernstschen Kieferbruchverbände haben sich schon vor dem Weltkriege im Balkankrieg 1912/13 gegenüber anderen, nach den Berichten von Stabsarzt Goldammer bewährt.

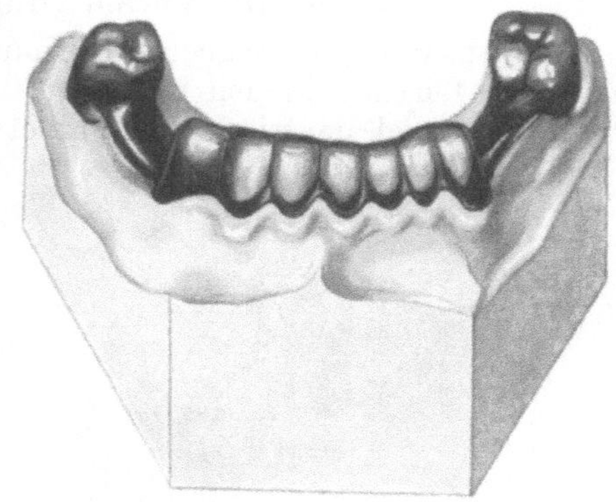
Abb. 133. Gegossener Kappenverband.

Die als dritte Gruppe aufgeführten Überkappungsverbände können aus gestanzten oder gegossenen Kappen bestehen (s. Abb. 133). Sie werden als ungeteilte Schienen in England und Amerika unter dem Namen dentaler Splint bei Frakturen innerhalb der Zahnreihe viel verwandt. Bei Frakturen innerhalb der Zahnreihe setzt ihre Anwendung die Möglichkeit völliger Reponierung der Fragmente voraus. Sie werden nach einem durch die Süersensche Methode hergestellten Modell entsprechend der Zahnstellung, die vor dem Bruch bestanden hat, angefertigt und mit Zement auf die Zähne der reponierten Fragmente aufgesetzt. Damit erübrigt sich eine weitere Behandlung der Fraktur, während sich die Nachbehandlung nur auf eine Versorgung etwaiger Weichteil- oder Zahnfleischverletzungen beschränkt. Nach der erfahrungsgemäß sehr schlecht heilenden artifiziellen Durchtrennung des Unterkiefers bei Zungen- und Halsoperationen haben sich diese Schienen besonders bewährt. Zur Behandlung von Frakturen am aufsteigenden Ast lassen sie sich leicht mit Häkchen für Gummibänder, schiefen Ebenen, Gleitschienen und Befestigungsmitteln für abnehmbare Pelotten (s. Abb. 144 u. 150a u. b) ausrüsten. In Form von geteilten Verbänden stellen sie, besonders bei schweren Verletzungen mit Zertrümmerung des Kiefers und Substanzverlust, bei ihrer großen Modifikationsfähigkeit das einfachste und zugleich zuverlässigste Rüstzeug dar, indem sie bei Kieferverletzungen und bei Ausführung von Osteoplastiken (s. Abb. 148, 149b u. 150a u. b), die die übliche Heilungsdauer von Kieferbrüchen weit überschreiten, die Nachbehandlung wesentlich vereinfachen. Einmal richtig einzementiert, bedürfen sie keiner Nachbefestigung, belasten sämtliche überkappten Zähne gleichmäßig, was bei gelockerten Zähnen von besonderem Vorteil ist. Außerdem sind sie bei langer Belassung im Munde hygienischer als sämtliche anderen Verbände und schützen gleichzeitig die Zähne. Durch Osteomyelitis gelockerte Zähne befestigen sie am besten bis zur Regeneration des Knochens. Als Basis für Dehnungsapparate

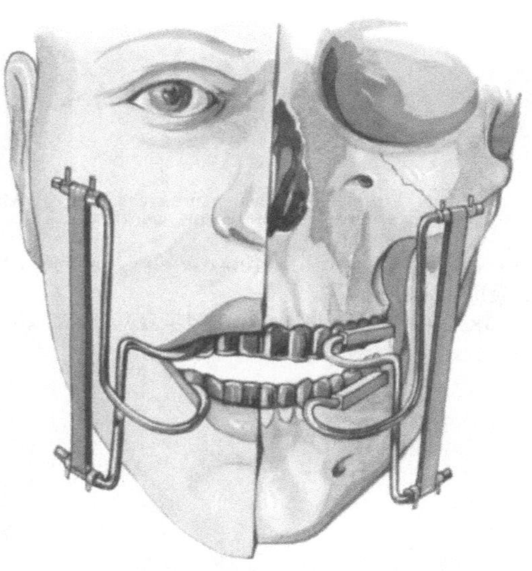
Abb. 134. Kappenverbände als Fixierung einer Apparatur zur Beseitigung der Kieferklemme (Prinzip Steinkamm).

bei Ankylosen und chronischer Kieferklemme (s. Abb. 134) haben sie sich besonders bewährt.

Über die Versorgung der Kieferbrüche.

Zur Auswahl der geeigneten Hilfsmittel für die Kieferbruchbehandlung muß man sich folgende Fragen vorlegen:

1. Ob es sich um frische, d. h. bis etwa 14 Tage alte, noch leicht reponierbare Frakturen handelt, oder um veraltete, schon teilweise konsolidierte.

2. Ob eine normale ungehinderte Heilung in 3—8 Wochen zu erwarten ist, oder ob mit einer solchen gerechnet werden muß, die sich über ein halbes bis dreiviertel Jahr hinauszieht, oder ob überhaupt keine Konsolidation möglich ist.

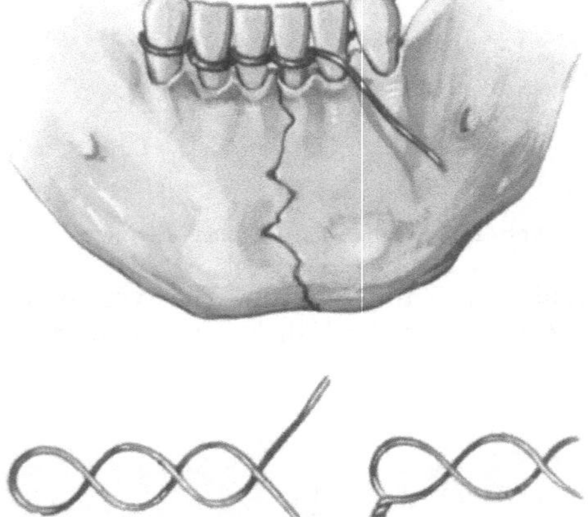

Abb. 135. Einfacher Drahtligaturenverband in Achtertouren um die Zähne gelegt.

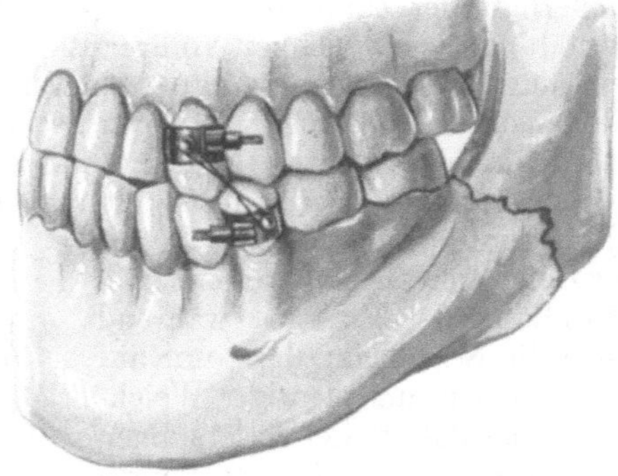

Abb. 136. Interdentale Ligatur nach Angle.

Ist eine schnelle Heilung zu erwarten, können improvisierte und provisorische Verbände häufig ausreichen. Hingegen müssen bei längerer Heilungsdauer stabil gefertigte und befestigte Verbände angelegt werden. Aus dem vorher Gesagten ergibt sich, daß je nach dem Status eine genaue Indikationsstellung des für den einzelnen Fall anzuwendenden Verbandes notwendig ist. Es muß gerade mit Rücksicht auf die Tatsache, daß häufig ohne jeden Grund komplizierte, nicht nur entbehrliche, sondern sogar schädliche Verbände zur Anwendung gelangen, mit allem Nachdruck darauf hingewiesen werden, daß für jeden einzelnen Fall immer gerade derjenige Verband angewandt werden sollte, der das Ziel schneller Heilung in einfachster Form unter geringster Belästigung für den Patienten erreicht.

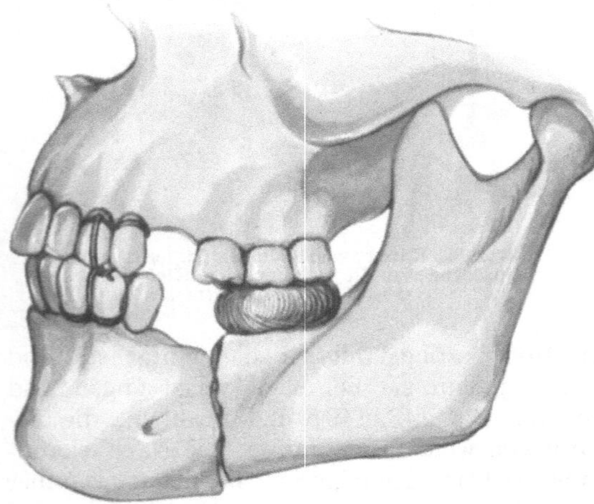

Abb. 137. Notverband nach Ivy.

Dabei kommt es nicht so sehr auf die Stellung der Kiefer oder einzelner Knochenteile selbst an, sondern vielmehr darauf, daß die Fragmente so verheilen, *daß die Zähne in richtiger, einen funktionellen Erfolg sichernden Okklusion stehen.* Hierbei läßt die außerordentliche Beweglichkeit des Kiefergelenkes eine ausreichende Funktion des Kiefers in seiner Gesamtheit, trotz etwaiger Kippungen oder Drehungen eines Knochenteiles oder sogar des Gelenkköpfchens selbst, zu.

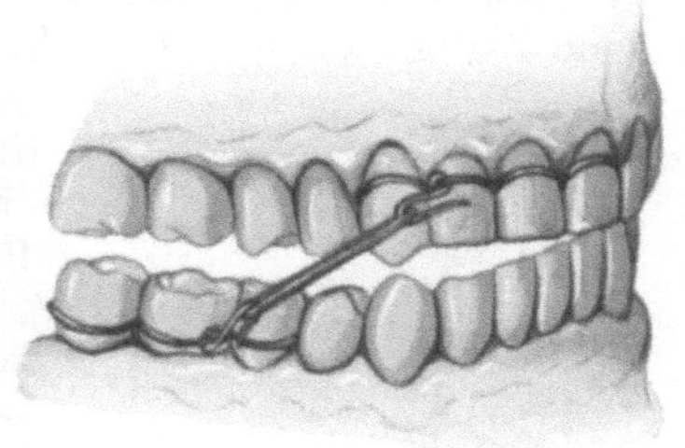

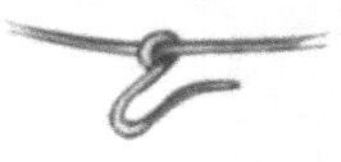

Abb. 138 a.

Es ist nicht notwendig, daß sich die Bruchflächen in ihrer gesamten Ausdehnung berühren, vielmehr kommt es schon zu einer Callusbildung und knöchernen Heilung, wenn sich die Knochenwunden in einem Punkte berühren. Dieser Hinweis ist deshalb wichtig, weil insbesondere die zentralen Fragmente am aufsteigenden Ast, trotz ihrer wenig beeinflußbaren Verlagerung, zu knöcherner Verheilung mit dem anderen Fragment kommen, wobei gerade die Kompliziertheit des Kiefergelenks als Ausgleich richtige Okklusion und ausreichende Kaufunktion ermöglicht. Wie schon erwähnt, bedürfen Kieferbrüche, die durch die Lage (Medianlinie, Kieferwinkel) oder den Verlauf ihrer Bruchlinie keine Verlagerung aufweisen, zur Heilung meist gar keines Verbandes.

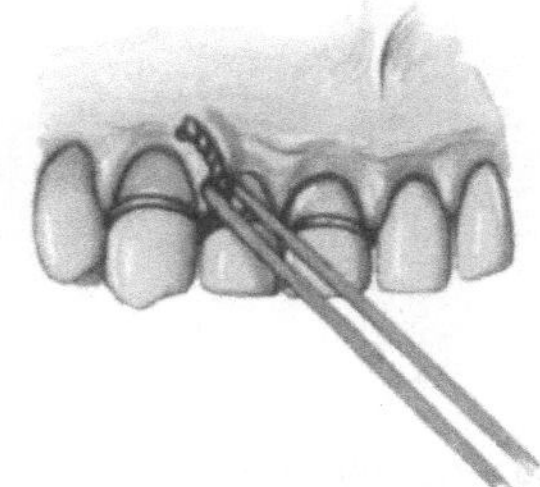

Abb. 138 b.

Ehe auf die Anwendung der einzelnen Kieferbruchverbände eingegangen wird, sollen einige Notverbände beschrieben werden, die nicht nur als erste Hilfeleistung oder vorübergehend mit größtem Nutzen angewandt werden können, sondern die auch in vielen Fällen den eigentlichen Dauerverband zu ersetzen in der Lage sind.

Die einfachste Form, Fragmente unter Benutzung der Zähne zu fixieren, stellt ein Drahtligaturenverband dar, bei dem ein dünner Bindedraht um die der Fraktur benachbarten Zähne, nach Beseitigung der Dislokation mit der Hand, herumgeschlungen wird. Und zwar sollte man die Ligaturen möglichst um je 2 oder 3 Zähne auf jedem Fragment in Achtertouren herumführen, um ein Ausbrechen der neben der Bruchstelle liegenden Zähne zu vermeiden (s. Abb. 135).

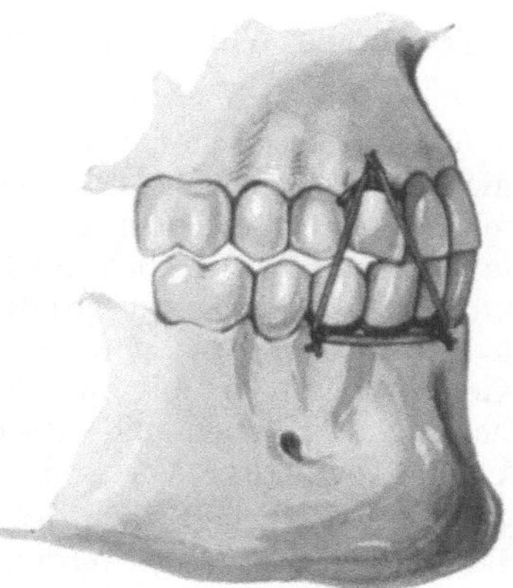

Abb. 138 c.

Abb. 138 a–c. Notverband nach Ernst.

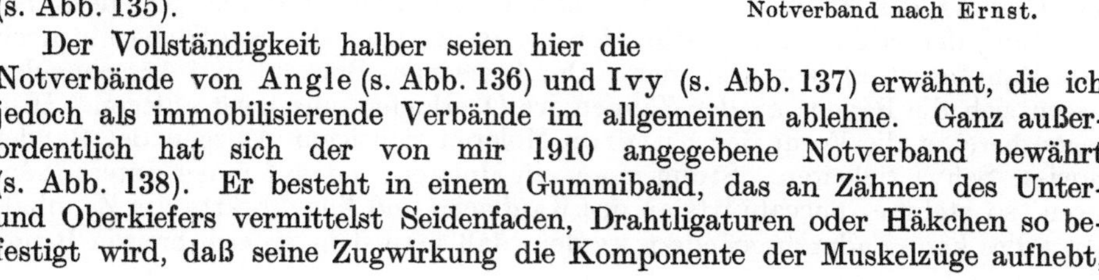

Der Vollständigkeit halber seien hier die Notverbände von Angle (s. Abb. 136) und Ivy (s. Abb. 137) erwähnt, die ich jedoch als immobilisierende Verbände im allgemeinen ablehne. Ganz außerordentlich hat sich der von mir 1910 angegebene Notverband bewährt (s. Abb. 138). Er besteht in einem Gummiband, das an Zähnen des Unter- und Oberkiefers vermittelst Seidenfaden, Drahtligaturen oder Häkchen so befestigt wird, daß seine Zugwirkung die Komponente der Muskelzüge aufhebt,

d. h. die die Verlagerung bedingenden Muskelzüge werden durch einen entgegengesetzt wirkenden künstlichen Zug kompensiert.

In schweren Fällen, wo eine durchgreifende Behandlung nicht möglich oder angebracht erscheint (Commotio cerebri, Meningitis u. a.) ist mein Notverband, soweit Zähne überhaupt vorhanden sind, bei seiner leichten Anwendbarkeit oft das einzig Mögliche. Während dieser Verband durch Beseitigung der Dislokationen das Anlegen einer Fixationsschiene erleichtert, reicht er bei Brüchen mit schneller Verheilungsmöglichkeit als alleiniges Hilfsmittel oft völlig aus. Wenn man keine der hierzu gebräuchlichen Gummiringe mit sich führt, so lassen sich solche leicht mit der Schere von einem in jedem Krankenhaus vorrätigen kleinen Schlauch abschneiden (s. Abb. 139). Dieser Notverband ist hinsichtlich seiner leichten Applikation und vielseitigen Verwendbarkeit als erste Hilfe dem Sauerschen Notverband weit überlegen. Es liegt ihm aber eine ganz andere Idee zugrunde, wie der Verwendung von Gummibändern durch Heitmüller. Während er hier in frischen Fällen durch Kompensierung der Muskelzüge das gestörte Gleichgewicht am Kiefer wiederherzustellen hat, und so labil Reposition und Retention zugleich bewirkt, hatte der Verband von Heitmüller den Zweck, im orthopädischen Sinne teilweise in knöcherner Verheilung begriffene dislozierte Fragmente bei veralteten Kieferbrüchen zu heben.

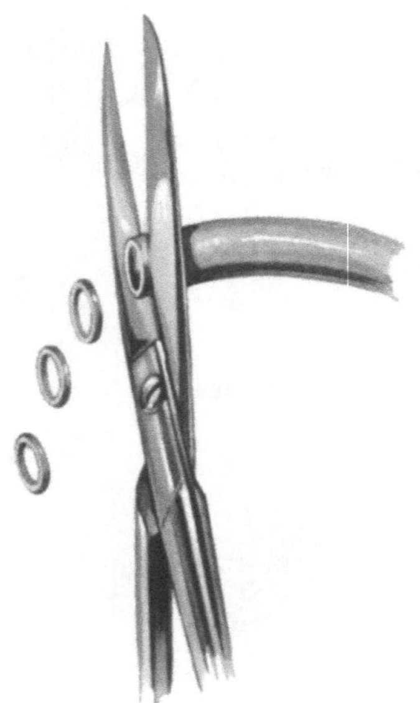

Abb. 139. Herstellung von Gummiringen durch Abschneiden von einem Schlauche.

Technische Winke zur Anwendung des Systems der Schröder-Ernstschen Drahtverbände.

Wegen ihrer schon vorher erwähnten besonderen Eigenschaften bediene ich mich mit Vorliebe der Drahtverbände. Sie lassen sich zwar nach einem im Sinne von Suersen gewonnenen Arbeitsmodell anfertigen, können aber auch direkt nach dem Munde gebogen und hergestellt werden. Dies ist für eine schnelle Versorgung von größtem Vorteil. Außerdem kann man, als Konsiliarius in ein Krankenhaus gerufen, mit dem Instrumentarium ausgerüstet, einen Kieferbruch in ein bis zwei Stunden definitiv schienen. Allerdings ist hierzu technisches Können und Geschicklichkeit Voraussetzung. Es seien daher zum Anlegen derartiger Verbände einige Winke gegeben.

Die wesentliche Stütze des Drahtverbandes stellen die Klammerbänder dar. Sie müssen so angelegt werden, daß der in sie eingeführte Drahtbügel horizontal stabil verankert ist, so daß er in vertikaler Richtung sowohl zug- wie druckfest ist. Zu diesem Zwecke müssen die Molarenbänder, die stets etwas kleiner als der Umfang des Zahnes gewählt werden, den Zähnen durch geeignete Bearbeitung derartig adaptiert sein, daß sie weder nach der Kaufläche hin noch zum Zahnfleisch abgleiten können. Durch geringes Buckeln und Ausschneiden lassen sich die Bänder an den Zähnen des Oberkiefers unschwer anlegen. Hingegen bereitet die Form der unteren Molaren richtigem Anlegen der Bänder gewisse Schwierigkeiten. Stülpt man ein Molarenband auf einen unteren Molaren, so steht es buccalwärts an der Kaufläche und lingualwärts am Zahnhals ab. Dies kann dadurch geändert werden, daß man dem an sich breiten Bande durch Ausschneiden besonders der unteren lingualen Kante eine neue Basis gibt, so daß ein so beschnittenes Band in seiner Lage nur einer ausgiebigen Buckelung und Einziehung der Ränder bedarf, um der unteren Molarenform zu entsprechen. Die Anwendung der Peesozange, die ich für diesen Zweck empfohlen habe, gibt noch weitere Korrektionsmöglichkeiten. Mit ihrer Hilfe lassen sich bei nach vorne oder hinten gekippten Zähnen die Ringe so formen, daß die Schraubröhrchen horizontal stehen, was nach Möglichkeit anzustreben ist. Eine vorherige Separation der Zähne läßt sich vermeiden, wenn man die Bänder dort, wo sie dem Berührungspunkt der Zähne beim Eindrücken aufsitzen, scharf feilt und sie mit einiger Geduld behutsam der Richtung des Zahnes entsprechend aufdrückt. Das Festschrauben erfolgt entweder mit einem Schlüssel oder mit einer spitzen Zange, deren eine Branche man in die Kanüle einführt. Es empfiehlt sich, das Band während des Schraubens mit dem Finger in seiner Lage festzuhalten. Die Richtung der Kanüle soll dem Verlauf des Zahnbogens entsprechen. Da aber infolge ihrer Konstruktion sich die Schraube beim Anziehen am vorderen Ende nach außen bewegt, muß das Klammerband vor dem Anziehen entsprechend nach vorn gedreht werden. Damit der Drahtbügel den vor der Kanüle liegenden Molaren und Prämolaren anliegt, muß er vor der Kanüle einen bajonettförmigen Knick bekommen (s. Abb. 141 a u. b, 142, 143), der entweder mit einer Spezialzange oder durch zweimaliges Biegen mit einer Schienenzange hergestellt werden kann. Dieser Knick verhindert gleichzeitig ein Hineingleiten des Bügels in die Kanüle. Ein expandierender Drahtbügel hat nämlich die Eigenschaft, in die als schiefe Ebenen wirkenden Kanülen hineinzugleiten, was eine Kompression im Bereich der Frontzähne bedingen würde. Hierin liegt ein besonderer Nachteil des Sauerschen Notverbandes. Ein komprimierender Bügel hat die entgegengesetzte Eigenschaft, nämlich die Tendenz, nach vorne aus den Röhrchen herauszugleiten. Man beginnt am besten erst auf einer Seite und bei Brüchen innerhalb der Zahnreihe an dem Band des größeren Fragments mit der Bajonettbiegung. Dann wird der Drahtbügel in der Weise systematisch weiter gebogen, daß man ihm an der Stelle, wo er zuletzt einen Zahn berührt, mit der Schienenzange einen entsprechenden Knick gibt. Die zu biegende Stelle wird zweckmäßig mit einer Kronenschere markiert. Bei einer Verlagerung in horizontaler Richtung muß man die Divergenz, was nicht allzuschwer ist, abschätzen und dem Bügel die Form geben, die dem reponierten Kiefer entsprechen würde. Zum Schluß wird dem Drahtbügel nach Anmarkierung mit der Kronenschere an der richtigen Stelle die zweite Bajonettbiegung gegeben. Liegt das Bajonett nicht ganz an der richtigen Stelle, so kann man den in die Kanüle einzuführenden Teil entweder durch Ausfeilen verlängern, wodurch der Bügel etwas weiter nach hinten geschoben werden kann, oder durch Auflöten eines Draht- oder Blechringes, oder Verwendung einer Schraube, verkürzen, so daß der Bügel an übermäßigem Hineingleiten verhindert wird. Das Biegen eines Drahtbügels an einem Arbeitsmodell, an dem die Dislokation beseitigt ist, bereitet natürlich keine Schwierigkeiten. Zur weiteren Erleichterung empfiehlt es sich, über die vorher im Munde angelegten Bänder Abdruck zu nehmen. In den Abdruck werden mit Schwänzen versehene Schraubspindeln hineingelegt, so daß das Arbeitsmodell mit Kanülen ausgerüstet ist, deren Lage genau denen im Munde entspricht. Besondere Kenntnisse erfordert die Beseitigung von Dislokationen in vertikaler Richtung bei Brüchen innerhalb der Zahnreihe. Hier führt nur richtige Anwendung geeigneter Drahtligaturen beim Festbinden der Zähne an den Drahtbügeln zum Erfolg. Verschiedene Formen von Ligaturen, mit denen man Zug oder Druck auf die Zähne ausüben kann, werden in Abb. 132 gezeigt. Will man Hilfsmittel, Häkchen, schiefe Ebenen, Gleitschienen auf dem Drahtbügel befestigen, so muß man die Röhrchen entweder vor dem Biegen auf den Drahtbügel aufschieben oder man öffnet die Röhrchen, am besten an der den Zähnen anliegenden Seite, durch Auffeilen, Aufschneiden und leichtes Aufbiegen. Schiefe Ebenen und Gleitschienen sind möglichst weit hinten zu befestigen, weil sie bei der dort kleineren Öffnungskurve weniger leicht abgleiten. Sind die Hilfsmittel an ihrem Platz, werden die Röhrchen wieder zusammengebogen und nach Einkneifen mit der Kneifzange in der gewünschten Lage gehalten und nunmehr mit Zinnlot unter geringer Hitze verlötet.

Behandlung von Unterkieferbrüchen
mit erläuternden Beispielen.

Bei der Schienung von Kieferbrüchen empfiehlt es sich, ausgiebig von der Lokal- und Leitungsanästhesie Gebrauch zu machen.

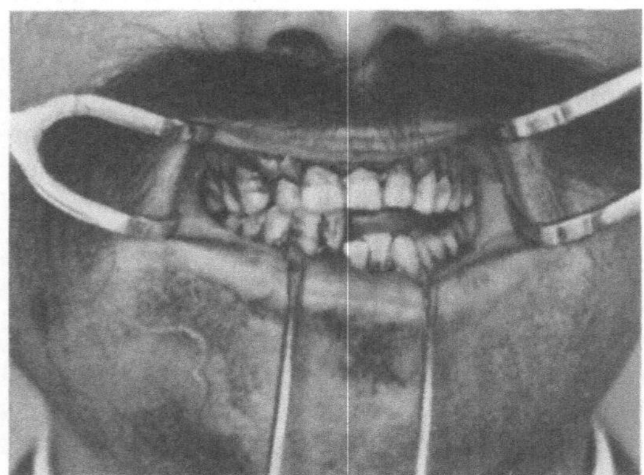

Abb. 140 a.

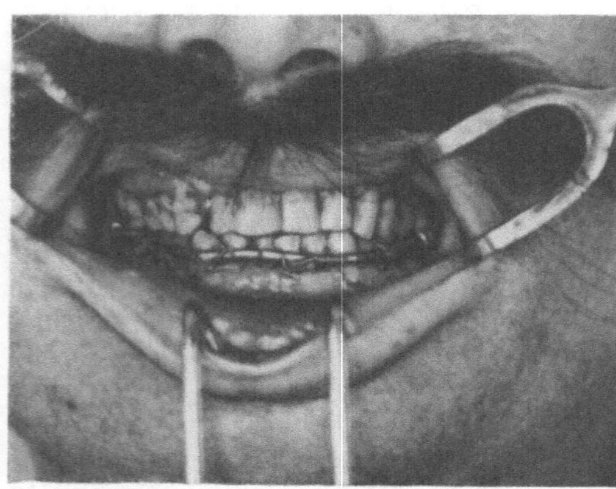

Abb. 140 b.

Abb. 140 a u. b. Schienenverband nach Schröder-Ernst bei Unterkieferfraktur in der Mittellinie mit Verlagerung.

Schienung von Brüchen innerhalb des bezahnten Kiefers.

Bei Frakturen in der Mittellinie ohne Verlagerung kommt man mit einem einfachen Drahtligaturenverband, der in Achtertouren um die Zähne gelegt ist (s. Abb. 135) aus. Die Schienung einer Fraktur in der Mittellinie mit Verlagerung zeigt Abb. 140a u. b. Der Drahtverband ist stabil in den Kanülen der Molarenbänder verankert. Die Drahtligaturen müssen bei den Frontzähnen des oben stehenden Fragmentes auf dem Zingulum, bei den Zähnen des tiefliegenden Fragmentes unterhalb des Zahnhalses liegen, so daß beim Anziehen der Ligaturen eine reziproke Wirkung auf die Fragmente bis zum horizontalen Ausgleiche ausgeübt wird (s. Abb. 132). Liegt die Fraktur mehr seitlich, so ist die Behandlung die gleiche.

Bei doppelseitiger Fraktur mit Heraussprengung des Kinnstückes werden zunächst die beiden seitlichen Fragmente durch den Drahtbügel fixiert und dann das Kinnstück durch Anziehen der unter die Zahnhälse der Frontzähne gelegten Ligaturen allmählich in die normale Lage gezogen.

Bei geringer Beweglichkeit des isolierten Kinnstückes ist es oft von Vorteil, die Zähne desselben mit einem gesonderten Drahtbügel oder mit einer Überkappungsschiene zu versehen, wodurch das Hochziehen an den oberen Drahtbügel, gegebenenfalls auch mit Gummibändern, erleichtert wird.

Trägt das kleinere bezahnte Fragment zu wenig oder gelockerte Zähne, so empfiehlt es sich, das größere, meist zur kranken Seite verlagerte, Fragment

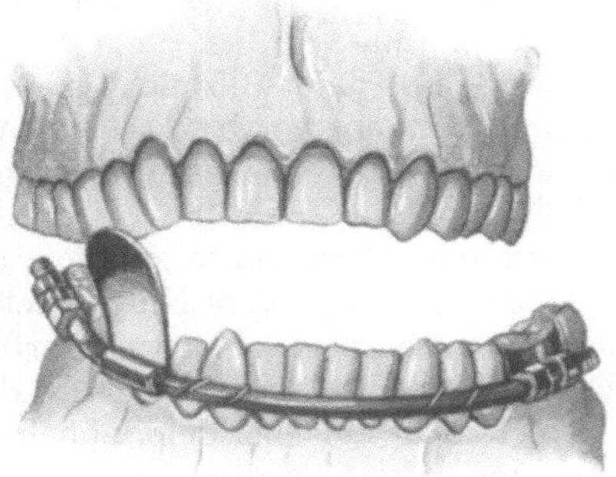

Abb. 141 a.

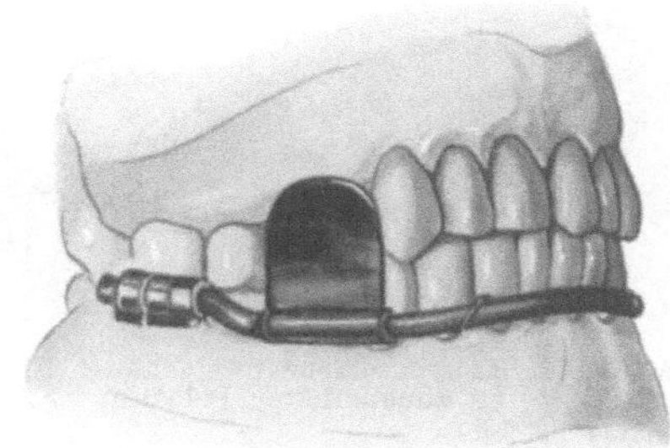

Abb. 141 b.

Abb. 141 a u. b. Schröder-Ernstscher Drahtverband mit schiefer Ebene nach Sauer.

durch eine schiefe Ebene in der richtigen Lage zu halten (s. Abb. 141) oder auch durch intermaxilläre Gummibänder (s. Abb. 142). Macht die Reponierung wegen Verhakung oder begonnener Konsolidierung Schwierigkeiten, empfiehlt sich die Reponierung durch Anlegen des Ernstschen Notverbandes (s. Abb. 138a—c) oder eine ähnliche Hilfsschiene mit Gummibändern.

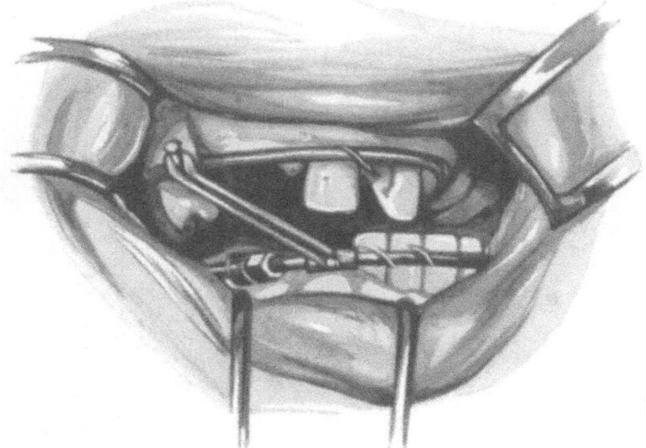

Abb. 142. Intermaxilläre Gummibänder, die eine seitliche Verlagerung aufheben und den Kiefer in der normalen Lage halten.

Schienung von Frakturen am Kieferkörper, wenn ein Fragment unbezahnt ist.

Das unbezahnte Fragment wird durch eine abnehmbare Pelotte, die mit Guttapercha oder Jodoformgaze gepolstert werden kann, umfaßt, die an dem Verbande des zahntragenden Fragmentes ihre Befestigung findet. Abb. 143 zeigt die Befestigung der Pelotte an einem Drahtverbande, die Verfasser durch Anbringung von drei Häkchen des Schröder-Ernstschen Instrumentariums erreicht hat. Die beiden äußeren Häkchen verhindern ein Abgleiten des Pelottenbügels nach oben, das mittlere Häkchen ein Abgleiten nach unten. Die so ausgelöste Hebelwirkung drückt das nach oben strebende kürzere zahnlose Fragment nach unten. Die gleiche Wirkung erreicht man durch den in Abb. 144 angegebenen Verband. Hier ist die Pelotte an einem Kappenverbande abnehmbar befestigt.

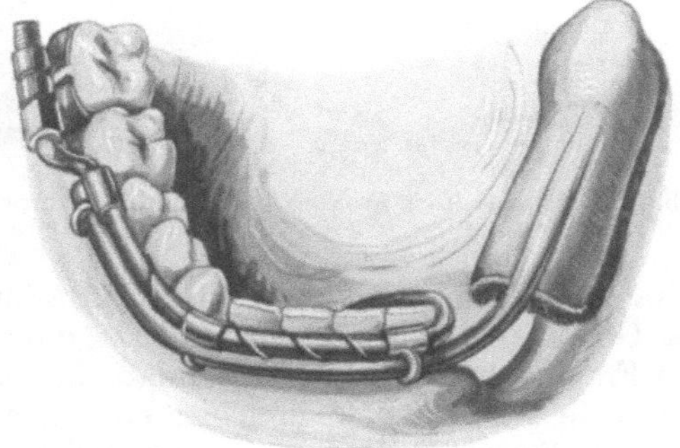

Abb. 143. Eine das zahnlose Fragment fixierende Pelotte, die vom Verfasser mit einfachen Hilfsmitteln (gestielte Häkchen) am Drahtverband abnehmbar befestigt wurde.

Dieser trägt noch zur Aufhebung einer seitlichen Deviation eine schiefe Ebene. Meistens geben die parallel stehenden kleinen Kanülen der Pelotte einen ausreichenden Halt, wenn nicht, kann dieser durch Anlegen von Drahtligaturen noch erhöht werden. Die Kanülen müssen so angebracht werden, daß der Biß nicht gestört wird; wenn notwendig lingualwärts. Sind bei doppelseitiger Fraktur des Kinnstückes beide seitlichen Fragmente zahnlos, so kann es von großem Nutzen sein, die beiden nach oben verlagerten seitlichen Fragmente, durch Pelotten, die am Oberkiefer abnehmbar befestigt sind, in der gewünschten Lage zu halten, während das abgesunkene bezahnte Kinnstück durch intermaxilläre Gummibänder nach oben gezogen wird.

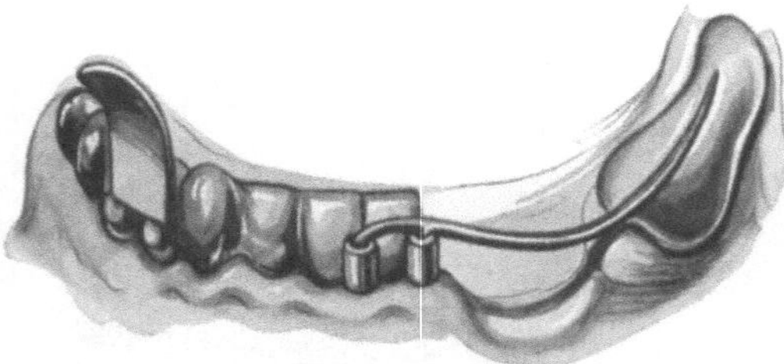

Abb. 144. Kappenschiene mit schiefer Ebene und abnehmbarer Pelotte.

Bei doppelseitigen Frakturen mit Substanzverlust hat sich das Schrödersche extraorale Gelenk sehr bewährt (s. Abb. 145). An diesem Beispiel ist das Kinnstück bezahnt, während die beiden seitlichen Fragmente zahnlos sind. Das

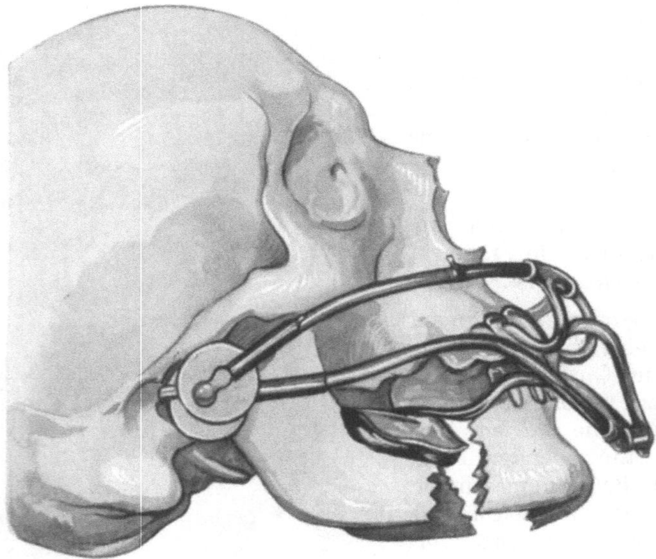

Abb. 145. Doppelseitige Fraktur des Unterkieferkörpers mit Substanzverlust (extraorales Gelenk nach Schröder).

extraorale Gelenk ist durch einen extra-intraoralen Verband an den Zähnen des Oberkiefers befestigt und stützt die Schiene des Unterkiefers, die alle drei Fragmente umfaßt, derart, daß die Öffnung des Kiefers ermöglicht wird, ohne eine isolierte Bewegung der einzelnen Fragmente zuzulassen. Es ist bei dem in diesem Falle bestehenden Substanzverlust zur Ermöglichung einer Heilung gegebenenfalls durch Knochenplastik unbedingt notwendig, da sonst eine Pseudarthrose mit Sicherheit zu erwarten wäre. (Im Gegensatz zu den vorher erwähnten einfachen Fällen mit direkter Berührung der Bruchflächen.) Weist der Oberkiefer keine Zähne auf, so wird das extraorale Gelenk an einem Kopf-Gipsverband befestigt.

Besonders lehrreich ist der vom Verfasser behandelte und durch Abb. 146a u. b gekennzeichnete Fall. Es handelte sich hier um einen teilweise konsolidierten doppelseitigen Unterkieferbruch mit starker Verlagerung. Wie dies häufig beobachtet, aber oft nicht berücksichtigt wird, war der beiderseitig vorhandene, einzige Molar der hinteren Fragmente aus seinem zentralen Aufbiß auf seinen oberen Antagonisten buccalwärts nach oben, dem Zuge der Schließmuskulatur folgend, abgewichen, so daß nur dadurch eine Berührung des ersten Molaren am isolierten Mittelstück mit dem Oberkiefer möglich war. Sieht man doch auf Abb. 146b wieweit er nach Reponierung der beiden kleineren zentralen Fragmente vom Oberkiefer absteht. Bei einem frischen Falle mit beweglichen Fragmenten wäre das Anlegen eines Drahtverbandes, der die seitlich verlagerten Fragmente durch seine Federkraft bis zur Normalstellung der vorher nach

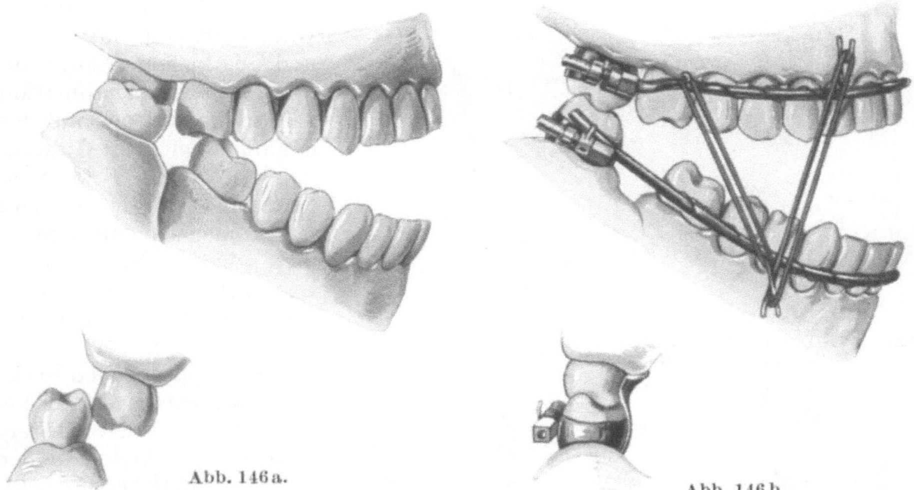

Abb. 146 a u. b. Doppelseitiger Unterkieferbruch mit starker Verlagerung.

außen abgewichenen Molaren möglich gewesen. In diesem Falle hat mir aber eine lingualwärts an das Molarenband gelötete schiefe Ebene zur Reposition und Retention der seitlich ausgewichenen Zähne große Dienste getan. Wegen der großen Drehbewegung, die die Reposition des isolierten Mittelstückes mit sich bringen mußte, konnten die Enden des Drahtbügels nicht wie üblich von vornherein in die Kanülen geschoben werden, weshalb ich sie vorübergehend, wie in Abb. 146b ersichtlich, auf die Kanülen gelegt habe, wo sie durch einen aufgelöteten Dorn am Abgleiten verhindert wurden. Das Einführen der Drahtenden in die Kanülen erfolgte erst nach der durch die Gummibänder bewirkten Reponierung.

Frakturen außerhalb der Zahnreihe.

Wie schon eingangs erwähnt, weisen Frakturen am Kieferwinkel entweder überhaupt keine oder geringe Verlagerungen auf. Entweder erübrigt sich daher ein Verband oder man kommt mit dem von mir angegebenen Notverband aus. Natürlich kann auch eine schiefe Ebene auf der gesunden Seite ohne oder mit Gummibändern auf der kranken Seite gute Dienste tun.

Bei Frakturen der aufsteigenden Äste, also auch am Collum, müssen die dentalen Schienen (Drahtverbände, Scharnierschienen oder Überkappungsschienen) zur Reposition und Retention des bezahnten Kiefers mit besonderen

Hilfsmitteln, nämlich Gummibändern, schiefen Ebenen oder Gleitschienen ausgerüstet werden.

Bei einseitigen Frakturen am aufsteigenden Ast ist folgendes zu empfehlen: Entweder Gummibänder auf der kranken Seite, ein Zug von hinten-unten nach oben-vorn und ein senkrechter Zug zwischen Eckzahn und Prämolaren. Ich bin in vielen Fällen ausschließlich mit meinem Notverband ausgekommen, sonst Anlegen der Gummibänder an den gestielten Häkchen eines Drahtverbandes im Unter- und Oberkiefer. Dann empfiehlt sich die Kombination von schiefer Ebene auf der gesunden Seite mit Gummibändern auf der kranken Seite, ein Verfahren, mit dem man immer auskommt. Statt der schiefen Ebene kann man sich auch der Schröderschen Gleitschiene bedienen (s. Abb. 147).

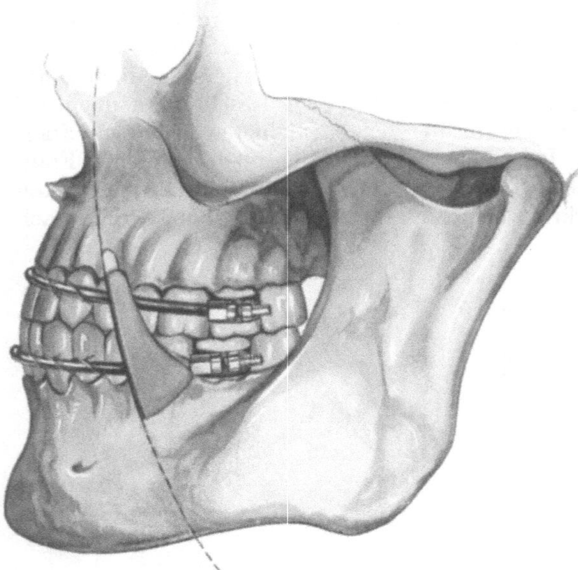

Abb. 147. Drahtverband mit Schröderscher Gleitschiene, zweckmäßig mit Gummizügen zu kombinieren.

Bei doppelseitigen Frakturen am aufsteigenden Ast werden entweder beiderseits Gummibänder in der vorher beschriebenen Weise angelegt oder beiderseits Gleitschienen mit senkrechten Gummizügen zwischen Prämolaren und Eckzahn kombiniert. Während man bei einfachen Kieferbrüchen ohne Zertrümmerung und Substanzverlust auf die Schrödersche Gleitschiene verzichten kann, ist sie für diese Fälle besonders bei Knochenplastiken nach größeren Substanzverlusten unübertrefflich. Bei Knochenplastiken innerhalb des bezahnten Kiefers sind zur Ruhigstellung der Fragmente gegossene Kappenschienen besonders zu empfehlen (s. Abb. 148).

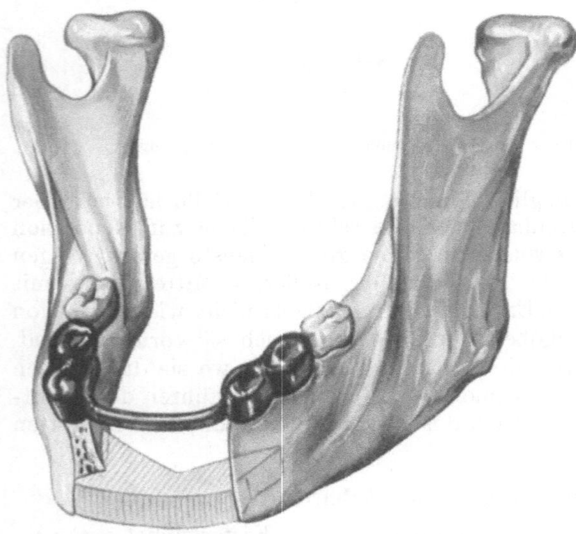

Abb. 148. Gegossene Kappenschiene zur Fixierung der Fragmente zur Knochenplastik.

Behandlung von teilweise konsolidierten Brüchen.

Bei schwer reponierbaren, in Konsolidierung begriffenen Brüchen müssen die verlagerten Fragmente durch federnde Drahtbügel, wenn es sich um

Verlagerungen in der Horizontalen handelt oder bei Verlagerungen in vertikaler Richtung durch geteilte Verbände, die mit Gummibändern, schiefen Ebenen oder beidem kombiniert armiert sind, reponiert werden, ehe die definitive Retentionsschiene angelegt werden kann.

Behandlung von in Dislokation verheilten Kieferbrüchen.

Ist ein Bruch in falscher Lage knöchern konsolidiert, wird die Bruchstelle durch Osteotomie getrennt und der Kiefer wie ein frischer Bruch geschient.

Schienung der Kiefer nach chirurgischer Behandlung der Progenie.

Die Beseitigung der Prognathie des Unterkiefers (Progenie) kann durch chirurgische Eingriffe am Kieferkörper, am Kieferwinkel und am aufsteigenden Unterkieferast geschehen. Nach beiderseitiger Kontinuitätsresektion am Kieferkörper werden zweckmäßigerweise

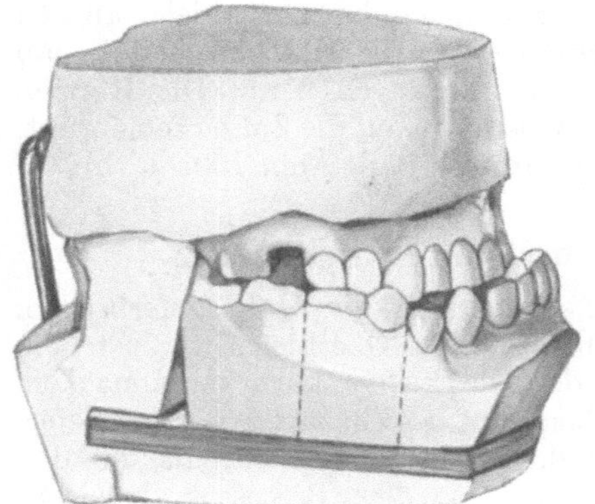

Abb. 149 a.

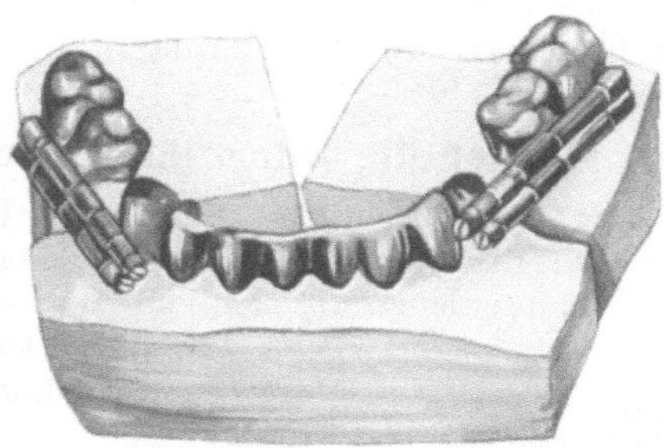

Abb. 149 b.

Abb. 149 a u. b. Schienenverband, wie ihn der Verfasser bei Kontinuitätsresektionen bei chirurgischen Progeniebehandlungen zur Anwendung bringt.

drei Überkappungsschienen für die Zähne des Kinnstückes und die Zähne des horizontalen Teiles beiderseits angefertigt. Nach genauer Feststellung der Größe

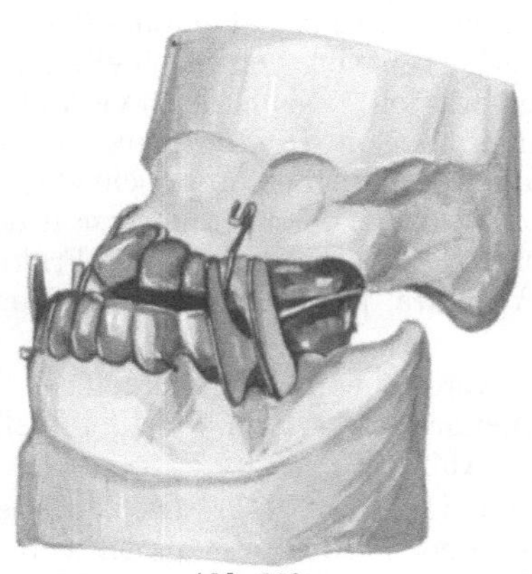

Abb. 150 a.

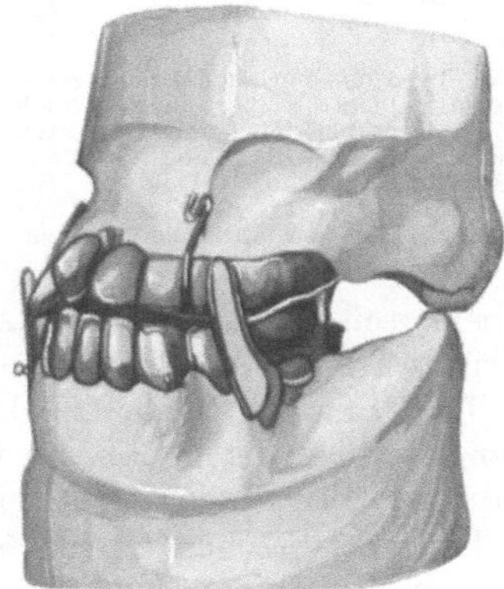

Abb. 150 b.

Abb. 150 a u. b. Kappenverband mit beiderseitigen nach hinten offenen Schröderschen Gleitschienen und Häkchen für intermaxilläre Gummibänder. a Lage der Gleitschienen bei unveränderter Kieferstellung. b Lage der Gleitschienen bei zurückverlagertem Kiefer nach Progenieoperationen (beiderseitige Durchtrennung am aufsteigenden Unterkieferast).

des zu resezierenden Teiles und der etwa beabsichtigten Kippbewegung des Kinnteiles etwa nach unten oder oben werden die künstlich hergestellten

Fragmente des Gipsmodelles in die gewünschte Okklusion mit dem Oberkiefer gebracht, an die Überkappungsschienen werden beiderseits zwei parallele Kanülenpaare so angelötet, daß die Fragmente beiderseits durch je einen langen U-förmigen Stift vereinigt werden. Auf diese Weise gewinnt man eine völlig stabile Verankerung, die noch durch eine Drahtligatur, die ein Ausweichen des Kinnstückes nach vorne verhindert, erhöht werden kann. Statt des U-förmigen Stiftes kann man auch Schrauben verwenden (vgl. Abb. 149a u. b).

Wird die Operation am Kieferwinkel (Ernst) oder am aufsteigenden Aste (Lane, Bruhn-Lindemann) vorgenommen, leistet ein Kappenverband im Unter- und Oberkiefer mit Schröderschen Gleitschienen und langgestielten Häkchen zwischen Eckzahn- und Prämolaren zur Befestigung dringend zu empfehlender Gummibänder die besten Dienste. Für diese Operationen ist eine Immobilisierung des Unterkiefers für 8 Tage von Vorteil. Sie wird durch eine um die Gleitschienen gelegte Drahtligatur erreicht, die den Unterkiefer an den Oberkiefer schnürt. Die Gleitschienen werden so an die Kappen gelötet, daß der Unterkiefer in die gewünschte Okklusion gezwungen wird. Die Kappen werden wie bei dem vorherigen Falle vor der Operation auf die Zähne zementiert. Der Gleitdorn befindet sich dann vor der Gleithülse (vgl. Abb. 150a u. b).

Über die Oberkieferbrüche und deren Schienung.

Die Oberkieferbrüche sind wesentlich seltener als die Unterkieferbrüche. Um sich die verschiedenen Bruchmöglichkeiten am Oberkiefer vorzustellen, ist es empfehlenswert, sich die Anatomie des Oberkiefers kurz klarzumachen.

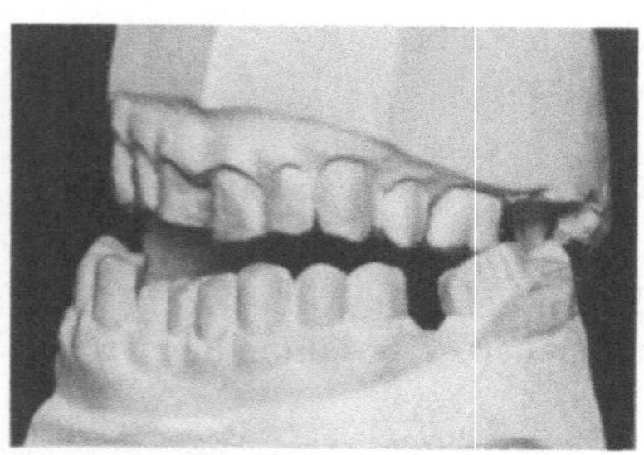

Abb. 151. Typische Verlagerung bei einer Transversalfraktur des Oberkiefers (s. auch Abb. 152). Der Oberkiefer ist nach hinten und gleichzeitig im Bereiche der Weisheitszähne nach unten verlagert. Bei diesem Patienten war gleichzeitig der Unterkiefer in der Medianlinie gebrochen.

Der Oberkiefer besteht aus dem Oberkieferkörper, der die Kieferhöhle enthält, und den vier Fortsätzen: dem Processus alveolaris, dem Processus palatinus, dem Processus frontalis und dem Processus zygomaticus.

Je nach dem Grade und der Richtung der einwirkenden Gewalt (dabei ist auch an das Eindringen von Fremdkörpern in die Mundhöhle zu denken) können Alveolarteile, einzelne oder mehrere Fortsätze, ein oder beide Oberkieferkörper von der Schädelbasis abgesprengt werden. Nach dem Verlauf der Bruchlinien werden drei Formen von typischen Oberkieferbrüchen unterschieden:

a) Le Fort I oder Transversalfraktur nach Guérin. Bei ihr verläuft die Frakturlinie beiderseits vom unteren Rande der Apertura periformis aus, horizontal nach rückwärts (s. Abb. 106).

b) Le Fort II. Beide Oberkieferkörper werden von der Schädelbasis abgesprengt, wobei die Jochbeine im Zusammenhang mit dem Schädel bleiben (Verlauf der Bruchlinien in Kneiferform) (s. Abb. 106).

c) Dritter typischer Oberkieferbruch nach Le Fort III. Die Jochbeine bleiben an den beiden Kieferkörpern haften und werden mit ihnen von der Schädelbasis abgerissen (Verlauf der Bruchlinien in Brillenform) (s. Abb. 106).

Zu diesen Brüchen kann noch nach unseren Beobachtungen eine sagittale Fraktur in der Mittellinie hinzukommen (s. Abb. 107). Außerdem treten diese Frakturen auch einseitig auf, indem sie nur einen Kieferkörper umfassen.

Als weitaus häufigste Form sind am Oberkiefer Alveolarfrakturen zu beobachten. In verschiedenster Ausdehnung können sie je nach Einwirkung der

Gewalt die mannigfachsten Verlagerungen aufweisen. Ihre Schienung erfolgt nach denselben Gesichtspunkten wie bei den Unterkieferbrüchen. In frischen Fällen lassen sich Reposition und Retention leicht durch einfache Verbände durchführen, die unschwer an den noch festen Zähnen ihren Halt finden. Dies gilt auch für einseitige Frakturen der drei typischen Formen.

Einfache Drahtverbände, die zwar Verlagerungen in der Horizontalen richtig auszugleichen vermögen, genügen wegen ihrer Drehbarkeit in den Kanülen zur Beseitigung von Vertikalverschiebungen nicht, vielmehr müssen die Verbände zu diesem Zweck stabil an den Zähnen befestigt werden. An derartig befestigte Zahnschienen lassen sich in den Kiefer hineingetriebene Fragmente herab- und abgesunkene wieder in die Höhe ziehen. Gelingt bei frischen Verletzungen die Reposition der herabgesunkenen Teile nicht mit der Hand, so werden sie in kurzem durch künstliches Andrücken des Unterkiefers gegen den Oberkiefer mit der von mir angegebenen extraoralen Gummibinde um Kinn und Scheitel in ihre normale Höhe gebracht (s. Abb. 151 u. 152). Handelt es sich bei den Transversalfrakturen nur um eine einfache Lösung der Verbindung des Oberkiefers mit der Schädelbasis, so ist die Verlagerung nur eine geringfügige, da der Oberkiefer nur durch die Gaumenmuskulatur, insbesondere palatoglossus und palatopharyngeus, in typischer Weise etwas nach hinten und unten gezogen wird (s. Abb. 151). Diese geringfügige Verlagerung läßt sich durch einfaches Zubeißen, was durch meine Gummibinde erzwungen wird, bis zu völliger Verheilung ausgleichen. In manchen Fällen ist ein Vorziehen des Oberkiefers durch meinen Notverband mit intermaxillären Gummizügen erforderlich (s. Abb. 138 u. 152). Etwaige Bedenken gegen eine solche primitive Behandlung sind auf Grund der ausgezeichneten und zahlreichen Erfahrungen nicht berechtigt.

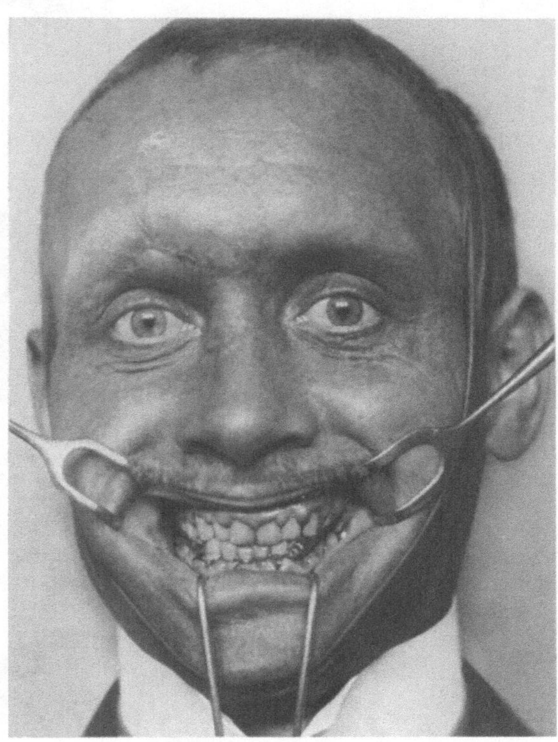

Abb. 152. Patient zu Abb. 151, 8 Tage nach Beginn der Behandlung mit völlig normalem Zahnschluß usw. Therapie: Extraorale Gummibinde nach Ernst, beiderseits Notverband nach Ernst mit intermaxillären Gummibändern. Schienung der Unterkieferfraktur in der Mittellinie durch Drahtligatur in Achtertouren.

Ist der Grad der Absenkung und die Beweglichkeit jedoch erheblich und stellen sich der Reposition infolge von Einklemmung von Weichteilen und Knochenstücken Schwierigkeiten entgegen, so empfiehlt sich das Anlegen eines extra-intraoralen Dauerverbandes im Sinne von Kingsley (s. Abb. 154), wobei die aus den Mundwinkeln heraustretenden Drahtbügel mit Gummibändern an eine Kopfkappe (s. Abb. 153a u. b) herangezogen werden. Das Anbringen von Ringen oder Stiften auf diesen aus dem Munde herausgeführten Drahtbügeln ermöglicht es, durch Ausbalanzierung den Oberkiefer in der richtigen Lage zu halten. Kommen zu den Transversalfrakturen noch andere Frakturen, Frakturen in der Mittellinie oder Alveolarfrakturen hinzu, so werden diese für

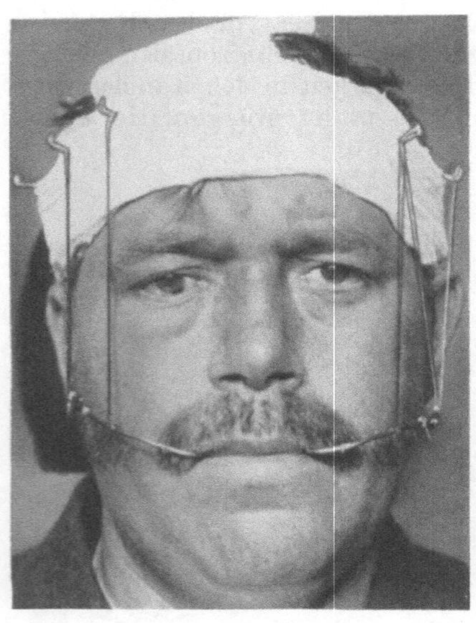

Abb. 153 a.

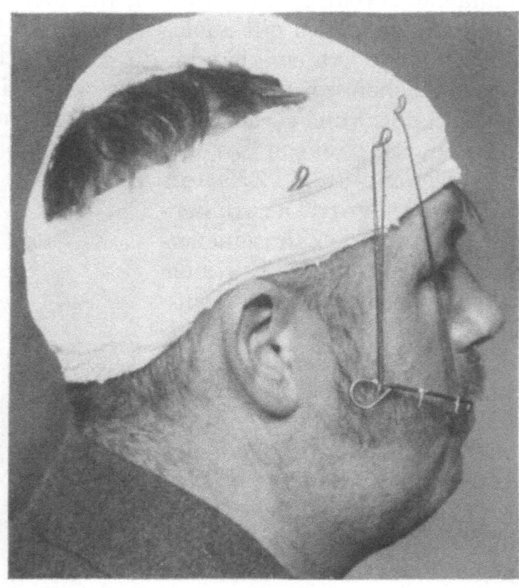

Abb. 153 b.

Abb. 153 a u. b. Extra-intraoraler Verband zur Reponierung und Fixierung des Oberkiefers bei Transversalfraktur; a von vorn, b von der Seite.

sich geschient und dann der Oberkiefer in seiner Gesamtheit nach oben gelagert. So einfach die Behandlung der Oberkieferbrüche im allgemeinen ist, so können doch starke Gewalteinwirkungen, und insbesondere

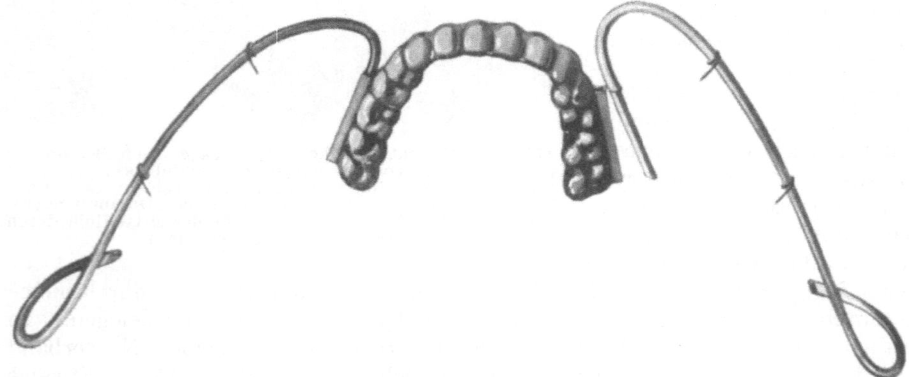

Abb. 154. Extra-intraoraler Verband zur Reponierung und Fixierung von Transversalfrakturen des Oberkiefers im Sinne von Kingsley: Gegossene Kappenschiene mit rechteckigen Kanülen, in denen die aus den Mundwinkeln herausragenden Drahthügel abnehmbar befestigt sind.

Schußverletzungen, die mit Zertrümmerung der Knochen und Weichteilverletzungen verbunden sind, Schwierigkeiten bereiten und eine lange Behandlungsdauer erforderlich machen. Bei extra-intraoralen Verbänden ist die Anwendung von Kappenschienen sehr zu empfehlen. Die aus dem Munde herauszuführenden Drahtbügel können entweder an den Kappen fest verlötet oder in rechteckigen Kanülen abnehmbar befestigt werden (s. Abb. 154).

Als Kopfverbände sind die verschiedensten Bandagen zur Anwendung gekommen. Das Einfachste und Schonendste ist nach meiner Erfahrung ein gepolsterter Gipsverband, dem Haken und Bügel, die für die Befestigung der oralen Verbände notwendig sind, leicht eingefügt werden können (s. Abb. 153). Perforationen des Gaumens werden durch Okklusivprothesen aus Celluloid oder Kautschuk gedeckt. Sie können auch Verbänden wie Abb. 154 angefügt werden. Zur Reponierung von Transversalfrakturen mit starken seitlichen Verschiebungen lassen sich auch am Unterkiefer befestigte schiefe Ebenen verwenden (s. Abb. 155).

Frakturen des Jochbeins mit starker Deviation oder Einkeilung lassen sich von einer kleinen Incision aus mit einem einzinkigen Knochenhaken oft leicht

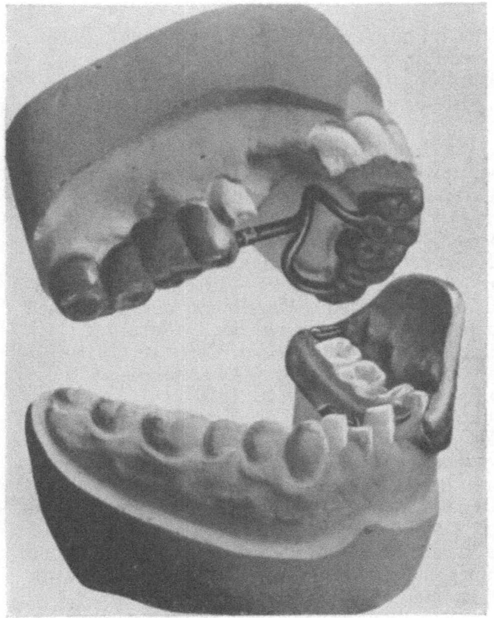

Abb. 155. Die schiefe Ebene an der Zinndrahtösenschiene am Unterkiefer bewirkte die allmähliche Richtigstellung des seitlich verschobenen Oberkiefers. Der Regulierungsapparat mit Dehnungsschraube quer durch den Gaumen verbesserte die Lage des Bruchstückes im Alveolarfortsatze des Oberkiefers. (Fall von Hauptmeyer.)

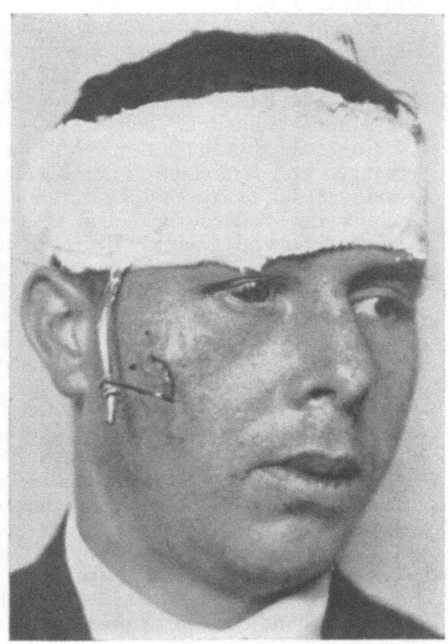

Abb. 156. Reponierung eines Jochbeinbruches. (Aus Ernst in Kirschner-Nordmann, Chirurgie IV/1.)

reponieren. Einen teilweise konsolidierten eingekeilten Jochbeinbruch habe ich in der Weise behandelt, daß ich von einer Incision aus ein Loch durch das Jochbein gebohrt habe, in das von hinten ein Draht eingehakt wurde, der durch ein Gummiband mit einem am Kopf befestigten Bügel verbunden wurde. Dieses zog das Jochbein allmählich in seine normale Lage (s. Abb. 156).

Frakturen im zahnlosen Oberkiefer können bei geringer Verlagerung oft ohne Schaden sich selbst überlassen bleiben, da der notwendige künstliche Zahnersatz eine Korrektur in funktioneller und kosmetischer Hinsicht ermöglicht. Ist jedoch der Kiefer so weit abgesunken, daß bei dem fehlenden Aufbiß des Unterkiefers mit einer Pseudarthrose zu rechnen ist, so muß auch hier ein extra-intraoraler Verband mit Kopfkappe angefertigt werden, wobei die Drahtbügel an einer Gaumenplatte befestigt werden. Bei Weichteilverletzungen am Gaumen kann die Gaumenplatte mit Jodoformgaze oder schwarzer Guttapercha gepolstert werden.

Literatur.

Angle: System zur Geradrichtung und Festhaltung unregelmäßig gestellter Zähne und zur Behandlung von Kieferbrüchen. 4. dtsch. Aufl. 1904.

Bimstein: Kieferbrüche und Orthodontie. Korresp.bl. Zahnheilk. **1911**, H. 1. — *Borchers:* Allgemeine und spezielle Chirurgie des Kopfes. Berlin: Julius Springer 1926. — *Bruhn:* (a) Die gegenwärtige Behandlungsweise der Kieferschußverletzungen. Ber. aus dem Düsseldorfer Lazarett für Kieferverletzte. Wiesbaden: J. F. Bergmann 1916. (b) Frakturen der Kiefer. In Kantorowiczs Handwörterbuch der gesamten Zahnheilkunde. Barth u. Meusser 1930.

Ernst: Die zahnärztliche Behandlung der Ober- und Unterkieferbrüche. In Kirschner-Nordmann: Die Chirurgie, Bd. 4, Teil 1. Wien und Berlin: Urban & Schwarzenberg 1926.

Hauptmeyer: (a) Über Kieferbrüche und ihre Behandlung. Dtsch. Mschr. Zahnheilk. **1910**, Nr 9 u. 28. (b) Die erste Hilfeleistung bei Kieferverletzungen mit den einfachsten Mitteln. Dtsch. zahnärztl. Wschr. **1916**, Nr 2. — *Helfferich:* Frakturen und Luxationen. München: J. F. Lehmann 1910.

Klapp u. *Schröder:* (a) Die Unterkieferschußbrüche und ihre Behandlung. Berlin: Hermann Meusser 1916. (b) Die Unterkieferschußbrüche. Berlin 1917.

Matti: Die Knochenbrüche und ihre Behandlung II. Berlin: Julius Springer 1917. — *Misch:* Die Kriegsverletzungen der Kiefer. Berlin 1916. — *Moral:* Klinik der Zahn- und Mundkrankheiten. Leipzig 1920.

Partsch: Handbuch der Zahnheilkunde. Wiesbaden 1917, 1925. — *Perthes:* (a) Verletzungen und Krankheiten der Kiefer. Dtsch. Chir. Lief. 33a. (b) Chirurgie der Kiefer. Handbuch der praktischen Chirurgie. Stuttgart: Ferdinand Enke 1921. — *Pichler:* Zur Technik der Scharnierschienen. Österr.-ungar. Vjschr. Zahnheilk. **1915**, H. 7. — *Port:* Kieferbrüche und Plastik. Bruns' Beitr. **98**, H. 5.

Reichenbach: Der gegenwärtige Stand unserer Erfahrungen auf dem Gebiete der Kieferbruchbehandlung. Münch. med. Wschr. **76**, Nr 13, 530 (1929). — *Römer:* Die zahnärztlich-orthopädische Behandlung der Kieferverletzungen. Handbuch der ärztlichen Erfahrungen im Weltkriege 1914/18. Herausgegeben von Schjerning, Bd. 1, Chirurg. 1. Teil. Leipzig 1922. — *Rosenthal:* Kriegsverletzungen des Gesichts. Erg. Chir. **10** (1918).

Sauer: Notverband bei Kieferbrüchen mit Eisendraht. Dtsch. Mschr. Zahnheilk. **7**. — *Schröder, Hermann:* (a) Die Kieferfrakturen. Zahnärztl. Rdsch. **1910**. (b) Handbuch der zahnärztlichen chirurgischen Prothesen und Verbände Bd. 1. Berlin 1911. (c) Handbuch der Frakturen und Luxationen der Kiefer. Berlin: Hermann Meusser 1914. (d) Die Kriegsverletzungen der Kiefer. *Borchardt-Schmieden:* Die deutsche Chirurgie im Weltkriege, 2. Aufl., 1920. (e) Über Schußfrakturen der Kiefer und ihre Behandlung. Williger-Schröder: Sammlung Meusser, H. 1. — *Steinkamm:* Eine Vereinfachung meines Apparates zur Dehnung der Kiefermuskeln und Bänder. Dtsch. zahnärztl. Wschr. **1915**, Nr 17.

Warnekros: Der Kriegszahnarzt. Berlin 1915. — *Wassmund:* Frakturen und Luxationen des Gesichtsschädels. Berlin: Hermann Meusser 1927. — *Williger:* Chirurgische Verbandlehre für Zahnärzte. Sammlung Meusser, Berlin 1916, H. 4.

17. Abschnitt.

Die entzündlichen Erkrankungen[1].

Die Wurzelhautentzündungen (Periodontitis).

Während die im Zahnmark sich abspielenden Entzündungen an anderer Stelle abgehandelt werden, kommen hier jene zur Besprechung, welche in der Umgebung des Wurzelloches, in der Nähe des Eintritts des Gefäß- und Nervenstranges in die Zahnhöhle und im Gebiet der den Zahn mit dem Knochen verbindenden Bindegewebsmassen sich abspielen. Es ist erklärlich, daß bei dem Zusammentreffen anatomisch verschiedener Gebilde ein Krankheitsprozeß sich nicht nur auf ein einziges beschränken, sondern auch die benachbarten in Mitleidenschaft ziehen wird. Eingehende anatomische Untersuchungen haben gezeigt, daß neben den hauptsächlichsten Veränderungen in der Wurzelhaut

[1] Die Literatur der Zahnerkrankungen ist so ausführlich bei O. Römer, Die Pathologie der Zähne im Handbuch der speziellen pathologischen Anatomie und Histologie, Band IV/2, herausgegeben von F. Henke und O. Lubarsch, Berlin: Julius Springer 1928, gegeben, daß sich eine eingehende Aufführung der Literatur hier erübrigt.

auch an dem Knochen der Alveole wie am Zement des Zahnes Veränderungen vor sich gehen, so daß man sich bemüßigt fühlte, die alte Bezeichnung der Periodontitis in Paradentitis umzuwandeln, um damit der engen Beziehung zwischen den zusammenstoßenden Gebilden Ausdruck zu verleihen. Mit diesem Ausdruck faßt man aber wieder Erkrankungen zusammen, die früher unterschieden wurden und es wird kaum gelingen mit einem Worte die Veränderungen des Knochens, des Zahnes und des zwischenliegenden Bindegewebes zutreffend zusammenzufassen. Da behält nur der Grundsatz sein Recht a potiori fit denominatio. Da die Veränderungen im Periodontium klinisch die ausgesprochendsten sind, die Veränderung an Knochen und Zement in den meisten Fällen sich klinisch nicht ausprägen, sondern nur pathologisch-anatomisch Bedeutung haben, scheint es wohl richtiger den alten Namen Periodontitis beizubehalten, zumal durch die Abtrennung von der Periostitis ein klinisch bedeutsamer Unterschied zum Ausdruck kommt. Aber wichtig ist, daß man sich bei der Bezeichnung Periostitis erinnert, daß Knochen und Zement bei den Erkrankungen der Wurzelhautentzündung auch eine Rolle spielen. Der Ausdruck paradental würde dann vorbehalten bleiben den von Wunschheim seinerzeit als paradentale abgetrennten Formen, über die an anderer Stelle noch gesprochen wird.

Die akute Periodontitis.

Unter Periodontium versteht man die den Zahn in der Alveole befestigenden sich am Foramen apicale auf den in das Wurzelloch einziehenden Gefäß- und Nervenstrang umschlagenden Faserbündel. Sie stellen keine einheitliche Membran dar, sondern ein korbähnliches Geflecht, mit dem der Zahn in der Alveole aufgehangen ist und in dessen Maschen Nerven und Gefäße ziehen, die das Periodontium versorgen. Am oberen Rande der Alveole verdichten sich die Fasern zu dem Ligamentum circulare, welches im Verein mit dem Epithelansatz des Zahnfleisches einen besonders dichten Abschluß gegenüber der Alveole bildet. So lange dieser Abschluß dicht ist, können Krankheitskeime nicht in das Periodontium von dem Zahnfleisch her eindringen. Der Weg für diese wird hauptsächlich nur frei, wenn nach Zerstörung der Zahnoberfläche durch Caries die Pulpa ergriffen wird und zerfällt. Dann ist durch das Foramen apicale den Keimen der Zugang zum Periodontium offen. Bei der Häufigkeit der Zahncaries wird es nicht Wunder nehmen, wenn dieser Weg der weitaus häufigste ist. Ihm gegenüber sind seltener die traumatischen Einflüsse (Stoß, Schlag, Fremdkörper, dauernder Zug oder Druck bei orthodontischen Maßnahmen) und die chemischen Ätzungen (Arsen, Quecksilber, Phosphor). Da sich die entzündlichen Erscheinungen in diesen Fällen nicht wesentlich von den durch Infektionserscheinungen unterscheiden, sollen zunächst diese besprochen werden.

Sobald die Pulpa eines Zahnes ergriffen, der Zerstörungsprozeß die Pulpa verzehrt hat, gelangen die Infektionsträger durch die Zahnhöhle und das Foramen apicale zum Periodontium. Eine Hyperämie der Pulpagefäße, Erweiterung derselben und Thrombose bilden die erste Folge der Infektion. Der frisch extrahierte Zahn zeigt an seinem unteren Ende eine von kleinen Blutungen durchsetzte gerötete Schwellung mit leichter Quellung des Periodontiums im unteren Drittel der Zahnwurzel. Die Maschen des periapikalen Bindegewebes sind serös durchtränkt, der Zahn erscheint wie aus dem Zahnfach gehoben, beim Aufbiß verlängert. Der Druck auf den Zahn von oben her wird schmerzhaft, weniger von der Seite. Klopfen am Zahn ist empfindlich. Durch diese zwei Proben kann der Schmerz genau auf den Zahn lokalisiert werden, während, solange die Pulpitis noch nicht zur Periodontitis geworden, der Schmerz nur ein leiser, unbeständig dumpfer ist. Diese Veränderungen können ausgelöst werden durch Traumen geringfügiger Art. Namentlich bei Kindern kommen sie oft zustande durch Schlag oder Stoß, wenn beide nicht so heftig sind, daß die Pulpa direkt zerreißt. Wahrscheinlich rufen kleine Blutungen in das Zahnmark die leichte Empfindlichkeit und Lockerung der Zähne hervor, Erscheinungen, welche auch ohne besondere Behandlung wieder zurückgehen. Ebenso kann festes Aufbeißen auf harte Gegenstände ähnliche Symptome hervorrufen. Der Zahnarzt kennt die pulpitischen Reizungen, welche bei bestimmten Maßnahmen, wie bei hoch aufgebauten, vorstehenden Füllungen oder gelegentlich der Separation zu heftig auseinander gedrängten Zähne, unter das Zahnfleisch geschobener Fäden, zu stark ausgeübter Druck bei der Regulierung einzelner Zähne oder auch Einkeilung von Speiseresten hervorgerufen werden. In letzterem Falle können aber auch Zersetzungsvorgänge, die ja die hauptsächlichste Ursache der Wurzelhautentzündung abgeben, als Ursache mit im Spiele sein.

Chemische Ursachen, wie Arsen, Phosphor, Quecksilber geben ein ähnliches, aber doch anderes klinisches Bild, so daß eine besondere Besprechung dieser Schädlichkeiten gerechtfertigt ist.

Die weitaus häufigste Veranlassung zur Wurzelhautentzündung geben infektiöse Vorgänge, welche im Anschluß an eine Entzündung oder einer gangränösen Zerfall der Pulpa sich entwickeln. Das feine Wurzelloch leitet die in der Zahnkammer befindlichen Zerfallsmassen in das die Wurzel umgebende Bindegewebe, dessen Fasern entzündlich erweicht werden. Mit Nervnadeln kann die Aufschwemmung der Bakterien im Verein mit den erweichten Gewebsmassen direkt in das umgebende Gewebe verimpft werden. Es kann aber auch bei offen stehender Pulpakammer durch Druck vom Munde her oder durch gespannte Gase bei Verschluß der Pulpakammer infektiöses Material bei der Speiseaufnahme in die Gewebe gepreßt werden. Einkeilen von Fremdkörpern, wie abgebrochene Zahnstocher, Strohhalme, können einen plötzlichen Verschluß des Zuganges zur Pulpakammer bewirken und damit eine ganz akute Infektion hervorrufen.

Nur selten kommt neben diesem gewöhnlichen Wege eine Infektion von der Zahnfleischtasche her zustande, da die unter der Bezeichnung Ligamentum circulare zusammengefaßten strammen Fasern nächst dem Epithelansatz einen nur schwer nachgebenden Widerstand für die eindringenden infektiösen Massen für gewöhnlich abgeben, wenn nicht etwa durch Zahnsteinablagerungen oder entzündliche Vorgänge das Zahnfleischgewebe schon aufgelockert worden ist.

Daß bei Infektionskrankheiten das infektiöse Material auf dem Blutwege in das Zahnmark gerät ist wohl theoretisch angenommen, aber doch noch nie einwandfrei bewiesen worden.

Die Beschwerden und Erscheinungen der infektiösen Entzündung vermehren sich, wenn nicht rechtzeitig dem weiteren Fortschreiten der Entzündung dadurch Halt geboten wird, daß entweder aus dem Zahn, wenn er erhaltungsfähig ist, die Schädlichkeit durch Eröffnung der Zahnhöhle entfernt werden, oder der nicht erhaltungsfähige Zahn mit dem zerfallenen Zahnmark durch Extraktion fortgenommen wird. Eine nie fehlende Begleiterscheinung pflegt die Schwellung der zugehörigen Lymphdrüsen zu sein, die oft noch vor der Veränderung an der Knochenhaut aufzutreten pflegt. Ausstrahlende Schmerzen begleiten nicht selten diese Schwellung.

Geht die Krankheit weiter, so gesellt sich zu der Wurzelhautentzündung eine Knochenhautentzündung. Der Knochen wird auf Druck empfindlich, die Knochenhaut schwillt an und liegt wie ein elastisches Polster auf der Oberfläche des Knochens auf, so daß dessen normales Relief (Erhabenheiten, Vorsprünge) nicht mehr abzutasten ist. Hand in Hand mit dieser Schwellung der Knochenhaut geht auch eine solche der deckenden Weichteile. Die Fortleitung des Prozesses erfolgt auf dem Wege der Gefäßbahnen, welche vom Wurzelbereich nach dem deckenden Periost ziehen. Liegt der Entzündungsherd in der Nähe der Muskelansätze des M. masseter oder pterygoideus internus, so verfallen diese Muskeln in entzündliche Kontraktur. Dann entsteht das Bild der Kieferklemme. Je nach dem Grade der Entzündung und der Mitbeteiligung des Muskels erscheint die Öffnung der Kiefer nur wenig behindert,

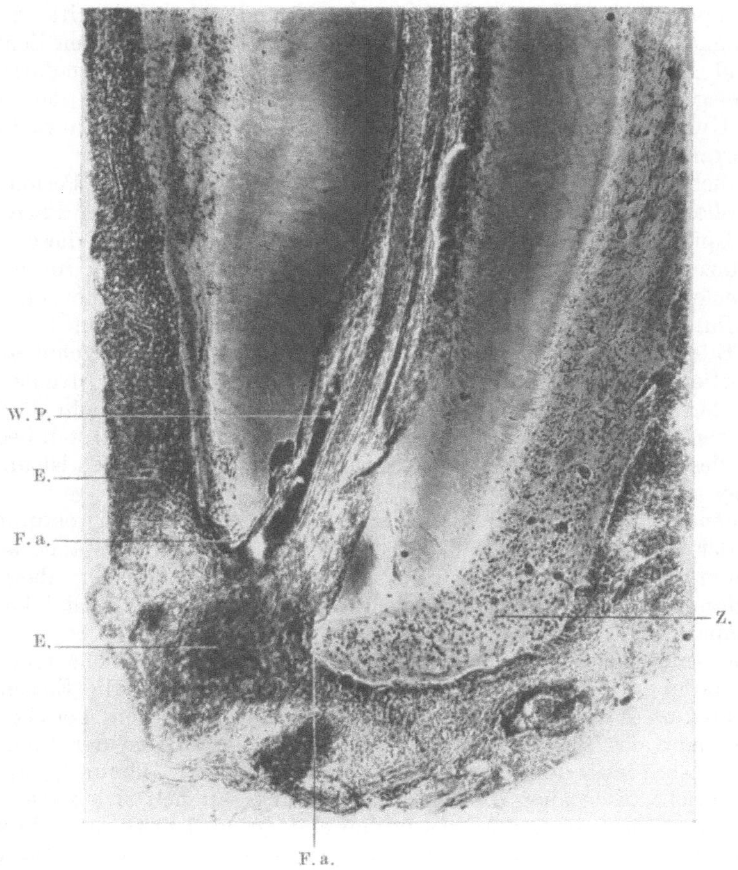

Abb. 157. Eiterbildung im Periodontium am Foramen apicale und in seiner Umgebung (bei Pulpitis purulenta mit Übergang in Pulpitis gangraenosa). E Eiterherd; F. a. Foramen apicale; W. P. entzündete Wurzelpulpa; Z Zement. Vergr. 36fach. (Nach Römer, O.: Handbuch der speziellen pathologischen Anatomie und Histologie. Bd. IV/2. Herausgegeben von F. Henke und O. Lubarsch, Berlin 1928. S. 283, Abb. 180.)

oder so stark eingeschränkt, daß die Zahnreihen kaum voneinander entfernt werden können und jeder Einblick in den Mund versperrt ist. Der Versuch mit dem Heisterschen Mundspiegel oder dem Roserschen Dilatator die Zahnreihen voneinander zu entfernen, ruft außerordentlich lebhafte, nach der Schläfengegend ausstrahlende Schmerzen hervor, und begegnet einem so erheblichen Widerstande, daß bei Fortsetzuug der Dehnungsversuche nicht selten kalter Schweiß ausbricht und die Patienten der Ohnmacht nahe sind. Die Dehnung in Narkose vorzunehmen, ist ernstlich zu widerraten, weil leicht reflektorisch Herzstillstand eintreten kann.

Örtliche Betäubung der Ansatzstelle des Muskels durch Novocaininjektion und langsames, schrittweises Dehnen ermöglicht auch in sehr schweren Fällen die Überwindung der Klemme.

Die Anlage der Zähne bestimmt in erster Linie das Fortschreiten der Entzündung. Deshalb sieht man es nach bestimmter, nicht nach beliebiger Richtung zustande kommen. Die Fortleitung auf die äußere Oberfläche ist sowohl am Ober- als auch am Unterkiefer die Regel. Sehr viel seltener ist die nach der palatinalen Seite des Oberkiefers, wie sie namentlich vom lateralen Schneidezahn aus und den palatinalen Wurzeln der Bicuspidaten und Molaren auftritt. Seltener sind die lingual gerichteten Durchbrüche an dem Unterkiefer; an den Schneidezähnen und Eckzähnen habe ich sie nie gesehen, an den Bicuspidaten und Molaren gelegentlich. Sie finden dann ihre weitere Ausbreitung an der inneren Seite des Unterkiefers entlang nach dem Mundboden zu, um einwärts vom Unterkieferrande noch die äußere Hautdecke zu erreichen.

Wenn auch der Verlauf, wie er bisher geschildert, bei der akuten Periodontitis der gewöhnliche ist, so kommen doch auch Fälle vor, in denen der Prozeß von der Wurzelspitze aus auf das ganze Periodontium übergreift und dieses eiterig eingeschmolzen wird in einem Umfange, daß der Zahn geradezu im Eiter in seiner Alveole schwimmt. Er wird nur noch festgehalten durch die vom Zahnfleisch an ihn herantretenden Bindegewebsfasern. Meistens ist von dem unterliegenden Eiter auch das Zahnfleisch schon etwas vom Kiefer abgehoben. Der Zahn balottiert dann nur noch am Zahnfleisch hängend in der Alveole. Von einer isolierten Druckschmerzhaftigkeit am Zahn ist dann nicht mehr die Rede; die Schmerzen werden diffus (akuter Alveolarabsceß). Am öftesten begegnet man wohl dieser Form dann, wenn der Knochen bereits mitergriffen ist und eine Nekrose der Alveole droht.

Erwähnenswert bleibt, daß durch eine unzweckmäßige Verwendung von Arsen bei der Abtötung des Zahnmarkes die Wirkung des Arsens auch auf das Periodontium, allerdings nicht ohne heftige anfängliche Schmerzen übergreifen kann und dann der Zahn ohne umfangreiche Eiterung direkt zum Ausfall kommen kann (chemische Nekrose).

Hat die anfänglich vorhandene Knochenhautentzündung nicht rechtzeitig durch Behandlung des Zahnes ihre Rückbildung erfahren, geht die Entzündung weiter, so kommt es meist zu einer Eiteransammlung unter dem Periost. Entweder wird dann das Periost vom Knochen abgehoben, indem der Eiter seine Verbindungsfasern mit demselben löst (subperiostaler Absceß) oder der Eiter durchbricht rasch auch die Knochenhaut und sammelt sich zwischen ihr und der Schleimhaut im submukösen Gewebe an (submuköser Absceß).

Gösta Idmann hat in dem Eiter der periostalen Abscesse sowohl aerobe Mikroben als auch anaerobe gefunden. Von den ersteren konnte er den Bacillus mesentericus, das Bacterium pseudodiphtheriticum, den Micrococcus tetragenus, den Staphylococcus albus, den Diplococcus intestinalis aerophilus und drei verschiedene Arten Streptokokken nachweisen. Von anaeroben Arten fand er in allen Fällen den Bacillus ramosus, vereinzelt den Bacillus perfringens, beide deutlich Gasbildung in zuckerhaltigem Nährboden aufweisend. Auch der Bacillus bifidus communis, sowie anaerobe Streptokokken wurden vorgefunden. Am häufigsten ließ sich der Bacillus ramosus finden, der unter 14 Fällen nur einmal fehlte. Die vereinzelt beschriebenen Fälle von steriler Gangrän scheinen darauf zurückzuführen zu sein, daß man nach den anaeroben Bakterien nicht gesucht hat. Der stark fötide Charakter der dentalen Eiterungsprozesse ist auch der Anwesenheit der anaeroben Mikroben zuzuschreiben. Jedenfalls kommt bei den vom Zahn ausgehenden Eiterungen die anaerobe Bakterienflora hauptsächlich in Frage.

Liegt der Eiterherd von vornherein tief am Kiefer, so wird die Eiterung in das subcutane oder in das Gewebe des Mundbodens ihren Weg nehmen. So lange die Eiterung am Knochen selbst steht, gefährdet sie seine Ernährung und ruft sehr häufig ein Absterben desselben hervor. Deshalb kann nicht energisch genug betont werden, daß der Periodontitis so früh als möglich durch die Beseitigung des infektiösen Materials Einhalt getan wird, weil sonst die Gefahr der Nekrose für den Knochen besteht.

Der Rat, die Schwellungen am Kiefer bis zu ihrem Durchbruch bestehen zu lassen, um dann erst die Zahnextraktionen vorzunehmen, ist deshalb sehr verhängnisvoll. Vielmehr soll stets mit der Eröffnung des Eiterherdes die Behandlung bzw. die Extraktion des Zahnes vorgenommen werden, weil nur so einem weiteren Fortschreiten der Eiterung Halt geboten werden kann.

Wenn auch bei der Incision zunächst der Knochen noch entblößt vorgefunden wird, so ist doch die Hoffnung, daß er sich erholt, nicht ganz aufzugeben. Manchmal besetzt sich allmählich der anfangs weiße Knochen mit Granulationen und findet so seinen Anschluß an das Periost wieder. Wenn er abstirbt, bleibt die Eiterung bestehen, auch wenn sich die Einschnittswunde oder die Durchbruchsstelle teilweise schließt. Die Eiterung versiegt erst mit der Abstoßung des abgestorbenen Stückes, dessen Lösung namentlich an dem harten, festen Unterkiefer manchmal erst nach Wochen erfolgt.

Der Durchbruch in das submuköse oder subcutane Bindegewebe erfolgt unter dem Zeichen der Phlegmone mit lebhafter Schwellung, Druckempfindlichkeit und einer über weite Gegenden der Schleimhaut und der Haut sich erstreckenden Rötung; namentlich die Schwellung pflegt durch dickes Infiltrat recht erheblich zu sein und ganz besonders an der Haut so hart und derb zu werden, daß man schwer die Stelle der Eiterung herausfühlen kann. Erst nach Verlauf mehrerer Tage macht sich Erweichung des Infiltrats durch Änderung der Konsistenz des Gewebes und gelbliche Verfärbung bemerkbar.

Da es wünschenswert erscheint, zur Vermeidung eines Weitergehens des Krankheitsprozesses und Verbreitung in schwerer erreichbare Gegenden, den Eiterherd so früh als möglich nach außen abzuleiten, ist sorgfältig auf die ersten Zeichen der Eiterung zu achten.

Während man von innen her unter der Schleimhaut schon frühzeitig Fluktuation fühlt und hier die Spaltung vornehmen kann, ist die Verbreitung in die äußeren deckenden Weichteile oder nach der Innenseite zu nach dem Mundboden oder am Oberkiefer, nach Nase und Flügelgaumengrube schon verhängnisvoller. Hier muß man mehrere Zentimeter dicke Gewebslagen durchtrennen, um zu dem Eiterherd in der Tiefe zu gelangen. Wartet man zu lange ab, so liegt die Gefahr vor, daß die Eiterung auf das Zellgewebe des Halses übergreift, von hier aus am Halse abwärts schreitet, meistens dem Verlauf des Kopfnickers folgend. So habe ich Fälle gesehen und in der Literatur sind deren vielfach beschrieben, welche in der Gegend der Drosselgrube oder des Schlüsselbeins zum Durchbruch kamen.

Einen eigenartigen Fall teilt Bannes mit.

Er sah bei einem 27jährigen Mann nach der Entfernung von fünf Zähnen unter Lokalanästhesie, an die sich fortwährende Kopfschmerzen in derselben Seite des Kopfes anschlossen, einen Hirnabsceß in der Gegend des Gasserschen Ganglions entstehen, der trotz operativen Eingriffs zum Tode führte. Bei der Obduktion quoll Eiter aus dem Foramen rotundum und ovale und Eiterung in den Nervenscheiden der Trigeminusäste war vor handen. Die bakteriologische Untersuchung des Eiters ist leider unterblieben. Es muß angenommen werden, daß entweder von den periostitischen Zähnen aus oder durch die Leitungsanästhesie Keime in die Nervenscheide gekommen sind und dort sich aufwärts bis zum Ganglion fortgepflanzt haben, um dann den tödlichen Hirnabsceß zu veranlassen.

Besonders schwierig ist die Aufsuchung der Eiterherde am Mundboden, weil hier ein Eingriff von innen her nur äußerst selten in Frage kommt; selbst bei sorgfältiger Präparation von außen ist der Herd in dem sulzig infiltrierten Gewebe der Muskulatur des Mundbodens schwer zu finden. Man muß dabei möglichst stumpf arbeiten, um die bei Handhabung des Messers leicht eintretende Blutung von vornherein zu beschränken.

Die Herde auf der Innenseite des Kiefers zeichnen sich durch lebhafte Beschwerden aus beim Kauen und Schlucken und bei gewissen Zungenstellungen, bei denen die anstoßenden Muskeln in Spannung geraten. Der sicherste Vorbote ist ein starkes ödematöses Aufquellen des sublingualen Wulstes, der sonst durch die Zunge gedeckt, sich allmählich durch seine Schwellung zwischen Zunge und Kieferrand so eindrängt, daß er beim Einblick in den Mund deutlich sichtbar wird. Der gewulstete Kamm der sublingualen Falte ist bei stärkerer Entzündung von fibrinösen Belägen bedeckt, ein Zeichen, daß eine starke Quellung mit Lockerung und teilweisem Nekrotisieren des Oberflächenepithels eingetreten ist. Die starke Schwellung des Mundes beeinträchtigt das Schlucken. Reichliche Ansammlungen von Schleim und Eiter begünstigt die Aspiration von putriden Massen und ruft leicht entzündliche Veränderungen in den Lungen hervor. Bei plötzlichem Durchbruch des Eiters können die Atmungswege so mit Eiter überschwemmt werden, daß Erstickungstod eintritt. Ich sah einen Fall, trotzdem durch Incision nach außen ergiebig Abfluß geschaffen war, durch Überspringen des Prozesses auf die gesunde Seite, den Patienten unter dem Bilde einer tiefen Thrombose durch Embolie zugrunde gehen. Bricht der Absceß von selbst durch, oder wird er durch Einschnitt eröffnet, quillt neben Blut übelriechender Eiter von grünlich-bräunlicher Farbe aus der Höhle hervor. Die Schmerzen lassen nach, das mit der Entwicklung der Fäulnis auftretende, über größere Partien des Gesichts, namentlich gern bis zu den Augenlidern sich verbreitende Ödem schwillt ab.

Alle diese Erscheinungen werden nur ausgeschaltet durch Eröffnung des Eiterherdes von außen. Incisionen von innen kommen nur bei ganz oberflächlich gelegenem Herde dicht unter der Schleimhaut oder auch bei Verbreitung in die Zunge in Frage, wenn von innen her Fluktuation fühlbar ist. Nur wenn diese ausgesprochen ist, soll man sich zur Incision von innen her entschließen, da versuchsweise Einstiche in derb infiltriertes Gewebe die Schwellung für gewöhnlich durch die aus dem stark entzündetem Gewebe unvermeidlich erfolgende Blutung erheblich steigern. Zudem wird das Operationsfeld durch Schleimansammlung so unübersichtlich, durch die stete Bewegung von Zunge und Schlund so schwer zugänglich, daß von irgendeiner Präparation, wie sie bei der Lage des Eiterherdes notwendig wird, von innen her keine Rede sein kann. Das ist von außen her erheblich leichter, weil man ungestörter unter Zuhilfenahme der Lokalanästhesie schmerzlos vorgehen kann. Auch wird die Ableitung des Eiters der Schwere entsprechend besser nach außen erfolgen. Tamponiert man, so bleibt die Wunde gut übersichtlich und man läuft nicht Gefahr, daß sich der Eiter in Muskel- und Gewebsspalten ausbreitet oder teilweise zurückgehalten wird. Dazu kommt, daß beim Operieren von außen her die Wunde nicht mit den Speichelmassen und den leicht zersetzbaren Resten der Nahrungsbestandteile in Berührung kommt. Nach dem Einschnitt pflegt die Erleichterung oft momentan einzutreten. Die vorher vorhandenen empfindlichen Schmerzen beim Schlucken mit den oft nach dem Ohr zu ausstrahlenden Stichen lassen nach, Zunge und Mundboden werden wieder beweglicher. Die starke äußere Schwellung vermindert sich in kurzer Zeit und nach wenigen Tagen bleibt mit Fortlassen der Tamponade nur ein granulierender Wundspalt übrig, der sich bald überhäutet.

Die Wege, welche die von den Zähnen ausgehende Eiterung nimmt, sind mannigfach.

Am Oberkiefer kann die Eiterung sich nach der Nase zu und nach der Wange zu, andererseits nach dem Gaumen und nach der Flügelgaumengrube ausbreiten.

Die von den Schneide- und Eckzähnen ausgehenden Eiterungen steigen, wenn sie nicht, was meistens der Fall, nach dem Mundvorhof durchbrechen, an der Vorderseite des Oberkiefers aufwärts und erreichen gelegentlich den Nasenboden an der Stelle, wo die knorpelige Nase in die knöcherne übergeht.

Die Nasenflügel und die Oberlippe schwellen stark an; direkter Druck ist gerade in der Gegend des Nasenansatzes besonders stark empfindlich. Beim Einblick in die Nase steht der Nasenboden der einen Seite wesentlich höher als der der anderen. Kugelig wölbt er sich in den Nasengang vor. Fluktuationsgefühl an dieser Stelle kaum auszulösen. Vorsichtiges Abtasten mit dem Knopf

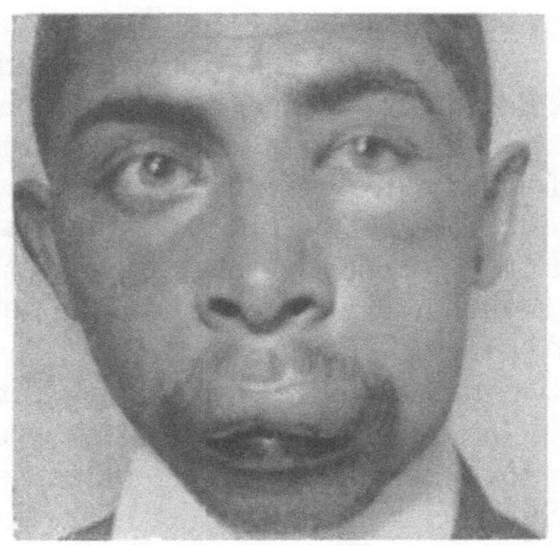

Abb. 158. Wurzelhautentzündung am oberen Schneidezahn. (Nach Williger.)

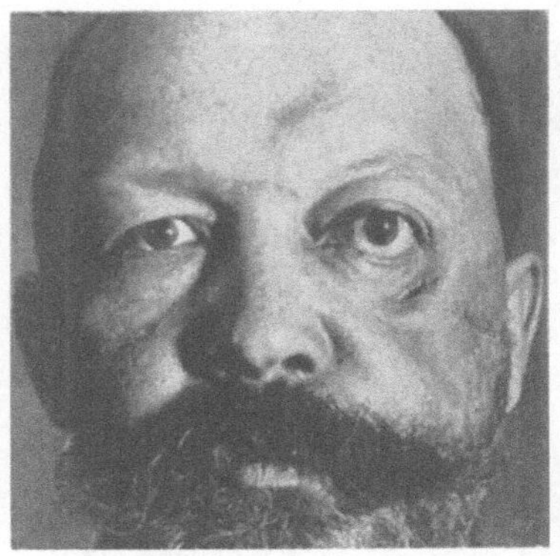

Abb. 159. Durchbruch am unteren Augenhöhlenrand von einem Granulationsherd am oberen Weisheitszahn.

einer stärkeren Sonde läßt die Stelle finden, an der der Durchbruch des Eiters zu erwarten und evtl. die Incision vorzunehmen ist.

Die allgemeinen Erscheinungen, Kopfschmerzen, Eingenommensein, Schlaflosigkeit, wirre Träume, Darniederliegen des Appetits sind bei dieser Verbreitung der Eiterung stark ausgesprochen. Daß dabei die Schwellung der Lymphdrüsen in der Submaxillargegend deutlich nachzuweisen ist, bedarf kaum einer besonderen Erwähnung. Kommt der Eiter von selbst zum Durchbruch, entleert er sich reichlich vor dem unteren Nasengang, so muß man die Durchbruchsstelle am Boden der Nasenhöhle ziemlich tief im unteren Nasengang suchen. Ebenso ist dort der Einschnitt zu machen, wenn man operativ die Ableitung des Eiters vornehmen will. Die Ausheilung dieser Abscesse erfolgt meistens nicht so glatt, wie von der Mundhöhle aus, weil leichter Zersetzungen des Inhalts von der Nase aus in der Absceßhöhle eintreten können.

Die Verbreitung nach der Wange zu erfolgt in ihrem lockermaschigen Gewebe entgegen dem Gesetz der Schwere nach aufwärts. Auch hier sind es meistens bestimmte Bahnen, auf denen die eiterige Infiltration fortschreitet. Sie läuft an der Seite der Nase in die Gegend des inneren Augenwinkels, beteiligt die leicht schwellbaren Augenlider mit, so daß das Auge ganz zuschwillt, und kommt meist in der Nasolabialfalte nach außen. Durchbrüchen weiter nach außen an der Seitenfläche der Wange, begegnet man bei Erkrankungen der Mahlzähne.

Am verhängnisvollsten ist die Ausdehnung der Eiterung von dem Oberkiefer nach der Flügelgaumengrube zu; ob sie dorthin ihren Weg nimmt, ist anfänglich bei dem für Auge und Finger gleich unzugängigem Gebiet sehr schwer zu sagen; bedrohliche Symptome zeigen ihren Weg nach aufwärts zu an. Entweder erreicht sie durch die Fissura orbitalis inferior die Augenhöhle unter starker Vortreibung des Augapfels und lebhafter Chemose der Augenlider oder sie geht nach der Hirnhöhle zu und macht tödliche Meningitis. Klestadt hat Exophthalmus als Komplikation einer chronischen Periodontitis mit akutem Nachschub beschrieben.

Die chronische Periodontitis.

Der weitaus häufigere Ausgang des Zerfalls des Zahnmarkes ist der, daß die Zerfallsprodukte durch eine Öffnung in der cariös zerstörten Decke der Pulpakammer ihren Ausweg nach dem Mund zu nehmen, ohne schädliche Wirkung auf das Gewebe um das Wurzelloch herum zu äußern. Dann geht die ganze Auflösung des Zahnmarkes symptomlos vor sich; so muß sie wohl in weitaus den meisten Fällen erfolgen; nur so erklärt sich die gar nicht selten zu machende Beobachtung, daß Patienten trotz vieler tief cariöser Wurzelreste nie Zahnschmerzen gehabt zu haben, behaupten.

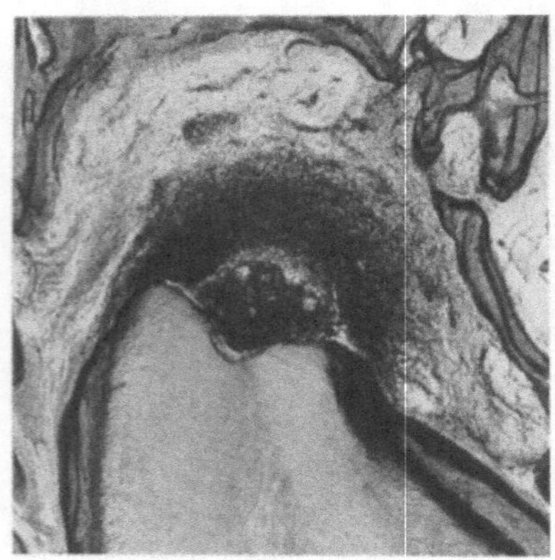

Abb. 160. Granulom an einer Wurzelspitze, teilweise bindegewebig umschlossen. (Aus Port-Euler, Lehrbuch der Zahnheilkunde, 4. Aufl. München 1929, S. 273, Abb. 311.)

Aber wenn auch die Zerfallsprodukte zunächst keine schädliche Wirkung äußern, so bleibt doch die nächste Umgebung des Wurzelloches nicht ohne Veränderung. Was vom Munde her an Flüssigkeit, an Speisematerial, an Zersetzungserregern in die offen stehende Zahnhöhle vordringt, wird doch von dem Gewebe der Wurzelspitze als Reiz empfunden. Dieses beantwortet den Mangel jeder Schutzdecke und die Einwirkung der verschiedenen Schädlichkeiten mit Veränderungen, welche das Bindegewebe, das des Schutzes eines Epithels beraubt ist, stets eintreten läßt durch Granulationsbildung. Wie auch an anderen Stellen des Körpers vollzieht sich diese ganz schmerzlos und so kommt schleichend, ohne daß der Patient es merkt, in der Umgebung des Wurzelloches junges Granulationsgewebe zustande, das mit der ihm eigenen Kraft einen Schutz für die tiefer liegenden Teile abgibt und den vom Wurzelkanal aus wirkenden Schädlichkeiten ein weiteres Vordringen nicht gestattet.

Die genauere mikroskopische Untersuchung des Wurzelbereichs solcher pulpaloser Zähne, deren Pulpahöhlen frei offen stehen, ergibt ein mehr oder weniger umfangreiches Granulationsgewebe, das sich auf Kosten der nächsten knöchernen Umgebung des Wurzelloches entwickelt hat und je nach dem Alter mehr oder weniger starke bindegewebige Umwandlung zeigt. Die periphersten Schichten sind aus faserigem Bindegewebe aufgebaut, während näher dem Wurzelloch zu das Granulationsgewebe verschieden starke Leukocytendurchsetzung aufweist.

Auf diese Weise entstehen kleine Gewebswucherungen, die je nach ihrer Struktur weicher oder derber sind, fester oder lockerer mit dem Knochen zusammenhängen und dementsprechend bei der Herausnahme des Zahnes an der Wurzelspitze haften oder in der Tiefe der Alveole zurückbleiben. So leitet sich die chronische Periodontitis ein, die man ihrem Produkt entsprechend besser als **Periodontitis granulomatosa** und das sie kennzeichnende Gebilde als **Granulom** bezeichnet. Wenn man neuerdings so weit geht zu behaupten, daß diese Periodontitis granulomatosa gar nicht besteht, so lehrt doch jeder Befund, bei dem das Granulom in direktem Zusammenhang mit der Wurzel des Zahnes extrahiert wird, daß das Gebilde anatomisch zur Wurzel und nicht zum Kiefer gehört.

Dabei muß aber bemerkt werden, daß dieser Zustand auch einer akuten Periodontitis folgen kann, wenn deren Entzündungsprodukte entweder aus dem Wurzelkanal nach oben oder infolge Durchbruchs eines Abscesses zur Oberfläche abgeflossen sind. Bleibt der Zahn unter solchen Verhältnissen nach Überstehen der akuten Erscheinungen wieder fest und gebrauchsfähig im Munde, so pflegt sich nunmehr die Granulationswucherung an ihm einzufinden nur mit dem Unterschiede, daß sie den Weg, auf dem die Entzündungsprodukte ihre Ableitung nach außen erfahren haben, auskleidet, auf diese Weise die sog. **Zahnfleischfistel** bildet.

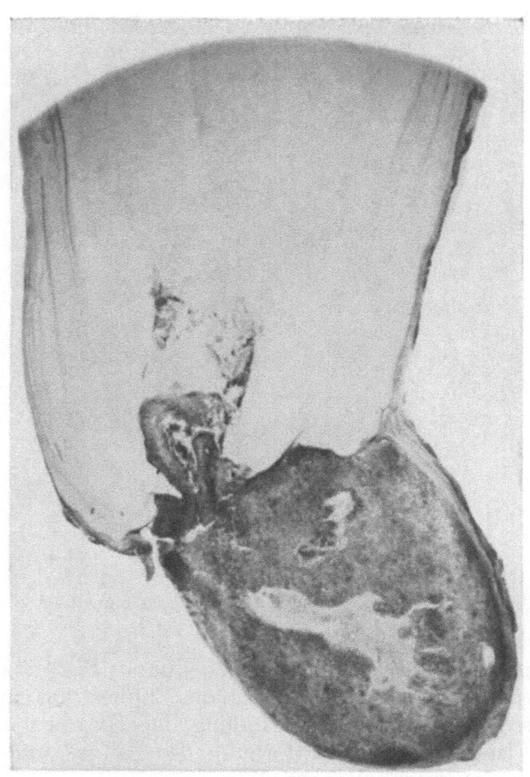

Abb. 161. Granulom an der Spitze eines Zahnes, dessen Pulpa zerfallen ist.

Hat sich die akute Eiterung nach der Haut zu entleert, so kann ganz in derselben Weise eine **Haut-** oder **Wangenfistel** zurückbleiben und in das Granulom an der Wurzelspitze führen. Die von den Granulationen abgesonderten Flüssigkeitsmassen entleeren sich in diesen Fällen nicht allein durch den Wurzelkanal, sondern auch durch den Fistelgang nach außen. Ihr spärliches Sekret ist es, was täglich aus der Fistelöffnung entweder von selbst oder auf Druck entleert wird und was die Zuheilung der Fistel nicht zustande kommen läßt.

Dieses Granulom bildet eine Art Schlammfang für alles das Material, was von der Zahnhöhle aus ständig in den Wurzelkanal eintritt. Deshalb darf es nicht wundernehmen, daß man zwischen der Granulationsfläche und dem Wurzelloch feinere Reste des Speisematerials, wie Muskelfasern, Pflanzenzellen, Amylumkörner und auch eine große Zahl der verschiedensten Bakterien vorfindet, namentlich gern Sproß- und Hefepilze. Man ist überrascht, selbst gröbere Elemente in diesem Raum zu treffen. So bewahre ich das Präparat eines Granuloms auf mit einem Stück zusammengerollten Silberpapiers, wohl ein Rest der Umhüllung eines Stückes Schokolade, der seinen Weg in die Höhle eines Granuloms gefunden hatte.

In vielen Fällen, besonders bei nicht entzündeten, cariösen Zähnen und Wurzelresten, welche zur Vorbereitung des Mundes zur Prothese entfernt werden, folgt das Granulom dem Zuge und bleibt an der Wurzel hängen wie die Knolle am Schaft. Man kann dabei die verschiedenen Formen des Granuloms beobachten. Bald rundlich, bald mehr in die Länge gezogen, bald haubenartig die Spitze bedeckend, bald mehr einseitig sitzend, an mehrwurzeligen Zähnen oft beide Wurzeln überkappend, hängt es so fest mit der die Wurzel überkleidenden Wurzelhaut zusammen, daß es nur der Wirkung schneidender Instrumente gelingt, es von der Wurzel abzutrennen. Seine äußere fibröse Hülle geht unmerklich in die Faserung des Periodontiums über.

Wo aber durch akute Nachschübe frische Entzündung oder gar eiterige Erweichung im Granulom eingesetzt hat, wird die Zange die Wurzel aus ihm herausziehen, so daß das Granulom im Grunde des Zahnfaches zurückbleibt. Ist es noch jung, wenig verändert, nicht eiterig erweicht, geht es unvermerkt in das bei der Heilung das Zahnfach ausfüllende Narbengewebe über, ohne die Heilung in irgendeiner Weise zu stören.

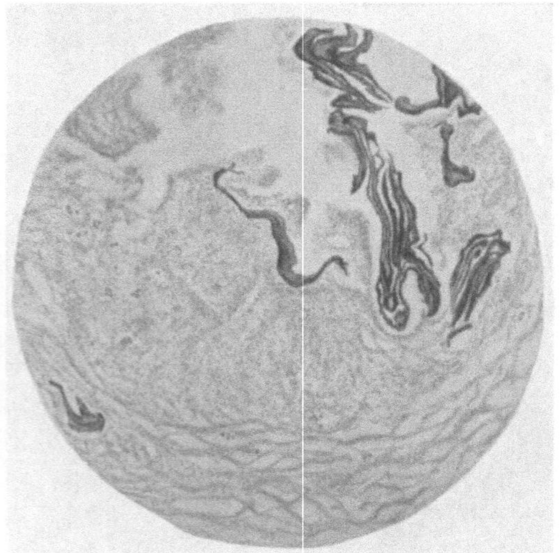

Abb. 162. Silberpapier in dem Granulom eines oberen Mahlzahnes.

Hat aber das Granulom durch entzündliche Veränderung seine Fähigkeit, in Narbengewebe sich umzuwandeln, verloren, ist, kurz gesagt, das Granulom nicht mehr vernarbungsfähig, so kommt die Heilung des Zahnfaches nicht zustande. Die Ränder der Extraktionswunde schlagen sich wohl etwas ein schließen sich aber nicht vollständig, sondern es bleibt ein kleiner Spalt bestehen, aus dem mehr oder weniger reichlich dünnes Sekret austritt. Hat solches durch einen schon vor der Entfernung des Zahnes vorhandenen Fistelkanal Abfluß gehabt, so kann dieser trotz Heilung der Extraktionswunde offen bleiben und so die Fistel trotz der Entfernung des Zahnes weiter fortbestehen. Es ist das aber der weitaus seltenere Fall.

In das Granulationsgewebe selbst vermögen Mikroben einzudringen; man sieht sie nicht selten in größeren Haufen oder auch, von Riesenzellen eingeschlossen, in dem Granulationsgewebe liegen. Weber und Tesch haben beobachtet, daß in den Granulomen für gewöhnlich nicht hämolysierende Streptokokken anzutreffen sind, während bei akuten Nachschüben gelegentlich auch hämolysierende Staphylokokken gefunden werden. Weber verlegt die Ursache für die akuten Nachschübe in den wechselnden Charakter der Bakterienflora, wobei die Frage offen bleibt, ob letzterer die Ursache oder die Folge des veränderten, entzündlichen Vorgangs darstellt. Er erinnert dabei an die Tatsache, daß in der Schwangerschaft der Organismus eine gesteigerte Reaktion aufweise und daß die cellulären Vorgänge bei der Entzündung bei Änderung der Funktion inkretorischer Drüsen andere sind. Es finde dadurch die Tatsache eine Erklärung, daß Erkältungen oder akut fieberhafte Erkrankungen ein Aufflammen des vorhandenen chronischen Entzündungsherdes hervorruft.

Dieser Umstand erklärt, daß sich auch nicht für immer das Granulationsgewebe ohne Veränderung hält, sondern gelegentlich auch deutliche Umwandlungen und Degenerationen erfährt. Die häufigste von ihnen ist die fettige Degeneration. Schon makroskopisch gewahrt man gelegentlich an Granulomen, welche man mit der Wurzel aus der Alveole extrahiert, gelbliche Herde, entweder vereinzelt punktförmig oder zusammenfließend, manchmal in solcher Ausdehnung, daß das ganze Granulom bis auf kleine Reste seine graurote Farbe mit einem dichten Gelb vertauscht hat. Daß diese gelbe Farbe durch Verfettung hervorgerufen ist, zeigt das mikroskopische Bild dieser Partien und ihre Färbung mit Osmium oder Sudan III. Inwieweit diese fettige Degeneration direkt durch die bakterielle Einwirkung zustande kommt, ist nicht ohne weiteres mit Sicherheit zu sagen, aber doch als äußerst wahrscheinlich anzunehmen.

Es liegt auf der Hand, daß mit einer solchen Veränderung des Gewebes auch seine Schutzkraft verloren geht, und daß bakterielle Einflüsse jetzt wirksam angreifen können, wo sie früher durch die Kraft des Granulationsgewebes abgewehrt wurden. So kommen am öftesten die überall sich einschleichenden Eitererreger zur Wirksamkeit und erzeugen in dem Granulationsgewebe nicht nur kleinzellige Infiltrationen, sondern auch direkt Abscesse. Mit dem Eintritt solcher Entzündungszustände verliert sich der schleichende Charakter des Granuloms und es kommt am Zahn zu leicht entzündlichen Erscheinungen, die sich meistens aber in einer mehr subakuten Form geltend machen und wieder verschwinden. Der begleitende Schmerz ist nicht annähernd so heftig, wie bei der akuten Wurzelhautentzündung, die Schwellung ist mehr umschrieben, zeigt kein so großes entzündliches Ödem, bleibt infolgedessen etwas weicher und die Druckempfindlichkeit ist nur mäßig. Alle Zeichen deuten darauf hin, daß die Entzündungserreger durch das vorhandene Granulationsgewebe abgeschwächt, wenn auch nicht vollständig unwirksam gemacht werden.

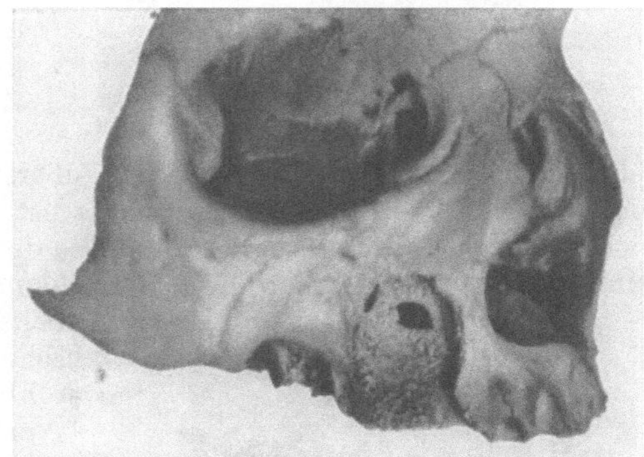

Abb. 163. Usur am Oberkiefer mit Durchbruch in Kiefer- und Nasenhöhle.

Das prägt sich auch an den regionären Lymphdrüsen aus. In den meisten Fällen sind diese, ohne daß eine Veränderung der deckenden Weichteile vorhanden wäre, oder irgendwelche schmerzhafte Empfindungen die Veränderung der Drüsen verrieten, etwas derb geschwollen und auf Druck leicht empfindlich. Die Derbheit der Schwellung steht in deutlichem Gegensatz zu der weichen Schwellung bei der akuten Lymphdrüsenentzündung. Das ganze Bild wird am besten als akuter Nachschub bei chronischer Periodontitis bezeichnet.

Es wird von der Heftigkeit der Erscheinung abhängen, ob sie bei zweckmäßigem Verhalten von selbst sich lösen, insofern Abscedierungen im Granulationsgewebe ihren Abfluß auf die freie Fläche des Granuloms und durch das Wurzelloch nach außen finden oder ob es wirklich zu eiteriger Einschmelzung des Granulationsgewebes und seiner Umgebung kommt. Im letzteren Falle werden die begleitenden akuten Erscheinungen heftiger werden und denselben Verlauf wie bei der akuten Periodontitis, d. h. den Ausgang in periostalen oder subperiostalen Absceß mit seinen Folgeerscheinungen nehmen.

Häufiger aber wiederholen sich die akuten Nachschübe in längerer oder kürzerer Zeit, klingen anscheinend von selbst ab und gehen vorüber, aber nur scheinbar ganz spurlos, insofern als mit solchen Nachschüben ein weiteres Vorrücken der Entzündungserscheinungen von der Wurzelspitze aus auf die Oberfläche des Knochens und von da aus in und durch die deckenden Weichteile verknüpft ist. So summieren sich allmählich die Erscheinungen in der Weise, daß zu den Veränderungen am Wurzelloch Verdickungen der Knochenhaut hinzutreten, meist deutlich umschrieben, aber hart und derb; sie bleiben dem Patienten häufig ganz unbemerkt und nur gelegentlich bei der Betastung des entsprechenden Gebietes treten sie in die Erscheinung. Die Mitbeteiligung der Haut oder des subcutanen Bindegewebes verrät sich erst dadurch, daß die Haut ihre natürliche Verschieblichkeit verliert und gegen die Unterlage befestigt wird. Eine derbere Infiltration derselben macht sich bei weiterem Fortschritt geltend. Bemüht man sich, die Haut faltenförmig aufzuheben, so bleibt die Mitte der Falte in der Tiefe stehen und verrät durch ihren Zusammenhang mit dem Knochen den Ausgangspunkt der Schädlichkeit an dem Zahn.

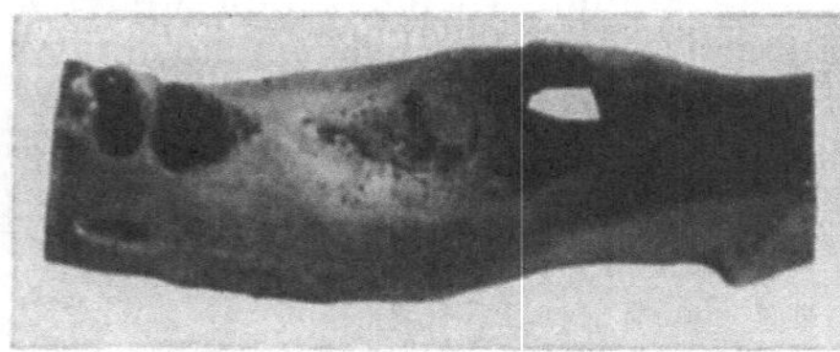

Abb. 164. Ausgeheilter Granulationsherd mit Durchlöcherung des Unterkiefers.

Die mehr oder weniger akuten Erscheinungen können dabei das Bild äußerst wechselvoll gestalten, je nachdem die Schwellung stärker oder geringer ist und das subcutane Fettgewebe in mehr oder weniger umfangreicher Weise derb geschwollen ist. Mit der Wanderung der Entzündungsprodukte von dem Granulom aus und durch den Knochen hindurch in die deckenden Weichteilschichten bereitet sich allmählich der Durchbruch nach außen vor.

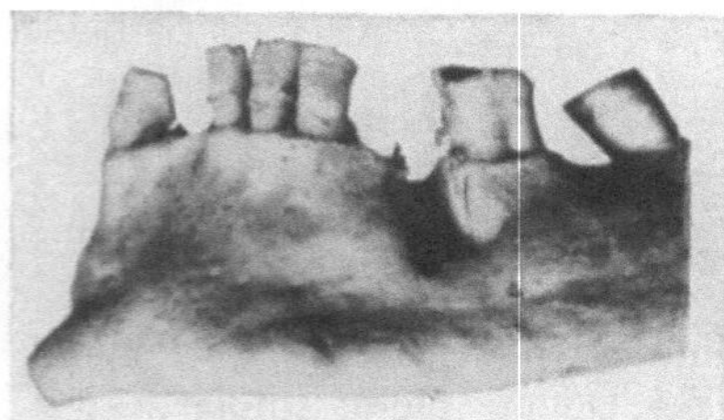

Abb. 165. Ausgeheilter Granulationsherd am Unterkiefer.

Namentlich deutlich verrät sich der Weg, den die Granulationsmassen nehmen, am Knochen, weil sie hier dauernd Spuren hinterlassen durch Einschmelzung seiner Substanz. Solche Defekte können sich an allen Zähnen in kleinerer oder größerer Form bilden. Die im Knochen durch die Granulome bewirkten Usuren sind durch ihre unregelmäßig begrenzte, wie ausgenagt aussehende Wand deutlich charakterisiert gegenüber den glatten, scharfrandigen, keine Reizerscheinung in der Umgebung aufweisenden Defekte, wie sie der Druckschwund z. B. bei Cysten erzeugt. Diesen gegenüber zeigen die Granulomusuren meist einen leichten Wall osteophytischer Auflagerungen. In jüngeren Stadien klein oder flach muldenförmig, werden sie bei längerem Bestehen immer tiefer, zerstören immer mehr die Wand des Knochens, sei es die äußere labiale oder buccale, oder die innere linguale, resp. palatinale. Ja es kann durch Übergreifen auf beide Wände zu vollständiger Durchlöcherung des Knochens kommen, so daß man am macerierten Knochen durch ihn hindurch sehen kann. Damit muß dann die Granulationswucherung dicht unter die deckende Schleimhaut zu liegen kommen. Am Oberkiefer liegt die Gefahr vor, daß das Granulom bei seinem Wachstum an der Wurzel der Back- und Mahlzähne in die Oberkieferhöhle vordringt und diese eröffnet. Von den Vorderzähnen kann es nach der Nasenhöhle zu sich verbreiten und im unteren Nasengang einen Defekt hervorrufen.

Kommt beim Lebenden durch Entfernung des erkrankten Zahnes und Ausräumung der Granulationen Ausheilung zustande, so füllt sich der vorhandene Defekt nur zum Teil mit Knochen, größtenteils mit Narbengewebe aus. Solche ausgeheilte Herde erscheinen dann am macerierten Knochen als flache Gruben mit mehr oder weniger wulstigem Rande oder als Substanzverluste, welche den ganzen Knochen durchsetzen.

So nehmen von den verschiedenen Zähnen aus in ähnlicher Weise wie die akuten Entzündungsprodukte, auch die chronischen ihren Weg in die nähere und weitere Umgebung des Zahnes. Wird die Wand des Zahnfaches vollständig eingeschmolzen, so stößt das Granulom an die deckende Schleimhaut an, wird diese durch Eiterung durchbrochen oder mit dem Messer gespalten, so ist man überrascht, die Wurzel ohne weiteres bloßliegen zu sehen. Der Durchbruch durch die dünne Weichteildecke kann sich auch von selbst vollziehen und die Wurzelspitze kommt dann direkt auf der Oberfläche des Kiefers zum Vorschein (Perforation der Wurzel). Aber meistens geht der Prozeß in der Tiefe weiter, oft durch den ganzen Knochen hindurch.

Bricht der Granulationsherd durch die deckende Haut oder Schleimhaut nach außen durch, so entsteht ein nach außen führender, mit Granulationen ausgekleideter Gang, den man als Fistelgang und seine Öffnung als Fistelmaul bezeichnet. Der Weg von der Wurzelspitze bis an die Oberfläche ist im Munde ein relativ kurzer und so erfolgt der Durchbruch meistens in unmittelbarer Nähe des Zahnes durch das Zahnfleisch. Es entsteht die Zahnfleischfistel, gingivale Fistel. Sie führt meist direkt zu der erkrankten Zahnwurzel. Sie kann aber auch vor oder hinter dem erkrankten Zahn gelegen sein, so daß bei zwei benachbarten pulpalosen Zähnen es fraglich werden kann, welcher der Zähne die Fistel unterhält. Die Entscheidung wird meist durch das Röntgenbild gegeben.

Das Fistelmaul ist gewöhnlich von einem kleinen Granulationswall umrahmt, so daß es etwas über die Oberfläche hervorragt. In der Mitte des Granulationshügels mündet der feine Gang, aus dem sich namentlich bei Druck aus der Umgebung eine spärliche Menge eiteriger Flüssigkeit entleert.

Ist die Absonderung aus dem Granulom gering, so kann sich die Fistel vorübergehend schließen. Eine dünne Epithelschicht deckt die Öffnung zu. Aber die kleine, knopfförmige Erhabenheit verliert ihre Röte nicht. Mit der allmählichen Zunahme der im Fistelkanal abgesonderten Massen wölbt sie sich unter spannenden Schmerzen vor. Das angesammelte Sekret sprengt das Epithelhäutchen und das alte Bild der Fistel ist wieder da.

Mit der Entfernung des Zahnes oder der Vernarbung der Granulation schließt sich auch der Fistelgang. Seine Granulationsmassen wandeln sich in Narbengewebe um, das sich mit Epithel überzieht. Allmählich wird die Narbe immer derber und fester, blaßt langsam ab und ein kleines, weißliches, derb anzufühlendes Knötchen bleibt als Rest des Fistelganges zurück (Fistelnarbe).

Außer der Zahnfleischfistel kommen auch Mundfisteln zustande, die entweder im Mundvorhof oder an der Innenseite des Kiefers oder am Oberkiefer, am Gaumen ausmünden.

Die Lage der Durchbruchsstelle des Granulationsprozesses durch die äußeren Weichteile wird je nach der Stellung des erkrankten Zahnes im Gebiß wechseln müssen.

Liegt der Herd im Bereich der Frontzähne des Unterkiefers, so findet sich das Fistelmaul in der Kinngegend (Kinnfistel). Ihre Eigenart wird noch besonders besprochen werden. Daß Molaren eine Kinnfistel hervorrufen, wie Mayerhofer angibt, habe ich nie beobachtet. In der Mitte des Kinns, im Kinngrübchen, oder dicht neben ihm auf der Vorderfläche des Mittelstückes des Unterkiefers, seltener am Rande, mündet in einer trichterförmig eingezogenen

Grube der Fistelgang, dessen Maul entweder eiterfeucht oder mit einem kleinen Schorf bedeckt ist.

Die Erkrankung der Backen- und Mahlzähne des Unterkiefers rufen die Wangen- oder Backenfistel hervor, welche auf der Außenseite des Unterkiefers, seltener an seinem unteren Rande, in dem Raume zwischen dem Ursprung des Quadrangularis menti und dem Ansatz des Masseter gelegen ist. Sie entspricht dem Durchbruch des Prozesses auf die Außenseite des Kiefers und führt meist auf kurzem Wege zu der Außenfläche des Kiefers hin.

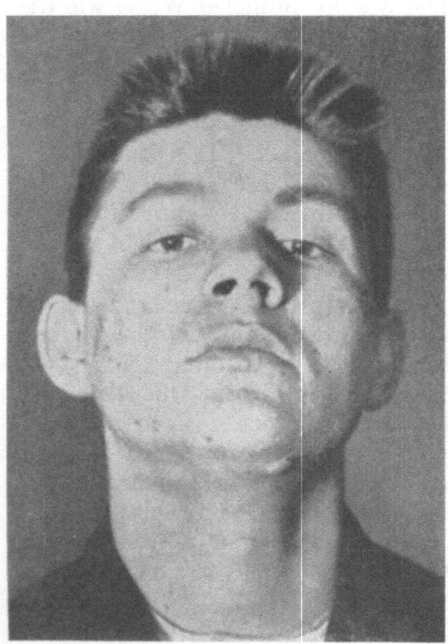

Abb. 166. Durchbruch einwärts vom Unterkieferrande.

Bei den auf der Innenseite des Unterkiefers erfolgenden Durchbrüchen ist der Weg nicht so einfach. Er führt von der Innenfläche des Unterkiefers durch das Zellgewebe des Mundbodens, das die Lymphdrüsen birgt, nach abwärts und erreicht einwärts vom Kieferrande die Haut. Die Lage des Fistelmauls an dieser Stelle ist charakteristisch für die Durchbrüche an der Innenseite des Kiefers.

Von den Schneidezähnen des Oberkiefers kommt nie ein Durchbruch durch die äußere Haut der Lippe zustande. Die Entzündungsprodukte verbreiten sich vielmehr auf der Oberfläche des Kiefers nach der Stelle hin, wo die knorpelige Nase sich an der Apertura pyriformis ansetzt. Die weiche Schleimhaut des Nasenbodens gibt leicht nach und läßt auf einer im unteren Nasengange sich erhebenden Vorwölbung die eiterigen Massen austreten (Nasenbodenfistel). Man muß das Fistelmaul in solchen Fällen erst mit Hilfe des Nasenspiegels suchen, um es meist ungefähr 2—2$^1/_2$ cm hinter der äußeren Nasenöffnung zu finden.

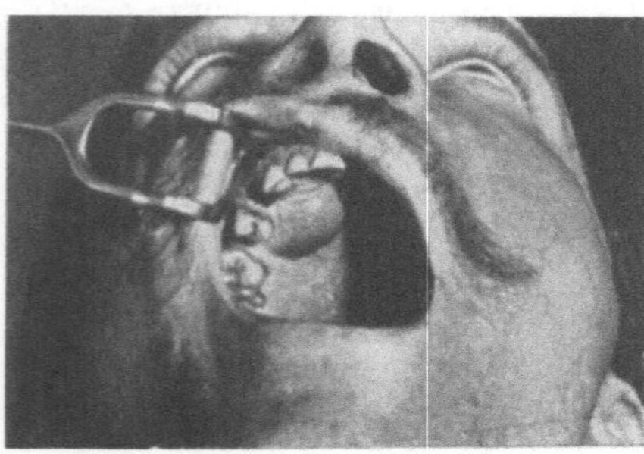

Abb. 167. Gaumenabsceß von einer Prämolarenwurzel ausgehend.

Ein zweiter Weg geht nach dem Gaumen zu und wird besonders von den vom seitlichen Schneidezahn ausgehenden Granulomen beschritten. Nur sieht man hier äußerst selten wegen der Dicke der Schleimhaut von selbst einen Durchbruch zustande kommen, sondern eine etwaige Fistel ist die Folge eines hier gemachten, nicht vollkommen zur Heilung gekommenen Einschnittes. Die Häufigkeit dieses Verbreitungsweges hat Lartschneider wohl mit Recht auf das Vorhandensein zahlreicher, größerer Emissarien zurückgeführt, die wahrscheinlich aus der Zeit der Entwicklung des Zwischenkiefers stammen.

Nach dem Gaumen zu können sich auch Herde verbreiten, welche von den palatinalen Wurzeln der Molaren oder den inneren Wurzeln der Prämolaren, wenn diese zweiwurzelig sind, ausgehen. Aber auch dabei kommt es selten zum spontanen Durchbruch.

Von den Eckzähnen, Backen- und Mahlzähnen des Oberkiefers kommt der Durchbruch auf die Außenfläche des Kiefers um so leichter zustande, als die Zahnfächer dieser Wurzeln vielfach nach außen gar nicht vollkommen geschlossen sind, so daß die Entzündung der Wurzeln ohne weiteres von der Zahnwurzel in die deckenden Weichteile gelangen. Die häufig nach gelinden Schmerzen eintretende Gesichtsschwellung erklärt sich durch den leichten Übertritt der Entzündungsprodukte von der Wurzelspitze aus in die Weichteile.

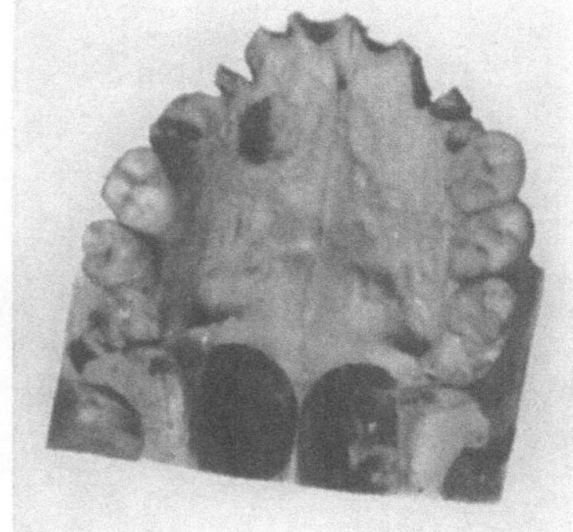

Abb. 168. Usur des Gaumens bei palatinalem Absceß.

Daß die von der Wurzel des Eckzahnes ausgehenden Prozesse meist sich der Nasolabialfurche entlang nach oben bis in die Gegend des Auges hin verbreiten, hat dem Eckzahn die Bezeichnung des Augenzahnes verschafft. Die Durchbruchsstelle kann in dieser Linie an der Seitenfläche der Nase bis zum inneren oberen Augenwinkel hinauf gelegen sein (Augenwinkelfistel).

Die von den Backen- und Mahlzähnen ausgehenden Fisteln münden dagegen mehr nach außen in der Wange (obere Wangenfistel). Der Nasenbodenfistel der Vorderzähne entspricht an den Backen- und Mahlzähnen die Antrumfistel, die allerdings ja nie ohne weiteres sichtbar wird, sondern sich nur durch die von ihr angeregte Eiterung in der Kieferhöhle verrät.

Es ist mir aber gelungen, eine solche Antrumfistel mit der Wurzel eines oberen Molaren zu extrahieren, so daß damit ihre Existenz als pathologisches

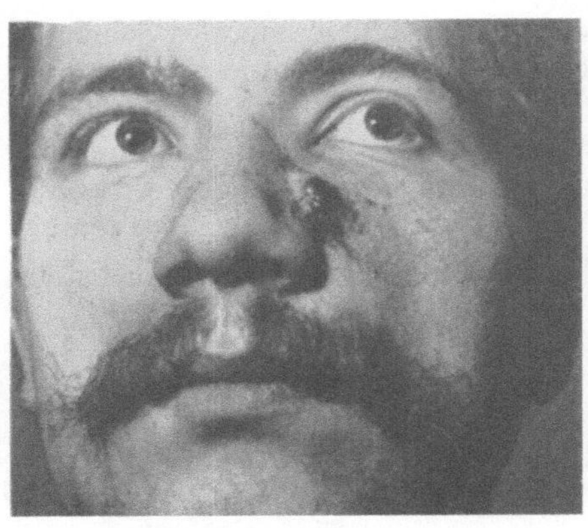

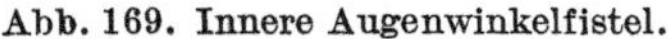

Abb. 169. Innere Augenwinkelfistel.

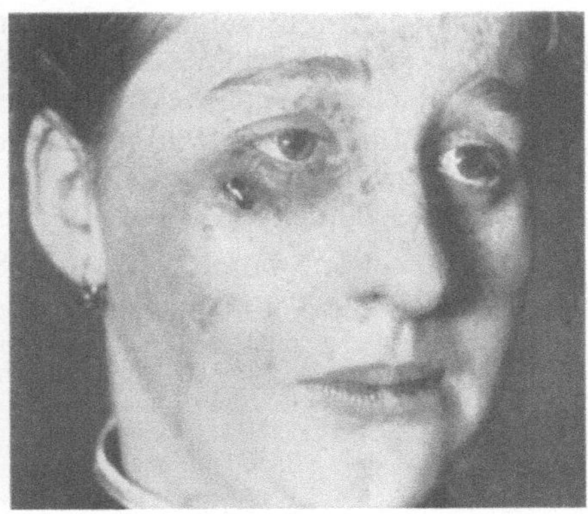

Abb. 170. Äußere Augenwinkelfistel.

Gebilde sichergestellt ist. Abb. 173 zeigt ihren Durchschnitt und ihre Mündung auf der mit Flimmerepithel besetzten Schleimhaut.

Gegenüber diesen typischen Verbreitungswegen der von den Zahnwurzeln ausgehenden Entzündungsprozesse, kommen gelegentlich noch andere vor. So habe ich vom Weisheitszahn einen fistulösen Durchbruch am unteren Augenhöhlenrand gesehen (vgl. Abb. 159). Von Mahlzähnen des Unterkiefers sind von verschiedenen Autoren, z. B. von Hesse, Durchbrüche in der Drosselgrube oberhalb des Schlüsselbeines beobachtet worden (Abb. 174).

Über die Häufigkeit der verschiedenen Durchbrüche habe ich einmal durch meinen leider früh verstorbenen Assistenten Bock eine Zusammenstellung an einem größeren Material machen lassen. Von 758 chronischen Periodontitiden, welche zu Fistelbildungen führten, entfielen auf den Oberkiefer 400, auf den Unterkiefer 358. Am Oberkiefer waren von den 400 Fisteln 381 gingival, 19 äußere Hautfisteln. Die gingivalen verteilten sich folgendermaßen auf die einzelnen Zähne:

von den mittleren Schneidezähnen gingen aus	40	(sämtlich gingival),
von den seitlichen Schneidezähnen	57	(2 palatinal, 1 nasal),
Eckzähnen	21	(sämtlich gingival),
1. Bicuspidaten	71	(3 palatinal),
2. Bicuspidaten	29	
1. Molaren	55	(6 palatinal),
2. Molaren	8	(1 palatinal),
3. Molaren	5	(1 palatinal).

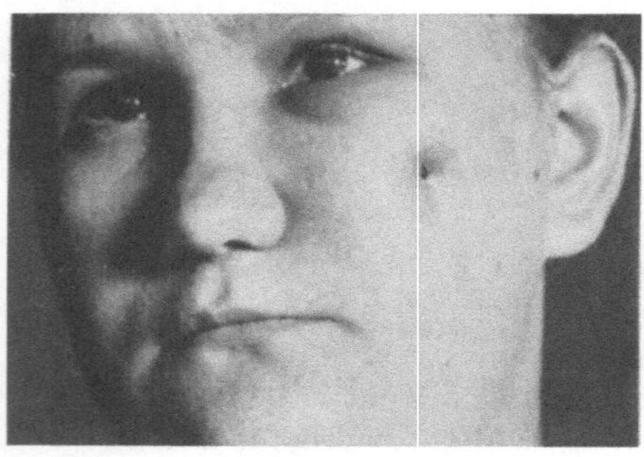

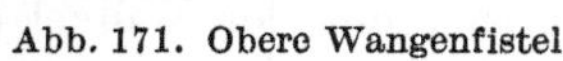

Abb. 171. Obere Wangenfistel.

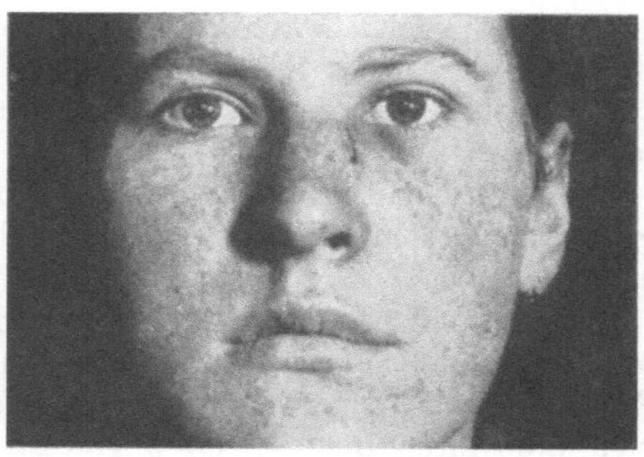

Abb. 172. Granulationsherd am inneren Augenwinkel.

Die Wangenfisteln nahmen ihren Ausgang 2mal von dem lateralen Schneidezahn, 2mal vom Eckzahn, 3mal vom ersten Prämolaren, sowie vom zweiten Prämolaren, elfmal vom ersten Molaren.

An den Milchzähnen wurden in dieser Periode nur gingivale Fisteln beobachtet, und zwar 21 von den zentralen Schneidezähnen, 16 von den seitlichen, 7 von den Eckzähnen, 36 von den ersten Milchmolaren, 15 von den zweiten.

Am Unterkiefer waren von den 358 Fisteln 208 gingivale, 150 Hautfisteln. Von den gingivalen kamen vom

mittleren Schneidezahn	2
seitlichen Schneidezahn	5
Eckzahn	2
1. Prämolaren	11
2. Prämolaren	10
1. Mahlzahn (3 lingual)	85
2. Mahlzahn	25
3. Mahlzahn (1 lingual)	5

An den Milchzähnen bestand eine Fistel am seitlichen Schneidezahn 23mal an den ersten Milchmolaren, 51mal an den zweiten. Von den 150 äußeren Fisteln waren 111 Wangenfisteln, 24 Kinnfisteln, 15 Mundbodenfisteln.

Von den 111 Wangenfisteln stammten

vom 2. Bicuspidat	4
vom 1. Molaren	91
vom 2. Molaren	11
vom 3. Molaren	5

Von den 24 Kinnfisteln gingen 6 von den mittleren Schneidezähnen, 5 vom seitlichen, 6 von Eckzähnen, 6 vom ersten Prämolaren aus. Von den 15 Mundbodenfisteln kamen 7 vom ersten Mahlzahn, 5 vom zweiten, 3 vom dritten.

So sind den Entzündungsprodukten von der Wurzel aus anatomische Wege vorgeschrieben, welche zu Durchbrüchen an typischen Stellen führen.

Frisch erscheinen die Herde am Knochen als mehr oder weniger große Defekte cariöser Ausnagung, aus denen graurötliches Granulationsgewebe heraussieht. Im Röntgenbilde stellen sie sich als dunkle Flecken von nicht sehr scharfer Umrandung dar, die natürlich desto dunkler erscheinen, je stärker der Knochen zerstört ist und je freier das Röntgenlicht durch den Kiefer durchtreten kann. Dabei gewahrt man oft, daß diese Herde nach ihrem Alter und nach den örtlichen Verhältnissen mehr oder weniger scharf abgegrenzt sind oder diffus in die Umgebung übergehen. Sie wechseln auch in Form und Ausdehnung; bald sind es mehr kugelige, bald mehr langgestreckte Räume, die sich gelegentlich hinter den benachbarten Zähnen her erstrecken oder auch an sie so herantreten, daß es manchmal zweifelhaft sein kann, welcher von zwei Zähnen den Prozeß verursacht hat.

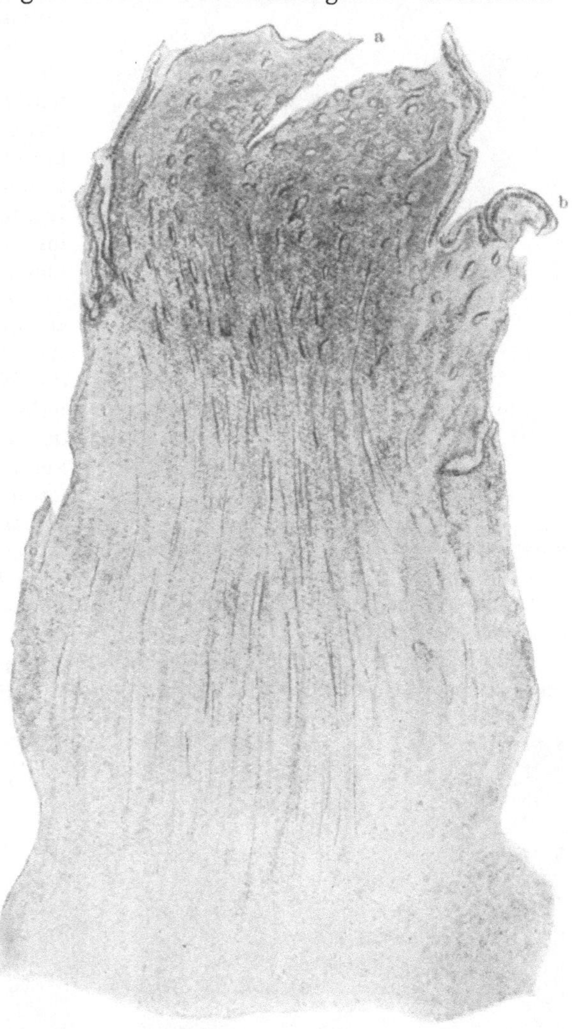

Abb. 173. Antrumfistel mit Flimmerepithel. a Fistelmaul. b Epithel der Kieferhöhle.

Das Röntgenlicht gibt auch von den schleichend in dem Knochen sich entwickelnden Prozessen schon Auskunft, ehe noch andere klinische Erscheinungen auf das Bestehen eines solchen Herdes hinweisen. Während man im Röntgenbilde des normalen Zahnes die Knochenstruktur der Alveole bis dicht an die Wurzel verfolgen kann und nur die feine Linie des schmalen Periodontiums den Knochenschatten von der Wurzeloberfläche trennen sieht, erscheint bei einem Granulationsherd um die Wurzelspitze herum ein mehr oder weniger scharf abgesetzter, größerer oder kleinerer Schatten, in welchem nichts mehr von Knochenstruktur zu erkennen ist. Je frischer der Herd ist, desto verschwommener seine Abgrenzung, so daß der dunkle Schatten allmählich in der Knochenstruktur sich verliert. Je älter der Herd, desto größer pflegt der Schatten zu sein, desto schärfer umrissen, desto dichter.

Die Wurzelspitze selbst zeigt öfters keinen glatten Umriß mehr, sondern ist mehr oder weniger gezackt ausgenagt. In den Fällen von Zahnsteinansatz zeigt sich auch dieser in Form kleiner Höcker.

So enthüllt uns das Röntgenbild an Zähnen, die sonst einen ganz gesunden Eindruck machen, Krankheitsvorgänge umfangreicher Art. Deshalb ist die Röntgenuntersuchung in jedem Falle heranzuziehen, in welchem man einen pulpalosen Zahn oder Zahnwurzel zu einem Stiftzahn oder zu einem Brückenpfeiler verwenden will. Man wird durch das Hilfsmittel sich rechtzeitig vor der Eventualität schützen können, daß nachträglich ein so verwendeter Wurzelrest sich als nicht tragfähig erweist und damit die auf ihn gesetzten Hoffnungen zunichte macht.

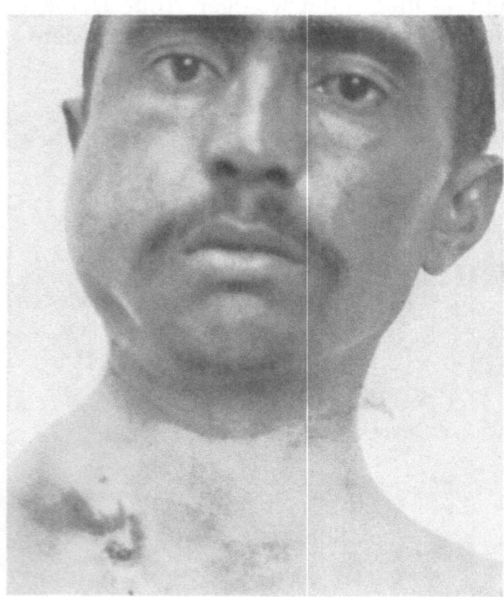

Abb. 174. Herd am Schlüsselbein von einer Zahnerkrankung ausgehend. (Beobachtung Hesses.)

Gelegentlich rufen solche versteckte Herde auch neuralgische Affektionen hervor, wenn sie in der Nähe von Nerven, z. B. am Canalis mandibularis sitzen. Gerade der Umstand, daß der Zahn sonst keine Veränderungen aufweist, verleitet dazu, den Zusammenhang der Neuralgie mit dem Zahnsystem in Abrede zu stellen und damit sich eines therapeutischen Hilfsmittels zu entschlagen, das in solchen Fällen sehr rasch eine Beendigung des neuralgischen Prozesses herbeiführt.

Die klinischen Erscheinungen der chronischen Periodontitis sind entsprechend den geschilderten Veränderungen häufig sehr gering, ganz besonders,

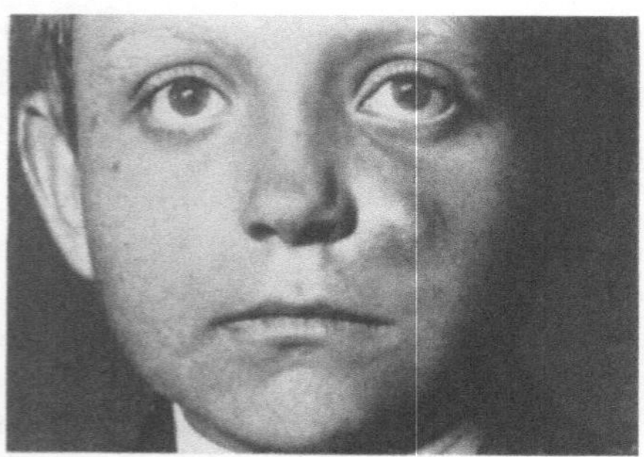

Abb. 175. Wangenherd.

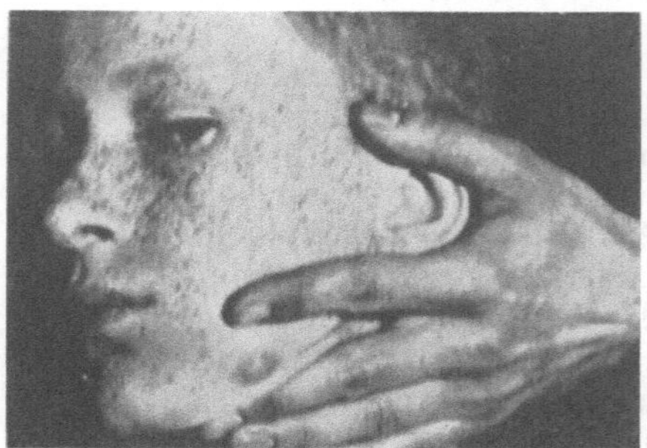

Abb. 176. Wangenfistel an der typischen Stelle. Das Festhaften in der Tiefe beim Versuch eine Falte aufzuheben, zeigt den Knochen als Ausgangspunkt.

wenn durch einen breit offenstehenden Pulpakanal der Verhaltung von Zersetzungsmassen in dem Wurzelkanal vorgebeugt ist. Der Zahn erweist sich mit Ausnahme seiner cariösen Zerstörung schmerzlos und fest im Gebisse stehend, ohne apikalen oder Kronendruckschmerz; höchstens weist noch eine leichte Lymphdrüsenschwellung auf die Veränderungen, die sich in dem Kiefer vollziehen, hin. Erst bei längerem Bestehen, namentlich bei akuten Nachschüben, macht sich die Veränderung dadurch bemerklich, daß eine Verdickung an der Seitenfläche des Kiefers als anfangs flache, allmählich mehr halbkugelförmige Schwellung in der Gegend der Wurzelspitze zu fühlen ist.

Je nach dem Eintritt und dem Verlauf der akuten Nachschübe gesellt sich eine gingivale Fistel zu der Affektion hinzu, oder der Prozeß schreitet

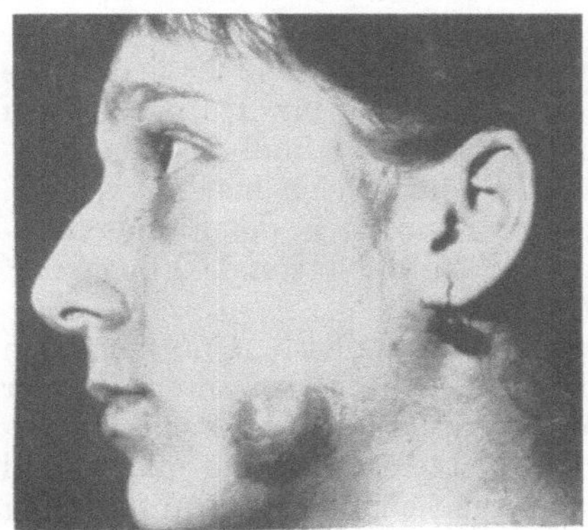

Abb. 177. Subcutanes Granulom außen am Kiefer. (Noch geschlossen.)

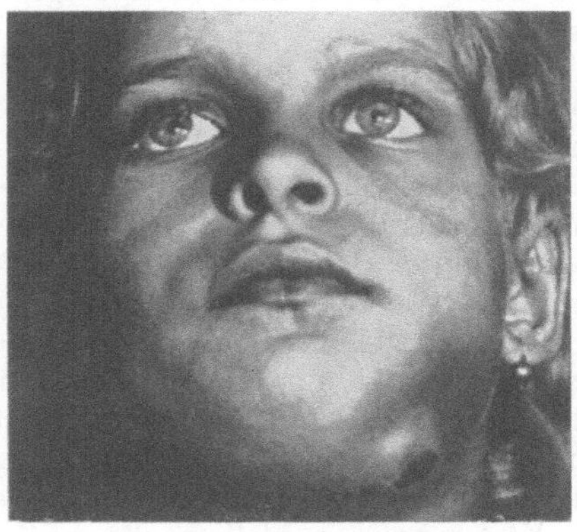

Abb. 178. Subcutanes Granulom einwärts vom Unterkieferrande. (Bereits durchgebrochen.)

nach den die Außenfläche der Kiefer deckenden Weichteilen fort. Ihre Mitbeteiligung wird in allererster Linie durch das Verschwinden der Verschieblichkeit, durch eine als Härte sich bemerkbar machende zellige Infiltration oft ohne Verfärbung, bis zur allmählichen deutlichen Mitbeteiligung der Haut angezeigt. Gelegentlich kommt es vor, daß die entzündlichen Produkte sich sackförmig abgrenzen und in dem subcutanen Fettgewebe der Wange sich wie ein Fremdkörper hin- und herschieben lassen, soweit es die Befestigung gegen den Kiefer ermöglicht. In solchen abgegrenzten Herden finden sich nicht selten Leptothrixballen von wechselnder Größe und Form.

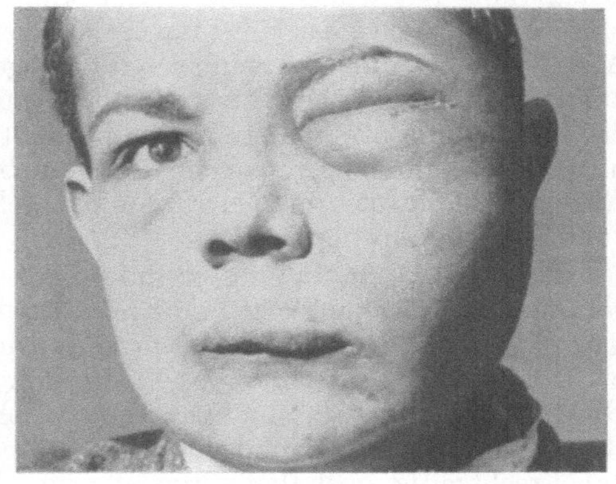

Abb. 179. Akuter Nachschub bei chronischer Periodontitis.

Meistens aber drängen die Entzündungsprodukte gegen die Haut vor und arbeiten durch sie sich durch. Dieser Vorgang spielt sich in verschiedener Form ab, bald kommt auf dem Boden eines akut entzündlichen Nachschubes ein direkter eiteriger Durchbruch durch die Haut zustande mit mäßiger Schwellung und Druckempfindlichkeit der nächsten Umgebung, bald hebt sich auf dem Boden einer trichterförmigen Einziehung die Haut blasenförmig von der Tiefe ab und stellt eine von Hanfkorngröße bis zu Taubeneigröße wechselnde Vorwölbung dar, welche durch die verdünnte Haut die unter ihr angesammelten Granulations- und Eitermassen blaurötlich durchscheinen läßt (subcutanes Granulom). Die Fluktuation, welche man über dieser Vorwölbung auslösen kann, verleitet zu der Annahme, daß unter ihr sich Eitermassen finden. Aber bei der folgenden Incision zeigt sich die Hauptmasse aus weichem, schlaffem Granulationsgewebe gebildet, nach dessen

Ausräumung eine trichterförmige Einziehung zurückbleibt, von deren Tiefe die Sonde in den zum erkrankten Zahnführenden Gang gleitet. Die stark verdünnte Haut erweist sich für die nachfolgende Heilung so ungünstig, indem sie sich unregelmäßig einrollt, in sich wiederholt Sekret verhält, daß man sie viel besser von vornherein abträgt, wenn man eine glatte, schöne Narbe erhalten will.

Eine typische Begleiterscheinung auch dieser chronischen Fälle ist die chronische Schwellung der Lymphdrüse, welche ihr Quellgebiet im Bereiche des betreffenden Zahnes hat. Recht erhebliche, Haselnuß- bis Pflaumengröße erreichende Anschwellungen derber Natur können sich hier entwickeln, ohne daß der Patient davon etwas merkt, zumal wenn sie in der Submaxillargegend hinter dem Kiefer so versteckt sind, daß sie der tastende Finger erst bei ganz besonderer Veranlassung entdeckt.

Anders gestaltet sich das Bild bei dem akuten Nachschub. Unter mäßigen Schmerzen tritt eine leichte Schwellung ein, die, je nach der Intensität der Entzündung sich auf zweckmäßige äußere Mittel zurückbildet oder eine Steigerung bis zu eiteriger Erweichung erfahren kann. Im ersten Falle pflegt wohl die Schwellung der deckenden Weichteile zurückzugehen, aber eine Auftreibung am Kiefer zurückzubleiben, die, weil sie sonst keine Beschwerden macht, vom Patienten nicht geachtet wird, dem tastenden Finger des Kundigen oder auch dem sorgsamen Auge der Mutter nicht entgeht. Im zweiten Falle kommt es fast stets zum Durchbruch und damit zum Nachlassen der Beschwerden; aber wird der Zahn nicht entfernt oder vom Kanal aus behandelt, so bleibt an der Stelle des Durchbruches eine Fistel zurück, welche mit Sicherheit darauf hindeutet, daß im Wurzelbereich Störungen vorhanden sind. Ihre Behandlung hat früher vielfach viel Mühe gemacht, aber all ihre Behandlung hilft nichts, solange der Herd um die Wurzelspitze nicht zur Ausheilung kommt. Alle Versuche, durch Ätzungen oder eingelegte Medikamente von der Fistel aus Heilung herbeiführen zu wollen, sind nutzlos, bevor nicht der Granulationsherd am Zahn entfernt ist. Deshalb bleibt auch die Fistel bestehen und wird nicht selten jahrelang getragen, weil sie neben dem Wurzelkanal ein natürliches Abzugsrohr für die in dem Granulom gelegentlich sich ansammelnden Entzündungsprodukte darstellt.

Haben die Entzündungsprodukte auf diese Weise nicht eine Ableitung gefunden, so geht der Prozeß im Knochen weiter und schiebt seine Granulationsmassen bis an die Oberfläche des Knochens heran. Der akute Nachschub wird dann von einer lebhaften Entzündung der Weichteile begleitet, die nach Grad und Form wechseln kann, aber doch in den meisten Fällen die starke Rötung und Infiltration des akuten Durchbruchs nicht erreicht. Gelingt es dabei rechtzeitig, noch den verursachenden Zahn zu entfernen, so bildet sich die Schwellung häufig noch ganz gut zurück, auch wenn die Haut schon stark mitbeteiligt erscheint. Deshalb empfiehlt es sich, möglichst rasch mit der Extraktion des Zahnes ohne Rücksicht auf Umfang und Ausdehnung der Schwellung vorzugehen. Das Bild wird in seinem Aussehen wesentlich beeinflußt durch die gleichzeitig eintretende akute Entzündung der chronisch geschwollenen Lymphdrüse. Die submaxillaren Drüsen erscheinen im Verhältnis zu ihrer Größe wenig druckempfindlich, fühlen sich derb an und können die Größe einer Walnuß erreichen (Lymphadenitis). Anfangs noch isoliert fühlbar, verschmelzen sie durch die Mitbeteiligung des die Lymphdrüse umgebenden Zellgewebes (Perilymphadenitis) zu einem großen Tumor, der sich von der am Knochen bereits bestehenden Schwellung schwer abgrenzen läßt, vielmehr zu einer gemeinsamen großen Schwellung zusammenfließt, aus welcher der tastende Finger die einzelnen Drüsen nicht mehr herauszufühlen vermag. Erst wenn nach Durchbruch oder Eröffnung des Herdes eine Rückbildung der Schwellung eintritt, lassen sich die Drüsen wieder vom Knochen abgrenzen und das anfangs gemeinsame Paket löst sich wieder in die einzelnen Drüsen auf. Verhältnismäßig selten beobachtet man, daß die in Mitleidenschaft gezogenen Drüsen das in sie gekommene Infektionsmaterial nicht zu verarbeiten vermögen, sondern vereitern und Drüsenabscesse bilden. Als Folgezustand der chronischen Periodontitis tritt auch bei geschwächten, nervösen Patienten eine paradentäre Ostitis auf (Euler, Weber, Melchior), die unter dem Bilde einer rarefizierenden Entzündung oder einer schleichenden Nekrose verläuft. Klinisch sind Schmerzen neuralgiformer Art, von wechselnder Dauer und Intensität, Ausbleiben der Heilung der Extraktionswunde, Freiliegen des Knochens, Wechseln der Lymphdrüsenschwellung vorhanden. Solluxlampenlicht wird vielfach empfohlen.

Gelingt eine Rückbildung der Schwellung nicht mehr, sammeln sich die Entzündungsprodukte an einer allmählich sich aus der breiten Entzündungszone herausarbeitenden Stelle an, wo dann Fluktuation eintritt, lassen sie sich durch Einschnitt leicht entleeren. Hier kommt man im kosmetischen Interesse oft mit einem kleinen Schnitt aus, wenn man die umschriebene Ansammlung der Entzündungsprodukte abwartet. Meistens sind es auch hier mehr Granulations- als direkte Eitermassen. Auslöffelung und Tamponade führt dann rasch zum Ziel.

Oft kommen aber die Fälle erst in Behandlung, wenn schon der Durchbruch durch die Haut deutlich geworden ist oder gar schon eine ausgesprochene Fistel besteht. In solchen Fällen hat man bei der Behandlung außer der Extraktion des Zahnes auch den Fistelgang von seinen Granulationsmassen zu befreien. Ist er eng, sondert er wenig ab, schließt er sich nach der Entfernung des Zahnes ohne weiteres und eine Tamponade ist überflüssig. Nur wenn der Gang stark von Granulationen besetzt ist oder die Eiterung sehr erheblich ist, ist eine Tamponade des Ganges erforderlich, aber nur auf wenige Tage. Sobald der Gang nichts mehr absondert, heilt er auch rasch zu. Ein längeres Offenstehen desselben und eine längere Absonderung läßt auf eine Störung in der Tiefe schließen, sei es, daß vom Munde her Mundflüssigkeit durch die Alveole in den Gang eindringt oder daß sich begleitende Entzündungsprozesse am Knochen einstellen, oder kleine Nebenbuchten des Ganges vorhanden sind, in denen noch Granulationsmassen zurückgeblieben sind.

In vereinzelten Fällen gelingt es, den Zahn selbst bei gründlicher Behandlung zu erhalten. Das ist z. B. bei der sog. Kinnfistel der Fall, sie bedarf wegen ihres eigenartigen Verhaltens einer gesonderten Besprechung.

Die Behandlung der chronischen Wurzelhautentzündung wird in erster Linie abhängen von der Erhaltungsfähigkeit des erkrankten Zahnes. Wieweit die Zustände an der Wurzelspitze, über deren Ausdehnung uns am Lebenden nur das Röntgenbild eine einigermaßen klare Vorstellung geben kann, wieder rückbildungsfähig und durch Übergang in Narbengewebe ausheilungsfähig sind, liegen nur wenig auf sorgfältige Beobachtung gestützte Angaben vor. Der klinische Verlauf bei der Behandlung solcher Zähne gibt auch nur eine augenblickliche Gewißheit, indem die antiseptische Reinigung der Wurzel des Zahnes und seine Füllung wohl zunächst keinerlei Reizerscheinungen hervorzurufen braucht. Damit ist aber noch lange nicht gesagt, daß eine endgültige Heilung vorliegt. Denn oft setzen auch Monate und Jahre später, von selbst, oder durch äußere Veranlassungen hervorgerufen, neue entzündliche Erscheinungen ein, oft so, daß man sich schwer von der Ursache derselben eine klare Vorstellung machen kann. Man muß zur Erklärung die Tatsache heranziehen, daß im Körper, z. B. bei komplizierten Knochenbrüchen, Gelenkaffektionen bakterielles Material in Granulationsmassen eingeschlossen werden kann, ohne zunächst Reizerscheinungen hervorzurufen, aber durch äußere Einflüsse (Erkältung, Vermehrung der Blutzufuhr durch körperliche Anstrengungen usw.) in seiner Giftigkeit so gesteigert werden kann, daß die alte Krankheit wieder aufbricht.

Bei wenig ausgedehnten Herden, die nur durch eine schmale Zone veränderten Gewebes in der Umgebung der Wurzelspitze angedeutet sind, wird im allgemeinen eine Vernarbung möglich sein, während ausgedehntere Herde meist eine Freilegung und Ausräumung notwendig machen oder die Herausnahme des Zahnes fordern. Die nach Vorgang Knoches vorgenommenen Bestrahlungen mit Röntgenstrahlen scheinen einen günstigen Einfluß auf die Vernarbung des periapikalen Gewebes auszuüben.

Die entzündlichen Zustände am Kiefer machen besondere Behandlung notwendig, die wirksam erst einsetzen kann, wenn der veranlassende primäre Herd in Angriff genommen ist. Der Versuch, durch Eisbehandlung die Entzündung zum Stillstand zu bringen, ist vergeblich und besser zu unterlassen. Viel zweckmäßiger ist die nach den Untersuchungen Jean Schäffers sehr wirksame Thermotherapie, sei es, daß man Fomente aus Kissen mit mehligen Substanzen (Bohnenmehl, Reismehl) oder einen Thermophor benützt. Die trockene Wärme lindert die Spannung der Infiltration und beschleunigt die Aufsaugung. Sie bewirkt noch manchmal Rückgang der Schwellung, wenn schon die Haut stark mitergriffen ist. Verbände mit Antiphlogistine tun manchmal recht gute Dienste. Wenn sich Eiter gebildet hat, wird die Thermotherapie den Durchbruch fördern. Sobald der Nachweis des Eiters geliefert ist durch ausgesprochene Fluktuation, ist die Incision angezeigt, breit und ausgiebig gemacht, so daß eine evtl. Verhaltung nicht möglich. Je nach der Ansammlung der Entzündungsprodukte wird sie vom Mundvorhof oder von außen zu machen sein. Bei kleineren Abscessen kommt nach dem Einschnitt rasch Heilung zustande, größere Herde bedingen die Tamponade, die so lange fortzusetzen ist, bis die Absceßhöhle sich gründlich gereinigt hat und überall gut granuliert. Dann werden Salbenverbände am Platze sein, z. B. Borsalbe (Acid. boric. 3,0, Ung. cerei 20), bis die Ausfüllung der Höhle mit Granulationen vollkommen erfolgt ist. Schwarzsalbe (Arg. nitr. 0,2, Bals. peruviani 1,0, Ung. Zinci 20) zur Unterstützung der Überhäutung. Zur Abblassung der Narbe sind Einreibungen mit Zinkpaste (Zinc. oxydat. 1,0, Amyl. puri, Vaselini āā 10) recht zweckmäßig. Thermotherapie durch Solluxlampe, Höhensonne, Langwellenstrahler, Radiopackung bei trockener Wärme rufen günstige Wirkungen hervor.

Für jene Fälle, in denen eine Vernarbung des Herdes nach Behandlung vom Wurzelkanal aus wegen Ausdehnung des Herdes nicht zustande kommt, war man früher immer auf die Extraktion angewiesen, wenn man nicht den extrahierten Zahn nach außerhalb des Mundes vorgenommener Füllung replantieren wollte.

Jetzt greift man den Herd direkt an, legt ihn durch Aufklappen der Schleimhaut frei, räumt ihn mit oder ohne Fortnehmen der Wurzelspitze aus und erhält damit den Zahn. Näheres darüber in der Operationslehre.

Die nach Ausräumung der Fistel zurückbleibende Narbe verändert sich mit der Zeit. Anfangs rötlich, gegen den Knochen befestigt oder tief eingezogen, wird sie allmählich weißer; sie löst sich vom Knochen, die Haut wird wieder verschieblich, die kosmetisch auffällige Einziehung verschwindet. Nur muß bei der Anlage des Einschnittes auf die Faltrichtung der Haut möglichst Rücksicht genommen werden.

Wie lang man den Schnitt macht, lehrt die Erfahrung. Er soll die Entzündungsprodukte ausreichend ableiten, braucht aber die Weichteile nicht zu weit zu trennen, namentlich bei chronischen Herden, die eine vollständige Neigung zur Abgrenzung haben. Bei der meist notwendigen Tamponade achte man auf die richtige Lage der Ränder des Schnittes. Wird ein Rand mit dem Tampon eingeschlagen, so zieht sich oft die Heilung lange hin und kommt mit einer stark wulstigen Narbe zustande.

Je glätter die Hautränder aneinander liegen, desto rascher verkleben sie in richtiger Stellung mit schmaler Narbe.

18. Abschnitt.

Die Kinnfistel.

Die Kinnfistel pflegt einzutreten bei häufig anscheinend unversehrten Zähnen.

In den unteren Schneidezähnen stellt sich gelegentlich ein Zerfall der Pulpa ein, ohne daß man die Ursache dafür in jedem einzelnen Falle genau nachweisen könnte. In manchen Fällen sind Traumen vorangegangen, die entweder durch Erschütterung und folgende Blutung die Pulpa in dem sehr engen Wurzelkanal zum Absterben brachten, oder einen Bruch innerhalb der Wurzel zustande kommen ließen, bei dem durch Zerreißung die Pulpa nachträglich zugrunde ging. Auch Sprünge im Zahnbein oder Schmelz, wie sie durch geringfügige Verletzungen oder durch zu starken Temperaturwechsel zustande kommen können, reichen hin, um Mikroorganismen der Pulpa zuzuführen und ihr Absterben zu bewerkstelligen. Solche Sprünge sind an abgekauten Zähnen von Meyer und Kneifel als häufiger Befund nachgewiesen worden. Bei 37 von 50 Zähnen ließen sich Dentinsprünge mit tiefdunklen Belägen besetzt feststellen. Von diesen Sprüngen reichten einige von der Pulpa bis zur Kaufläche. Mehrere ließen sich bis nahe an die Pulpa verfolgen. Es genügen schon wiederholte kleine Verletzungen, wie sie bei bestimmten Berufen, z. B. Tapezierern, Näherinnen, durch das Festhalten von Nägeln und Nadeln zwischen den Zähnen erfolgen. Manchmal ist der Aufbiß auf sehr harte Gegenstände, wie z. B. Nüsse, als Ursache anzuschuldigen.

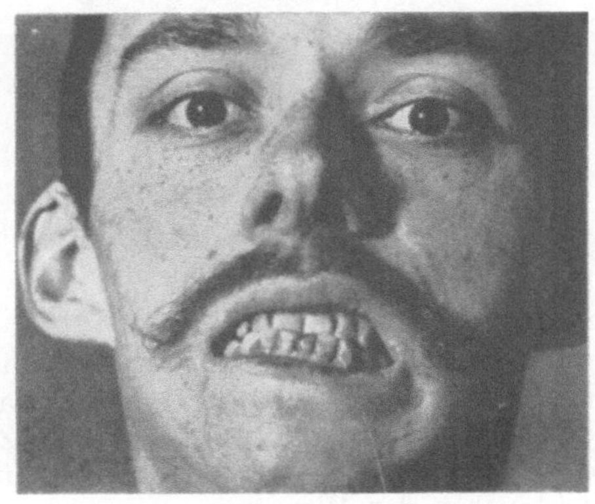

Abb. 180. Chronische Periodontitis vom verfärbten linken unteren Schneidezahn ausgehend. Vorstadium der Kinnfistel.

Häufiger gibt Veranlassung die Dünne der Schmelzdecke bei Schmelzhypoplasien. Hier scheint ebenfalls die Einwanderung der Mikroorganismen von den Schmelzgrübchen aus durch das schlecht verkalkte Dentin zur Pulpahöhle leicht zu erfolgen. Wieweit unter solchen Verhältnissen die mechanischen und thermischen Schädlichkeiten allein zur Nekrose des dünnen Pulpafadens führen, oder ob diese nur unter Mitwirkung von Mikroorganismen zustande kommt, ist im einzelnen Falle nicht klarzustellen, da in den meisten Fällen die Ursache nur vermutet, nicht sicher angegeben werden kann und zeitlich schon so weit zurückliegt, daß die Patienten nicht immer mit der nötigen Sicherheit sich einer solchen Veranlassung erinnern können.

Jedenfalls aber sind alle diese Momente viel wahrscheinlicher als ursächlich für den Zerfall der Pulpa heranzuziehen, als die von Miller gehegte Annahme, daß von dem Blutwege her die Mikroorganismen in das Zahnmark gelangen. Oft verrät sich der Zerfall der Pulpa, so schleichend er sonst vor sich geht, durch ein Dunkelwerden des Zahnes und die dem Pulpazerfall folgende Veränderung im Wurzelbereich durch einen auffallend dumpfen Klang, den der Zahn bei Erschütterung mit einem Instrument beim Anschlag gibt. Smreker hat auf das Schwirren des Zahnes aufmerksam gemacht, das dieser in der Wurzelgegend beim Klopfen dem fühlenden Finger bietet.

Früher benützte man diagnostisch auch die Herabsetzung des Gefühls bei der Berührung mit einem erwärmten Instrument. Sicherer als dieses Zeichen ist die Untersuchung mit dem elektrischen Strom, welcher den Zahn bei Stromstärken, die in den benachbarten gesunden Zähnen deutlich Empfindungen auslösen, unempfindlich erscheinen läßt. Trepaniert man einen solchen Zahn, so findet man bei der Eröffnung der Pulpahöhle meistens eine schmierige, mehr oder weniger riechende, krümelige Masse, die sich unter dem Mikroskop als ein Gemisch von Gewebsdetritus mit reichlichen Bakterienmassen, namentlich Stäbchenbakterien erweist.

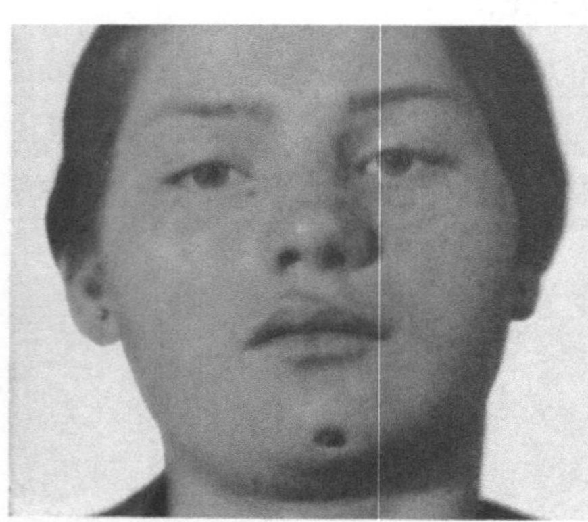

Abb. 181. Kinnfistel.

Der Zerfall des Zahnmarkes kann vollständig schmerzlos vor sich gehen. Er wird dem Patienten erst bemerkbar, wenn der zerfallene Inhalt reizend auf das Periodontium wirkt. Dann erst treten neben gelinden Schmerzen Schwellung auf der Vorderseite des Kiefers und Schwellung der submentalen Lymphdrüsen auf. Wiederholte Nachschübe führen allmählich unter Zunahme der Schwellung zum Durchbruch im Vestibulum oris oder an der äußeren Haut in der Kinngegend, in oder dicht neben der Mittellinie.

Oft genug werden solche Fisteln, da sich die in Frage kommenden Zähne für das bloße Auge gesund erweisen, als vom Knochen ausgehend angesehen, und chirurgischerseits mit wiederholten Auskratzungen behandelt, natürlich ohne daß Heilung zustande kommt. Der Erkrankungsherd selber wird von dem scharfen Löffel nicht erreicht und unterhält dauernd die Fistel.

Die vorhin genannten Untersuchungsmethoden, aber besser noch das Röntgenbild klärt die Sachlage bald auf. Wenn dann der schuldige Zahn eröffnet wird und der reizende Inhalt aus seinem Kanal entfernt wird, gelingt es fast immer, die Fistel zur Ausheilung zu bringen selbst mit Erhaltung des Zahnes, wenn der Prozeß um die Wurzelspitze herum nicht schon so weit sich ausgedehnt hat, daß er noch direkt angegriffen werden muß. Der Zahn wird verschlossen, bleibt dauernd leistungsfähig, die Fistel schließt sich.

Gelegentlich kommt ein solcher für die unteren Schneidezähne typischer Pulpazerfall bei äußerlich unversehrtem Zahn auch an anderen Zähnen, oberen Schneidezähnen und Bicuspidaten vor. Die Behandlung bleibt aber ganz dieselbe.

19. Abschnitt.

Begleiterscheinungen und Folgezustände der chronischen Wurzelhautentzündung.

Die Wurzelperforation.

Häufig bei Milchzahnwurzeln, gelegentlich bei Wurzeln des permanenten Gebisses sieht man im Anschluß an eine chronische Periodontitis eine Veränderung auftreten, die man als Wurzelperforation bezeichnet. Ist der durch die chronische Periodontitis gebildete Granulationsprozeß durch den Knochen bis zum Zahnfleisch vorgedrungen, so kann es beim weiteren Durchbruch dazu kommen, daß die Wurzel freiliegt, von der Durchbruchsstelle aus zu fühlen

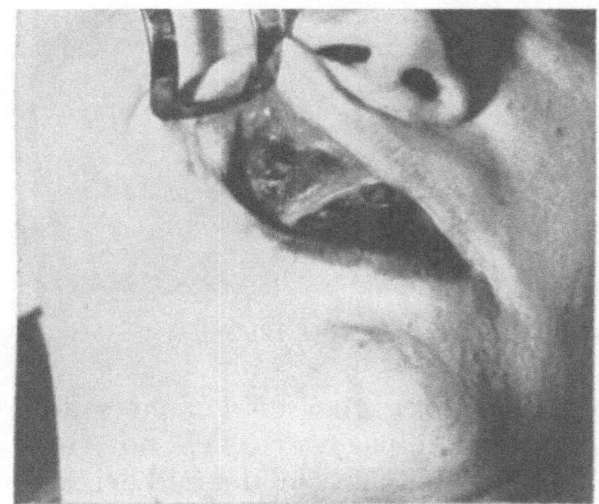

Abb. 182. Perforierende Zahnwurzel.

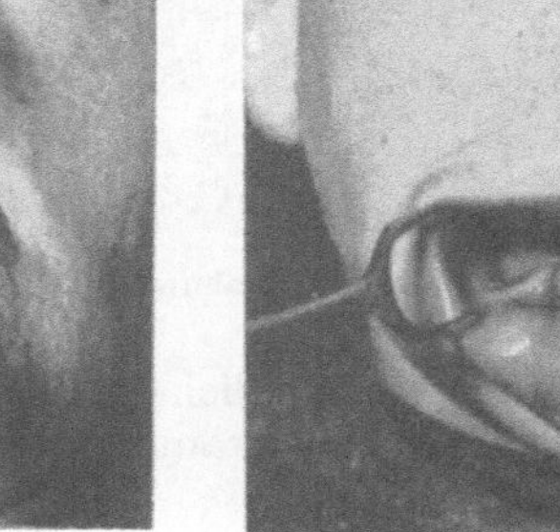

Abb. 183. Narbe im Mundvorhof nach ausgeheilter Perforation der Milchzahnwurzeln.

oder gar zu sehen ist. Wenn auf diese Weise Sekrete des Mundes die Wurzelspitze umspülen, so lagern sich in kurzer Zeit Kalksalze auf der Oberfläche der Wurzel ab, so daß diese mit einer Schicht von Zahnstein bedeckt erscheint, unter der erst der Eingang in das Foramen apicale zu finden ist. Am häufigsten beobachtet man dies bei den Wurzeln des Dauergebisses ganz besonders dann, wenn die Granulationen an der Oberfläche der Wurzel durch ihre nagende Kraft Lücken an dem Zement bis ins Zahnbein hinein geschlagen haben, welche die Form der Wurzelspitze unregelmäßig verändert. Die Wurzel verliert ihre Glätte, wird rauh, uneben, höckerig. Man hat den Zustand früher fälschlich als Nekrose der Wurzelspitze bezeichnet. In diesen Resorptionslücken schlagen sich mit Vorliebe Kalksalze nieder, wenn die Höhle des Granuloms durch einen Fistelkanal mit der Mundhöhle in Verbindung steht und Speichelmassen bis zur Wurzelspitze ihren Weg finden. Solche Wurzeln zeigen stalaktitenähnliche, graugelblich bis dunkelbraun gefärbte Zahnsteinmasen, die oft recht fest der Wurzelspitze aufsitzen. Solche Zahnsteinmassen geben natürlich ein absolutes Hindernis ab für die Ausheilung des Granulationsherdes. Erst wenn sie mit der Wurzel entfernt sind, kann von einer Heilung die Rede sein.

Bei den Wurzeln des Milchgebisses kommt durch das Vorrücken der Milchzähne unter dem Druck des nachrückenden Zahnkeimes eine andere Veränderung zustande. Die in dem Grunde der Fistel liegende Wurzel durchschneidet das ganze Zahnfleisch. Sie kommt offen in die Mundhöhle zu liegen. Ihr unteres Ende bohrt sich in die Backentasche ein und erzeugt hier ein mehr oder weniger tiefes Geschwür, mit leicht indurierten Rändern. Der Prozeß der Wurzelresorption wird nach Zugrundegehen der Pulpa und durch die nachfolgenden entzündlichen Zustände hintangehalten.

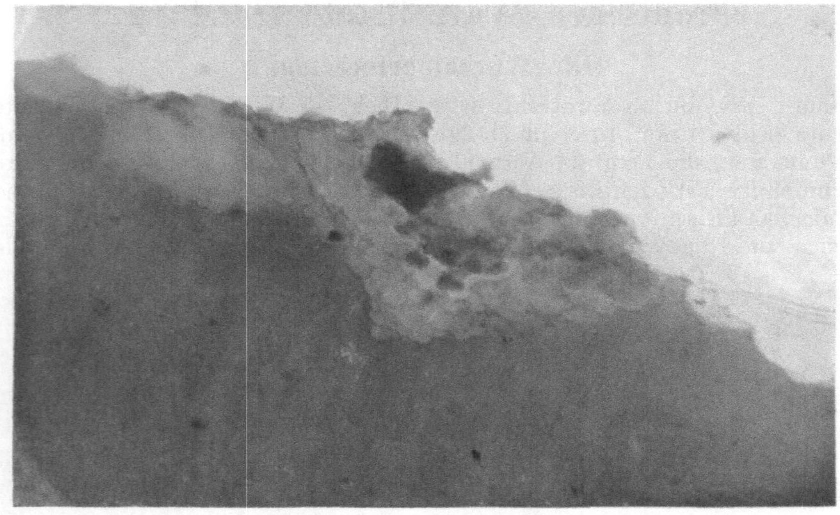

Abb. 184. Resorption an einer Zahnwurzel. (Mikroskopisches Bild.)

An oberen Schneidezähnen jugendlicher Kinder begegnet man nicht selten dem Prozeß in der Form, daß das granulierende Pulpagewebe sich mit dem Zahnfleisch verbindet und bei dem Vorwachsen des Zahnes allmählich durchtrennt wird. Dann findet man das Epithel des Zahnfleisches in der Höhle eines cariösen Zahnes direkt auf die Pulpa aufgewachsen.

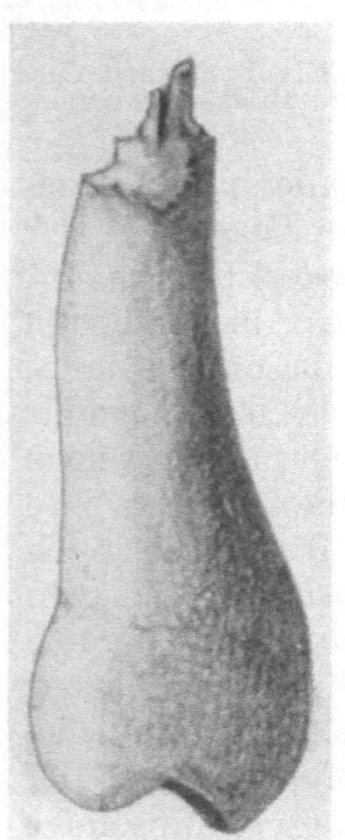

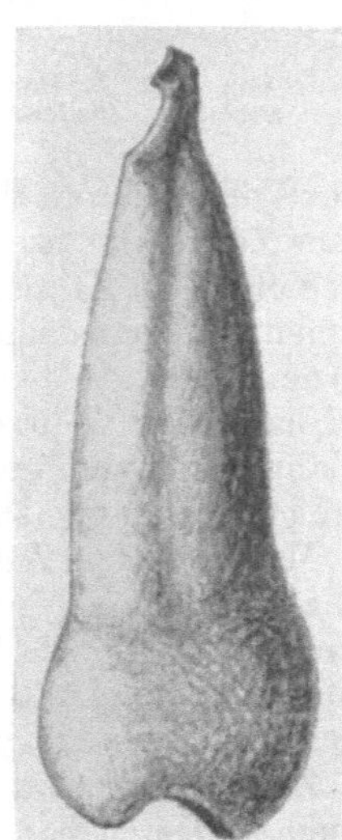

Abb. 185. Abb. 186.
Resorptionsfläche an der Wurzelspitze.

Die Beseitigung der durch die Wurzelperforation entstehenden Geschwüre ist erforderlich, weil der chronische Reiz eine immer derbere Infiltration der Ränder setzt. Die Entfernung des Zahnrestes ist die allein mögliche Behandlung. Man benützt zur Extraktion einen Thompsonschen Hebel mit größerer Krümmung. Indem man mit dem Löffel unter die Spitze der freiliegenden Wurzel greift, hebt man unter leichtem Druck den Zahn aus seinem Lager heraus.

Das Geschwür heilt mit Beseitigung des Reizes ganz von selbst, ohne besondere weitere Maßnahmen. Aber bei Ausheilung des Geschwüres kommt es zu narbiger Verwachsung der Wangenschleimhaut mit der Außenfläche des Zahnfortsatzes. Eine schmale, segelartige Falte im Mundvorhof erinnert später an den Geschwürsprozeß. Eines besonderen operativen Eingriffes bedarf diese Falte meistens nicht, weil die dadurch hervorgerufene Unbequemlichkeit nur ganz gering ist. Nur bei Prothesen kann sie stören und ihre operative Entfernung kann geboten sein.

Eine die chronische Wurzelhautentzündung oft begleitende Erscheinung ist die Wucherung des Zements, die Pericementitis. Weshalb im Einzelfalle

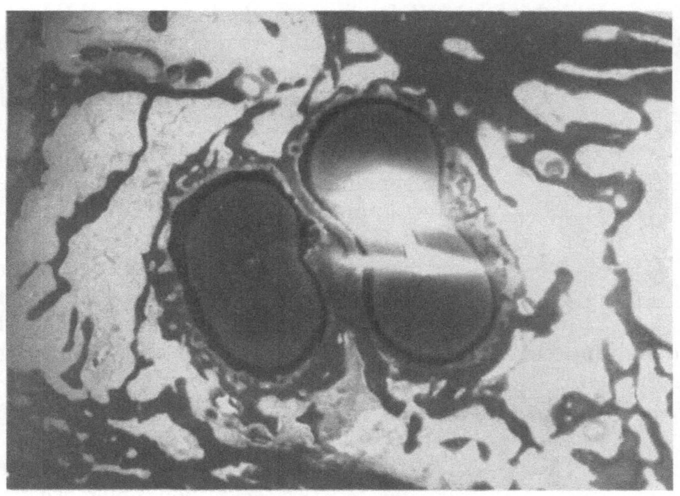

Abb. 187. Pericementitis. Kugelige Ablagerung des Zements.

der chronische Reizzustand in der Umgebung der Wurzelspitze bei offener Pulpahöhle das eine Mal nur zu einer Bindegewebswucherung, wie wir sie im Granulom vor uns haben, führt, das andere Mal eine mächtige Verdickung der Wurzel durch einen Wall neu angelegten Zementgewebes im Gefolge hat, ist noch nicht klargestellt. Es scheint eine individuelle Disposition eine Rolle dabei zu spielen. Denn, extrahiert man verschiedene Wurzelreste zu gleicher Zeit, begegnet man Individuen, bei denen alle oder wenigstens die Mehrzahl der Wurzeln diese Zementwucherung zeigen, während sie bei anderen wieder vollkommen fehlen.

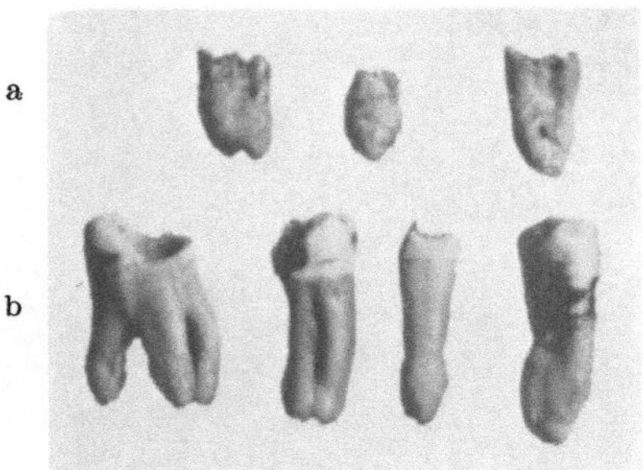

Abb. 188. Pericementitische Wucherungen. a mantelförmig. b kolbenförmig.

Sie stellen sich entweder als mantelartig die Wurzel in verschiedener Ausdehnung umhüllende, derbe Verdickungen dar, aus denen die Wurzelspitze mit ihrem Wurzelloch unverdickt hervorsieht oder als sog. Exostosen, welche die Wurzelspitze unförmig zu fast kugeligen Verdickungen auftreiben, welche das Wurzelloch vollständig verdecken und so der Wurzelspitze ein kulpiges Aussehen verleihen. Shmamine hat im Breslauer Institut diese Zementwucherungen auf meine Veranlassung näher untersucht und ist dabei zu der Anschauung gekommen, daß diese entweder so entstehen, daß junges Zement in Resorptionslücken des alten Zements einwächst (sekundäres Zement), oder daß durch Zusammenwachsen von frei im Periodontium entstandenen Zementkugeln eine anfangs höckerige, allmählich gleichmäßigere neue Zementschicht auf der Wurzeloberfläche entsteht. Ich hatte auf letztere Entstehungsform schon 1897 gelegentlich der Naturforscherversammlung in Wien aufmerksam gemacht. Römer hat den Befund bestätigt.

Durch diese Zementwucherung kann es zu einer Verschmelzung vorher getrennter Wurzelspitzen kommen, die aber nicht zu verwechseln ist mit den Verschmelzungen primae formationis, die gleich bei der Entwicklung des Zahnes zustande kommen und jene häufig zu beobachtenden Vereinigungen mehrfacher Wurzeln zu einer einzigen oder zweier Wurzeln untereinander (palatinaler mit distalen buccalen oberen Molaren) herbeiführen.

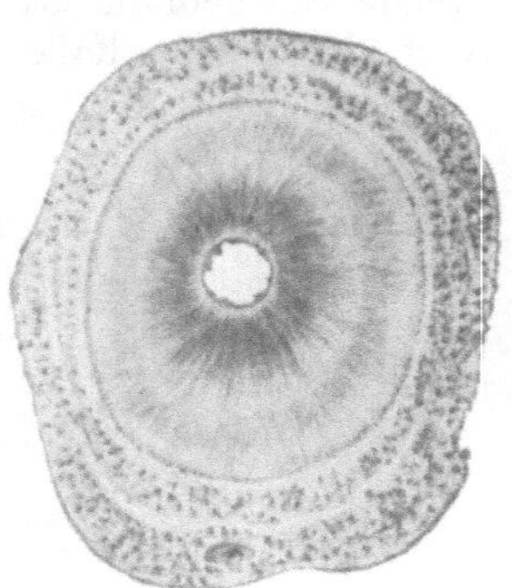

Abb. 189. Pericementitische Wurzeln.

Diese perizementalen Wucherungen machen sich unangenehm bemerkbar, wenn sie die Wurzelspitze knopfförmig verdicken und damit ein erhebliches Hindernis bei der Extraktion des Zahnes abgeben, das sich oft erst durch stärkere Kraft erfordernde Dehnung der Alveolarwand überwinden läßt, manchmal aber zur Ausmeißelung des Zahnes zwingt. Ich habe diese sog. Exostosen hauptsächlich an einwurzeligen Bicuspidaten angetroffen.

Diese Fälle haben zweifellos die in Laienkreisen vielfach verbreitete und von wenig unterrichteten Dentisten geflissentlich genährte Anschauung erweckt von einer wirklichen Verwachsung des Zahnes mit dem Knochen. Römer hat mit vollem Recht darauf aufmerksam gemacht, daß diese für gewöhnlich nicht vorkommt und nur ausnahmsweise an replantierten Zähnen oder bei Tumoren zu beobachten ist, wenn Knochensubstanz sekundär in Resorptionslücken des Zahnes einwächst.

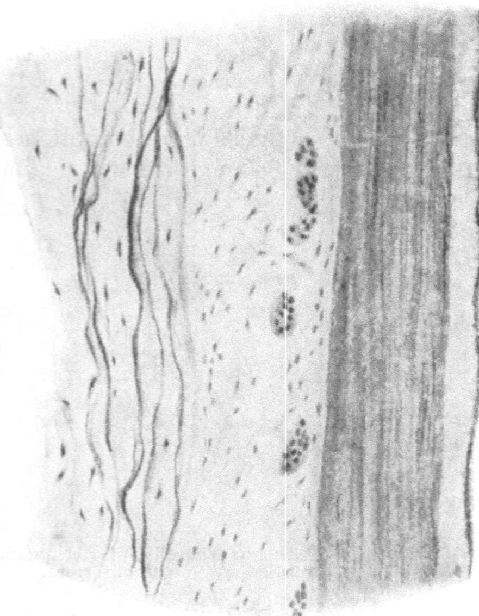

Abb. 190. Epithelreste im Periodontium eines Schneidezahnes. (Débris épitheliaux nach Malassez.)

Die Wurzelcysten.

Als ein besonderer Folgezustand der chronischen Wurzelhautentzündung sind die Cysten aufzufassen, welche man im Bereich der Zahnwurzeln findet.

Dort, wo sich aus der Entwicklungszeit in der Nähe der Wurzelspitze epitheliale Elemente in Form der sog. Malassezschen Zellreste erhalten haben, regt nicht selten der Reiz der chronischen Wurzelhautentzündung eine Vermehrung dieser Reste an. Je näher sie der Wurzelspitze liegen, desto leichter kommen sie in Berührung mit den Granulationsmassen und mischen sich mit ihnen so, daß man in vielen Wurzelgranulomen epitheliale Züge vorfindet, welche sich meist in Form von halbkreisförmigen Gebilden im Schnitt darstellen. Daß diese Züge epithelialer Natur sind, obgleich keine scharfe Grenze zwischen ihnen und den protoplasmareichen Zellen des Granulationsgewebes zu finden ist, geht einmal aus der Färbung hervor, welche sie durch Pikrinsäure erfahren und andererseits aus der Struktur, welche der Stachel- und Riffzellen des Rete Malpighi vollständig ähnelt. Je nach dem Wachstum des Granuloms und dem Verhalten der Wurzelspitze, gegen welche sich diese epithelialen Züge anlegen, ziehen die epithelialen Zellen mehr durch die Masse des Granulationsgewebes hindurch oder schieben sich über seine der Wurzelspitze zugekehrte Fläche fort. So entsteht das epithelhaltige Granulom.

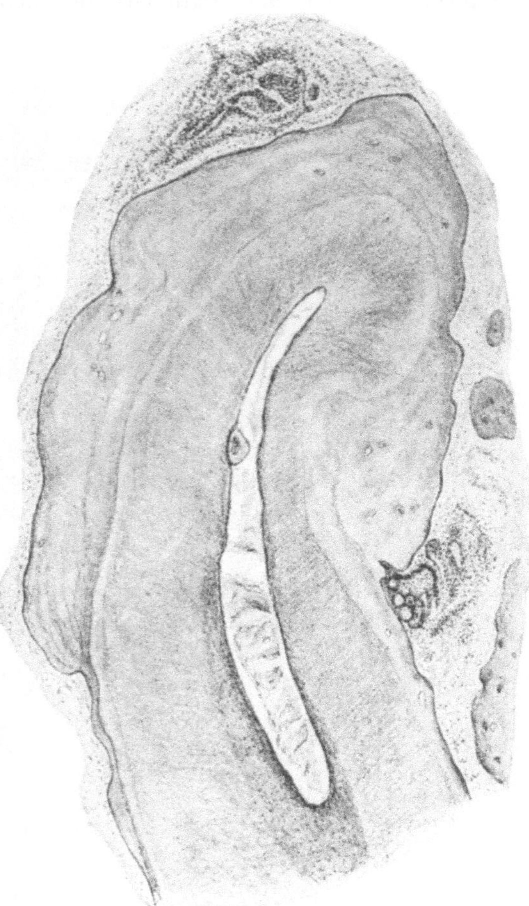

Abb. 191. Epithelreste in Wucherung bei chronischer Periodontitis.

Dieses kann dauernd bestehen bleiben, solange sich die Fungosität an der Wurzelspitze hält, es kann aber auch eine weitere Umwandlung erfahren, indem es mit dem Beginn eigenen Wachstums zu einer Cyste wird.

Man kann epithelhaltige und epithellose Granulome nebeneinander an einem mehrwurzeligen Zahn vorfinden.

Die weitere Entwicklung knüpft sich wesentlich an das Auftreten degenerativer Erscheinungen innerhalb des Granuloms. Sie betreffen im wesentlichen das Granulationsgewebe, das neben Plasmazellen und Makrophagen, Leukocyten enthält. Jede dieser Zellformen kann Veränderungen erfahren, die zu einer besonderen Auftreibung mit Vakuolenbildung führen. Näher sind diese degenerativen Vorgänge von Drew, Rumpel und Pröll studiert worden, allerdings rein vom mikroskopischen Standpunkt aus, ohne auf die bakteriologische Frage der Sache einzugehen, die wohl für das Zustandekommen der degenerativen Vorgänge nicht ohne Bedeutung ist. Auch fettige Degeneration spielt, wie schon bei der chronischen Periodontitis hervorgehoben ist, eine nicht geringe Rolle.

Je mehr im epithelhaltigen Granulom das die glockenförmig erscheinenden Epithelstreifen stützende Granulationsgewebe in Degeneration verfällt (Römer spricht von hydropischer und myxoider, Pröll von lipoider Degeneration), desto mehr bläht sich die Epithelglocke auf, bis sie platzt und ihren Inhalt nach außen in den Spalt zwischen Zahn und Granulom ergießt. Damit beginnt die Entwicklung der Wurzelcyste. Denn ist einmal ein kleiner Hohlraum geschaffen, werden durch den Druck die benachbarten Epithelglocken ebenfalls verändert und durch ihre zunehmende Degeneration der Cysteninhalt vermehrt.

In der Wand solcher junger Cysten kann man dann eine Epithelglocke neben der anderen finden in verschiedenen Stadien der Umwandlung. Dabei aber ist es möglich, daß andere nur von Epithel bedeckte Partien stärker gedehnt werden und dort das Epithel der Wand aufliegt ohne erhebliche bindegewebige Unterlage. Auf diese Weise entsteht ein verschiedenes Verhalten innerhalb der Cystenwand. Wo sich die Epithelglocken zusammendrängen, wird die Cystenwand mehr körnig granuliert aussehen und im mikroskopischen Bilde

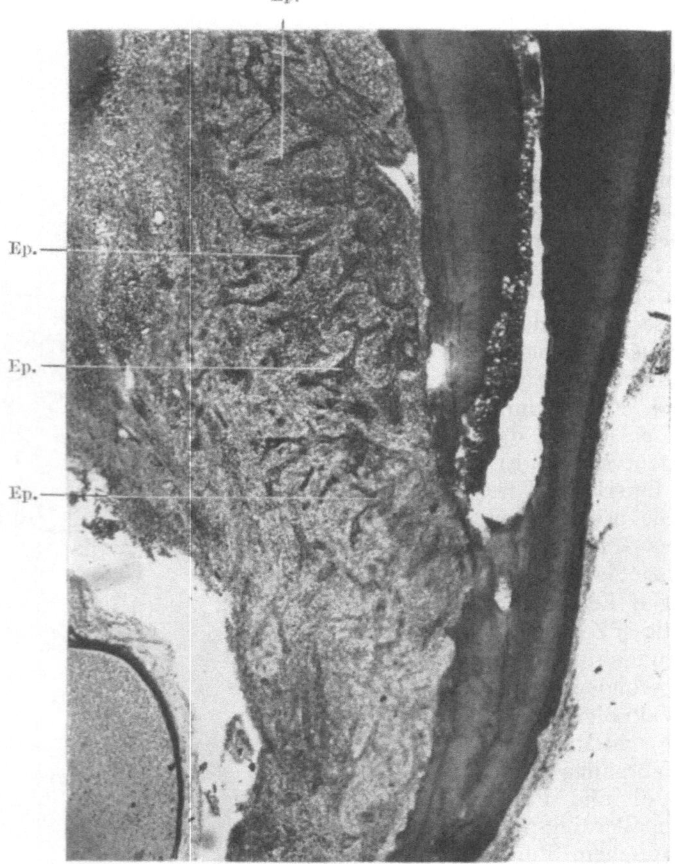

Abb. 192. Epithelwucherung im Granulationsgewebe an der Zahnwurzel. Ep. Epithel. Vergr. 35fach. (Nach Römer, O.: Handbuch der speziellen pathologischen Anatomie und Histologie. Bd. IV/2. Herausgegeben von F. Henke und O. Lubarsch. Berlin 1928.)

in Umwandlung begriffene Epithelglocken aufweisen. Ich habe diese granulierte Partie der Cyste als Keimfeld bezeichnet.

Die übrige Partie der Cyste kann glatt erscheinen, aber auch noch vereinzelt Epithelglocken enthalten. An solchen, in der Entstehung begriffenen Cysten kann man deutlich den Vorgang der Entwicklung sehen, insofern man nicht selten in einer der in Umwandlung begriffenen Epithelglocken denselben Inhalt antrifft, wie ihn der Cystenhohlraum selbst aufweist.

Williger hat darauf hingewiesen, daß bei der Cystenentwicklung das Trauma häufig eine Rolle spielt. Becker konnte in 50 Fällen von 2130 ein Trauma in der Anamnese feststellen.

Er baut nun auf diese Tatsache eine neue Theorie der Cystenentwicklung. Durch äußere Einflüsse — parasitären Reiz, Trauma, chemische Einwirkung — wird im Periodontium eines Zahnes mit abgestorbener Pulpa eine Blutung hervorgerufen. Das Blut schafft sich einen Hohlraum, der das erste Stadium (Muttercyste) der Zahnwurzelcyste bildet. Durch die Blutung werden im Periodont liegende postembryonale Epithelreste der Epithelscheide zur Wucherung angeregt. Durch die Wucherung des Epithels kommt es zur Bildung eines Keimfeldes um den Blutergußherd herum. Im Keimfelde bilden sich Tochtercysten, die sich im weiteren Verlauf der Entwicklung mit der Muttercyste vereinigen. Die Entwicklung kann in einem Granulom erfolgen. Aber das Vorhandensein eines Granuloms ist nicht unbedingt erforderlich.

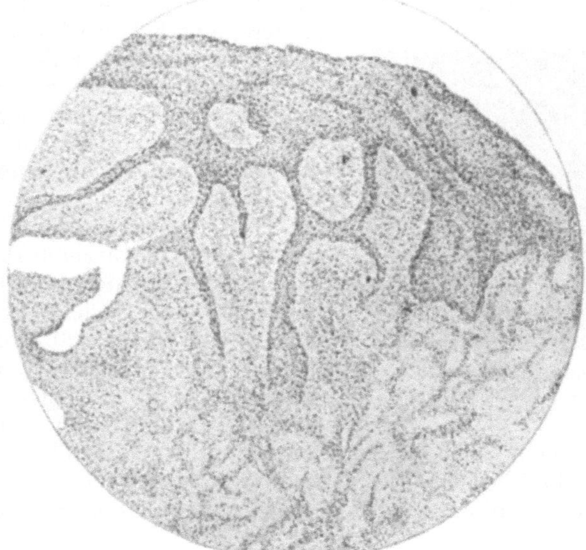

Abb. 193. Epitheliale Züge im Granulom. (Epithelglocken nach Römer.)

Diese Theorie wird einer Nachprüfung bedürfen. Die Seltenheit des Nachweises traumatischer Einflüsse, das Fehlen von Blutresten in der Cystenwand erweckt Bedenken.

Römer ist auf Grund neuerer Untersuchungen auf seine alte Theorie der Entwicklung der Cyste durch Degeneration des Epithels zurückgekommen.

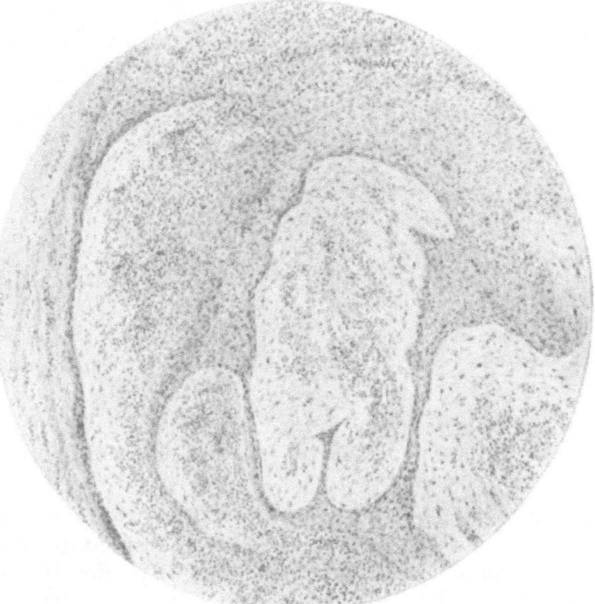

Abb. 194. Beginnende Degeneration im Granulationsgewebe.

Der Inhalt der Cysten pflegt alkalisch zu sein, ziemlich klar, leicht fadenziehend und reich an Cholestearin. Zahlreiche, perlmutterglänzende Plättchen geben der Flüssigkeit ein schillerndes Aussehen. In alten Cysten sintert das Cholestearin zusammen und bildet größere schuppenartige weißgelbliche Massen, ja selbst rundliche

Cholestearinsteine, welche mit dem Löffel aus der Cystenhöhle direkt herausgenommen werden müssen.

Bakterien sind in diesem Inhalt weder mikroskopisch, noch in der Kultur nachzuweisen. An zelligen Elementen sind außer vereinzelten Leukocyten größere, mit Fetttröpfchen gefüllte Zellen, Körnchenkugeln zu finden. Epithelien fehlen. Die reichliche Cholestearinbeimischung dürfte in der fettigen Degeneration des Granulationsgewebes ihren Grund haben; nicht selten findet man in ihm eine Art Zerklüftung, die wohl durch die Ansammlung von Cholestearin hervorgerufen ist.

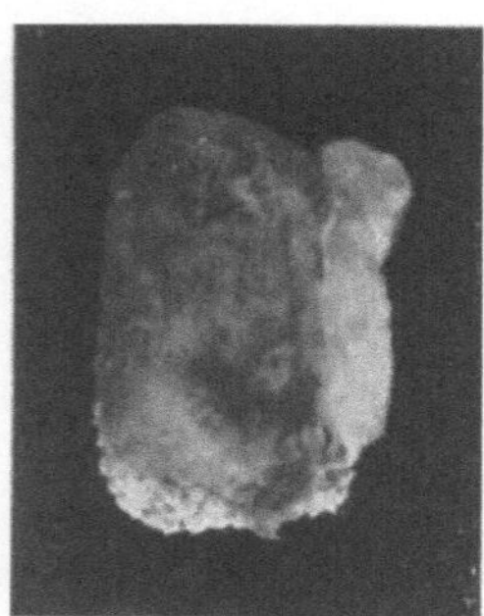

Abb. 195. Keimfeld eines Cystensacks.

Mit der zunehmenden Vergrößerung der Cyste übt sie einen immer stärkeren Druck auf ihre Nachbarschaft aus und bringt den Knochen mehr und mehr zum Schwund. Je schwächer er ist, desto leichter gibt er dem Drucke nach, wölbt sich anfangs vor, bis er allmählich so durch die Cyste verdünnt wird, daß er nicht stärker wie ein Blatt Papier ist. Dann wird er eindrückbar und federt beim Nachlassen des Druckes wieder in seine alte Lage zurück (Pergamentknittern). Allmählich kommt die knöcherne Decke ganz zum Schwund, der Cystenbalg durchbricht sie und kommt in unmittelbare Berührung mit den überliegenden Weichteilen, auch

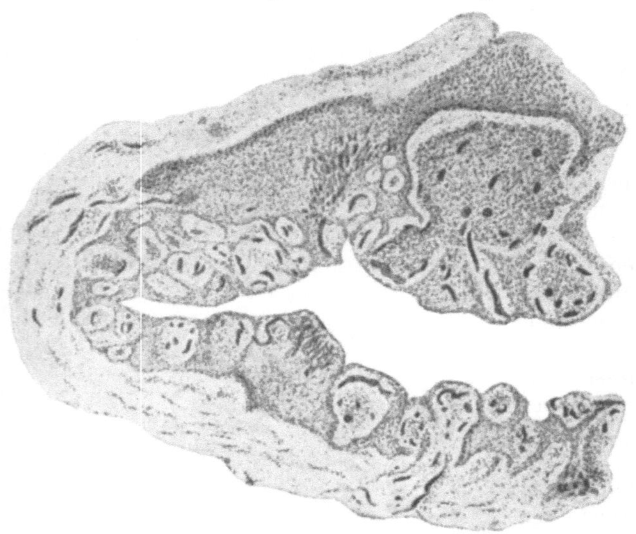

Abb. 196. Keimfeld im mikroskopischen Bilde.

diese allmählich so vorwölbend, daß sie verdünnt werden bis zum Durchbruch. So kann eine solche Cyste gelegentlich spontan bersten und ihren Inhalt durch einen schmalen Schlitz je nach der Lage der Durchbruchsstelle in die Nasen-, Mund- oder Kieferhöhle ergießen. Dann fällt die Cystenwand etwas zusammen, die Ränder der Durchbruchsstelle schließen sich und die Cyste wächst ruhig wieder weiter; die Höhle kann einen Durchmesser von 4—5 cm erreichen. Wenn auch die Cyste noch in der Tiefe liegt, kann sie sich doch verraten durch den Druck auf die benachbarten Zähne. Sie wird deren Zahnwurzeln im Sinne der eigenen Wachstumsrichtung beiseite drängen und dadurch die Zahnkrone in entgegengesetzter Richtung bewegen. In zweifelhaften Fällen wird die Verlagerung des Nachbarzahnes ein wertvolles diagnostisches Zeichen sein.

Das Andrängen der Cyste gegen den Zahn kann so weit gehen, daß die Alveole vollständig schwindet und nun der Nachbarzahn mit seiner Wurzel

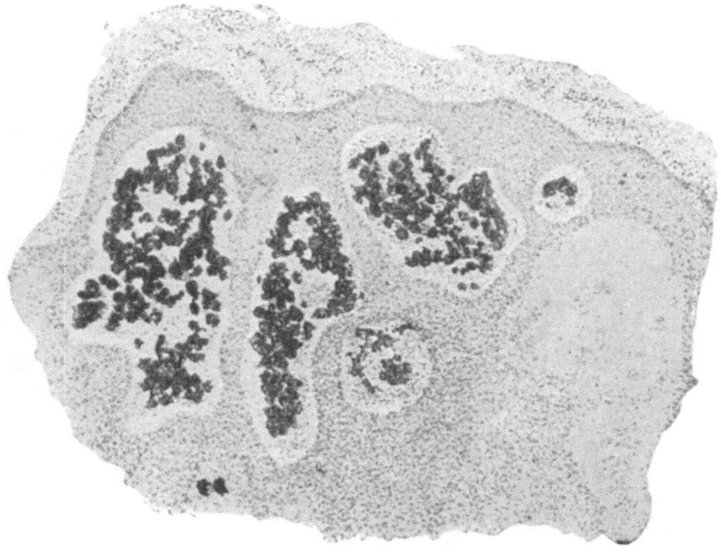

Abb. 197. Fettige Degeneration im Bindegewebe. (Sudanfärbung.)

in den Bereich der Höhle zu liegen kommt. Das kann zu der Annahme verleiten, daß dieser sekundär in die Cyste eingewachsene Zahn, der ganz gesund erscheint, der Ausgangspunkt der Cystenentwicklung sei. Man wird in solchen Fällen sich immer fragen müssen, ob nicht ein bereits verloren gegangener Nachbarzahn die Entwicklung der Cyste verschuldet hat. Für solche Fälle ist Abb. 205 sehr lehrreich, welche eine von den Wurzelresten des ersten Molaren ausgehende Cyste mit deutlicher Verlagerung der Wurzeln der Bicuspidaten nach vorn und des zweiten und dritten Molaren nach hinten aufweist. Wären die zersprengten Wurzeln des ersten Molaren schon vorher verloren gegangen, würde man Zweifel gehegt haben, ob der Bicuspidat oder der zweite Molar der Ausgangspunkt gewesen. Die Richtung der Verlagerung würde jeden Zweifel gehoben haben. In den Hohlraum der Cyste ragten die Wurzeln des zweiten Molaren entblößt hinein.

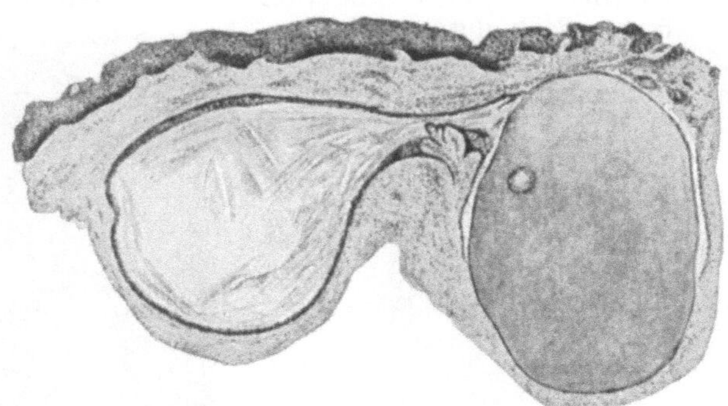

Abb. 198. Cholestearin in dem Cysteninhalt.

Sitzt die Cyste im Bereich der Frontzähne, so wird sie die Vorderwand der Alveole, den Nasenboden oder auch das Gaumendach vorwölben oder durchbrechen können.

Von besonderer Bedeutung ist stets die Verbreitung der Cyste in der Kieferhöhle gewesen. Bald wird die Außenwand der Kieferhöhle kugelförmig vor-

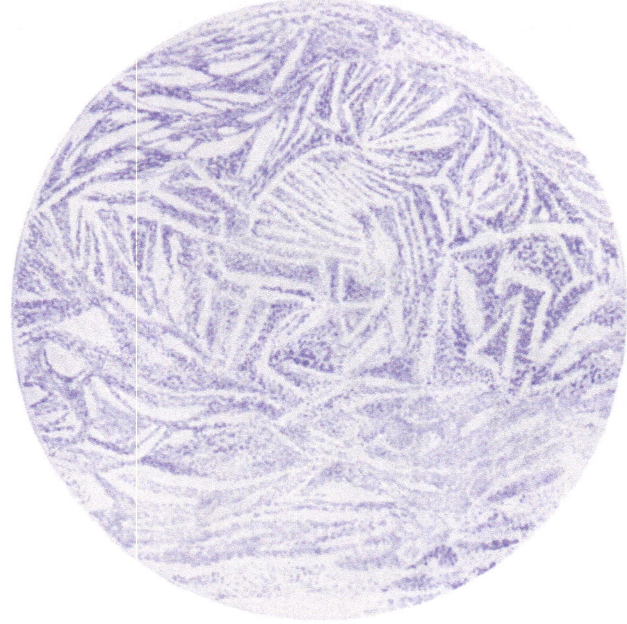

Abb. 199. Zerklüftung durch Cholestearinmassen.
(Aus Schmaus-Herxheimer, Grundriß der pathologischen Anatomie. 11./12. Aufl.)

gewölbt, bald findet die Cyste ihre Entwicklung nach innen zu, ohne daß äußerlich nennenswert eine Veränderung zu bemerken ist. Höchstens markiert sich am Gaumendach durch gleichmäßig flachkugelige Vorwölbung das Vorhandensein der Cyste.

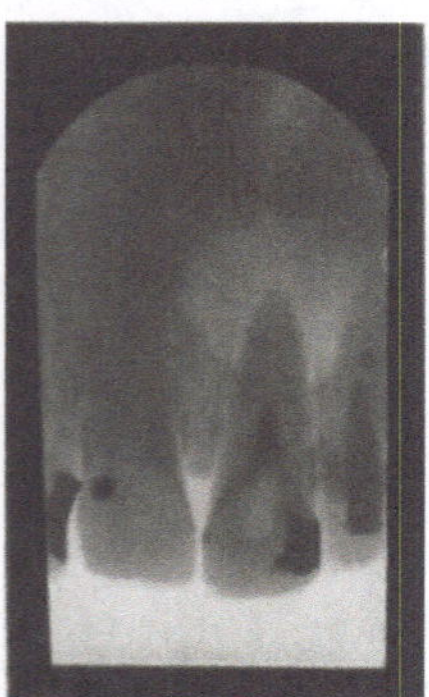

Abb. 200. Wurzelcyste vom mittleren Schneidezahn ausgehend.

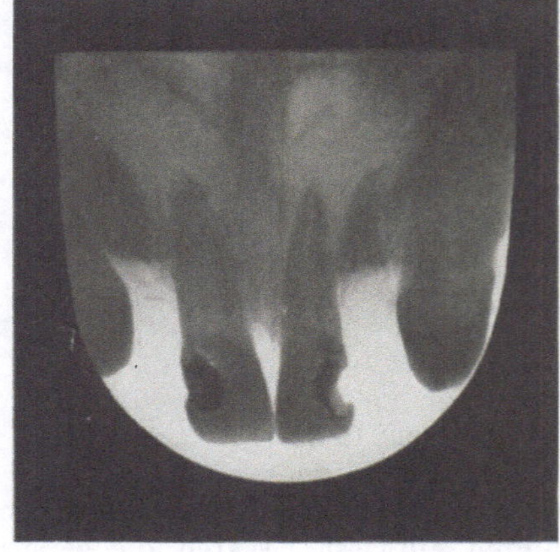

Abb. 201. Wurzelcyste vom seitlichen Schneidezahn ausgehend und sich hinter dem mittleren ausbreitend.

Mit der näheren Kenntnis dieser Verhältnisse ist man zu der Anschauung gekommen, daß der frühere Hydrops antri Highmori nichts anderes ist als eine Wurzelcyste. Auch die früher häufiger beschriebenen Durchbrüche des Empyems der Kieferhöhle nach dem Gaumen oder der Nase zu sind als vereiterte Cysten zu deuten.

Die Ausdehnung der Cyste im Raum der Kieferhöhle kann bis zur unteren Wand der Orbita erfolgen, so daß Cystenhöhlen bis zu 5 cm Tiefe auftreten können. Dabei wird natürlich das eigentliche Lumen der Kieferhöhle auf einen schmalen Spalt reduziert, der aber häufig doch noch seine Kommunikation durch das Ostium internum mit der Nase behält, wie ich mich durch besondere Untersuchungen in solchen Fällen überzeugt habe.

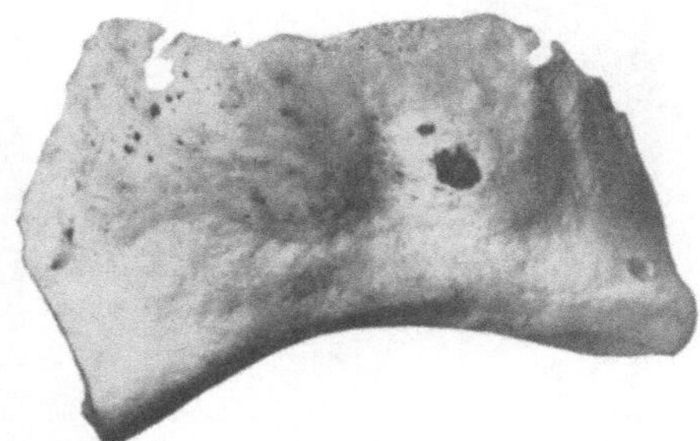

Abb. 202. Cyste im Unterkiefer.

Wenn bei diesen großen Cysten meistens der Ausgangspunkt in den Prämolaren und Molaren gesucht wird, so muß doch auch darauf aufmerksam gemacht werden, daß Cysten vom lateralen Schneidezahn oder Eckzahn eine solche horizontale Entwicklung nach hinten einnehmen können, daß am hinteren Ende des harten Gaumens der Durchbruch nach der Mundhöhle stattfinden kann.

Besondere Komplikationen erwachsen dadurch, daß die Cyste in die Kieferhöhle durchbricht und auf dem Wege durch sie hindurch den Abfluß nach der Nase zu findet. Sekundär eiterige Infektion kann dann ein Empyem der Kieferhöhle vortäuschen. Die dabei entstehenden diagnostischen Schwierigkeiten sind von Kunert ausführlich beleuchtet worden; sie finden meist erst ihre Aufklärung durch die breite Eröffnung und Besichtigung des Cystenhohlraumes.

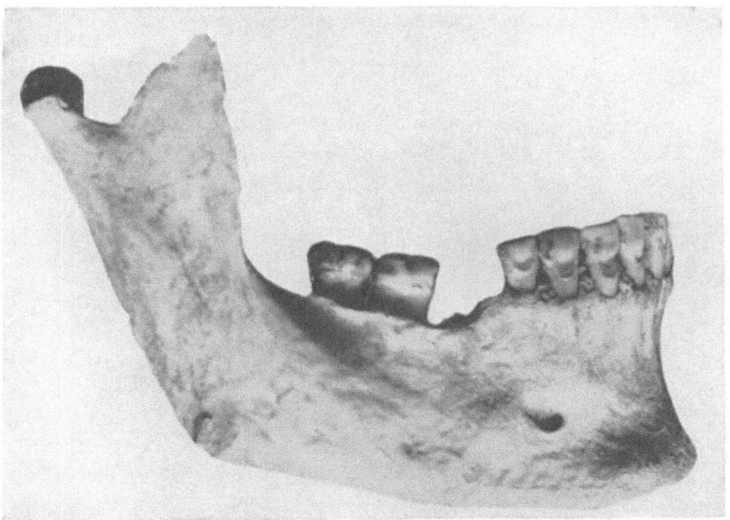

Abb. 203. Cyste in einem prähistorischen bei Hildesheim gefundenen Unterkiefer.

Wenn solche Cysten vor Entwicklung des permanenten Gebisses entstehen, so kann durch sie eine Verlagerung der noch in der Tiefe ruhenden Zahnkeime hervorgerufen werden. So sah ich die Verlagerung des Eckzahnes bis in die Gegend des Jochbeinfortsatzes durch eine vom ersten Molaren ausgehende Cyste. Die Verwechslung mit einer follikulären Zahncyste liegt dann besonders nahe.

Im Unterkiefer nehmen die von den Frontzähnen ausgehenden Cysten ihre Entwicklung nach vorn, die von den Seitenzähnen nach außen. Es wölbt

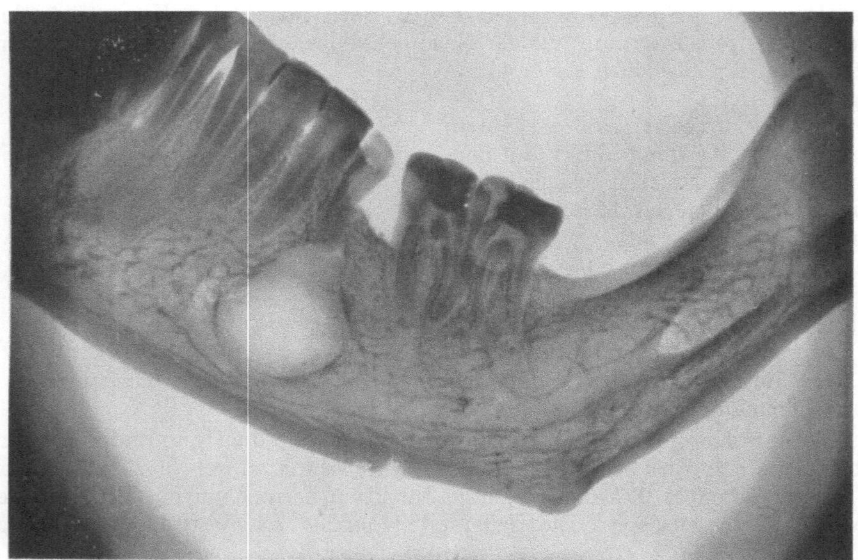

Abb. 204. Dieselbe Cyste im Röntgenbilde.

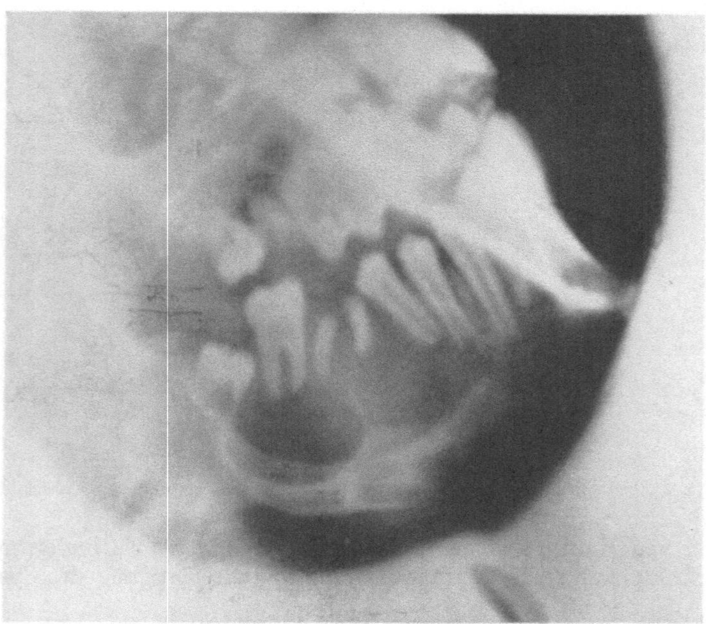

Abb. 205. Cyste von den Wurzeln des 1. Mahlzahnes ausgehend, die Wurzel des Prämolaren und 2. Mahlzahnes in verschiedener Richtung verdrängend.

sich dann die äußere Alveolarlamelle so vor, daß der ganze Mundvorhof verstreicht; wenn die deckende Knochenwand noch dick ist, kann die Verwechslung mit einer chronischen Periodontitis in Frage kommen. Ist die Knochenwand eindrückbar, oder die Cyste schon dicht unter die Schleimhaut vorgerückt, wird entweder das Pergamentknittern oder die straffe Fluktuation, in letzter Linie die leicht vorzunehmende Punktion rasch alle Zweifel lösen.

Ein besonderes Interesse beanspruchen die von dem Weisheitszahn ausgehenden Cysten, die bei den follikulären Cysten noch besprochen werden.

Gelegentlich begegnet man mehrfachem Vorkommen von Cysten bei demselben Patienten. Sie kommen dann nacheinander im Ober- und Unterkiefer oder rechts und links abwechselnd vor, oder sind wie in einem von Reinmöller beobachteten Falle, gleichzeitig in beiden Ober- und Unterkiefern vorhanden.

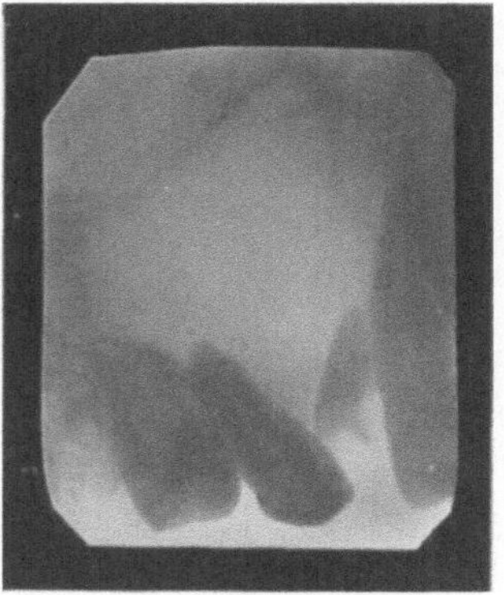

Abb. 206. Cyste vom ersten Backzahn ausgehend, den benachbarten Zahn verdrängend.

Was das Vorkommen in den verschiedenen Altersperioden anlangt, so gibt Rosenstein bei Bearbeitung des Breslauer Materials folgende Zahlen an:

Bis zum 12. Jahre	9
vom 13.—20. Jahre	48
„ 21.—30. „	113
„ 31.—40. „	97
„ 41.—50. „	53
„ 51.—60. „	22
„ 61.—70. „	4
Über 70 Jahre	2

Es kamen zur Beobachtung unter 399 Cysten im Oberkiefer 132 bei Männern, 209 bei Frauen; im Unterkiefer 17 bei Männern, 36 bei Frauen; in Summa 149 bei Männern, 245 bei Frauen.

Becker hat diese Verhältnisse an dem großen Material des Berliner Institutes im wesentlichen bestätigt. Unter 2130 Fällen kamen 1171 bei weiblichen und 959 bei männlichen Individuen vor.

1724 wurden im Oberkiefer, 406 im Unterkiefer beobachtet. Gegenüber 2128 Cysten, die von bleibenden Zähnen ausgingen, konnten nur 2 einwandsfreie Fälle von Cysten an Milchzähnen festgestellt werden. Das hängt wohl mit den Entwicklungsvorgängen und mit dem Verhalten der Malassezschen Reste zusammen.

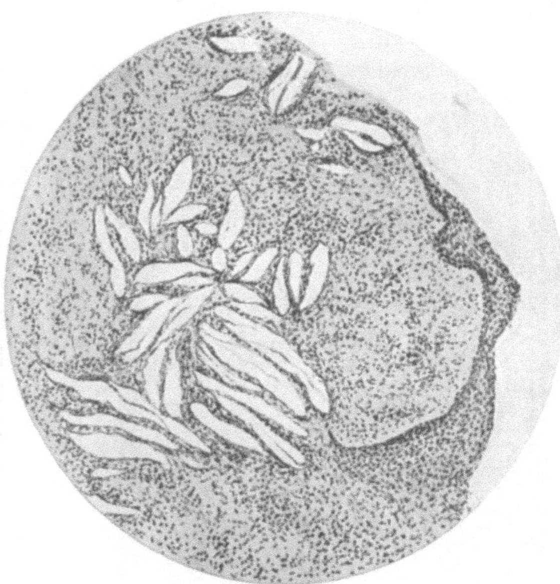

Abb. 207. Epithelhaltiges Granulom bei beginnender Zerklüftung.

Die klinischen Erscheinungen sind meistens recht gering. Schmerzlos, schleichend, entwickelt sich die Cyste an der Wurzelspitze, oft so, daß keine äußere Veränderung auf ihre Existenz hindeutet. Aber bei der Eröffnung des Zahnes zwecks Füllung läuft aus dem Wurzelkanal eine reichliche Menge dünner Flüssigkeit, die sich, unbeeinflußt durch wiederholte Einlagen, immer wieder einzustellen pflegt. Wenn der Rat erteilt wurde (Rombiczek), durch bombenfeste Füllung den Prozeß zum Stillstand zu bringen, so dürfte sehr wahrscheinlich in diesen Fällen wohl die Füllung vertragen worden sein, aber die Cyste sich doch in der Tiefe weiter entwickeln. Dafür sprechen die Befunde von Cysten an plombierten Zähnen, die sich später durch stärkere Vorwölbung des Alveolarfortsatzes lange Jahre nach der Füllung bemerkbar machen.

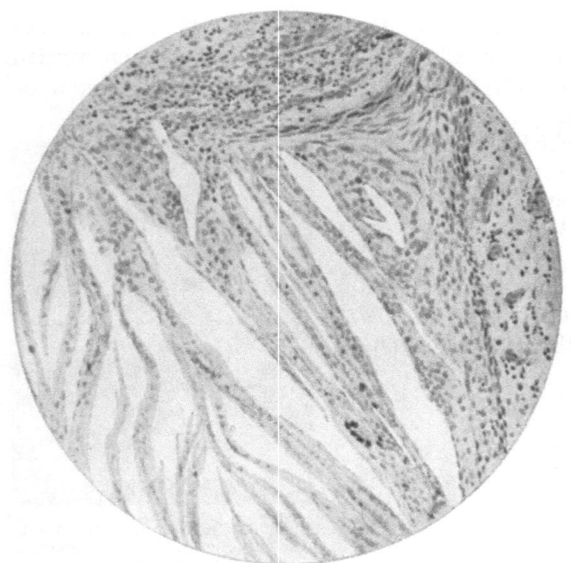

Abb. 208. Zerklüftung bei starker Vergrößerung.

Die Geringfügigkeit der Symptome, die langsame Veränderung des Knochens erklärt, warum sich die Patienten meist erst nach langem Bestehen der Affektion in ärztliche Behandlung begeben. Dabei stellt man fest, daß die veranlassende Wurzel entweder noch ruhig im Kiefer steckt oder schon durch Extraktion oder Ausfall beseitigt ist.

Die Auftreibung des Kiefers ist das deutliche Zeichen. Sie unterscheidet sich gegenüber der bei chronischer Periodontitis dadurch, daß die Umrisse des Knochens vollständig scharf zu

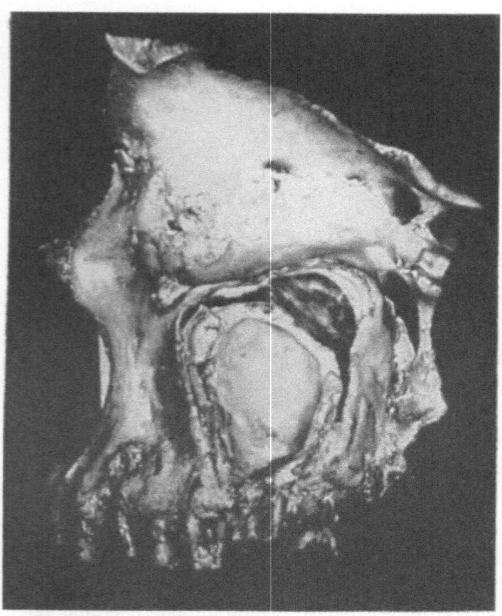

Abb. 209. Cyste in die Kieferhöhle hinein sich entwickelnd. (Präparat von Prof. Körner.)

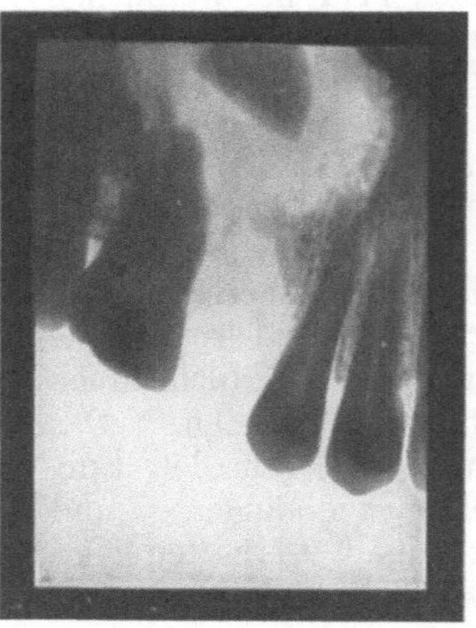

Abb 210. Cyste von einem Mahlzahn ausgehend, den Zahnkeim des Eckzahnes verlagernd.

fühlen sind. Während bei der chronischen Periodontitis das entzündliche Infiltrat die Oberfläche des Knochens deckt, seine Umrisse abstumpft, sind bei der Cyste die Konturen der benachbarten Juga alveolaria, soweit sie nicht eine Dehnung erfahren haben, deutlich durchzufühlen. Mayrhofer hat eingehender sich mit dem Nasenwulst, auf den schon Gerber aufmerksam gemacht hatte, beschäftigt. Er unterscheidet eine dreifache Form, den seitlichen Cystenwulst bei medianer Verdrängung der seitlichen Nasenwand, den unteren Cystenwulst durch Hervordrängen des Nasenbodens und eine Zwischenform zwischen beiden Arten. Der nasale Cystenwulst soll nicht sowohl von den Schneidezähnen als von anderen benachbarten Zähnen seinen Ausgang nehmen. Durch Resorption kann bei größeren Cysten der Nasenboden fast vollständig verschwinden, so daß die freigelegte Cystenwand mit der Schleimhaut der Nase geradezu flottieren kann.

Bei praller Spannung der Cyste wird sich das Fluktuationsgefühl nicht immer leicht auslösen lassen, aber doch die Konsistenz gegenüber soliden Geschwülsten verändert sein. Hebt man durch teilweise Entleerung mittelst Punktion die Spannung auf, so wird in den Fällen, wo ein knitternder Knochenmantel nicht mehr vorhanden ist, sich die lochförmige Durchbruchstelle der Cyste durch den Knochen als scharfrandige Lücke fühlen lassen. Die gleichzeitige Vorwölbung des Knochens an anderer Stelle, z. B. Nasenboden, Gaumendach, wird die Diagnose unterstützen. Gesichert wird sie durch die Punktion, die man mit einer feinen Kanüle leicht vornehmen kann. Wo man dickeren Inhalt vermutet, muß man die Kanüle stärker wählen. Die Punktion gibt über das Verhalten des Inhaltes ausreichenden Aufschluß.

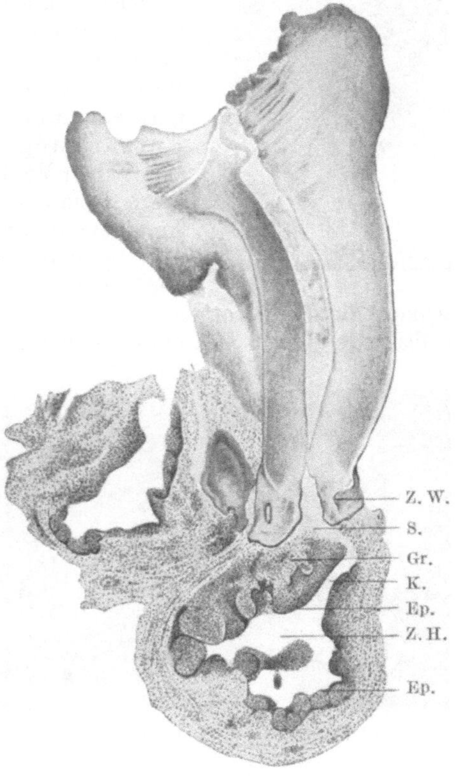

Abb. 211. Doppelcyste an einer Zahnwurzel. Ep. Epithel; Z. H. Cystenhöhle, durch Kanal (K.) in Verbindung mit dem Spalt (S.) zwischen Zahnwurzelspitze (Z. W.) und dem Granulationsgewebe (Gr.). Vergr. 7fach. (Nach Römer, O.: Handbuch der speziellen pathologischen Anatomie und Histologie. Bd. IV/2. Herausgegeben von F. Henke und O. Lubarsch. Berlin 1928.)

Ein wichtiges Zeichen geben die Verdrängungserscheinungen der benachbarten Zähne. Ihre Kronen erscheinen in einer dem auf die Wurzel ausgeübten Drucke entgegengesetzten Richtung manchmal relativ wenig gegenüber der weiten Bewegung der Wurzel verschoben. Desto deutlicher tritt die Wurzelverschiebung im Röntgenbilde hervor.

Ein wesentliches diagnostisches Hilfsmittel, das auch die in der Tiefe verborgene Cyste uns schon zu verraten vermag, ist das Röntgenbild geworden. Auf diesem erscheint ein rundlicher, mehr oder weniger scharf abgegrenzter Schatten, der desto dichter ist, je weiter schon die Usur des Knochens gegangen ist, der teilweise noch die Knochenstruktur zeigt, wenn die Cyste noch knöchern gedeckt ist. Selbst wenn der Schatten nicht ganz scharf begrenzt ist, so daß der Verdacht auf einen Granulationsherd noch aufkommen kann, wird die Verdrängung der Nachbarzähne den Entscheid für die Cyste geben. Auch über die Ausbreitung der Cyste, über ihre Gleichmäßigkeit, etwa bestehende Riffe, gibt das Röntgenbild unzweifelhaften Aufschluß, ebenso über die Verlagerung von Zahnkeimen, welche durch die Cyste verursacht sind.

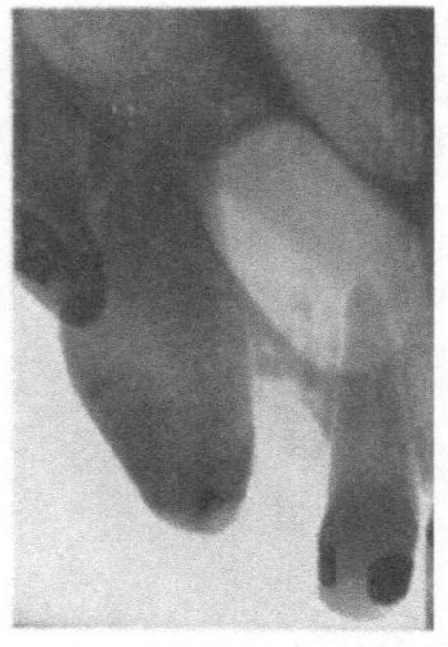

Abb. 212. Cyste von einem gefüllten Zahn ausgehend.

Es verrät uns auch die Versenkung von Zahnwurzeln in den Cystenhohlraum, wie sie gelegentlich beim Versuch der Extraktion dann zustande kommen kann, wenn die Alveole schon stark geschwunden ist.

Nicht immer hat man es mit Cysten zu tun, welche ganz unberührt im Kiefer sich entwickelt haben. Wenn sie spontan geborsten sind, oder irrtümlich unter der Vermutung eines Abscesses eingeschnitten worden sind, tritt eine Infektion des Inhaltes ein und damit eine Entzündung des Cystenbalges, welche zu einer sichtlichen Veränderung des Cysteninhaltes führt. Der klare Inhalt wird trübe, untermischt sich reichlich mit Leukocyten und nimmt so einen eiterigen Charakter an. Schließt sich dann die Höhle wieder, so kann sich der Eiter massig in der Höhle ansammeln, bis er wieder die Hülle sprengt und meist unter entzündlichen Erscheinungen von selbst oder durch Einschnitt seinen Abfluß nach außen findet. Es steht dann die Menge des entleerten Eiters im Gegensatz zu der Geringfügigkeit der entzündlichen Erscheinungen.

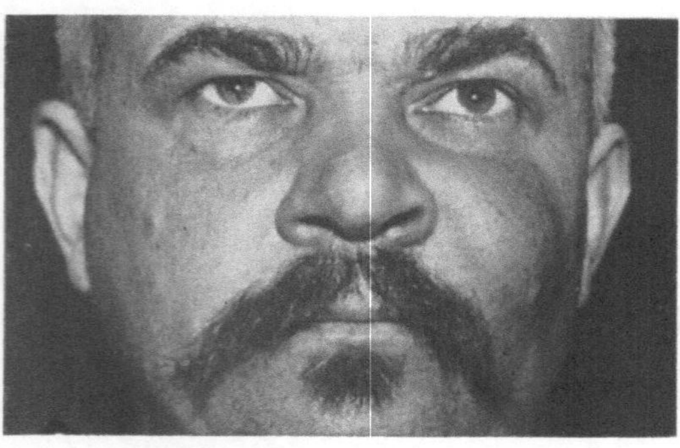

Abb. 213. Cyste im linken Oberkiefer.

Nur selten läßt das Epithel des Cystenbalges eine erhebliche Resorption toxischer Stoffe aus dem eiterigen Inhalt eintreten, wahrscheinlich meistens nur dann, wenn es an besonders dünnen Stellen durch den Entzündungsprozeß verloren gegangen ist oder seine Schutzkraft eingebüßt hat.

Nach wiederholten Durchbrüchen pflegt sich die Cyste nicht mehr zu schließen, sondern bleibt so offen, daß sie durch eine feine dünne Öffnung, die sich auf der Schleimhaut kaum verrät, da sie durch Granulationen nicht markiert ist, dauernd mit der Mundhöhle in Verbindung steht. Schubweise kommt dann der Inhalt der Cyste, der sich unter Einwirkung der Mundbakterien und der feuchten Wärme rasch zersetzt, zum Ausfluß und macht sich den Patienten durch üblen Geschmack oder Geruch bemerkbar. Bei den mit dieser Klage sich vorstellenden Patienten kann man oft längere Zeit suchen, ehe es gelingt, mit einer feinen Sonde in den Hohlraum einzudringen, in welchem sie sich dann frei bewegen läßt.

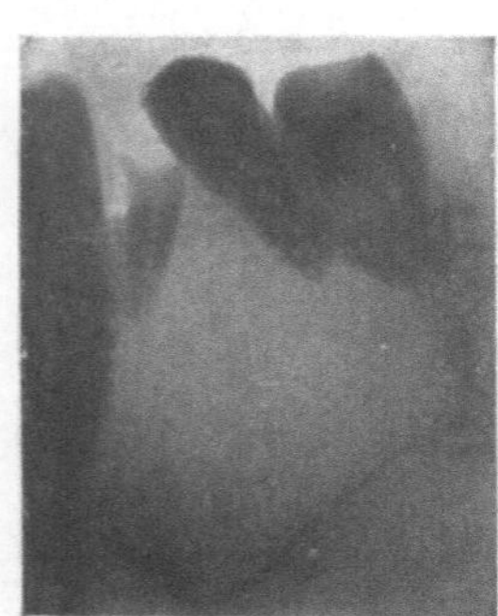

Abb. 214. Verdrängung von Wurzeln nach verschiedener Richtung.

Dort, wo größere Vorwölbung vorhanden ist, pflegt das Auffinden der Fistelöffnung leichter zu sein, indem der Druck auf die Schwellung den Inhalt aus der Höhle durch die Fistel austreten läßt. Reicher Bakteriengehalt zeigt neben dem oft recht penetranten Geruch die umfangreiche Zersetzung des Inhaltes an. Vereinzelt habe ich durch so zersetzten Inhalt hohes

Fieber, selbst Schüttelfrost, dumpfen Druck in Kopf und Auge hervorrufen gesehen. Schleuniges Eingreifen ist dann am Platz.

Die Behandlung der Cysten kann nur eine operative sein. Sie wird bei der Operationslehre ihre Besprechung finden.

Die paradentalen Entzündungen.

Als solche beschreibt v. Wunschheim Fälle von eiteriger, akuter Entzündung des Periodontiums und seiner Umgebung, die ihren Ausgang nicht vom Apex der Wurzel nehmen, sondern von den bei der Alveolarpyorrhöe und vorzeitigem Kieferschwund anzutreffenden Taschenbildungen am Zahnfleisch, also nicht vom Knocheninnern, sondern von außen her. Die Fälle, die schon früher von Weiser, Arkövy und Szygmondi beobachtet wurden, täuschen das Bild einer akuten Periodontitis vor durch Rötung und Schwellung des Zahnfleisches, oft auch durch deutliche Fluktuation. Der Zahn scheint sichtlich gelockert, ist druck- und klopfempfindlich und reagiert mit Steigerung der Schmerzen auf Wärme. Dabei zeigt die ziemlich schmerzhafte Trepanation eine lebende Pulpa. Wenn man mit einer feinen Sonde das Zahnfleisch untersucht, so kann man mehr oder minder weit zwischen Zahnfleisch und Zahn in den Kiefer eindringen. Das gelingt ebensogut bei lebenden wie bei pulpalosen Zähnen, aber im allgemeinen nur bei Erwachsenen und älteren Personen und dabei häufiger an den Backen- und Mahlzähnen, selten an mehreren Zähnen gleichzeitig.

v. Wunschheim erklärt das Entstehen dieser Entzündungen durch Retention von Eiter in den kleinen Buchten, wahrscheinlich unter Veränderung der die Tasche auskleidenden Granulationen. Gelegentlich können es auch Fremdkörper sein, welche die akute Entzündung veranlassen, z. B. Borsten von Zahnbürsten. Auch ohne Pyorrhöe sind solche Fälle zu sehen, wenn das Zahnfleisch, wie das bei Patienten in vorgerücktem Alter vorkommt, an der Zungenseite der unteren Molaren losgelöst ist. v. Wunschheim rechnet auch die Weisheitszahnbeschwerden zu den paradentalen Entzündungen.

Für die Diagnose ist der Nachweis der Taschenbildung das wichtigste Moment. Ferner ist die Anschwellung mehr umschrieben und auf die Nähe des Zahnfleischrandes beschränkt. Fistelbildung ist selten und der ganze Prozeß im allgemeinen schleppender als wie bei der akuten Periodontitis. Mir sind diese Fälle besonders beim Milchgebiß vorgekommen, wo man nicht selten eine kleine, kugelige, mit Eiter gefüllte Auftreibung an der Seitenfläche des Zahnes findet, welche auf Fingerdruck den Eiter entweder aus der Zahnfleischtasche oder auf der Höhe der Vorwölbung entleert.

v. Wunschheim empfiehlt Ätzungen mit Argentum nitricum in Substanz. Das Wiederauftreten der Eiterung hängt von der Anlegung des Zahnfleisches an die Oberfläche des Zahnes ab; die Ausheilung der Tasche kommt häufig erst nach der von Wunschheim empfohlenen Fluorsäurebehandlung zustande. Er empfiehlt sie auch bei Schwund des Alveolarfortsatzes an den unteren Molaren.

Literatur.

Periodontitis.

Arkövy: Diagnostik der Zahnkrankheiten. Stuttgart 1885.

Becker: Kieferklemme und ihre Behandlung. Dtsch. Mschr. Zahnheilk. **1919**, H. 8. — *Böhm:* Über die Verbreitungswege der von den Zahnwurzeln ausgehenden entzündlichen Prozesse. Inaug.-Diss. Breslau 1921. — *Brubacher:* (a) Die Therapie der Periodontitis. Dtsch. Mschr. Zahnheilk. **1893**. (b) Geschwüre am Boden der Nasenhöhle durch einen periodontisch erkrankten Zahn hervorgerufen. Dtsch. Mschr. Zahnheilk. **1900**, 151.

Dewey: Zahnwurzelcysten. Dent. Cosmos **60**, Nr 7 (1918).

Euler: Ein Fall von tuberkulösem Granulom. Dtsch. Mschr. Zahnheilk. **1906**, H. 4.
Guthrie: Flimmerepithel in einem Granulom. Mc. Connel J. dent. Res. **2** (1920).
Hippel, v.: Zur Technik der Granulomoperation. Dtsch. Wschr. Zahnheilk. **1914**, H. 4.
Jung: Die Erkrankungen der Wurzelhaut des Zahnes in Rücksicht auf Ätiologie und Behandlung. Dtsch. Mschr. Zahnheilk. **1894**.
Klestadt: Exophthalmus als Komplikation einer chronischen Periodontitis. Dtsch. Mschr. Zahnheilk. **1920**, H. 9. — *Knoche:* Zur Röntgentherapie des Granuloms. Dtsch. zahnärztl. Wschr. **1919**.
Mayer, Otto: Zur Behandlung der Kiefercysten. Wien. laryng.-rhin. Ges. 10. April 1918. Internat. Z. Laryng. **1919**, Nr 7. — *Mayrhofer:* Die pathologische Anatomie und Diagnostik der Zahnfisteln und Wurzelgranulome. Dtsch. Mschr. Zahnheilk. **1905**, 482.
Ottesen: Die akute Wurzelhautentzündung und ihre Behandlung. Translägebl. (dän.) **1920**, Nr 2.
Partsch: (a) Die Kinnfistel. Korresp.bl. Zahnärzte **34**. (b) Erkrankungen der Zähne und der Lymphdrüsen. Odont. Bl. **1899**. (c) Über seltene Verbreitungswege der von den Zähnen ausgehenden Eiterungen. Dtsch. Mschr. Zahnheilk. **1900**, 231. (d) Ein Beitrag zur Klinik der Zahnkrankheiten. Österr. Z. Stomat. **1903**. (e) Über chronische Periodontitis und ihre Folgezustände. Österr. Z. Stomat. **2** (1904). (f) Über den Zerfall des Zahnmarkes. Dtsch. Mschr. Zahnheilk. **1904**, 393. (g) Die chronische Wurzelhautentzündung. Witzels Vortr. **1908**, Nr 6. — *Pordes:* Die Periodontitis im Röntgenbilde. Österr. Z. Stomat. **1920**, H. 4.
Römer: Periodontitis. Scheffs Handbuch für Zahnheilkunde, Bd. 2.
Stetter: Caries der Molarzähne II und III des linken Oberkiefer s. Septische Meningitis. Exitus letalis. Zbl. Chir. **1895**, Nr 29.
Wunschheim, v.: Die paradentalen Entzündungen der Zähne. Österr.-ungar. Vjschr. Zahnheilk. **1911**, H. 4.

Literatur über Wurzelcysten.

Adloff: Zur Frage der Herkunft des Epithels in den Wurzelcysten. Dtsch. Mschr. Zahnheilk. **1912**, H. 3, 188. — *Allgayer:* Bruns' Beitr. **2**, 2. — *Astachow:* Über die Pathogenese der Zahnwurzelcysten. Dtsch. Mschr. Zahnheilk. **1909**.
Bayer: Zur Kasuistik der Kiefergeschwülste. Prag. med. Wschr. **1884**, Nr 39/41. — *Becker:* Arch. klin. Chir. **47**. — *Becker, Erich:* Die Wurzelcysten. Sammlung Meußer, H. 2. — *Bernays:* N. Y. med. Rec. **28**, Nr 1. Ref. Virchow-Hirsch' Jber. **1858 II**, 289. — *Bryk:* Zur Kasuistik der Geschwülste. Arch. klin. Chir. **25**. — *Büchtemann:* Cysten des Unterkiefers, bei dem die Cysten aus Wucherungen des Mundepithels hervorgegangen sind. Arch. klin. Chir. **26**. — *Bustin:* Beeinflussung der Zähne durch die faciale Kieferhöhlenoperation. Z. Stomat. **26**, 772 (1928).
Dependorf: Zur Pathogenese der Zahnwurzelcysten. Dtsch. Mschr. Zahnheilk. **1912**, H. 2. — *Drew* u. *Rumpel:* Die eigentümlichen Zellformen bei Zahngranulomen. Virchows Arch. **200**.
Eve: Lectures of cystic. tumours. Brit. med. J. **1873 I**.
Falkson: Zur Kenntnis der Kiefercysten. Virchows Arch. **76**.
Klitsch: Über die Heilungserfolge total exstirpierter Cysten. Dtsch. Mschr. Zahnheilk. **45**, 321 (1927). — *Kolaczek:* Arch. klin. Chir. **21**. — *Kruse:* Virchows Arch. **124**. — *Kunert:* Differentialdiagnose zwischen Antrumempyem und Cysten. Arch. f. Laryng. **7**, H. 1 (1897).
Magitot: Memoire sur les Kystes de la machoire. Arch. gén. Méd. **2** (1872). Paris 1873.
Nové-Josserand et *Berard:* Rev. de Chir., Juni **1894**.
Partsch: (a) Über Kiefercysten. Dtsch. Mschr. Zahnheilk. **1892**. (b) Zur Pathogenese der Wurzelcysten. Ber. 5. internat. zahnärztl. Kongr. **1**, 264.
Pröll: (a) Weiteres zur Mikroskopie der Granulome und Zahnwurzelcysten. Dtsch. Mschr. Zahnheilk. **1913**, H. 1. (b) Über die Mikroskopie der Granulome. Dtsch. Mschr. Zahnheilk. **1911**.
Römer: Scheffs Handbuch der Zahnheilkunde, 3. Aufl. — *Rosenstein:* Zur Klinik der Kiefercysten. Inaug.-Diss. Breslau 1912.
Spanier: Sehr große Cysten und ihre Operationsmethode. Zahnärztl. Rdsch. **37**, Nr. 28 (1928).
Trzebicky: Beiträge zur Kenntnis der Kiefergeschwülste. Z. Heilk. **6**.
Wassmund: Die röntgenologische Kontrastdarstellung mit Jod und die Behandlung großer Oberkiefercysten. Vjschr. Zahnheilk. **43**, 524 (1927). — *Williger:* Zähne und Trauma. Deutsche Zahnheilkunde in Vorträgen, H. 16. — *Witzel, J.:* Über Zahnwurzelcysten. Inaug.-Diss. Freiburg 1896.

20. Abschnitt.

Phlegmone des Mundbodens.

Unter den von den Zähnen ausgehenden eiterigen Prozessen nehmen diejenigen, welche sich am Mundboden ausbreiten eine besondere Stellung ein, hauptsächlich deshalb, weil sich außer ihnen noch auf anderen Wegen hervorgerufene, im klinischen Bilde mischen. Die Prozesse sind im allgemeinen unter dem gemeinsamen Namen der Ludwigschen Angina zusammengefaßt worden; aber die nähere Kenntnis zwingt dazu eine genauere Einteilung eintreten zu lassen und den alten zusammenfassenden Begriff aufzugeben, weil sowohl die Prognose als auch die Therapie sich sehr verschieden für die einzelnen Formen der Entzündung gestalten. Die Untersuchungen Axhauens, Colps u. Ralphs und Wassmunds haben in letzter Zeit näheres Licht über die einzelnen Entzündungsprozesse und ihre Verbreitungswege geschaffen. Schon Rehn hatte darauf hingewiesen, daß diese Prozesse, die angeblich eine Mortalität von 40—50% aufwiesen, nur durch ein energisches, chirurgisches Eingreifen rechtzeitig zum Stillstand gebracht und zur Heilung zu bringen seien. Er forderte die Exstirpation der submaxillaren Speicheldrüse.

Ein deutlicher Weg für das chirurgische Vorgehen wurde erst gewonnen durch die genauere Analyse der anatomischen Verhältnisse. Wassmund scheidet bestimmte, durch Fascien abgegrenzte Räume, welche der Sitz solcher phlegmonöser Prozesse werden können. Er bezeichnet diese Räume als Logen und spricht von einer Submentalloge, welche zwischen den Zungengrundmuskeln gelegen ist, ferner der rechten und linken Sublingualloge und der rechten und linken Submaxillarloge. Diese Fascienräume sind von Poulsen durch Leiminjektion besonders dargestellt worden.

Die Submentalloge wird abgegrenzt durch die vorderen Bäuche des Biventer und nach oben begrenzt vom Mylohyoideus. Sie birgt die Lymphoglandulae submentales, die in reiches Fettgewebe eingebettet sind. Eiterige Prozesse der Frontzähne, seltener geschwürige Prozesse des Mundes und der Unterlippe führen zu Entzündung der Lymphdrüsen, zu Entzündung des sie umgebenden Gewebes und zur Abscedierung des lockeren Binde- und Fettgewebes. Auch putride Prozesse anderer Art, wie Furunkel, können auch ohne den Umweg der Lymphbahnen direkt in die Submentalloge sich verbreiten, finden aber eine Grenze an der festen Anheftung der Fascie am Zungenbein.

Der Raum zwischen der Zungengrundmuskulatur wird seitlich umgrenzt von den Mm. genioglossi und geniohyoidei; nach unten zu bildet die Begrenzung der M. mylohyoideus. Selten wird ein eiteriger Prozeß hier in der Tiefe allein in diesem Raume bleiben, sondern greift meist unter Bildung der sog. Zungengrundabscesse auf die Sublingualloge über. Diese liegt auf dem Mylohyoideus, unter der Schleimhaut des Mundbodens. Ihr fehlt median eine scharfe Grenze, so daß leicht ein Übergang in die gleiche Loge der anderen Seite zustande kommen kann. Auch nach hinten fehlt ihr eine feste Umrandung, denn dort, wo der M. mylohyoideus sich von der Submaxillaris trennt, liegt am hinteren Rande die Kommunikation mit der Submaxillarloge, so daß rasch ein Einbruch in diese Loge und die andersseitige sich vollziehen kann. Die Loge wird ausgefüllt von der Glandula sublingualis, dem Ductus Whartonianus und reichem Fettgewebe, in dem Lymphdrüsen, Gefäße und Nerven eingelagert sind. Die Submaxillarloge kann sowohl direkt vom Unterkiefer als auch von den Lymphwegen aus injiziert werden. Am öftesten gibt dazu Veranlassung der Weisheitszahn, wenn sich infolge der geschwürigen Veränderung des deckenden

Zahnfleischlappens ein Entzündungsprozeß entwickelt. Auch schwere Extraktionen mit Quetschung des Knochens geben leicht zu putriden Phlegmonen Anlaß.

Die Submaxillarloge kann vom Zahn aus direkt infiziert werden, wenn der Durchbruch von der Wurzelspitze nach der Innenseite des Kiefers zu erfolgt, meist hinter dem hinteren Rande des M. mylohyoideus. Auch bei der Osteomyelitis des Unterkiefers kann die Submaxillarloge mitergriffen werden. Ihre Grenzen bilden nach oben der M. mylohyoideus, im hinteren Abschnitt der M. hyoglossus. Nach vorn unten liegt der vordere Bauch des Digastricus, die hintere Wand bildet ein Blatt der Fascia colli superficialis, das die Grenze gegenüber der Parotis abgibt. In dieser Loge läuft die Vena facialis posterior. Ausgefüllt wird sie von der Glandula submaxillaris salivalis. Da diese von einer eigenen Kapsel umgeben ist, ist sie leicht auslösbar. Dabei wird aber das Spatium parapharyngeum, das seitlich von dem Muskelschlauch des Pharynx gelegen ist und lateral vom M. pterygoideus internus begrenzt wird, eröffnet. Drängt man die Submaxillaris aus ihrer Kapsel nach unten, liegt das Spatium parapharyngeum vollkommen frei.

In der Submaxillarloge liegen Arteria maxillaris externa und Vena facialis anterior. Der Kapsel liegen auf Nervus, Arteria und Vena lingualis und lockeres Bindegewebe. Mit Eröffnung dieses Raumes wird der Zugang zur Parotis und zum temporalen Gebiet ermöglicht, ebenso wie die Verbreitung in den venenreichen Raum hinter dem Pharynx. Die Prozesse, welche hier in Frage kommen, sind zweierlei Natur, entweder eiterige, wie sie von den Zähnen ausgelöst werden können oder phlegmonöse, welche ohne Neigung zur Abscedierung diffus infiltrierend auf den genannten Bahnen sich verbreiten können. Während die ersteren den häufig vorkommenden, durch eiterige Periodontitis hervorgerufenen gleichen, sind die anderen ernsterer Natur, nicht nur durch die allgemein septischen Erscheinungen, welche sie hervorzurufen pflegen, sondern auch durch die Neigung zur Verbreitung auf das Venengebiet mit dem Ausgang in Thrombose und jauchigen Zerfall.

Erstere rufen eine lebhafte Schwellung des sublingualen Wulstes hervor, der sich zwischen Zunge und Innenrand des Kiefers aufwärts drängt. Lebhafte Beschwerden beim Sprechen und Schlucken durch Behinderung der Zungenbewegung sind die Folge. Gleichzeitig pflegt auch eine Schwellung am Unterkiefer aufzutreten, welche die Lymphdrüsen so überdeckt, daß sie sich nicht mehr deutlich einzeln durchfühlen lassen, sondern untereinander durch Schwellung des perilymphadenitischen Gewebes zu einem diffusen Knoten zusammenschmelzen. Die Annahme, daß diese Prozesse von eiteriger Einschmelzung der Lymphdrüsen herrühre, ist wohl nicht ganz zutreffend, da man nach Entleerung des Eiterherdes und Abschwellung des Bindegewebes meistens die Lymphknoten wieder getrennt voneinander fühlen kann.

Die Behandlung dieser Prozesse muß natürlich mit der Beseitigung der Ursache, d. h. der am Zahn nachzuweisenden Veränderungen, die zur Infektion Veranlassung geben, beginnen, sei es, daß der Wurzelkanal behandelt wird, oder wenn der Zahn nicht mehr erhaltungsfähig ist, der Zahn extrahiert wird. Wenn sich die Schwellung nach Behandlung des Zahnes nicht zurückbildet, sondern die Entwicklung zum Absceß fortschreitet, ist die Incision geboten. Man wird sie je nach der Lage des Abscesses entweder von innen durch ein dem Kiefer entlang laufenden Einschnitt eröffnen oder dann, wenn der Durchbruch nach außen droht, lieber von außen durch Einschnitt am Kieferrande angreifen. Von diesen Fällen gehen die meisten in Heilung aus.

Sehr viel ernster sind die phlegmonösen eiterigen Prozesse, die mit Recht von Axhausen von den anderen abgegrenzt werden, weil hier die Ätiologie nicht immer so klar liegt, sondern verschiedene Ursachen den Prozeß hervorrufen können. Splitterungen des Kiefers, beginnende Osteomyelitis, putride Infektion können Veranlassung geben zu diesen schweren Phlegmonen. Wichtig ist, daß namentlich das Spatium parapharyngeum bei der Anästhesierung des Mandibularis verletzt werden und bei mangelnder Asepsis vom Stichkanal aus infiziert werden kann. Ihre Verbreitung nach den tieferen Fascienräumen, das rasche Übergreifen auf die venösen Plexus gebietet rasches Eingreifen, um die Krankheit rechtzeitig zum Stillstand zu bringen. Ich habe in einem Falle durch ein verbreitetes Ödem auf der gesunden Halsseite eine Thrombose der Venen im Operationsgebiet beobachtet, welche in kurzer Zeit durch Embolie den Tod herbeiführte. Hohes Fieber und Schüttelfröste, wie septische Allgemeinerscheinungen pflegen in diesem Falle aufzutreten. Ich kann dem Rate Wassmunds in diesen Fällen möglichst frühzeitig durch breiten Einschnitt den Krankheitsherd freizulegen nur beistimmen. Nur durch freie Übersicht ist es möglich, den Herd freizulegen und dadurch einer weiteren Ausdehnung des Prozesses vorzubeugen. Nur so dürfte es möglich sein, die überraschend hohe Mortalität dieser Fälle herabzudrücken.

21. Abschnitt.

Oralsepsis und fokale Infektion.

Unter oraler Sepsis versteht man die Verschleppung latenter, entzündungserregender Keime, durch die Blut- oder Lymphbahn und Erregung neuer Krankheitsherde an entfernter Stelle. Schon lange huldigte man der Anschauung, daß schwere Rheumatismen durch Erkrankung der Mandeln verursacht würden und durch therapeutische Maßnahmen an diesen der Heilung zugeführt werden könnten. Plässner wies schon in den 90er Jahren darauf hin, daß gewisse chronische Krankheiten wie Nierenentzündungen, Gallenblasenentzündungen, lediglich durch die Behandlung pyorrhoischer Affektionen eine auffallende Besserung, ja Heilung erfahren könnten. Aber erst John Hunter lenkte 1900 gegenüber den vereinzelten Beobachtungen mit einem Vortrage in London die Aufmerksamkeit der ganzen medizinischen Welt auf den Zusammenhang zwischen Erkrankungen verschiedenster Art mit den am Zahnsystem ohne Beschwerden bestehenden und deshalb unbeachteten entzündlichen Herden an den Zahnwurzeln. Er erhob in dem Vortrage schwere Anschuldigungen gegen den zahnärztlichen Stand, insofern er behauptete, daß viele konservierende Maßnahmen Entzündungsprozesse an den Zahnwurzeln hervorriefen und damit zu verschiedenen Erkrankungen Anlaß geben. Man schenkte nunmehr den zahnärztlicherseits längst bekannten pathologischen Veränderungen mehr Beachtung, die infolge der chronisch granulierenden Entzündung im Wurzelbereich der Zähne sich entwickeln. Diese pflegen in wechselnder Ausdehnung die Wurzelspitze zu umwachsen und hängen so fest mit der Wurzel zusammen, daß häufig bei der Extraktion, wenn die sie einscheidende bindegewebige Hülle widerstandsfähig genug ist, mit zutage gefördert werden. Man war gewöhnt, diese granulierenden, die Wurzelspitze umspannenden Säckchen als Eitersäckchen zu bezeichnen, weil diese nicht selten, namentlich bei akuten Nachschüben der Entzündung, mehr oder weniger umfangreich eiterig zerfallen waren. Gleichzeitig dienten sie als Stapelplatz für alle von dem offenen Lumen des Bodens der cariösen Höhle nach der Tiefe verschleppten Zerfallstoffen. Man hielt sie deshalb für ein Schutzorgan, während Hunter sie als eine Quelle neuer Krankheiten ansah.

Nächst den Zähnen waren es die chronisch entzündeten Mandeln, welche als Infektionsquelle bei den verschiedensten Allgemeinerkrankungen namentlich aber dem Rheumatismus angeschuldigt wurden. Bergen sie doch regelmäßig Streptokokken in ihren Krypten und den in ihren Taschen gebildeten Pfröpfen. Die Gefährlichkeit der Angina in dieser Hinsicht ist schon lange bekannt. Auch die Alveolarpyorrhöe wurde von Pässler als Infektionsquelle angesprochen, wenngleich sie weniger gefährlich schien, weil die Zahnfleischtaschen frei offen stehen. Unter den Krankheiten, welche von solchen Herden ausgelöst werden, stehen Gelenk- und Nierenkrankheiten obenan, ihnen zunächst auch die Herzkrankheiten. Nach den Äußerungen Rosenows und Fischers wurden alle möglichen Erkrankungen, selbst auch Geisteskrankheiten, den Einflüssen fokaler Infektion zugeschrieben. Die Disposition für die Entwicklung solcher neuen Herde sah Rosenow in der eigentümlichen Affinität bestimmter Keime zu bestimmten Organen. Er teilte mit, daß es ihm gelungen sei, durch Züchtung von Bakterien aus einer Iritis durch Injektion der gewonnenen Kultur am Tiere eine Regenbogenhautentzündung zu erzeugen. In Amerika rief diese Auffassung von dem Entstehen der mannigfaltigsten Krankheitsbilder eine lebhafte Bewegung hervor, die dazu führte, daß diese latenten Entzündungsherde schrankenlos durch Extraktion eliminiert wurden. Viele Patienten unterzogen sich umfangreichen Zerstörungen am Gebiß, um möglichst bei den verschiedenartigsten Erkrankungen die Ursache des Übels beseitigt zu sehen. Es darf zum Ruhm der deutschen zahnärztlichen Wissenschaft gesagt werden, daß sie gegen einem solchen radikalen Vorgehen Front machte und die Frage des Zusammenhanges der Herdaffektionen mit den Allgemeinerkrankungen einer nüchternen, ruhigen, wissenschaftlichen Betrachtung zuführte. Es kam zunächst darauf an, die Grundlage daraufhin zu prüfen, ob und wie reichlich die Prozesse an den Zähnen wirklich Bakterien enthalten. Diese Untersuchungen haben bis jetzt noch nicht zu einem einwandfreien Ergebnis geführt. Einige Autoren, wie Harndt und Löffler halten die abgegrenzten Granulome für keimfrei. Andererseits macht es der klinische Verlauf der chronischen Periodontitis doch sehr wahrscheinlich, daß Keime in dem Granulom eingeschlossen sein können. Denn die akut entzündlichen Nachschübe, die geradezu charakteristisch für die chronische Periodontitis sind, lassen sich wohl kaum anders erklären, als daß die eingeschlossenen Keime durch äußere Einflüsse wie Kälte, Hitze, körperliche Anstrengung, ihre Virulenz ändern und die Nachschübe auslösen. Gins fand durch besondere Züchtung, daß bei den akuten Nachschüben hämolytische Streptokokken auftreten, während für gewöhnlich in den Granulomen nicht hämolytische Streptokokken anzutreffen sind. Rygge war in der Lage mit besonderen Methoden Keime aus granulierenden Herden in den Taschen des Zahnfleisches latente Organismen zu züchten.

Sprechen also derartige Untersuchungen für Anwesenheit von Bakterien in den Granulomen, so steigert sich die Möglichkeit eines Zusammenhanges zwischen diesen latenten Keimen und den Krankheitsherden hauptsächlich durch jene Fälle, bei denen klinische Erkrankungen nachgewiesen wurden, welche lediglich ohne jede andere therapeutische Maßnahme durch Beseitigung dieser Herde zur Ausheilung kamen. Schon die ersten eingehenden Beobachtungen, die Antonius und Czepa auf der Faltaschen Klinik machten, ergaben sowohl bei Rheumatismuskranken wie bei Nephritikern, einwandsfrei den Zusammenhang der lokalen Herde mit Granulomen. Bei 25 Fällen von Nephritis wurden in 92% der Fälle chronische Prozesse an den Wurzeln konstatiert und in 68% nur diese allein nachgewiesen. Ebenso zeigten von 14 Fällen rheumatischer Erkrankungen zum Teil mit Endokarditis 29 mehr oder weniger große periapikale Resorptionsherde oder sonstige Veränderungen an den Wurzelspitzen.

Eine Statistik des englischen Gesundheitsministeriums ergab, daß in der Hälfte der Rheumatismen ohne Gelenkaffektion das Gebiß der ursächliche Faktor war, in den Fällen mit chronischer Gelenksschädigung das Gebiß an der Schaffung und Unterhaltung des Krankheitszustandes beteiligt war. Noch eindringlicher wies Thomson an 200 Fällen von Iritis, die er im Jahre von 1916 bis 1923 beobachtete, den Zusammenhang mit Herderkrankungen nach. Darunter waren 53 Fälle, in denen die Mandeln und 27 Fälle, in denen Zahnaffektionen sich als Ursache anschuldigen ließen. In einer Reihe von Fällen ist ihm eine Heilung lediglich durch Entfernung der Herde ohne andere therapeutische Maßnahme geglückt. Price fand die Bakteriocidie bei den Patienten mit Herden höher als bei Gesunden.

Diese klinischen Tatsachen, die sich noch vermehren lassen, sind jedenfalls eindeutiger als wie die Tierexperimente, bei denen so große Mengen von Impfstoffen einverleibt werden (Rosenow), daß sie notwendigerweise die Blutbahn überschwemmen mußten.

Wie häufig überhaupt solche Fälle vorkommen, läßt sich bisher nicht sagen. Es fehlen für diese Frage die erforderlichen Unterlagen, die erst geschaffen werden können durch die gemeinsame Arbeit von Zahnarzt, Internist und Bakteriologen.

Vorläufig ist nur zu sagen, daß Beziehungen zwischen krankhaften Prozessen an den Zähnen und gewissen Allgemeinerkrankungen bestehen; ein experimenteller Nachweis für den Mechanismus solcher Beziehungen ist bisher nicht einwandfrei erbracht worden. Erst durch systematische Untersuchungen auf breiter Basis von Zahnarzt, Internist und Bakteriologen wird es möglich sein, allmählich mehr Licht in diese Beziehungen zu bringen. Bis das gelungen, wird es erforderlich sein, die Wurzelbehandlung der Zähne so durchzuführen, daß eine Entwicklung von Herden an den Wurzelspitzen nicht zustandekommt. Man wird bei zweifelhaften, fieberhaften Erkrankungen, für die man sonst im Organismus keinen rechten Anhaltspunkt findet, an Erkrankungen der Zähne oder der Mandeln denken müssen. Die Extraktion der Zähne wird erst dann in Frage kommen, wenn die konservative Behandlung nicht zum Ziele führt und die lokale Entfernung des Herdes durch die Wurzelspitzenresektion erfolglos geblieben ist.

Literatur.

Adloff: Zur Frage der oralen Sepsis. Dtsch. zahnärztl. Wschr. **30**, Nr 8, 128 (1927). — *Albu:* Zahn- und Mundkrankheiten in ihren Beziehungen zu organischen und Allgemeinerkrankungen, 1919. — *Antonius* u. *Czepa:* Wien. Arch. inn. Med. **1921**.

Bagnoll: Beziehungen zwischen fokaler Infektion und Allgemeinleiden. Zahnärztl. Rdsch. **36**, 319 (1927). — *Bittorf:* Dtsch. Arch. ärztl. klin. Med. **1920**, 64. — *Boenneken:* Oralsepsis und Wurzelbehandlung. Dtsch. Vjschr. Zahnheilk. **43**, Nr 2, 204 (1927). — *Bryan:* Das Problem der fokalen Infektion. Zahnärztl. Rdsch. **36**, Nr 36, 631.

Deutschmann, Heinrich: Über septische und pyämische Allgemeininfektionen im Gefolge der eiterigen Erkrankungen des Zahn- und Kiefersystems. Diss. Erlangen 1926. — *Donath:* Das Sepsisproblem. Zbl. Bakter. **86** (1927).

Euler: Periapikale Herde und ihre Bedeutung für die fokale Infektion. Dtsch. Mschr. Zahnheilk. **45**, Nr 42 (1927).

Falta: Sepsis bei okkulter Zahnwurzelhautentzündung. Wien. klin. Wschr. **1919**, 177. — *Faulhaber-Neumann:* Chirurgische Behandlung der Wurzelhauterkrankungen. Berlin: Hermann Meußer 1927. — *Fischer:* Infektionen der Mundhöhle und Allgemeinerkrankungen, 1921. — *Fleischmann:* Über Komplikationen der Alveolarpyorrhöe. Österr.-ung. Vjschr. Zahnheilk. **1911**, 159.

Großmann: Fokale Infektion und ihre orale Bedeutung. Zahnärztl. Rdsch. **35**, Nr 50, 880 (1926).

Hille: Betrachtungen zum Thema Fokalinfektion. Zahnärztl. Rdsch. **36**, Nr 12, 187 (1927). — *Hunter:* Lancet **27**, 77 (1911).

Kantorowicz: Dtsch. Zahnheilk. 1911, H. 21.

Landgraf: 5. Kongr. internat. Zahnärzte. Berlin 1909. — *Lehmann:* Allgemeine Erkrankungen in Beziehung zu Infektionen der Mundhöhle. Korresp.bl. Zahnärzte **1922**, 74. *Majut:* Dtsch. zahnärztl. Wschr. **1922**, 369. — *Mayo:* J. amer. med. Assoc. 1927, 2025. *Moral:* (a) Klinik der Zahn- und Mundkrankheiten, 1920. (b) Österr.-ung. Vjschr. Zahnheilk. **1918**, 31.

Päßler: Verh. Kongr. inn. Med. Ref. Münch. med. Wschr. **1913**, 2604. — *Partsch:* Die Zähne als Eingangspforte der Tuberkulose. Dtsch. med. Wschr. **1904**. — *Patz:* Inaug.-Diss. Frankfurt 1922. — *Poll, Fr.* u. *O. Sticke:* Streptokokkenbefunde bei Zahnerkrankungen und orale Sepsis. Zbl. Bakter. I Orig. **108**, 1—9. — *Precht:* (a) Experimentelle Untersuchung über orale Sepsis und elektive Lokalinfektion. Dtsch. zahnärztl. Wschr. **29**, Nr 25, 513 (1926). (b) Dtsch. med. Wschr. **53**, Nr 27, 1131 (1927). (c) Zur Kritik der Dresdner Vorträge über Fokalinfektion. Zahnärztl. Rdsch. **36**, 389 (1927).

Rebel: Welche Forderungen ergeben sich aus der neuen Richtung der anaeroben Zahnheilkunde für uns deutsche Zahnärzte. Dtsch. zahnärztl. Wschr. **1921**, 622. — *Riha:* (a) Österr. Z. Stomat. **1922**, 1170. (b) Über das Oralsepsisproblem mit besonderer Berücksichtigung des dentalen Faktors. Dtsch. Mschr. Zahnheilk. **1925**, H. 1, 17. (c) Die orale Sepsis. Zahnärztl. Rdsch. **25**, Nr 21, 357 (1926). — *Rosenow:* (a) Über orale Sepsis mit besonderer Berücksichtigung der Tröpfcheninfektion und der Möglichkeit ihrer Verhütung durch Gesichtsmasken. Dtsch. Mschr. Zahnheilk. **1922**, 321. (b) Orale Fokalinfektionen als Ursache von Allgemeinerkrankungen. Zahnärztl. Rdsch. **36**, Nr 22, 375 (1927).

Schottmüller: Die Bedeutung der fokalen Infektion vom Standpunkt der inneren Medizin. Münch. med. Wschr. **1927**, 1527. — *Schub:* Die chirurgische Behandlung der Wurzelgranulome in der zahnärztlichen Praxis. Inaug.-Diss. Frankfurt a. M. 1922. — *Shemely:* Über fokale Infektionen. Zahnärztl. Rdsch. **36**, Nr 35, 608 (1927). — *Siegmund:* Wurzelhautentzündung und Kieferknochen. Dtsch. zahnärztl. Wschr. **1928**, 594.

Trebitsch: Die fokale Infektion. Zahnärztl. Rdsch. **35**, 888 (1926). — *Trauner:* Die Rolle der Zähne als Eingangspforte für eine Tiefeninfektion. Zahnärztl. Rdsch. **36**, Nr 5, 75 (1927).

Weber: (a) Der heutige Stand der Lehre von der „Oralinfektion". Dtsch. Mschr. Zahnheilk. 1923. (b) Periodontitis granulomatosa. Dtsch. Mschr. Zahnheilk. **44**, 675—695 (1926). — *Weber* u. *Pesch:* Untersuchungen über die pathogenetische Bedeutung der Zahnwurzelgranulome für die orale Sepsis. Dtsch. Mschr. Zahnheilk. **45**, H. 21, 875—894 (1927). — *Weiser:* Welche Rolle spielen kranke Zähne als Eingangspforte für die Erreger von allgemeinen Erkrankungen des Körpers. Z. Stomat. **19**, 693 (1921).

Zimmerlich: Über den Zusammenhang dentaler Erkrankungen mit denen des Sehorgans. Inaug.-Diss. Frankfurt a. M. 1921.

22. Abschnitt.

Die aktinomykotische Periodontitis und die Aktinomykose der Kieferknochen.

Während die gewöhnlichen Mundbakterien das geschilderte landläufige Bild der chronischen Wurzelhautentzündung erzeugen, geben einzelne Entzündungserreger dem Bilde andere Züge. Zu jenen gehört der Strahlenpilz Actinomyces hominis, der nach der Untersuchung von Ponfick, Israel, Partsch, Jähn und Zilz vom Munde her durch die Zahnhöhle hindurch in den Körper seinen Einzug halten kann. Boström bestritt zwar die Infektion vom Zahn her und glaubte ausschließlich an eine Einwanderung des Pilzes durch die Schleimhaut. Aber die späteren Untersuchungen haben einwandfrei erwiesen, daß der Actinomyces in den offenstehenden Pulpakanal gelangen und von hier aus seinen Wandertrieb entsprechend in das Periodontium und an die Knochenhaut gelangen kann. Solange der Pilz in der Zahnhöhle selbst geborgen ist, unterscheidet sich die von ihm angeregte Periodontitis durch nichts von der gewöhnlichen Form. Erst wenn die Entzündungsprodukte von der Wurzel nach dem Kiefer vorrücken, treten die besonderen Eigentümlichkeiten zutage. Sie liegen in einer stärkeren, dichteren Schwellung des Periostes und des umliegenden Bindegewebes. Am Unterkiefer macht sich das durch ein frühzeitiges Eintreten und hartnäckiges Bestehen einer

Kieferklemme bemerkbar. Diese sehr viel derbere Schwellung bewirkt trotz Entfernung des Zahnes ein nur langsames Zurückgehen, meistens ein unvermindertes Fortdauern der Schwellung und der von ihr bedingten Kieferklemme. Allmählich erst kommt es zum Durchbruch von Erweichungsherden, die nicht an den für die chronische Periodontitis typischen Stellen, sondern beliebig zerstreut in der Wangenhaut auftreten.

Im allgemeinen nimmt die Aktinomykose am Unterkiefer zwei verschiedene Verbreitungswege an. Der eine führt von der Außenseite des Masseters in die Wangenweichteile aufwärts am Kiefer, so daß Herde in der Parotisgegend dicht vor dem Ohr, ja selbst in der Schläfengegend zur Beobachtung kommen.

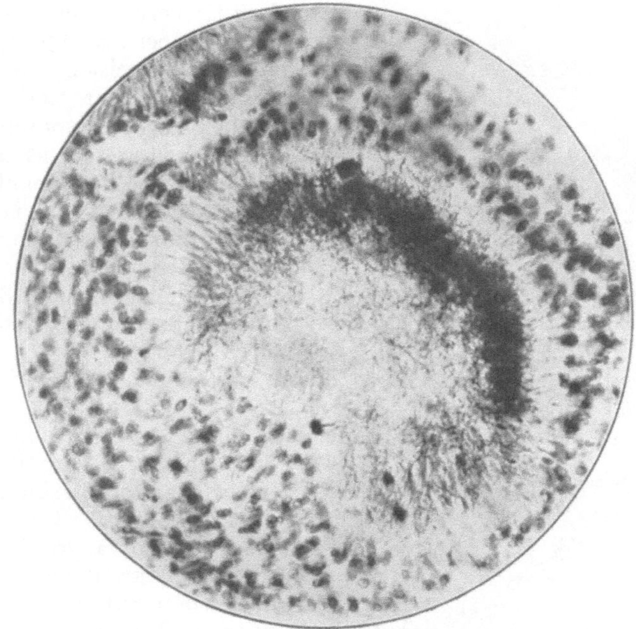

Abb. 215. Druse bei starker Vergrößerung.

Der andere Weg führt in die Submaxillargegend und am Halse abwärts in Form von Herden, welche dem Kopfnicker folgen und in der Gegend des Zungenbeines, ja selbst bis zur Drosselgrube hin entstehen.

Das bleibt der charakteristische Zug der Strahlenpilzerkrankung, daß sie schrankenlos zu wandern vermag, sich nicht wie die gewöhnlichen Eiterungen an den Verlauf der Fascien bindet, und daß sie auf der Wanderung meist keine Spur hinterläßt, so daß der Unerfahrene den Zusammenhang der Herde mit dem ursprünglichen Ausgangspunkt kaum zu ahnen vermag.

Erregt die Form der Verbreitung, das vielfältige Auftreten der Herde im klinischen Bilde schon Verdacht, wird der direkte Nachweis der pathognomonischen Körner, die sich in dem Erweichungsherde, sei es in den schlaffen, meist etwas gelblich gefärbten Granulationen oder in dem spärlichen Eiter finden, volle Klarheit schaffen.

Läßt man den Eiter auf dem Boden einer Schale verlaufen, so heben sich für das bloße Auge sichtbar graugelbliche, gelegentlich auch dunkel verfärbte, opake Körnchen von Hirsekorn- bis Stecknadelkopfgröße auf der Fläche deutlich ab. Bringt man sie unter das Mikroskop, so läßt sich schon bei schwacher

Vergrößerung ihre Zusammensetzung aus einzelnen rosettenartig zusammengefügten Drusen erkennen. Je älter sie sind, desto deutlicher ist an ihrer Peripherie der Kranz von hellen, klaren, strahlenförmig angeordneten Keulen sichtbar, welcher dem Pilz den Namen gegeben hat. Das Innere der Drusen erfüllt ein fädiges Netzwerk, dessen Einheit sich deutlich abhebt gegenüber den dickeren Fäden, wie man sie bei Streptothrixballen findet, die gelegentlich in den Herden bei einfach chronischer Periodontitis vorkommen.

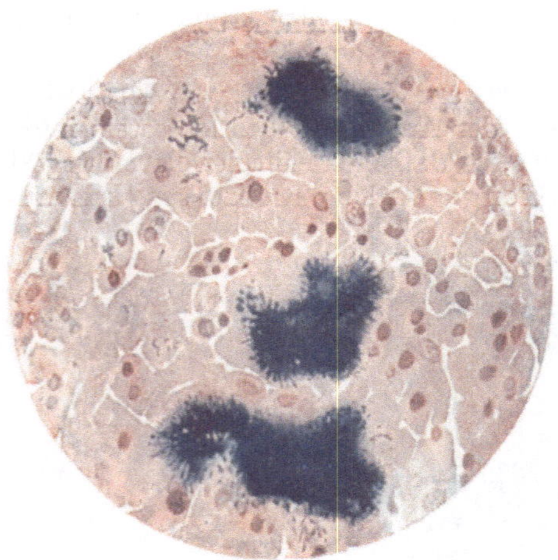

Abb. 216. Actinomycesdrusen im Eiter. (Aus Schmaus-Herxheimer, Grundriß der pathologischen Anatomie. 11./12. Aufl.)

Gegenüber der chirurgischen Behandlung, Incision, Auslöffelung, Kauterisation hat sich in neuerer Zeit die Röntgenbestrahlung als recht erfolgreich erwiesen, so daß Jüngling sogar den Standpunkt vertritt, daß sie ausschließlich bei der Aktinomykose zur Anwendung kommen müßte. Besonders wirksam erschien die Kombination der Bestrahlung mit dem inneren Gebrauch von Jodkali (Melchior).

Die kleineren, leicht angreifbaren Herde wird man wohl der Operation vorbehalten.

Was diese aktinomykotischen Herde noch besonders auszeichnet und von der einfachen chronischen Periodontitis unterscheidet, ist der Umstand, daß die Lymphdrüsen trotz der umfangreichen Ausdehnung der Erkrankung sich nur wenig oder gar nicht mitzubeteiligen pflegen (Partsch).

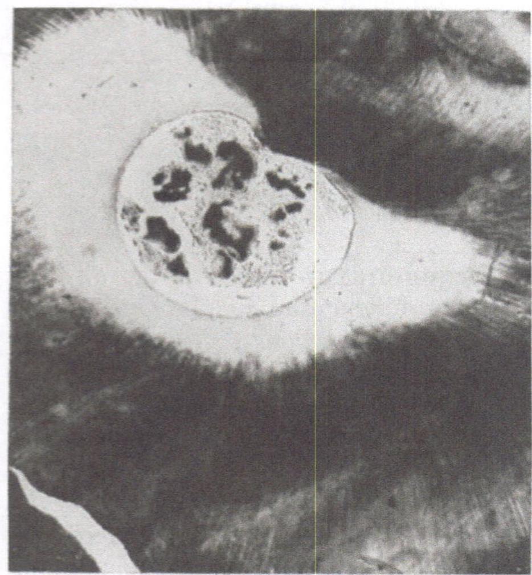

Abb. 217. Actinomycesdrusen in dem Wurzelkanal. (Nach Jähn.)

An dem Oberkiefer läuft die Erkrankung nicht so typisch ab. Zwar sieht man auch hier Verbreitung in die Wangenweichteile, ja bis in die Augenlider (Partsch), aber an dem Knochen selbst pflegt die Affektion leider bald so in die Tiefe zu kriechen, daß sie sich dem Auge und dem Finger entzieht, und leider oft erst manifest wird, wenn sie bis zur Schädelbasis und durch sie hindurch nach der Hirnhöhle (Ponfik) oder bis zur Wirbelsäule vorgedrungen ist. Daraus resultiert die Tatsache, daß die Prognose der Aktinomykose im Oberkiefer weitaus ernster ist als die des Unterkiefers.

Auf die Gefahr, daß die Aktinomykose auch von den Taschen der durchbrechenden Weisheitszähne ihren Ausgang nehmen kann, ist bei Besprechung der Erkrankungen des Weisheitszahnes besonders hingewiesen worden.

Abweichend von dem Verlauf der gewöhnlichen Periodontitis pflegt der Strahlenpilz auch noch andere Veränderungen am Kiefer herbeizuführen. So sind Fälle beobachtet, in denen mitten in der Knochensubstanz (Bruns) Herde auftraten, allerdings nicht ohne gleichzeitige Mitbeteiligung des Periosts (zentrale Aktinomykose). Andererseits kommen auch auf dem Boden der Aktinomykose starke Verdichtungen des Knochens durch periostales Osteophyt zustande, oft so stark, daß geradezu geschwulstähnliche, die eigentliche Struktur des Knochens vollkommen verändernde knöcherne Wucherungen beobachtet worden sind (Poncet).

Auf eine eigenartige Beziehung der Aktinomykose hat Naeslund durch seine Untersuchungen der Speichelsteine aufmerksam gemacht. Er hat bei 10 untersuchten Speichelsteinen Actinomycesfäden als organisches Stroma der Steine gefunden. Söderlund hat diese Beobachtung bestätigt. Naeslund glaubt eine anaerobe, im Munde vorkommende, von einer aëroben, frei vorhandenen Form unterscheiden zu müssen; beide Formen finden sich in den Steinen. Die Einwanderung kann von den Geweben der Nachbarschaft in die Speicheldrüse hinein oder auf dem Wege des Ductus Whartonianus erfolgen. So kann der Strahlenpilz nicht nur die Steinbildung, sondern auch die von Küttner beschriebenen Speicheldrüsentumoren hervorrufen. Der Pilz vermag Kalk aus dem Speichel auszufällen und sich auf Fremdkörper niederzuschlagen und mit ihnen in den Speichelgang zu gelangen. Chronische Entzündung ist die erste Reaktion, welche der Strahlenpilz auslöst. Naeslund gelang es, nicht nur aus den Konkrementen in der Speicheldrüse Reinkulturen des Actinomyces zu erhalten, sondern durch Einbringung dieser Kulturen in die Mundhöhle Speichelsteine zu erzeugen, gleichgültig ob die aerobe oder die anaerobe Form zum Experiment verwendet wurde

23. Abschnitt.

Die tuberkulöse Periodontitis und die Tuberkulose der Kieferknochen.

Daß Zähne die Eingangspforte für pathogene Keime werden können, zeigt sich auch bei der Tuberkulose. Hier soll nicht von jenen Fällen die Rede sein, in denen bei schwer Tuberkulösen die Mundhöhle mit ausgehustetem, tuberkulösem Material überschwemmt wird und gelegentlich das Virus auch auf der Mundschleimhaut zu haften vermag, sondern von den Fällen, in welchen bei sonst Gesunden die Tuberkulose ihren Einzug durch das Zahnsystem hält. Der Tuberkelbacillus vermag durch die Zahnhöhle bis in das Periodontium zu gelangen und in diesem eine spezifisch tuberkulöse Entzündung anzuregen. Wenn man früher der Meinung war, daß schon die cariöse Zerstörung eines Zahnes das Eindringen des Tuberkelbacillus durch die Pulpa bis zu den Lymphdrüsen hin ermögliche (Odenthal), so übersah man dabei, daß die gesunde Pulpa der Durchwanderung der Bakterien besonderen Widerstand entgegensetzt. Vielmehr wird erst ihre Zerstörung vorausgegangen sein müssen, ehe es dem Tuberkelbacillus gelingt, in dem periodontalen Gewebe seine verhängnisvolle Tätigkeit zu entfalten. Mit der Ansiedelung von Tuberkelknötchen in dem periapikalen Gewebe geht auch die Zerstörung des Knochens in Form der tuberkulösen Caries vor sich, so daß seine Zerstörung viel rascher und umfangreicher erfolgt, als es bei der gewöhnlichen Periodontitis je der Fall ist. Es macht sich deshalb sehr früh schon eine starke Lockerung des Zahnes bemerkbar. Gleichzeitig schwellen die submaxillaren Drüsen erheblich an, und nicht nur diese, sondern auch die oberen Halsdrüsen. Mit ihrer Verkäsung wird ihre Rückbildung meist verhindert, mindestens stark verlangsamt. Entweder wandeln sich diese käsigen Herde durch Aufnahme von Kalksalzen allmählich in harte feste Massen um, oder es tritt so rasche Erweichung ein, daß unter Zunahme des Volumens ein käsiger Absceß zustande kommt. Diese Erscheinungen weisen auf die Tuberkulose als Ursache der Erkrankung hin und zwingen zu energischen Maßnahmen.

Von einer Erhaltung des Zahnes kann in solchen Fällen nicht die Rede sein, da die Ausräumung des Knochenherdes schon eine breitere Eröffnung notwendig macht und die Alveole dabei meistens schon zerstört ist. Die Drüsen müssen ebenfalls entfernt werden, weil nur so eine Weiterverbreitung in andere Drüsengebiete verhindert werden kann. Die Heilung des Herdes an dem Zahnfleisch und der Mundschleimhaut läßt meistens längere Zeit auf sich warten;

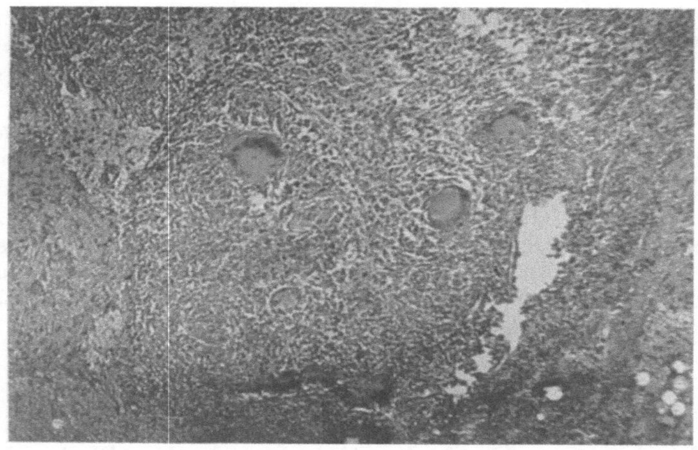

Abb. 218. Tuberkulöse Periodontitis. Tuberkelknötchen in dem Granulom.

zu leicht kommt es zu neuer tuberkulöser Veränderung der Granulationen. Mit raschem Eingreifen bei Wiederausbruch der Tuberkulose läßt sich doch allmählich Heilung erzielen. Ich habe in einen bei einem jungen Mädchen beobachteten Fall die Ausheilung endgültig zustande kommen sehen. Ich habe seit der Veröffentlichung dieses einwandfrei beobachteten Falles noch andere gesehen, in denen ohne Zweifel die Tuberkulose von den Zähnen aus eingewandert war. Aber die Fälle sind doch relativ selten. Ich kann mich daher den in jüngster Zeit von Zilz vorgetragenen Anschauungen, daß die Tuberkulose sehr viel häufiger sei, allerdings mehr in der Form der Muchschen Granula, die sich angeblich fast in jedem hohlen Zahn vorfinden, nicht anschließen, weil die mikroskopische Diagnose der Granula doch sehr ungewiß ist und die bisherigen Tierexperimente noch nicht genügend Beweiskraft zu haben scheinen. Mir haben im Gegenteil direkt nach dieser Richtung hin unternommene Experimente mit Verimpfung des von Zilz als verdächtig angeführten Materials (Granulom, Cystenflüssigkeit) absolut negative Resultate ergeben.

Gegenüber dieser primären Form der tuberkulösen Periodontitis muß aber noch auf die sekundäre Form hingewiesen werden, welche bei Phthisikern beobachtet wird als Ausdruck der durch das ausgehustete, den Mund passierende virulente Material entstandenen lokalen Infektion. Man begegnet bei solchen Kranken mit Fistelbildung verlaufenden Periodontitiden, welche trotz der Extraktion des Zahnes nicht zur Ausheilung kommen. Die nach der Entfernung des Zahnes zurückbleibende Fungosität läßt eine Vernarbung nicht zu, unterhält die Fisteleiterung. Wird dann der Herd erneut angegriffen, räumt man den Granulationsherd und den Fistelgang aus, so erweisen sich die Granulationen mit Tuberkelknötchen durchsetzt. Nur eine energische Auslöffelung, womöglich mit Kauterisation, kann vollkommene Heilung bringen. Sind auch die Drüsen affiziert, müssen auch diese entfernt werden.

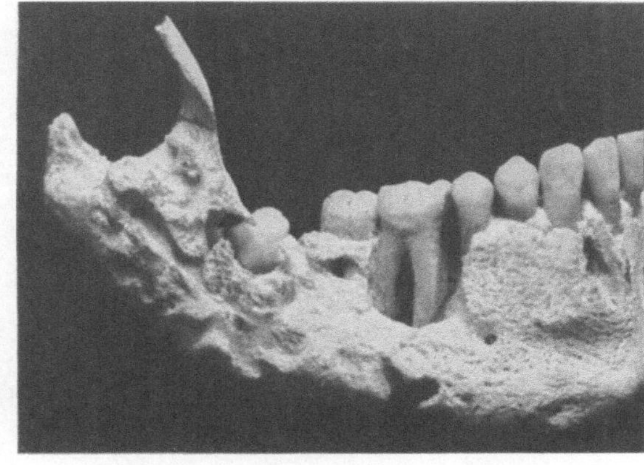

Abb. 219. Tuberkulose des Unterkiefers mit Sequesterbildung. (Äußere Seite.)

Die Tuberkulose kann aber auch von dem Zahnfleisch direkt auf den Kiefer fortgeleitet werden. Namentlich bei schon bestehender Lungenschwindsucht pflegen am Zahnfleisch des Oberkiefers und des Unterkiefers Geschwüre aufzutreten, welche rasch den Alveolarfortsatz mitbeteiligen. Zaudy hat eine größere Anzahl solcher Fälle eingehender beschrieben. Ich sah bei einem Phthisiker ein umfangreiches Geschwür an der Schleimhaut des harten Gaumens unter einer Prothese entstehen, welches auf den Knochenübergriff, so daß durch Nekrose desselben eine Verbindung zwischen Mund und Nasenhöhle zustande kam. Die tuberkulösen Zahnfleischgeschwüre verraten sich durch ihr torpides Aussehen, durch ihre leicht geröteten, aufgeschwollenen Ränder, unter denen der Entzündungsprozeß weitergreift. In den Rändern oder auch in deren Umgebung gewahrt man bei genauerem Zusehen oft die kleinen grauen Knötchen, durch deren Zusammenfluß das Geschwür immer mehr an Ausdehnung gewinnt. Mit der Freilegung der Zahnwurzel lockert sich diese und der Prozeß erreicht rasch den Alveolarrand. Dieser wird cariös oder nekrotisiert in größerer Ausdehnung, so daß die Sonde neben dem Zahn meist den rauhen Knochen nachweisen läßt. Die Untersuchung der Geschwürsabsonderung läßt nicht immer einwandfrei Tuberkelbacillen nachweisen, aber meist ist die bestehende Lungenphthise schon Beweis genug, daß man es mit einem tuberkulösen Prozeß zu tun hat. Leider macht diese die therapeutischen Versuche durch Auskratzungen mit dem scharfen Löffel, durch Anwendung des Thermokauters oder von Ätzmitteln (rauchende Salpetersäure, Milchsäure) illusorisch. Es tritt zwar vorübergehend lokale Besserung ein, aber die Verschlechterung des Allgemeinzustandes geht meistens rasch vor sich.

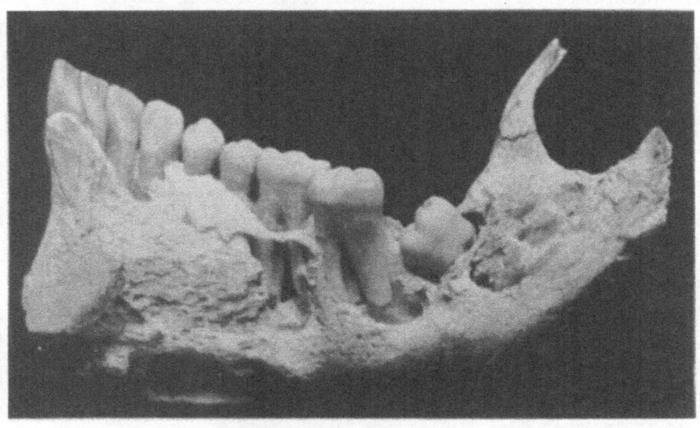

Abb. 220. Tuberkulose des Unterkiefers. (Innere Seite.)

Gegenüber der durch direkte Fortleitung entstehenden Tuberkulose des Kieferknochens kommt aber auch eine Tuberkulose sowohl am Oberals auch am Unterkiefer analog den anderen Knochentuberkulosen durch Infektion auf dem Blutwege zustande. Diese Tuberkulose zeigt sich bei jugendlichen Individuen am Oberkiefer, am öftesten am unteren Augenhöhlenrand,

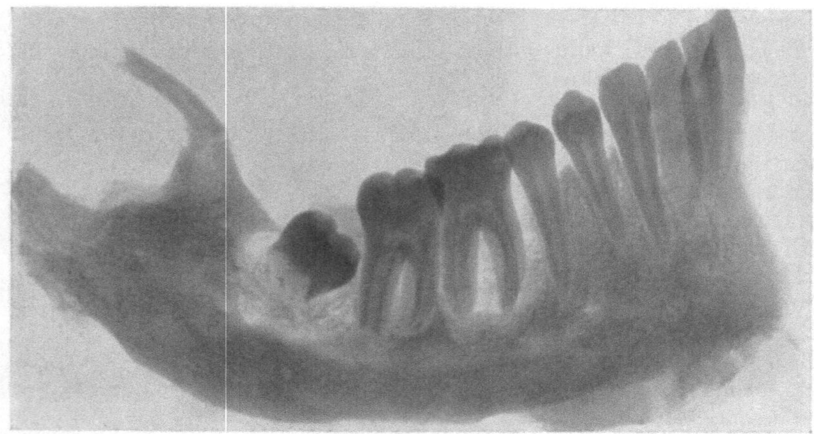

Abb. 221. Röntgenbild der Tuberkulose des Unterkiefers.

wo langsam, ohne starke Rötung, ein kalter Absceß auftritt, der bei seiner Spaltung auf den cariösen Knochen führt, gelegentlich auch kleine Sequester zutage fördert. Die Ausheilung des Herdes führt zu einer, dem Knochen fest aufsitzenden Narbe, die auf den ersten Blick den überstandenen tuberkulösen Prozeß für immer verrät. Moral berichtet noch über eine nicht eiterige tuberkulöse Periostitis des Kiefers. Bei einem 18jährigen Mädchen fand sich bei leichter Temperatursteigerung und Verkalkung einer Halsdrüse leichte Verdickung des Unterkiefers im Röntgenbilde mit deutlicher Reaktion auf Tuberkulin.

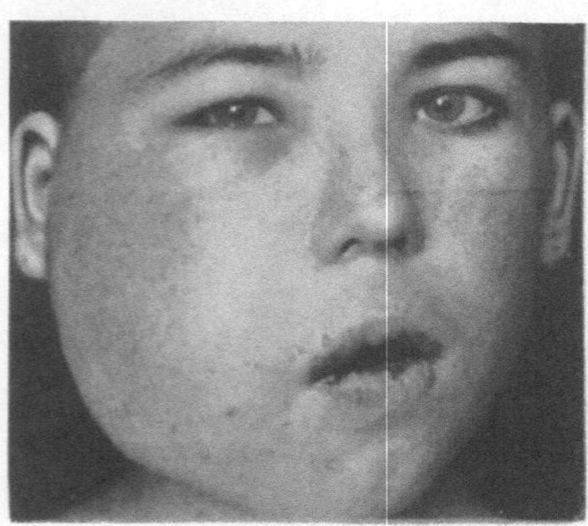

Abb. 222. Tuberkulose des Unterkiefers.

Rosenstein weist besonders auch auf den paradentalen Weg der Infektion durch Tuberkulose als bedeutsam für die Zahnfleischtuberkulose und Tuberkulose des Alveolarfortsatzes hin und belegt die Ansicht durch Mitteilung einschlagender Fälle. Die Tuberkulose des Unterkiefers, ebenfalls eine Erkrankung des jugendlichen Alters, leitet sich mit einer Schwellung ein, welche langsam und ohne besondere Schmerzen entsteht. Allmählich kommt es an irgendeiner Stelle zur Erweichung der Schwellung. Es entstehen an mehreren Stellen fistulöse Durchbrüche, an der Seitenfläche des Kiefers vor dem Ohr, in der Unterkiefergegend bis hinab zum Halse. Die Sonde führt auf den cariös erweichten Knochen. Liegen die Herde nahe dem Zahnfortsatz, so kommen auch Durchbrüche in den Mund hinein zustande. Auch Beteiligung des Kiefergelenkes kann sich mit der Erkrankung des Knochens verbinden. Der Prozeß ist einer der hartnäckigsten und spottet den meisten Heilungsversuchen, die mit Auskratzungen, Abmeißelungen gemacht werden. Trotz solcher Maßnahmen schreitet vielmehr der Prozeß immer weiter am Kiefer fort, zerstört immer umfangreichere Partien, lockert die Zähne, bringt sie mit oder ohne Knochensequester zum Ausfall und beeinträchtigt so auf das schwerste die Ernährung der Kinder und ihren Allgemeinzustand. Die meiste Aussicht, den Prozeß zum Stillstand zu bringen, bietet noch die möglichst frühzeitige Resektion. Ich habe dadurch wenigstens die Krankheit zum Stillstand kommen sehen. Ob damit endgültige Heilung erzielt wird, hängt von dem gleichzeitigen Auftreten der Tuberkulose an inneren Organen ab. Lungen- und Meningealtuberkulose führen früher oder später die Kranken zum Tode. Selbst Totalresektion des ganzen Unterkiefers, wie sie Küttner in dem von Riegner beschriebenen Falle ausgeführt hat, vermochte den üblen Ausgang nicht abzuwenden. Nur vereinzelt sind nach mehrjähriger Behandlung Heilungen von Stubenrauch und Heidenreich gemeldet.

Literatur.

Aktinomykotische und tuberkulöse Periodontitis.

Corinth, Margarete: Über einen Fall von Aktinomykose des Ganglion Gasseri. Dtsch. Z. Nervenheilk. **65**, H. 3/6 (1920).

Euler: (a) Actinomycesdrusen in einer lebenden Pulpa. Dtsch. Mschr. Zahnheilk. **1914**, H. 4. (b) Zur Klinik der dentalen Aktinomykose. Dtsch. Mschr. Zahnheilk. **1918**, H. 2.

Jähn: Die Aktinomykose des Mundes unter besonderer Berücksichtigung ihrer Beziehungen zu den Zähnen. Dtsch. Mschr. Zahnheilk. **1909**. — *Jüngling, Otto:* Röntgenbehandlung der Aktinomykose der Kopf- und Halsgegend. Münch. med. Wschr. **1920**, Nr 26.

Kantorowicz: Zur Klinik der dentalen Aktinomykose. Dtsch. Mschr. Zahnheilk. **1918**, H. 2. — *Klemm, Gertrud:* Über die Therapie der Aktinomykose nebst Mitteilung eines geheilten Falles von Hautaktinomykose. Dermat. Z. **30** (1920).

Michel: Kiefertuberkulose. Korresp.bl. Zahnärzte, Jan. **1909**. — *Moorhead:* Cariöse Zähne als Eintrittspforten für den Tuberkelbacillus. Dtsch. med. Wschr. **1910**, Nr 36, 1678.

Odermatt: Radiologisches zur Aktinomykosenerkrankung. Schweiz. med. Wschr. **1920**, Nr 2.

Partsch: Die Zähne als Eingangspforte der Tuberkulose. Dtsch. med. Wschr. **1904**.

Rodella: Beitrag zum Studium der Aktinomykose. Zbl. Bakter. **84**, H. 6 (1920).

Wild: Die im Bereich der Zähne lokalisierte Tuberkulose. Schweiz. Vjschr. Zahnheilk. **1918**, H. 9.

Zilz: (a) Cariöse Zahnhöhlen als Eingangspforten für den Erreger der Aktinomykose. Vjschr. Zahnärzte **1910**, H. 4. (b) Tuberkulose der Mundhöhle. Wien 1912. (c) Experimentelle und klinische Untersuchungen über Kieferaktinomykose. Österr. Z. Stomat. **12**, H. 3/4.

24. Abschnitt.

Die eiterige Entzündung der Kieferknochen.

Gegenüber den entzündlichen Veränderungen der Knochenhaut, welche im direkten Anschluß an Zahnaffektionen infolge der Fortleitung des Entzündungsprozesses auf die Knochenhaut hervorgerufen werden, kommen aber auch, wenn auch viel seltener, Entzündungsprozesse am Kiefer zur Beobachtung, welche primär am Kiefer einsetzen und in den meisten Fällen durch im Blute kreisende und auf dem Blutwege zugeführte bakterielle Gifte hervorgerufen sind.

Unter diesen nimmt die eiterige Infektion die erste und wichtigste Rolle ein. Man hat sie lange als Osteomyelitis der Kiefer bezeichnet. Aber die Grenze, wo die eiterige Periostitis in die eiterige Ostitis und Osteomyelitis übergeht, ist in diesen Fällen schwer zu ziehen, so daß man nach dem

Vorgange von Schuchardt lieber von einer Panostitis oder, wie Lexer will, einer eiterigen Ostitis spricht.

Es wird sich schwer eine deutliche statistische Übersicht über die Häufigkeit der eiterigen Ostitis der Kiefer im Vergleich zu der der übrigen Knochen geben lassen, da die beobachteten Fälle nicht immer in der Literatur scharf von denen von dem Zahnsystem aus fortgeleiteten Entzündungsprozessen getrennt worden sind. Aber wie jene pflegt auch die Osteomyelitis der Kiefer in dem jugendlichen Alter weitaus häufiger zu sein, als in späteren Lebensjahren. Ich habe Fälle von Osteomyelitis der Kiefer schon bereits in der 3. Lebenswoche beobachtet, und im Säuglingsalter sind von Röpke und Schmiegelow wiederholt Fälle gesehen worden. Perthes zieht für den Ausbruch der Entzündung und zur Erklärung des Vorkommens im jugendlichen Alter die Tatsache heran, daß, wie der wachsende Knochen, so auch die wachsenden Zahnkeime die Ablagerung von bakteriellen Giften begünstigen sollen.

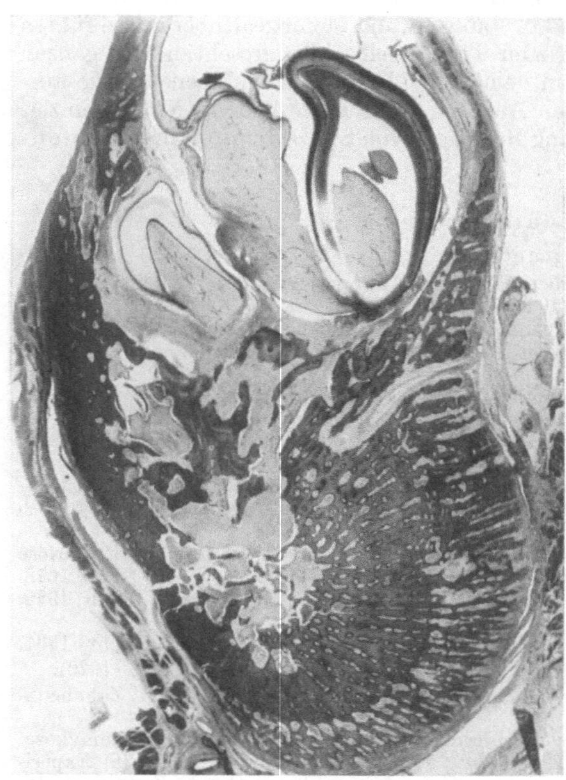

Abb. 223. Sequestrierende Zahnkeimentzündung. Übersichtsbild bei Lupenvergrößerung. [Nach Schubert, Dtsch. Mschr. Zahnheilk. 41, 527 (1923).]

So sicher diese Entzündungsformen durch Mikroorganismen hervorgerufen werden, so schwer ist es im einzelnen Falle, die Quelle nachzuweisen, aus welcher die Keime in die tief gelegenen Teile des Knochens auf dem Wege des Blutstromes gekommen sind. Zahn und Zahnfleisch sind in diesen Fällen häufig ganz intakt, so daß man eine Infektion vom Munde her ausschließen kann.

Es soll aber nicht unerwähnt bleiben, daß die Intensität des osteomyelitischen Prozesses anscheinend von der Virulenz der Erreger abhängt. Neben den akuten und subakuten Fällen finden sich auch chronische Formen, bei denen die akuten Erscheinungen Fieber, Schwellung, Schmerzhaftigkeit ganz fehlen und der Verlauf so schleichend ist, daß er sich nur durch mäßige Schwellung des Knochens verrät, die von einer Derbheit ist, daß man einen Tumor vor sich zu haben glaubt. Ich beobachtete einen solchen Prozeß am Oberkiefer bei dem trotz umfangreicher Nekrose des Alveolarfortsatzes keine Eiterung nach dem Antrum oder nach außen zu nachzuweisen war.

Manchmal können akute Eiterungen an anderen Stellen des Körpers, wie z. B. Karbunkel im Nacken, Furunkel der Haut, Panaritien oder Anginen vorausgegangen sein und den Infektionsträgern Eintritt in den Körper verschafft haben. Bemerkenswert bleibt dabei aber, daß zwischen diesen ursächlichen Erkrankungen und dem Ausbruche der Osteomyelitis nicht selten viele Tage, selbst Wochen ganz gesunden Allgemeinbefindens liegen können. Eine besondere Beachtung verdient der Zusammenhang der Osteomyelitis des Unterkiefer mit dem Furunkel am Kinn. Hatte schon Greve und Williger auf diese besondere Beziehung hingewiesen, so ging in neuerer Zeit Hoenig diesem Zusammenhang nach, indem er den anatomischen Bau des Unterhautbindegewebes näher studierte und dicke, von der Haut senkrecht und schräg zum Kiefergerüst verlaufende Bindegewebszüge nachwies, die der Verbreitung entzündlicher Prozesse, ähnlich wie beim Panaritium der Fingerbeere, geradezu den Weg weisen. Unter 25 Fällen von Kinnfurunkel konnte in 12 Fällen die Mitbeteiligung des Knochens festgestellt werden, in 6 Fällen wurde der Unterkiefer ausgedehnt in Mitleidenschaft gezogen, so daß es zu umfangreicher Sequestrierung kam.

Diese Tatsache läßt es geboten erscheinen, beim Kinnfurunkel schon früh zum Messer zu greifen und durch tiefe Spaltung rechtzeitig einer Verbreitung nach dem Knochen zu vorzubeugen. Außerdem erfordert die Lockerung der Zähne, die Abstoßung größerer Knochenpartien, das Eintreten von Bißanomalien prothetische, zahnärztliche Maßnahmen. Auch traumatische Einflüsse führen gelegentlich zum Ausbruch einer solchen Osteomyelitis. So sah ich bei einem Militärarzt, den das Pferd beim Erheben des Kopfes mit dem Sattelknopf gegen den Unterkiefer schlug, bei vollständig gesundem Gebiß und ohne äußere Verletzung der Weichteile eine schwere akute Osteomyelitis, 8 Tage nach der Verletzung einsetzen.

Als Infektionsträger sind dieselben Mikroorganismen wie bei der akuten Osteomyelitis der Röhren- und Plattenknochen, die Staphylo- und Streptokokken in erster Reihe anzuschuldigen.

Ich will hier auch noch bemerken, daß ich auch vom Zahnsystem, ohne daß eine andere Erkrankung vorausging, im direkten Anschluß an zahnärztliche Behandlung ausgesprochene Osteomyelitis auftreten sah. Mir ist ein Fall wegen seiner Tragweite in besonderer Erinnerung, bei dem ein Zahn, der gar nicht schmerzte und nur gelegentlich einer anderen Zahnbehandlung mit ausgebohrt wurde, nach Verschluß der Pulpahöhle mit einrotiertem Zinn, innerhalb zwei Tagen eine Osteomyelitis des Kiefers hervorrief, bei welcher unter allgemeinen septischen Erscheinungen Herde in umfangreicher Ausdehnung zustande kamen, deren Ausheilung ein mehrmonatliches Krankenlager bedingte.

Die Fälle, bei denen sich im Anschluß an die Extraktion eines nur pulpitischen Zahnes osteomyelitische Prozesse anschlossen, werden auf eine eiterige Infektion des Knochens zurückgeführt werden müssen.

Die Erscheinungen, unter denen die Osteomyelitis auftritt, setzen meist recht plötzlich und sehr heftig ein. Namentlich ist stets ein intensiv bohrender Schmerz, beim Ausbruch der Krankheit verbunden mit hohem Fieber, ja mit Schüttelfrost vorhanden. Die Lockerung der Zähne ist als ein Frühsymptom der Osteomyelitis anzusehen. Aus ihm lassen sich auf die Schwere und den Umfang des Knochenprozesses Schlüsse ziehen. Trotz ihres Auftretens lasse man sich nicht zur Entfernung der Zähne verleiten; höchstens wenn ein Zahn sichtlich der Ausgangspunkt der Erkrankung gewesen, opfere man ihn, erhalte die übrigen, selbst wenn man zu Stützapparaten in Form von Drahtverbänden seine Zuflucht nehmen muß und die Zahnreihen durch Gummibänder gegeneinander fixiert werden müssen. Ohne daß es möglich ist, von vornherein einen bestimmten Zahn anzuschuldigen, verbreitet sich die Schmerzhaftigkeit im Kiefer so, daß häufig mehrere ganz gesund aussehende Zähne hintereinander schmerzempfindlich gegen Druck und Erschütterung werden und gleichzeitig sich zu lockern beginnen. Mit diesen Beschwerden an den Zähnen vergesellschaftet sich rasch eine Schwellung des Knochens, die sich meist diffus ausbreitet, sehr hart ist und keinen bestimmten Punkt als besonders druckempfindlich erscheinen läßt. Die Schwellung nimmt in wenigen Tagen rasch zu. Bald hat sie ihren Sitz mehr im Mittelstück oder in dem horizontalen Ast des Unterkiefers, breitet sich aber von dort aus auch am aufsteigenden Ast aus.

Wenn der Oberkiefer der Sitz der Erkrankung ist, tritt Schwellung der Wange und des Augenlides ein und verunstaltet das Gesicht erheblich.

Zahnfleisch, Wangenschleimhaut beteiligen sich an der Schwellung. Am Unterkiefer hat Vinzent ein besonderes Symptom in der Hypästhesie des Ausbreitungsbezirkes des Nervus mentalis beschrieben und es auf die entzündlichen Veränderungen, die sich in unmittelbarer Nähe des Nervus mandibularis abspielen, zurückgeführt. Ich kann für jene Fälle, bei denen der Prozeß den Canalis mandibularis mitergreift, das Auftreten des Symptoms wohl bestätigen, aber nicht in der allerfrühesten, sondern erst in der späteren Periode. In jenen Fällen, wo der Prozeß mehr an der Außenfläche sitzt, pflegt es zu fehlen.

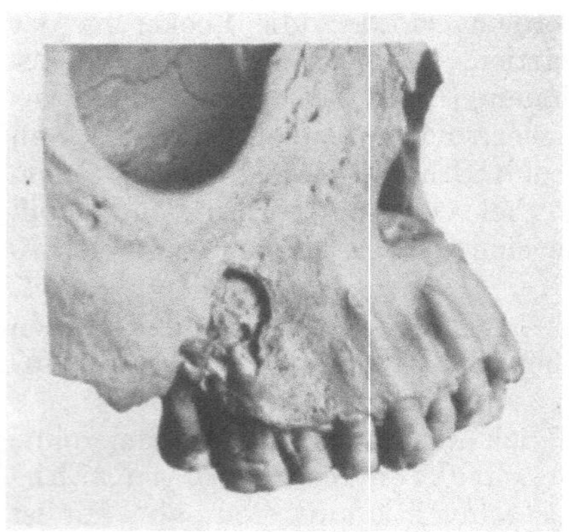
Abb. 224. Nekrose am Oberkiefer vom cariösen Zahn ausgehend.

Wie schon gesagt, stellen sich von vornherein Fiebererscheinungen ein, die sich oft so weit steigern können, daß wiederholte Schüttelfröste auftreten. Nicht immer ist Art und Höhe des Fiebers kongruent der Ausbreitung des lokalen Prozesses. Auch die Mitbeteiligung des Allgemeinbefindens hinsichtlich des Auftretens von Störungen des Sensoriums, Delirien und Somnolenz, laufen nicht immer mit den Fieberzuständen parallel, sondern hängen wohl mehr von Natur und Giftigkeit der Infektionsträger ab.

Entscheidend für den Verlauf bleibt der Umstand, ob es sich bei der Affektion um eine rasch fortschreitende diffuse Form oder mehr zur Abgrenzung geneigte umschriebene Osteomyelitis handelt. Bei ersterer pflegt der Verlauf meist recht verhängnisvoll zu sein. Schwere septische Allgemeinerscheinungen mit hohem, meist 39,5—40,5^0 erreichenden Fieber, mit einer sehr verbreiteten, nach keiner Seite recht abzugrenzenden Schwellung beherrschen das klinische Bild. Auch die Weichteile des Mundes nehmen stark an der Schwellung teil, der Mund wird viel offen gehalten und trocknet deshalb leicht aus, zumal das Bewußtsein meist stark getrübt ist. Bricht sich der den Knochen umspülende Eiter von selbst durch die Zahnfleischtasche oder durch die Mundschleimhaut hindurch Bahn, oder eröffnet ein Schnitt von außen durch die dickgeschwollenen Gewebsmassen hindurch die Eiteransammlung an dem Kiefer, so kann man den Kiefer in schweren Fällen so vollständig in einer von stinkendem Eiter erfüllten Höhle liegen finden, daß man ihn, mit leichtem Zuge die letzten Anheftungsmassen der Muskelansätze durchreißend, aus dieser Höhle direkt in toto herausnehmen kann. Ich sah einen solchen Fall, in welchem angeblich nach einer Zahnextraktion außer der starken Schwellung des Kiefers eine lebhafte Schwellung der Augenlider mit Erblindung und starkem Hervortreten der Augäpfel eingetreten war. Die rasch vorgenommene Freilegung des Kiefers, bei der das in der Abb. 225 wiedergegebene Präparat gewonnen wurde, konnte leider den verhängnisvollen Ausgang nicht mehr aufhalten, da außer einer Thrombose des Sinus cavernosus eine basilare Meningitis eingetreten war. Courtis beschreibt einen Fall, nach dem sich nach Masern der ganze rechte Oberkiefer so abstieß, daß er in toto vom Munde her entfernt werden konnte. Meist wird man bei diesen Fällen mit der Incision wegen der fortgeschrittenen Sepsis zu spät kommen, aber gelegentlich kann man doch den üblen Ausgang verhüten, wie es der von Faist beobachtete Fall beweist.

Auf die gefährlichen Osteomyelitiden der Kiefer bei Säuglingen weist Bauer hin. Sie verlaufen gewöhnlich mit Ödem und Absceßbildung im Gesicht und an den Augen und reichlicher Eiterung aus dem Nasengange der erkrankten Seite. Aus eiternden Fisteln, bei deren Sondierung man den rauhen Knochen oder die abgestoßenen Zahnkeime fühlt, entleert sich das Sekret aus der Tiefe. In der Mehrzahl der Fälle führen pyämische Symptome und allgemeine Sepsis zum Tode. Hahnemer sah einen Fall von Osteomyelitis durch Perikarditis purulenta, multiple Abscesse in den Lungen und Nieren und einem Pleuraempyem zu Tode kommen.

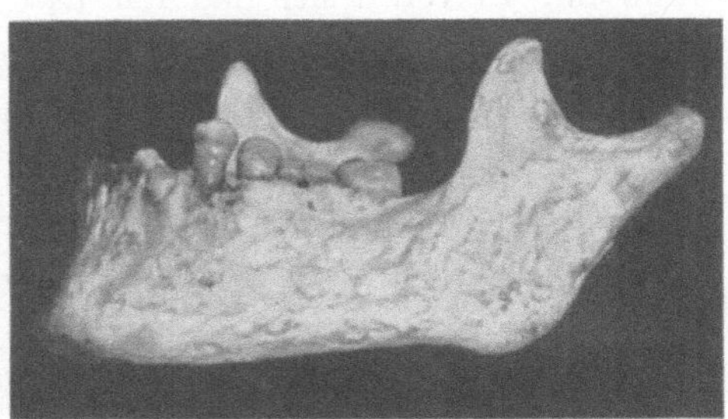
Abb. 225. Totalnekrose bei akuter Osteomyelitis. (Eigene Beobachtung.)

Harmloser gestaltet sich die umschriebene Form der Osteomyelitis, die auch viel häufiger vorkommt. Ätiologisch kommen auch bei ihr die schon oben erwähnten Momente in Betracht; sie pflegt die häufigste Form der nach Zahnextraktion zu beobachtenden schwereren Komplikationen zu sein. Daß sie auch beim Durchbruch der Weisheitszähne auftreten kann, ist in dem entsprechenden Kapitel erwähnt worden.

Die umschriebene Osteomyelitis beginnt unter lebhaften Schmerzen am Ausgangspunkt und läßt sich deshalb viel eher lokalisieren, selbst wenn die Schwellung, welche die Weichteile nach außen und innen am Unterkiefer hervorrufen, erheblich ist und die Palpation erschwert. Steigerung der Speichelabsonderung, schwere Beweglichkeit des Kiefers und Empfindlichkeit der Zähne, namentlich gegen Druck, bedingen ein Darniederliegen der Mundreinigung wegen Ausschaltung des Kauakts. Die Lockerung mehrerer Zähne nebeneinander wird schon früh durch den Knochenprozeß hervorgerufen. Selbst wenn die Zähne so locker geworden sind, daß sie nur am Zahnfleisch zu hängen scheinen, soll man mit der Extraktion nicht zu voreilig sein, indem man häufig noch nach Beseitigung der ersten akuten Erscheinungen die Zähne wieder fest werden sieht. Ich habe bei einer jungen Dame, bei der es im Oberkiefer unter Entwicklung mehrerer osteomyelitischer Herde zu einer erheblichen Lockerung fast sämtlicher Zähne bis zum Weisheitszahn hin kam, durch vorsichtige Behandlung, frühzeitige Freilegung der Eiterherde, Abwarten der Abstoßung der Sequester, doch sämtliche Zähne wieder fest werden sehen und dadurch die Patientin vor der Notwendigkeit, ein künstliches Ersatzstück zu tragen, vollkommen bewahrt.

Kommt es zur Eiterbildung, muß im allgemeinen als Regel gelten die Eiterherde, sobald sie nur mit einiger Sicherheit nachweisbar sind, durch frühzeitige Incision zu eröffnen, um auf diese Weise die weitere Einwirkung schädlicher Giftstoffe auf Knochen und Weichteile nach Möglichkeit zu beschränken. Die Gefahr, daß der Knochen umfangreich abstirbt, rückt desto näher, je länger der Eiter den Knochen umspült und je weiter er sich an ihm ausbreiten kann. Die frühzeitige Incision legt den Knochen frei und zeigt ihn in mehr oder weniger großer Ausdehnung, durch die Eiterung der Knochenhaut beraubt, in der Absceßhöhle liegen. Wieweit der Knochen abstirbt, läßt sich nicht nach der Ausdehnung der Freilegung des Knochens durch die Eiterung bestimmen. Erst wenn der anfangs blasse, weiche Knochen eine Rötung zu zeigen beginnt, aus seinem Inneren rote Granulationen durch die Oberfläche des Knochens durchstoßen, erst dann ist die Grenze zwischen totem und lebendem Knochengewebe sichtbar. Sie pflegt immer beschränkter zu sein, als es anfangs scheint. Deshalb soll man der Natur nicht vorgreifen, sondern den Demarkationsprozeß sich möglichst selbst überlassen. Der Grund der Höhle füllt sich mit Granulationsgewebe, das sich mit dem von den Weichteilen aus sich entwickelnden vereinigt und so allmählich die anfangs groß erscheinende Höhle zur Verkleinerung und endlich zum Schluß bringt.

Wo aber der Knochen abgestorben ist, leitet sich der Abstoßungsprozeß ein. Er verrät sich dadurch, daß die Absonderung aus der Wundhöhle

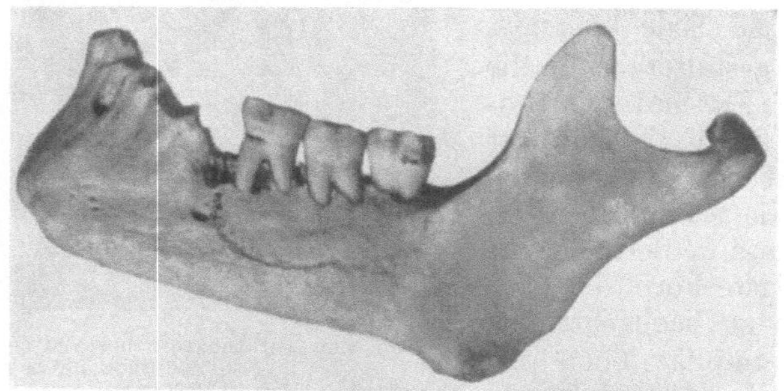

Abb. 226. Beginnende Abstoßung der Knochennekrose.
(Präparat der Sammlung des pathologischen Instituts zu Breslau.)

sich nur wenig verringert und fortdauert, wenn auch die Weichteile selbst abschwellen und ihre Druckempfindlichkeit verlieren. An der Oberfläche des Knochens sieht man nun an der Grenze des Abgestorbenen gegenüber dem gesund Gebliebenen Granulationsmassen aufschießen, welche in mehr oder weniger unregelmäßiger Linie an der Oberfläche die Grenze zwischen Totem und Lebendigem bezeichnen. Der tote Knochen bleibt vollkommen weiß, ändert seine Farbe nur wenig, nimmt gelegentlich farbige Zersetzungsprodukte der Antiseptica in sich auf. Ein Schwarzwerden, wie man es bei den Flächennekrosen der Schädelknochen zu beobachten Gelegenheit hat, pflegt an den Kieferknochen nicht einzutreten. Solange die Abstoßung dauert, hält auch die Absonderung an, wenngleich die deckenden Weichteile abschwellen und der Einschnitt von den Enden her zu verheilen beginnt. Je nach der Tiefe des Absterbens unterscheidet man corticale oder Wandsequester, Marksequester oder solche, die den ganzen Querschnitt des Knochens umfassen. Die beiden ersteren Formen, wie sie sowohl bei Eröffnung des Eiterherdes von außen als auch von innen eintreten können, bedürfen je nach der Ausdehnung kürzere oder längere Zeit zu ihrer Abstoßung. Wie diese von außen nach innen greift, zeigt sehr schön die Abb. 225, bei der sehr deutlich auf der Fläche des Knochens die Demarkationslinie des Sequesters zu sehen ist. Wiederholte Prüfungen des Widerstandes, des abgestoßenen Knochens mit dem Sondenknopf, ob er noch fest verwachsen oder bereits nachgiebig ist oder sich gar lockern läßt, geben Aufschluß über die Vollständigkeit der Ablösung vom gesunden Knochen.

Ist die Lösung erfolgt, so wird durch eine rasche Entfernung des Sequesters die Heilung am schnellsten herbeigeführt werden. Ist die Wunde noch breit

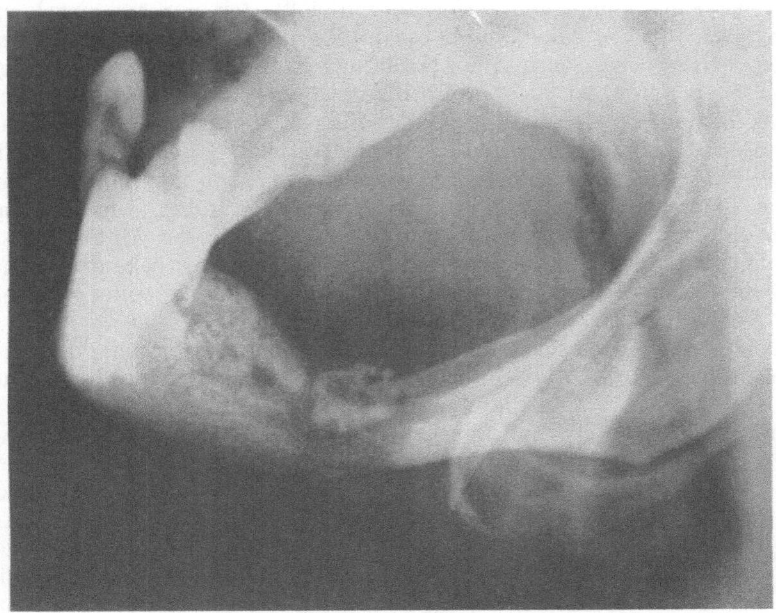

Abb. 227. Abgestoßener Sequester im Röntgenbilde.

offen, so läßt sich mit einer Kornzange der Sequester in den meisten Fällen ohne weiteres zutage fördern. Das ist häufig auch bei recht umfangreichen Sequestern noch ganz gut möglich. So habe ich z. B. vom Munde her den abgebildeten Sequester, welcher selbst den Gelenkkopf des Unterkiefers umfaßte, ohne weiteres extrahieren können. Dort, wo inzwischen die Heilung der Wundhöhle schon umfangreicher vor sich gegangen ist, so daß die Absonderung nur noch aus einem schmalen Kanal durch ein äußeres mit üppigen Granulationen besetztes Fistelmaul nach außen dringt, muß man bei ausgedehnterem Sequester häufig noch eine direkte Spaltung der deckenden Weichteile vornehmen, um den Sequester ganz aus seiner Höhle zu heben und zutage zu fördern. Allerdings genügen dazu meistens Einschnitte, die man unter Lokalanästhesie schmerzlos anlegen kann. Nicht selten kann man sie gleich wieder größtenteils durch die Naht schließen, wenn die nach der Entfernung

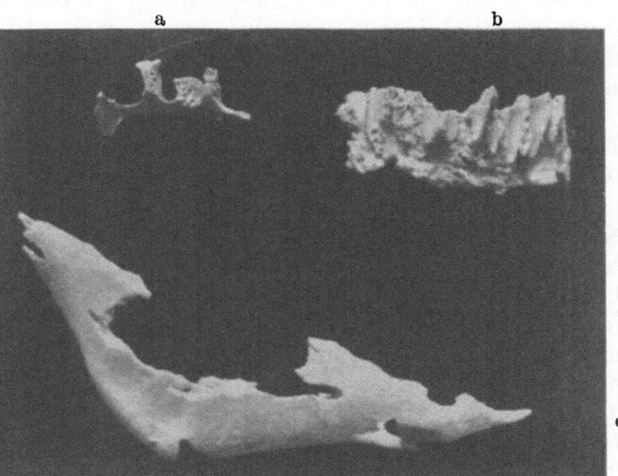

Abb. 228. Wandsequester des Unterkiefers.
a das Zahnfach, b die Hinterwand der Zahnfächer der Schneidezähne, c den Winkel umfassend.

des Sequesters zurückbleibende Höhle nicht zu unregelmäßig gestaltet ist und Verhaltung der Wundabsonderung nicht erwarten läßt.

Die Frage, ob man die bei Osteomyelitis abgestoßenen Knochenstücke von außen oder vom Munde aus entfernen soll, läßt sich nur am einzelnen Fall entscheiden. Je nach Lage und Ausdehnung des Sequesters wird man verschieden verfahren müssen und die Forderung Sieberts, man müsse möglichst von außen operieren, ist nicht aufrechtzuerhalten. Zweifellos wird man sich, wenn der Sequester vom Munde her angreifbar ist — und hierher gehören auch Sequester des aufsteigenden Astes —, die Ausheilung ohne große sichtbare Narbe, die raschere Ausheilung gegenüber der Operation von außen, die immer zu einem Durchtritt der Mundsekrete nach außen führt, zunutze machen. Andererseits wird man Sequester am unteren Rande des Unterkiefers vom Munde her kaum erreichen und wird Gefahr laufen, daß Stücke des Sequesters abbrechen, in der Wunde zurückbleiben und die Eiterung weiter unterhalten. Solche Fälle sind dem Wege von außen her vorbehalten.

Schwieriger gestalten sich die Verhältnisse, wenn am Unterkiefer der Knochen im ganzen Querschnitt abstirbt, so daß durch die Auslösung des Sequesters der Zusammenhang des Kiefers aufgehoben wird. Abgesehen davon, daß dabei die Schwellung der Weichteile hartnäckiger und derber ist, bildet sich in diesen Fällen vom Periost aus eine Knochenlade, die erst einigermaßen kräftig sein muß, ehe man an die Entfernung des Sequesters denken kann. Wenn man zu früh den Sequester fortnimmt, gewärtigt man eine wie bei den Kontinuitätsresektionen eintretende Verschiebung der restierenden Kieferteile. Wenn aus Rücksicht auf das Allgemeinbefinden die Entfernung des Sequesters vor Ausbildung einer dicken Lade vorgenommen werden muß, ist es notwendig, durch Stützapparate die Kieferstücke in ihrer richtigen Lage zu fixieren, wenn man nicht eine heillose Verschiebung erhalten will, die nun ganze Zahnreihen auf die Dauer funktionsunfähig machen kann.

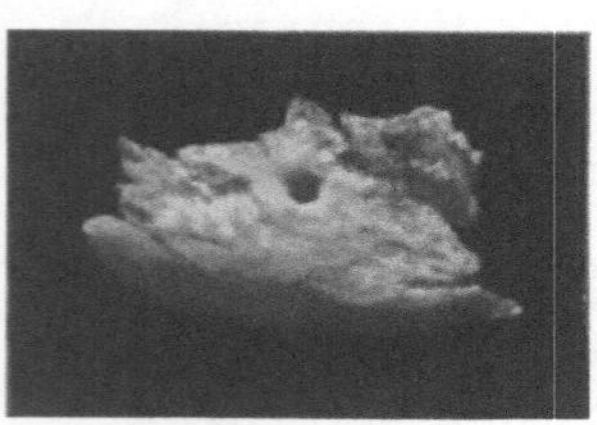

Abb. 229. Den ganzen Querschnitt des Knochens umfassender Sequester. (Ausstoßung des Foramen mentale.)

Wenn möglich, wird man die Feststellung der Stücke durch die von der Natur aus eintretende periostale Ladenbildung abwarten, weil sie am einfachsten und sichersten die richtige Stellung des Kiefers festzuhalten vermag.

Leider ist man nicht selten genötigt, diese Lade zum Teil durch Meißelschläge zu zerstören, um den Sequester frei zu bekommen. Man wird dabei besonders Rücksicht zu nehmen haben, daß keine Verschiebung eintritt.

Um sich über die Ausbildung der Lade, ihre Stärke und Dicke zu informieren, wird man gut tun, in Zwischenräumen Röntgenaufnahmen zu machen, an denen sich dann das Verhalten des Sequesters und die Entwicklung der Lade studieren lassen. Die Röntgenaufnahme ist ja zur Bemessung der Ausdehnung des Sequesters in den meisten Fällen erforderlich. Wenn nur die Lade einigermaßen Festigkeit gibt, so kann man die weitere Ausbildung des Ersatzes des verloren gegangenen Stückes der Natur selbst überlassen. Die ungestörte Funktion ist der kräftige Anreiz für die Ausbildung des Knochens. Nur muß man natürlich den Patienten zu besonderer Schonung des Kiefers beim Essen auffordern, und ihm die Gefahr klar machen, daß bei zu starker Belastung ein Bruch der Lade eintreten kann. Aber andererseits darf keinesfalls so weit gegangen werden, daß man durch umfangreiche Verbände den Kiefer so lange feststellt, bis sich die Muskeln verkürzen und die Zahnreihen kaum mehr voneinander entfernt werden können.

Vielmehr muß schon gleich von Anfang an, sobald nur die ersten Schwellungserscheinungen zurückgegangen sind, auf die Beweglichkeit der Kiefer besondere Aufmerksamkeit verwandt werden, da nur bei genügender Mundöffnung evtl. Sequester auch von innen her angegriffen werden können und nach Entfernung

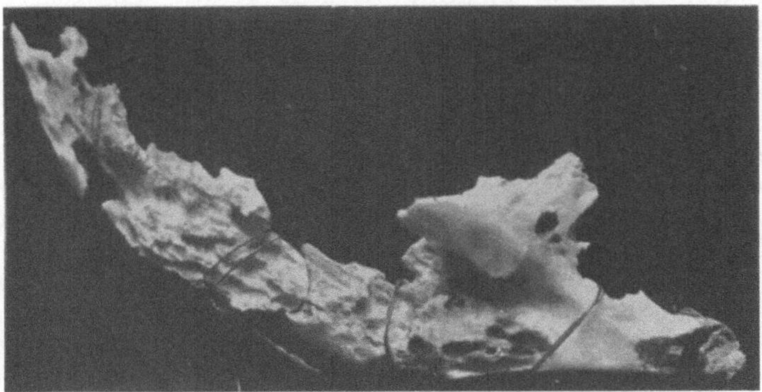

Abb. 230. Sequester den Gelenkkopf und Kronenfortsatz des Unterkiefers umfassend.

des Sequesters jede stärkere Belastung des Kiefers, wie sie bei der Verwendung dilatierender Instrumente erforderlich wird, die Gefahr des Bruches herbeiführt.

Unter diesen Vorsichtsmaßregeln gelingt es, bei sorgfältiger Behandlung nach Auslösung größerer Partien des Kiefers die Affektion ohne erhebliche Spuren des Knochenverlustes glatt und ohne merkliche Entstellung zur Heilung zu bringen. Bei jugendlichen Individuen vor Abschluß des permanenten Gebisses wirkt die Erkrankung dadurch so verhängnisvoll, daß bei dem osteomyelitischen Prozeß die Zahnkeime zugrunde gehen und zur Ausstoßung kommen. Daraus ein eigenes Krankheitsbild zu machen, wie es Zarfe mit der „sequestrierenden Zahnkeimentzündung" tut, ist wohl nicht angängig, weil der Knochen stets mitbeteiligt ist. Mit dem Verlust von Zahnkeimen wird auch das Wachstum des Kiefers gestört und wird in dem Umfange im Wachstum zurückbleiben, als Zähne oder Zahnkeime ausfallen.

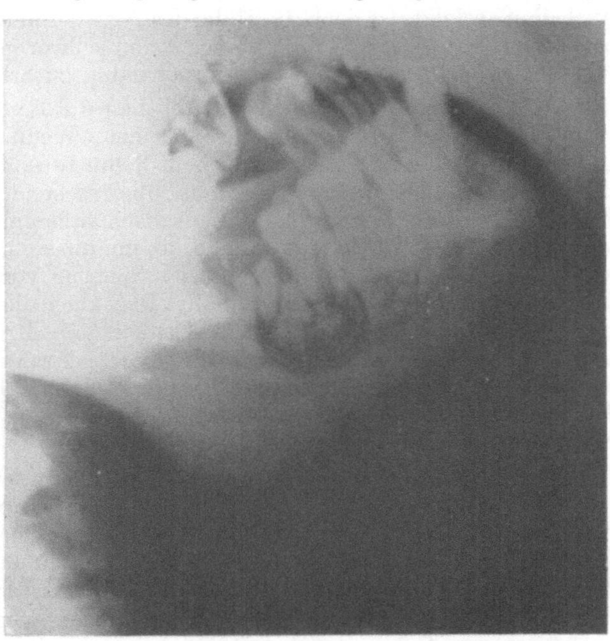

Abb. 231. Sequester an den Wurzeln des Weisheitszahnes.

Das von Zarfe empfohlene Vorgehen, durch Entfernen der Zahnkeime aus den kleinen Kammern der Alveolen eine große übersichtliche Höhle zu schaffen, erscheint nach meinen Erfahrungen zu radikal. Vorsichtiges Zuwarten und Opferung nur der bereits abgestorbenen Zahnkeime dürfte durch Beschränkung der Wachstumsstörung des Kiefers, wenn die Eiterung abgeleitet ist, belohnt werden. Gerade in den Fällen, bei denen durch den Ausfall des Sequesters Verschiebungen zustande gekommen sind, die sich bei der weiteren Entwicklung des Gebisses in sehr verhängnisvoller Weise geltend machen, muß nicht selten nachträglich durch operative Eingriffe versucht werden, die Kongruenz der Zahnbögen wieder herzustellen. Durch treppenförmige Anfrischung oder schräge Durchsägung läßt sich noch Besserung herbeiführen.

Erwähnenswert ist, daß diese umschriebene Osteomyelitis gar nicht selten multipel auftritt, und daß an demselben Kiefer eine größere Zahl von Herden, selbst über die Mittellinie hinaus, bis auf die andere Seite hinüber vorkommen können. Wie diese Herde zustande kommen, ist durchaus nicht leicht zu erklären. Auf dem arteriellen Blutweg können sie kaum entstehen. Wahrscheinlich erfolgt der Transport des infizierenden Agens durch Venennetze, die sich hier weit ausspinnen und über die Mittellinie hinweg anastomosieren. Man trifft solche multiplen Herde nicht allein an dem Körper des Unterkiefers, sondern auch an den Alveolarfortsätzen des Ober- und Unterkiefers. Wie schon oben hervorgehoben, kann man die Abstoßung der kleinen Sequester am Zahnfach ruhig abwarten und durch vorsichtige Entfernung vollkommen örtliche Heilung erreichen. Die anfangs lockeren Zähne festigen sich auch dann wieder auf die Dauer.

Wenngleich bei der Vielzahl der Herde und ihrem Auftreten nacheinander der Prozeß sich oft lange hinzieht, manchmal 4—6 Monate, ehe die endgültige Ausheilung erfolgt, ist doch die Mühe des Arztes und die Ausdauer des Patienten belohnt, wenn es gelingt, die anfangs schon schwer gefährdeten und manchmal verloren gegebenen Zähne voll funktionsfähig zu erhalten.

Wenn es irgendwie möglich ist, soll man die Extraktion der Sequester vom Munde her zu bewerkstelligen suchen. Wenn selbst hier größere Höhlen geschaffen werden oder umfangreichere Schnitte notwendig sind, so tritt nach Entfernung des Sequesters meistens überraschend schnell Heilung ein; sie erfolgt ohne kosmetischen Nachteil, der nach äußerem Einschnitt immer zurückbleibt; Höhlen, die mit dem Munde kommunizieren und nach außen geöffnet werden, schließen sich schlecht, da der Speichel von innen die Granulationen überspült und die Benarbung aufhält. Daß auch die Kieferhöhle mit schwerer Eiterung sich mitbeteiligen kann, lehrt ein von Menzel bei einem 21 Jahre alten Tischler beobachteter Fall, der unter schweren Allgemeinerscheinungen, Schüttelfrost, Fieber, Erbrechen, Stirnkopfschmerz, Eiter- und Blutabfluß aus der Nase verlaufend zu einer Nekrose der mittleren Nasenwand führte und ein Empyem der Kieferhöhle hervorrief.

Bei der Extraktion der Sequester können am Oberkiefer Kommunikationen mit der Kieferhöhle oder der Nasenhöhle hervorgerufen werden. Eiterige Katarrhe der Kieferhöhle begleiten den nekrotischen Prozeß. Aber durch den mit der Entfernung des Sequesters entstehenden Defekt findet der Eiter raschen und zweckmäßigen Abfluß. Es tritt dann bei sorgfältiger Beobachtung und Behandlung, wenn Ausspülungen vermieden werden und der Luftstrom zur Reinigung der Höhle benutzt wird, rasch Verkleinerung des Defektes unter Nachlaß des eiterigen Katarrhes ein.

Ähnliches sieht man an der Nase, insofern auch hier nach der Entfernung des Sequesters die vorher vorhandene Eiterung rasch versiegt und Benarbung schnell zustande kommt. Wenn auch manchmal der Defekt anfangs sehr groß erscheint, verkleinert er sich meistens doch so, daß ein künstlicher Ersatz selten erforderlich ist. Er wird notwendig, wenn größere Partien der Zahnreihen durch den Prozeß verloren gegangen sind.

Literatur.

Bronner: Zur Kieferosteomyelitis der Säuglinge. Bruns' Beitr. **133**, 163.

Dependorf: (a) Akute, infektiöse Osteomyelitis des Unterkiefers. Slg klin. Vortr., N. F., Nr 440. (b) Akute, infektiöse Osteomyelitis des Oberkiefers. Slg klin. Vortr., N. F., Nr 442.

Faist: Über Totalnekrose des Unterkiefers nach Osteomyelitis. Beitr. klin. Chir. **15**. — *Fischer:* Die akute Osteomyelitis der Kiefer. Berlin 1895. — *Fröhner:* Beiträge zur Kenntnis der akuten, spontanen Osteomyelitis der kurzen und platten Knochen. Beitr. klin. Chir. **5**.

Ginestet: Akute Unterkieferosteomyelitis. Tod durch hinzutretende Herzstörungen. Dtsch. Mschr. Zahnheilk. **46**, 486 (1928).

Kalibe: Über akute, spontane Osteomyelitis des Unterkiefers. Inaug.-Diss. Halle 1881.

Menzel: Primäre, akute Osteomyelitis des Oberkiefers. Arch. f. Laryng. **21**, 100. — *Metnitz:* Akute Osteomyelitis des Unterkiefers mit tödlichem Ausgange. Österr.-ungar. Vjschr. Zahnärzte **1887**.

Paunz: Über die Nekrose des Oberkiefers bei Neugeborenen und des frühesten Säuglings. Z. Hals- usw. Heilk. **1925 II**, Nr 1.

Röpke: Beiträge zur Kasuistik der akuten Osteomyelitis des Oberkiefers bei Säuglingen. Z. Ohrenheilk. **32** (1898). — *Rose:* Das Leben der Zähne ohne Wurzel. Dtsch. Z. Chir. **25**.

Schmiegelow: Über akute Osteomyelitis des Oberkiefers. Arch. f. Laryng. **5**.

Vincent: Signe d'osteom. du max. inf. Rev. Suisse Odont. **1896**.

Weinberg, Alice: Ein Beitrag zur Kasuistik der Osteomyelitis des Unterkiefers. Inaug.-Diss. Berlin 1919.

Chemische Nekrosen.

Die chemischen Nekrosen können an den Kiefern durch die Einwirkung ätzender Mittel zustande kommen. Sie nehmen eine Sonderstellung gegenüber den durch eiterige Infektion entstandenen Nekrosen ein durch den eigenartigen klinischen Verlauf.

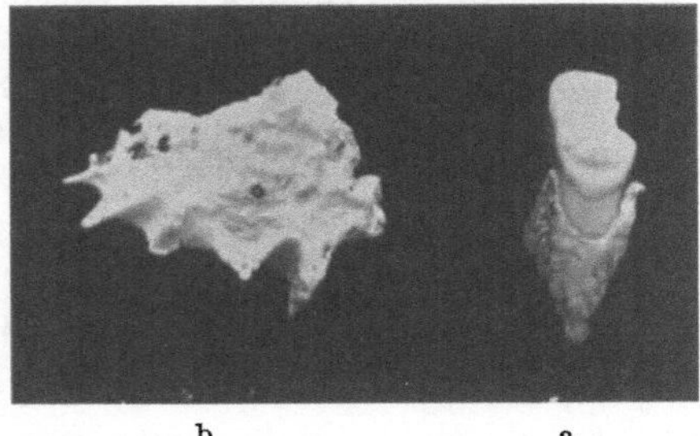

Abb. 232. a Zahnfach mit Zahn nekrotisch abgestoßen nach Arseneinwirkung. b Nekrose des Gaumendaches durch versehentliche Carbolinjektion bei Lokalanästhesie.

Beobachtet sind sie nach Einwirkung von Arsen, das entweder versehentlich bei der Pulpenbehandlung in die Zahnfleischtasche gelangte und dort ätzende Wirkungen hervorrief, oder durch unverständige Wurzelfüllung vom Wurzelloch aus auf das Zahnfach einwirkte. Die besondere Fähigkeit des Arsens, durch seinen Ätzschorf hindurch zu wirken und damit eine, nur ihm zukommende Tiefenwirkung zu äußern, macht es erklärlich, daß vom Wurzelloch aus das ganze Zahnfach zum Absterben kommt und sich ganz ausstoßen kann.

Eine ähnliche Wirkung habe ich bei Einspritzung von Carbolsäure eintreten sehen, die, zur Reinigung der Injektionsspritze verwendet, in der Kanüle zurückgeblieben war und bei der Injektion des Anaestheticums seitens eines Technikers die Gaumenseite des oberen Mahlzahns samt dem unterliegenden Knochen verätzte und diesen zum Abstoßen brachte. Hier kam allerdings auch gleichzeitig eine Gangrän der Schleimhaut zustande, so daß dann der Knochen bis zu seiner Absetzung bloßlag.

Was diese chemischen Nekrosen auszeichnet, ist die auffällig geringe Schwellung der Weichteile in der Nachbarschaft des Erkrankungsherdes, sowohl der Schleimhaut als der äußeren Haut. Weder besondere Schwellung, noch Rötung spricht sich an ihnen aus. Demgemäß ist die Absonderung auf sehr geringe Mengen beschränkt. Sie kommt aus einem Gange, dessen Mündung keine besonderen Granulationswucherungen zeigt und die Sonde auf den bloßliegenden

Knochen leiten läßt. Beide Momente zusammen bedingen wohl auch die lange Dauer des Abstoßungsvorganges, der gegenüber den auf Eiterung beruhenden Nekrosen fast die doppelte Zeit beansprucht.

Diese eigenartigen Begleitumstände geben einen Anhalt bei der gerichtsärztlich erhobenen Frage, ob eine solche Nekrose als Folge eines bereits bestehenden Prozesses am Zahn, oder als durch einen unzweckmäßigen Eingriff hervorgerufen anzusehen ist.

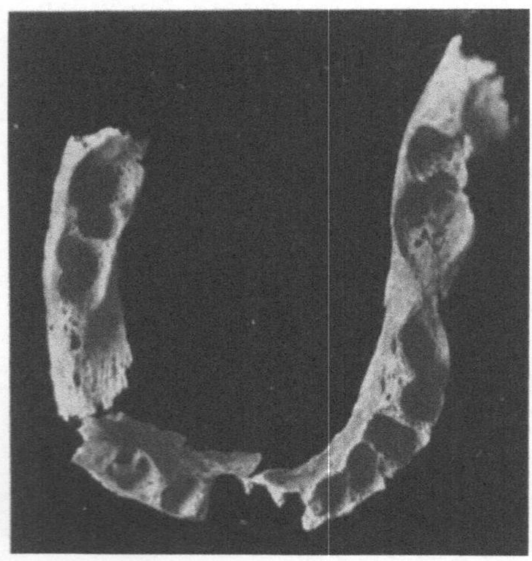

Abb. 233. Nekrose des ganzen Zahnfortsatzes des Unterkiefers nach Injektion von grauem Öl.

Dieselben Erscheinungen, Mangel der Schwellung der umgebenden Weichteile, Geringfügigkeit der Absonderung, Langsamkeit der Abstoßung, Ausbleiben der periostalen Wucherung der Umgebung, waren auch bei zwei Fällen zu beobachten, in denen Quecksilberinjektionen (graues Öl) Nekrose des Zahnfortsatzes des Unterkiefers hervorgerufen hatte, so daß ich auch diese als chemische Nekrose bezeichnen möchte, obgleich hier nur auf Umwegen das Quecksilber zur Wirkung auf den Knochen gekommen sein kann. In den genannten Fällen starb fast der ganze noch mit Zähnen besetzte Alveolarfortsatz ab und stieß sich schließlich in 4—5 Monaten von der Unterlage ab, ohne daß beträchtliche Neubildung von Knochensubstanz den Rest des Kiefers verdickte. Die Eiterung erfolgte nicht durch die Weichteile, sondern auf die freie Fläche der Mundhöhle, in welche die nackten Zahnfortsätze hineinragten.

Die Phosphorperiostitis.

Die Phosphorperiostitis, auch häufig als Phosphornekrose bezeichnet, ist zwar durch die Maßnahmen der modernen Gesetzgebung so gut wie verschwunden, aber das gelegentliche Vorkommen der Folgezustände früherer Erkrankungen und das Interesse, welches diese Krankheit hinsichtlich der Pathologie des Knochengewebes an sich birgt, rechtfertigt doch, daß sie kurz Erwähnung findet.

Solange man bei der Fabrikation der Streichhölzer den weißen, sog. akuten Phosphor verarbeitete, war die Krankheit in den Streichholzfabriken bei den Arbeitern umfangreich verbreitet und hat vielen derselben den Tod gebracht. Hauptsächlich war es das Eintauchen der beschwefelten Hölzer in die die Phosphordämpfe abgebende Zündmasse, welches als besonders gefährliche Arbeit galt. Durch umfangreiche Experimente ist dargetan worden (Wegner), daß ein bereits geschädigter Knochen den Reiz der Phosphordämpfe besonders schlecht verträgt. Die Tatsache, daß die Arbeiter mit stark vernachlässigten Zähnen am ehesten erkrankten, läßt darauf schließen, daß die von den Zähnen ausgehenden Veränderungen am Knochen erheblich durch die Aufnahme von Phosphor beeinflußt wurden, und zum Bilde der Phosphorperiostitis führten. Zähne mit infizierten Pulpen, apikale Herde, starke Beläge an den Zähnen führen zur Infektion des chemisch geschädigten Knochen. Sie macht sich bemerkbar in Form eines feinen, periostalen Osteophyts in der näheren und weiteren Umgebung des Krankheitsherdes am Knochen. Diese Auflagerung wächst sowohl in der Dicke als in der Fläche und hat eine besondere Neigung zur Eiterung. Sowohl nach innen, als nach außen brechen diese Eiterungen durch und erzeugen mannigfache Fisteln. Eigentümlicherweise wird auch dieser neugebildete periostale Knochen rasch von der Eiterung mitergriffen und kann, wie der unter ihm liegende Knochen bald zur Nekrose kommen. Die diffuse Verbreitung auf der Oberfläche, die geringe Neigung zur Abgrenzung, andererseits wieder die rasche Bildung einer Totenlade um den abgestorbenen Knochen sind für die Phosphorperiostitis charakteristisch. Die Ladenbildung kann so weit gehen, daß geradezu ein ganz neuer, wenn auch viel plumperer Kiefer um den abgestorbenen sich bildet; beifolgendes der Sammlung der chirurgischen Klinik entstammende Präparat gibt davon eine sehr zutreffende Vorstellung. Aber selten wird dieser Prozeß so lange ungestört von den Patienten ertragen, wie dies wohl in diesem Falle gewesen sein mag. Am Oberkiefer wie an den Flügelgaumenbeinen pflegt eine solche Ladenbildung merkwürdigerweise nicht

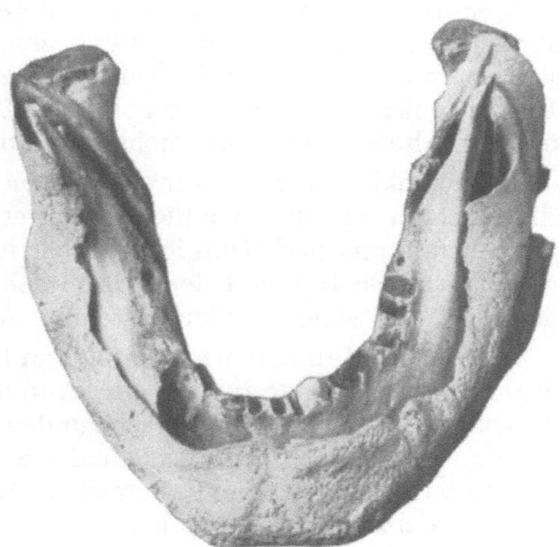

Abb. 234. Phosphornekrose mit ausgiebiger Ladenbildung. Vorderansicht. (Präparat der chirurgischen Klinik zu Breslau.)

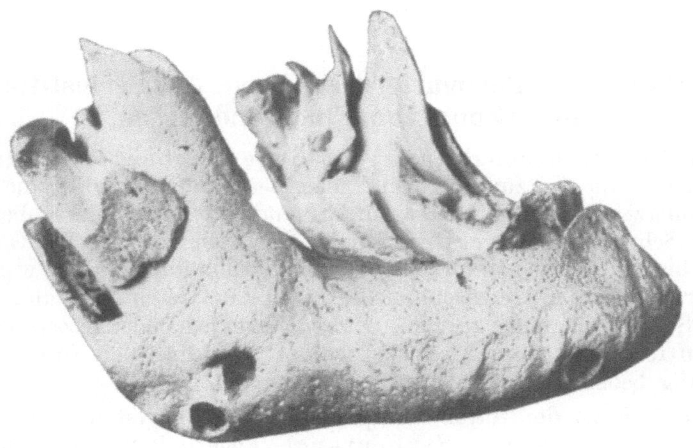

Abb. 235. Seitenansicht.

aufzutreten, während der andere die Mundhöhle nicht direkt umschließende Knochen des Gesichtsskelets sich an der Erkrankung beteiligt.

Schmerzen in den Zähnen und Schwellung des Kiefers leiten sie ein, die Entfernung des Zahnes hat keinen Einfluß auf die Rückbildung, vielmehr schreitet die Auftreibung des Kiefers weiter fort unter leichter Eiterung. Vielfache Fisteln im Munde und an der äußeren Haut unterhalten einen profusen Eiterausfluß. Die Gesichtsweichteile verdicken sich durch die hartnäckige Schwellung. Das Gesicht der Patienten wird auffällig entstellt. Das Fistelsekret hat häufig einen recht üblen Geruch, namentlich wenn im Bereich des Mundes nekrotische Knochenmassen freiliegen.

Unter dem Einfluß dieser schweren Erkrankung und der erheblichen Ernährungsstörung durch das Darniederliegen der Mundverdauung kommen die Patienten schnell herunter, werden sehr blaß. Je länger die Krankheit dauert, je schwerer es ist, sie auf einen Herd zu beschränken, desto näher rückt die Gefahr einer allmählichen Blutentmischung, eines Fortleitens auf die Hirnhäute, des Ausbruchs von Amyloid der Nieren und des Darmes.

Manchmal gelingt es durch frühzeitige Operation, besonders dann, wenn die Arbeiter diesem schädlichen Gewerbe entzogen werden, einen Stillstand der Erkrankung herbeizuführen. Aber in einer größeren Zahl der Fälle dauern die Eiterungen fort und der Prozeß geht unaufhaltsam zum ungünstigen Ausgange. Nach einer Zusammenstellung Aldenhofs starben von 24 Fällen vier.

Die beste Behandlung der Erkrankung ist die, welche der Staat mit dem Verbot der Verwendung des akuten Phosphors hat eintreten lassen. Die Krankheit ist so gut wie verschwunden. Ich glaube, daß auch das Thüringer Land, welches noch am längsten die Stätte der Krankheit war und Haeckel das Material zu seiner umfangreichen Arbeit lieferte, zur Zeit wohl auch ganz frei von derartigen Patienten ist.

Energisches Vorgehen durch möglichste Fortnahme der erkrankten Knochenpartien hat im allgemeinen die besten Erfolge erzielt. Die Restitution erfolgte durch die reichliche Ladenbildung unter zweckmäßiger Erhaltung des gesund gebliebenen Gebisses. Die totale Entfernung der Knochen scheint gegenüber den partiellen Eingriffen immer noch die besten Resultate zu ergeben. Sie beugt der schlimmen Verbreitung der Erkrankung in nicht mit dem Messer erreichbare Gegenden vor und führt auch oft genug zum Stillstand der Erkrankung.

Die Periostitis bei Perlmutterdrechslern, die Periostitis durch Einwirkung von Fluor und Arsen.

Bei Perlmutterdrechslern ist bei jugendlichen Individuen von Gussenbauer eine Entzündung am Kiefer beschrieben worden, die mit lebhaften Schmerzen in dem Knochen auftritt und unter leichtem Fieber zu umfangreicher Schwellung über größere Partien des Kiefers führt. Die Geschwulst kann sich bis zu den Gelenkfortsätzen hinauf verbreiten. Durch warme Umschläge verlor sich die Druckschmerzhaftigkeit der Geschwulst und auch die spontanen Schmerzen gingen zurück. Öfters blieben jedoch lange Zeit bestehende Knochenauftreibungen zurück. Auch wurden Rezidive bei Fortsetzung der Arbeit häufig beobachtet.

Eine Analogie zu den durch Phosphor am Knochensystem erzeugten Veränderungen stellen die von Stubenrauch angestellten Experimente mit Fütterung eines anderen am Aufbau des Knochens beteiligten Stoffes, dem Fluornatrium dar. Jungen Kaninchen verabfolgte v. Stubenrauch monatelang Fluornatrium und sah dabei eine mit abnormer Stellung der Vorderzähne vergesellschaftete Verdickung der Kieferknochen eintreten, die mit Eiterung und Abstoßung von Sequestern einherging, bei Hunden auch Osteophytbildung erzeugte.

Anschwellung des Zahnfleisches mit Zahn- und Kieferschwellung und Zahnausfall, Eiterung und Sequesterbildung beobachtete Heidenreich bei einem an chronischer Arsenvergiftung leidenden Maler.

Die Kiefererkrankungen bei Tabes.

Die Mitbeteiligung des Trigeminus bei der Tabes führt nicht selten zu einer Herabsetzung der Schmerz- und Berührungsempfindlichkeit am Zahnfleisch und wahrscheinlich dadurch leicht zur Ansammlung von zersetzten Speiseresten, welche sonst durch die Bewegungen der Zunge rasch beiseite geschoben werden. Auch aus anderen Ursachen auftretende Entzündungen werden unter geringeren Schmerzen und deshalb für den Patienten unauffällig verlaufen. Deshalb sind Reizungen des Zahnfleisches mit Lockerung bis zum Ausfall gesund aussehender Zähne eine nicht seltene Begleiterscheinung der Tabes.

Ernster sind jene Fälle, die von Rötung und Schwellung des Zahnfleisches und einer meist übelriechenden Absonderung begleitet sind. Sie führen oft zu einem Absterben des Knochens; die Sonde findet ihn in der Tiefe der Absceßhöhle entblößt vor. Mit Ausstoßung des Knochens pflegen selbst unter diesen ungünstigen Umständen diese Affektionen rasch zu heilen.

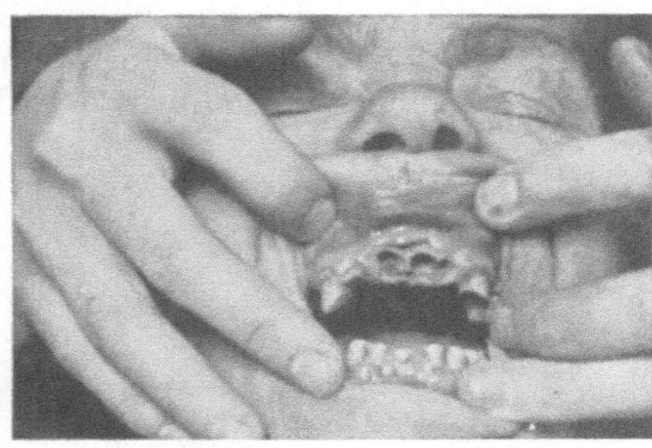

Abb. 236. Tabische Nekrose. (Beobachtung von Prof. Williger.)

Nach Rosin, dem wir eine Zusammenstellung über diese trophische Störung bei Tabes verdanken, begegnet man diesen Erscheinungen in jedem Stadium der Tabes. Sebba hat den Zahnausfall bei Tabes als Störung in den trophischen Fasern angesehen, und zwar in dem Bereich der Gefäßnerven. Das Ausgehen der Erkrankung von gesunden Zähnen, die auffällige Schmerzlosigkeit des ganzen Verlaufs hat öfters schon, ehe andere Symptome auf die schwere Krankheit hindeuteten, ihren Anfang verraten. Schwerere Knochen- oder Gelenkerkrankungen, wie sie bei Tabes oft vorkommen, können auch die Kiefererkrankung begleiten.

Literatur.

Bogdanik: Über Phosphornekrose und Beinhautentzündung. Verh. dtsch. Ges. Chir. **1896**.

Euler: Allgemeine und kasuistische Bemerkungen zur Frage unerwünschter Arsenwirkungen. Österr.-ungar. Vjschr. **1909**, Nr 1.

Gussenbauer: Die Knochenentzündung der Perlmutterdrechsler. Arch. klin. Chir. 18 (1875).

Haeckel: Die Phosphornekrose. Arch. klin. Chir. **39**. — *Heydenreich:* Nekrosis arsen. Österr.-ungar. Vjschr. **1904**.

Knorz: Über Arsennekrosen. Diss. Würzburg 1921. — *Kocher:* Zur Kenntnis der Phosphornekrose. Wien 1893. — *Kuhn:* Die Nekrosenbildung an den Kiefern. Diss. Breslau 1897.

Löbe: Fall ausgedehnter Alveolarnekrose infolge unsachgemäßer Arsenapplikation. Dtsch. zahnärztl. Wschr. **1906**, Nr 57. — *Lorinser:* Nekrose der Kieferknochen infolge der Einwirkung von Phosphordämpfen. Med. Jb. österr. Staates **1845**.

Masdar: Nekrose der Alveole bei Tabes. Wien. zahnärztl. Mschr. **1903**. — *Michaelis, Paul:* Über gewerbliche Erkrankungen durch Phosphor. Fortschr. Med. **1925**, Nr 21.

Partsch: Chemische Nekrosen. Berl. klin. Wschr. **1912**, Nr 13.

Riedel: Über Phosphornekrose. 25. Kongr. dtsch. Ges. Chir. 1896. — *Rosin:* Zur Lehre von den trophischen Kiefererkrankungen bei Tabes. Dtsch. Z. Nervenheilk. **1** (1891).

Schulze: Auftreten typischer toxischer Kiefernekrosen infolge antiluetischer Behandlung. Diss. Halle 1923. — *Stubenrauch, v.:* (a) Über die Wirkung innerlicher Gaben von Fluornatrium auf den Knochen, speziell den Kieferknochen von Tieren. Zbl. Chir. **1904**. (b) Experimentelle Untersuchung über Phosphornekrose. Arch. klin. Chir. **59**. — *Szabo:* Nekros. sept. ars. interradicularis. Österr.-ungar. Vjschr. Zahnheilk. 1905.

Wegner: Der Einfluß des Phosphors auf den Organismus. Virchows Arch. **55**. — *Wiener:* Über trophische Störungen der Kieferknochen bei Tabes dorsalis. Inaug.-Diss. Breslau 1891.

Ziegler: Über Phosphornekrose. Österr.-ungar. Vjschr. Zahnheilk. **1896**.

25. Abschnitt.

Die gutartigen Geschwülste der Kiefer.

Die follikulären Cysten.

Gegenüber den Wurzelcysten kommen die follikulären Cysten viel seltener vor. An dem Material des zahnärztlichen Institutes in Breslau kamen neben 394 Wurzelcysten nur 13 Follikularcysten in 20 Jahren zur Beobachtung. Haderup gibt ein Verhältnis von 50 : 10 an.

Die follikulären Cysten entstehen in der Zeit der Entwicklung des Zahnkeimes, so daß sie in ihrem Vorkommen an das jugendliche Alter gebunden sind. Nur die von den Weisheitszähnen ausgehenden follikulären Cysten machen sich im 2. und 3. Lebensdezennium bemerkbar. Auf welche Ursache die Entwicklung der cystischen Degeneration des Zahnfollikels zurückzuführen ist, ist für den Augenblick noch nicht mit Bestimmtheit zu sagen, da ja immer nur

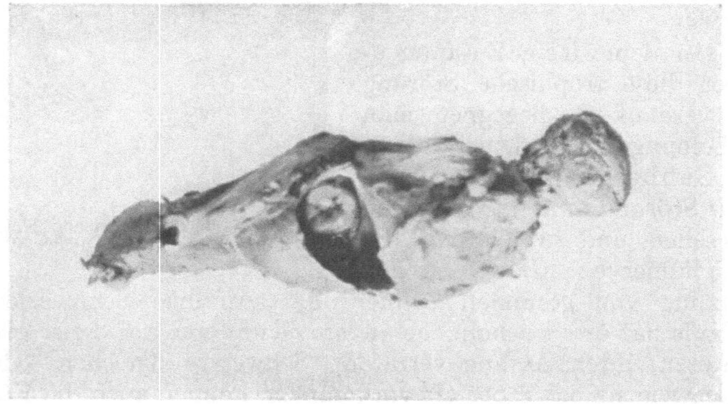

Abb. 237. Cyste mit vollentwickeltem Mahlzahn in der Tiefe. (Präparat von Herrn Prof. Billing, Stockholm.)

die entwickelte Cyste zur Beobachtung kommt und nur ein Glückszufall dazu führen könnte, eine solche follikuläre Cyste im Frühstadium zu beobachten. Wieweit der Zahnkeim selbst, wie weit das Epithel des Zahnsackes an dem Entstehen der Cyste beteiligt ist, läßt sich zur Zeit nicht sagen, aber nach den entwickelten Cysten, besonders den in der Gegend des Weisheitszahnes, wird man annehmen dürfen, daß es sowohl Cysten bei bereits entwickeltem Zahn gibt, wobei der Zahn in seiner Lage verändert, aber in seiner Form voll entwickelt sein kann, als auch Cysten, bei denen wahrscheinlich das Entstehen der Cyste die volle Ausbildung des Zahnkeimes hindert, so daß man nur Rudimente desselben oder keine Andeutung mehr in der Cyste vorfindet.

Den Ausgangspunkt für die Cyste können normale Zahnkeime oder überschüssig angelegte abgeben. In ersterem Falle wird bei der weiteren Entwicklung der Cyste der Zahn im Gebiß ausbleiben müssen, von dem aus die Cyste ihren Ursprung nahm. Im anderen Fall kann auch bei vollzähligem Zahnbesatz eine Cyste im Kiefer auftreten.

Hammer konnte an dem großen Material des Berliner Institutes 121 follikuläre Zahncysten zusammenstellen, von denen 62 auf das männliche, 59 auf das weibliche Geschlecht, 38 auf den Unterkiefer, 83 auf den Oberkiefer kamen. Sind doch auch bei diesem die Entwicklungsverhältnisse komplizierter als bei jenem. Was das Vorkommen an einzelnen Zähnen anlangt, so wurden 114 an normalen, 7 an überzähligen Zähnen gesehen. Am häufigsten waren die

Eckzähne, nächst ihnen die Weisheitszähne der Ausgangspunkt der Cystenentwicklung. Sie trat meistens im 2.—3. Lebensjahrzehnt auf, ließ sich aber

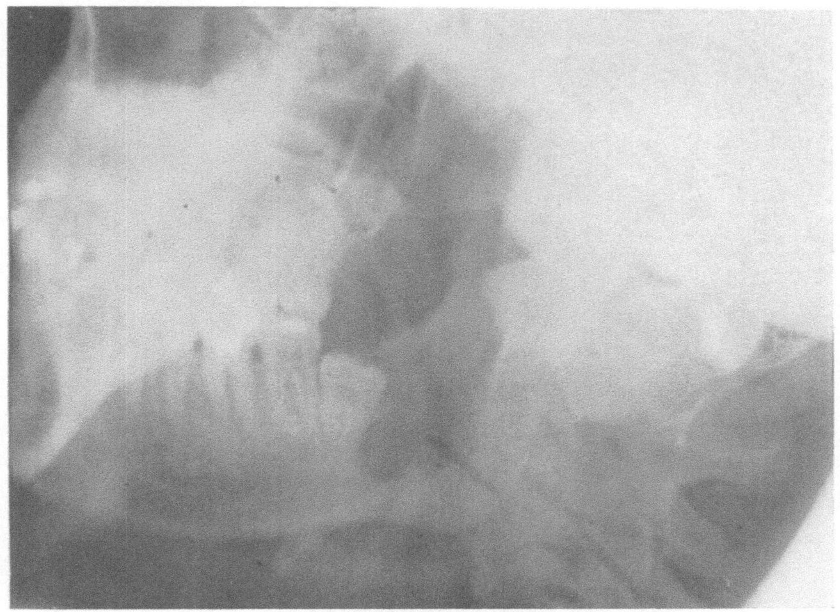

Abb. 238. Cyste im aufsteigenden Ast vom Weisheitszahn ausgehend.

auch noch in späteren Jahren beobachten. In ihrer Verbreitung, in ihrem Wachstum, in ihrer Mitbeteiligung der Nachbarschaft unterscheiden sie sich von den Wurzelcysten nicht. Sie wölben die Außenseite der Kiefer vor und verdünnen sie so, daß die Wand papierdünn werden, ja ganz verschwinden kann.

Am Oberkiefer wachsen sie je nach ihrer Lage in die Kieferhöhle hinein, nach dem Nasenboden zu, oder wölben das Gaumendach vor.

Die Probepunktion sichert die Diagnose, falls sie nicht durch das Röntgenbild schon ausreichend klargestellt sein sollte. Sie entleert meist eine helle, seröse, leicht schleimige Flüssigkeit, in der aber das Cholestearin zu mangeln pflegt.

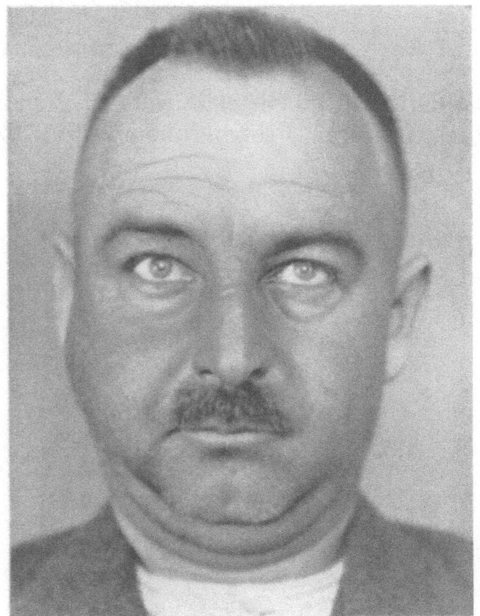

Abb. 239. Follikuläre Cyste des Weisheitszahnes mit Verlagerung des Weisheitszahnes unter das Gelenkköpfchen. (Aus Dtsch. Mschr. Zahnheilk. 1927, S. 249, Abb. 1.)

Selbstverständlich können auch solche follikuläre Cysten vereitern und gegenüber dem sonst sehr schleichenden Verlauf heftige Erscheinungen hervorrufen. Die Lage des Zahnes wird im Röntgenbilde meist deutlich ausgesprochen sein. Im Unterkiefer findet er sich meist am Boden der Cyste, erheblich unter dem Niveau der übrigen Zahnreihe.

Die Diagnose wird sich auf das langsame Wachsen, die rundliche Vorwölbung, die vollkommene Schmerzlosigkeit stützen müssen, bei weiterer Vorwölbung der

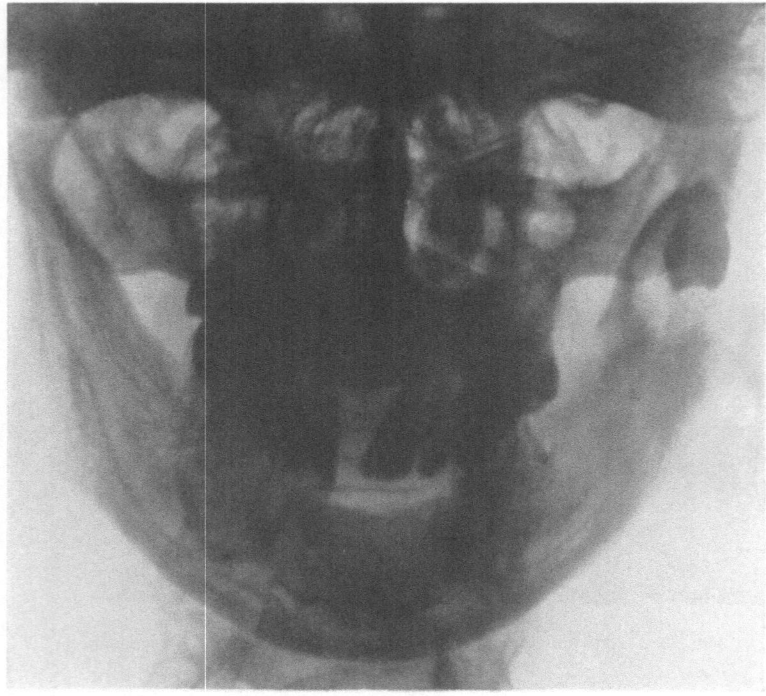

Abb. 240. Röntgenbild in frontaler Richtung.

Geschwulst auf die elastische Nachgiebigkeit des Knochens und das Gefühl praller Fluktuation. Probepunktion und Röntgenbild werden ausschlaggebend sein.

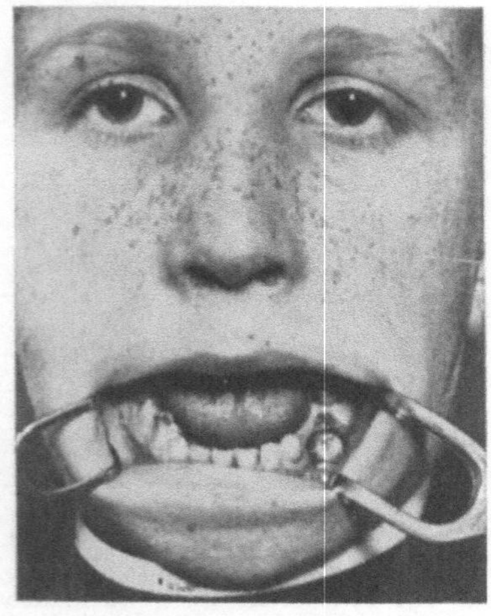

Abb. 241. In der Tiefe einer Cyste gelegener Prämolar.

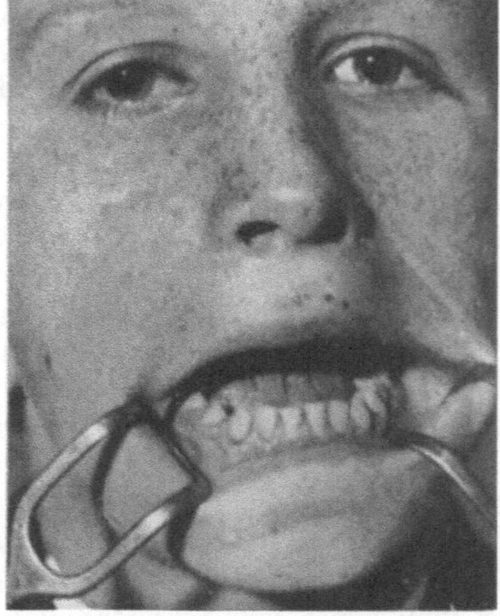

Abb. 242. Nach Operation der Cyste der Prämolar eingerückt in die Zahnreihe.

Einer besonderen Berücksichtigung bedürfen die im aufsteigenden Ast des Unterkiefers im Anschluß an die Entwicklung des Weisheitszahnes vorkommenden Cysten. Hier finden sich hühnerei- bis gänseeigroße, im Kiefer sich verbreitende Cystenräume, welche den aufsteigenden Ast so aufblähen können, daß nur schmale Spangen von ihm übrig bleiben. Sie wölben sich allmählich auch nach vorne vor und machen dadurch Beschwerden, daß der obere Weisheitszahn auf die sich vorwölbende Wand des Kiefers beim Kauakt auftrifft und Druckusur der Schleimhaut und anschließende entzündliche Prozesse hervorruft. Durch letztere kann sich der Inhalt infizieren und einen direkt jauchig-eiterigen Charakter annehmen.

Die Behandlung der follikulären Cysten erfolgt ganz nach den Grundsätzen der Wurzelcysten. Auch bei ihnen genügt das Ausschneiden einer größeren Partie der Cystenwand mit Einschlagen des vorher abgelösten Schleimhautlappens. Auch hier findet eine umfangreiche Schrumpfung statt, die allmählich zu einer vollständigen Verstreichung der Cystenhöhle führt. Fraglich kann bleiben, wie man sich dem in der Tiefe der Cyste sitzenden Zahn gegenüber verhält. Wenn irgendeine Möglichkeit besteht, diesen in die für ihn ausgesparte Lücke in die Zahnreihe einrücken zu lassen, so soll man den Zahn ruhig erhalten. Er wächst bei der Retraktion der Cyste in die Lücke ein und macht so die Zahnreihe vollständig. Ich kann das nach mehrfacher Erfahrung nur empfehlen. Unvollkommen ausgebildete Zähne, oder Zähne, die weitab vom Gebiß im Cystengrunde stehen, wird man lieber gleich mitentfernen, um die Rückbildung der Cyste zu vereinfachen.

Auch die Cysten im aufsteigenden Ast des Kiefers greift man am besten vom Munde her an. Breite Spaltung, Excision der Wand reicht auch hier aus, um die Cystenhöhle durch Schrumpfung zum Schwinden zu bringen. Nur macht die sorgfältige Reinigung der Cystenhöhle hier manchmal etwas Schwierigkeiten. Deshalb kann man die Öffnung der Cyste nicht breit genug anlegen. In einem meiner ersten Fälle habe ich auch die Eröffnung von außen versucht und Heilung erzielt, ohne erhebliche Entstellung. Jedenfalls läßt sich die Resektion des Kiefers, wie sie früher geübt wurde, in diesen Fällen ganz vermeiden.

Literatur.

Dupuytren: Kystes du maxillaire. Leçons orales cliniques chir. Paris 1839.

Goebel: Über Kiefertumoren, deren Entstehen auf das Zahnsystem zurückzuführen ist. Zbl. Path. 8 (1897). — *Guibont:* Kyste sereuse des os maxillaires. Bull. Soc. Anat. Paris **1897**, 391.

Hammer, Heinrich: Über follikuläre Zahncysten. Inaug.-Diss. Berlin 1920. — *Heath:* Dentigerous cysts of lawer jaw. Lancet **1878**. Brit. med. J. **1887**. — *Hoffmann:* Über Kiefercysten. Münch. med. Wschr. **1903**, 1986.

Schmidt: Die vom Zahnapparat ausgehenden Cysten und soliden Geschwülste der Kiefer. Erg. Path. 7, 332. — *Sprenger:* Follikuläre Cyste durch einen oberen Weisheitszahn verursacht. Ther. Anz. **1903**.

Die von Schmelzkeimen ausgehenden Geschwülste.

Wird die Entwicklung eines Zahnkeimes noch vor seiner Differenzierung der bindegewebigen und epithelialen Elemente gestört und setzt schon vorher die geschwulstartige Veränderung des Schmelzkeimes ein, so entstehen Geschwülste epithelialer Natur, die aber je nach den Veränderungen, welche in ihnen Platz greifen können, verschiedenen Charakter tragen können. Das Epithel kann in soliden Sprossen wuchern und so zu festen Geschwülsten Veranlassung geben, oder andererseits cystisch degenerieren und auf diese Weise die sog. Cystome erzeugen. Die erstere Form hat man als gutartige Epitheliome oder als Adamantinome bezeichnet. Sie setzen sich aus vielfach sich verzweigenden, weit sich ausbreitenden schlauchförmigen Epithelzapfen zusammen, welche an ihrer Oberfläche meistens ein dem Schmelzepithel ähnliches Zylinderepithel tragen. Das Innere der Kolben wird mehr von netzförmig angeordneten Zellen, die sternförmig miteinander durch feine Ausläufer zusammenhängen, gebildet. Vereinzelt treten in diesen Kolben Höhlen mit Flüssig-

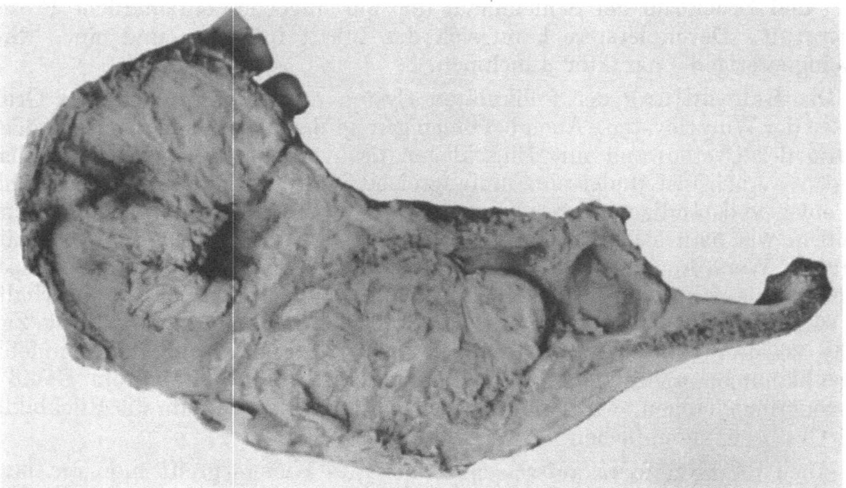

Abb. 243. Adamantinom. (Querschnitt.)

keit gefüllt auf, so daß man mannigfache Übergänge von den soliden zu den cystisch umgewandelten Zapfen beobachten kann. Es kehren in ihnen die in dem Schmelzorgan auftretenden Zellformen wieder, indem die Zylinderzellen

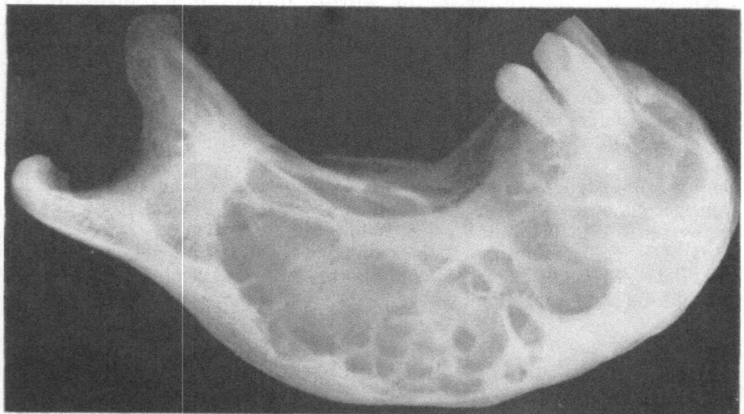

Abb. 244. Röntgenbild eines Adamantinoms. (Eigene Beobachtung.)

dem äußeren und inneren Schmelzepithel, die sternförmigen Zellen der Schmelzpulpa ähneln. Wieweit im einzelnen Falle degenerierte Zahnkeime, oder überschüssig angebildete Epithelknospen, oder paradentäre Epithelreste, oder, wie Kolaczek glaubte, gewuchertes Schleimhautepithel den Ausgangspunkt dieser Geschwülste bildet, wird sich schwer entscheiden lassen. Immer wird die Fähigkeit des Mundepithels, sich zu Schmelzepithel umzuwandeln, die notwendige Voraussetzung für die Entwicklung der Tumoren bilden.

Es ist Hesse zuzustimmen, wenn er statt der vielen Namen, die bisher für diese Art Geschwülste gewählt worden sind, vorschlägt, sie alle mit dem Ausdruck Adamantinom zu belegen und davon zwei Gruppen zu unterscheiden: ein Adamantinoma solidum und ein Adamantinoma cysticum.

Von 49 Fällen, die Hesse zusammenstellte, saßen 4 im Oberkiefer, 45 im Unterkiefer, und hier wieder weitaus am häufigsten in der Gegend der Weisheitszähne. Das weibliche Geschlecht wird beinahe doppelt so häufig als das männliche Geschlecht betroffen.

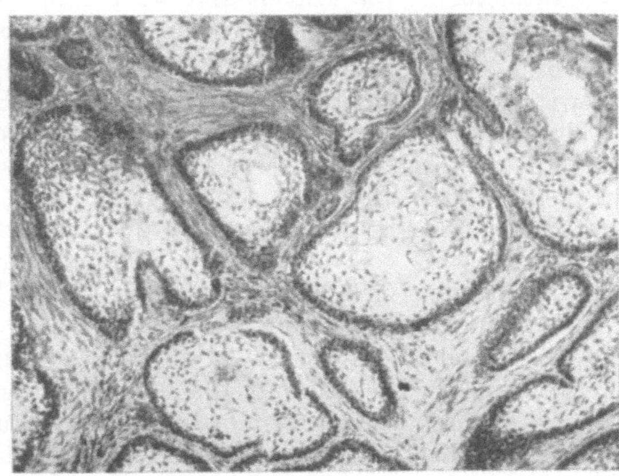

Abb. 245. Adamantinomzapfen mit kolloider Umwandlung und Versorgung der Geschwulstzellen. (Aus Fortschr. Zahnheilk. V/1.)

Diese soliden Geschwülste, die sich auch vorzugsweise in den ersten drei Lebensdezennien finden, wachsen im allgemeinen langsam und entsprechend der eigentümlichen Knollenbildung in mehr oder weniger unregelmäßig sich vorwölbender Form. Im Röntgenbild lassen sie sich durch dieses Charakteristikum von anderen Geschwülsten, namentlich von den bösartigen, schon früh unterscheiden, weil sie auch im allgemeinen ziemlich scharf gegenüber der Umgebung abgegrenzt bleiben, seltener infiltrierendes Wachstum zeigen.

Sie blähen den Kiefer mehr auf, als daß sie ihn zerstören und liegen infolgedessen, wenn man die knöcherne Schale abhebt, in einer ziemlich scharf abgegrenzten Höhle, aus der sie sich, wenn sie klein sind, gut herausheben lassen. Bei längerem Wachstum aber können sie sich doch so im Kiefer verbreiten, daß sie nicht ohne Entfernung des Kiefers beseitigt werden können. Die Beschwerden, welche sie hervorrufen, sind im allgemeinen gering, es fehlen die lebhaften Schmerzen, welche die zentralen Geschwülste bösartiger Natur auszeichnen.

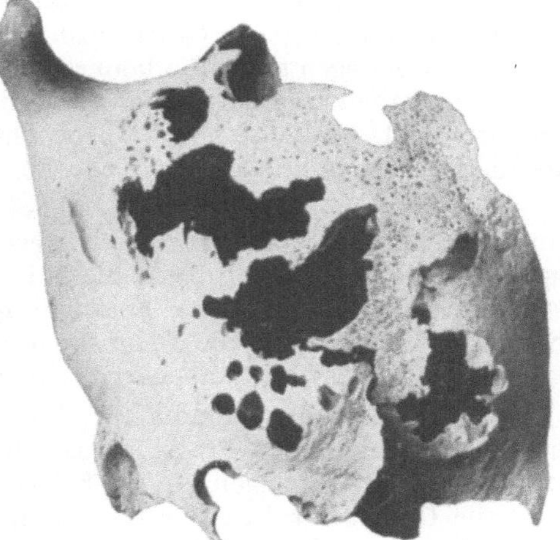

Abb. 246. Cystom des Unterkiefers. (Präparat der chirurgischen Klinik zu Breslau.)

Man wird in all den Fällen, bei denen man den Verdacht auf ein solches Adamantinom hat, zuerst den Versuch machen, durch Spaltung der Schleimhaut und Entfernung der knöchernen Decke die Geschwulst aus ihrem Lager zu heben und dieses evtl. durch sekundäre Granulationsbildung, evtl. durch Einschlagen der lappenförmig abgehobenen Schleimhaut in die Höhle, zum Verschluß zu bringen suchen. Umfangreichere Verbreitung, die wir im Röntgenbilde ja stets erkennen können, wird die Resektion des betreffenden Kiefers, sei es in der Kontinuität oder total, bedingen.

Gegenüber diesen soliden Geschwülsten bilden die cystischen eine eigenartige Klasse. Sie verwandeln den Kiefer in ein wabenartiges, unregelmäßig kugelig aufgetriebenes Gebilde, indem kleinere und größere Hohlräume, zum Teil miteinander kommunizierend, sich im Innern des Kiefers entwickeln. Die Blähung des Kiefers tritt hier viel deutlicher zutage wie bei den soliden Admantinomen. Die Kieferwand wird ganz dünn, oft so durchbrochen, daß die Cysten direkt unter dem Periost stehen und die Schleimhaut vorwölben.

Durch die unregelmäßige Verteilung der Cysten und ihre ungleichmäßige Entwicklung bilden die Cystome nicht eine Höhle, sondern greifen unregelmäßig in die Substanz des Kiefers ein, lassen von ihm häufig nur einige leistenartige Reste übrig, so daß bei Entleerung der Cysten der Kiefer in sich zusammenbrechen würde. Perthes sah in einem Fall den Weisheitszahn durch das Cystom bis nahe an den Gelenkfortsatz des Unterkiefers verdrängt. Der Inhalt der Cysten wird von einer hellen, klaren Flüssigkeit gebildet, die gelegentlich größere Mengen Cholestearin enthalten kann. Rahm glaubt, daß es von dem Alter abhängig sei, ob eine Geschwulst solide oder cystisch sei. Er fand bei den cystischen Adamantinomen ein Durchschnittsalter von 4,3, bei den soliden ein solches von 1,9 Jahren. Die höhere Differenzierung der Geschwulstzellen bei den cystischen Tumoren bedinge ihre Natur. Beide Arten haben gemeinsamen Ursprung und sind Erscheinungsformen derselben Entwicklungsweise. Das cystische Adamantinom ist die Altersform des soliden.

Öfters hat man in dem Geschwulstgewebe selbst Schmelzkörner vorgefunden. Daß sich ein solches Cystom aus einer follikulären Zahncyste entwickeln kann, scheint ein von Becker beobachteter Fall wahrscheinlich zu machen.

Die Cystome sind weitaus öfter am Unterkiefer beobachtet als am Oberkiefer. Sie nehmen ihren Ausgangspunkt am häufigsten von den Prämolaren und Molaren. Sie wachsen so langsam, daß sie 10—30 Jahre getragen werden, ehe die Patienten zur Operation kommen. Öfters ist ein zuletzt rasches Wachstum die Veranlassung geworden, den Arzt aufzusuchen.

Der Beginn derartiger Geschwülste wird im allgemeinen in die Entwicklungsperiode zu verlegen sein. Sie können eine erhebliche Größe erreichen und Haut und Schleimhaut bis zu großer Verdünnung dehnen, ohne daß ein Geschwür auftritt. Metastasen sind nicht beobachtet. Wurde die Geschwulst irrtümlich incidiert, mischen sich entzündliche Zustände dem klinischen Bilde bei.

Die Diagnose ist bei dem langsamen Wachstum der Geschwulst, der ungleichmäßigen Auftreibung des Kiefers, und der den Durchbruchstellen entsprechenden Erweichung durch die äußere Palpation unschwer zu stellen. Der schalenförmig aufgetriebene Knochen gibt hier und da Pergamentknittern. Sehr viel sicherer wird die Diagnose durch das Röntgenbild, welches das vielkammerige Gerüst, die wabenartige Aushöhlung des Kiefers rasch enthüllt.

Bei diesen Fällen kommt für die Behandlung fast nur die Resektion oder Exartikulation in Frage, da sich bei einiger Ausdehnung der Geschwulst kaum tragfähige Spangen bei einer Ausschälung würden erhalten lassen. Auch liegt die Gefahr des Rezidivs bei der unscharfen Abgrenzung des Tumors sehr nahe. Der Versuch partieller Resektion wäre nur bei sehr geringer Ausdehnung der Geschwulst zu machen. Vielleicht gelingt es, diese Fälle durch die Röntgenstrahlen in Zukunft viel früher zu diagnostizieren, als es bislang möglich gewesen ist, und dann würden vielleicht die umfangreichen, verstümmelnden Operationen sich erübrigen lassen.

Moral teilt einen Fall eines Adamantinoma cystinom mit, bei dem er die mannigfachen Hohlräume durch breite Eröffnung in einen Hohlraum verwandelte und damit zur Rückbildung brachte. Ein Rezidiv ist nicht eingetreten.

Diese Methode zu verallgemeinern und durch Radiumbestrahlung zu ergänzen, dürfte wegen der Gefahr des Rezidivs, das von den Zellkomplexen in der Wand des Tumors und in den Scheidewänden der Cysten ausgeht, nicht ratsam sein.

Literatur.

Allgayer: Über zentrale Epithelialgeschwülste des Unterkiefers. Bruns' Beitr. **2** (1886).

Becker: Zur Lehre von den gutartigen zentralen Epithelialgeschwülsten der Kieferknochen. Arch. klin. Chir. **47**. — *Benneke:* Beiträge zur Kenntnis der zentralen epithelialen Kiefergeschwülste. Dtsch. Z. Chir. **42**. — *Bock:* Zwei Fälle von Adamantinom. Österr.-ungar. Vjschr. Zahnheilk. **1906**. — *Büchtemann:* Cysten des Unterkiefers. Arch. klin. Chir. **26**. — *Busch:* Mitteilung über einige Geschwülste zentraler Epitheliome des Unterkiefers. Berl. klin. Wschr. **1877**, 178.

Haasler: Die Histogenese der Kiefergeschwülste. Arch. klin. Chir. **53**. — *Hesse:* (a) Klinik und Histologie der Adamantinome. Münch. med. Wschr. **1912**, 889. (b) Beitrag zur Kenntnis der Adamantinome. Dtsch. Mschr. Zahnheilk. **1913**.

Kolaczek: Ein cystisches Odontom des Unterkiefers. Arch. klin. Chir. **21**. — *Kruse:* Über die Entwicklung cystischer Geschwülste im Unterkiefer. Virchows Arch. **124**.

Magitot: Mémoire sur les Kystes des machoires. Arch. gén. Méd. **1872**. — *Marchaudet, Albarran:* Kyste dentigère du sinus maxillaire. Bull. Soc. Anat. Paris **1889**.

Perier: Des Kystes folliculaires des machoires. Thèse de Paris **1878**. — *Perthes:* Über odontogene Kiefertumoren. Münch. med. Wschr. **1905**.

Rahm: Über das Vorkommen der Adamantinome besonders im Oberkiefer. Inaug.-Diss. Breslau 1918.

Wiemann: Cystische Geschwülste des Unterkiefers. Inaug.-Diss. Berlin 1895.

Die Odontome.

Jene Geschwülste, welche ihren Ausgangspunkt von dem werdenden oder teilweise schon gebildeten Zahngewebe nehmen, sind seit Broca mit dem Namen der Odontome belegt worden. Man hat sie, je nach dem Entwicklungsstadium, in welchem die Geschwulstbildung einsetzte, als embryoplastische oder odontoplastische, in Kronen- und Wurzel-Odontome unterschieden. Je früher der Zahnkeim sich geschwulstartig verändert, desto weicher bleibt die Geschwulst. Die Entwicklung der Zahngewebe wird deutlicher, je älter die Geschwulst ist. Ich habe deshalb die Unterscheidung von weichen und harten Odontomen gemacht, um damit auszudrücken, daß in dem einen Fall mehr die bindegewebigen Teile des Zahnes, im anderen wirkliches Zahnbein vorherrschen. Ich muß gegenüber Perthes betonen, daß diese weichen Odontome nicht wie er glaubt zu den Adamantinomen zu rechnen sind, weil bei den weichen Odontomen nichts von jenen charakteristischen Epithelzügen und Schläuchen mit den mannigfachen Umwandlungen zu finden ist, sondern nur eine Mischung der aus dem bindegewebigen Anteil des Zahnes hervorgehenden Elemente.

Die weichen Odontome sind langsam wachsende, den Kiefer ungleichmäßig auftreibende Geschwülste, die lange im Knochen verborgen sein können, um erst spät seine Oberfläche kamm- oder wulstartig zu erheben. Ich habe sie sowohl im Ober- wie im Unterkiefer getroffen. Nimmt man die deckende Corticalis fort, so lassen sie sich aus der Knochensubstanz mit dem scharfen Löffel nur mühsam herausheben, weil sie nicht wie die harten, in eine ziemlich glattwandige Höhle eingeschlossen sind, sondern diffus in den Knochen übergehen, so daß es schwer ist, ihre Grenze mit der Sicherheit zu finden, daß ein Zurückbleiben von Resten ausgeschlossen ist und ein Rezidiv nicht eintritt.

Die Diagnose wird im allgemeinen schwer zu stellen sein. Und selbst das Röntgenbild wird nicht von vornherein einen klaren Schluß zulassen, wenn nicht etwa Einsprengungen von dentinoider oder zementoider Natur sich als kugelige Gebilde in der weicheren Grundsubstanz verraten. Ist dagegen der

Tumor ganz gleichmäßig, so wird man ihn wegen seines langsamen Wachstums und der absoluten Schmerzlosigkeit und geringer Veränderung an der Oberfläche für einen gutartigen Tumor ansprechen können. Sicheren Aufschluß wird erst die Freilegung des Tumors und seine mikroskopische Untersuchung geben können.

Immer wird bei der Behandlung zunächst versucht werden müssen, durch Freilegung des Tumors seine Exstirpation zu versuchen, ehe man zu der viel eingreifenderen Resektion des Kiefers schreitet. Sie wird höchstens bei sehr ausgedehnten Geschwülsten in Frage kommen, wo der Tumor den Kiefer schon so durchwaschen hat, daß nach Entfernung der Tumormassen kein genügendes Stützgerüst mehr übrig bliebe.

Häufiger begegnet man den harten Odontomen. Sie sind hauptsächlich bei jungen Individuen beobachtet und kommen mit Vorliebe in der Gegend

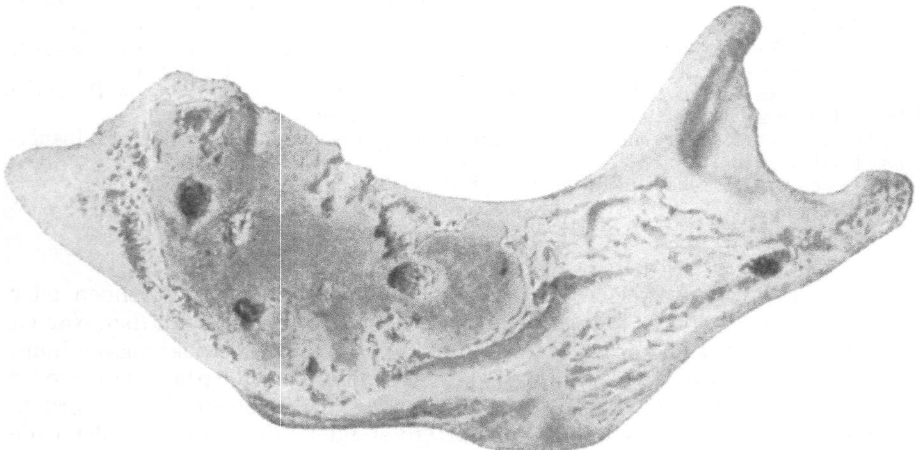

Abb. 247. Odontom des Unterkiefers. (Eigene Beobachtung.)

des Weisheitszahnes vor. Seltener nehmen sie ihren Ausgang von versprengten Zahnkeimen. Es sind harte, aus Zement, Dentin und Schmelz in wechselnder Mischung aufgebaute Geschwülste, die auch gelegentlich eine mehr oder weniger entwickelte Zahnkrone an einer beliebigen Stelle aufweisen. Charakteristisch bleibt, daß diese Geschwülste, wie jeder Zahn, durch eine dünne, bindegewebige Schicht von der Knochensubstanz getrennt bleiben, eine für die operative Entfernung wichtige Eigentümlichkeit, insofern sich diese Geschwülste bei genügender Freilegung nicht selten wie ein Zahn aus dem Kiefer herausheben lassen. Ich sah in dem Abb. 247 abgebildeten Fall das Odontom vorwachsen in die Alveole des Weisheitszahnes, so daß bei dessen Extraktion jene bindegewebige Schicht bloßgelegt wurde. Von ihr ging eine entzündliche Veränderung aus, welche die Weichteile so veränderte, daß Geschwulst und fistulöse Durchbrüche ein Sarkom vortäuschten. Doch kann auch, wie das ein von Uskoff beobachteter Fall zeigte, eine selbständige Abgrenzung fehlen, und dann die Beseitigung des Tumors aus dem Kiefer heraus erschwert, ja unmöglich werden.

Die Geschwulst braucht lange Zeit zu ihrem Wachstum und treibt den Kiefer knollig auf. Die im allgemeinen scharf umgrenzte Oberfläche wird sie von entzündlichen Verdickungen unterscheiden lassen. In letzter Linie gibt das Röntgenbild Aufschluß. Die Dichte des Tumors wird sich ja in der auffälligen Helligkeit im Negativ aussprechen und dadurch den Unterschied gegenüber bindegewebigen Tumoren geben.

Die nahe Beziehung des Weisheitszahnes zum Canalis mandibularis macht es erklärlich, daß es bei den Odontomen öfters zu einer Verdrängung des Kanals kommt. Während im Verlauf Nervenschmerzen ungewöhnlich sind, können sie nach Freilegung des Nerven bei der Entfernung des Odontoms in die Erscheinung treten. Kleinere Odontome hängen so an dem Zahngebilde, daß man sie erst durch die Schwierigkeit der Extraktion bemerkt (Wurzeldontome).

Die Prognose wird bei der Gutartigkeit im allgemeinen günstig zu stellen sein; dort wo entzündliche Erscheinungen das Bild verdunkeln, werden sich größere Verstümmelungen nicht vermeiden lassen.

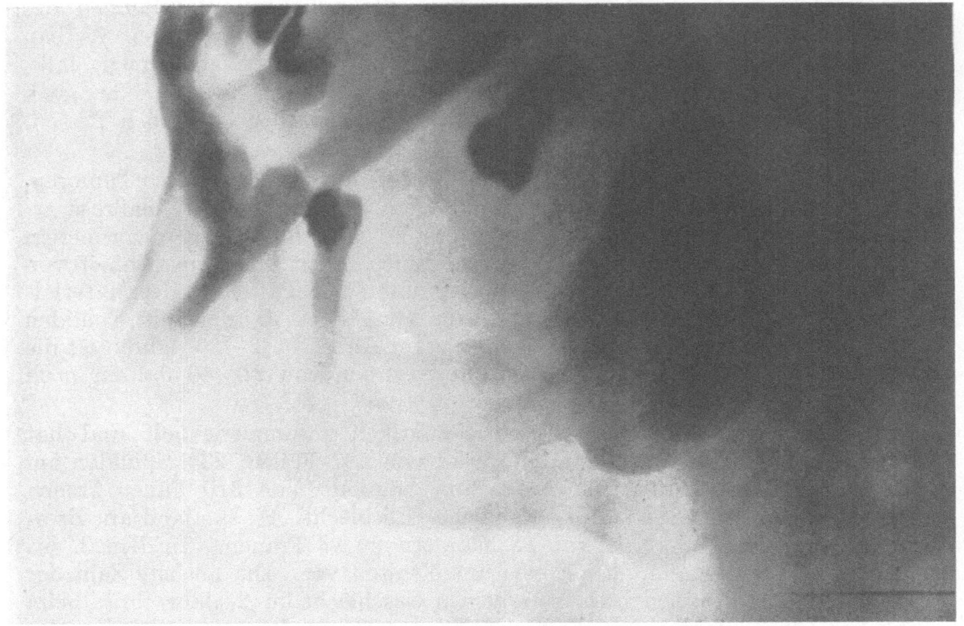

Abb. 248. Odontom im Röntgenbilde. (Beobachtung von Prof. Williger.)

Die Grundsätze der Behandlung sind mit den besprochenen Erscheinungen gegeben. Die radikale Entfernung der Geschwulst hat bei der meist scharfen Abgrenzung des Tumors keine Schwierigkeiten. Es wird in erster Linie versucht werden müssen, unter lokaler und Leitungsanästhesie die Geschwulst vom Munde her durch Entfernung der deckenden Knochenschicht so weit freizulegen, daß man ihr durch hebelartige Instrumente beikommen kann. Bei besonders tiefer Lage im Knochen kann auch die Eröffnung von außen in Frage kommen, bei sehr erheblicher Ausdehnung die Resektion des Kiefers. Sie wird auch dort nicht zu umgehen sein, wo sich durch entzündliche Zustände umfangreiche Mitbeteiligung der Weichteile mit fistulösen Durchbrüchen bereits eingestellt haben. Die in dem Kiefer zurückbleibende Höhle wird mit Tamponade behandelt werden müssen, bis sie sich mit Granulationen aussetzt und zur Verheilung anschickt. Läßt sich aus der Schleimhaut der Wange ein Lappen zur Deckung der Höhle gewinnen, so wird man den Schluß der Höhle wesentlich beschleunigen können.

Literatur.

Arkövy: Ein Odontom. Österr.-ungar. Vjschr. Zahnheilk. **1887**.

Baume: Ein Odontom. Dtsch. Vjschr. Zahnheilk. **1874**.

Heath: Odontomes. Brit. med. J. **1887**.

Martens: Zur Kenntnis der Odontome. Chir. Ann. **27**. — *Metnitz:* Odontome. Österr.-ungar. Vjschr. Zahnheilk. **1888**.

Partsch: Über zwei Fälle von Odontomen. Dtsch. Mschr. Zahnheilk. **1892**.

Sachse: Odontom. Dtsch. Mschr. Zahnheilk. **1903**. — *Schlenker:* Äußere Odontome. Handbuch der Zahnheilkunde von Scheff.

Uskoff: Über ein großes Odontom des Unterkiefers. Virchows Arch. **85** (1881).

Die Epulis.

Man hat von alters her die kleinen Geschwülste, welche vom Zahnfleischrande ausgehen, unter dem Namen „Epulis" zusammengefaßt und dadurch diese Neubildungen im Gegensatz zu den entzündlichen Schwellungen des Zahnfleisches gebracht. Der Name wurde ohne Rücksicht auf den Aufbau dieser Geschwülste gewählt; unter ihm waren Geschwülste zusammengefaßt, welche entweder nur unschuldige, faserige Bindegewebsgeschwülste, oder auch sich als Geschwülste sarkomatösen Baues mit Spindelzellen oder auch Riesenzellenstruktur darstellten.

Diese Geschwülste entwickeln sich meistens als kleine, schmerzlose Tumoren, die, bald weich, mehr hell und graurot, oder derb elastisch, blaßrosa erscheinen. Es kommen aber auch braunrote Formen vor, die von vornherein den Verdacht auf größere Anhäufung von Blutpigment und Anwesenheit von Riesenzellen aufkommen lassen. Hesse hat unter 106 Patienten des Materials des Breslauer Instituts 6 Kinder im Alter von 1—10 Jahren mit Epuliden getroffen; der jüngste Patient war 7 Jahre. Im Alter von 2—20 Jahren ist die Häufigkeit der Affektion am größten, steigert sich von 21—40 Jahren noch etwas, um dann allmählich abuzklingen.

Reymann hat die verschiedenen Statistiken zusammengefaßt und hat festgestellt, daß in dem gesamten Material von 487 Fällen, 233 Epuliden am Oberkiefer, 254 am Unterkiefer beobachtet wurden. Von 310 Fällen kamen 90 auf das männliche, 221 auf das weibliche Geschlecht. Hesse fand am Breslauer Institut das Verhältnis von 23 Männern zu 93 Frauen. In dem 2. bis 4. Lebensjahrzehnt kommt die Epulis am öftesten vor. Die höchste Zahl der Erkrankungen findet sich beim männlichen Geschlecht im 2. Jahrzehnt, beim weiblichen im 3. Jahrzehnt. Erst von da ab ist ein Rückgang der Erkrankungen zu beobachten.

Krebs hat nur die Riesenzellensarkome berücksichtigt und für die Jahre 1907—1919 125 Fälle unter 109127 Patienten zusammengestellt. Von diesen entfielen auf Männer 88, auf Frauen 37 Fälle. Das bevorzugte Jahrzehnt war das dritte bis vierte.

Eigenartig ist das Auftreten derartiger Geschwülste während der Schwangerschaft. Schon bestehende Geschwülste erfahren dann meist eine rapide Zunahme. So konnte ich erst vor kurzem bei einer im 6. Monat Erstschwangeren eine kleine Wucherung am palatinalen Rande des Zahnfleischbesatzes an den mittleren Schneidezähnen sich bis zum Ende der Schwangerschaft über einen Zentimeter nach oben und durch die Zahnreihe hindurch, über $2^1/_2$ cm auf der Vorderfläche des Zahnfleisches ausdehnen sehen, so daß, da nach Beendigung der Schwangerschaft keine Rückbildung eintrat, eine ziemlich umfangreiche Operation erforderlich wurde.

Über die Ursachen der Entstehung dieser Geschwülste hat man die mannigfaltigsten Anschauungen gehegt. Die häufigste Ursache liegt wohl, wie König schon hervorgehoben, in einem mechanischen Reiz, für den das Zahnfleisch ganz besonders empfänglich zu sein scheint. Äußert sich diese Disposition schon durch die häufig auftretenden Zahnfleischpolypen, so kann sie vielleicht noch gesteigert werden durch den Dentitionsreiz, der ja gewöhnlich mit einer stärkeren Succulenz des Zahnfleisches einhergeht. In 60% der Fälle konnten cariöse Zahnwurzeln als Ursache für die Entstehung angesprochen werden. In einem Fall sah Hesse eine Epulis in einem sonst gut gepflegten Munde bei tadellosem Gebiß durch eine am cervicalen Rande überstehende Füllung entstehen.

Die mechanische Reizung des Zahnfleisches kann auch durch eine schlecht sitzende Prothese herbeigeführt werden. So sah Hesse unter 103 Patienten 14 Frauen, bei denen die Epulis 12mal im Ober- und 2mal im Unterkiefer durch ein schlecht sitzendes künstliches Gebiß entstanden war. Die Reizung des Zahnfleisches kann sowohl durch unter ihm liegende cariöse Wurzeln, wie durch vorspringende Knochenkanten hervorgerufen sein. In neuerer Zeit erheben sich vielfach Stimmen, welche die Geschwulstnatur der Epulis nicht anerkennen wollen, sondern sie mehr als entzündliche Neubildung aufzufassen geneigt sind. Schon Recklinghausen hatte bei seiner Darstellung der Ostitis fibrosa auf die Analogie der Herde dieser mit den Epuliden hingewiesen. Die Ostitis fibrosa ist eine sowohl in generalisierter wie in lokaler Form vorkommende Dystrophie des Knochengewebes, bei welcher das Knochenmark unter reichlicher Bildung von Riesenzellen mehr und mehr fibröse Natur annimmt und dabei Herde bräunlicher Farbe bildet, die entweder mehr und mehr in sklerotischen Knochen übergehen oder cystisch erweichen. Der vorhandene Knochen wird durch das riesenzellenreiche Gewebe aufgelöst, während an anderen Stellen der Knochen wieder neu aufgebaut wird. Der Reichtum an Riesenzellen an den Kiefern kann nicht überraschen, wenn man bedenkt, daß zahlreiche Vorgänge am Zahnfortsatz (Durchbruch der Zähne, Resorption des Zahnfaches nach Extraktion, seniler Schwund) mit Bildung von Riesenzellen einhergehen. Ihre Entstehung ist allerdings noch strittig. Die Einen lassen sie aus dem retikulär gebauten Resorptionsgewebe, Andere aus den Endothelien dieses Gewebes hervorgehen. Die braunen Riesenzellenepuliden am Zahnfortsatz ähneln in ihrem Bau, je nach ihrem Alter den Tumoren bei der Ostitis fibrosa. Hingewiesen wird noch auf das Vorkommen dieser Erkrankung bei der sog. Schnüffelkrankheit der Ziegen, Schweine und Pferde, bei der außer dem Knochen des Schädels die Unterkiefer außerordentlich mitbeteiligt und hochgradig verändert sind.

Demgegenüber wird die Epulis fibromatosa als entzündliche Neubildung als Granulom angesehen, das je nach dem Alter einen wechselnden Gehalt von zelligen und faserigen Bestandteilen aufweist. Besonders junge Epuliden erwiesen sich aufgebaut aus charakteristischem, chronischem Granulationsgewebe, aus reichlichen Gefäßsprossen, Fibroblasten und wechselndem Gehalt von Lymphocyten und Plasmazellen. Siegmund und Weber konnten die riesenzellenhaltige Epulis von dem in osteoplastischem Abbau befindlichen Alveolarknochen ausgehend finden und sahen lebhaftere Resorptionsprozesse an Knochen und Zahn damit verbunden. Diesen Anschauungen steht entgegen die Tatsache, daß das Vorkommen von Epulis bei gleichzeitiger Ostitis fibrosa nicht beobachtet ist, daß ferner cystische Umwandlungen in den Epuliden nicht auftreten und auch Verknöcherungen in ihnen höchst selten gesehen sind. Es bleibt darnach wünschenswert, im Einzelfalle bei solchen Epuliden sich auch über den Zustand des Skeletsystems ausreichend zu unterrichten. Die Ostitis fibrosa wird mit einer Störung der Funktion der endokrinen Drüsen in Zusammenhang gebracht.

Die Epuliden lassen sich im wesentlichen in fibröse und sarkomatöse scheiden. Bei den häufigen Übergängen einer Form in die andere ist nicht immer eine scharfe Unterscheidung möglich. Der Schleimhautüberzug bleibt lange unversehrt; hat die Geschwulst ihn durchbrochen, so geht das gewöhnliche Grauweiß in ein blasses Rot über.

Für gewöhnlich stellen die Epuliden kleinere Geschwülste dar, die entweder gestielt oder breitbasig auf dem Knochen aufsitzen. Bei längerem Bestehen können sie erheblichere Größe erreichen und von einer Seite des Kiefers durch die Zahnreihe hindurch auf die andere übergreifen. In ihrer Form folgen sie stark den mechanischen Einflüssen, welchen sie durch den Kauakt ausgesetzt sind, sie schmiegen sich in ihre Umgebung dem Drucke entsprechend ein. Nicht selten bedecken sie alte Wurzelreste, die sie überwuchern. Die deckende Schleimhaut leistet lange Widerstand; der Druck gegenüberstehender Zähne erzeugt Geschwüre; die Abdrücke der Zähne prägen sich der Geschwulstoberfläche ein. Je derber die Geschwulst ist, desto deutlicher zeichnen sich diese mechanischen Einflüsse auf dem Relief der Geschwulst ab.

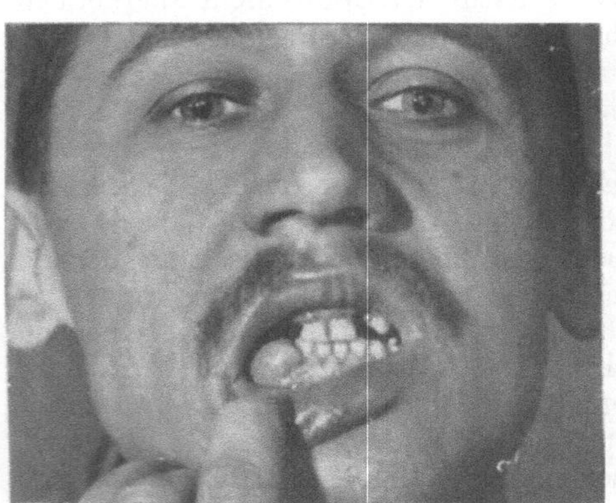

Abb. 249. Epulis fibrosa.

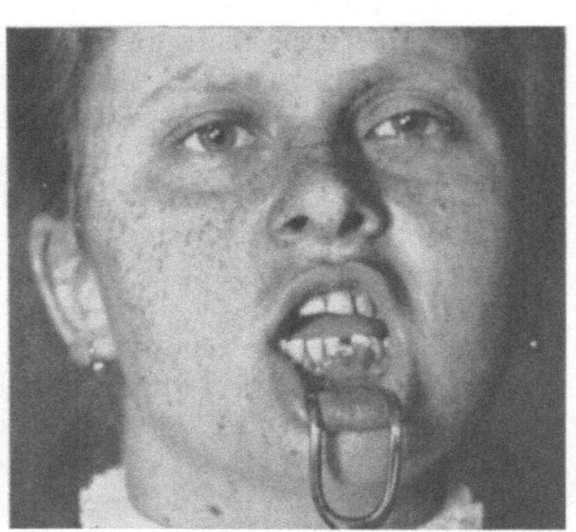

Abb. 250. Epulis zwischen den Zähnen hindurch wachsend.

Je nach dem Blutreichtum werden spontane Blutungen beobachtet. Die harten, weißen, fibrösen Geschwülste neigen dazu am wenigsten. Direkte Beschwerden, schmerzhafte Empfindungen werden äußerst selten geklagt. Die Geschwülste sind merkwürdig indolent.

Die Konsistenz der Geschwulst wechselt mit dem Bau. Je faseriger und fester das Grundgewebe ist, desto derber ist die Geschwulst anzufühlen. Zellreichere, aus jungem Bindegewebe aufgebaute Geschwülste sind weicher anzufühlen, bekommen bei reichlicher Entwicklung der Blutgefäße manchmal sogar schwammigen Charakter. Bräunliche, weinfarbene Röte deutet auf reichen Gehalt an Blutpigment hin, wie es fast ausnahmslos in den Geschwülsten mit sarkomatösem Bau unter Beimischung von Riesenzellen vorkommt.

Als Ausgangspunkt der Geschwülste erweist sich in den meisten Fällen die tiefere Schicht des Zahnfleisches, das Periodontium oder gar das Periost. Auch Euler konnte nachweisen, daß bei allen Epuliden die oberste Schicht des Knochens verändert ist und gibt deshalb den Rat, in jedem Falle diese mit wegzunehmen. Balogh betont, daß bei Alveolarpyorrhöe nie Epulis gefunden würde, ebenso nicht bei atrophischen Alveolarfortsätzen, weil mit dem Parodontium der Mutterboden für die Epulis verloren gegangen ist. Die rein fibrösen Bildungen pflegen gar nicht selten Verkalkungen aufzuweisen; sie sollen namentlich in Rezidiven beobachtet sein. Sie zeigen sich im mikroskopischen Bilde in Form zahlloser scholliger Haufen, Klümpchen, öfters auch als spießartige Bälkchen.

Neben der Verkalkung sieht man nicht selten Verknöcherung. Die neuen Knochenbälkchen breiten sich manchmal fächerförmig in der Geschwulst aus ohne Zusammenhang mit dem Mutterboden.

Daß diese Geschwülste nicht selten kleine Blutextravasate und deren Produkte, Pigmentanhäufungen, aufweisen, dürfte nicht überraschen, wenn man bedenkt, daß sie doch recht sehr dem Kaudruck ausgesetzt sind. Diese Pigmentanhäufungen finden sich meist dicht unter dem Epithel zum Zeichen, daß wohl die Zerrung der Schleimhautdecke beim Kauakt sie verursacht hat.

Verfettungen, größere Nekrosen sind nur ganz ausnahmsweise in den Geschwülsten zu finden.

Die zahlreiche Entwicklung von Blutgefäßen kann diesen Geschwülsten manchmal einen Charakter geben, daß man direkt von einem Fibroma teleangiectaticum oder Fibroma cavernosum sprechen kann. Diese Form führt im Gegensatz zu den gewöhnlichen gelegentlich zu sehr heftigen Blutungen, die rasches Eingreifen erfordern.

Die sarkomatösen Formen sind im wesentlichen durch spindelige Zellen charakterisiert, die, nebeneinander gelagert, zu Zügen zusammengefaßt sind,

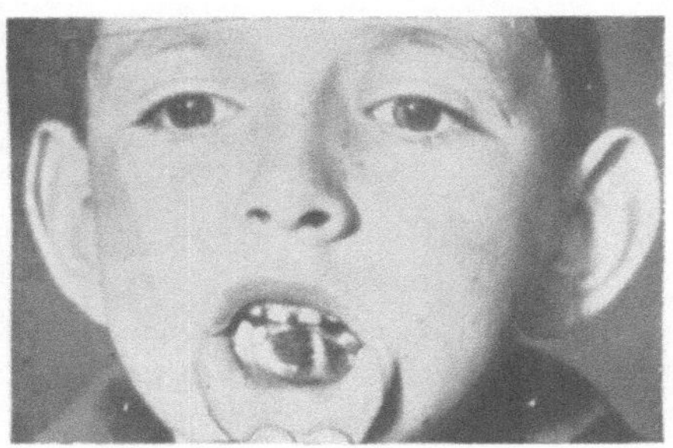

Abb. 251. Epulis mit Riesenzellen, stark pigmentiert.

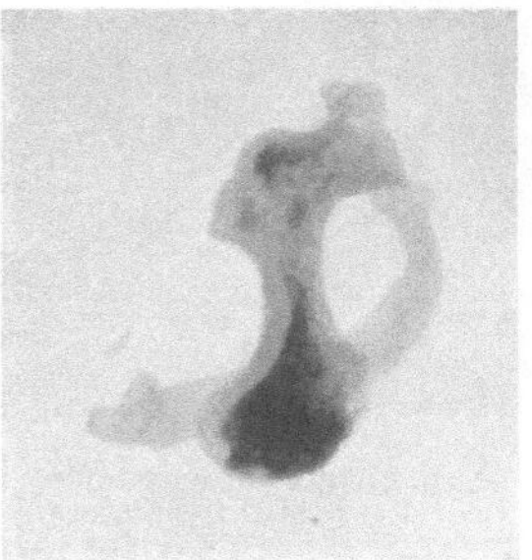

Abb. 252. Verknöcherung in einer zwei Prämolaren umwachsenden Epulis.

die sich mannigfach durchflechten. Viel häufiger als die reinen Spindelzellensarkome sind die mit Riesenzellen gemischten. Die Frage, woher diese Riesenzellen stammen, ob sie periostaler Natur sind oder den farblosen Blutzellen entstammen (Ziegler), oder von den Endothelien der Gefäße herkommen (Ritter), ist noch unentschieden.

Alle Epuliden haben die Neigung zu Rezidiven, und zwar in ziemlich ausgesprochener Form. Unter dem großen Material des Breslauer Instituts kamen nicht mehr als 20% Rezidive zur Beobachtung, darunter Fälle, die 4—8 mal an Ort und Stelle nach anderwärts ausgeführter Operation wiedergekehrt waren. Die Natur der Geschwulst scheint darauf keinen Einfluß zu üben; vor allem besteht keine erhöhte Neigung bei den sarkomatösen Formen.

Allerdings muß man dabei in Anschlag bringen, daß die meisten Rezidive wohl auf ein ungenügendes Operieren des ersten Tumors beruhten. Viele Geschwülste waren nur mit der Schere abgetragen oder abgebunden worden oder hatten Kauterisation mit Chromsäure oder Höllenstein erfahren. Deshalb ist auf eine gründliche Exstirpation der Geschwulst größter Wert zu legen.

Die bindegewebigen Geschwülste (Literatur).

Sie werden im wesentlichen repräsentiert durch die Gruppe der Fibrome. Ist von ihnen schon zum Teil bei den Epuliden gesprochen worden, so sollen hier nur die vom Periost und vom Kiefer selbst ausgehenden Fibrome

Erwähnung finden, die man entsprechend der Ursprungsstelle in oberflächliche und zentrale teilt. Seitdem Kentenich 40 Fälle dieser Fibrome zusammengestellt hat, von denen 23 am Unterkiefer und 17 am Oberkiefer beobachtet worden waren, haben sie keine eingehendere Darstellung mehr erfahren. Männer und Frauen sind ziemlich gleich beteiligt an dem Krankenmaterial. Es handelt sich im wesentlichen um sehr langsam wachsende, in einem Falle 29 Jahre bestehende Geschwülste, bei Patienten im Alter von 16—35 Jahren. Sie können erheblichere Größe erreichen, so in dem von Kentenich beschriebenen Falle, wo bei einem 8 Jahre alten Knaben eine kindskopfgroße Geschwulst entstanden war. Die zentralen Fibrome wölben die Oberfläche des Knochens nach beiden Seiten vor, können am Oberkiefer auch in die Kieferhöhle hineinwachsen, und durchbrechen den Knochen, ohne daß sie ihn vorher besonders verdünnen. Sie drängen dabei die Zähne aus ihrem Lager und können sie direkt zum Ausfall bringen. Wo im einzelnen der Ausgangspunkt liegt, ob im Markgewebe oder

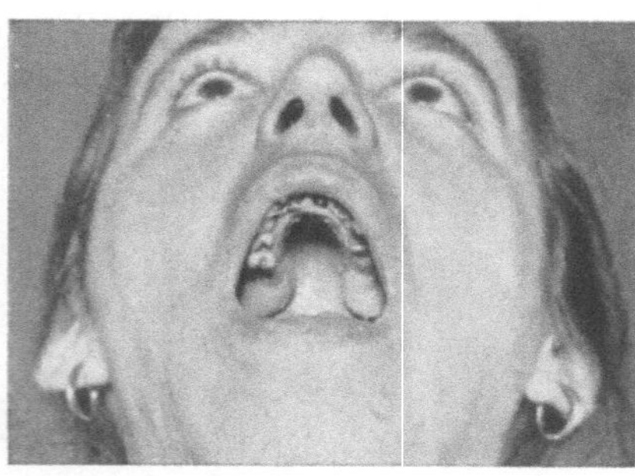

Abb. 253. Symmetrische Fibrome des Unterkiefers.

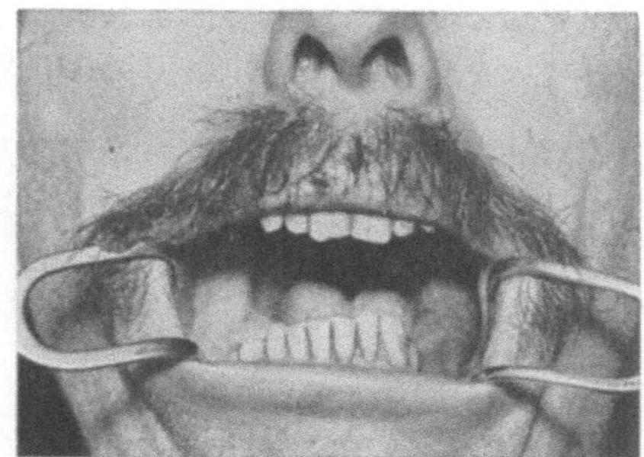

Abb. 254. Symmetrische Fibrome am Oberkiefer.

in der Wurzelhaut der Zähne, wird sich nur bei früh in Behandlung kommenden Fällen entscheiden lassen.

Die periostalen Fibrome entspringen von der Knochenhaut und zeigen deren faseriges Gefüge. Eigentümlich ist die Neigung zu Verkalkungen oder auch Verknöcherungen. Wenn zelliges Gewebe reicher dem faserigen beigemischt ist, kann die Abgrenzung gegenüber den Sarkomen oft recht schwer werden.

Je nach dem Sitz und der Ausdehnung der Geschwulst werden die Erscheinungen wechseln. Am Oberkiefer wird die Geschwulst leicht sich am Gaumendach oder nach der Nase zu, oder in die Kieferhöhle hinein vorwölben, ja sie kann selbst das Auge durch Einwachsen in die Orbita aus seiner Lage herausdrängen.

Von Becker und Rosenstein ist besonders auf das symmetrische Auftreten von Fibromen in der Gegend der Weisheitszähne aufmerksam gemacht worden. Wie bei den Epuliden ist auch bei den symmetrischen Fibromen das weibliche Geschlecht stärker beteiligt. Von 23 Fällen verschiedener Autoren betrafen 16 Frauen, 7 Männer. Von 23 Fällen kamen 8 am Oberkiefer, 2 am Unterkiefer, 13 am Ober- und Unterkiefer vor.

Ein Zusammenhang mit Bildung und Durchbruch des Weisheitszahnes erscheint zu bestehen. Denn in 15 von 17 Fällen kamen die Geschwülste an den hinteren Enden des Alveolarfortsatzes vor, und zwar bei Patienten in einem Alter, in dem der Durchbruch des Weisheitszahnes zu erfolgen pflegt.

Am Unterkiefer wachsen sie entweder nach außen, Haut und Weichteile vor sich herschiebend, oder gehen nach innen, die Zunge verdrängend, nicht selten das Kauen behindernd. Die Vorwölbungen über die Oberfläche dehnt meistens die Haut in umfangreicher Weise, verlötet sich aber nicht mit ihr, sondern verdünnt sie nur. Drüsenschwellungen fehlen.

Eine Beseitigung der Geschwulst ist selbstverständlich nur durch Operation möglich. Die Geschwulst muß aber gründlich bis auf den Boden ausgeräumt werden. Am Oberkiefer wird bei den komplizierten Verhältnissen eher eine Resektion in Frage zu ziehen sein, als eine Inangriffnahme von außen und der Gaumenseite. Nur bei gründlicher Entfernung ist auf ein Ausbleiben des Rezidivs zu hoffen.

Selbst bei ganz gutartigen Fibromen ist das lokale Rezidiv durchaus nicht selten.

Andere bindegewebige Geschwülste, wie Myxome und Lipome, sind nur ganz vereinzelt beschrieben.

Osteome und Chondrome der Kiefer.

Eine besondere Bedeutung beanspruchen die aus Knochen aufgebauten Geschwülste der Kiefer; sie wechseln in ihrer Form von kleinen knöchernen Auflagerungen bis zu weit verbreiteten, Ober- und Unterkiefer einnehmenden, das Gesicht verunstaltenden Knochenmassen. Während erstere mehr oberflächlich aufsitzen und deshalb als Exostosen bezeichnet werden, verändern letztere die Knochen bis in die Tiefe hinein und vermögen ihn so zu verunstalten, daß die Grenze zwischen der Geschwulstbildung und einer riesenwuchsartigen Anlage nicht mehr scharf zu ziehen ist.

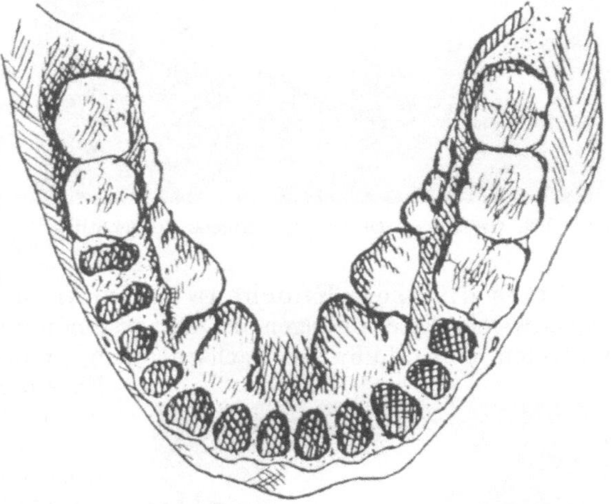

Abb. 255. Exostosen am Unterkiefer. Präparat der Göttinger pathologischen Sammlung. (Nach Heitmüller.)

Die Exostosen, besonders am Unterkiefer beobachtet, stellen kleine, wulstartige, bald längliche, bald knollige Verdickungen aus schwammigem, selten elfenbeinartigem Knochengewebe, vorzüglich in der Gegend der Linea obliqua interna dar, welche mehr oder weniger ausgedehnt, die Schleimhautdecke aufheben und verdünnen und gegen die Zunge im sublingualen Raum vorspringen. Man begegnet ihnen hauptsächlich bei älteren Personen. Sie entwickeln sich langsam und schmerzlos und kommen oft erst zur Beobachtung, wenn der Unterkiefer zwecks Anlage eines Unterstückes näher in Augenschein genommen wird. Sie erschweren das Abdrucknehmen und hindern das Tragen der Prothese, indem deren Druck den dünnen Schleimhautüberzug leicht geschwürig macht.

Ihre Form veranschaulicht das von Heitmüller abgebildete Präparat aus der Göttinger Sammlung, das in nebenstehender Figur wiedergegeben ist. Es entstammt einem Fall, bei dem gleichzeitig an der vorderen Hälfte des Schädeldaches noch 7 Exostosen zu beobachten waren.

Nicht zu verwechseln sind diese Exostosen mit kleinen knöchernen Auflagerungen, wie sie in der Nähe periodontitischer Herde am Kiefer vorkommen.

Außerdem begegnet man auch größeren Exostosen in Form von fingergliedgroßen, mehr oder weniger spitz sich von dem Knochen abhebenden Vorsprüngen aus schwammigem Knochengewebe aufgebaut. Sie sind an verschiedenen Stellen des Unterkiefers, am Mittelstück, am Kieferwinkel, manchmal auch doppelseitig beobachtet worden. Eckert hat einen Fall aus der Breslauer Klinik veröffentlicht, bei dem eine in der Nähe des Gelenkköpfchens sitzende Exostose eine Verschiebung des Unterkiefers mit Einschränkung seiner Beweglichkeit hervorrief und durch Resektion so beseitigt wurde, daß alle Beschwerden verschwanden. Einen ähnlichen Fall, der sich aber auf das Gelenkköpfchen beschränkte, hat neuerdings Lohmann mitgeteilt. Die Resektion des Gelenkköpfchens hat zur Heilung geführt. Ein Beispiel multipler Exostosen am Unterkiefer ist in dem Bericht über die Ausstellung beim 5. internationalen Kongreß 1909 abgebildet.

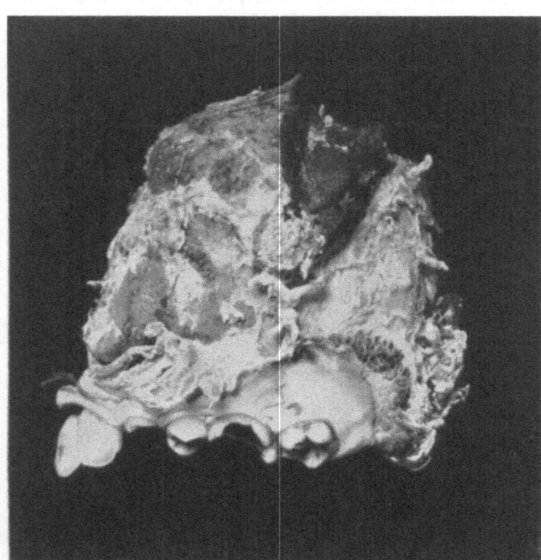

Abb. 256. Osteom am Oberkiefer. (Eigene Beobachtung.)

Etwas diffusere Knochenwucherungen habe ich am Unterkiefer ohne irgendwelche Erscheinungen am Zahnsystem unter entzündlichen Erscheinungen auftreten und schubweise wachsen sehen, ähnlich wie dies auch von anderen Exostosen am Extremitätenskelet beschrieben ist.

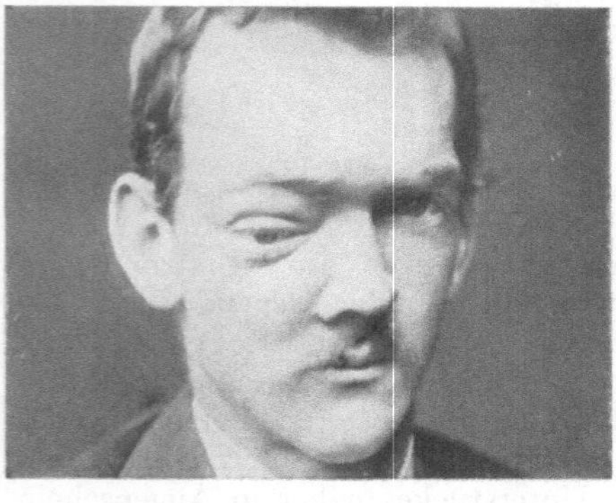

Gegenüber diesen oberflächlichen Knochengeschwülsten kommen auch enostale Knochentumoren vor, die bald den Oberkiefer allein, bald Ober- und Unterkiefer befallen. Am Oberkiefer verdichtet sich durch die neugebildete spongiöse Knochensubstanz der Knochen so, daß die Kieferhöhle ganz verschwindet, höchstens in Form einer bindegewebigen Partie in dem sonst ziemlich gleichmäßigen Knochengewebe angedeutet ist. Die Umrisse des Knochens werden stumpf, die Ränder verschieben sich, die Augen- und Nasenhöhle wird verengt, die Wölbung des Gaumens plattet sich ab. Auffällig ist, daß diese Veränderungen besonders bei jüngeren Patienten im Alter der 20er und 30er Jahre angetroffen werden. Die Entstellung des Gesichts wird je nach der Ausbreitung der Geschwulst verschieden sein. Die Fortnahme des Kiefers bringt den Prozeß zum Stillstand.

Abb. 257. Osteom des rechten Oberkiefers. (Eigene Beobachtung.)

In jenen Fällen, in denen die Knochenwucherung über ganze Gesichtsabschnitte weggeht, Ober- und Unterkiefer ergreift, die Umrisse des knöchernen

Gesichtsskelets vollständig verändert, die Nasenhöhle verengt, die Augenhöhle fast verschwinden läßt, wie wir es bei der sog. Leontiasis ossea antreffen, entwickeln sich durch Druck auf die Nervenstämme, durch Verschluß der Augen,

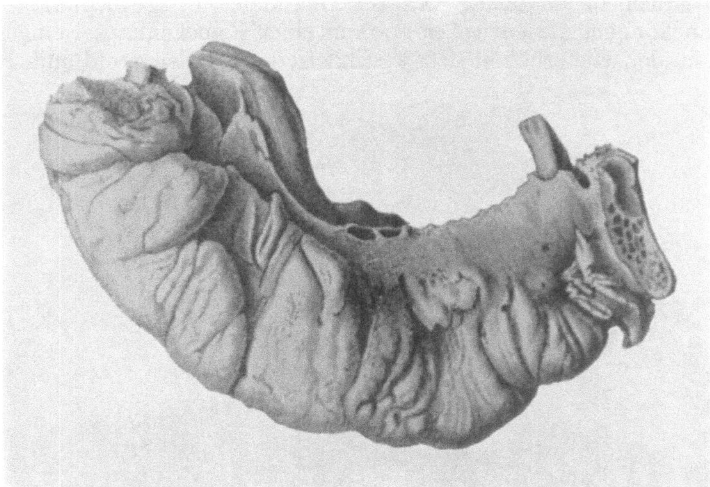

Abb. 258. Umfangreiches Osteom am Unterkiefer. (Nach H. Fischer, Riesenwuchs.)

der Nasenhöhle, des Gehörgangs, die mannigfaltigsten Störungen, bis durch Druck auf das Gehirn, infolge der Verengerung des Schädelraumes unter qualvollen Leiden der Tod eintritt. Bardenheuer und Pean haben sich angesichts

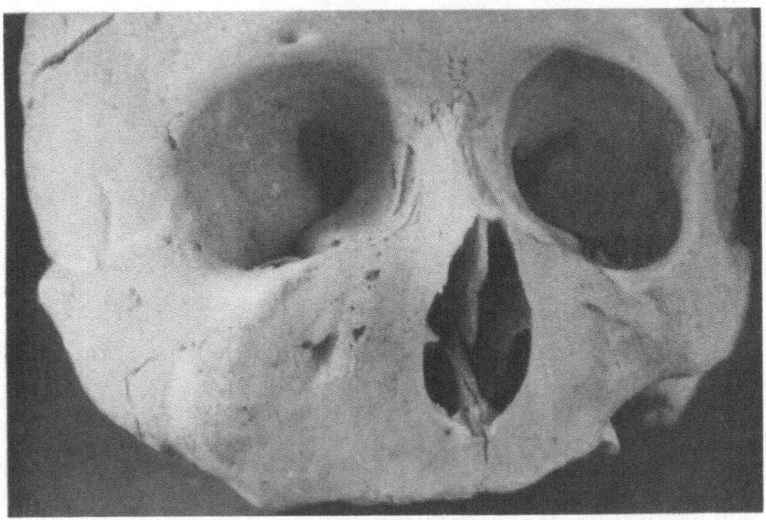

Abb. 259. Osteom des Oberkiefers. (Aus der Sammlung von Geheimrat Hansemann, Berlin.) Bericht über die Ausstellung am V. internationalen zahnärztlichen Kongreß.

der Tatsache, daß eine Rückbildung dieser Hyperostosen nicht zustande kommt, zu sehr eingreifenden Operationen entschlossen, ohne daß bekannt geworden wäre, daß wirklich mit ihnen endgültige Heilungen erzielt worden sind. In einem Falle von solcher Hyperostose, die den ganzen Oberkiefer einnahm, habe ich mich entschlossen nach Freilegung der Knochengeschwulst sie mit dem Fraiser fortzunehmen bis an die Schleimhaut, diese aber unversehrt zu erhalten, so daß am Schluß eine Schleimhauttasche übrig blieb, die tamponiert wurde. Der Fall heilte ohne Entstellung aus.

Zu erwähnen bleibt noch, daß am Oberkiefer eingekapselte Osteome vorkommen können, die entweder noch in einer Knochenkapsel eingeschlossen oder frei in der Kieferhöhle sich vorfinden; sie werden wohl mit Recht als

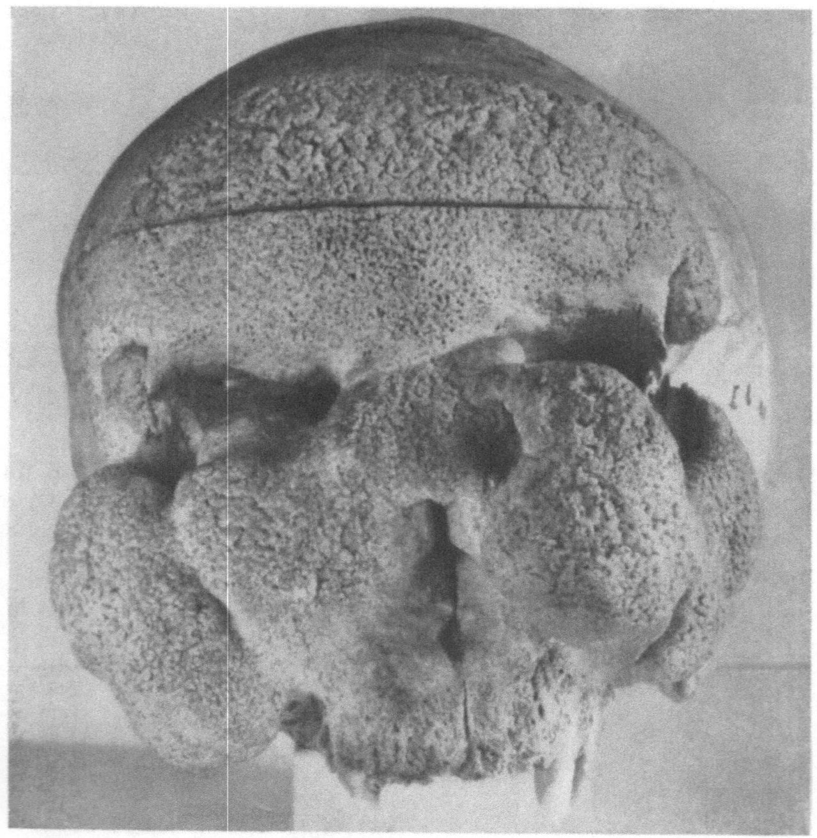

Abb. 260. Leontiasis ossea (Frontansicht.)
Ausstellung des V. internationalen zahnärztlichen Kongresses.

gestielte und allmählich abgestoßene Exostosen der inneren Wand der Kieferhöhle aufgefaßt.

Noch seltener als die knöchernen Neubildungen sind die knorpeligen im Bereich der Kiefer, wenigstens wenn man nur die reinen Chondrome in Betracht zieht, und die Mischgeschwülste, die Knorpel enthalten, außer acht läßt. Sie sind an dem Zahnfortsatz, an der Vorderfläche, am Stirnfortsatz des Oberkiefers, wie am Körper des Unterkiefers und an seinem Gelenk und Kronenfortsatz beobachtet. Wahrscheinlich hängt ihre Entstehung mit Störungen in der Entwicklung des Kieferskelets zusammen. Hauptsächlich expansiv wachsend werden sie nur durch die von ihnen bewirkten Verdrängungserscheinungen dem Träger lästig und nötigen dadurch zu umfangreicher Resektion, bei der man weit ins Gesunde gehen muß, wenn man vermeiden will, daß zurückbleibende Reste zu Rezidiven Veranlassung geben.

Literatur.

Bruhn: Zur Kenntnis der Osteome des Oberkiefers. Inaug.-Diss. Berlin 1895.

Chaim: Symmetrische Osteofibrome der Kiefer. Zahnärztl. Rdsch. **1920**, Nr 46, 568. — *Coenen:* Über Gaumengeschwülste. Arb. chir. Klin. Berlin **1906**.

Diemer: Osteofibrom von seltener Größe. Dtsch. Mschr. Zahnheilk. **1917**, 269.

Greve: Weitere Bemerkungen über die symmetrischen Exostosen. Dtsch. Mschr. Zahnheilk. **1919**, 203.

Heitmüller: Exostosen an den Kieferknochen. Korresp.bl. Zahnärzte **1906**. — *Hoffmeister:* Über Exostosen des Unterkiefers. Bruns' Beitr. **23** (1899).

Lohmann, Matthias: Über geschwulstartige Hypertrophie des Kieferköpfchens und ihre Folgen für den Biß und die Stellung des Unterkiefers. Inaug.-Diss. Tübingen 1919.

Mosbacher: Über Enchondrome des Oberkiefers. Inaug.-Diss. Würzburg 1892.

Tillmanns: Über tote Osteome der Nasen- und Stirnhöhle. Arch. klin. Chir. **32** (1885).

Walliczek: Hyperostosen beider Oberkiefer. Berl. klin. Wschr. **1907**. — *Weber:* Die Exostosen und Enchondrome. Bonn 1856.

26. Abschnitt.

Die bösartigen Geschwülste der Kiefer.

Sarkome der Kiefer.

Es sollen hier die eigentlichen Sarkome der Kiefer Besprechung finden, abgesehen von den ja häufig auch Sarkomcharakter tragenden Epuliden. Über ihre Häufigkeit gibt eine Zusammenstellung von Perthes Aufschluß, der aus einzelnen Krankenhäusern Beobachtungsreihen von 15—20 Jahren zusammenstellte und dabei konstatierte, daß unter 126 Sarkomfällen 55 bei Männern, 71 bei Frauen beobachtet wurden; 33 Fälle betrafen beide Kiefer, 61 Fälle den Oberkiefer und 32 Fälle den Unterkiefer. Für das Verhältnis der Kiefersarkome überhaupt ist wohl die Gurltsche Statistik maßgebend, der unter 14 630 Geschwülsten 532 Kiefergeschwülste, 96 Oberkiefer- und 83 Unterkiefersarkome zählte.

Die Sarkome werden schon in dem jugendlichen Alter beobachtet, kommen aber am häufigsten im 3. und 4. Lebensdezennium vor. Die Ätiologie ist noch in absolutes Dunkel gehüllt. Gelegentlich wird angegeben, daß ein Trauma vorangegangen sei; aber es dürfte wohl schwerlich zu erweisen sein, daß dieses wirklich als Ursache für die Entwicklung der Geschwulst anzusehen ist. Man wird dieses nur als Ursache heranziehen können, wenn die Entwicklung der Geschwulst an der Stelle der nachgewiesenen Verletzung und in unmittelbarem Anschluß an sie oder wenigstens kurz nachher — nach Thiem höchstens zwei Jahre — einsetzt.

Der Ausgangspunkt liegt am Oberkiefer am häufigsten in dem Kieferkörper und am Alveolarfortsatz, seltener am Gaumen und an anderen Fortsätzen. Schwerer wird sich am Unterkiefer der Ausgangspunkt bestimmen lassen, weil hier eine Trennung zwischen Kieferkörper und Alveolarfortsatz kaum zu ermöglichen ist. Man wird in erster Linie zu unterscheiden haben die im Innern des Knochens einsetzenden myelogenen Sarkome von den oberflächlicher gelegenen periostalen Sarkomen.

Die myelogenen Sarkome nehmen vom Mark ihren Ursprung und zerstören die kleinen Knochenbälkchen desselben. Erst wenn sie sich hier erheblich ausgedehnt haben, treiben sie die Rindensubstanz des Kiefers vor, indem sie sie durchwachsen. Dann erst machen sie sich für gewöhnlich in dem Relief des Knochens bemerkbar. Sie greifen dann bald in die deckenden Weichteilschichten, häufig auch auf die Muskulatur über, durchsetzen auch diese und verwandeln sie in eine starre, derbe Masse, so daß die Muskeln ihre Dehnungsfähigkeit verlieren.

Fast immer sind den myelogenen Sarkomen Riesenzellen in reicher Zahl beigemischt; aber ihr Substrat besteht meistens aus spindligen oder Rundzellen. Bald sind diese Geschwülste ungemein weich, so daß man ihnen den Namen des Encephaloids gegeben hat, bald auch wieder derber und fester, ja fast knochenhart, namentlich dann, wenn sich innerhalb des Tumors neugebildete, meist strahlig angeordnete Knochenmassen vorfinden. Das Bild eines solchen Tumors kann in seinem Aussehen doch recht vielgestaltig werden, dadurch, daß mannigfaltige Degenerationen (Verfettungen und Blutungen) dem Graurot der Grundsubstanz fleckweise stärkeres Gelb oder Braunrot beimischen. Gelegentlich trifft man auch in den Geschwülsten cystische Erweichungsherde.

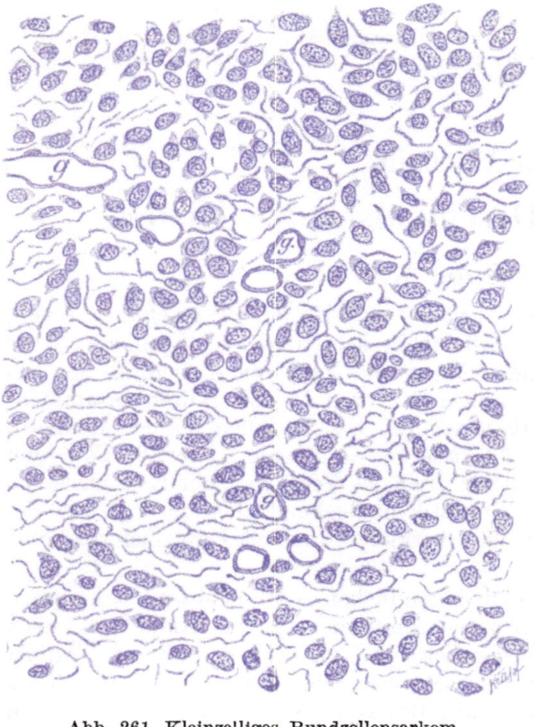

Abb. 261. Kleinzelliges Rundzellensarkom. (Nach Schmaus-Herxheimer, Pathol. Anatomie. 11./12. Aufl.)

Die periostalen Sarkome pflegen schon frühzeitig sich durch Schwellung und Auftreiben des Kiefers bemerkbar zu machen. Sie sind im allgemeinen etwas derber in ihrem Bau, reicher an periostaler Ossifikation. Man bezeichnet diese Form der Geschwülste auch als Osteoidsarkome. Aber auch die rein aus Zellen aufgebauten haben durch die Anordnung der Zellen in besonderen Zügen ein etwas strafferes Gefüge.

Am Unterkiefer pflegt der horizontale Ast und seine Außenfläche am häufigsten zum Ausgangspunkte der Geschwulst zu werden.

Am Oberkiefer erfolgt das Wachstum manchmal zuerst nach innen zu, so daß sich die ersten Stadien innerhalb des Gesichtsschädels von außen unbemerkt abspielen. Am schlimmsten liegt es, wenn an den hinteren Partien des Oberkiefers die Geschwulst beginnt, weil die Verbreitung in die Flügelgaumengrube hinein das weitere Wachstum der Geschwulst zunächst verbirgt und erst wenn sie herauswächst, große Vorwölbungen nach außen oder nach der Augenhöhle zu hervorruft, wenn sie schon in der Tiefe ausgedehnte Verbreitung erfahren hat.

Trotz der verschiedenen Formen sind die Sarkome in ihrem Verlauf ziemlich gleichmäßig.

Die myelogenen Sarkome machen öfters recht heftige, namentlich des Nachts auftretende Schmerzen.

Durch Druck auf die Äste des Trigeminus kommen neben abnormen Gefühlsempfindungen (Kribbeln, Jucken, Brennen) häufig neuralgische Schmerzen vor.

Solange die Neubildungen in der Tiefe eingeschlossen sind, blähen sie wohl den Kiefer auf. Erst wenn sie ihn durchwachsen, bilden sie knollige Vorwölbungen, die öfters überraschend schnell die deckenden Weichteile durchsetzen und zum Zerfall bringen. Schnell pflegt die Haut ergriffen zu werden, sie verfärbt sich dunkel; bald setzt geschwüriger Zerfall ein, der desto tiefer in die Geschwulst eingreift, je weicher dieselbe von Haus aus ist, je mehr sie der Degeneration schon verfallen ist. Drüsenschwellungen metastatischer Natur begegnet man dabei sehr selten.

In der Gegend größerer Blutgefäße kann es zu recht schweren, manchmal lebensgefährlichen Blutungen kommen. Die weichen Gewebsmassen erschweren die Blutstillung ungemein. Manchmal wird direkt die Unterbindung am Orte der Wahl notwendig. Euler und Hofer haben das Verhalten der Zähne beim Eindringen von malignen Tumoren genauer untersucht, sind aber zu widersprechenden Ergebnissen gekommen, insofern die von Hofer aufgestellte Behauptung, daß beim Sarkom starke Resorption an der Zahnoberfläche, beim Carcinom nur wenig Veränderungen zu beobachten seien, von Euler nicht bestätigt werden konnte. Nur Blutungen der Pulpa, anscheinend von Störungen der Gefäße herrührend, sind von beiden gefunden worden. Euler gelang es an einem Weisheitszahn eine durch Carcinom hervorgerufene Resorptionshöhle zu finden und dadurch ein metastatisches Carcinom eines Mammacarcinoms festzustellen.

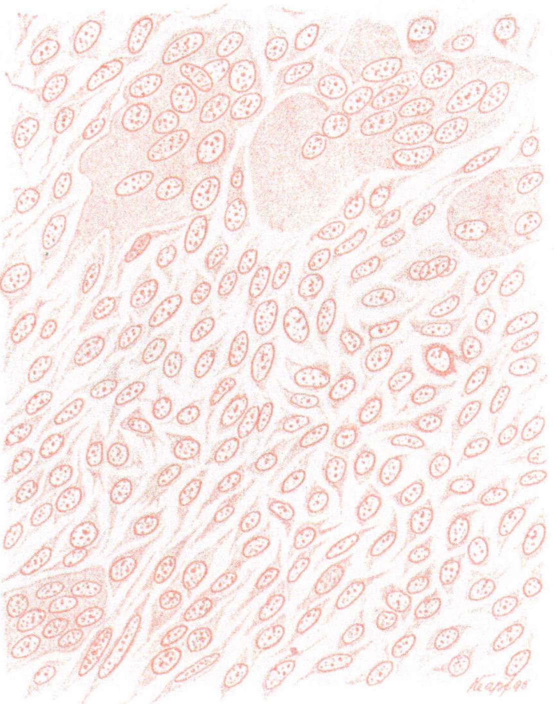

Abb. 262. Spindelzellensarkom mit Riesenzellen. (Nach Schmaus-Herxheimer, Pathol. Anatomie. 11./12. Aufl.)

Je näher die Geschwülste an die Zähne rücken, desto leichter werden diese gelockert und stoßen sich manchmal von selbst aus. Die leere Alveole füllt sich mit Geschwulstmassen.

Sobald die Geschwulst nach dem Munde zu geschwürig geworden und aufgebrochen ist, beginnt ein meist nicht zu bändigender übler Mundgeruch, der natürlich mit dem Zerfall der Geschwulst sich steigert. Das Kauen sowie der Schluckakt selbst werden erschwert, manchmal unmöglich, so daß man die Patienten sogar künstlich ernähren muß.

Die Massen der zerfallenen Geschwulst mischen sich der Nahrung bei und verursachen Zersetzungsvorgänge im Verdauungskanal. Die Patienten kommen mehr und mehr herunter, indem die heftiger werdenden Schmerzen die Nachtruhe rauben; Metastasen der Geschwulst kommen im ganzen selten vor. Ich habe in zwei Fällen eine Metastase eines Unterkiefersarkoms im Gehirn gesehen.

Am Oberkiefer werden die Geschwülste schnell sichtbar, wenn sie von der Vorderwand der Kieferhöhle aus wachsen, oder am Gaumen und Alveolarfortsatz entstehen. Am tückischsten sind jene Fälle, welche von den Wänden der Kieferhöhle in diese hineinwachsen und dort sich unbemerkt verbreiten, bis sie eine ganz verhängnisvolle Größe erlangt haben, ehe die ersten Anzeichen nach außen bemerkbar sind. Daß sie den Kiefer dabei ohne besondere Durchlöcherung vor sich herdrängen, ist seltener beobachtet, aber doch auch vorgekommen. Es kann dabei direkt zu Pergamentknittern kommen. Das häufigste Symptom, das schon Geschwülste in diesem Stadium verrät, sind mehr oder weniger heftige Blutungen aus der Nase. Ihre Quelle ist oft recht schwer zu finden, wenn der Tumor noch in der Kieferhöhle sitzt und aus dieser das Blut sich ergießt.

Besonders verhängnisvoll ist die Mitleidenschaft des Auges. Das Durchwachsen des Tumors durch die untere Augenhöhlenspalte erhöht den Druck

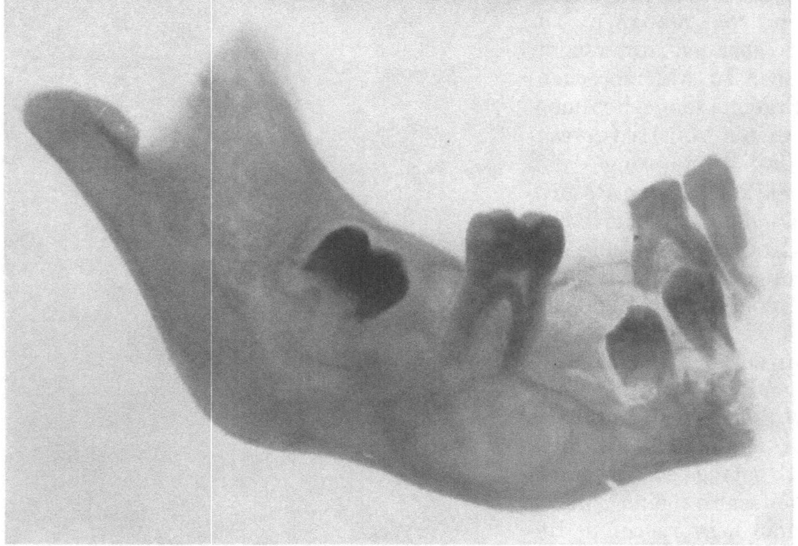

Abb. 263. Myelogenes Sarkom des Unterkiefers.

in der Augenhöhle so, daß der Augapfel aus der Augenhöhle heraustritt und in entstellender Weise sich nach vorn schiebt. Dabei kann merkwürdigerweise noch das Auge lange normale Sehkraft besitzen, ohne daß Doppelbilder auftreten. Erst wenn die Beweglichkeit des Augapfels leidet, fängt das Doppeltsehen an. Die Pupille wird starr. Mit dem Augenspiegel sieht man den Augenhintergrund verwaschen, die Papille später vollständig atrophisch. Das Auge erblindet und liegt immer mehr und mehr als ein fremder Körper im Geschwulstbett.

Die Geschwulst breitet sich ferner nach dem Siebbein aus, erreicht den Schädelgrund und wächst hier auf dem Wege der Emissarien oder der vorhandenen Löcher durch den Knochen in die Gehirnhöhle hinein.

Eine sehr üble Begleiterscheinung dieser Oberkiefergeschwülste ist der Druck auf die aus der Schädelbasis austretenden Nervenstränge. Heftige neuralgische Beschwerden, welche auch großen Dosen von Narkoticis trotzen, machen die Leiden der Patienten außerordentlich schwer. Der geschwürige Zerfall ist dabei nicht so schlimm, da die große Dehnungsfähigkeit der Schleimhäute der Geschwulst lange Schutz gewährt.

Die Diagnose dieser Geschwülste ist im allgemeinen nicht schwierig, wenn ihr Sitz an einer dem Auge zugängigen Stelle liegt; nur die in der Kieferhöhle selbst oder in der Flügelgaumengrube liegenden Geschwülste sind in ihren Anfangsstadien schwer zu erkennen. Heftige Blutungen, anhaltende Nasenkatarrhe sind verdächtige Erscheinungen. Ebenso begleiten lang anhaltende, oft recht heftige Schmerzen in den Zähnen ohne nachweisbare Erkrankung dieser, die Entwicklung des Tumors in der Kieferhöhle. Solange die Geschwulst eingeschlossen ist in den Raum der Kieferhöhle, werden diese Zeichen im Verein mit anhaltender schleimiger Absonderung, mit starker Verdunkelung bei der Durchleuchtung oder auch deutlichem Schatten bei der Röntgenaufnahme, mit

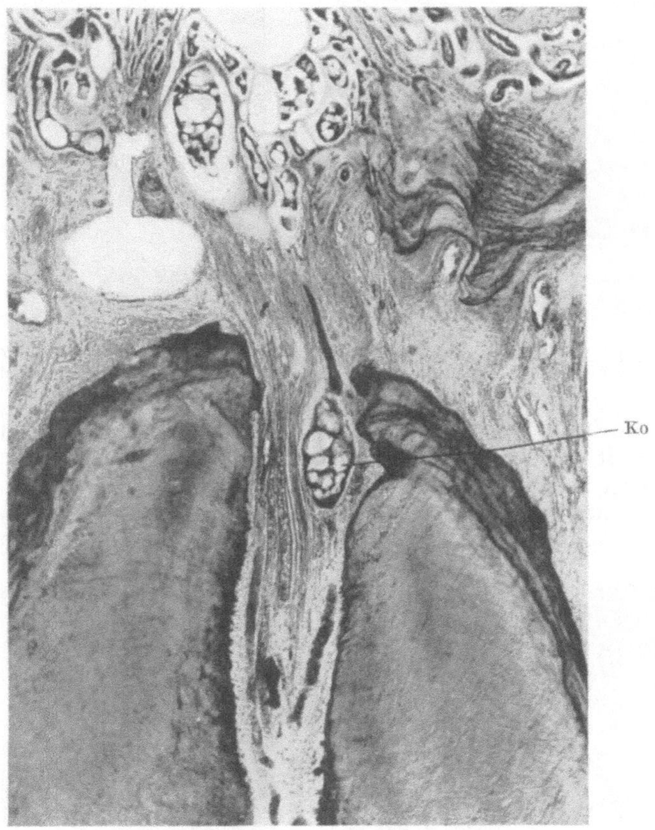

Abb. 264. Mischtumor. 2. mesialbuccale Wurzel des 2. Molaren. Ein Tumorzapfen hat sich durch das Foramen apicale in den Wurzelkanal hineingeschoben und hier kolbig verbreitert (Ko). (Nach H. Euler, Dtsch. Mschr. Zahnheilk. **1925**, 717, Abb. 15.)

abnormen Druckempfindungen im Gesicht und Schädel die einzigen sein. Erst wenn die Geschwulst nach dem Kiefer oder nach der Nase zu durchbricht, wird die Diagnose klarer. Die Geschwülste am Unterkiefer können in ihren Anfangsstadien leicht mit chronischen entzündlichen Prozessen verwechselt werden. Aber da diese in den meisten Fällen ihren Ausgangspunkt in Affektionen des Wurzelbereiches der Zähne haben, wird der Mangel dieser Erkrankungen im Röntgenbilde den Tumor wahrscheinlicher machen. Durchwächst die Geschwulst den Unterkiefer im ganzen Querschnitt, kommt es zur Spontanfraktur des Kiefers. Die noch verschont gebliebenen Kieferstücke lassen sich abnorm bewegen, indem das weiche Geschwulstgewebe vollständig nachgibt, das zwischen den gesunden Kieferstücken liegt.

Das **Röntgenbild** wird auch am Unterkiefer den myelogenen Tumor frühzeitig erkennen lassen, ehe die Wände des Unterkiefers eine sichtliche Veränderung erlitten haben. Auch für die Differenzierung der verschiedenen Geschwülste, sowie von den verschiedenen Arten derselben Geschwulstform ist das Röntgenbild von besonderer Wichtigkeit. So grenzen sich z. B. die Riesenzellensarkome oft auffällig scharf im Röntgenbilde ab.

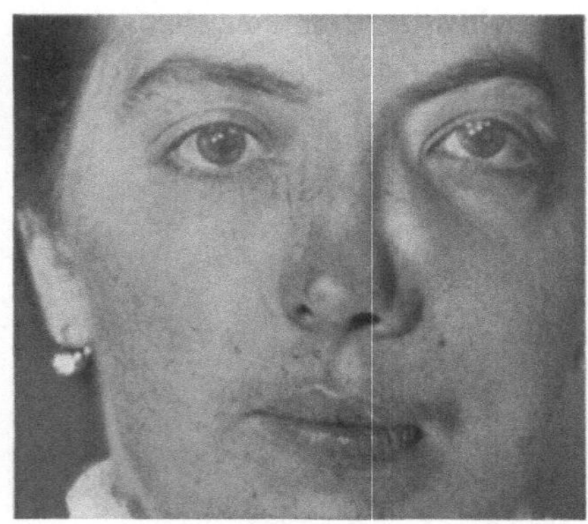

Abb. 265. Sarkom den Oberkiefer durchwachsend, a von außen.

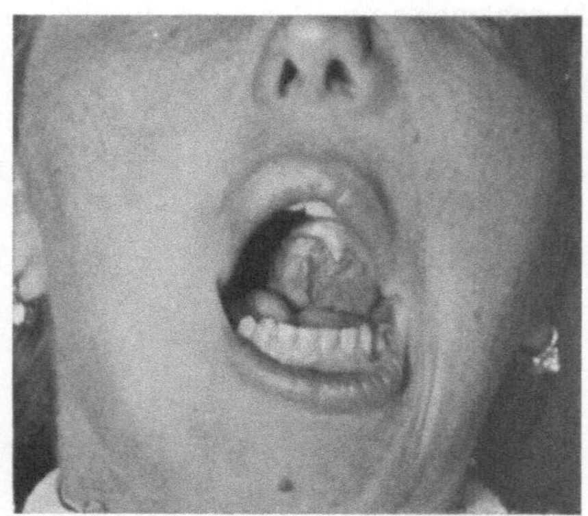

Abb. 266. Sarkom den Oberkiefer durchwachsend, b vom Munde her.

Das Vordringen der Geschwulst in die Weichteile, das Hineinbeziehen der Nachbarschaft will bei der Frage nach der Operabilität der Geschwulst besonders berücksichtigt sein.

Die **Prognose** der Geschwulst hängt außer von ihrer Natur auch von ihrem Sitz und der bereits gewonnenen Ausdehnung ab. Je schwerere Erscheinungen

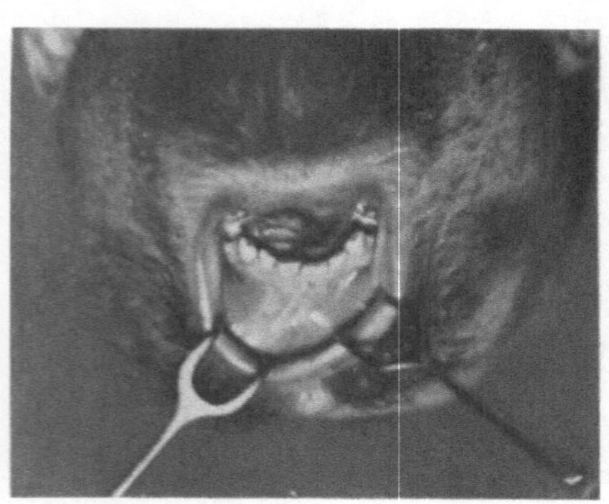

Abb. 267. Sarkom des Oberkieferkörpers auf den Zahnfortsatz übergreifend.

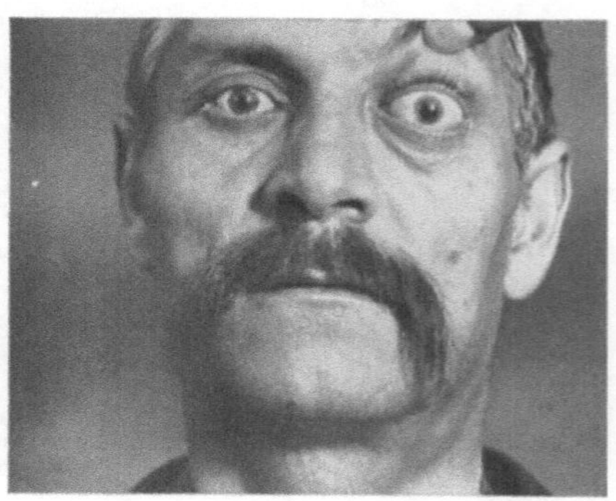

Abb. 268. Retromaxillärer Tumor des Oberkiefers mit Lähmung des Auges.

sie bereits hervorgerufen hat, je stärker die Mitbeteiligung der umgebenden Weichteile, desto ungünstiger ist die Aussicht auf einen vollen operativen Erfolg und eine vollkommene Heilung.

Die erforderlichen operativen Eingriffe sind schon an und für sich schwer, so daß nur ein gesunder Organismus sie überstehen kann und selbst wenn es gelingt, bei der Operation anscheinend alles kranke Gewebe zu entfernen, so ist das Resultat auch nach Überstehen des operativen Eingriffes ein unsicheres insofern, als das Rezidiv in den meisten Fällen nicht lange auf sich warten läßt.

Bei den Eingriffen des Unterkiefers kommt noch die Frage der Erhaltung und Brauchbarkeit des stehengebliebenen Restes in Frage. Am Oberkiefer gelingt ja im allgemeinen der Ersatz ziemlich leicht; nur die Verlagerung des Augapfels bei Fortnahme der Orbitalplatte ist schwer zu verhindern.

Die verschiedenen Sarkome haben eine differente Malignität. Die Riesenzellensarkome sind im allgemeinen die gutartigsten; sie zeichnen sich durch ihre bräunlichrote Farbe infolge des eingeschlossenen Blutpigments von den anderen Geschwülsten deutlich ab. Sie haben auch nicht das infiltrierende und stark zerstörende Wachstum. Auch die Neigung zu Rezidiven scheint bei ihnen nicht so stark zu sein.

Gegenüber diesen sind die Rundzellen- und Spindelzellensarkome äußerst bösartig, haben ein schnelles progredientes Wachstum und große Neigung zu Rezidiven.

Die größere Derbheit der Spindelzellensarkome prägt ihnen den Anschein größerer Gutartigkeit auf, aber eigentlich mit Unrecht, da auch sie leicht Rezidive machen und gelegentlich sehr rasches Wachstum aufweisen können.

Im allgemeinen gilt wohl die Regel, daß die Sarkome um so gefährlicher sind, je weicher und zellenreicher sie sind, während die härteren Formen eher als gutartig zu betrachten sind. Die schlimmste Form stellen die pigmentierten Sarkome dar, die melanotischen Geschwülste, namentlich deshalb, weil sie nicht allein in nächster, sondern auch in fernerer Umgebung metastasieren. Sie haben allen anderen voraus auch die Neigung, die Lymphdrüsen in Mitleidenschaft zu ziehen. Auch die Verbreitung durch den Blutweg ist bei ihnen nicht selten. Die Frage der Operabilität wird bei der Besprechung der Operationen mit abgehandelt werden.

Die Rezidive pflegen in den meisten Fällen ziemlich rasch nach der Operation aufzutreten. Das Freibleiben davon über ein Jahr hinaus ist schon eine Seltenheit. Die durchschnittliche Dauer des Leidens beträgt nach den Statistiken 2—3 Jahre. Die Operation verlängert das Leben in den meisten Fällen nur um Monate.

Die Erfahrung, daß weitaus am häufigsten das lokale Rezidiv auftritt und evtl. zum Tode führt, drängt zu der Forderung, auch bei kleinen Tumoren möglichst umfangreiche Operationen vorzunehmen und die partiellen Resektionen auf das äußerste zu beschränken.

Die von Daubern eingeführte Methode, die Geschwulst dadurch zur Verkleinerung zu bringen, daß er die Blutzufuhr durch systematische Unterbindung möglichst beschränkt, scheint keinen wesentlichen Nutzen gebracht zu haben. Kuhn hat die Notwendigkeit sehr umfangreichen operativen Vorgehens betont. Er will deshalb die lokale Anästhesie eingeschränkt und die Narkose unter Verwendung seiner Tubage und sorgfältiger Beschränkung der Blutung vorgenommen sehen.

Das Carcinom der Kiefer.

Über die Häufigkeit des Vorkommens des Carcinoms der Kiefer gegenüber dem Sarkom gibt eine von Perthes aus einer größeren Zahl von Krankenhäusern entnommene Statistik genaueren Aufschluß. Es kamen auf 330 Oberkiefercarcinome 225 Sarkome und auf 204 Unterkiefercarcinome 122 Sarkome. Allerdings wird dabei bemerkt, daß wahrscheinlich bei den Carcinomen auch Epitheliome und Endotheliome mit Aufnahme gefunden haben können. Immerhin scheint ein Überwiegen des Carcinoms dadurch festgestellt zu sein. Über die Verteilung der Fälle auf Ober- und Unterkiefer läßt sich ein sicheres Urteil nicht erbringen. Dagegen tritt deutlich die Häufigkeit des Auftretens beim männlichen Geschlecht klar hervor, indem von Kiefercarcinomen 204 Fälle bei Männern und nur 78 bei Frauen zu beobachten waren. Fest steht ferner, daß auch hier das Alter zwischen 50 und 60 Jahren die meisten Carcinome aufweist. Die Unterscheidung im einzelnen Falle ist häufig erst durch die mikroskopische Untersuchung mit Sicherheit zu machen, so ähnlich können die verschiedenen Geschwülste einander im klinischen Bilde sein.

In betreff des Entstehens des Carcinoms hat man stets das Trauma angeschuldigt, trotzdem bei der Häufigkeit dieser Veranlassung bei der Zunahme des Verkehrs und angesichts der Kriegserfahrungen das Carcinom viel öfter auftreten müßte. So sehr unsere Versicherten bestrebt sind, jede Erkrankung auf ein Trauma zurückzuführen, um sich die Rente bei Nachweis des Unfalls zu sichern, wird man bei aller Skepsis doch nicht ganz die traumatische Einwirkung beim Entstehen der Neubildung ableugnen können. Im allgemeinen hegt man die Anschauung, daß das einmalige Trauma ein Sarkom, das mehrmalige geringfügige ein Carcinom hervorrufe. Man läßt diese Annahme nur gelten, wenn nachgewiesen, daß die Geschwulstbildung an der vom Trauma getroffenen Stelle zum Ausbruch kommt, daß ferner bei längere Zeit zurückliegenden Verletzungen sog. Brückensymptome vorhanden sind, welche sich vom Zeitpunkt des Traumas bis zu dem der Untersuchung hinziehen und daß der Unfall nicht länger als 2 Jahre zurückliegt. Das Pfeifenrauchen ist bei den Patienten oft als Ursache des Lippenkrebses angeschuldigt worden. Dauernde Einwirkung wie Reiben der Zunge an scharfrandigen cariösen Höhlen oder vorstehenden Stellen bei Brücken oder Prothesen, verdienen bei der zahnärztlichen Behandlung besondere Beachtung. Auch der Druck von Speichelsteinen wird gelegentlich als schuldiges Moment angesprochen. Aber weitaus häufiger geben Atherome, Naevi, Epithelcysten, Dermoide, welche lange klein bleiben können, wenig wachsen, zum Carcinom Veranlassung. Rasche Zunahme des Volumens ist meist ein Zeichen der Entwicklung eines Carcinoms. Psoriatische Flecke, wie sie bei der Leukoplakie auftreten, begünstigen den Ausbruch des Carcinoms. Lange können solche Flecke reizlos getragen werden, bis sie von einem Moment ab an Härte und Derbheit zunehmen und nun sich das Carcinom deutlich entwickelt.

Festzuhalten bleibt immer, daß die Krebsgeschwülste von den Epithelien ausgehen und demnach einen mannigfaltigen Ausgangspunkt haben können. Wenn auch das Deckepithel wohl am öftesten Veranlassung zu krebsiger Entartung gibt, so kommen doch auch die Epithelien der in die Schleimhaut eingelagerten Drüsen und das Epithel der Kieferhöhle und Nasenhöhle in Betracht. Ja für einzelne Fälle hat man bei unklarem Ausgang die in den Kiefer bei der Zahnentwicklung versenkten Epithelien als Ausgangspunkt angesprochen oder auch versprengte Keime aus der Entwicklungsperiode der Kiemenbogen. Gegenüber dem primär am Kiefer zu beobachtenden Krebs kommt eine große Zahl sekundärer Kieferkrebse vor, welche der Nachbarschaft, des Schleimhaut des Mundes und der Lippen, des Gesichtes und der Zunge, den in der Nähe der Kiefer gelegenen Speicheldrüsen, den metastatisch erkrankten Lymphdrüsen entstammen, die bei ihrem weiteren Wachstum auf den Kiefer übergreifen.

Am Kiefer scheint die Schleimhaut des Alveolarfortsatzes am häufigsten der Ausgang der Krebsneubildung zu sein.

Man sieht dabei hauptsächlich zwei Formen, von denen die eine zu einer papillomatösen warzigen Veränderung der Schleimhaut führt, während die andere von vornherein die Neigung hat, mehr in knolliger Form in die Tiefe zu gehen. Letztere Form bewirkt sehr bald Auftreibung des Kiefers, Lockerung der Zähne und geschwürigen Zerfall. Die frühe Mitbeteiligung der

Drüsen deutet auf eine besondere Malignität hin, ebenso wie ein oft überraschend eintretender Kräfterückgang.

Als ätiologisch wichtiges Moment ist die Leukoplakie anzusehen, die ja Dezennien lang harmlos und unbeachtet im Munde vorhanden sein, dann aber plötzlich zu verhärtenden Geschwüren Anlaß geben kann, die rasch in Krebs übergehen. Es ist deshalb nicht dringend genug zu empfehlen, alle mit solchen Affektionen behafteten Patienten auf die mögliche Umwandlung hinzuweisen und ihnen dringend die Einholung des ärztlichen Rates zu empfehlen, sobald ursprünglich weiche Stellen sich verhärten oder wund werden. Gar nicht selten gehen neuralgische Schmerzen oder Parästhesien (Kribbeln, Jucken, Brennen) der Geschwulstentwicklung voraus. Die Zähne beginnen sich zu lockern. Werden sie extrahiert, schließen sich die Extraktionswunden nicht, sondern aus ihnen quillt der Tumor in Form weicher, rötlicher, schwammiger Gewebsmasse hervor. Nicht selten treten auch spontan Blutungen aus solchem Gewebe auf. Greift das Geschwür weiter auf den Alveolarfortsatz über und geht es an den Knochen heran, so kann es auch zur Abstoßung kleiner, unregelmäßiger Sequester kommen.

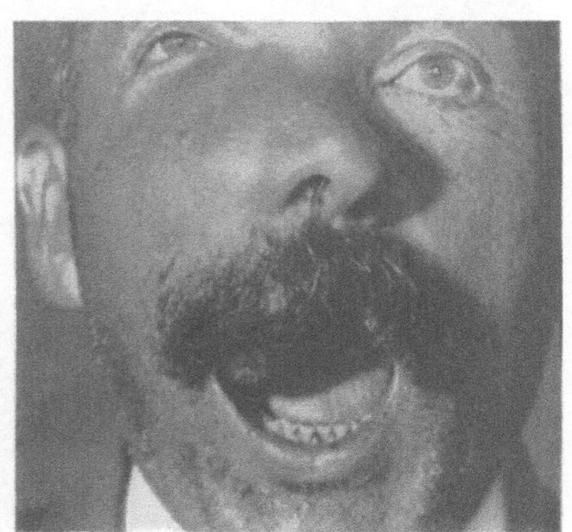

Abb. 269. Carcinoma alveolare des Oberkiefers.

Verhängnisvoller ist der Verlauf, wenn namentlich am Oberkiefer die Schleimhaut der dem Blick entzogenen Kieferhöhle, oder der Nasenhöhle oder der Epithelialüberzug des Siebbeins den Ausgangspunkt bilden. Dann können die Geschwülste sich schon erheblich ausgedehnt haben, ehe sie dem Patienten bemerkbar werden, oder nach außen in die Erscheinung treten. Gar nicht selten wölben sie sich wie unschuldige Polypen in die Nasenhöhle vor, werden auch dort als solche abgetragen und nur erneute Blutungen und das rasche Wiederauftreten weist auf ihre Malignität hin. Die Kieferhöhle können sie manchmal schon ausgefüllt haben, ehe sie die Wände vortreiben und dabei eine auffällige Formveränderung der Wand erzeugen. Öfters werden die Patienten dadurch auf die allmähliche Vorwölbung des Gaumendaches aufmerksam, daß die bisher gut sitzende Prothese nicht mehr passen will.

Ein länger dauernder Nasenkatarrh mit Absonderung eines mehr serösen, nicht eiterigen, gelegentlich blutig gefärbten Sekrets aus dem Nasenloch der erkrankten Seite wird oft als harmloser Schnupfen angesehen, verrät aber dem Kundigen das tückische Leiden. Der Verdacht wird bestärkt, wenn die Luft durch die entsprechende Nasenseite beim Durchblasen Widerstand findet oder gar nicht mehr hindurchgeht. Selten nur wird es möglich sein, diese hier entstehenden Carcinome so früh aufzufinden und zu beseitigen, wie es Borchert und Schmiegelow gelang, die bei Eröffnung der Kieferhöhle wegen Eiterung als Ursache ein Carcinom nachweisen konnten.

In vorgerückterem Stadium ist der Ausgang von der Kieferhöhlenschleimhaut kaum mehr am Tumor zu erkennen. Selbst die Röntgendurchleuchtung gibt in diesen Fällen nicht immer einen sicheren Aufschluß. Das Carcinom durchbricht sehr früh die dünnen Wände, sowohl nach außen, als nach der Nase und der Orbita hin. Die frühzeitige Verwachsung mit der äußeren Haut, die leicht blutenden geschwürigen Tumormassen in der Nase gestatten bald den Schluß auf die Bösartigkeit der Geschwulst.

Am Gaumen pflegt wegen der Dicke des Knochens der Tumor von innen her erst später durchzubrechen. Viel öfter entwickelt sich ja hier das Carcinom von der Gaumenschleimhaut und dringt von hier aus in die Kieferhöhle vor. Die histologischen Formen, in denen hier das Carcinom entgegentritt, sind entweder Plattenepithelialkrebse oder Krebse mit zylindrischen Zellen, oft mit Neigung zu cystischer Degeneration. Reclus sah in einem Falle das Carcinom von einer in die Oberkieferhöhle vorwuchernden Cyste entspringen. Auch ich habe ein unzweideutiges, papilläres Carcinom von einer Cyste ausgehen sehen. Der Fall betraf einen Mann in den 40er Jahren, der 1911 mit einer umfangreichen, den halben Gaumen stark vorwölbenden Cyste, die vom seitlichen Schneidezahn ausging, in Behandlung trat. Die Cystenhöhle wurde von vornher vom Alveolarfortsatz aus operiert. Bei der weiteren Beobachtung fiel auf, daß die Cystenwand dauernd weißliche Flecken aufwies, die trotz wiederholter Kauterisation sich immer wieder einstellten. Die Cyste schrumpfte aber und der Mann entzog sich der weiteren Behandlung. Im Jahre 1917 stellte er sich wieder vor mit einem aus der früheren Resektionsöffnung sich vorwölbenden, durch den Gaumen durchgewachsenen papillären Tumor, der sich mikroskopisch als ein unzweifelhaftes Carcinom erwies. Da es nach Entfernung aus der Cystenwand rezidivierte, mußte zu einer partiellen Resektion des Oberkiefers geschritten werden, die von Erfolg begleitet war. Aus dem leukoplakischen Fleck der Cystenwand hatte sich das Carcinom entwickelt. Sehr selten ist das Carcinom des Oberkiefers metastatisch beobachtet worden.

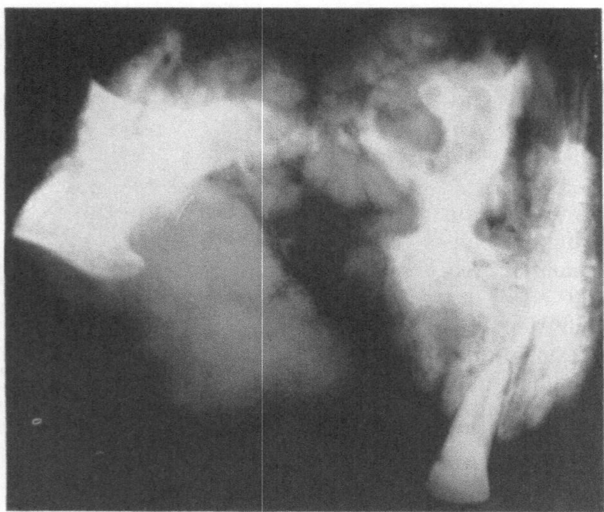

Abb. 270. Oberkiefercarcinom. (Röntgenbild.)

Als Ursache für die Entstehung von Carcinomen macht Hesse auch unsachgemäß ausgeführte Brücken verantwortlich. Er sah ein Carcinom um einen den Gaumen anliegenden, zwei Brücken verbindenden Bügel sich entwickeln.

In allen Fällen, in denen man über die Natur des Prozesses, ob Tumor, ob Entzündung oder ob es sich um einen bösartigen Tumor handelt, muß die Probeexcision die klinische Untersuchung ergänzen. Unter Lokalanästhesie wird ein nach den Seiten und der Tiefe verdächtiges Gewebe umfassender Schnitt ausgeführt und ein keilförmiges Stück excidiert. Wenn möglich, soll man die Patienten schon so für die Operation vorbereitet haben, daß man bei sicherem Ergebnis des Befundes die Operation bald ausführen kann. Im anderen Falle schließt man den Defekt durch Naht, warte aber nicht zu lange mit dem operativen Eingriff.

Der Krebs am Unterkiefer beginnt in den meisten Fällen als warziges Geschwür der Schleimhaut. Setzt er an den vorderen Partien ein, greift er bald entweder auf die Wange oder auf den Mundboden über. In ersterem Falle macht sich eine Schwellung auf der Außenseite des Kiefers bemerkbar, die allmählich an

Härte zunimmt, die Haut infiltriert, nach und nach durchbricht und nun ein immer weiter um sich fressendes Geschwür der Wange erzeugt mit freiem Durchgang nach der Mundhöhle. Breitet sich der Krebs nach der inneren Seite aus, erfaßt er die Innenseite des Unterkiefers, schiebt sich auf den sublingualen Wulst und die Unterfläche der Zunge hinüber, diese allmählich mit dem Kiefer

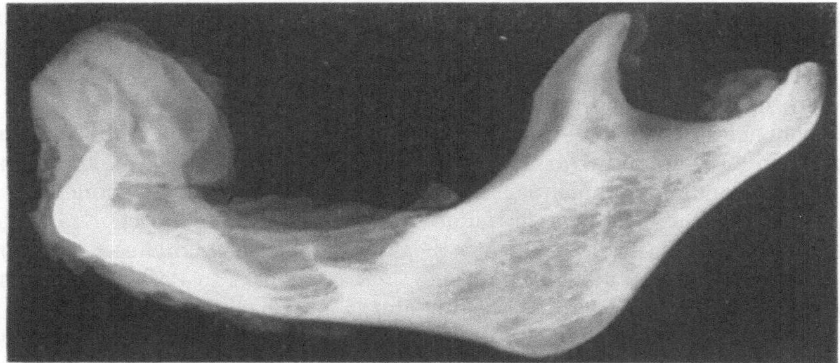

Abb. 271. Lippencarcinom auf den Kiefer übergehend.

fest verlötend. Mit dem Einwachsen in den Kiefer zerstört er diesen bald so, daß der Knochen seine Festigkeit verliert und einbricht. Leichte, abnorme Beweglichkeit läßt sich nachweisen, desto stärker, je weicher der Tumor ist.

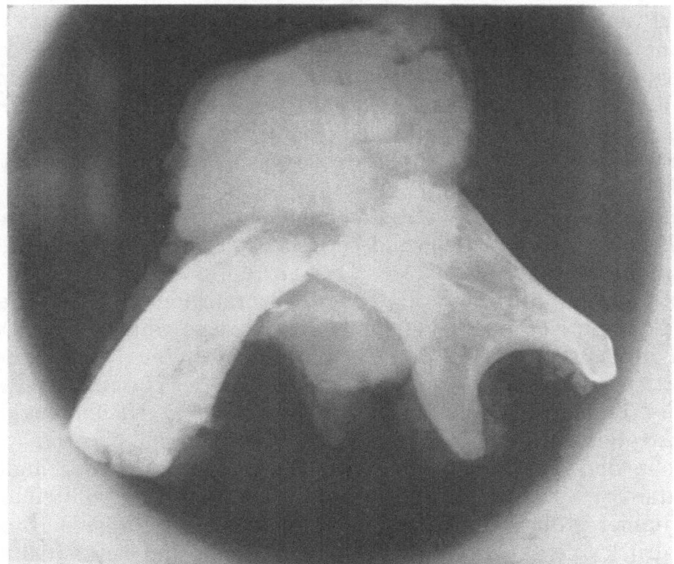

Abb. 272. Krebs des Unterkiefers. Spontanfraktur. (Röntgenbild.)

Die Geschwüre im Munde rufen bei der Schwierigkeit der Reinigung, des Zurückbleibens von Speisematerial, durch Zersetzung zerfallender Geschwürsmassen einen nicht zu bekämpfenden foetor ex ore hervor.

Besonders verhängnisvoll verlaufen jene Carcinome, welche tief im Munde an der Umschlagsfalte der Schleimhaut vor dem aufsteigenden Unterkieferast hinter dem Weisheitszahn einsetzen. Hier gesellt sich zu den Zerfallserscheinungen des krebsigen Geschwürs meist sehr bald eine hartnäckige, schmerzhafte Kieferklemme durch Übergreifen des Krebses auf die Kaumuskulatur auf der Außen- oder Innenseite des Kiefers.

Gleichgültig, ob die Geschwulst primär vom Kiefer ausgegangen oder von der Nachbarschaft übergegriffen, wird die Zunge, sobald sie in Mitleidenschaft gezogen, ihrer Beweglichkeit beraubt und damit Kauakt und Sprache sehr gestört. Ein dicker zäher Speichel, der oft mechanisch entfernt werden muß, weil die erforderliche Kraft zum Herausspucken von den starren Muskeln nicht mehr geleistet werden kann, belästigt die Kranken erheblich. Er macht sich besonders nachts quälend geltend, indem er aus dem Munde herausläuft und die Kissen netzt. Von den verjauchten Geschwüren gelangen die Zersetzungsprodukte in Magen und Darm und stören die Verdauung oder kommen bei dem ungenügenden Schluckmechanismus in Kehlkopf und Bronchien und erzeugen hier meist tödliche brandige Lungenentzündung. Der Kräfteverfall ist bei der mangelhaften Ernährung, bei der infolge der Jauchung erfolgenden rasch auftretenden Kachexie ein rascher und schneller, so daß oft schon nach wenig qualvollen Wochen die Erlösung durch den Tod erfolgt.

Beginnt das Carcinom am Oberkiefer, so nimmt es die Form eines rasch sich ausbreitenden schmutzigen Geschwürs an und greift rasch auf Wange und Gaumenschleimhaut über. Der Alveolarfortsatz verdickt sich, die Zähne lockern sich in dem schwammiger werdenden Gewebe und fallen häufig von selbst aus. Das sich mehr und mehr vertiefende Geschwür durchfrißt den Boden der Kieferhöhle, so daß die tastende Sonde durch den Geschwürsgrund in den freien Raum der Kieferhöhle eindringt. Das Übergreifen auf die Wangenweichteile folgt sehr rasch und macht die Aussicht auf radikale Entfernung sehr trübe. Bricht es hier durch, so kommt abnorme Kommunikation zwischen äußerer Haut und Mundhöhle zustande.

Beim Beginn von der Kieferhöhle aus vollzieht sich die Entwicklung anfangs langsamer, von den Wänden der Kieferhöhle verdeckt, nach ihrem Durchbruch aber um so rascher und augenfälliger. Die Wange wölbt sich vor, das Auge tritt aus der Orbita, die Lidspalte erweitert sich. Die Nase verlegt sich, das Nasensekret stockt und geht in Zersetzung über. Die Nasenhöhle wird vollkommen für den Luftstrom undurchgängig. Der Tumor wächst nach oben, nach dem Siebbein und Schädelgrund zu und nach hinten in die Flügelgaumengrube bis an die Wirbelsäule heran. Das harte Gaumendach wird meist erst später durchbrochen, um dann ein Bild hervorzurufen, wie es oben für die primär am Gaumen sich entwickelnden Carcinome geschildert ist. Das weitere Einwachsen in die Orbita stört den Blutumlauf an ihrem Boden, erzeugt starke Chemose der Augenlider und wenn der Tumor nach der Nasengegend zu wächst, Verlegung der Tränenwege und Epiphora. Der mehr und mehr aus der Augenhöhle heraustretende Bulbus verliert an Bewegungsfähigkeit; die weite starre Pupille macht den Blick seelenlos. Die Nase wird nach der anderen Seite verdrängt, die Stirn wölbt sich mehr und mehr vor, die Entstellung des Gesichts wird immer größer. Je näher die Geschwulst dem Schädelgrund kommt, desto mehr drückt sie auf die hier gelegenen Nerven und ruft oft unerträgliche Schmerzen hervor.

Die Beteiligung der Lymphdrüsen ist nicht sehr häufig zu beobachten; vermehrt aber dann den allgemeinen Kräfteverfall, dem nichts Einhalt gebieten kann.

Dieses unaufhaltsame, rasche Wachstum verzehrt die Kräfte so rasch, daß meist in einem halben, bis einem Jahre nach Beginn des Tumors der Tod eintritt. Die operativen Erfolge sind leider sehr unbefriedigend. Das Rezidiv ist fast immer sicher und der Chirurg muß zufrieden sein, wenn er durch einen schweren Eingriff den Patienten vorübergehend von den Qualen des Tumors befreit und ihm einige hoffnungsvolle Monate schafft. Birnbaum konnte bei 20 Operierten keine Heilung konstatieren. Im Durchschnitt trat nach $9^1/_2$ Monat das Rezidiv ein und der Tod erfolgte 19 Monate nach Beginn des Leidens. Andererseits sind von König und mir mehr als zehnjährige Heilungen sicher beobachtet.

Literatur.

Adelmann: Tumoren der Kieferhöhle. Dorpat 1844. — *Axhausen:* Weitere Erfahrungen mit der Knochenverpflanzung und der Unterkieferchirurgie. Dtsch. Z. Chir. **227**, 368 (1930).

Bardenheuer: (a) Vorschläge zu plastischen Operationen bei chirurgischen Eingriffen in der Mundhöhle. Arch. klin. Chir. **43**. (b) Resektion des Unter- und Oberkiefers. Verh. dtsch. Ges. Chir. 21. Kongr. Arch. klin. Chir. **44**. — *Bastide:* Contribution à l'étude du prognostic et du traitement du sarcome du maxillaire inferieur. Thèse de Paris **1897**. — *Bazzaroff:* Über die malignen Tumoren des Gesichts und die Resultate ihrer operativen Behandlung auf der chirurgischen Klinik Zürich. Inaug.-Diss. Zürich 1892. — *Bayer:* Zur Statistik der Kiefergeschwülste. Prag. med. Wschr. **1874**, Nr 39, 41, 91. — *Behm:* Zur Kenntnis der primären bösartigen Unterkiefergeschwülste und ihre operative Behandlung. Inaug.-Diss. Göttingen 1903. — *Birnbaum:* Beiträge zur Statistik der Kiefergeschwülste. Dtsch. Z. Chir. **28**. — *Blumenthal:* Trauma und bösartige Geschwulstbildung. Med. Klin. **24**, 249 (1928). — *Bönninghaus:* Drüsenkrebs des harten Gaumens. Bruns' Beitr. **111**, H. 2. — *Borst:* Die Lehre von den Geschwülsten. Wiesbaden 1902. — *Breitkopf:* Zur Behandlung der Unterkiefertumoren. Zbl. Chir. **54**, Nr 43, 2719 (1927). — *Bruck:* Resektion des linken Oberkiefers bei einem Fibrom und Ersatz auf künstlich plastischem Wege. Dtsch. Vjschr. Zahnheilk. — *Bruhn* u. *Lindemann:* Kieferresektion. Handwörterbuch der gesamten Zahnheilkunde, Bd. 2, S. 1359. 1929. — *Bücheler:* Über die geschwulstbildenden Prozesse des Antrum Highmori. Diss. Bonn 1889.

Coenen: Über Gaumengeschwülste. Arch. klin. Chir. **75** (1905).

Euler: Verhalten der Zähne bei malignen Kiefertumoren. Dtsch. Mschr. Zahnheilk. **18** (1925). — *Eve:* Kiefergeschwülste. Brit. med. J. J.-Nr. 2426.

Fischer: Die Ursachen der Krebskrankheit und ihre Heilbarkeit durch das Messer. Dtsch. Z. Chir. **1881**. — *Freidank:* Über totale doppelseitige Oberkieferresektion. Inaug.-Diss. Leipzig 1903.

Gaul: Zur Resektion des Unterkiefers wegen Carcinom. Diss. Breslau 1879. — *Greve:* Die zahnärztlich prothetische Hilfe nach Unterkieferresektion. Zbl. Chir. **54**, 720 (1927).

Haberer: Kasuistische Beiträge zu den Erfolgen operativer Therapie beim Zungen- und branchiogenen Carcinom. Z. Mund- u. Kieferchir. **1**, H. 1, 1 (1915). — *Hammer:* 22 Tumoren des Oberkiefers. Virchows Arch. **142** (1895). — *Heath:* Diseases of the Jaws. — *Hildebrandt:* Die beiderseitige Oberkieferresektion. Berl. klin. Wschr. **1906**, Nr 32, 1059.

Jessett: Cancer of the mouth, tongue and oesophagus. London 1892.

Kleinschmidt: Zur Frage des Unterkieferersatzes bei halbseitiger Exartikulation. Zbl. Chir. **54**, 794 (1924). — *Kocher:* Operationslehre, 4. Aufl., 1902. — *König:* Zur Technik ausgedehnter Oberkieferresektionen. Arch. klin. Chir. **1900**. — *Krönlein:* Totale Oberkieferresektion und Inhalationsnarkose. Arch. klin. Chir. **64**, 265. — *Kuhn:* (a) Die perorale Intubation. Zbl. Chir. **1901**. (b) Die erweiterte Operation der malignen Oberkiefertumoren. Dtsch. med. Wschr. **1913**, Nr 20. (c) Die Operation der malignen Neubildungen des Oberkiefers. Zahnärztl. Rdsch. **1913**, Nr 36.

Lindemann: (a) Zur Pathologie und Therapie der malignen Tumoren des Kiefergelenks. Dtsch. Zahnheilk. **1928**, Nr 73. (b) Die plastische Deckung der Lücken des Kieferknochens. Chirurg **2**, 1817 (1929). — *Lipps:* Über die Unterbindung der Carotis externa. Arch. klin. Chir. **46** (1893). — *Lübke:* Über die an der Göttinger Poliklinik für Ohren-, Nasen- und Halskrankheiten in den Jahren 1904—1911 beobachteten Tumoren der Nasenhöhle und ihrer Nebenhöhlen. Diss. Göttingen 1911.

Martens: Zur Kenntnis der bösartigen Oberkiefergeschwülste. Dtsch. Z. Chir. **44**. — *Meyer:* Zur Behandlung der Unterkiefertumoren. Bruns' Beitr. **142**, 742 (1928). — *Michel:* Oberkieferresektion mit nachfolgendem Ersatz. Dtsch. Mschr. Zahnheilk. **19**, 46.

Othmann: Beitrag zur Statistik der Oberkiefergeschwülste. Arch. klin. Chir. **18**. — *Onodi:* Der Sehnerv und die Nebenhöhlen der Nase. Wien 1907.

Rehn: Über maligne Kiefer- und Gesichtstumoren. Münch. med. Wschr. **1907**, Nr 46. — *Riese:* Über die temporäre Ligatur der Carotis als Voroperation zur Oberkieferresektion. Dtsch. med. Wschr. **1896**, Nr 5. — *Rosenthal:* Beitrag zur Wiederherstellungschirurgie nach Kieferresektion und Nekrose. Arch. klin. Chir. **1926**, 248.

Schlatter: (a) Über Oberkiefer- und Unterkieferresektionen. Korresp.bl. Schweiz. Ärzte **1901**, Nr 19. (b) Über Carotisunterbindung als Voroperation der Oberkieferresektion. Bruns' Beitr. **30**, 157 (1901). — *Seidel:* Melanosarkom des harten Gaumens. Dtsch. Z. Chir. **80** (1905). — *Siegmund:* Glykogenspeichernde Geschwulst der Mundhöhlenschleimhaut. Dtsch. zahnärztl. Wschr. **29** (1926). — *Spanier:* Die moderne zahnärztliche chirurgische Therapie bei Unterkieferresektion. Dtsch. zahnärztl. Wschr. **32**, Nr 21, 1021 (1929). — *Stein:* Zur Statistik und Operation der Geschwülste der Oberkiefer. Arch. klin. Chir. **65**, H. 1, 490 (1901). — *Stephanides:* Ein Fall von Totalersatz des Unterkiefers. Z. Stomat. **25**, 346 (1927). — *Sudeck* u. *Rieder:* Die malignen Unterkiefertumoren und ihre Behandlung. Erg. Chir. **22**, 585 (1929).

Taruminanz: Sarkome und Carcinome der Kiefer. Inaug.-Diss. Berlin 1910. — *Trendelenburg:* Tamponade der Trachea. Arch. klin. Chir. **12**, 121.

Weretschinski: Beitrag zur Frage der modernen chirurgischen Behandlung der bösartigen Geschwülste des Oberkiefers. Zbl. Chir. **57**. — *Windmüller:* Beitrag zur Kasuistik der Kiefertumoren. Inaug.-Diss. Göttingen 1890. — *Winiwarter, v.:* Beiträge zur Statistik der Carcinome. Stuttgart 1878.

Zink: Über die zentralen Sarkome der Kiefer. Inaug.-Diss. Halle 1911. — *Zoepfel:* Statistische Zusammenstellung der während der Jahre 1903—1913 an der chirurgischen Poliklinik in München behandelten Kiefertumoren. Diss. München 1914.

27. Abschnitt.

Die Krankheiten des Kiefergelenkes.

Die akute Entzündung des Kiefergelenks wird im wesentlichen durch vier Momente herbeigeführt: Man unterscheidet mit Dufourmentel eine traumatische, eine gonorrhoische, eine von der Umgebung fortgeleitete und eine metastatische Entzündung. Die traumatische wird durch Infektion der gesetzten Wunde herbeigeführt. Die Ausdehnung der Zertrümmerung, der Umfang der gequetschten und zerrissenen Teile bestimmen neben der Schwere der Infektion die Schwere der Erkrankung und ihren Ausgang. Je umfangreicher die Weichteile nekrotisieren, desto mehr ist die Aussicht auf eine Wiederherstellung des Gelenks getrübt, desto sicherer die Ankylose. Die Infektion kann auch von Sprüngen im knöchernen Gehörgang aus erfolgen, wenn die äußeren Hautdecken ganz intakt erscheinen.

Die gonorrhoische Kiefergelenkentzündung begleitet meistens die Gonorrhöe der Augen. Sie wird deshalb oft übersehen, weil die stürmischen Erscheinungen der Blennorrhöe die Aufmerksamkeit des Arztes und der Eltern in Anspruch nimmt und ihr gegenüber die mäßige Kiefergelenkschwellung ganz zurücktritt und günstigenfalls als Lymphadenitis gedeutet wird. Die Eiterung, die in der Tiefe sich lokalisiert, kann eine Mittelohrentzündung oder eine Parotitis vortäuschen. Wenn dann der Prozeß ausheilt, kann, solange der Säugling an der Brust trinkt oder weiche Nahrung aufnimmt, die Steifigkeit des Gelenks verborgen bleiben. Nur Hornhautflecken verraten in späteren Jahren die überstandene Gonorrhöe.

Bei älteren Patienten begleitet die gonorrhoische Kiefergelenkentzündung, die unter dem Bilde des akuten Gelenkrheumatismus auftretende Arthritis gonorrhoica. Diese zeichnet sich durch besondere Schmerzhaftigkeit der Bewegungen des Gelenkes und starke Druckempfindlichkeit des Condylus aus. Schleichend kann es allmählich zur Arthritis deformans kommen.

Die fortgeleitete Form der Kiefergelenksentzündung kann verursacht werden durch Osteomyelitis des aufsteigenden Astes des Unterkiefers, durch Mittelohrentzündung, Parotitis und Entzündung der präaurikulären Lymphdrüse.

Meist gibt die odontogene Osteomyelitis vom unteren Weisheitszahn ausgehend, die Veranlassung zur Mitbeteiligung des Kiefergelenks, dann eiterige, die Vorderwand des Gehörgangs ergreifende Mittelohrentzündung oder eiterige

Parotitis, die ihren Durchbruch nach dem Gehörgange zu nimmt. Die auf das Gelenk übergreifende Entzündung verrät sich durch die heftige Druckschmerzhaftigkeit des Condylus.

Metastatisch kommt die Kiefergelenkentzündung zur Beobachtung bei Typhus, Scharlach, Pocken und Grippe. In diesen Fällen macht wohl die Erkennung der Erkrankung keine Schwierigkeit. Hierher dürfte auch die Mitbeteiligung des Gelenks beim akuten Gelenkrheumatismus zu zählen sein, die ja selten zur Eiterung neigt und deshalb unter die milden Formen der akuten Gelenkentzündung zu rechnen ist. Die Ausdehnung der Schädigung des Gelenkknorpels und des Meniscus bestimmt die Schwere der Entzündung. Bei milden Formen kann das Gelenk wieder vollständig ausheilen, ohne daß Residuen höchstens in Form knackender Geräusche zurückbleiben. Der tiefer veränderte Knorpel geht unter der dauernden funktionellen Inanspruchnahme allmählich zugrunde, das Gelenk unter dem Bilde der Arthritis deformans in Versteifung über.

Für die Diagnose der Gelenkentzündung ist von Bedeutung eine Verschiebung des Kiefers nach der kranken Seite, die durch Behinderung der Vorschubbewegungen zustande kommt. Zur Behandlung verwendet man die antiphlogistischen Hilfsmittel, Wärme, feuchte Umschläge, Einreibungen und Antiphlogistine. Als besonders wirksam haben sich peri- und enartikuläre Einspritzungen mit Rivanol (1 : 1000) erwiesen.

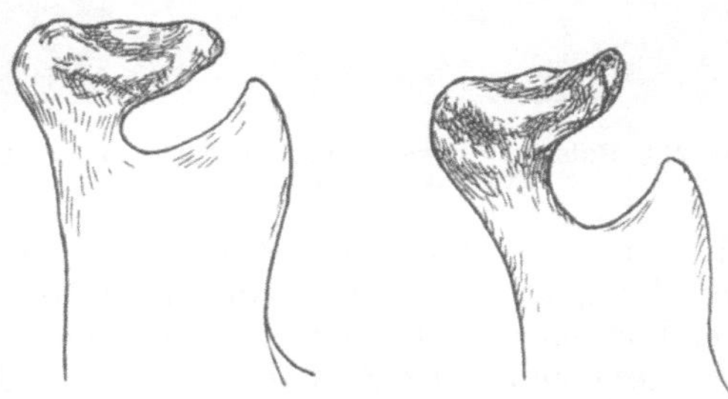

Abb. 273. Deformierende Arthritis des Kiefergelenks. (Nach Dufourmentel.)

Die syphilitische Entzündung des Kiefergelenks bietet kein abgerundetes Krankheitsbild; sie kann unter den Erscheinungen eines Ergusses ins Gelenk oder einer Neuralgie verlaufen, manchmal auch gar keine auffälligen Symptome machen. Es besteht eine auffällige Neigung zu Knochenauflagerungen, die zunächst die Bewegung des Gelenks hemmen. Ganz allmählich stellt sich eine dauernde Behinderung der Gelenkbewegung ein. Wenn Schmerzen gleich von Anfang an auftreten, so sind sie besonders des Nachts lästig. Die Lymphdrüsen bleiben frei. In der zweiten Periode macht sich besonders eine ohne entzündliche Erscheinungen verlaufende Schwellung geltend, die mit Sarkom verwechselt werden kann. Der Schmerz wird immer tiefer empfunden, strahlt aus und läßt sich nicht sicher lokalisieren.

Die tuberkulöse Erkrankung des Kiefergelenks, die meist von diesen Knochen aus zum Gelenk sich fortleitet, ist eine große Seltenheit. Die cariöse Zerstörung des Gelenkkopfes und der Pfanne führt zum Durchbruch in die Schädelhöhle und zur tödlichen Meningitis.

Die allmählich sich bemerkbar machenden Zeichen einer deformierenden Arthritis nicht nur bei älteren, sondern auch bei jugendlichen Personen, äußern sich in Veränderungen des Condylus, indem dieser sich sowohl von unten nach oben, als auch von vorn nach hinten vergrößert. Diese Hypertrophie macht sich bemerklich in einer Abweichung der Bewegungen des Kieferköpfchens, insofern sich der Kiefer nach der entgegengesetzten Seite verschiebt. Auch die Form der Fossa sigmoidea, der Ansatz des Temporalis am Kronenfortsatz verändert sich und die Gelenkfläche bekommt durch sich auflagernde Osteophyten eine andere Form, sie wird breiter, aber auch flacher und dünner und gibt somit dem Condylus die Neigung zu habitueller Luxation. Der Meniscus durchlöchert sich, faltet sich unregelmäßig und rollt sich vielmals einwärts. Wenn die Verdickungen sich namentlich am Rande häufen, beschränken sie die Öffnung des Kiefers. Es entstehen freie Gelenkkörper aus Kmorpel, Binde- und Fettgewebe, ähnlich wie bei den zottigen Gelenkkörpern anderer Gelenke, aber nie sind Reiskörperchen zu bemerken. Diese Fremdkörper können traumatischer Herkunft sein, sei es, daß sie abgesprengt sind durch Gewalteinwirkung, oder daß sie ursprünglich vom Knorpel abgetrennt in der Gelenkhöhle gewachsen sind. Sind einmal der Gelenkknorpel, die Zwischenknochenscheibe und die Synovialis so verändert, wird das Gleiten des Gelenkes mit knackenden Geräuschen verbunden sein und bei ausgedehnter Bewegung auch Schmerzen in dem Gelenk hervorrufen.

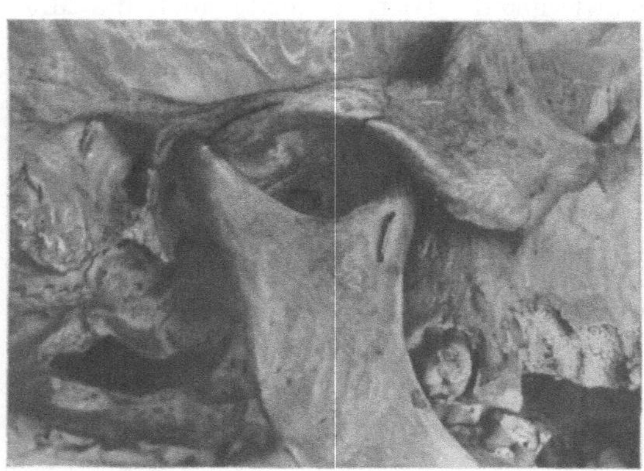

Abb. 274. Habituelle Luxation vor der Tuberculumplastik. (Nach A. Lindemann.)

Während Beschwerden noch kaum vorhanden sind, die Gelenkgegend leicht geschwollen ist, der Condylus nur geringen Druckschmerz äußert, fällt bei den Bewegungen des Kiefers ein „Rucken“ auf, das gelegentlich mit einem Geräusch verbunden ist, das der Umgebung bei der Nahrungsaufnahme hörbar wird. Axhausen unterscheidet zwei Formen des „Ruckens“. 1. Ein intermediäres, auf der Höhe der Öffnung merkbares und 2. das Schnappen am Ende der Öffnungsbewegung. Beim intermediären Rucken bleibt der Condylus an einem kleinen Hindernis stehen, und erst wenn dieses überwunden ist, gleitet er weiter bis zur maximalen Mundöffnung, die nicht bis zu ihrer äußersten Grenze zustande gebracht werden kann. Der Kiefer weicht dabei nach der kranken Seite ab.

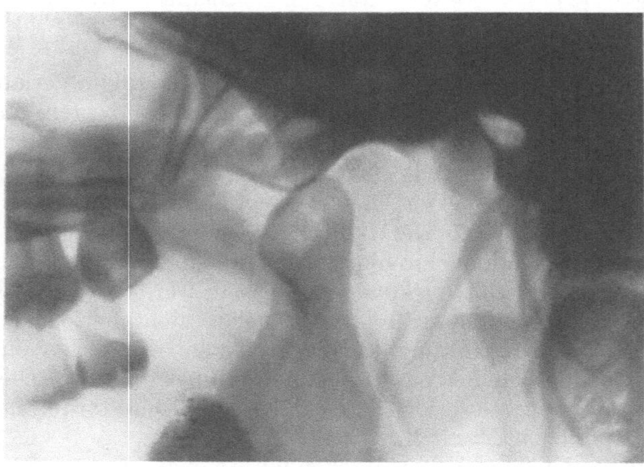

Abb. 275a. Bildung eines neuen Tuberculum articulare. [Nach A. Lindemann, Z. Stomat. 23 (1925).]

Das „Schnappen“ unterscheidet sich dadurch von dem intermediären „Rucken“, daß es an die Öffnung umfangreicher als normal ausgeführt werden kann. Es erfolgt eine Subluxation auf das Tuberculum, die Rückbewegung erfolgt nicht ganz leicht, es kann sogar zur vollständigen Luxation kommen.

Das Leiden führt dann zur habituellen Luxation. Diese geringen Veränderungen werden erst bei sorgfältiger Untersuchung beim Anblick von vorn und beim Auflegen des Fingers auf das Köpfchen beiderseits gefunden. Das Röntgenverfahren wird über die Veränderungen näheren Aufschluß geben können, nur

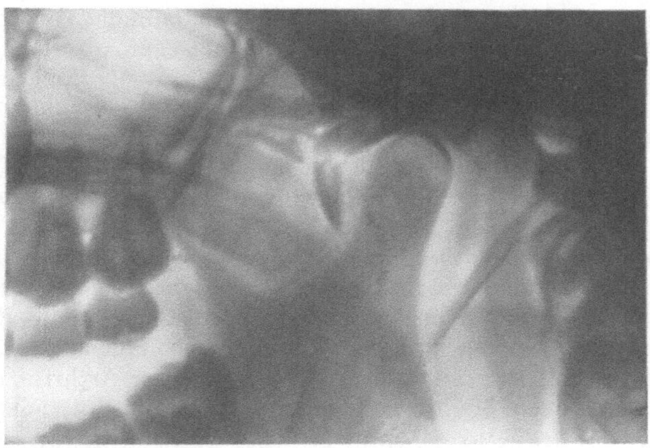

Abb. 275b. Habituelle Luxation unmittelbar nach der Tuberculumplastik. (Nach A. Lindemann.)

ist die Technik, das Gelenk auf die Platte zu bringen nicht ganz einfach und erfordert viel Geschick und reiche Erfahrung.

Die leichten Fälle reagieren auf Massage, feuchtwarme Umschläge, Antiphlogistine. Innerer Gebrauch von Atophan und Aspirin sind Unterstützungsmittel. Die schwereren Fälle müssen der operativen Behandlung zugeführt werden.

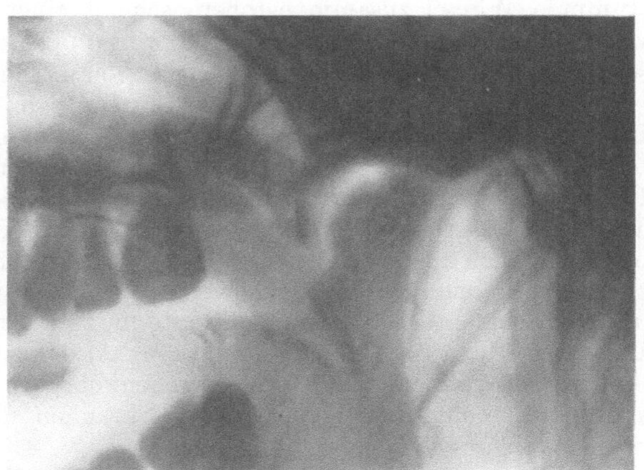

Abb. 275c. Habituelle Luxation 1 Jahr nach der Tuberculumplastik. (Nach A. Lindemann.)

Nach zwei Richtungen können sich die Veränderungen am Gelenk hinsichtlich der Bewegung des Gelenks auswirken, einmal die Bewegung lockern, das andere Mal versteifen. Die Lockerung des Gelenks kommt zustande durch Dehnung der Gelenkbänder und der Gelenkkapsel und führt dazu, daß das Gelenk sich leicht verschiebt und die Gewebe sich falten, so daß das Gelenk seine Festigkeit verliert und immer mehr zur Luxation neigt. Veränderungen am Gelenkknorpel, Auffaserung desselben ruft Abflachung des Gelenkknorpels und Eindellung der Oberfläche des Gelenkkörpers hervor.

Der Versuch Konietznys, diesem Zustande abzuhelfen durch Aufrollung der Gelenkkapsel oder ovalärer Excision mit folgender Naht, hat keine nachhaltige Wirkung gehabt. Lindemann hat demgegenüber empfohlen, den Jochbeinfortsatz des Schläfenbeins horizontal zu spalten, aus ihm einen Knochenspahn abzutrennen und diesen nach vorn zu führen, damit der gleitende Gelenkkopf einen sicheren Widerstand findet, wenn der Spahn in der neuen Stellung fest eingeheilt ist. Der Vorschlag soll sich bewährt haben (Abb. 275).

Viel häufiger geben die hemmenden Momente der Gelenkbewegung Veranlassung zum operativen Eingreifen.

Wenn im Verlauf sich Eiterung am Gelenk einstellt, ist die Incision geboten, die Eröffnung der Gelenkkapsel. Selbst wenn man dann das Gelenk der Behandlung voll zugängig machen kann, ist man nicht sicher, ob die Ausheilung zustande kommt. Dann endet der Prozeß meistens mit der Arthritis deformans. Der durch eine überstandene Entzündung geschwächte Gelenkknorpel zerfasert unter der dauernden mechanischen Inanspruchnahme des Gelenks. Von den feinsten bis zu den größten Veränderungen kann man an den Gelenkkörpern beobachten. Zarte, fadenförmige Zotten verändern die Gelenkkapsel und den Meniscus. Die Gelenkfläche wird flacher, das Gelenk verliert seine sichere Führung, wird locker; auffällig ist eine schnabelförmige Verlängerung der Gelenkfläche nach vorn. Der Kronenfortsatz verdickt sich, die Incisura semilunaris verändert sich, der Knochenrand wird wulstig, gestielte Knorpelexcrescenzen bewirken gelegentlich Einklemmungserscheinungen. Ein Symptom, das bei vielen Kiefergelenksaffektionen eintritt, bei der Arthritis deformans nie fehlt und deshalb oben besprochen worden ist, ist das „Gelenkknacken".

L a g e und B a u des K i e f e r g e l e n k e s geben ihm eine gewisse Sonderstellung gegenüber den anderen Gelenken des Körpers. Eine Eigentümlichkeit liegt ferner darin, daß sich beide Kiefergelenke immer gleichzeitig bewegen müssen, so daß Erkrankungen des einen Gelenkes das andere notwendigerweise mit beeinflussen. Aus der Stellung der Gelenkköpfe am macerierten Knochen für sich betrachtet, würde man eine kombinierte Bewegung nicht ohne weiteres verstehen. Die schräge Richtung der Gelenkachsen, die verlängert in einem stumpfen Winkel zusammenstoßen, scheint einer gleichmäßig gerichteten Bewegung wenig günstig zu sein. Sie wird nur erklärlich durch das Vorhandensein eines Zwischenknorpels im Gelenk, der bedingt, daß keine einfache Ginglymusbewegung, sondern eine Gleitbewegung im Gelenk stattfindet in einer Form, in der wir sie im ganzen übrigen Körper nicht wieder treffen. Die am macerierten Knochen als Pfanne erscheinende Partie ist nur zur Hälfte in das Gelenk einbezogen, während nach vorn die Gelenkkapsel über das Tuberculum articulare fortgreift. Der Zwischenknorpel, der den Gelenkraum in eine größere obere und eine kleinere untere Höhle teilt, ist ringsherum mit der im allgemeinen ziemlich dünnen und nachgiebigen Kapsel verwachsen. Die Knorpelüberzüge über den beiden Gelenkkörpern sind dünn, zum Teil durch Bindegewebe ersetzt. Diese Scheidung der Gelenkhöhle in zwei Abschnitte bedingt, daß es nur schwer und nur durch Zerstörung des Zwischenknorpels zu einer vollkommenen Versteifung kommen kann, weil beim Erkranken des einen Abschnittes immer noch Bewegung im anderen möglich ist.

Bei der Ö f f n u n g d e s K i e f e r s schiebt sich der Gelenkkopf des Unterkiefers mit dem Gelenkknorpel auf die Höhe des Tuberculum articulare. Diese Verschiebung läßt sich sowohl deutlich von außen wie von hinten fühlen. Der vor den Tragus gelegte Finger fühlt die leichte Wölbung des äußeren Randes des Gelenkkörpers bei Öffnung des Kiefers nach vorn wandern. Noch deutlicher macht sich dieses Heraustreten des Gelenkkörpers aus der Pfanne beim Einlegen der Fingerspitzen in den äußeren Gehörgang bemerkbar. Die in der Ruhelage starre vordere Fläche wird mit dem Verlassen des Gelenkkopfes nachgiebiger. Noch deutlicher wird der Unterschied, wenn man nicht den Kiefer nur öffnen, sondern auch seitlich verschieben läßt. Jede Kontinuitätstrennung wird die Übertragung der Bewegung von dem Körper des Kiefers auf den Gelenkkopf verhindern, oder mindestens einschränken. Die Nachbarschaft des äußeren Gehörganges und der Schädelbasis einerseits, der Parotis andererseits sind für Entstehen und Verlauf der Kiefergelenkerkrankung von Bedeutung.

Leichte Schmerzhaftigkeit und Empfindlichkeit des Gelenkes wird bei anhaltendem weitem Offenhalten des Kiefers, wie es gelegentlich beim Füllen oberer Molaren erforderlich ist, beobachtet. Bei besonders nachgiebigen Gelenkbändern kann es selbst zu Subluxationsstellungen kommen, deren Beseitigung besondere Handgriffe erfordert.

Dabei auftretende Schmerzen im Gelenk sind verbunden mit mäßiger Druckempfindlichkeit, ja leichten Reibegeräuschen.

Akut auftretende Entzündungen des Gelenkes sind fast ausnahmslos rheumatisch, sei es, daß die Erkrankung des Kiefergelenkes als Teilerscheinung einer allgemeinen Polyarthritis rheumatica, oder für sich allein auftritt. Letzteres ist aber selten. Hirsch konnte auf 372 rheumatische Entzündungen an den Gelenken nur zwei Entzündungen des Kiefergelenkes zählen.

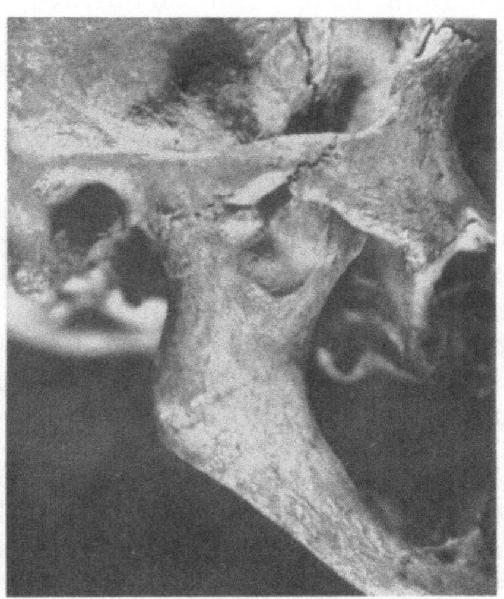

Abb. 276. Vollständige Ankylose des Unterkiefers. Knöcherne Verwachsung mit dem Jochbogen. (Aus Port-Euler, Lehrbuch der Zahnheilkunde, 4. Aufl. München 1929, S. 415, Abb. 447.)

Die rheumatische Entzündung des Kiefergelenkes tritt oft plötzlich ein, entweder bei schon bestehenden Entzündungen anderer Gelenke oder spontan und verrät sich in ihren leichteren Formen durch Empfindlichkeit der Gelenkgegend, Schmerzhaftigkeit bei allen Bewegungen im Kiefergelenk, seltener durch direkte Rötung der überliegenden Haut, ausstrahlende Schmerzen nach dem Kiefer oder nach dem Gesicht zu. Starke Empfindlichkeit bei direkten Druck auf den Gelenkkörper sichert die Diagnose. Eine antirheumatische Kur mit Salicylpräparaten beseitigt den Anfall meistens ziemlich rasch. Örtliche Wärme, Heißluftduschen, Einreibungen mit beruhigenden Mitteln, unterstützen die Therapie und bringen bald die Symptome zum Schwinden; nur darf man nicht versäumen, das Öffnen des Kiefers rechtzeitig üben zu lassen, weil sonst leicht Beschränkungen der Beweglichkeit zurückbleiben. Manchmal erleichtern auch Novocaininjektionen rasch die Beschwerden.

Entzündungen, die zur Eiterung führen, sind ziemlich selten und können entweder primär im Gelenk zustande kommen oder von der Nachbarschaft fortgeleitet sein. Verletzungen des äußeren Gehörganges, Fremdkörper, Ohreiterungen lassen Entzündungserreger von dort aus in das Gelenk selbst eindringen. Anderenfalls sind es spezifische Entzündungserreger der akuten Infektionskrankheiten, wie Scharlach, Typhus, Pocken und Grippe, welche vom Blute her in das Gelenk gelangen und metastatisch Kiefergelenkentzündungen anregen. Sie üben einen zerstörenden Einfluß auf das Gelenk aus, indem bei starker Kieferklemme eine direkte Vereiterung des Knorpels und des Gelenkkörpers erfolgen kann. Heilt die Erkrankung aus, so kommt meist eine fibröse Verödung des Gelenkes oder gar eine knöcherne Verwachsung zwischen dem Gelenkkörper und der Pfanne zustande. Das entzündete Kiefergelenk erscheint deutlich geschwollen und empfindlich, sowohl gegen Druck, als auch bei Bewegungen. Heftige neuralgische Beschwerden, nach

Schläfen und Ohr ausstrahlend, begleiten die Entzündung. Der Kiefer ist meistens durch entzündliche Kontraktur der Kaumuskeln festgestellt und läßt sich nur unter lebhaften Schmerzen mit mechanischen Hilfsmitteln öffnen. Der Kranke vermeidet ängstlich jede Öffnung des Mundes, spricht durch die geschlossenen Zahnreihen und sucht auch durch sie hindurch sich zu ernähren, ohne daß er Kaubewegungen macht.

Wenn die Eiterung in der Nachbarschaft beginnt, ist es sehr schwer, von vornherein die Mitbeteiligung des Gelenkes zu diagnostizieren, weil schon die Eiterung in der Nachbarschaft ähnliche Symptome hervorzurufen vermag. Der Durchbruch des Eiters kann spontan nach dem Gehörgange zu erfolgen und auf diese Weise eine Heilung angebahnt werden. Nach Verletzungen ist aber das Fortschreiten der Entzündung auf das Schädelinnere, namentlich die Dura mater, sehr zu fürchten, weil dann der tödliche Ausgang der Entzündung kaum zu vermeiden ist.

Bei den eiterigen Entzündungen des Kiefers, wie wir sie nach Osteomyelitis oder Phosphornekrose eintreten sehen, wird durch die notwendigen Operationen am Knochen die Entzündung des Gelenkes noch kupiert, indem der Eiter freien Abfluß nach Freilegung des Kiefers findet. Es kann aber auch, wie Abb. 230 zeigt, der ganze Knochen mit dem Gelenkkörper sich abstoßen, demgemäß der Prozeß auf das ganze Gelenk übergreift. Auffällig bleibt, daß in dem Falle Abb. 230 nach Entfernung des Sequesters, die durch einen unfreiwilligen Aufenthalt im Gefängnis über ein Jahr hinausgeschoben wurde, der Prozeß mit guter Beweglichkeit des Kiefers ausheilte.

Unter den chronischen Entzündungen trifft man am öftesten die deformierende Gelenkentzündung am Kiefergelenk. Die Auffaserung des Gelenkknorpels, sein vollkommener Verlust lassen die Knochen direkt aufeinandertreten und sich durch Reibung polieren. Bei geringen Graden rufen leichte Unebenheiten knackende oder reibende Geräusche, sowie Ungleichmäßigkeit der Gelenkbewegung hervor. Wie an den anderen Gelenken mischen sich auch am Kiefergelenk mit den atrophischen Vorgängen produktive, so daß nicht selten wallartige Auftreibungen am Köpfchen zustande kommen. Ja, auch freie Gelenkkörper sind schon (Albrecht v. Haller) im Kiefergelenk beschrieben. Heath und Eiselsberg haben recht erhebliche Wucherungen mit Verschiebungen des Gelenkes gesehen. Das Kiefergelenksköpfchen erschien durch unregelmäßige, knollige Wucherung zur Unkenntlichkeit verändert. Eine Verschiebung des Kiefers nach der gesunden Seite zu war die Folge.

Diese Prozesse pflegen mehr in den vorgerückten Jahren vorzukommen. Veränderungen der Gelenkbewegung, Reiben und Knacken, Behinderung der Bewegung oder seitliches Ausweichen des Kiefers können neben Schmerzen das klinische Bild ausmachen. Eine nennenswerte Beeinflussung dieses Zustandes ist bislang ein pium desiderium gewesen; es bleibt nur übrig, durch Resektion des Köpfchens eine bindegewebige Nearthrose herzustellen.

Als eine große Seltenheit muß die Tuberkulose des Kiefergelenkes betrachtet werden.

Sie schließt sich eher an die Tuberkulose des Unterkiefers oder des Schädels, als daß sie selbständig auftritt. Eine besondere Seltenheit scheint der Lannelonguesche Fall zu sein, bei welchem das Kieferköpfchen durch die cariös zerstörte Pfanne in den Schädel eindrang und durch einen Absceß im Schläfenlappen den Tod herbeiführte.

28. Abschnitt.

Die Kieferklemme.

Die Kieferklemme ist eine so häufige Begleiterscheinung der Zahnerkrankungen, daß sie eine besondere Besprechung erheischt. Wenn man unter Kieferklemme jenen Zustand versteht, bei dem der Mund nicht genügend geöffnet werden kann, so wird man klinisch von vornherein wohl zweckmäßig eine aktive und passive Form der Kieferklemme unterscheiden können. Die aktive wird hervorgerufen durch die Zusammenziehung der Muskeln, welche den Unterkiefer an den Oberkiefer heranführen. Alle Zustände, welche einen dieser Muskeln oder mehrere zugleich in Kontraktionszustand versetzen, rufen Kieferklemme hervor. Je nach dem Grad wird sie fester oder loser sein. Vor allem sind es entzündliche Zustände in der Gegend des Ansatzes oder Ursprungs der Muskeln oder ihrer Substanz, welche eine Kontraktur veranlassen. So wird jede entzündliche Veränderung der Knochenhaut, sei es auf der Außenseite in der Gegend des Ansatzes des Masseter oder auf der Innenseite am Pterygoideus oder endlich am Schädel, dort, wo der Musculus temporalis ansetzt, einen Kontraktionszustand veranlassen, dessen Überwindung mit lebhaften Schmerzen und manchmal mit krampfartiger Zusammenziehung des Muskels beantwortet wird.

Aber auch alle entzündlichen Veränderungen in dem Kiefergelenk selbst rufen, wie bei anderen Gelenken, reflektorisch eine entzündliche Kontraktur hervor, um durch sie einer umfangreicheren Bewegung des Gelenkes vorzubeugen. Diese Kontraktur kann so weit gehen, daß die Zähne so fest aufeinander gebissen werden, daß man nur mit Mühe ein Instrument zwischen die Zahnreihen schieben kann. Versucht man mit diesem die Zahnreihen auseinander zu bringen, so findet man bald einen Widerstand, der sich nicht durch gewaltsame Erweiterung, sondern nur durch langsames Dehnen überwinden läßt. Selbst in der Chloroformnarkose schwindet die Kontraktur nicht vollständig und ruft in dieser selbst bei kräftigen Individuen wegen der großen Empfindlichkeit reflektorisch Ohnmachtszustände herbei, welche leicht zu Asphyxie führen. Diese Beobachtung ist deshalb von großer Bedeutung, weil gerade bei entzündlicher Kontraktur die Chloroformnarkose dringend verlangt wird, diese aber gerade dabei durch diese reflektorischen Erscheinungen besonders gefährlich wird. Sie ist aber entbehrlich, weil langsame Dehnungen viel gefahrloser und ebenso sicher zum Ziele führen. Sie können durch Lokalanästhesie wesentlich erleichtert werden.

Diese entzündliche Kontraktur kann, wenn ihr nicht rechtzeitig entgegengearbeitet wird, durch allmähliche bindegewebige Verdichtung der Muskelsubstanz so hartnäckig werden, daß es kaum gelingt, die Zahnreihen voneinander zu entfernen, und daß auch mit Nachlassen der entzündlichen Prozesse die Kieferklemme als selbständige Erkrankung weiter fortbestehen kann. Man unterscheidet für gewöhnlich drei Grade der Kieferklemme, einen hohen Grad, wobei sich die Zahnreihen kaum 1 mm voneinander entfernen lassen, einen mittleren Grad, bei dem sich die Zahnreihen bis zu 1 cm entfernen lassen und einen geringen Grad, bei dem die Öffnung nicht ganz vollständig erfolgt. Als Maß für die Öffnung des Kiefers gilt anatomisch die Länge des Nagelgliedes des Daumens. Dieses muß sich bei normaler Kieferöffnung vertikal zwischen die Zahnreihen einstellen lassen.

Bei der passiven Form der Kieferklemme läßt sich die Öffnung des Kiefers bis zu einer gewissen Weite schmerzlos ungehindert ermöglichen, der weiteren Öffnung stellt sich aber ein fester Widerstand entgegen. Dieser Zustand ist hauptsächlich bedingt durch mangelnde Dehnungsfähigkeit, der den Kiefer deckenden Weichteile.

So sind zu dieser passiven Ankylose alle jene Fälle zu rechnen, bei denen die äußeren oder inneren Wangenweichteile zum Teil verloren gegangen und durch narbiges Gewebe ersetzt worden sind, oder durch entzündliche Infiltration oder geschwulstartige Veränderungen ihre Weichheit eingebüßt haben. Alle Prozesse, welche die äußere Haut umfangreich zerstören, wie z. B. die Noma setzen bei ihrer Ausheilung ein so festes Narbengewebe, daß durch dieses die Kiefer fest gegeneinander fixiert werden. Dasselbe kann natürlich auch eintreten bei narbigem Verschluß, größeren Defekten der Schleimhaut, wie sie namentlich nach Schußverletzungen und infolge operativer Eingriffe bei bösartigen Geschwulstbildungen zustande kommen.

Bei den Muskeln ist es die entzündliche Infiltration, gelegentlich auch Blutaustritte oder geschwulstartige Veränderungen, die eine Starre bedingen, welche die Öffner des Kiefers nicht überwinden können. So hat z. B. die Aktinomykose mit Vorliebe die Eigentümlichkeit, fasciales und interstitielles Bindegewebe so zu verdichten, daß die Muskeln jede Nachgiebigkeit verlieren. Am Musculus pterygoideus sind es die bösartigen Geschwülste des Schlundes, welche leicht auf ihn übergreifen und ihn zur Starre verurteilen. Am Temporalis können es sowohl entzündliche, wie Geschwulstveränderungen des Periosts, des Schläfenbeines, sowie der Substanz des Muskels sein, welche die Nachgiebigkeit des Muskels so beeinflussen, daß eine nicht genügende Mundöffnung zustande kommt. Am eindrucksvollsten zeigt sich die Feststellung des Gelenkes bei der Myositis ossificans progressiva (Partsch, Gerber).

Aber auch vom Knochen aus können mechanische Verhältnisse die Beweglichkeit des Kiefergelenkes erheblich einschränken. Ich erwähne nur die Frakturen des Gelenkfortsatzes und des Halses, bei denen nicht selten eine solche Verschiebung der Bruchstücke eintritt, daß die Bewegung im Kiefergelenk unmöglich wird. Nahe dem Gelenkkörper sitzende Exostosen oder andere Geschwülste können ebenfalls der Bewegung des Kiefergelenkes hinderlich sein. Alle diese passiven Ankylosen werden durch Beseitigung der mechanischen Hindernisse der Bewegung des Kiefers behandelt werden müssen. Narben sind auszuschneiden und durch plastische Operationen bewegliches Gewebe an ihre Stelle zu setzen. Geschwülste sind, wenn möglich, zu exstirpieren. Entzündliche Prozesse müssen zur Rückbildung gebracht werden.

Wieweit es nun in solchen Fällen gelingt, die volle freie Beweglichkeit wieder zu erzielen, wird von dem Erfolge der operativen Eingriffe abhängen und nicht im voraus bestimmt werden können. Am günstigsten gestaltet sich die Aussicht in jenen Fällen, wo es sich um schlecht geheilte Brüche oder gutartige Geschwulstbildungen in der Nähe des Gelenkes handelt. So ist mir in Erinnerung ein 32 Jahre alter Mann, der in einem epileptischen Krampfanfall sich einen Bruch des linken Kiefergelenkköpfchens zugezogen hatte. Die durch die Verschiebung des Gelenkkörpers und seine Anheilung in verschobener Lage bewirkte Behinderung der Beweglichkeit des Kiefergelenkes ging so weit, daß er seit 7 Jahren die Zahnreihen überhaupt nicht voneinander zu entfernen vermochte. Was die Behandlung der Kieferklemme anlangt, so wird sie von dem Erkennen der ursächlichen Erkrankung abhängen. Die gewöhnliche, im Verlauf entzündlicher Zahnaffektionen entstandene Kieferklemme klingt ab mit dem Rückgang des Zahn- und Knochenprozesses, allerdings desto langsamer, je älter die Affektion ist. Trockene, warme Umschläge, Einpinselungen mit Jodtinktur, Bestrahlungen mit der Solluxlampe unterstützen die Rückbildung. Sobald diese nicht rasch eintritt, kann man die Behandlung durch mechanische Maßnahmen fördern. Die Zahnschraube, der Heistersche Mundspiegel, ein keilförmig zugeschnittener Weinkork sind Hilfsmittel, mit denen der Patient die Dehnung der gespannten Teile üben kann.

Aber man mache sich zur Regel, die Dehnungen der gespannten Teile nicht zu häufig auszuführen, sondern langsam und ganz allmählich vorzugehen. In dieser Hinsicht ist die Anwendung der Schraube, der keilförmige Kork dem Heisterschen Spiegel vorzuziehen, da dieser die Dehnung nur ruckweise, jene aber allmählich zustande kommen läßt.

Bei heftigen Schmerzen hat eine Novocaininjektion in der Gegend des Ansatzes des befallenen Muskels gute Dienste geleistet. Hartnäckige, von chronischen Periodontiden zurückbleibende Kieferklemmen erwecken den Verdacht auf Aktinomykose.

Als wirksames Hilfsmittel hat sich zur Dehnung der Klemme die photographische Klammer erwiesen. Ihre beiden Enden werden zusammengedrückt und zwischen die Zahnreihen geschoben; durch die Neigung der Feder wird ein langsam und gleichmäßig wirkender Druck ausgeübt, der auch hartnäckige Klemmen zu überwinden vermag. Bei lang andauernden Fällen müssen komplizierte Dehnungsapparate zur Anwendung kommen. Man lasse den Patienten erst aus der Behandlung, wenn freie Mundöffnung erreicht ist. Wiederholte Versuche mit dem Heisterschen Mundsperrer, die Zahnreihen auseinander zu bringen, hatten nur den Erfolg gehabt, durch Abbruch und teilweisen Ausbruch der Zähne das Gebiß zu verstümmeln, waren aber nicht imstande gewesen, auf die Dauer trotz lebhafter Beschwerden des Patienten eine genügende Mundöffnung herzustellen. Nachdem die Ursache durch Untersuchung und Röntgendurchleuchtung klargestellt war, wurde auf operativem Wege der vollständig verwachsene Gelenkkopf durch Ausmeißelung entfernt. Bei Behandlung des Patienten bei offenem Munde, durch Einlegung eines Keils während der Heilungsperiode der Operationswunde ist es möglich gewesen, dem Patienten eine vollbewegliche, bis zu einer normalen Öffnung zu erweiternde Mundspalte zu schaffen, so daß nur übrig blieb, das durch wiederholte Dehnungsversuche verstümmelte Gebiß durch Kunsthilfe einigermaßen zu verbessern.

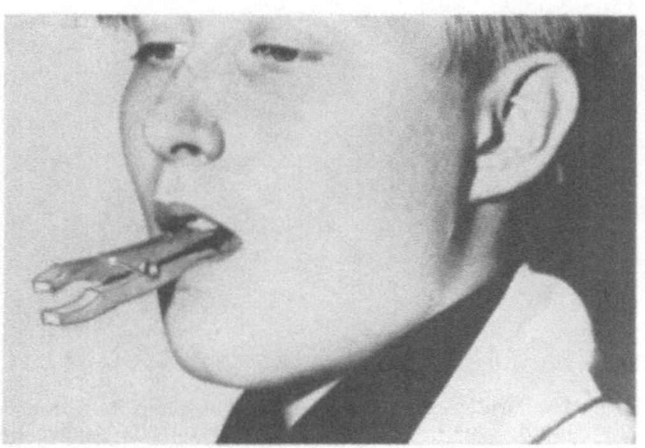

Abb. 277. Behandlung der Kieferklemme mit der photographischen Klammer. (Aus Port-Euler, Lehrbuch der Zahnheilkunde, 4. Aufl. München 1929, S. 417, Abb. 448.)

Die Exstirpation gutartiger Geschwülste, wie z. B. von Exostosen, hat ebenfalls günstige Erfolge gezeitigt.

Viel hartnäckiger und schwieriger wird die Behandlung der aktiven Ankylosen, da sich sehr leicht verdichtende Veränderungen im Muskel einstellen, die ihn allmählich so starr machen, daß die Mundöffnung immer schwerer möglich wird. Hier helfen im Anfangsstadium nur regelmäßig fortgesetzte mechanische Dehnungen, denen man äußere Umschläge, hydropathische Fomente und Massage hinzufügen kann.

Jedenfalls ist der Rat beherzigenswert, keine Kieferklemme ruhig sich selbst zu überlassen, weil dann zu leicht auch mit Nachlaß der entzündlichen Erscheinungen und Heilung der ursprünglichen Prozesse diese als selbständige Erkrankung sich weiter entwickeln und so zunehmen kann, daß die Mundöffnung immer enger wird. Je älter die Veränderungen dann sind, desto schwerer ist es, dem Leiden beizukommen.

Die wahre Ankylose des Kiefergelenkes soll gelegentlich angeboren vorkommen. Nicht immer läßt sich dabei eine traumatische Einwirkung bei der Geburt vollkommen ausschließen, so daß man eine solche Ankylose nicht immer sicher als kongenital bezeichnen kann. In anderen Fällen sind Entwicklungsstörungen des Unterkiefers daneben vorhanden, welche das Gelenk mitbeteiligen und zu Störungen seiner Funktion Veranlassung geben. Bei der weiteren Entwicklung macht sich dann durch Wachstumshemmung des Unterkiefers eine auffallende Verkürzung desselben bemerkbar, welche durch starkes Zurücksinken der Kinngegend gegenüber dem Gesichtsschädel zum sog. Vogelgesicht führt, wie es für die Mikrocephalen typisch ist.

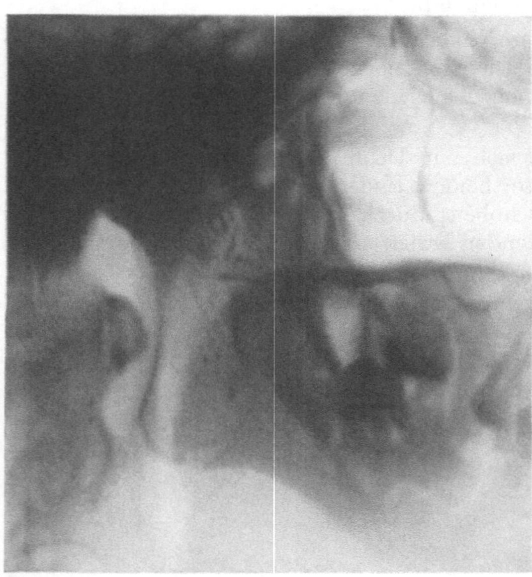

Abb. 278. Breites Knochenmassiv, zwischen Schläfenbein, Jochbogen, Unter- und Oberkiefer auf entzündlicher Basis entstanden. [Nach A. Lindemann, Z. Stomat. **23** (1925).]

Den häufigsten Anlaß zur wahren Ankylose geben Osteomyelitiden des Schläfenbeines, infektiöse Erkrankungen des Gelenkes nach Scharlach, Pocken, Masern und metastatische Gelenkerkrankungen (Typhus, Pyämie, Grippe, Puerperalfieber). Sie führen durch entzündliche Prozesse zum Schwund des interartikulären Knorpels, zur Verödung des Gelenkes durch fibröse Stränge, welche eine Verwachsung des Gelenkköpfchens mit der Gelenkgrube bewirken. Diese fibrösen Stränge können allmählich verknöchern und damit geht die fibröse Ankylose in eine knöcherne über. Zwischen beiden Formen besteht wohl nur ein gradueller Unterschied. Die Befürchtung, daß bei einseitiger Erkrankung das andere Gelenk durch die dauernde Feststellung miterkranke, scheint sich durch die Erfahrung nicht zu bestätigen. Wiederholt hat man bei lange bestehenden Ankylosen das zweite Gelenk seine Beweglichkeit behalten sehen.

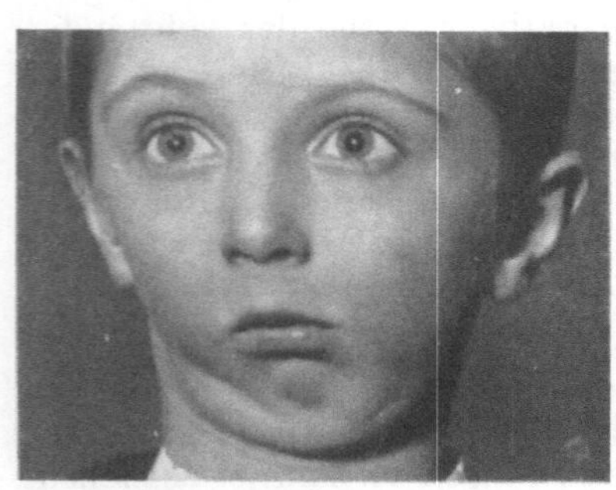

Abb. 279. Ankylose des Kiefergelenkes mit Wachstumshemmung.

Orlow, dem wir die eingehendste Arbeit über die Kiefergelenkankylose verdanken, konnte in 28 von 100 Fällen ein Trauma als ursächliches Moment feststellen, und zwar waren es 23mal subcutane Verletzungen, wie Fall auf das Kinn, Schlag ins Gesicht oder auf den Unterkiefer, Brüche des Unterkiefers und der Schädelbasis, nur in wenig Fällen offene Verletzungen, Verletzungen durch Schuß. In zwei Fällen waren Verletzungen durch die Zange bei der Geburt vorausgegangen. Auch veraltete Luxationen können zu einer vollkommenen Verödung des Gelenkes führen.

Von den entzündlichen Veränderungen waren 21mal Otitis media, 13mal

Osteomyelitis des Unterkiefers, 10mal selbständige Erkrankungen des Gelenkes (Rheumatismus, Gonorrhöe) Ursache der Ankylose.

Bemerkenswert ist, daß die entzündlichen Veränderungen sich oft auch auf den Kronenfortsatz des Unterkiefers ausdehnen, ein Moment, das für die operative Behandlung recht wichtig ist. Man hat beobachtet, daß der Kronenfortsatz knöchern mit dem Jochbeinbogen verwuchs, oder mit dem Gelenkkörper zusammen mit der Schädelbasis sich knöchern vereinigte. Die Sehne des Temporalis ist meist stark geschrumpft.

Es erscheint wichtig, diese Komplikation vor der Operation aufzuklären. Wenn wir auch in dem Röntgenbild ein wertvolles Hilfsmittel haben, so läßt dieses leider bei der Schwierigkeit der Aufnahme öfters im Stich, weil die Schatten sich so decken, daß man ein klares Bild nicht gewinnen kann.

Von dem Grade der Behinderung der Bewegung der Kiefer ist meistens die Bedeutung des Leidens für den Gesamtorganismus abhängig. Im allgemeinen geht die Ernährung, wenn die Zähne sich nur ein wenig voneinander entfernen lassen, und ein Durchschieben von Nahrungsmitteln durch die Zahnreihen gestatten, noch lange Zeit leidlich vor sich. Namentlich bei den Ankylosen jugendlicher Individuen ist man überrascht, wie die Kinder es fertig bringen, ihre Nahrung aufzunehmen und bei der geringen Ausgiebigkeit der Kaubewegung zu zerkleinern. Oft jedoch zeigt der ganze Habitus des Kranken schon die kümmerliche Ernährung.

Stehen dagegen die Zahnreihen fest aufeinander, so wird die Zuführung und Zerkleinerung der Nährstoffe fast zur Unmöglichkeit. Wenn nicht zufällig Zahnlücken einen Weg für das Einbringen von Nahrungsmitteln abgeben, muß direkt zur künstlichen Ernährung geschritten werden. Die Schwierigkeit der Mundreinigung, die Stagnation des meist überreich abgesonderten Speichels, die starke Zersetzung der größtenteils in flüssigem Zustande aufgenommenen Nahrung führt meist zu reichlicher Ablagerung von Zahnstein. Übler Mundgeruch, geschwürige Prozesse des Zahnfleisches und der Wange rufen schmerzhafte Entzündungen hervor und lockern allmählich die Zähne. Eine große Gefahr für das Leben der Patienten erwächst bei etwaigem Erbrechen, indem die erbrochenen Massen nicht rasch genug aus dem Munde entleert werden können, sich nach hinten stauen und durch Aspiration zur Erstickung führen können.

Wenn die Feststellung der Kiefer im Kindesalter eintritt, so entbehren die Zahnreihen bei ihrem Wachstum des regulierenden Druckes des Kauaktes. Stellungsabweichungen einzelner Zähne, wie auch des ganzen Gebisses, sind die unausbleibliche Folge.

In allen diesen Fällen ist nur von einer operativen Behandlung etwas zu hoffen. Die hierfür vorgeschlagenen Wege sind dreierlei Art. Sie greifen entweder am horizontalen Ast des Unterkiefers oder am aufsteigenden Aste oder am oberen Gelenkende an. Die einfache Dehnung der fibrösen Ankylose, selbst mit subcutaner Durchschneidung der Bandmassen, dürfte wohl kaum zu endgültiger Heilung, höchstens nur zu vorübergehender Besserung führen. Auch die lineäre Osteotomie des Gelenkköpfchens oder des Halses vermag die erneute Verwachsung kaum zu hindern. Die Resektion des ganzen Köpfchens mit dem Halse und evtl. mit der des Kronenfortsatzes geben mehr Aussicht auf Erfolg.

Literatur.

Alexander: Beitrag zur Kenntnis der Ankylosis mandibulae vera. Inaug.-Diss. Breslau. *Bäumler:* Der chronische Gelenkrheumatismus und seine Behandlung. 15. Kongr. inn. Med. 1897. — *Baumgärtner:* Die wahre Ankylose des Kiefergelenks und ihre operative Behandlung. Beitr. klin. Chir. 17. — *Birt:* Kieferankylose. Ärztl. Verein Hamburg.

Dtsch. med. Wschr. **1909**, Nr 13. — *Brunske:* Beiträge zur Kenntnis der Kieferklemme mit besonderer Berücksichtigung der chirurgischen Behandlung der Ankylosis mandibulae vera.

Dufourmentel: Chirurgie de l'articulation temporo-maxillaris. Paris 1929.

Esser: Brüche und Kiefer. Bruns' Beitr. **77**, 294.

Feuber: Ein Fall von nicht reponierter, einseitiger Kieferluxation. Münch. med. Wschr. **63**, 114—115 (1916). — *Fondet:* Traitement de l'ankylose temporo-maxillaire par l'Ostéotomie de la branche montante. Lyon 1895.

Greve: Über Luxation des Kiefers im Zusammenhang mit Zahnoperationen. Med. Rdsch. Berlin **1899**, Nr 62. — *Greve, K.:* Zahnärztlich-prothetische Hilfe nach Unterkieferresektion. Bruns' Beitr. **142**, H. 3/4.

Hacker, v.: Über die Verrenkung der Unterkiefer nach hinten, zugleich ein Beitrag zur Behandlung der habituellen Kieferverrenkung. Beitr. klin. Chir. **3**, 748—750. Tübingen 1907. — *Helferich:* Ein neues Operationsverfahren zur Heilung der knöchernen Kieferankylose. Arch. klin. Chir. **48**.

Knorr: Zur orthopädischen Behandlung der Kiefergelenkkontraktion. Zbl. Chir. **56**, 1229 (1929). — *König:* Ankylosis mandibulae. Arch. klin. Chir. **148**, 152 (1927). — *Konietzny:* Die operative Behandlung der habituellen Unterkieferluxation. Arch. klin. Chir. **116**, 681—692 (1921); Verh. dtsch. Ges. Chir. **1921**. — *Konjetzny:* Die Behandlung der habituellen Luxation des Unterkiefers. Zbl. Chir. **56**, 3018 (1929).

Lanz: Über Discitis mandibularis. Zbl. Chir. **1909**, 289. — *Lentz:* Ankylose osseuse de la mâchoire inférieure. Semaine méd. **1895**. — *Lindemann:* Die chirurgische Behandlung der Erkrankungen des Kiefergelenks. Z. Stomat. **23**, 393 (1923). — *Lindquist:* Zur Behandlung der Doppelbrüche, der Gelenkfortsätze des Unterkiefers. Zbl. Chir. **53**, 2777 (1926). — *Lotsch, Fritz:* Discusschädigungen des Kiefergelenks einschließlich der sog. Unterkieferverrenkung nach vorn. Arch. klin. Chir. **149**, H. 1, 40—54 (1927).

Maagk: Über Arthritis syphilitica des Kiefergelenks. Dtsch. zahnärztl. Wschr. **36**, 103. — *Matti:* Die Knochenbrüche und ihre Behandlung. 2 Bände. Berlin: Julius Springer 1922.

Nauenburg: Beitrag zur Chirurgie der habituellen Kieferluxation. Dtsch. zahnärztl. Wschr. **12**, Nr 52. — *Nieden:* Über operative Behandlung der habituellen Kieferluxation. Dtsch. Z. Chir. **183**, 358 (1924).

Oppenheim: Die Muskelübungstherapie nach P. Rogers. Z. Stomat. **23**, H. 7, 623 bis 631 (1925). — *Orlow:* Ankylosis mandibulae vera. Dtsch. Z. Chir. **66**.

Partsch: Über die knöcherne Versteifung des Kiefergelenks. Walkhoffs Festschrift 1920, S. 164. — *Perthes:* Über Frakturen und Luxationsfrakturen des Kieferköpfchens und ihre operative Behandlung. Arch. klin. Chir. **133**, 418 (1924). — *Podlaha:* Über die gekreuzte Luxation des Unterkiefers. Zbl. Chir. **53**, 2199 (1926). — *Preindlsberger:* Beiträge zur Behandlung der veralteten Luxation und der Ankylose des Unterkiefers. Z. Mundchir. **1**, H. 2.

Rosenthal: Kiefergelenkankylose. Fortschr. Zahnheilk. **1928**. — *Rosenthal, W.:* Pathologie und Therapie des Kiefergelenks. Misch. Fortschr. **5**, 175. — *Rosenthal, W.* (Leipzig): Kieferresektion-, -prothetik und -plastik. Fortschr. Zahnheilk. **3**, 1045 (1927).

Schmuziger: Die Kieferfrakturen der Suval aus den Jahren 1923—26. Ihre Heilungsdauer, Erwerbseinbuße und Invalidität. Schweiz. Mschr. Zahnheilk. **39**, Nr 9. — *Schwarz:* Arthritis deformans des Kiefergelenkes. Dtsch. Mschr. Zahnheilk. **47**, 959 (1929). — *Sicard:* Traitement de la Luxation recidivente de la machoire caferiance par l'alcoholisation periarticulaere. Arch. Méd. Paris **20**. — *Steiner:* Über retroglenoidale Subluxation und Luxation des Unterkiefers. Arch. klin. Chir., **1892/93**, 622—641.

Thiemeyer, Fr.: Zahn- und Kieferverletzung in unfallrechtlicher Beziehung. Diss. Bonn 1925. — *Trauner:* Unterkieferplastik nach Verlust beider Gelenkköpfchen. Zbl. Chir. **56**, 1986 (1929).

Wassmund, M.: Frakturen und Luxationen des Gesichtsschädels. Berlin: Hermann Meusser 1927. — *Wolf, H.* (Wien): Die Erleichterung der Unterkieferresektion durch das Gnathotom. Zbl. Chir. **1929**, Nr 8, 449. — *Wunsch:* Angeborene habituelle Luxation des linken Kiefergelenks mit gleichzeitigen Bildungsfehlern des linken äußeren Ohres. Dtsch. med. Wschr. **1907**, 33.

29. Abschnitt.

Die Beziehungen der Kieferhöhle zum Zahnsystem.

Die wechselnden Größenverhältnisse der in dem Oberkieferkörper enthaltenen Kieferhöhle bedingen es, daß das Verhalten des Bodens der Kieferhöhle zu den in ihm gelegenen Zahnwurzeln ein recht verschiedenes ist.

Von den Zähnen des Oberkiefers haben nur die Zähne vom zweiten Prämolaren bis zum zweiten Molaren für gewöhnlich die Möglichkeit, direkt mit der Kieferhöhle in Beziehung zu treten. Ausnahmsweise ist es auch bei den ersten Bicuspidaten und dem dritten Molaren der Fall. Die umfangreichen Untersuchungen von Loos haben das verschiedene anatomische Verhalten zur Genüge klargestellt.

Wenn die Wurzeln der Zähne weit vom Boden der Kieferhöhle entfernt sind, müssen erst erhebliche krankhafte Prozesse gespielt haben, ehe eine Mitbeteiligung der Kieferhöhle erfolgen kann. Aber bei weiter, geräumiger Kieferhöhle rückt ihr Boden den Zähnen so nahe, daß die buccalen Wurzeln der Prämolaren und Molaren so dicht an die Schleimhaut anstoßen, daß nur eine dünne Bindegewebslage sie von ihr trennt. Bei weiter und geräumiger Höhle ragen die Wurzeln oft so in die Höhle vor, daß sie kammartige Wülste an ihrem Boden bilden und die dünne zarte Kieferhöhlenschleimhaut dicht den Wurzeln aufliegt.

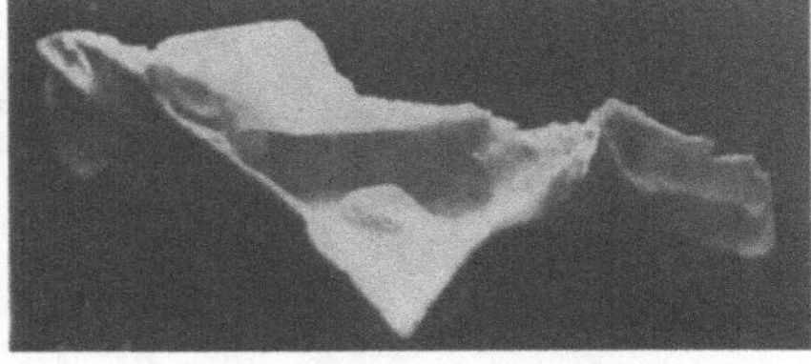
Abb. 280. Kammartig vorspringender Wulst am Boden der Kieferhöhle durch eine verkrümmte Mahlzahnwurzel hervorgerufen.

Es wird dann nicht überraschen, daß bei einer Extraktion einer solchen Wurzel die Schleimhaut der Kieferhöhle mit einreißt und dadurch die Höhle ein Leck bekommt.

Dieses Ereignis verrät sich häufig im ersten Augenblick und seine Zeichen entgehen dem aufmerksamen Beobachter nicht. Der Klang der Sprache verändert sich dadurch, daß durch die neugeschaffene Öffnung der Luftraum der Mundhöhle beim Sprechen mit dem der Nasenhöhle in Verbindung tritt.

Man wird sich von der Eröffnung der Kieferhöhle leicht überzeugen können, wenn man einen Luftstrom durch Zusammenpressen der Nasenflügel von der Nase aus durch die Kieferhöhle schickt. Mit zischendem Geräusch tritt die Luft aus der eben entleerten Alveole hervor.

Dieses diagnostische Hilfsmittel hat den Vorzug, etwa in die Kieferhöhle getretenes Blut auf schnellstem Wege wieder herauszubefördern und damit eine Quelle der Zersetzung auszuschalten. Es ist deshalb vorzuziehen dem Versuch, mittelst der Sonde von dem Zahnfach aus zu untersuchen, ob eine Öffnung im Boden der Kieferhöhle vorhanden ist, weil die Gefahr besteht, vom Munde her infektiöse Keime in die Kieferhöhle zu bringen.

Ein weiteres verdächtiges Symptom, das auf Eröffnung der Kieferhöhle schließen läßt, ist das Austreten von Blut aus dem Nasenloch der operierten Seite.

Eine solche zufällige und leider nicht zu vermeidende unfreiwillige Eröffnung der Kieferhöhle kann aber unbeachtet dem Patienten recht lästig werden, indem sich von der Mundhöhle aus Entzündungserreger nicht selten mit feinen Nahrungsbestandteilen durch den Kaudruck in die Kieferhöhle schieben und dort anfangs seröse, später eiterige Katarrhe erzeugen. Dieser verhängnisvolle Verlauf, der lang dauernde Folge zu haben pflegt, läßt sich vollkommen vermeiden, wenn man zeitig genannte Komplikation gewahr wird, und durch eine leichte Tamponade den Zugang zur Kieferhöhle verschließt. Nur muß dabei beachtet werden, daß der Tampon nicht zu hoch hinaufgeschoben wird, so daß er in die Kieferhöhle hineinreicht, sondern nur so weit in die Alveole eingeführt wird, daß er nicht selbst einen Reiz für die Kieferhöhle ausübt, oder bei sehr fester Tamponade der Verheilung der Alveole und der kleinen Wunde in der Schleimhaut der Kieferhöhle entgegenarbeitet. Die Tamponade des Zahnfaches muß so lange fortgesetzt werden, bis durch Granulationsmassen

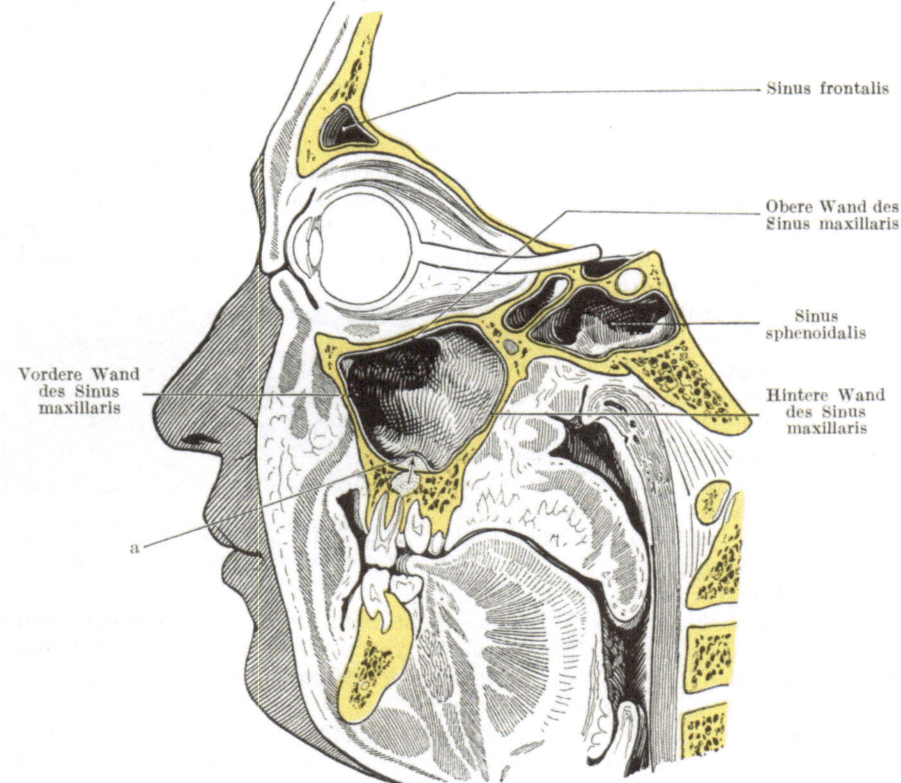

Abb. 281. Granulationsherd an einem oberen Mahlzahn in die Kieferhöhle vordringend. (Aus Corning, Lehrbuch der topographischen Anatomie. 16./17. Aufl.)

die Tiefe der Alveole verschlossen ist, so daß ein Gang nach der Kieferhöhle zu sich nicht mehr nachweisen läßt. Dann erst ist der Patient sicher vor allen üblen Folgeerscheinungen.

Eine zweite Veranlassung für die Mitbeteiligung der Kieferhöhle an Erkrankungen des Zahnsystems geben die an den oberen Molaren und Bicuspidaten ihren Ausgang nehmenden Wurzelcysten. Indem sie den Kiefer aufblähen, verengern sie die Kieferhöhle selbst dadurch, daß sie ihre Wand in sie hinein vorschieben. Die Cyste kann die Kieferhöhle bis auf einen schmalen Schlitz verengern, der dann den Rest der eigentlichen Kieferhöhle darstellt. Der Druck in der Cyste kann so wachsen, daß die Cyste die nach der Kieferhöhle zu gelegene Wand durchbricht und damit ihren Inhalt in die Kieferhöhle entleert. Von der Kieferhöhle aus nimmt er bei erhaltenem Ostium internum seinen Weg in die Nasenhöhle und kommt schließlich durch das Nasenloch nach außen. Allerdings muß ich nach ziemlich großer Erfahrung sagen, daß der Durchbruch relativ selten erfolgt, und daß noch seltener die Cystenflüssigkeit einen eiterigen Katarrh in der Kieferhöhle anregt. Aber dieser bleibt stets eine unangenehme Beigabe, so daß man alle Vorsicht wird anwenden müssen, um sein Zustandekommen zu verhüten. Deshalb wird man bei Cysten, besonders bei den in die Höhle hinein sich entwickelnden, mit Sorgfalt bemüht sein müssen, eine solche Kommunikation zu vermeiden und die Exstirpation des Cystenbalges besonders vorsichtig ausführen und in zweifelhaften Fällen lieber die Excision der Wand vornehmen als den Balg ausschälen.

Der eiterige Katarrh der Kieferhöhle hat sehr oft einen dentalen Ursprung. Gerade in neuerer Zeit hat man dem dentalen Empyem besondere Aufmerksamkeit zugewendet. Es wird bei Männern und Weibern in ziemlich gleicher Verteilung angetroffen.

Der eiterige Katarrh der Kieferhöhle ist eine sehr hartnäckige und lästige Erkrankung. Von der Nase her wird er dadurch angeregt, daß durch das normale Ostium katarrhalische infektiöse Entzündungen bequem ihren Zugang in die Kieferhöhle finden. Sekretverhaltungen, wie sie bei polypösen Geschwülsten recht oft vorkommen, schwere Erkrankungen der Nasenschleimhaut, Infektionen mit dem Influenzabacillus usw. greifen rasch auf die Kieferhöhle über. Der eigenartige Bau, bei dem durch die Unebenheit des Bodens der Kieferhöhle Wülste und Kämme leicht stark vertiefte Buchten entstehen lassen, die hohe Lage des Ostium internum zum Höhlenboden wirken zusammen, um etwaiges Sekret leicht zur Stagnation zu bringen und dadurch einen Reiz auf die sezernierende Schleimhaut auszuüben.

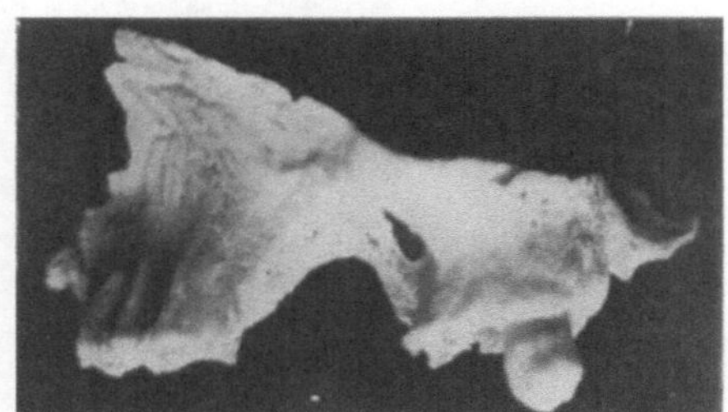

Abb. 282. Granulationsherd am Oberkiefer, die Kieferhöhle eröffnend.

Hier interessiert aber viel mehr das Zustandekommen des dentalen Empyems. Eine wesentliche Quelle haben wir in der zufälligen Eröffnung der Kieferhöhle durch Zahnextraktionen kennen gelernt. Aber die viel häufigere Ursache liegt in dem raschen Übergreifen entzündlicher Affektionen von den Zähnen auf die Kieferhöhlenschleimhaut.

Es sind zunächst akute Entzündungen, die von dem Wurzelbereich der Zähne, namentlich in jenen Fällen, in denen sie dicht bis an die Kieferhöhle reichen, ihre Schleimhaut in Mitleidenschaft ziehen. Das kann, wie mich verschiedene Fälle gelehrt haben, auch dadurch geschehen, daß bei der Behandlung des Zahnes mit der Nervnadel zwecks Reinigung der Wundkanäle infektiöses Material direkt in die Kieferhöhle geschoben wird. Ein akuter seröser Katarrh mit all den lästigen Symptomen, welche die Entzündung der Kieferhöhle begleiten, leitet die Szene ein und läßt sich bei rechtzeitigem Erkennen durch Ausspülung von der Nase her noch beheben. Unbeachtet aber geht er gewöhnlich in den eiterigen Katarrh über und bedarf dann meistens schwerer Eingriffe zu seiner Heilung.

Andererseits pflegen chronische Entzündungen von den Wurzelspitzen aus nach der Höhle zu zu wachsen und in diese durchzubrechen. Ebenso wie fistulöse Durchbrüche nach außen ihre Absonderung durch das Zahnfleisch hindurch entleeren, ebenso vermögen Herde gelegentlich die Absonderung nach der Kieferhöhle zu senden. Der Zahnfleischfistel entspricht in diesen Fällen eine Antrumfistel. Auch hier bewirkt der erste Eintritt des Sekrets in die Kieferhöhle je nach Lage und Art häufig zuerst einen serösen Katarrh, der meist als ein leichter Schnupfen gedeutet und seinem Ursprung nach verkannt wird.

Allmählich aber werden mit der Verhaltung des Sekretes und seiner Zersetzung die Erscheinungen des chronischen eiterigen Katarrhs immer deutlicher. Objektiv ist eine auffällige Absonderung aus einem Nasengang zu bemerken. Sie pflegt meistens am Morgen nach der Nachtruhe am stärksten zu sein und im Laufe des Tages etwas abzunehmen. Sie nötigt den Patienten, wenn sie einigermaßen stark ist, 2—3 Taschentücher täglich zu verbrauchen. Gelbgrünliche Verfärbung und heringslakenähnlicher Geruch und sehr übler Geschmack zeigen die Zersetzung des Sekretes, begünstigt durch die Stagnation in der Kieferhöhle, deutlich an. Subjektive Symptome, Kopfschmerz, Druck in der Augengegend, lästiges Spannungsgefühl, sind oft geklagte Empfindungen. Wenn das Sekret länger in der Kieferhöhle verhalten bleibt und schwer durch die enge Öffnung des Ostium internum seinen Abfluß nach der Nase findet, kann es unter deutlichen Fiebererscheinungen sehr dringende Symptome auslösen.

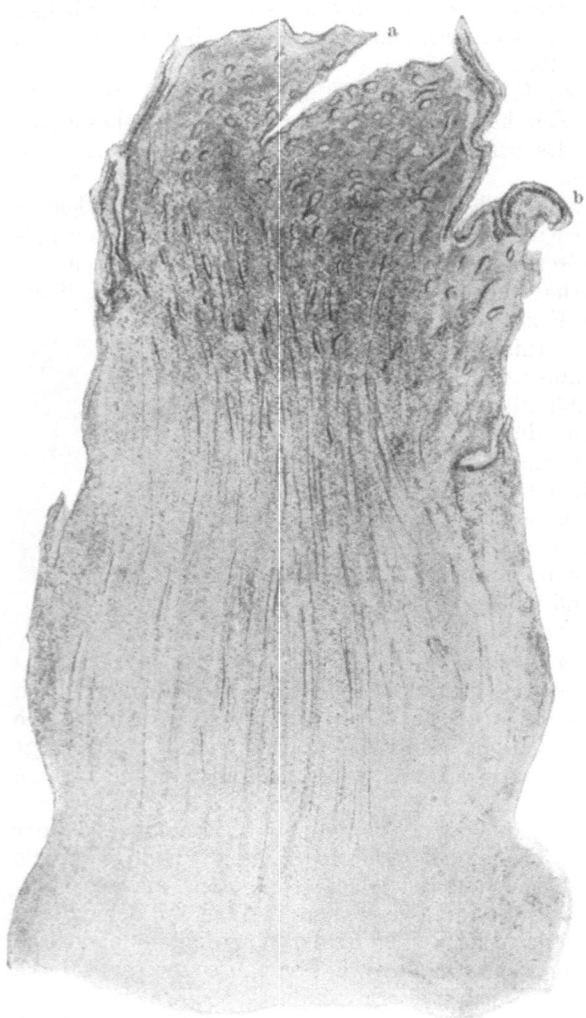

Abb. 283. Antrumfistel im mikroskopischen Bilde. Schnitt durch die auskleidende Granulation, gedeckt vom Kieferhöhlenepithel. a Fistelgang. b Epithel der Antrumschleimhaut.

Der Nachweis der objektiven Erscheinungen ist nicht immer ganz leicht. Oft allerdings verrät ein Eiterstreifen im mittleren Nasengang bei dem Einblick in die Nase die Quelle der Eiterung, besonders dann, wenn er sich nach Ausspülung der Nase schnell wieder herstellt. Auch die Durchleuchtung mittelst einer vom Munde aus die Kieferhöhle durchdringenden Lichtquelle läßt oft einen gewissen Rückschluß auf die Stätte der Eiteransammlung zu, nur ist dabei zu bedenken, daß die Wände der Kieferhöhle durchaus nicht gleichmäßig gebaut, das Innere der Höhle recht verschieden groß sein kann, so daß die Lichtfelder, die man am Orbitalrand, am Nasenfortsatz und nach außen zu beobachten kann, schon unter normalen Verhältnissen erhebliche Unterschiede aufweisen können.

Man wird deshalb immer auf ein einwandfreies Hilfsmittel zum Nachweis zurückkommen müssen. Dies ist zunächst die Ausspülung vom Ostium internum der Nase aus. Da diese ein besonderes Geschick erfordert, öfters auch bei der versteckten Lage des Ostiums unausführbar ist, schreitet man zu der wohl von Middeldorpf zuerst angegebenen Punktion der Kieferhöhle. Man kann sie vom unteren oder mittleren Nasengang aus mit einer starken Nadel unter Cocainanästhesie vornehmen, indem man die Nadel schräg nach außen zu durch die innere Wand der Kieferhöhle stößt. Je nach ihrer Dicke wird das leichter oder schwerer gelingen. Manchmal vereiteln Kämme und Wülste das Eindringen der Nadel. Die Stelle, wo die Nadel eindringt, ist fast immer dem Auge entzogen und man ist bei ihrer Führung auf das etwas unsichere Tastgefühl angewiesen.

Deshalb geht man sicherer, wenn man unter lokaler Anästhesie im Mundvorhof von einem kleinen Schnitt aus, unter Ablösung der Schleimhaut vom Knochen, auf der Vorderfläche des Oberkiefers vor der Crista maxillaris externa mit dem Bohrer die dünne Wand durchgeht und nun ein kleines Spühlrohr in die Höhle führt. Hat man gründlich die Nase vorher ausgespült, so muß bei gesunder Kieferhöhle das Spülwasser klar aus der Nase ausfließen; bei erkrankter wirbelt der Wasserstrahl das angesammelte Sekret auf und bringt es in Form von schleimigen, zopfigen Flocken oder Krümeln nicht selten unter einem sehr starken Fötor durch die Nase ans Tageslicht. Damit ist dann die Quelle der Eiterung in der Kieferhöhle gefunden. Die kleine Incision im Mundvorhof schließt man durch ein oder zwei Nähte, wenn sich die Kieferhöhle gesund erweisen sollte. Im anderen Falle kann man von dem Schnitt aus gleich zur breiten Eröffnung der Kieferhöhle übergehen, zur radikalen Beseitigung des Empyems.

Ist das Empyem nachgewiesen, so wird es sich häufig noch als notwendig erweisen, zu erforschen, ob es dentalen Ursprunges ist. Der Verdacht wird erweckt, wenn Zähne vom zweiten Bicuspidaten bis dritten Molaren derselben Seite cariös zerstört oder gefüllt sind. Der Schmerz entscheidet dabei gar nichts, weil die chronische granulierende Wurzelhautentzündung ihre Zerstörung bei voller Schmerzlosigkeit vollziehen kann, und durch Pulpazerfall unter der Füllung eines Zahnes sich unbemerkt zu entwickeln vermag.

Da bei dem Einbruch in das Antrum äußere Schwellungen fehlen können, ist der sichere Nachweis, zumal wenn mehrere Zähne nebeneinander Verdacht erwecken, nicht immer leicht. Das Röntgenbild gibt wohl auch hier ziemlich sicheren Aufschluß, wenngleich man auch nicht jeden dunklen Schatten um den Wurzelbereich eines der oberen Zähne als einen sicheren Beweis für ein dentales Empyem ansehen kann. Das Röntgenbild gibt eine Vorstellung von der Ausdehnung der Kieferhöhle. Ihre Grenze deutet sich durch eine leicht bogenförmige Linie an, welche oberhalb oder im Schatten der Wurzeln der oberen Zähne verläuft. Wenn der Kiefer zahnlos geworden und die Höhle sehr weit ist, kann die Wölbung eine krankhafte Erweiterung vortäuschen, so daß man meint, es sei eine Cyste vorhanden. Auch muß man daran denken, daß leistenförmige Erhabenheiten am Boden der Höhle dieser ein kammeriges Aussehen verleihen können. Ob man in diesen Fällen den Zahn opfert oder nur seinen Wurzelbereich ausräumt, wird von den Verhältnissen des Einzelfalles abhängig sein. In schwereren Fällen ist die Extraktion wohl das richtigste und am raschesten wirkende Mittel.

In früheren Zeiten benutzte man das leere Zahnfach um von ihm aus die Eiterung der Kieferhöhle nach dem Munde zu abzuleiten (Coopersche Methode). Mit verschiedenen feinen Röhrchen aus Hartgummi, Kautschuk oder Metall glaubte man namentlich unter Zuhilfenahme von Ausspülungen die Eiterung so nach außen zu leiten, daß man eine Heilung erhoffen dürfte. Aber die vielfachen bitteren Enttäuschungen, die man selbst nach wochen- und monatelanger Behandlung erfuhr dadurch, daß die Eiterung nicht zum Stillstand kam, haben dazu geführt, diese Methode ganz zu verlassen und in den Fällen, in denen es durch Ausspülung von der Nase her nicht gelingt, die Absonderung zum Stillstand zu bringen, zu radikalen Hilfsmitteln die Zuflucht zu nehmen. Sie sind gegeben in der breiten Eröffnung der Kieferhöhle von der Fossa canina aus (Küster, Desault) oder in der Eröffnung mit gleichzeitiger Anlegung einer breiten Öffnung nach der Nase nach Caldwell Luc. Besonders die letztere Methode hat sich immer mehr Eingang verschafft und führt am raschesten und für den Patienten am leichtesten zur endgültigen Heilung.

Literatur.

Boeger: Bisherige Erfahrungen mit einer Modifikation der Friedrichschen Operation der chronischen Kieferhöhlenempyeme. Arch. f. Laryng. **18**, S. 3.

Campt, Georg u. *Rozier:* Technik der Lokalanästhesie bei chirurgischen Eingriffen in der Gegend des Sinus frontalis und maxillaris. Dent. Mag. **1920**, H. 5/6. — *Chiari:* Über Empyema antri Highmori. Wien. klin. Wschr. **1889**, Nr 48.

Denker: Zur Radikaloperation des chronischen Kieferhöhlenempyems in Lokalanästhesie. Verh. Ver. dtsch. Laryng. **1910**.

Hajek: Ein Beitrag zur Kenntnis des dentalen Empyems in der Kieferhöhle. Wien. klin. Wschr. **1908**, Nr 16. — *Heryng:* Die elektrische Durchleuchtung der Highmorshöhle bei Empyemen. Berl. klin. Wschr. **1887**.

Kirchner: Über Fremdkörper in der Kieferhöhle. Dtsch. med. Wschr. **1919**, Nr 34. — *Klestadt:* Die moderne Therapie der Kieferhöhleneiterungen. Dtsch. Mschr. Zahnheilk. **1920**, H. 9. — *Klein, Bruno:* Bemerkungen zur Diagnostik odontogener Highmorshöhlenempyeme. Österr. Z. Stomat. **1920**, H. 3. — *Krantz:* Über die verschiedenen Operationsmethoden bei Empyema antri Highmori. Berlin 1891. — *Kümmel:* Die Erkrankungen der Nebenhöhlen. Handbuch der praktischen Chirurgie. — *Kunert:* Über die Differentialdiagnose zwischen Cysten und Antrumempyem. Arch. f. Laryng. **1897**.

Mayer, W.: Über die Behandlung des dentalen Empyems der Kieferhöhle. Österr. Z. Stomat. **1920**, H. 3. — *Moeser:* Dauernde Drainage der Kieferhöhle durch eine an einer Brücke befestigte Kanüle. Dtsch. Mschr. Zahnheilk. **1898**.

Nager: Die Anwendung der Lokalanästhesie mit Anämisierung bei der Radikaloperation der Kieferhöhleneiterung. Arch. f. Laryng. **19 I**.

Partsch: Die Erkrankungen der Kieferhöhle. Scheffs Handbuch der Zahnheilkunde. Bd. 2, 2. — *Pordes, Fritz:* Röntgendiagnostik odontogener Highmorshöhlenempyeme. Österr. Z. Stomat. **1920**, H. 3. — *Proell:* Über odontogene Antrumempyeme und erweiterte Zahnwurzelcysten. Dtsch. Mschr. Zahnheilk. **1919**, H. 8.

Reinmöller: Das dentale Empyem, 1908.

Sachse: Über moderne Behandlung von Kiefercysten und Antrumempyemen. Münch. med. Wschr. **1900**. — *Scheff, G.:* Über das Empyem der Highmorshöhle und seinen dentalen Ursprung. Wien 1891. — *Seidel, Otto:* Über Steinbildung in der Highmorshöhle. Arch. Ohrenheilk. **109**, H. 3/4 (1919). — *Strubell:* Über die Beziehungen der Gefäße der Kieferhöhle zu denen der Zähne. Mschr. Ohrenheilk. **1904**.

Vohsen: Zur elektrischen Beleuchtung und Durchleuchtung der Kieferhöhlen. Berl. klin. Wschr. **1890**.

Wroblavski: Das akute Kieferhöhlenempyem. Arch. f. Laryng. **10**.

Ziem: Über die Bedeutung der Zahnkrankheiten für die Entstehung der Nasenleiden. Allg. med. Z.ztg. **1885**.

Operationslehre.

I. Abschnitt.

Allgemeines über die Operationen in der Mundhöhle.

Die Antisepsis.

Die Antisepsis in der Zahnheilkunde hat es in erster Reihe zu tun mit der möglichst keimfreien Herstellung des Operationsfeldes der Mundhöhle. Kaum irgendwo stößt diese Forderung auf so große Schwierigkeiten als hier, weil es mit den bisherigen Hilfsmitteln bislang nicht gelungen ist, und voraussichtlich auch auf lange Zeit noch nicht gelingen wird, die Mundhöhle im wahren Sinne des Wortes keimfrei zu machen. Die Prüfung der gebräuchlichen Antiseptica ergibt, daß sie nur bei bestimmter Dauer und bei bestimmter Konzentration eine Abtötung der Keime bewirken. Die erste Bedingung läßt sich im Munde nicht erfüllen, weil die Konzentration des Mittels durch die Beimischung von Speichel und Schleim in kurzer Zeit wesentlich verändert und seine Wirksamkeit verringert wird.

Die andere erfordert, daß die Konzentration des Antisepticums, wie sie z. B. für die Desinfektion der Haut durch viele Versuche festgestellt ist, für die zarte Mundschleimhaut sehr viel schwächer gewählt werden muß, soll nicht das Antisepticum auf die Mundschleimhaut leicht ätzend wirken. So muß von vornherein für die Mundhöhle eine besondere Auswahl aus den antiseptischen Stoffen getroffen werden, weil nur diejenigen, welche die Schleimhaut der Mundhöhle auch bei längerem Verweilen im Munde nicht angreifen, in Frage kommen können. Ferner müssen jene Stoffe ausscheiden, bei denen eine Giftwirkung zu erwarten ist, da sich bei der Desinfektion der Mundhöhle die Gefahr des Verschluckens nicht ohne weiteres vermeiden läßt. So schränkt sich durch diese Besonderheiten der Örtlichkeit die Zahl der in der Mundhöhle als Antiseptica zu verwendenden Stoffe schon erheblich ein.

Eine gründliche Desinfektion wird ferner erschwert durch den Umstand, daß wir es in der Mundhöhle nicht, wie an der äußeren Haut, mit einer bloßen Oberflächendesinfektion zu tun haben, sondern daß in den einzelnen Buchten und Spalten, welche durch die Zahnreihen geschaffen sind, die Sterilisierung gröberer Bröckel und klebriger Massen erforderlich ist, bei denen die Dicke des Objekts und die zähe Konsistenz ein Eindringen des Antisepticums und seine Wirksamkeit auf eingeschlossene Keime außerordentlich erschwert.

Deshalb wird in erster Linie bei der Säuberung des Mundes darauf Bedacht zu nehmen sein, diese gröberen, schwer zu sterilisierenden Massen aus der Mundhöhle mechanisch zu entfernen.

Diese mechanische Reinigung ist die erste und notwendigste Vorbedingung für eine einigermaßen durchgreifende Desinfektion der Mundhöhle. Sie wird am besten vollzogen durch Bürste und Zahnstocher, mit Hilfe derer alle der Oberfläche der Zähne anhaftenden Massen und das zwischen den Zähnen geborgene Material entfernt werden muß. Allerdings wird dabei vorausgesetzt, daß auch diese Instrumente sauber sind und nicht an sich schon neues Infektionsmaterial in den Mund bringen. Das ist besonders bei den schwer sauber zu haltenden und eine besondere Pflege erfordernden Bürsten zu fürchten. Sie müssen regelmäßig ausgekocht werden, wenn sie eine keimfreie Reinigung gewährleisten sollen. Aber in der Praxis wird bei dem fortdauernden Wechsel der Patienten die Verwendung der Bürste immer auf Schwierigkeiten stoßen;

jedem Patienten eine neue Bürste zur Verfügung zu stellen, verbietet sich von selbst.

Infolgedessen muß man auf billigere und sichere Hilfsmittel zurückkommen, welche leicht die mechanische Reinigung des Mundes ermöglichen. Ich habe für die poliklinische Praxis für besonders zweckmäßig den Wattefinger

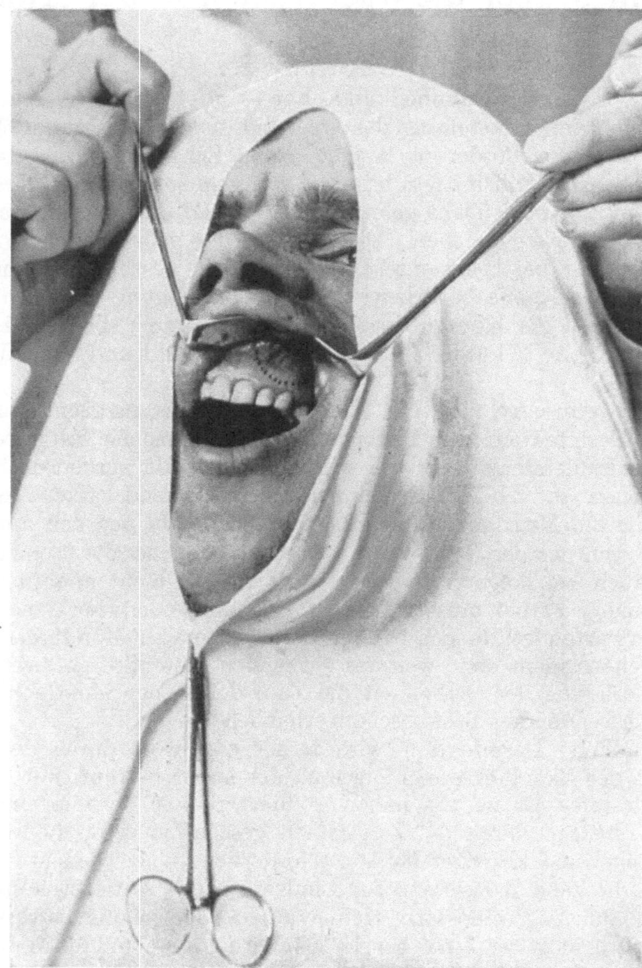

Abb. 284. Operationstuch zur Abdeckung des Kopfes. (Nach Partsch, Chronische Wurzelhautentzündung.)

gefunden. In dünne Lagen zerlegte, entfettete Wundwatte wird um den Zeigefinger gehüllt und dieser in Watte gewickelte Finger in die Desinfektionsflüssigkeit getaucht; dann haftet die Watte so fest an dem Finger, daß sie selbst stärkerer mechanischer Beanspruchung Widerstand leistet. So kann man dem Patienten oder der Patient sich selbst in schonendster Form die Zahnreihen und die Schleimhaut außen und innen am Kiefer, selbst bei entzündlicher Veränderung und bei leicht blutendem Zahnfleisch, gründlich reinigen. Eine solche Mundreinigung ist weitaus erfolgreicher, als das längste Spülen mit irgendeinem Antisepticum. Sie macht erst für die Wirkung des Antisepticums die Bahn frei und schafft das grobe, am meisten Widerstand leistende Zersetzungsmaterial aus dem Munde fort. Keine Desinfektion der Mundhöhle ohne mechanische Säuberung.

Das trifft noch viel mehr zu für alle krankhaften Zustände. Entzündungen, Geschwülste, bei denen oft das Spülen so ergebnislos ist, weil zu demselben eine energische Bewegung der Zunge und der Wange erforderlich ist und gerade entzündliche Zustände und schmerzhafte Affektionen eine kräftige Bewegung dieser Teile verhindern.

Eine solche mechanische Reinigung der Mundhöhle kann mit physiologischer Kochsalzlösung oder noch besser einer der alkalisch-muriatischen Quellen (Biliner Sauerbrunnen, Fachinger, Gleichenberger, Preblauer usw.) vorgenommen werden und hat dann um so besseren Erfolg, weil die schleimlösende Wirkung für die Beseitigung der zersetzungsfähigen Massen bei der besonderen Zähigkeit des unter krankhaften Zuständen abgesonderten Schleimes von großer Bedeutung ist.

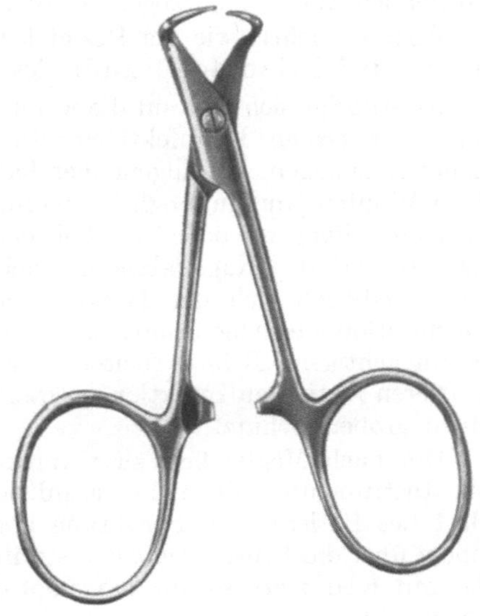

Abb. 285. Klemmzange für Operationstücher.

Für die gewöhnliche Zahnextraktion wird eine solche Vorbereitung der Mundhöhle als ausreichend angesehen werden müssen. Für schwerere operative Eingriffe wird eine besondere Vorbereitung der Mundhöhle zu fordern sein, die sich darauf erstrecken muß, alle unbrauchbaren Wurzelreste zu entfernen und alle cariösen Höhlen durch Füllung zu beseitigen, weil diese ja die Brutstätten aller möglichen Mikroorganismen darstellen. Nur in ganz dringenden Fällen wird man von dieser subtilen Reinigung und möglichster Beseitigung aller Schlupfwinkel abgehen können; für umfangreichere Eingriffe, namentlich für solche, bei denen primäre Heilung erwünscht ist, wie die Naht des weichen Gaumens, der operative Verschluß des harten Gaumens, wird auf die gründliche Vorbereitung des Mundes durch mehrere Tage hindurch großer Wert zu legen sein, insofern gar nicht selten das operative Resultat von den aseptischen Verhältnissen abhängt.

Zur raschen Desinfektion von Haut und Schleimhaut, bei Incisionen, Einstichen zur Lokalanästhesie, bedient man sich dem Vorschlage Grossichs folgend, der Bepinselung mit Jodtinktur, deren keimtötende Kraft sich nach den bisherigen Erfahrungen durchaus bewährt hat.

Ist so das Operationsfeld nach Möglichkeit keimfrei gemacht, so gilt es, dafür zu sorgen, daß alles, was mit dem Operationsfeld in Berührung kommt, die Hände des Operateurs, das Tupfermaterial gründlich sterilisiert ist.

Die in der Mundhöhle gebrauchten Instrumente sind fast ausnahmslos ganz aus Metall konstruiert, so daß sie durch das sicherste Desinfektionsmittel, das Auskochen, keimfrei gemacht werden können. Dabei ist zu beachten, daß die Instrumente in einem der verschiedenen Kochapparate auf einem Rost so gekocht werden müssen, daß nirgends ein Teil des Instruments über die Flüssigkeit herausragt, sondern die Instrumente vollständig von ihr bedeckt sein müssen.

Einfaches Wasser ruft an den nicht vernickelten Eisenteilen häßliche

Rostflecke hervor. Deshalb muß das Kochen mit einer 2—3%igen Sodalösung vorgenommen werden, wenn man nicht, wie ich das seit mehr als 20 Jahren tue, alkalische Kresollösung benutzt, die ja gleichzeitig chemisch desinfiziert. Ich ziehe dem viel gebrauchten Lysol das von der Heydenschen Fabrik gelieferte Solveol vor, weil es in der wässerigen Lösung nicht die seifige Glätte hat wie das Lysol, nicht trüb wird und außerdem sehr viel weniger aufdringlich riecht. Es hält die Instrumente ausgezeichnet glatt und glänzend.

Die nicht durch Kochen zu desinfizierenden Instrumente, wie frisch geschliffene Messer, müssen mit Alkohol abgerieben oder trocken sterilisiert werden.

Die Zangen müssen so konstruiert sein, daß Schlupfwinkel nach Möglichkeit vermieden sind und nirgends Flächen und Ecken der Einwirkung des kochenden Wassers entzogen werden.

Ebenso wichtig wie die Desinfektion der Instrumente ist selbstverständlich die Desinfektion der Hände des Operateurs.

Es erübrigt sich hier auf die weitschichtige Literatur, welche bei dem Suchen nach der besten Desinfektionsmethode der Hände zustande gekommen ist, näher einzugehen. Im allgemeinen hat sich ein gründliches Waschen der Hände, 3—4 Minuten lang, in möglichst warmem Wasser mit nachträglichem Abbürsten in Kali-Seifengeist oder Alkohol bei gründlicher Reinigung des Unternagelraumes und des Nagelfalzes als sichere Desinfektionsmethode herausgestellt. Viele bedienen sich der Handschuhe aus Gummi oder Trikotstoff, um die Sterilisation des Operationsfeldes durch Berühren mit den Fingern nicht zu beeinträchtigen. Beim Arbeiten in sehr vernachlässigten Mundhöhlen oder bei schweren luetischen Infektionen gewähren die Handschuhe auch dem Operateur einen großen Schutz.

Um nach Möglichkeit zu vermeiden, daß die Hände des Operateurs oder die Instrumente mit nicht desinfizierten Flächen, z. B. den Kleidern, dem Bart des Patienten in Berührung kommen, wird der Kopf des Patienten mit einem über die Brust reichenden sterilisierten Operationslaken eingeschlagen, das mit Klammern so um den Kopf des Patienten befestigt wird, daß es nicht verrutscht.

Die Sterilisation der Verbandstoffe, der Operationswäsche, des Tupfmaterials erfolgt in besonderen metallenen Behältnissen, welche durch verschließbare Öffnungen den Dampf während der Sterilisation genügend eintreten lassen.

Aufs ängstliche muß jede Berührung der sterilisierten Stoffe mit nicht desinfizierten Händen oder Instrumenten vermieden werden, weil die Sterilisation der Materialien dadurch nnwirksam wird. Das sterilisierte Material (Watte, Tupfer, Gaze, Operationswäsche) verbleibt am besten in dem Behältnis, in welchem es im Dampf sterilisiert worden ist, bis zum Moment des Gebrauches.

Zum Abspülen von Blut- und Sekretmassen sind geeignete Spritzen bereit zu halten, welche am besten aus Metall mit Glaszylinder hergestellt sind. Sie haben verschieden geformte, auswechselbare Kanülen, um je nach der Örtlichkeit die Spritzenflüssigkeit gut heranbringen zu können. Als Spülflüssigkeit ist in erster Linie sterile 0,6%ige Kochsalzlösung zu verwenden, da die Lösung von Wasserstoffsuperoxyd stark bei der Berührung mit Sekreten oder Blut schäumt und dadurch das Operationsfeld unübersichtlich macht. Von anderen desinfizierenden Lösungen kommt höchstens noch die Borsäure, das Boroglycerid, essigsaure Tonerde in Frage, weil stärker desinfizierende Lösungen, wie Carbolsäure, Lysol, Solveol, ihres Geschmackes wegen und weil sie in der zur Desinfektion erforderlichen Konzentration die Schleimhaut ätzen, von vornherein ausscheiden.

Das früher vielbeliebte übermangansaure Kali ist seiner färbenden Kraft und der schnellen Reduktion zu dem unlöslichen braunen, antiseptisch wirkungslosen Manganoxyd wegen fast ganz außer Gebrauch gekommen.

Eine besondere Aufmerksamkeit hinsichtlich der Sterilisierung wird den bei der Lokalanästhesie gebrauchten Lösungen und Instrumenten zu

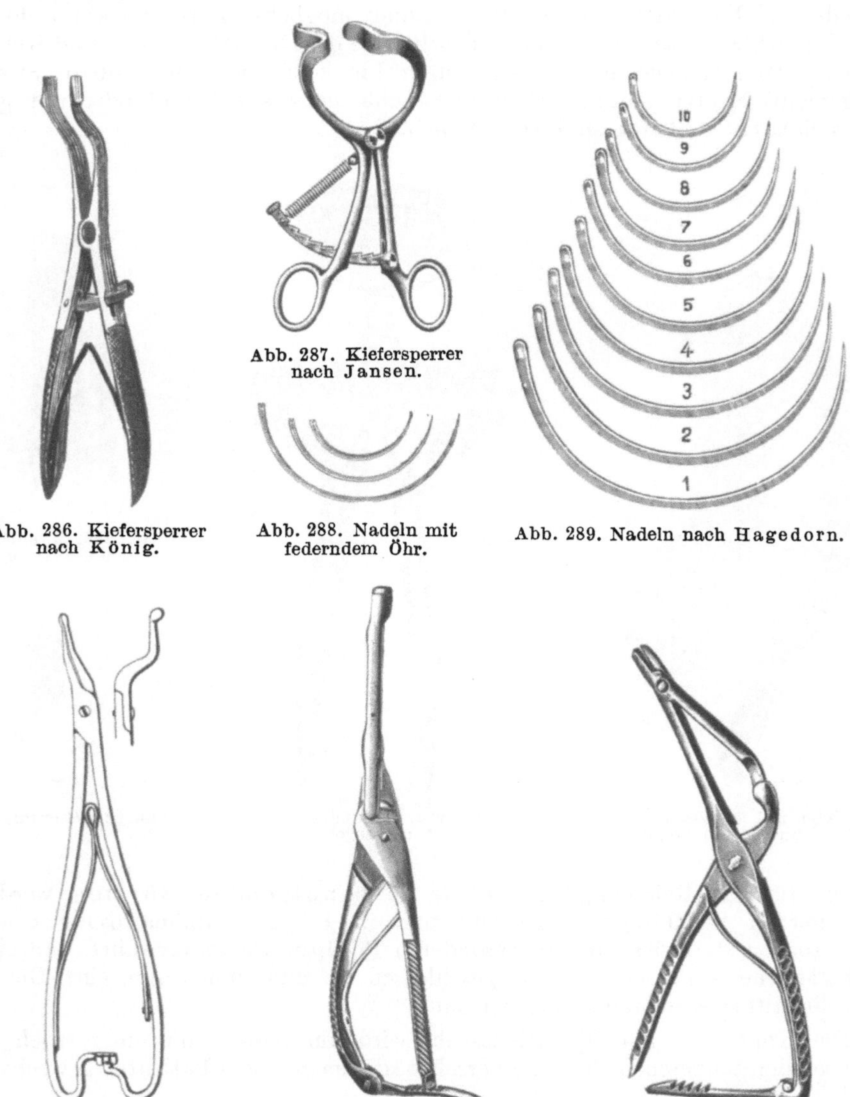

Abb. 286. Kiefersperrer nach König.

Abb. 287. Kiefersperrer nach Jansen.

Abb. 288. Nadeln mit federndem Öhr.

Abb. 289. Nadeln nach Hagedorn.

Abb. 290. Nadelhalter nach Rosenthal.

Abb. 291. Nadelhalter nach Hagedorn.

Abb. 292. Nadelhalter nach Kader.

widmen sein, da die Lösungen durch die Instrumente in das Gewebe hineingebracht, bei nicht genügender Keimfreiheit recht gefahrvoll wirken können.

Besondere Schwierigkeiten bieten sehr kompliziert hergestellte, mit Hohlräumen versehene Instrumente, wie die Hand- und Winkelstücke der Bohrmaschinen. Für ihre Sterilisation hat Kiefer einen besonderen Kochapparat für Ölsterilisation mit Thermoregulator angegeben. Eine 10—20 Minuten lange

Erhitzung in einer 2%igen Lösung von Thymol in Paraffinum liquidum soll eine durchaus sichere und genügende Desinfektion auch dieser Instrumente gewährleisten. Zweckmäßig werden die Handstücke mit sterilen, waschbaren Überzügen versehen.

Für die Sicherheit der Antisepsis ist es von Wert, daß das Mobiliar, die Wände und Fußböden des Operationsraumes möglichst glatt und abwaschbar ist. Teppichbelag, sowie die sammetnen Bezüge der Operationsstühle sind Keimfänger ersten Ranges und müssen durch Linoleum und abwaschbare Stoffe (Pegamoid) ersetzt werden. Operationsstühle ganz aus Metall oder mit gut abwaschbarem Anstrich sind vorzuziehen.

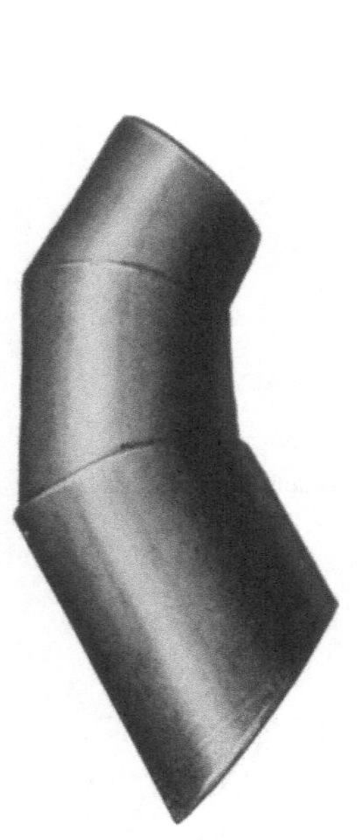

Abb. 293. Biegsamer Metallfinger zum Schutz.

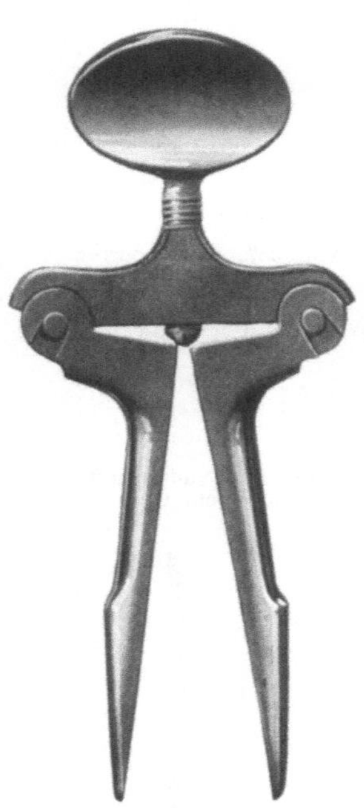

Abb. 294. Heisterscher Mundspiegel.

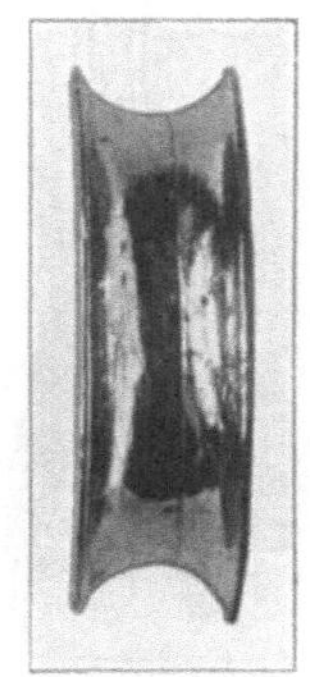

Abb. 295. Mundring nach Partsch.

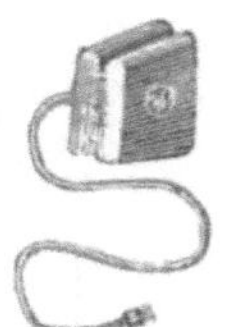

Abb. 296. Gummikeil.

Die für die Reinigung der Hände zu benutzenden Bürsten werden entweder in Sodalösung ausgekocht und in 1‰ige Sublimatlösung gelegt oder trocken sterilisiert und in besonderen Behältnissen so verwahrt, daß eine nachträgliche Verunreinigung ausgeschlossen ist und immer nur eine Bürste dem Behältnis entnommen werden kann.

Die Kopfstütze am Operationsstuhl wird am besten mit einer rasch zu wechselnden sauberen Bedeckung versehen, die nach jedem Patienten gewechselt wird.

Der Operateur selbst, wie die Assistenz, trägt weiße, waschbare Kleidung, die vorher sterilisiert worden ist. Ebenso sind Operationstücher, Operationslaken nur in keimfreiem Zustande zu benutzen.

Die Watte wird am besten in Form gepreßter Rollen benützt, die in Nickelkästen sterilisiert und aufbewahrt werden, und von denen die erforderliche Menge mit steriler Schere abgetrennt wird.

Ebenso muß das Tupfermaterial in sterilisierbaren Nickeldosen aufbewahrt und nach jedesmaligem Gebrauch wieder neu sterilisiert werden.

Die imprägnierten Gazen, Jodoformgazen, Vioform-Novoformgazen usw. werden auf Rollen aufgespult, in dem Kümmelschen Kasten aufbewahrt und demselben in entsprechender Menge entnommen.

Die sterilen Instrumente werden entweder direkt auf ein trockenes Tuch oder noch besser in eine mit Solveollösung gefüllte Instrumentenschale aus Glas oder Nickel gelegt, wobei nur besonders auf die schneidenden Instrumente acht gegeben werden muß, die am besten auf Metallkämme aufgelegt und mit diesem Einsatz in die antiseptische Lösung gestellt werden.

Das Ligaturmaterial und Nahtmaterial wird durch Auskochen frisch sterilisiert. Von Catgut macht man ja nur bei versenkten Nähten bei Vereinigung des Mundgeruches Gebrauch, da es in der Mundhöhle selbst leicht quillt und nachgibt. Deshalb kommt als Naht- und Ligaturmaterial fast allein Seide oder Zwirn in Frage. Draht verwendet sich im Bereich der Mundhöhle schwer, weil die abgeschnittenen Enden stechen und kratzen. Brophy hat das Pferdehaar als Nahtmaterial eingeführt und gut bewährt gefunden. Es ist mir noch nicht gelungen, eine deutsche Bezugsquelle dafür ausfindig zu machen; auch leidet das Haar durch Sterilisierung an Festigkeit und hält nur einen mäßigen Zug aus. Ich verwende für den Mund noch vielfach Jodoformseide, um die in den Faden sich einsetzenden Mundkeime nach Möglichkeit unschädlich zu machen.

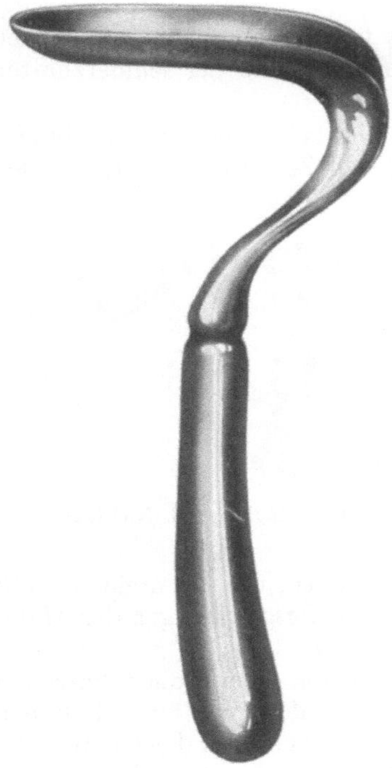

Abb. 297. Rinnenförmiger Wangenhalter.

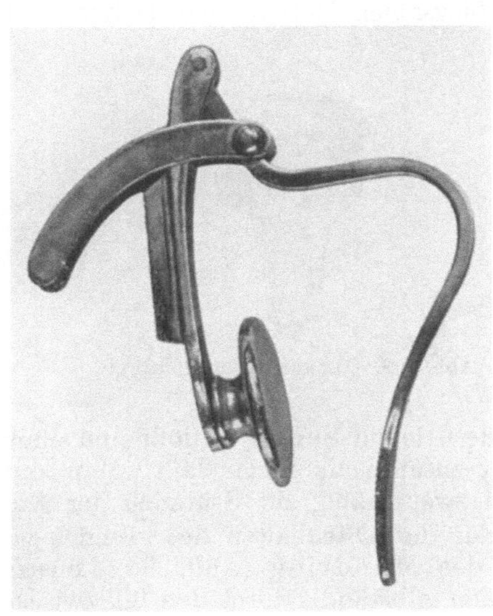

Abb. 298. Zungenhalter nach Rothenstein.

Nadeln werden in Form der einfach gebogenen oder der Hagedornschen Nadeln benützt. Die Nadelhalter (Hagedorn, Kader, Roser) sind möglichst langgestielt zu wählen, um auch in der Tiefe der Mundhöhle bequem nähen zu können. Das Einfädeln wird für feine Seide, wie sie z. B. am Zahnfleisch Verwendung finden muß, durch die Benutzung federnder Öhre erheblich erleichtert. Beim Nähen in der Tiefe hat sich mir ein besonders zangenartiges Instrument gut bewährt, mit dem die durchgestoßene Nadel vom Assistenten gefaßt und nachgezogen wird, weil das Nachfassen mit dem Nadelhalter oft durch unerwartet erfolgende Bewegungen seitens des Patienten erschwert ist.

Von metallenen Klammern (Michel, Herff) kann man im Munde kaum Gebrauch machen, da die Gefahr des Verschluckens zu groß ist.

Die Naht des Zahnfleisches erfordert im allgemeinen besondere Übung, weil die Naht leicht durchreißt und das Zahnfleisch selbst, namentlich bei entzündlichen Zuständen, leicht von dem Faden durchschnitten wird. Wo stärkerer Zug erforderlich ist, fasse man möglichst weit vom Rande.

In vielen Fällen ist der Zugang zur Mundhöhle erschwert durch die Kieferklemme oder ungebärdige Kinder öffnen den Mund nicht.

Zum gewaltsamen Öffnen des Mundes bedient man sich des Heisterschen Mundöffners, der durch schraubenförmige Auseinanderdrängung der zwischen die Zähne geschobenen Blätter eine sehr allmähliche und daher schonende Öffnung gestattet.

Die Mundsperren nach König und Jansen mit Kremaillière ermöglichen nur eine ruckweise Öffnung und Dehnung und sind deshalb bei schmerzhaften Affektionen nicht zweckmäßig zu verwenden.

Um den Mund geöffnet zu halten, kann man sich bei ungebärdigen Kindern des biegsamen Metallfingers bedienen, der, über den Zeigefinger gesteckt, den

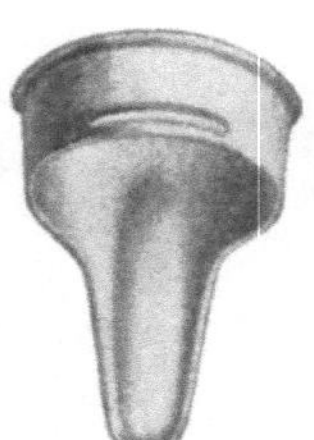

Abb. 299. Gutschs Mundspiegel.

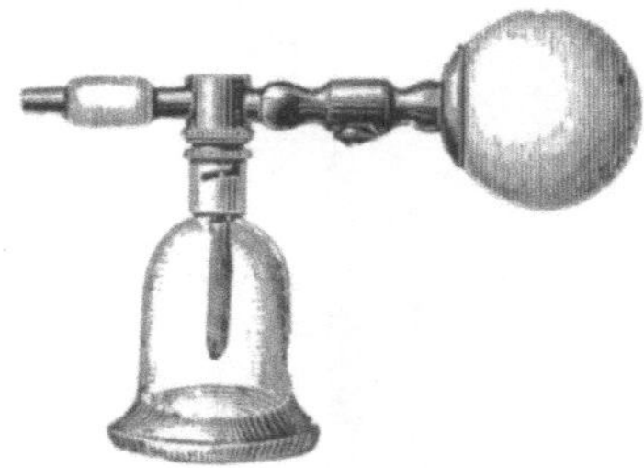

Abb. 300. Pulverstäuber nach Kabierske.

Kindern keine Furcht einflößt und einmal eingeschoben, die Zahnreihen nicht mehr zusammenkommen läßt. Man kann dabei die übrigen Finger der Hand noch zweckmäßig zur Stützung der Kiefer ausnützen.

Für das Offenhalten des Mundes während längerer Operationen habe ich mir den Mundring (Abb. 295) konstruieren lassen, der sich bei erhaltenen Zähnen selbständig durch den Biß zwischen den Zahnreihen hält, das Operationsfeld nicht verlegt und keine Hand zum Festhalten benötigt. Ich ziehe ihn dem Gummikeil vor, da der Faden des letzteren schlecht aseptisch zu halten ist.

Die Freilegung des Operationsfeldes erfordert sowohl die ausreichende Beiseiteziehung der Wange, wie sie durch den Mundhaken oder durch rinnenförmige Wangenhalter ermöglicht werden kann, als auch die Festlegung der Zunge, damit sie durch störende Bewegungen nicht den Operateur hindert oder durch Instrumente versehentlich verletzt werden kann. Mir hat sich der Zungenhalter nach Rothenstein doch am besten bewährt. Schmal zusammengelegte Wattebäusche werden zwischen Zunge und inneren Kieferrand gebracht und mit dem Bügel des Instrumentes festgehalten. Die Lage des Bügels im Munde wird durch den auf der Außenseite des Mundbodens aufgelegten Knopf, den ein Hebel eindrückt, gesichert.

Bei Operationen am Gaumendach oder weichen Gaumen kann man die Zunge durch das Gutschsche Mundspeculum recht gut beiseite halten und gegen unzweckmäßige Bewegungen sichern.

Es bewährt sich bei der Demonstration von Gaumenaffektionen ganz besonders.

Zur Einbringung von antiseptischen Pulvern bedient man sich zweckmäßig des Pulverstäubers von Kabierske, der mit verschieden langem Ansatzrohr das Medikament an jede Stelle im Munde leicht gelangen läßt.

Literatur.

Brunner: Gegenwärtiger Stand der Wundbehandlungstechnik. Chir. Kongr. 1910. — *Bum:* Über Zahn- und Mundhygiene für Ärzte. Festschrift des Vereins österr. Zahnärzte. Wien 1911.

Grossich: Eine neue Sterilisationsmethode der Haut. Zbl. Chir. **1908**.

Haeger: Händereinigung. Basel 1900.

Jungengel: Hautdesinfektion und Wundbehandlung mit Joddampf. Münch. med. Wschr. **1910**.

Kocher: Chirurgische Operationslehre. Jena 1907.

Marschik: Mund, Rachen und Speiseröhre. Wien. med. Wschr. **1911**.

Preiswerk-Maggi: Lehrbuch und Atlas der zahnärztlich-stomatologischen Chirurgie. Lehmanns med. Handatlanten. Bd. 29.

Reichenbach: Die desinfizierenden Bestandteile der Seifen. Z. Hyg. **59** (1908).

Riesenfeld: Über operative Eingriffe an den Kiefern. Österr. Z. Stomat. **1905**.

Schimmelbusch: (a) Die Durchführung der Aseptik in der v. Bergmannschen Klinik. Arch. klin. Chir. **42**. (b) Anleitung zur aseptischen Wundbehandlung. Berlin 1893.

Witzel: Chirurgische Hygiene. Aseptik und Antiseptik. Dtsch. Klin. **8**, 577.

2. Abschnitt.

Die Lokalanästhesie.

Der Weg örtlicher Schmerzbetäubung hat eine bedeutende Verbesserung und Erweiterung erfahren in dem Maße, daß bei der Zahnextraktion die Allgemeinnarkose fast vollständig verlassen worden ist. Wenn man auch nicht so weit gehen darf, die Verwendung der Narkose bei der Extraktion der Zähne als einen Kunstfehler zu bezeichnen, wird man doch im Einzelfalle für ihre Verwendung besonders wichtige Gründe verlangen müssen. Die Aufgabe, einen bestimmten Gewebsbezirk unempfindlich zu machen, kann auf zwei Wegen gelöst werden. Entweder wird durch Injektion bestimmter Flüssigkeiten das Gewebe infiltriert und in größerer Ausdehnung mit dem Anaestheticum in Berührung gebracht (Lokalanästhesie) oder der Stamm des zuführenden Nerven wird entfernt vom Krankheitsherde, wo er erreichbar ist, unter Einwirkung des Anaestheticums gesetzt (Leitungsanästhesie). Eine wesentliche Ergänzung dieser Verfahren ist dadurch herbeigeführt worden, daß durch gleichzeitige Zugabe von Adrenalin ein Gefäßkrampf hervorgerufen wird, welcher einen zu raschen Abtransport des Anaestheticums in den übrigen Körper verhindert und damit die Anästhesie verlängert. Gleichzeitig erwächst der Vorteil, daß das Operationsfeld nicht von Blut überströmt wird. Da sich das Novocain nahezu ungiftig erwiesen hat, läßt sich die örtliche Betäubung auch bei Kindern und bei besonders ungebärdigen, hysterischen, nervösen Personen verwenden und damit die allgemeine Narkose fast ausschalten.

Der Chloräthylrausch, der hier noch in Frage käme, ist im Bereich des Gesichts und der Mundhöhle überhaupt kaum in Gebrauch gekommen, da seine Wirkung zu kurz und oberflächlich ist und das Einfrieren und Auftauen des Gewebes schmerzhaft bleibt. Er könnte höchstens bei kleinen Incisionen, Entfernung von Warzen oder an der äußeren Haut Verwendung finden, da ein sorgfältiges Präparieren in dem gefrorenen Gewebe nicht ausgeführt werden kann.

Das Cocain, das den ungiftigen Anaestheticis hat weichen müssen, wird nur verwandt als Betäubungsmittel für die Oberfläche der Schleimhaut. Das Novocain ist das souveräne Mittel auf dem Gebiet der Lokalanästhesie. Um seine anästhetische Wirkung zu erhöhen und namentlich unangenehme Nachschmerzen zu vermeiden, darf es nicht in wässeriger, sondern muß in einer isotonischen Lösung (0,6%ige Kochsalzlösung) verwendet werden. Die Wirkung wird ebenfalls gesteigert, wenn die Lösung körperwarm injiziert wird. Bei längerem Kochen aber tritt leicht Zersetzung unter Bräunung ein und die anästhesierende Wirkung wird herabgesetzt. Selbstverständlich muß die Injektionsflüssigkeit steril sein. Am besten läßt sich das erzielen durch frische Zubereitung der Lösung in einem kleinen Pozellantiegel, in dem die Novocainlösung gekocht und dabei tropfenweise die Adrenalinlösung beigefügt wird (Abb. 301).

Im praktischen Gebrauch werden vielfach die von den Höchster Farbwerken hergestellten Ampullen verwendet, welche in verschiedener Konzentration das Novocain in Kochsalzlösung enthalten. Den Bedenken, welche man vielfach gegen die Ampullen erhoben, sind die Farbwerke begegnet durch Herstellung von Doppelampullen, die einerseits die trockenen Substanzen, Kochsalz und Novocain, andererseits das destillierte Wasser enthalten. Durch Abbrechen eines den Inhalt der Ampullen voneinander trennenden Glasstabes läßt sich der sterilisierte Inhalt der Ampullen mischen.

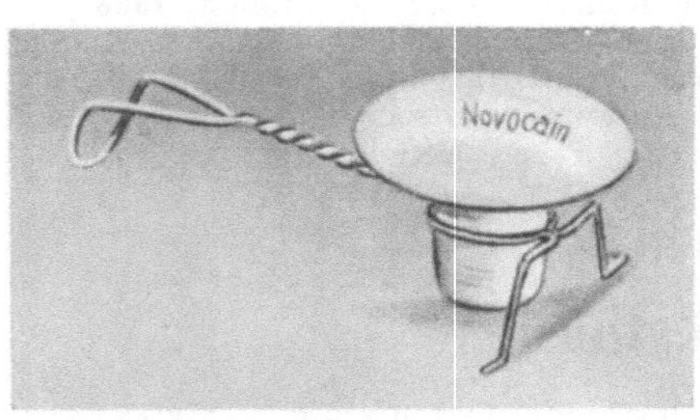

Abb. 301. Novocaingefäß nach Seidel. (Aus Port-Euler, Lehrbuch der Zahnheilkunde, 4. Aufl. München 1929, S. 338, Abb. 373.)

Der sicherste Weg zur Herstellung steriler Lösung wird immer die Selbstbereitung der Injektionsflüssigkeit bleiben. Für diese haben die Höchster Farbwerke Tabletten, welche die Ingredientien in entsprechender Konzentration enthalten, hergestellt. Sie lösen sich leicht und enthalten schon das Suprarenin.

Besondere Sorgfalt muß auf die sterile Herstellung verwandt werden, wenn im großen Betriebe vielfach nacheinander Injektionen ausgeführt, die Flaschen gelüftet, die Injektionsspritzen immer neu gefüllt werden. Seidel hat dafür recht zweckmäßige Gefäße konstruiert, bei deren Verwendung die größtmöglichste Keimfreiheit gewährleistet ist.

Versuche durch Beimischung von Natrium bicarbonicum oder Kalium sulfuricum die anästhesierende Kraft zu erhöhen und damit die Menge des Novocains erheblich herabzusetzen, scheinen keinen nachhaltigen Erfolg gehabt zu haben. Ekström will durch Beimischung einer Kolatinlösung unangenehme Nebenerscheinungen vermieden haben (Herzklopfen).

Man achte darauf, die Spritze so einzuführen, daß die Öffnung der schräg angeschliffenen Kanüle dem Knochen zugekehrt ist. Sobald die Kanüle bis über ihre Öffnung in die Gewebe eingestochen ist, beginnt man unter langsamen Vorstoß der Nadel die Gewebe mit der Injektionsflüssigkeit zu infiltrieren und unter allmählichem Vorschieben der Spritze den Bezirk unter Einwirkung des Anaestheticums zu setzen. So kann man von ein oder zwei Einstichen aus die Gewebsmaschen füllen. Wiederholt einzustechen in beliebige Tiefe ist nicht zweckmäßig.

Der Erfolg der Injektion wird abhängen von dem Aufbau der Gewebe an der Einstichstelle. Wo die Schleimhaut fest der Unterlage angeheftet ist, wird man stärkeren Druck anwenden und langsam vorgehen müssen, während man bei leicht verschieblicher Haut oder Schleimhaut durch gelinden Druck die Infiltration erreichen wird (Abb. 299). Da das schmerzhafteste Gebilde der Knochen ist, muß man versuchen die Flüssigkeit an diesen heranzubringen. Jeder Versuch in den Knochen vorzudringen scheitert an der leichten Verbiegungsmöglichkeit der Kanüle. Der Einstichpunkt am Zahnfleisch wird an der Grenze des straffen Zahnfleisches und der lockeren Schleimhaut zwischen zwei Juga alveolaria gewählt und die Kanüle der Richtung diesen parallel bis zur Höhe des Wurzelloches am Zahn aufwärts geführt. Das wird sich im allgemeinen an dem Oberkiefer leichter erreichen lassen als am Unterkiefer.

Bei eiterigen Herden muß man immer bedacht sein von der Ferne her den Herd zu infiltrieren, weil man sonst Gefahr läuft, den Eiter in das umgebende Gewebe einzuspritzen und damit leicht den Umfang der Eiterung vergrößert.

Zur Injektion bedient man sich einer durch Kochen gut sterilisierbaren Spritze, am besten aus Glas mit Metallkolben (Rekordspritze). Da der Widerstand der Gewebe oft recht erheblich ist, z. B. am harten Gaumen, muß man das Abgleiten der Nadel durch den Rückstoß zu vermeiden suchen, entweder dadurch, daß man durch einen Metallbügel die Nadel fest auf die Spritze preßt, wenn man den Druck auf den Kolben ausnützt, oder daß man durch Aufschrauben der Nadel ihr eine feste Verbindung mit der Spritze gibt.

Die Nadeln sollen scharf und spitz sein. Man achte darauf, daß die Spitze, wenn sie auf Knochen trifft, sich nicht umbiegt, weil dann bei dem Zurückziehen leicht Gewebe zerreißen oder gar ein Nerv verletzt werden kann.

Die Kanülen aus Stahl werden durch die Lösung leicht angegriffen und müssen deshalb immer gründlich von Resten der Lösungen beim Aufbewahren befreit werden. Deshalb hat man Kanülen aus Platiniridium und neuerdings aus rostfreiem Stahl herzustellen versucht.

Es ist erwünscht, vor jeder Injektion die Kanüle zu revidieren, um sicher vor Abbruch zu sein. Die Kanüle bricht sowohl im Verlauf als auch am öftesten an der Einlötestelle in dem Ansatz am Kolben. Deshalb sind am besten die Kanülen mit Verschraubung. Nur sind diese schwieriger zu wechseln. Das Brechen der Kanülen erfolgt am ehesten bei seitlichen Bewegungen der Spritze, wie man am öftesten bei der Injektion zur Mandibularanästhesie gesehen hat. Dabei läßt die Spannung der Schleimhaut im Augenblick des Bruches nach, zieht sich über das Ende der Kanüle fort und gelangt so unter die Schleimhaut, wo sie meist der Lage des Gewebes sich so anpaßt, daß sie nicht abzutasten ist. Ist ein solcher übler Zufall eingetreten, verhehle man ihn dem Patienten nicht, sondern mache ihn darauf aufmerksam. Es ist wohl möglich, daß das Bruchstück gelegentlich einwächst. Aber in den meisten Fällen treten doch Schmerzen beim Schlucken, stechende Gefühle ein, welche zur Entfernung der Nadel zwingen, wenn nicht gar Infektion vom Stiche aus erfolgt, die Eiterung im Gefolge hat. Die Zuziehung eines Chirurgen ist wohl anzuraten. Man denke erst an die operative Entfernung, wenn man die zuverlässige Hilfe zur Seite hat.

Man injiziere nur langsam, ohne starken Druck, weil dieser die Spannung im Entzündungsherd rasch erhöht und damit den Schmerz steigert. Das erfolgt besonders leicht, wenn die Nadel in den Erweichungsherd vordringt und die Injektionsflüssigkeit keinen Widerstand im Gewebe findet. Deshalb sind diese Herde am besten so zu anästhesieren, daß man von der Peripherie her und von der Unterlage aus die Injektionsflüssigkeit an den Herd heran bringt.

Am Alveolarfortsatz sowohl des Ober- wie des Unterkiefers injiziert man von beiden Seiten.

Um größere Bezirke unter gleichmäßiger Einwirkung zu anästhesieren, bedient man sich der Leitungsanästhesie, indem man den Nervenstamm beim Austritt aus dem Knochen mit der anästhesierenden Flüssigkeit in Berührung bringt, sei es, daß man die Flüssigkeit in den Nerven selbst (endoneural) oder in das den Nerven umgebende Gewebe (perineural) bringt. Entsprechend der anatomischen Ausbreitung der Nerven und ihrem Verhalten zum Gesichtsschädel sind es bestimmte Punkte, an denen man die Injektion vorzunehmen hat.

So wird der zweite Ast des Trigeminus, der Nervus infraorbitalis, am Foramen infraorbitale aufgesucht, welcher sich unterhalb des unteren Orbitalrandes mit dem Finger tasten läßt. Man kann dann die Injektionsflüssigkeit entweder von innen, vom Vestibulum oris aus, an der Wurzelspitze des zweiten Schneidezahnes einführen und den Knochen entlang bis zu der am Foramen liegenden Fingerbeere an den Nerven heranbringen, muß aber bedenken, daß die Nervi alveolares anteriores superiores erst eine Strecke weit hinter der Vorderwand des Foramens, vom Stamm abgehen, so daß sie erst bei tieferem Einführen der Kanüle von dem Anaestheticum erreicht werden.

Der zweite Weg den Nerven aufzusuchen ist der von außen, der namentlich bei mageren Leuten leichter zu finden ist, indem die Abtastung unterhalb des unteren Orbitalrandes leichter gelingt. Unempfindlichkeit der Zähne des Oberkiefers und der Haut der Wange und des entsprechenden Nasenflügels zeigt die Wirkung auf den Stamm des Nervus orbitalis an.

Der Canalis insisivus hinter den oberen Schneidezähnen dient zur Anästhesierung der äußeren Wand der Kieferhöhle. Man geht mit der Kanüle von der Papilla incisiva nach oben und rückwärts, injiziere aber sehr langsam, weil die Injektion oft schmerzhaft ist.

Die Nervi alveolares superiores posteriores, welche dem Tuber maxillare entlang laufen, können von den Wurzelspitzen der letzten Molaren erreicht werden. Bei gutem Mundschluß ziehe man die Mundwinkel beiseite und führe die Kanüle an der Wurzelspitze des vorletzten Molaren ein und unter dauernder Berührung mit dem Knochen steche man ungefähr 2 cm tief ein.

Von der Mundhöhle aus erreicht man den Nervus palatinus anterior. Vom Foramen palatinum majus aus, welches sich durch eine kleine trichterförmige Einziehung der Gaumenschleimhaut verrät, sticht man in der Gegend des zweiten Molaren einwärts an der genannten Delle ein und trifft in einer Tiefe von 1 cm das Foramen und den Kanal.

Der ganze Stamm des Nervus maxillaris ist am Foramen rotundum in der Flügelgaumengrube anzutreffen. Mit seiner Anästhesierung gelingt es, die ganze Gesichtshälfte mit einer Injektion unempfindlich zu machen. Es sind dafür zwei Wege zur Wahl, von denen der eine von außen, unter dem Jochbein auf einer Linie, welche am äußeren Orbitalrand senkrecht abwärts zieht und von dem unteren Rande des Jochbogens leicht nach hinten oben in 3 cm Tiefe das Tuber maxillare trifft und von dort dem Knochen entlang in weiteren 1—2 cm in der Fossa pterygopalatina den Nerven erreicht. Mit besonderer Vorsicht muß man bei der Aufsuchung des Nerven die Spritze unter dauernder Injektion vorführen, um sicher zu sein, kein größeres Gefäß zu verletzen. Der zweite Wege führt vom Foramen palatinum in den Canalis pterygopalatinus aufwärts in einer Tiefe von $4^1/_2$ cm.

Man infiltriert das Foramen deckende interstitielle Gewebe. Ein nach der Injektion bemerkbares taubes Gefühl am Mundwinkel zeigt an, ob die injizierte Flüssigkeit den Nervenstamm richtig getroffen hat.

Beachtenswerte Nebenerscheinungen kommen bei der Lokalanästhesie nicht selten zur Beobachtung.

Die beobachteten Vergiftungserscheinungen sind Brechen, Übelkeit, Unruhe und Parästhesien. Die geringfügigeren Nebenerscheinungen, Zittern, Kopfschmerz, Unruhe, Herzklopfen sind wohl mehr dem Adrenalin als dem Novocain zuzuschreiben.

Die Beimischung des Suprarenins ruft Herzpalpitation und Angstzustände hervor, die aber meist schnell vorübergehen und keine besondere Bedeutung haben, wenn sie nicht durch Injektion in die Venen hervorgerufen werden.

Bei Arteriosklerotikern wird man besser vorsichtig sein und lieber die Beimischung von Adrenalin einschränken. Wieweit solche Zustände psychisch bedingt sein können bei aufgeregten Personen, läßt sich oft schwer entscheiden. Durch Verabfolgung von beruhigenden Mitteln, z. B. Bromocoll längere Zeit vor der Injektion, lassen sich solche Zustände vermeiden.

Ohnmachten und ohnmachtähnliche Zustände bekämpfe man mit Horizontallagerung des Patienten und erregenden Mitteln (Lobulin, Cardiazol). Beseitigung aller beengenden Kleidungsstücke, künstliche Atmung.

Länger dauernde Herabsetzung der Empfindungsfähigkeit ist meist veranlaßt durch Verletzung des Nerven durch die Kanüle oder Blutungen in den Nervenstamm, besonders wenn der Nerv im Knochenkanal bei der Injektion nicht ausweichen kann. Diese Anästhesien oder Parästhesien, die namentlich bei den Injektionen am Foramen mentale und Foramen infraorbitale vorkommen, sind manchmal recht hartnäckig und weichen erst nach Wochen und Monaten, zumal man therapeutisch nicht viel helfen kann.

Blutaustritte folgen der Injektion, wenn größere Gefäße dabei verletzt worden sind. Sie bewirken rasch entstehende Schwellungen, die sich durch spätere Verteilung in den Geweben und durch allmähliche Verfärbung verraten. Gleichmäßiger Druck trägt zur Abschwellung bei. Wo er, wie an der Zunge nicht anzubringen ist, nimmt die Schwellung leicht höhere Grade an und bewirkt lebhaftere Störungen bei den Bewegungen der Zunge.

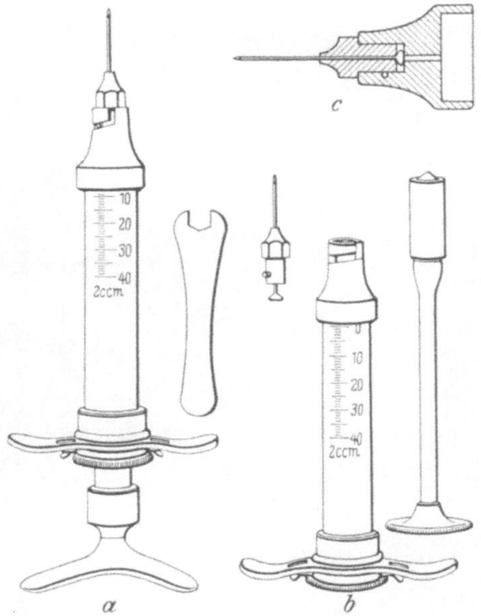

Abb. 302. Adrion-Hoenig-Spritze. *a* Spritze zusammengesetzt, *b* Spritze in die einzelnen Teile zerlegt, *c* Querschnitt durch den Spritzenkopf. (Grünebaum & Scheuer, Berlin.)

Schlimme Folgeerscheinungen nach der Lokalanästhesie sind häufiger als man nach den bisherigen Veröffentlichungen anzunehmen geneigt ist. So sah man in der westdeutschen Kieferklinik in $5^1/_2$ Monaten 18 Fälle leichterer und schwererer Störungen, von denen 4 tödlich verliefen. Sie ereigneten sich hauptsächlich bei Injektionen am Foramen mandibulares und äußerten sich durch fortschreitende Phlegmone, Mediastinitis und Phlebitis von der Orbita bis zum Schädelgrund ziehend oder allgemeine Sepsis.

Außer diesen mit allgemeinen Erscheinungen einhergehenden Prozessen kamen auch lokale Herde vor mit Symptomen im Mund- und Kieferbereich. Sie spielen sich hauptsächlich an den Weichteilen, nicht so sehr am Knochen ab. So war Gangrän der Schleimhaut des Mundes, an Fascien und dem Kieferperiost, hauptsächlich am harten Gaumen zu beobachten. Entzündliches Ödem nach Injektion an der Lingula gab zu lokaler Vereiterung, wahrscheinlich wohl durch Einschmelzung eines Hämatoms, Veranlassung.

Die große Gefahr ist bedingt durch die zahlreichen Venengeflechte. Ihre Mitbeteiligung durch Thrombose leitet meist ein Schüttelfrost mit nachfolgendem hohem Fieber ein. Knochenentzündung am Ober- und Unterkiefer mit folgender Nekrose und Ausstoßung des Sequesters ist meist bedingt durch die Verteilung der Injektionsflüssigkeit im Knochen und läßt sich schon früh im Röntgenbilde beobachten.

Das infizierende Agens kann durch die Kanüle oder durch die Lösung eingebracht werden. Deshalb ist die strengste Sorgfalt auf die Sterilisierung beider zu beobachten. Es können aber auch Keime von außen her in die Tiefe verschleppt werden oder später durch den Stichkanal und in die Gewebe eindringen. Deshalb sind die Injektionen in der äußeren Haut weniger gefährlich als die vom Munde her, wo bei entzündlichen Affektionen die Mikroorganismen erheblich vermehrt sind.

So hat denn die Lokalanästhesie die Narkose fast auf der ganzen Linie überflüssig gemacht.

Selbst bei Kindern, die man anfangs ausschloß, ist man mit der Verwendung der örtlichen Betäubung mit den nahezu ungiftigen Mitteln nicht mehr so zaghaft. Bei besonders Ungebärdigen wird man, wie bei Hysterischen, schwer Nervösen, nicht immer ohne Narkose durchkommen. Leicht erregbare, verängstigte Patienten geben nach einer Spritze Morphium oder nach Verabfolgung von Bromural (Williger) ihre anfängliche Weigerung auf und lassen sich die lokale Betäubung ganz gut gefallen. Vor eingreifenderen Mitteln, wie Scopolamin oder Pantopon möchte ich warnen.

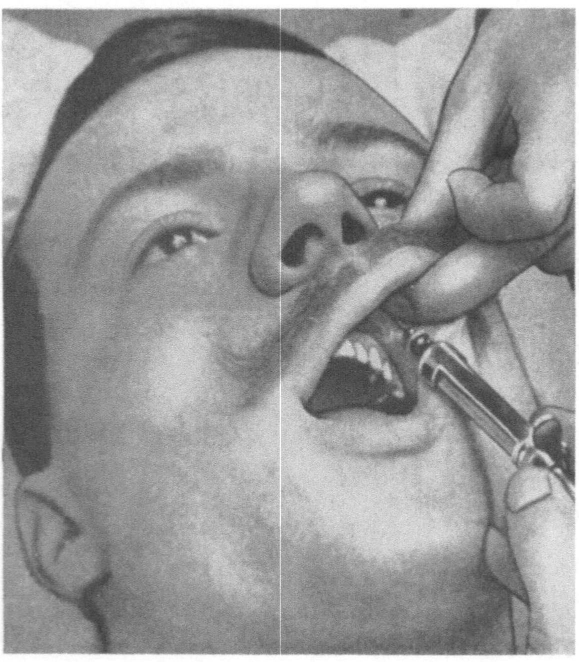

Abb. 303. Injektion am Oberkiefer nach G. Fischer.

Unter den zur lokalen Betäubung zu verwendenden Mitteln steht das Novocain obenan. Cocainum muriaticum und seine mildere Modifikation, das Tropacocain und die vielfach angepriesenen, fertig hergestellten Gemische (Eusemin) sind wie Eucain, Alypin, Stovain usw. fast vollkommen verdrängt. Benützt wird fast allgemein eine 1—2%ige Novocainlösung. Sie läßt sich ohne Zersetzung befürchten zu müssen, durch Kochen sterilisieren und ist 7mal weniger giftig als Cocainlösungen. Die Verwendung hochprozentiger (4%) Novocainlösungen besonders bei entzündlichen Affektionen hat sich bislang nicht recht einbürgern können.

Von den oft beschriebenen Ödemen, welche der Injektion folgen sollen, habe ich nichts beobachten können.

Die Novocainlösung soll hell und klar sein. Trübe oder bräunliche Lösungen sollen nicht mehr verwandt werden. Deshalb ist es auch ratsamer, die Lösung immer frisch zu bereiten, als alte, nicht genügend sicher aufbewahrte Lösungen zu benützen. Besonders bei Vermischung mit den Adrenalin- und Supraeninpräparaten bekommen die Lösungen leicht einen gelblichen Ton, selbst wenn sie in zugeschmolzenen, gläsernen Ampullen aufbewahrt sind. Nach Seidel sollen solche veränderte Lösungen viel leichter unangenehme Nebenerscheinungen hervorrufen.

Um eine sicher sterile Suprarenin-Novocainlösung zur Injektion sich jeden Augenblick bereiten zu können, werden von den Höchster Farbwerken Isoampullen in den Handel gebracht, welche den Vorzug haben, daß das Anästheticum in einer Ampulle trocken aufbewahrt wird, während die andere Ampulle sterile Ringerlösung enthält. Durch Abbrechen eines kleinen Glasstabes werden die Ampullen eröffnet und die trockene, sterile Substanz in die Ringerlösung geschüttelt, aus der die Lösung mit der Spritze ausgesogen werden kann.

Um die Spritze dauernd aseptisch und jeden Augenblick gebrauchsfertig zu haben, hat die Firma van der Ven & Comp. eine Spritze mit Alkoholbehälter

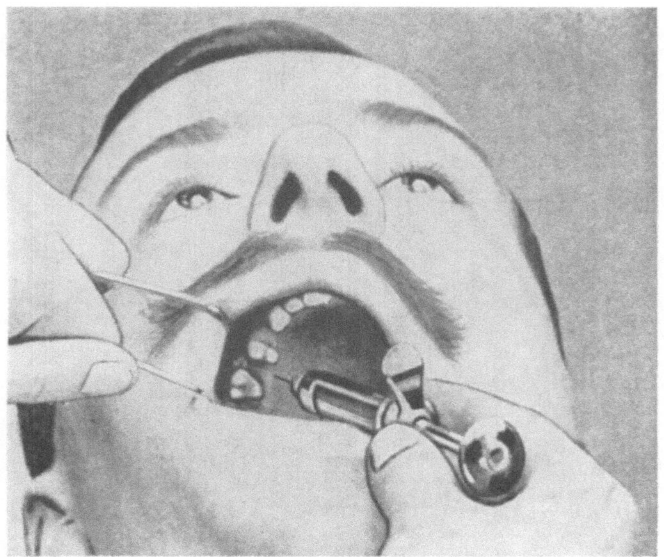

Abb. 304. Subgingivale Injektion nach G. Fischer.

und Fuß konstruiert, welche die Kanüle dauernd in Alkohol stehend aufzubewahren und sofort wieder zur Injektion bereit zu haben gestattet. Sie ist besonders für das Sprechzimmer des Praktikers berechnet.

Beim Kochen der Spritze soll man den Kolben vom Rohr trennen, da sonst das Glasrohr leicht springt. Kolben und Glasrohr müssen immer genau ineinander eingeschliffen sein. Das macht den Ersatz gesprungener Rohre teuer. Es ist darauf zu achten, daß beim Kochen der Spritzen nicht Sodalösung verwandt wird, da diese die anästhesierende Wirkung der Injektionsflüssigkeit aufhebt.

Bei stark entzündeten Geweben schleiche man sich vom gesunden Gewebe aus an den Entzündungsherd heran, vermeide von vornherein in ihn selbst vorzugehen. Man injiziere nur langsam, ohne starken Druck, weil ein solcher eine Drucksteigerung im Entzündungsherd veranlaßt, die lebhafte Schmerzen hervorruft. Das erfolgt besonders leicht, wenn die Nadel in den Erweichungsherd vordringt und die Injektionsflüssigkeit keinen Widerstand mehr im Gewebe findet.

Ein viel ausgedehnterer Gebrauch wird von der Anästhesierung des Nervus mandibularis am Unterkiefer gemacht. Da er sämtliche Zähne des

Unterkiefers versorgt, so wird mit der Anästhesierung seines Stammes ein ausgebreitetes Gebiet unempfindlich gemacht. Die naheliegende Absicht, seine Substanz selbst mit der Injektion zu treffen durch endoneurale Injektion, muß wohl als verfehlt angesehen werden. Der Nerv ist nur an seiner Eintrittsstelle in den Kiefer zu erreichen. Eingehende anatomische Untersuchungen von Stein und anderen haben gezeigt, wie variabel die Lage des Foramen mandibulare ist. Deshalb wird man nach Seidel die obere Hälfte des Canalis mandibularis bzw. das vor ihm liegende Bindegewebe (Spatium pterygomandibulare) zur Anästhesierung wählen.

Diese Stelle wird erreicht, indem man sich mit dem Daumennagel des linken Daumens die innere Kante des Trigonum retromolare hinter der Zahnreihe auf der vorderen Fläche des aufsteigenden Astes markiert.

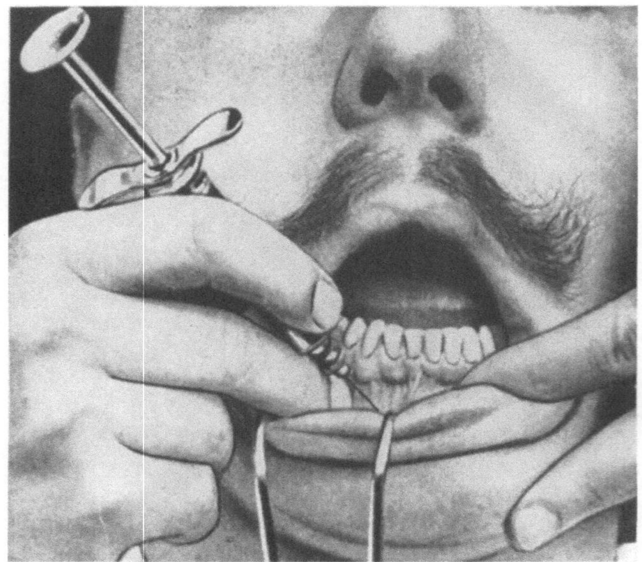

Abb. 305. Injektion am Unterkiefer nach G. Fischer.

Die Nadel wird $^3/_4$ cm bis 1 cm oberhalb der Kauflächenebene der unteren Zähne eingestochen, dringt bis zum Knochen vor, wird dann unter leichtem Zurückziehen auf diesem bis über den inneren Rand geführt und auf dem Knochen unter einer leichten Schwenkung des Spritzenkolbens nach dem Mundwinkel der anderen Seite in die Tiefe geführt. Man wähle eine längere Kanüle und vermeide sie bis zu ihrer Ansatzstelle vorzustoßen. Diese soll noch deutlich sichtbar in der Mundhöhle stehen, um bei einem evtl. Abbruch die Kanüle noch gut fassen zu können. Beobachtet man das nicht, verschwindet die Kanüle rasch unter der Schleimhaut im Gewebe. Ereignet sich ein solcher Zufall, ist durch einen Einschnitt die Nadel zu extrahieren und die Wunde durch Naht zu schließen.

Nach 2—15 Minuten, je nachdem der Nervus alveolaris durch die Injektionsflüssigkeit beeinflußt worden ist, kommt die Anästhesie zustande, die man durch Betasten der Lippe und Herabdrängen des Zahnfleisches mit der Pinzette feststellen kann.

Williger empfahl die Spritze von den Bicuspidaten der Gegenseite aus gegen die Knochen vorzustoßen und gegen die Knochenfläche in der Tiefe die

Flüssigkeit zu entleeren. Strengste Asepsis ist dabei geboten, weil leicht recht unangenehm verlaufende Eiterung von dem in der Tiefe liegenden Zellgewebe aus entstehen kann. Viel leichter und sicherer auszuführen ist die Anästhesierung von der Außenseite her, wie sie Pear Gadd, Klein und Sicher empfohlen haben. Sie ist besonders dann geboten, wenn starke Kieferklemme das Operieren im Munde erschwert. Ich habe von ihr bei den Dehnungen des Kiefers, bei schmerzhafter Kieferklemme, bei der Reposition von Kieferbrüchen, beim Abdrucknehmen bei stark verlagerten Bruchstücken zweckmäßig Gebrauch gemacht. Nach Einpinselung der Haut mit Jodtinktur wird die 3—5 cm lange Nadel, am besten diese allein ohne Spritze, am Unterkieferrande in der Mitte zwischen Kieferwinkel und äußerem Masseterrande möglichst der Innenseite des Knochens folgend dem hinteren Rande des aufsteigenden Astes parallel 3—3,5 cm aufwärts geführt, und dann 2—3 ccm der Lösung injiziert. Will man den Nervus lingualis noch mittreffen, geht man mit der Nadel noch ein wenig tiefer und mehr nach vorn, mehr senkrecht nach oben, nachdem man vorher die Spritze etwas zurückgezogen hat.

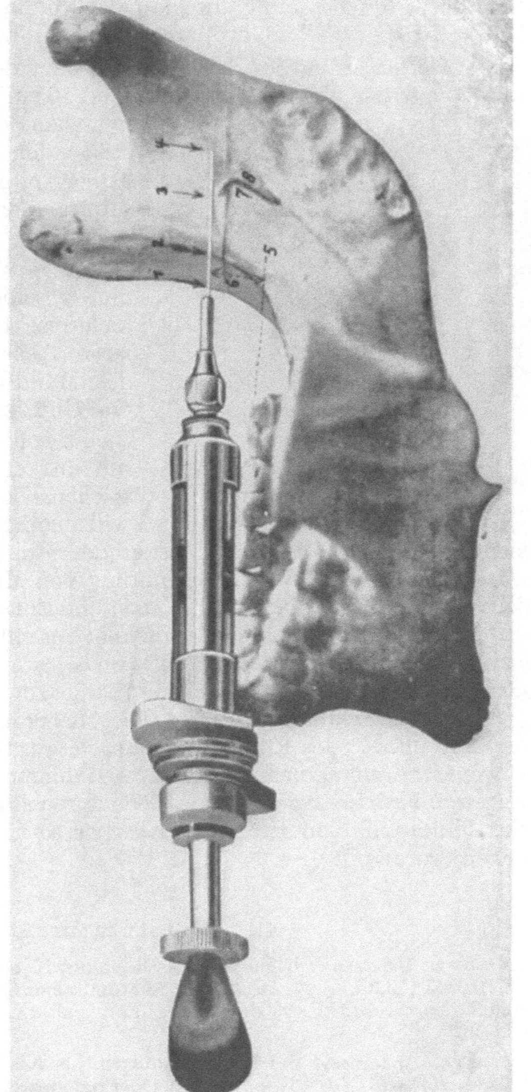

Abb. 306. Führung der Spritze zur Anästhesierung des Ram. mandibularis nach G. Fischer.

Bei gelungener Injektion ist meistens die Infiltration des Zahnfleisches entbehrlich, kann aber auch ohne Schaden hinzugefügt werden, besonders wenn man das Operationsfeld recht blutleer haben will.

Injektion an der labialen Seite des Molaren schaltet die Empfindlichkeit des Nervus buccinatorius aus.

Eine besondere Injektion am Foramen mentale erübrigt sich bei gelungener Mandibularanästhesie meistenteils.

Diese Wege der Anästhesierung sind für die Zahnextraktion und kleine Operationen am Alveolarfortsatz vollständig ausreichend.

Nur bei den umfangreichen Resektionen des Ober- und Unterkiefers wird man von der durch Haertel vorgeschlagenen orbitalen Injektion oder der Braunschen vom unteren Rande des Jochbogens ins Foramen rotundum Gebrauch machen. Im letzten Falle wird die Nadel vom unteren Winkel des Jochbeins aus in einer Linie, die man sich von den Prämolaren des Unterkiefers nach der Mitte der Schädelwölbung gezogen denkt, geführt.

Die Anästhesierung des dritten Astes oder des Ganglion Gasseri wird nach Haertel von der Wange her mit einer 10 cm langen Nadel ausgeführt, die zwischen dem vorderen Rand des aufsteigenden Unterkieferastes und dem Tuber maxillare entlang dem Planum infratemporale bis zum Foramen ovale vorgeführt wird.

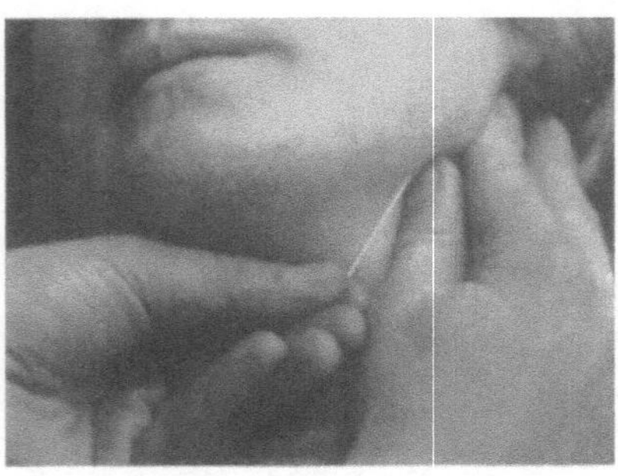

Abb. 307. Anästhesie des N. mandibularis von außen. (Nach Klein-Sicher, Österr.-ungar. Vjschr. Jan. 1915.)

Diese Methode erfordert viel Übung und geschickte Hand. Bei der Unterkieferresektion wird außer der mandibularen Anästhesie noch die Umspritzung des Mundbodens und die äußere Partie des Unterkiefers erforderlich sein.

Es soll nicht unerwähnt bleiben, daß die intraorale Injektion mit allen aseptischen Kautelen ausgeführt werden muß, will man sich vor unangenehmen Komplikationen schützen. Die Desinfektion der Einstichstelle mit Jodanstrich ist erforderlich. Die Gefahr der Verimpfung von Mikroorganismen von der Mundhöhlenschleimhautoberfläche oder aus dem Entzündungsherd in die Tiefe oder in das ausgedehnte Venennetz am Tuber maxillare zwingen zur sorgfältigsten Kontrolle der Injektiosnflüssigkeit, um ernste Nachwirkungen zu verhüten. Wiederholte Injektionen können Blutherde zur Eiterung, entzündliche Herde zu größerer Ausdehnung bringen. Die Mitbeteiligung des Gefäßsystems kann durch Thrombose oder Embolie gefährlich werden. Der Knochen kann mehr oder weniger umfangreich zur Nekrose kommen. Alles Komplikationen, die zu längerem Krankenlager, ja zum Tode durch allgemeiner Sepsis führen können. Solche Fälle sind von Pichler, Lindemann und Ullmann eingehend beschrieben worden.

Literatur.

Adrion u. *Hoenig:* Die Stammanästhesie des N. maxillaris. Dtsch. Mschr. Zahnheilk. **43**, Nr 10, 269 (1925). — *Arbatis:* Die anatomischen Grundlagen für die Anästhesierungsmethoden des N. maxillaris, durch das For. pal. majus. Dtsch. zahnärztl. Wschr. **28**, Nr 26 (1925).

Bercher: Anästhesie des N. mandibularis bei Kieferklemme. Rev. Stomat. **24**, No 2 (1922). — *Bonnet-Roj:* Nekrose des Oberkiefers als Folge von Zahnentfernung unter örtlicher Betäubung. Zahnärztl. Rdsch. **36**, Nr 33, 571 (1927). — *Borchardt:* Bedeutung und Technik der Lokalanästhesie. Ärztliche Fortbildung 1910. — *Braun:* (a) Die Lokalanästhesie bei Operationen im Trigeminusgebiet. Dtsch. Z. Chir. **1911**; Dtsch. med. Wschr. **1911**, Nr 30. (b) Die örtliche Betäubung, ihre wissenschaftliche Grundlage und praktische Anwendung. 5. Aufl. Leipzig: Johann Ambrosius Barth 1920. — *Bünte* u. *Moral:* Die Leitungsanästhesie in Unter- und Oberkiefer auf Grund der anatomischen Verhältnisse. Berlin 1910.

Cieszynski: (a) Beiträge zur exakten Injektionstechnik in den Ramus mandibularis am Foramen ovale und zur Punktion des Ganglion Gasseri. Österr.-ungar. Vjschr. Zahnheilk. **1915**. (b) Zur endoneuralen percutanen Injektionstechnik des N. infraorbitalis. Österr.-ungar. Vjschr. Zahnheilk. **1918**. (c) Genauere Technik der Injektionen in den zweiten und dritten Ast des Trigeminus zum Zwecke der Anästhesie. Polska Dentyst. 1919.

Denk: Die Gefahren und Schäden der Lokal- und Leitungsanästhesie. Wien. klin. Wschr. **1920**, Nr 29. — *Djerassi:* Weiteres über Zwischenfälle nach Mandibularanästhesie. Zahnärztl. Rdsch. **35**, 404 (1926).

Fischer, G.: (a) Die Lokalanästhesie in der Zahnheilkunde. Berlin 1911. (b) Technische Fragen auf dem Gebiete der Lokalanästhesie. Zahnärztl. Rdsch. **28**, Nr 6, 232 (1929).

Garrot: L'anesthésie intraosseuse dans la cure radicale des sinusites maxillaires et des cystes paradentaires intrasinuseux. J. Méd. Bordeaux **1908**, No 20. — *Geisel, Ludwig:* Folgeerscheinungen der zahnärztlichen Anästhesie mit besonderer Berücksichtigung der Adrenalinwirkung auf das Gefäßsystem und deren Vermeidung. Diss. Frankfurt 1926.

Habmann: Die Leitungsanästhesie am N. maxillaris durch das For. pal. majus. Zahnärztl. Rdsch. **33**, Nr 8, 47 (1926). — *Hackenbruch:* Die Schmerzverhütung in der Chirurgie. München 1906. — *Härtel:* (a) Lokalanästhesie bei großen Operationen im Trigeminusgebiet. Dtsch. Chir.-Kongr. 1911. (b) Die Leitungsanästhesie und Injektionsbehandlung des Ganglion Gasseri und der Trigeminusäste. Arch. klin. Chir. **100**. — *Hirschel:* Lehrbuch der Lokalanästhesie. Wiesbaden 1913.

Kantorowicz: Die extraorale Leitungsanästhesie. Dtsch. Mschr. Zahnheilk. **1915**, März-H. — *Kieffer:* Neuerungen auf dem Gebiete der Injektionstechnik. Schweiz. Mschr. Zahnheilk. **1926**, Nr 1. — *Klein* u. *Sicher:* Die percutane Leitungsanästhesie des Nervus alveolaris inferior. Österr.-ungar. Vjschr. Zahnheilk. Jan. **1915**. — *Knaecker:* Kollaps nach Novocain. Z. Stomat. **21**, Nr 3 (1923). — *Kneucker:* Bemerkungen zur Verwendung der 4%igen Novocain-Suprareninlösung in der Zahnchirurgie. Österr. Z. Stomat. **1919**.

Läwen: Die örtliche Anästhesie bei Zahnextraktionen mit besonderer Berücksichtigung der Cocain-Adrenalingemische. Arch. klin. Chir. **72**, 231. — *Langecker:* Über die Verwendbarkeit von Novocain-Adrenalinlösungen für die Lokalanästhesie. Dtsch. med. Wschr. **51**, Nr 23 (1926). — *Lehmann:* Technische Erfahrungen bei der Lokalanästhesie. Zahnärztl. Rdsch. **38**, Nr 13, 56 (1929). — *Lindemann:* (a) Ein neues Verfahren der Anästhesierung des Ober- und Unterkieferbereiches. Dtsch. Mschr. Zahnheilk. **44**, 387 (1926). (b) Neuere Methoden der Anästhesierung der Kiefer und des Gesichts. Dtsch. Z. Chir. **3** (1926). (c) Anästhesie. Dtsch. Mschr. Zahnheilk. **9/10** (1926). (d) Narkose und Anästhesie, 1918, H. 1. (e) Gefahren und Fehlleistungen der Anästhesierung der Trigeminusbahnen. Dtsch. Zahnheilk. **1929**, H. 74. Wissenschaft und Praxis. — *Loos:* Klinisches und Forensisches über das Abbrechen der Kanüle bei der Mandibularanästhesie. Dtsch. Mschr. Zahnheilk. **47**, Nr 14, 722 (1929). — *Luniatschek:* Erg. Zahnheilk. **1**, H. 4. Wiesbaden 1911.

Michaelis: Gewerbehygienische Rundschau für das Jahr 1924. Fortschr. Med. **43**, Nr 8 (1925). — *Munch:* Der Druck beim Injizieren. Zahnärztl. Rdsch. **38**, Nr 17, 718 (1929).

Nachurcas: Über einen Fall von Parese des N. facialis maj. nach Novocaineinspritzung. Zahnärztl. Rdsch. **35**, 221 (1926).

Offerhaus: Die Technik der Injektionen in die Trigeminusstämme und das Ganglion Gasseri. Arch. klin. Chir. **92**.

Palazzi: Zwei seltene Zwischenfälle nach Mandibularanästhesie. Zahnärztl. Rdsch. **34**, 4 (1925).

Rattel: Leitungsanästhesie des N. maxillaris. Dtsch. Mschr. Zahnheilk. **1916**. — *Reinmöller:* Lokalanästhesie. Münch. med. Wschr. **1908**. — *Reisky:* Die Gefahren der Anästhesie in der Zahnheilkunde. Korresp.bl. Zahnärzte **53**, Nr 5, 194 (1929). — *Rost:* Über die Vorbereitung zur Lokalanästhesie bei chirurgischen Operationen, Bd. 1, Nr. 1, S. 71. 1928.

Seidel: (a) Über Gefahrenquellen und Neuerungen auf dem Gebiete der Injektion. Schweiz. Mschr. Zahnheilk. **1925**, H. 9 u. 12. (b) Scheinbare und wirkliche Fortschritte der Lokalanästhesie. Dtsch. Mschr. Zahnheilk. **43**, 766 (1925). — *Seidel, Hans:* Die Mandibularanästhesie. Anatomische und klinische Untersuchungen zur Vermeidung ihrer üblen Folgeerscheinungen. In Witzels Vorträge, H. 28. Leipzig 1913. — *Sicher:* (a) Anatomie und Technik der Leitungsanästhesie im Bereich der Mundhöhle. Berlin: Julius Springer 1920. (b) Facialisparese nach Leitungsanästhesie an den Kiefern. Z. Stomat. **21**, Nr 8 (1923). — *Stein, A.:* Das Foramen mandibulare und seine Bedeutung für die Leitungsanästhesie der Unterkiefernerven. Berlin 1909.

Ullmann: Über Unglücksfälle bei Leitungsanästhesie des Ganglion sphenoidale an Hand von 4 Fällen. Z. Hals- usw. Heilk. **21** (1926).

Weißblatt: Zur Frage über die extraorale Leitungsanästhesie. Z. Stomat. **27**, Nr 7, 668 (1929). — *Williger:* Fehler in der Injektionstechnik und deren Folgen. Dtsch. Mschr. Zahnheilk. **1912**. — *Winter:* Extraorale Anästhesie des Ober- und Unterkiefers. Zahnärztl. Ber. **1928**, 109. — *Wittkop:* Das Ampullenproblem für die örtliche Betäubung. Zahnärztl. Rdsch. **35**, 149 (1926).

Ziegler: Zur Anästhesie in der zahnärztlichen Kinderpraxis. Zahnärztl. Rdsch. **34**, 27 (1925).

3. Abschnitt.

Die Extraktion der Zähne.

Die operative Entfernung des Zahnes hat gegenüber allen anderen operativen Eingriffen das eine für sich, daß ihr Erfolg sofort nach Vollendung der Operation sichtlich wird. Nicht zum kleinsten Teil ist sie aus diesem Grunde gefürchtet und wird von manchem geschulten Arzt verweigert, um sich nicht der niederdrückenden Empfindung auszusetzen, die Operation unvollendet lassen zu müssen. Und doch ist sie zum größten Teil auch heute noch das einzige Heilmittel, welches der praktische Arzt gegenüber den Zahnerkrankungen kennt und beherrscht, obgleich die konservierende Zahnheilkunde so weit vorgeschritten ist, daß die Extraktion viel seltener als früher als Heilmittel in Frage kommt. Jedenfalls muß die schrankenlos vorgenommene Extraktion als nicht mehr zeitgemäß angesehen werden und der Nachteil, der durch eine nicht genügend begründete Extraktion dem ganzen Gebiß verschafft wird, höher bewertet werden als es gemeinhin geschieht. Denn der Verlust eines Zahnes schädigt die Erhaltung des Nachbarzahnes und des Gegners. Die Zahnextraktion hat ihre bestimmte Indikation und soll nur in Frage kommen, wenn die Möglichkeit der Erhaltung eines Zahnes ausgeschlossen ist. Es liegt auf der Hand, daß sich in dieser Hinsicht die Indikation für die Entfernung eines Milchzahnes anders stellen wird wie die eines bleibenden, aber auch dabei wird man sich vorhalten müssen, daß, trotzdem die Milchzähne zum Ausfall bestimmte Gebilde sind, auch kein Milchzahn beliebig geopfert werden darf, da das bleibende Gebiß eine Schädigung durch seine Entfernung erfahren kann. Allerdings liegen die Bedingungen für die Erhaltung des Milchzahnes durch die früh eintretende Resorption seiner Wurzeln und die dadurch bedingte Aussichtslosigkeit der Wurzelfüllung wesentlich anders als beim dauernden Zahn. Aber trotzdem wird man Milchzähne im wesentlichen nur dann entfernen, wenn sie für den nachdringenden dauernden Zahn ein Hindernis abgeben, oder wenn ihre Erhaltung ohne Zerstörung der Pulpa nicht mehr möglich ist oder nach Zerfall des Zahnmarkes entzündliche Zustände an der Wurzelhaut und am Kiefer vorhanden sind.

Bleibende gesunde Zähne werden die Extraktion fordern, wenn sie durch abweichende Stellung kosmetisch stören oder die Mundorgane bei ihrer Tätigkeit behelligen, falls die abnorme Stellung durch orthodontische Maßnahmen kaum, oder nur mit verhältnismäßig großen Opfern an Geduld und Nervenkraft beseitigt werden kann.

Auch zur Beseitigung von gedrängter Stellung des ganzen Gebisses kann die Entfernung einzelner Zähne, z. B. des 6 Jahr-Molaren in Frage kommen, besonders wenn auf derselben Seite der Gegenzahn entfernt werden muß. Hier zwingt die Erfahrung, daß nur die symmetrische Extraktion gute Bißverhältnisse zu schaffen vermag, gelegentlich auch zu einer Extraktion eines gesunden und normal stehenden Zahnes. Auch der Weisheitszahn kann bei seinem verspäteten Durchbruch so lebhafte Beschwerden herbeiführen, daß seine operative Entfernung notwendig erscheinen kann.

Auch bei der Beseitigung von Geschwülsten der Knochenhaut im Kiefer oder der Kiefer selbst kommt es nicht selten im Interesse einer möglichst vollständigen Entfernung des Geschwulstherdes zur Wegnahme gesunder Zähne.

Dagegen erscheint es überflüssig, einen solchen zu opfern, um Zugang zur Kieferhöhle zu schaffen, wie das von seiten der Rhinologen recht oft früher geschehen ist, da der Zugang zur Kieferhöhle viel besser von dem Mundvorhof zu gewinnen ist als durch die Alveole.

Cariös zerstörte Zähne sollen nur dann ausgezogen werden, wenn die Zahnkrone so weit zugrunde gegangen ist, daß der Zahn eine Füllung nicht mehr aufnehmen kann, oder der Wurzelrest das Anbringen eines künstlichen Ersatzes nicht mehr verträgt. Desgleichen, wenn vom Zahn aus bereits Erkrankungen des Wurzelbereichs oder der Knochenhaut und der Weichteile eingetreten sind, welche durch Reinigung des Wurzelkanals und Wurzelbehandlung nicht mehr beseitigt werden können.

Schwierig kann die Frage werden, wenn sich bei eintretender Osteomyelitis eine ganze Zahnreihe lockert. Hier soll in erster Linie nur jener Zahn, der evtl. der Ausgangspunkt der Erkrankung ist, fortgenommen werden. Selbst umfangreich gelockerte Zähne können bei Rückgang des Entzündungsprozesses ihre volle Festigkeit wieder erlangen.

Die Extraktion kommt ganz besonders noch in Frage bei der Vorbereitung des Mundes zur Prothese. In diesem Fall müssen nicht selten neben den Wurzelresten auch gesunde Zähne geopfert werden, um einen guten Sitz der Prothese zu ermöglichen. Striktes Erfordernis bleibt es vom hygienischen Gesichtspunkt aus, kein Ersatzstück anzulegen, ohne alle Wurzelreste gründlichst zu entfernen und damit saubere Verhältnisse im Munde zu schaffen.

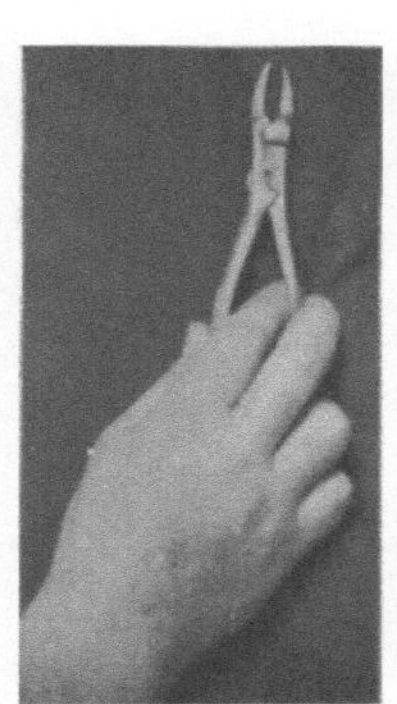

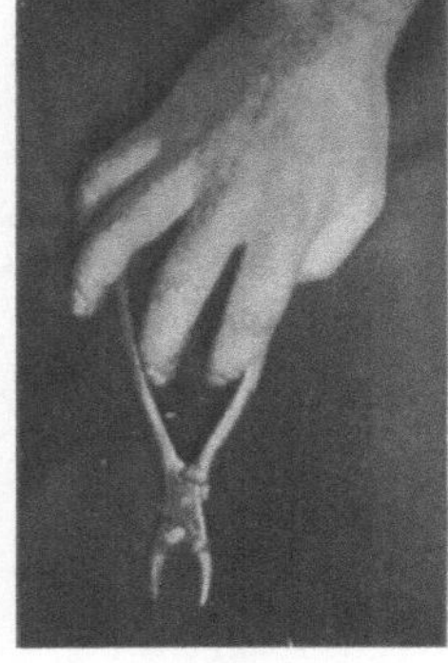

Abb. 308. Abb. 309.
Breslauer Handgriff.
(Nach Williger, Zahnärztliche Chirurgie.)

Was von jeher die Extraktion so gefürchtet gemacht hat, ist der mit ihr verbundene lebhafte Schmerz. Die Absicht, diesen zu bekämpfen, hat man entweder durch die Einleitung der allgemeinen Narkose (Bromäthyl, Äther, Chloroform)zu erreichen gesucht oder durch lokale Betäubung. Die Vervollkommnung der letzteren Methode infolge des Ersatzes des giftigen Cocains durch unschädliche Präparate (Eucain, Stovain, Novocain, Alypin u. a. m.) und durch Verlängerung der Wirksamkeit dieser subcutan verabfolgten Mittel durch beigemischte Nebennierenpräparate (Adrenalin, Conephrin, Paranephrin) hat die Narkose fast vollkommen verdrängt, so daß sie nur auf ganz vereinzelte Fälle, in denen bei umfangreichen Extraktionen die Menge des erforderlichen Anaestheticums eine Kontraindikation abgibt, beschränkt bleiben muß. Ja man hat sich teilweise schon unter dem Eindruck der vielseitigen Verwendbarkeit der Lokalanästhesie vereinzelt zu der Anschauung verstiegen, daß die Einleitung der Narkose bei der Zahnextraktion als ein Kunstfehler zu bezeichnen sei. Das ist aber zu weit gegangen.

Den sowohl bei der Narkose wie bei der Lokalanästhesie nachteiligen Erregungszustand, den nervöse Patienten vor der Extraktion nicht selten aufweisen, hat man durch Verabfolgung von subcutanen Morphiuminjektionen oder von Beruhigungsmitteln (Bromural [Williger], Adalin usw.) mit Erfolg zu bekämpfen gesucht.

Der Weg, durch Kälteeinwirkung die Gewebe unempfindlich zu machen, durch Gefrieren derselben, mittelst Aufspritzen rasch verdunstender Flüssigkeiten (Äthylchlorid, Methylchlorid, Anästol) hat nur unvollkommen zum Ziel geführt und ist wohl deshalb ziemlich verlassen worden.

Eine Indikation ist für die Verwendung der Narkose immer noch festgehalten worden, das Bestehen einer schweren Kieferklemme. Aber gerade dabei hat sich die Narkose besonders tückisch erwiesen, indem nicht selten bei der bald im Anfang der Narkose vorgenommenen Dehnung der Kieferklemme durch einen zwischen die Zahnreihe geschobenen Heisterschen Mundsperrer der Reflex auf das Herz sich auch in der Narkose nicht vollkommen ausschalten ließ und plötzliche Asphyxien das Leben der Patienten in ernste Gefahr brachte. Ich kann deshalb nur raten, bei so schweren Kieferklemmen durch ganz langsame Dehnung mit dem Sperrer die Öffnung der Kiefer zu

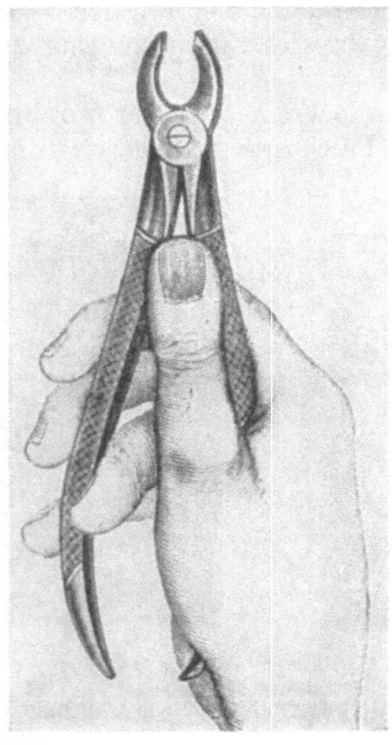

Abb. 310. Amerikanische Zangenhaltung. (Preiswerk, Atlas der zahnärztlich stomatolog. Chirurgie.)

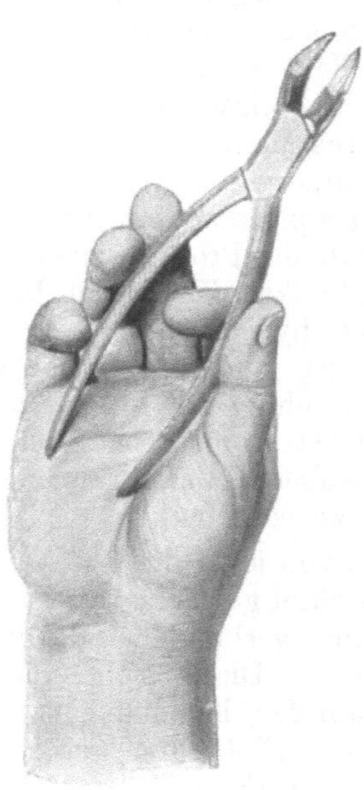

Abb. 311. Haltung der Zange. (Breslauer Schule.) (Preiswerk, Atlas der zahnärztlich stomatolog. Chirurgie.)

versuchen, sie gelingt dabei ausnahmslos unter erträglichen Beschwerden so weit, daß das Ansetzen der Instrumente erfolgen kann. Man umgeht damit die Gefahr, welche eine plötzliche Dehnung der Kiefer durch den Reflex auf das Herz zur Folge haben kann. Außerdem läßt sich durch die extraorale Leitungsanästhesie des N. mandibularis der Schmerz erheblich mildern.

Sollte man der Narkose absolut bedürfen, so verwende man das zweifellos viel unschädlichere Bromäthyl, das bei tropfenweiser Verabfolgung rasch eine tiefe Narkose hervorruft, ohne dabei die Tätigkeit der lebenswichtigen Zentren, Atmung und Herz zu gefährden. Außerdem vermag es durch seine rasche Ausscheidung so schnell wieder den Körper zu verlassen, daß nachhaltige Störungen kaum zu erwarten sind.

Mit ihm könnte nur in Wettstreit treten der Ätherrausch nach Sudeck, bei dem aber starke Speichelsekretion nicht selten die Eingriffe in der Mundhöhle erschwert. Die Gefahr sekundärer Lungenentzündung kommt bei der Kürze der Anwendung kaum in Frage. Das viel giftigere Chloroform dürfte nur äußerst selten und im dringendsten Notfalle noch zur Verwendung kommen.

Der Chloräthylrausch ist neuerdings wieder in Mode gekommen, nachdem er nach seiner Einführung durch Seitz infolge unangenehmer Erfahrungen von den Zahnärzten aufgegeben war.

Die Vornahme der Extraktion gliedert sich in verschiedene Stadien, zunächst in das der Anlegung des gewählten Instrumentes, in den meisten Fällen der Zange. Das Zangenmaul muß in Form und Größe den Verhältnissen des zu entfernenden Zahnes angepaßt sein. Seine beiden Arme müssen sich so an den Zahnhals anschmiegen, daß an keiner Stelle Zahnfleisch zwischen die Zange und die Oberfläche des Zahnes zu liegen kommt. Die Schnäbel der Zange müssen parallel der Längsachse des Zahnes und seiner Wurzel stehen und dürfen den Zahn nicht unter einem Winkel fassen. Unter Zurückdrängung des Zahnfleisches müssen durch kräftigen Stoß die Zangenschnäbel hoch geführt werden am Zahnhalse. Zu diesem Zwecke ist ein bestimmter Griff der Zange erforderlich. Für gewöhnlich wird nach dem Vorgange der Amerikaner die Zange so von der in Supinationsstellung stehenden Hand erfaßt, daß der Zeigefinger zwischen die beiden Armen der Zange zu liegen kommt, der Daumen einerseits und die übrigen Finger andererseits die Zange führen. Dabei ist aber ein kräftiger Stoß schwer möglich, weil die Hand in der Supinationsstellung an und für sich schlecht zum Stoß geeignet ist und außerdem an den Handgriffen der Zange aufwärts gleitet.

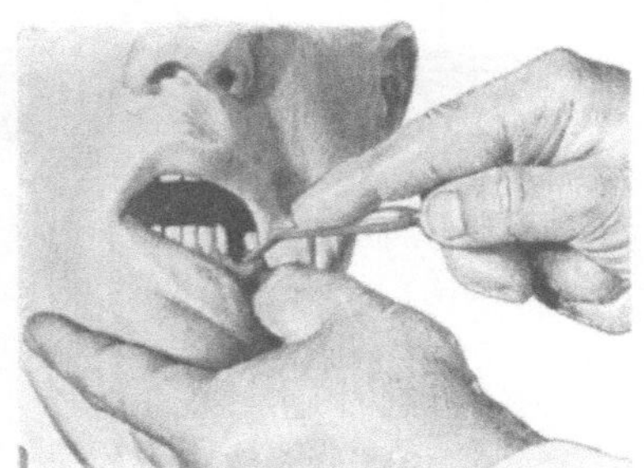

Abb. 312. Führung des Geißfußes. (Preiswerk, Atlas der stomatolog. Chirurgie.)

Deshalb habe ich in der Breslauer Schule eine Haltung der Zange in pronierter Handstellung eingeführt, bei der Zeigefinger und Daumen den einen Handgriff, die drei anderen Finger den anderen zum Schluß führen. Bei diesem Griff findet das untere Ende der Zange so festen Widerstand im Handteller, daß ein sehr kräftiger Stoß unter Ausnützung der Kraft des ganzen Armes geführt werden kann. Dabei ermöglicht dieser Griff auch noch den Wechsel und die getrennte Anlegung der Schnäbel des Zangenmaules, je nach den Verhältnissen, welche der Zahn im Einzelfalle bietet. Erst wenn die Zange kräftig am Zahn aufwärts geführt ist, soll der Schluß der Zange folgen, gleichsam tastend, ob der Zahn für einen kräftigen Druck den nötigen Widerstand aufweist und die Vornahme der Luxationsbewegung gestattet.

Hebelartige Instrumente müssen einen festen Stützpunkt für die Führung haben, so der Geißfuß am Alveolarfortsatz, der Drehmeißel an der Zahnfläche. Die sichere Applikation des Instruments setzt die zweckmäßige und feste Stellung des Kopfes und der Kiefer voraus. Der Kopf muß ein festes Widerlager haben, weil sonst ein Teil der Stoßkraft sich in Bewegung des Kopfes im Atlasgelenk und in den Wirbelgelenken der Halswirbelsäule umsetzt. Die Feststellung der Kiefer erfolgt mit der linken Hand, so daß drei Finger derselben den Unterkieferrand festhalten, während Zeigefinger und Daumen, evtl. gestützt durch ein sauberes Tuch den Zahnfortsatz durch Abdrängen der Lippe und Wange ausreichend freimachen.

Der Schutz der im Munde liegenden Finger ist besonders dann von Wichtigkeit, wenn bei der Führung hebelartiger Instrumente ein Ausgleiten derselben befürchtet wird. Auch am Oberkiefer ist das Mitarbeiten der linken Hand bei der Extraktion entweder zur Feststellung des Kopfes oder der Beiseitedrängung der Wange sehr notwendig. Sie unterstützt das Empfinden für die Sicherheit und den Erfolg des geführten Stoßes.

Ist der Zahn von der Zange fest umfaßt, oder das hebelartige Instrument in richtiger Lage, so beginnen die Luxationsbewegungen. Zange und Zahn müssen eins sein; so fest muß die Zange am Zahn liegen; denn erst dann übertragen sich die der Zange erteilten Bewegungen richtig und ausgiebig auf den Zahn.

Man unterscheidet seitliche und drehende Luxationsbewegungen. Letztere kommen ausschließlich bei den konisch geformten Wurzeln der mittleren oberen Schneidezähne, der unteren Prämolaren und der palatinalen Wurzeln der oberen Mahlzähne in Frage. Erstere dagegen sind bei allen anderen Wurzeln in Anwendung zu bringen, immer mit der Maßgabe, daß man die Luxationsbewegungen nach der Seite ausführt, wo der geringste Knochenwiderstand zu erwarten ist, das heißt, für den Oberkiefer ausnahmslos, für den Unterkiefer nur für die unteren Schneidezähne und Eckzähne nach außen. Im Bereich der

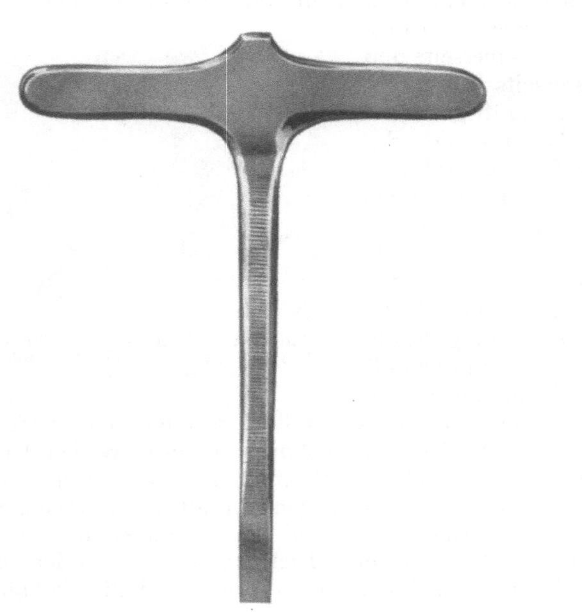

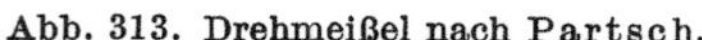

Abb. 313. Drehmeißel nach Partsch.

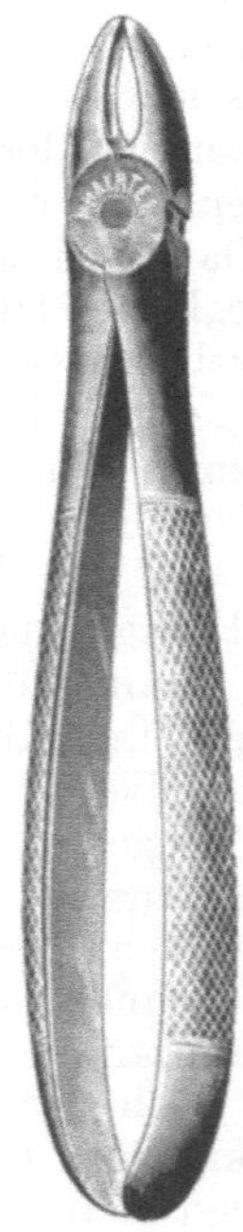

Abb. 314. Schneidezahnzange.

Mahlzähne ist das Zahnfach nach beiden Seiten hin so stark entwickelt, daß man die Luxationsbewegungen nach beiden Seiten ausführen kann, am kräftigsten zunächst nach der Seite, auf welcher der Widerstand des Zahnes am größten ist.

Bei den hebelartigen Instrumenten pflegt die Luxationsbewegung sich sofort in die Extraktion umzusetzen. Sie wirkt am Geisfuß in der Weise, daß durch horizontalen Stoß der Zahn über den Alveolarrand der anderen Seite als Drehungspunkt herübergehebelt und dadurch aus der Alveole herausgeführt wird. Die Lösung der Befestigung an der gegenüberliegenden Seite, die in den meisten Fällen noch erforderlich wird, zeigt an, daß an jener Stelle, nahe dem Drehpunkt die Bewegung des Zahnes am geringsten gewesen ist. Bei den tangential wirkenden Instrumenten, wie dem Leclusschen Hebel und seinen Modifikationen oder dem Drehmeißel, wird die Rückwand des vor dem zu extrahierenden Molaren stehenden Zahnes als Drehungspunkt dienen.

Bei der Zange muß der Luxation die eigentliche Extraktionsbewegung folgen, welche die Herausführung aus der Alveole erst beendet. Die Extraktionsbewegung erfolgt selten rein vertikal, sondern meistens nach der Richtung, in welcher bei den Luxationsbewegungen der Zahn am ehesten nachgibt. Selbst wenn man bei den oberen Mahlzähnen die Zange stark nach außen führen muß, soll man doch von der einmal eingeschlagenen Richtung nicht abweichen und in ihr vorwärtsgehen, bis die Extraktion beendet ist.

Die zur Extraktion erforderliche Kraft bemißt sich nach dem Bau der Zähne und des Zahnfortsatzes. Milchzähne, zumal solche, deren Wurzeln schon stark resorbiert sind, benötigen bei der Dünne und Nachgiebigkeit der Alveolenwände nur wenig Kraft. Beim permanenten Gebiß sieht man an Form, Aussehen und Stellung der Zähne die Entwicklung des Gebisses und kann aus ihm einen Schluß auf Größe der Wurzeln und ihre feste Verbindung mit dem Zahnfortsatz ziehen. Auch andere Schwierigkeiten für die Extraktion lassen sich vom Gebiß bei seiner Betrachtung ablesen. So pflegt sich der Kiefer stärker zu verdichten, wo es sich um einzelne Zähne handelt, bei deren Umgebung der Kiefer durch den Verlust der Nachbarn zum Schwund gekommen ist. In anderen Fällen neigen sich die Nachbarn manchmal über den bereits zerstörten Zahn, so daß der Zwischenraum sehr eng wird und der Zahn schwer vertikal zu fassen ist. In allen solchen Fällen wird eine besondere Kraftanwendung notwendig sein, wenn nicht schon von vornherein statt der Extraktion die Ausmeißelung in Aussicht genommen war.

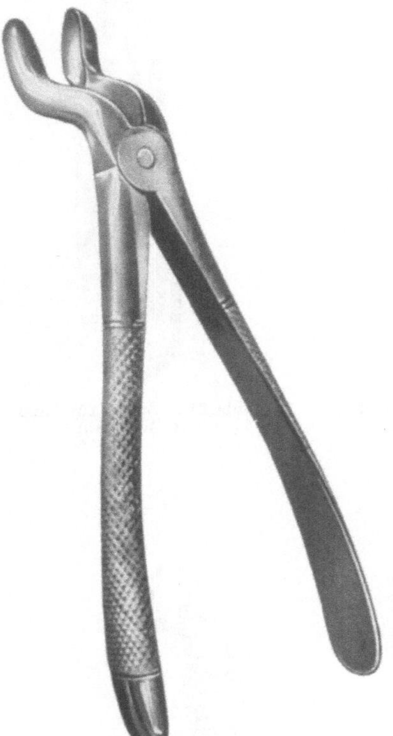

Abb. 315. Schneidezange mit bajonettförmigem Griff nach Partsch.

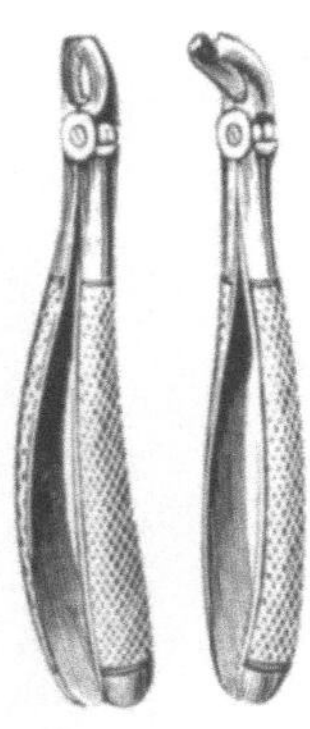

Abb. 316. Zange für obere (a) und für untere (b) Milchmahlzähne.

Bei den hebelartigen Instrumenten wird man darauf achten müssen, daß, wenn sie an der Rückfläche eines Zahnes ihren Stützpunkt finden, nicht dieser selbst statt des zu extrahierenden Zahnes ausweicht.

Bei den Milchzähnen, namentlich den Milchbackzähnen, ist darauf zu achten, daß bei jeder Extraktion nicht der unterliegende permanente Zahn gelockert wird.

Bei den Zähnen des Milchgebisses lassen sich Schneide- und Eckzähne mit einer Zange mit geradem schmalen Maul entweder mit drehenden oder mit hebelnden Bewegungen leicht extrahieren. Für die oberen Milchmolaren ist eine mit leicht S-förmig geschwungenem Handgriff ausreichend, während

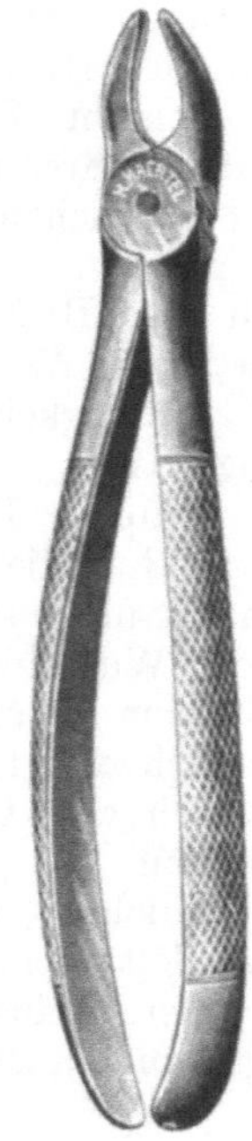

Abb. 317. Zange für Backzähne.

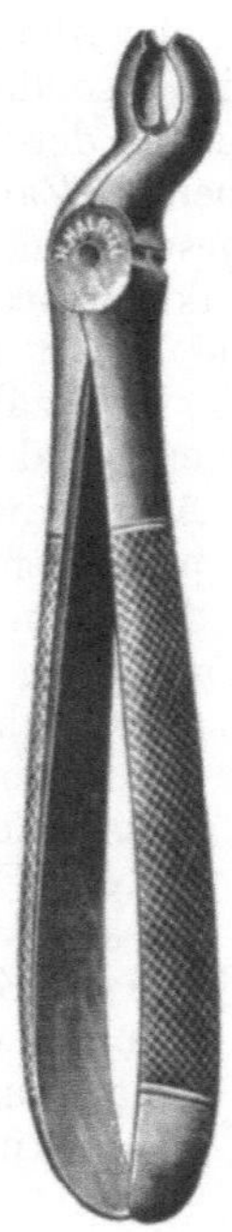

Abb. 318. Zange für rechte obere Mahlzähne.

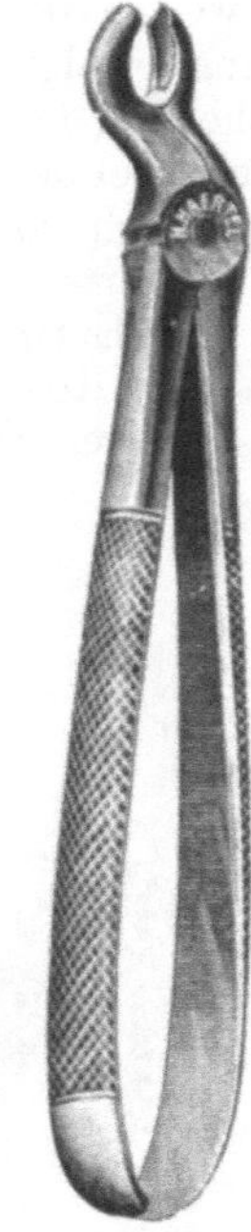

Abb. 319. Zange für linke obere Mahlzähne.

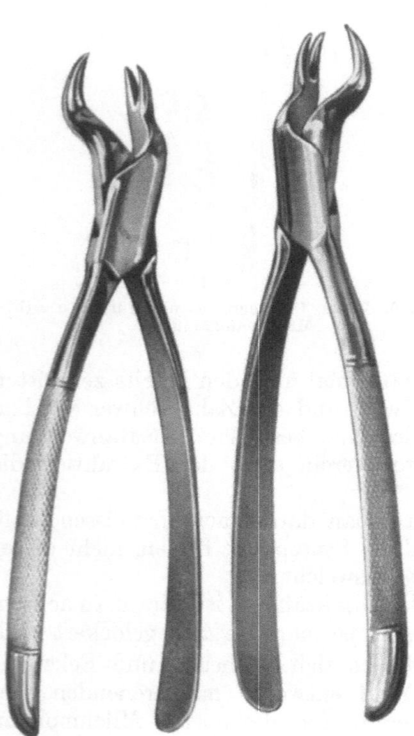

Abb. 320. Kuhhornzange für obere Molaren.

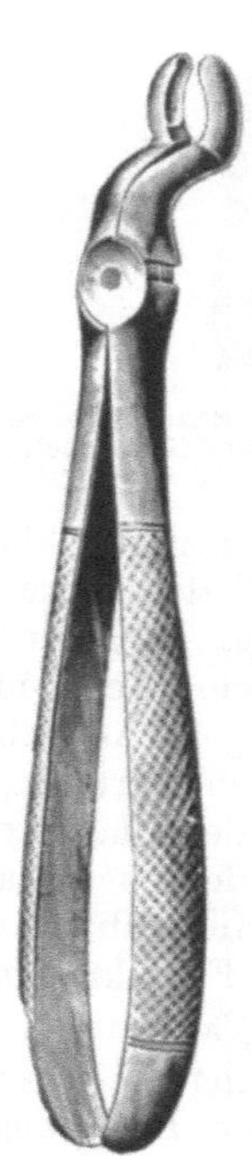

Abb. 321. Zange für obere Weisheitszähne.

die unteren Milchmahlzähne mit einem vertikal über die Richtung der Handgriffe gekrümmtem Maul extrahiert werden.

Von den Zähnen des dauernden Gebisses lassen sich die oberen und seitlichen Schneidezähne, sowie die Eckzähne mit einer geraden Zange und etwas breiterem, dem Querschnitt der Wurzel entsprechenden Maul entfernen. Mittlere Schneide- und Eckzähne werden dabei um ihre Achse gedreht, die seitlichen Schneidezähne durch hebelartige Bewegung nach vorn und hinten gelockert.

Die Backzähne (Prämolaren) machen im allgemeinen die größten Schwierigkeiten. Die Spaltung, Verschmächtigung und Krümmung ihrer Wurzeln ermöglichen leicht ein Abbrechen. Deshalb müssen die Zähne recht tief gefaßt werden. Abgebrochene Wurzelreste werden mit schmalen geraden Zangen am besten angefaßt.

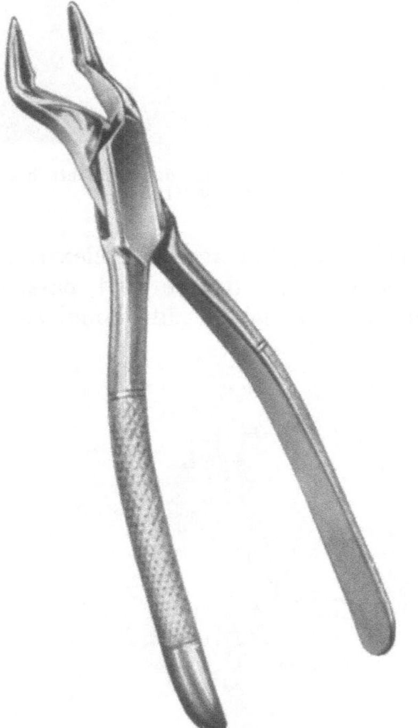

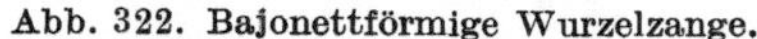

Abb. 322. Bajonettförmige Wurzelzange.

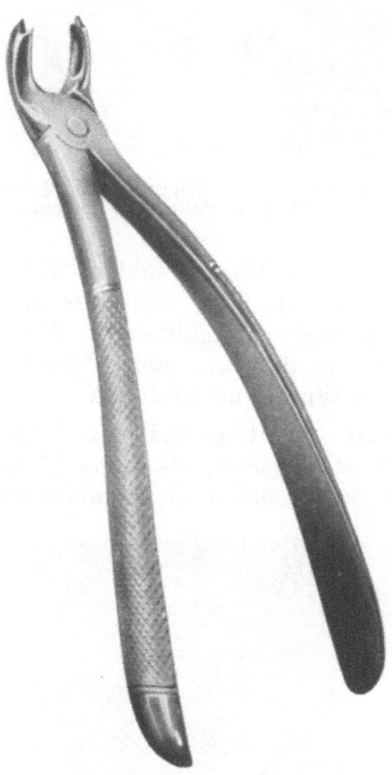

Abb. 323. Tiefgreifende Molarenzange.

Die oberen Mahlzähne werden mit Zangen extrahiert, deren Griff bajonettartig gestattet ist, um das Fassen auch tief im Munde so möglich zu machen, daß die Schnäbel parallel der Wurzel stehen. Der Schnabel ist so geformt, daß der buccal liegende Arm zwischen die beiden Wurzeln mit einem kleinen Vorsprung eindringt, während der gaumenwärts gelegene die palatinale mit einer Rundung umfaßt. Die Hochführung der Zangen muß energisch durchgeführt werden, um durch eine kräftige Bewegung dann den Zahn nach außen zu luxieren. Ist die Krone schon stark geschwächt, die Wurzel aber noch zusammenhängend, wird besser die Kuhhornzange zur Verwendung kommen, da der Zahn sich von den Spitzen leicht so fassen läßt, daß er außerordentlich fest zwischen ihnen beim Schluß der Zange liegt und kräftige Luxationsbewegungen leicht gestattet. Wenn die Wurzeln schon voneinander getrennt oder ihr Verbindungsteil so schwach ist, daß er voraussichtlich bei den Luxationsbewegungen nachgibt und springt, so geht man lieber bald mit der Extraktion der einzelnen Wurzel vor. Dabei ist zu bemerken, daß die distale und palatinale Wurzel miteinander fester zusammenhängen und gleichsam eine Einheit gegenüber

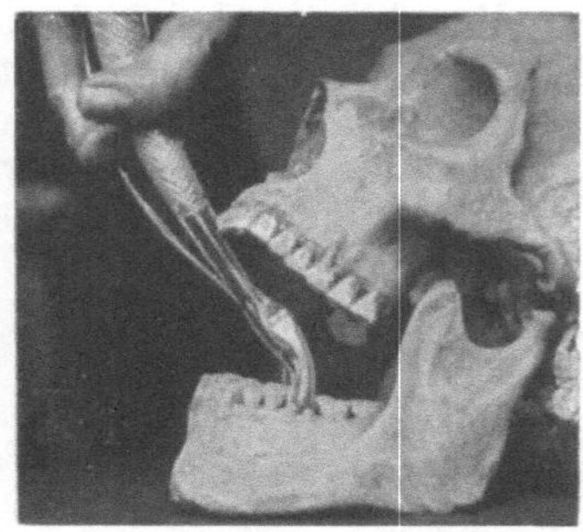

Abb. 324. Anlegen der tiefgreifenden Molarenzange. (Williger, Zahnärztl. Chirurgie.)

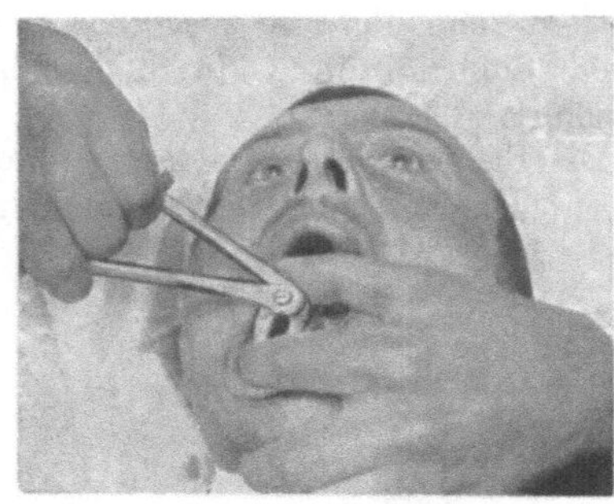

Abb. 325. Verwendung des Habichtschnabels. (Nach Williger.)

der buccalen Wurzel bilden, daß man zweckmäßig bei der Wurzelextraktion die bajonettförmige Wurzelzange so anlegt, daß die distale und palatinale Wurzel zugleich gefaßt wird. Meist gelingt es, diese beiden auf einmal zu entfernen, so daß nur übrig bleibt, die mesiale Wurzel nachzuholen.

Sind im Gegenteil die Kronen schon so zerstört, daß die Molarenzange keine rechte Applikationsfläche

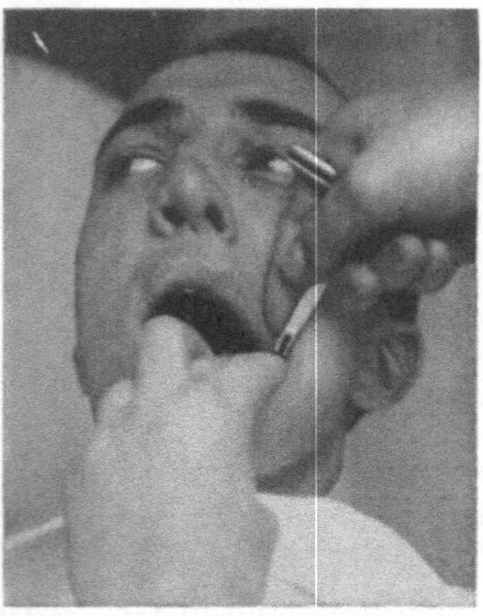

Abb. 326. Verwendung des Drehmeißels. (Nach Williger.)

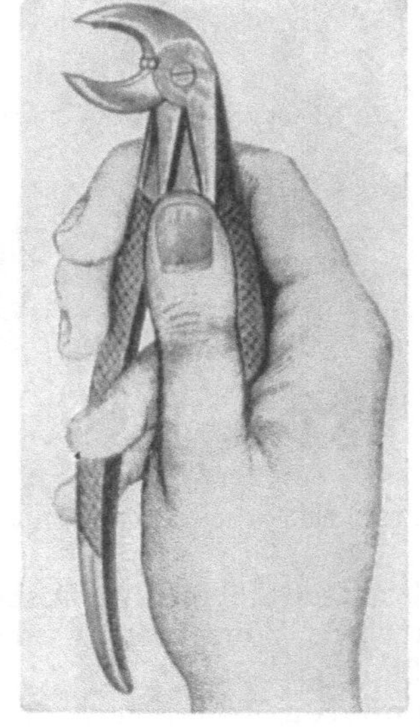

Abb. 327. Habichtsschnabelzange.

mehr findet, hängen aber die Wurzeln noch so zusammen, daß man die Wurzelzange nicht an die einzelnen Wurzeln an kann, tut man gut, die Wurzeln dadurch zu separieren, daß man mit dem feinen Fissurenbohrer zwischen mesialer und distaler buccalen Wurzel eingeht, und hier den Zahn durchschneidet.

Von diesem Vorgehen macht man auch an den unteren Molaren gern Gebrauch. Man gewinnt auf diese Weise die Möglichkeit, die einzelnen Wurzeln besser zu fassen und sie leichter, ohne große Kraftanstrengung aus dem Zahnfach zu entfernen. Auch läßt sich, da Luft geschaffen, der Hebel leichter an der Wurzel anlegen und die Wurzel besser luxieren.

Die häufigen Abweichungen in der Form des Weisheitszahnes, seine Kleinheit und die verschiedenartige Entwicklung seiner Krone zwingen, bei seiner Extraktion eine Zange mit einem gleichförmigen Maul zu benutzen, welche die konvexen Flächen gleichmäßig umgreift. Damit gelingt die Extraktion des Weisheitszahnes meist ohne Schwierigkeiten, wenn nicht ein kräftig entwickelter aufsteigender Ast des Unterkiefers und seine Annäherung an den Oberkiefer die Extraktion erschwert. Die poröse Beschaffenheit des Tuber maxillare nötigt am Oberkiefer aber zu besonderer Vorsicht, weil leicht Abbrüche erfolgen und damit Zerrungen des ziemlich reich entwickelten Nervengeflechtes.

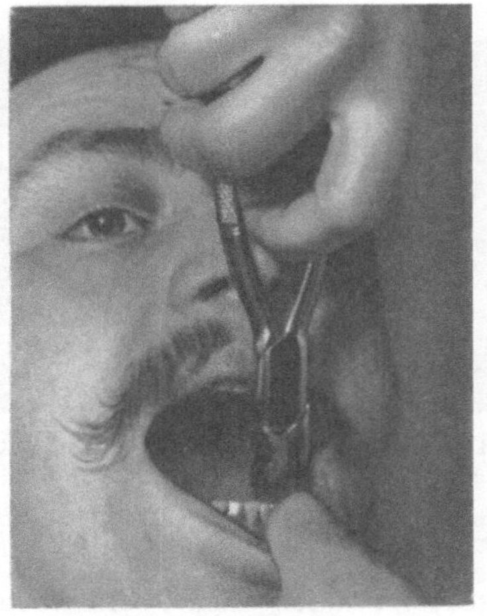

Abb. 328. Entfernung der Wurzeln unterer Mahlzähne mit der bajonettförmigen Wurzelzange.

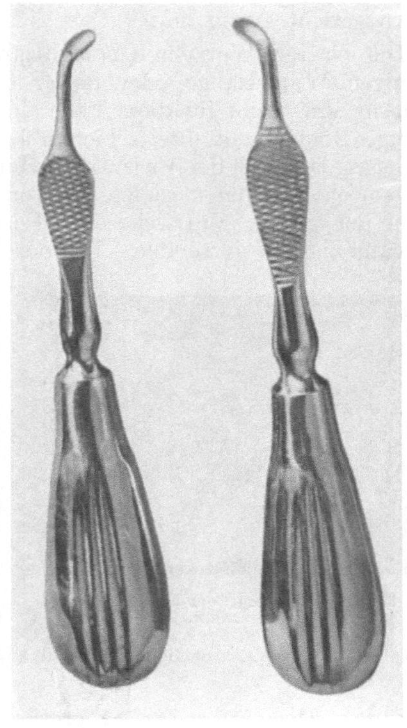

Abb. 329. Wurzelhebel nach Thompson.

Die unteren Schneide- und Eckzähne entfernt man ebenfalls mit gerader Zange, indem man vor oder an der linken Seite des Patienten steht. Die Luxationsbewegungen werden nach vorn zu gerichtet.

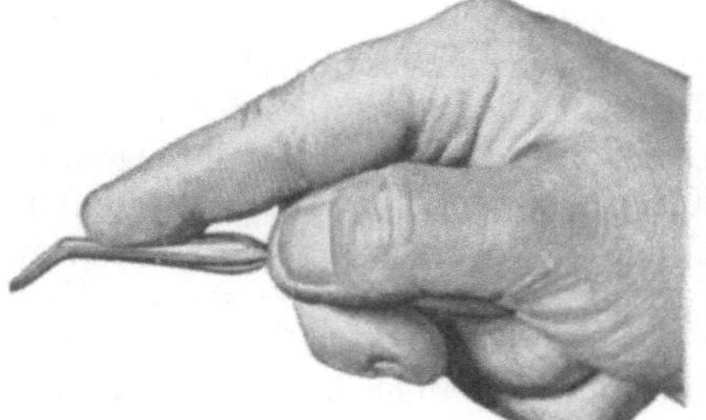

Abb. 330. Haltung des Geißfußes nach Preiswerk.

Die Prämolaren folgen meistens gut bei Drehbewegungen mit einer S-förmig geschwungenen Zange oder auch der bajonettförmigen Wurzelzange, welche man, seitlich am Patienten stehend, von oben her vertikal abwärts führt. Selbst ziemlich tief abgebrochene Wurzelreste lassen sich noch auf diese Weise entfernen.

Zur Extraktion der unteren Mahlzähne eignet sich eine tiefgreifende, S-förmig geschwungene Zange, welche die Krone so umfaßt, daß die Spitzen das Mittelstück zwischen den zwei Wurzeln des Maules fassen. Man kann dann Luxationsbewegungen sowohl nach außen als auch nach innen machen, je nachdem die Krone durch die Caries geschwächt ist. Gerade diese Möglichkeit gibt der Zange den Vorzug gegenüber den vielfach auch benützten Habichtschnäbeln, bei denen die Luxationsbewegung notwendigerweise immer nach außen gerichtet sein muß.

Die platten Wurzeln der Mahlzähne werden entweder mit der bajonettförmigen Wurzelzange oder besser durch den Geißfuß mit seitlichem Stoß entfernt. Er bleibt für diese Fälle ein sehr schonendes, außerordentlich zweckmäßiges Instrument. Bei schiefem Bruch der Wurzeln oder bei starker Überwachsung läßt sich der Vajnasche Hebel gut gebrauchen, indem er den Wurzelrest sowohl von der mesialen wie von der distalen Seite anzugreifen gestattet. Auch der gerade Beinsche Hebel ist zur Entfernung isolierter Wurzelreste zweckmäßig zu verwenden. Bei der Extraktion der Wurzeln mit der Zange

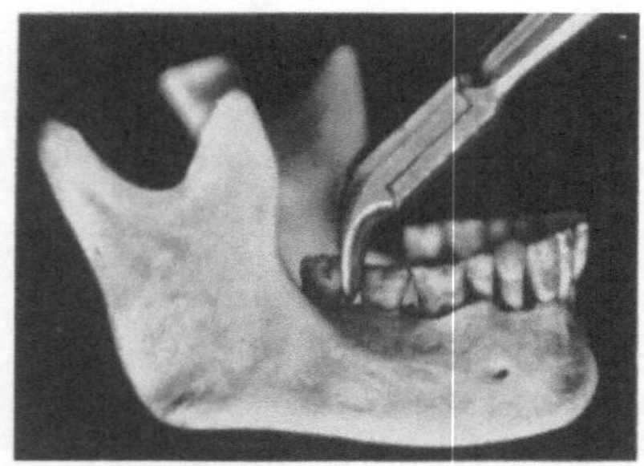

Abb. 331a. Anwendung der Keilzange für untere Weisheitszähne. 1. Zeit: Distalschieben des Zahnes.

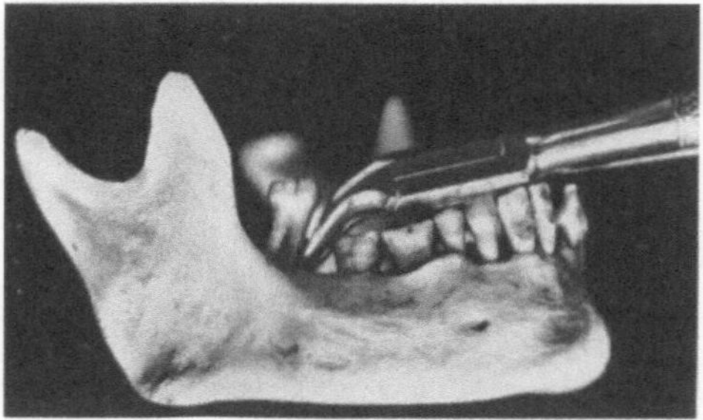

Abb. 331b. Anwendung der Keilzange für untere Weisheitszähne. 2. Zeit: Hochheben des Zahnes.

(Aus Port-Euler, Lehrbuch der Zahnheilkunde, 4. Aufl. München 1929, S. 306, Abb. 344/45.)

über den Alveolarfortsatz zu greifen (Präger) kann ich nicht befürworten. Das innere Blatt der Zange gleitet auf dem harten Alveolarfortsatz oder zerquetscht ihn. Diese Verletzung ist nicht immer gleichgültig, ruft starke Nachschmerzen und besondere Empfindlichkeit der ganzen Umgebung hervor. Erst nach mehreren Tagen pflegt der Schmerz nachzulassen. Sicherer bleibt die Führung zwischen Zahn- und Alveolarwand. Leicht zurückbleibende scharfe Knochenkanten rufen Störung der Heilung und selbst wenn sie gut vonstatten gegangen, Druck auf die Schleimhaut hervor.

Am meisten Schwierigkeiten bereitet der untere Weisheitszahn. Er steckt in einem sehr breiten Kiefer, ist meist durch die vor ihm stehenden Zähne etwas gedeckt und steht dem aufsteigenden Kieferast sehr nahe. Seine häufig starke Krümmung mit Verwachsung seiner Wurzeln bereitet der Extraktion mit der Zange nicht selten Schwierigkeiten und drängt zur Benutzung der hebelartigen Instrumente, des Leclusschen Hebels oder besser des Partschschen Drehmeißels, der vor dem Hebel den Vorzug besitzt, daß er sich leichter durch Schlag mit dem Hammer in derben Knochen zwischen zweiten und dritten Molaren eintreiben läßt und mit seiner Querstange eine starke Hebelwirkung zur Herausdrehung des Zahnes gestattet. Wurzelreste können ebenfalls mit dem Drehmeißel oder dem Geißfuß entfernt werden. Um den Hebel bei zu engem Zwischenraum Kontaktfläche zwischen Achter und Siebener zu schaffen, empfiehlt Lutzer die vordere Wand des Weisheitszahnes abzuschleifen und damit die Extraktion zu erleichtern. Zur Extraktion des unteren Weisheitszahnes hat sich nach Euler und Präger die Keilzange sehr bewährt. Ihre auf dem Querschnitt keilförmig gestalteten Zangenblätter drängen beim Einsetzen der Zange zwischen dem Weisheitszahn und dem zweiten Molar beim Zusammendrücken der Zange den Weisheitszahn nach aufwärts und hebeln ihn aus der Alveole. Die schräg gestellten Zangenblätter befördern ihn bei der Senkung der Zange aus der Alveole heraus. Die Zange wirkt aber so nur dann, wenn der zweite Molar genügend durch eine intakte Zahnreihe gestützt ist. Ist diese Vorbedingung nicht erfüllt, so wirkt sie leicht auf den zweiten Molar und drängt ihn aus seiner Stellung.

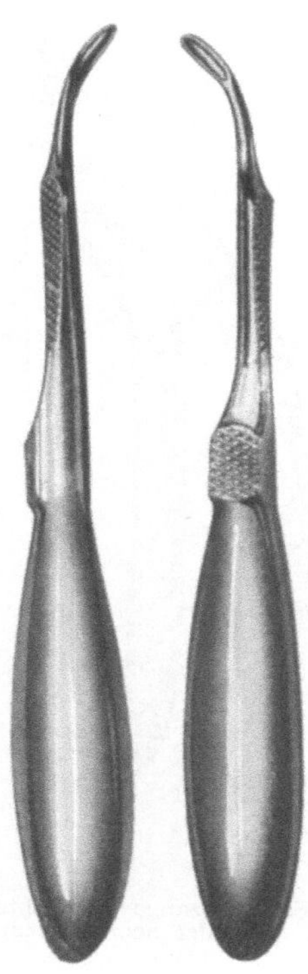

Abb. 332. Wurzelhebel nach Vajna.

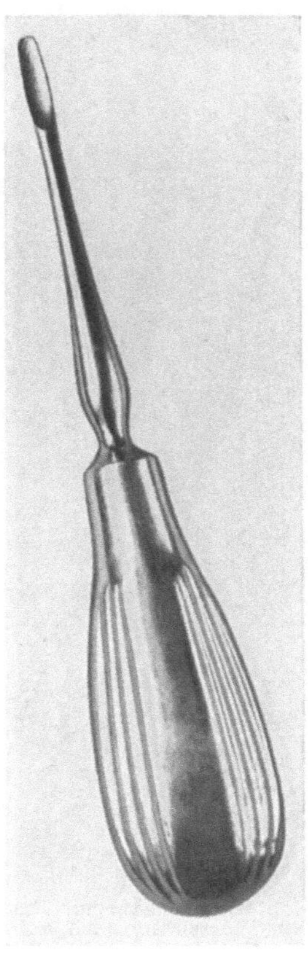

Abb. 333. Hebel nach Bein.

Nach Beendigung der Extraktion ist die Wunde nachzusehen auf etwaige abgebrochene Splitter des Zahnes oder vorspringende Knochenkanten. Die Splitter, die häufig noch am Zahnfleisch festhängen, entfernt man am besten mit der starken Pinzette nach Albrecht (Abb. 334). Schwächere Instrumente gleiten leicht ab und gestatten nicht die Verwendung der Kraft, die zur Ablösung der Splitter notwendig ist.

Scharfe Knochenkanten müssen geglättet werden, da vorspringende Spitzen nicht nur den Wundverlauf stören, den Patienten immerfort zur Berührung der Wunde mit der Zunge nötigen, leicht nekrotisieren und selbst nach vollendeter Heilung eine hartnäckige Empfindlichkeit hervorrufen. Der Knochen läßt sich mit schneidenden Zangen gut abtragen, bis er glatt ist. Hauptmeyer hat für die Glättung besondere Feilen herstellen lassen, mit denen sich die Oberfläche des Zahnfaches gut bearbeiten läßt. Es ist das notwendig, wenn viele Extraktionen hintereinander stehender Wurzeln ausgeführt werden müssen. Die breit klaffenden Zahnfächer mit ihren Zwischenwänden halten das Zahnfleisch so ab, daß es sich nur schwer über dem Knochen schließt. Die Zwischenwände stehen frei in die Mundhöhle hinein, leiden unter der Einwirkung der Mundflüssigkeit und der Nahrung, entzünden sich, nekrotisieren und halten dann die Wundheilung auf und machen sie schmerzhaft. Man tut gut, wie ich das schon vor langem vorgeschlagen, die Zahnfächer abzutragen, die Zwischenfächer mit der Schneidezange (Abb. 335 u. 373) fortzunehmen und damit den Zahnfleischrändern raschen Anschluß über dem Knochen zu ermöglichen, wenn möglich die Knochenbedeckung durch Naht der Zahnfleischränder zu sichern. Die Heilung der Wunden geht dann viel schneller vor sich, man erhält glatte, von Zahnfleisch gut gedeckte Knochenflächen und kann viel früher die Prothese einsetzen, weil man eine Resorption des Zahnfaches nicht abzuwarten braucht.

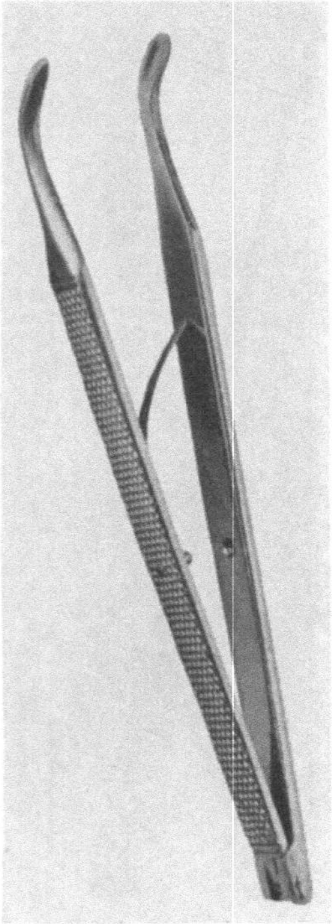

Abb. 334. Starke Pinzette zur Entfernung gelockerter Wurzelreste nach Albrecht.

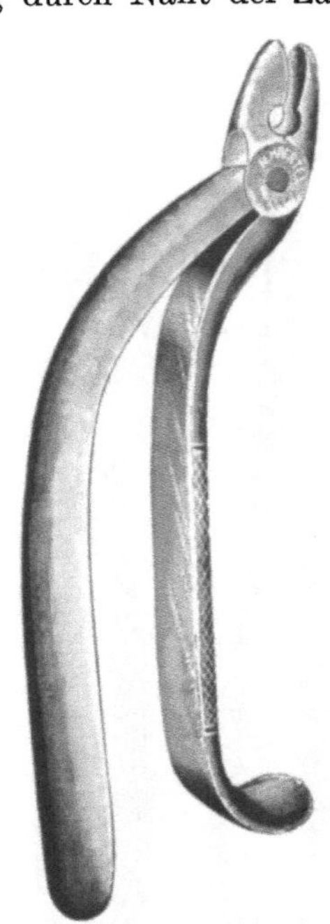

Abb. 335. Schneidezange zum Abtragen der Zahnfachränder nach Partsch.

Nach der Zahnextraktion nimmt man am besten vom Spülen Abstand, führt einen dicken Wattebausch zwischen die Zahnreihen, läßt die Kiefer fest auf den Wattebausch beißen und läßt den Wattebausch 2—3 Stunden liegen. Dann haben sich die Zahnfleischränder gut über die Wunde gelegt, verkleben rasch mit den Rändern der Alveole und heilen dann bald zusammen.

Literatur.

Busch: Die Extraktion der Zähne. Berlin 1899.

Colemann: Lehrbuch der zahnärztlichen Chirurgie. Berlin 1883.

Gibbs: The extraction of teeth. Edinburg 1912. — *Gorham:* Tooth extraction. London 1893.

Holländer: Die Extraktion der Zähne. Leipzig 1894.

Kronfeld: Indikationen zur Extraktion. Österr.-ungar. Vjschr. Zahnheilk. **1899**.

Mayrhofer: Die Praxis der Zahnextraktion. Wiesbaden.
Scheff, J.: Extraktion der Zähne. Handbuch der Zahnheilkunde, Bd. 2, 2. — *Schlemmer:* Das Zahnziehen. Österr.-ungar. Vjschr. Zahnheilk. **1896** u. **1909**.
Trauner: Der Nervus lingualis in der Gegend der unteren Mahlzähne. Festschrift des Vereins österreichischer Zahnärzte. Wien 1911.

Die Heilung der Extraktionswunde und ihre Störungen.

Euler hat den Vorgang der Heilung der Extraktionswunden beim Tiere studiert. Das anfangs die Wunde ausfüllende Blutgerinnsel verklebt mit den Wänden der Höhle und schließt sie ab gegen die Einflüsse vom Munde her. Die Wundränder ziehen sich durch das Ligamentum circulare zusammen. Sehr bald wächst das Epithel von den Wundrändern her über das die Alveole füllende Gerinnsel weg, so daß die weiteren Veränderungen in der Tiefe sich ungestört vollziehen können. Die thrombokinetische Wirkung der Wundränder verstärkt den Fibrinschutz. Zwischen die Massen der roten Blutkörperchen schieben sich junge Bindegewebsfasern, neu gebildete Gefäße treten auf. Der Alveolarrand verändert sich, Riesenzellen beginnen ihre Tätigkeit, die Haversschen Kanälchen werden weiter. Von den Seiten schieben sich in das den Grund der Alveole ausfüllende junge Bindegewebe vor. Am Limbus alveolaris macht sich deutlich der Abbau bemerkbar. Die Reste des Periodontiums sind zum Teil hyalin entartet, in den tieferen Abschnitten verkalkt, die Ränder mit Osteoblasten besetzt. Um die vierte Woche hat die Knochenneubildung den Alveolarrand erreicht, die Riesenzellen sind verschwunden. Diese Phase wird man abwarten müssen bei der Frage der Anfertigung der Ersatzstücke. Die weitere Umwandlung des Knochens, die Verschmelzung des neugebildeten mit den Alveolarrändern wird immer deutlicher bis endlich der Rest der Alveole ganz von Knochen ausgefüllt ist.

Jede Störung des Heilungsverlaufes macht sich durch Klaffen der Zahnfleischränder bemerkbar. Ihr sonst eintretendes Zusammenschließen bleibt aus, das Blutgerinnsel löst sich von den Wänden des Zahnfaches und die Extraktionswunde steht breit offen.

Das pflegt schon einzutreten, wenn kleine Fremdkörper in Form von Zahnresten oder abgesprengten Knochenstückchen, die anfangs in das Gerinnsel eingeschlossen waren, seine gleichmäßige Zusammenziehung hindern, um so mehr, wenn sie der Zunge des Patienten bemerkbar werden und sie veranlassen, dauernd die Wunde zu beunruhigen. Gelingt es, frühzeitig diese kleinen Partikelchen zu entfernen, kann der weitere Verlauf ungestört vor sich gehen. Die Erfahrung, daß sie sonst nachträglich Schmerzen und Unbequemlichkeiten machen und den Heilungsverlauf aufhalten, zwingt zu der Vorschrift, daß man eigentlich jede Extraktionswunde gründlich durch Besichtigung und Betastung revidieren soll, ehe man den Wattebausch zwischen die Zahnreihen legt. Bei ruhigem, zweckmäßigem Verhalten geht ohne Beschwerden die Heilung der Wunde vor sich und ist je nach der Größe in 6—8 Tagen beendet. Sie muß so erfolgen, daß die Zahnfleischränder sich lückenlos über dem Zahnfach schließen. Ein kleiner Spalt, der zurückbleibt, deutet auf ein noch vorhandenes störendes Moment (zurückgebliebener Wurzelrest, Fremdkörper) hin.

Unter den Störungen des Heilungsverlaufes sind in erster Linie die Blutungen zu nennen. Sie treten entweder im direkten Anschluß an die Extraktion durch Zerreißung größerer Gefäße bei derselben auf oder stellen sich längere oder kürzere Zeit nach der Extraktion aus der Alveole ein. Die ersteren vermeidet man durch vorsichtige Extraktion am besten, die anderen sind nicht ganz auszuschalten. Denn wenn auch anfangs die Blutung durch den Aufbiß auf den zwischen die Kauflächen gelegten Wattetampon gut steht, so ist namentlich bei dem Nachlaß der Wirkung der Anämie durch gefäßverengernde Mittel eine Nachblutung nicht immer zu vermeiden. Ihr Eintritt wird unterstützt durch unzweckmäßiges Verhalten des Patienten (Springen, Laufen, Tanzen).

Nicht selten genügt auch die horizontale Lage beim abendlichen Zubettgehen, um eine Blutung anzuregen.

Sie wird ernst, wenn sie durch Krankheiten des Blutes oder der Gefäße (Ikterus, Arteriosklerose, Leukämie) bedingt ist. Besondere Beachtung verdienen die schweren Blutungen, bei den Hämophilen, die so umfangreich werden können, daß sie lebensbedrohliche Erscheinungen, ja selbst den Tod herbeiführen können.

Gegen die Blutung bleibt zunächst das wirksamste Mittel das Aufbeißen auf einen festen Wattetampon, der zwischen die Zahnreihe geschoben wird. Er stillt in vielen Fällen die Blutung definitiv. Erreicht er das nicht, so ist zu eingreifenderen Maßnahmen, zur Tamponade des Zahnfaches zu schreiten. Aber diese Tamponade verlangt große Sorgfalt und ist nur unter bestimmten Vorsichtsmaßregeln wirksam.

Es ist zunächst durch Fortnahme aller Gerinnsel und sorgfältige Reinigung der Extraktionswunde mit Pinzette und Wasserstrahl die Quelle der Blutung festzustellen. Sie kann aus dem Zahnfleisch oder dem Zahnfach kommen. In beiden Fällen ist die Tamponade ein außerordentlich wirksames Mittel, nur muß sie nicht auf das die Alveole füllende Gerinnsel aufgelegt werden, sondern nur so, daß nach gründlicher Reinigung der Alveole das Tamponadematerial direkt auf den Knochen kommt. Man schneidet sich aus antiseptischer Gaze schmale Streifen und führt sie mit dem Tamponstopfer so in die Alveole, daß man diese mit hin und her sich wendenden Lagen vollsetzt. Es ist darauf zu achten, daß bei der Tamponade die Schleimhautränder nicht umgekrempelt und eingerollt werden, sondern sich möglichst über der Tamponade einander genähert werden, in einer Stellung, in welcher die Verklebung der Ränder am besten erfolgt. Andererseits ist der Fehler zu vermeiden, daß man den Tampon zu hoch aufbaut. Er quillt ja meistens selbst durch die Aufnahme von Mundflüssigkeit aus der Wunde heraus. Er soll bei der Anlage nicht über den Alveolarfortsatz aufwärts reichen, weil sonst nicht die Möglichkeit gegeben ist, daß auch die Zahnfleischränder zweckmäßig gegen ihn angepreßt werden können durch Aufbeißen auf den Wattetampon, der von oben her auf die Wunde gelegt wird. Bei Verwendung dieser Vorsichtsmaßregeln sind selbst schwere Blutungen endgültig zum Stillstand zu bringen.

In dieser Weise durchgeführt, bietet die Tamponade auch für jene Fälle ein wirksames Hilfsmittel, in denen die Blutung auf der Grundlage einer schweren Erkrankung (Ikterus, Leukämie, Hämophilie) zustande kommt. Bei stark klaffenden Zahnfleischrändern kann sie noch unterstützt werden durch die Naht, indem man die Zahnfleischränder über dem Tampon durch sie vereinigt, auf diese Weise die Lage des Tampons sichert und einen festen Anschluß der Innenflächen des Zahnfleisches an den Tampon ermöglicht.

Bei Hämophilie, deren Bestehen allerdings erst durch besondere anamnestische Momente (Erblichkeit, von selbst auftretende Blutungen in die Gewebe oder Gelenke, unverhältnismäßig große Blutungen bei kleinen Verletzungen) nachgewiesen sein muß, ist es mir bisher stets gelungen, schwerere Blutungen bei ausgesprochenen Hämophilen zu vermeiden, wenn bei der mit besonderer Schonung vorgenommenen Extraktion die Tamponade von vornherein eingelegt wurde. Allerdings kommt es nicht selten vor, daß der Heilungsverlauf dabei unterbrochen wird durch geringe, bald zu stillende Blutungen, da anscheinend bei den Hämophilen die Kraft der Gewebsbildung, vor allem der der Granulation, vermindert erscheint und sich die Heilung deshalb viel langsamer vollzieht. Die die Alveole ausfüllenden Granulationen bleiben weit blasser und weniger kräftig und haben viel geringere Neigung sich zusammenzuziehen als bei normalen Patienten. Ich habe zu den in neuerer Zeit vorgeschlagenen Infusionen von Chlorcalciumlösung oder Gelatine nicht Zuflucht zu nehmen brauchen und würde diese nach den vorliegenden Erfahrungen immerhin nicht für wirksamer halten als die ebenfalls empfohlenen Injektionen von Serum (Diphtherieserum). Ratsamer scheint die Verwendung des Koagulens nach Kocher-Fonio zu sein. Wenn bei Hämophilen der operative Eingriff nicht zu vermeiden ist, tut man gut 24 Stunden vor der Operation 20 ccm Pferdeblutserum oder Diphtherieserum unter die Rückenhaut zu injizieren (Williger). Bei den auf Thrombopenie beruhenden hämorrhagischen Diathesen kommen als Blutstillungsmittel Blutinjektionen, Röntgenbestrahlungen des Knochenmarks, in schweren Fällen die Milzexstirpation in Frage.

Direkt zu warnen ist vor der immer noch vielfach beliebten Verwendung der Eisenchloridwatte. Sie verätzt die Wundoberfläche und die Schleimhaut so, daß es schwer wird, eine Übersicht über das Wundgebiet zu erhalten. Das unter ihrer Wirkung zustande kommende Blutgerinnsel ist so krümlich und ohne Bindekraft, daß in kurzer Zeit die Blutung unter ihm wieder hervorkommt. Die Naht wird erschwert, wenn sich die Wundränder entzünden; denn dann gibt auch beim geringsten Zuge selbst straffes Zahnfleisch so nach, daß die Naht leicht durchschneidet.

Die Tamponade, oder besser gesagt der direkte Druck, bleibt das beste und schonendste Mittel zur Stillung der Blutung und ist weitaus vorzuziehen der noch immer vielfach geübten Spülung mit kaltem Wasser und der Anwendung von heißem Wasser. Die mechanische Bewegung, welche bei dem Spülen den blutenden Gewebsmassen erteilt wird, ist der Bildung eines Gerinnsels nicht günstig und die Gefahr, daß durch das Spülen infektiöses Material aus dem Bereich der übrigen Mundhöhle an die frische Wunde herangebracht wird, nicht ohne weiteres abzuleugnen. Demgegenüber ist das Aufbeißen auf einen leicht zu beschaffenden sterilen Wattebausch ein sehr viel einfacheres und auch den antiseptischen Grundsätzen mehr entsprechendes Verfahren.

Man wird es auch dem Patienten als Schutzmaßregel empfehlen können, wenn nach anfänglichem Stehen der Blutung noch eine Nachblutung auftreten sollte.

Man kann deshalb die Verfahren, die Wunde mit Preßschwamm, Wachs oder Gipsbrei oder auch Stentsmasse u. a. zur Stillung der Blutung zu bedecken, übergehen. In Frage kann nur kommen, ob man bei der Tamponade statt der Jodoformgaze ein weniger unangenehmes Antisepticum, Xeroformgaze, Vioform, Noviform u. a. oder die zweifellos die Blutung günstig beeinflussende Penghawar-Djambi-Watte oder Stypticin-Watte verwendet, bei den letzteren aber nicht ohne gleichzeitiges Dauerantisepticum, weil sonst so rasch Zersetzung in der Wunde eintritt, daß der Tampon vorzeitig entfernt werden muß, ehe man noch hoffen darf, daß sich schützende Granulationen in genügender Zahl gebildet haben, welche das Weglassen des Tampons ermöglichen.

Als Ultima ratio bei sehr hartnäckigen Blutungen würde noch an die Verwendung der Glühhitze in Form des Thermokauters oder Galvanokauters zu denken sein. Natürlich ist bei all diesen Vorschlägen vorausgesetzt, daß es sich nicht um abnorme anatomische Verhältnisse (Zerreißung der Mandibularis oder aneurysmatische Erweiterungen derselben) handelt, bei denen chirurgische Maßnahmen, in erster Linie die Unterbindung in Frage kommt.

Der Vorschlag, durch Bestrahlung der Milz bei bedrohlichen Blutungen einen Stillstand der Blutung herbeizuführen, ist noch zu wenig erprobt, als daß man ihn empfehlen könnte. Er ließe sich ja auch nur unter besonders guten äußeren Bedingungen durchführen.

Nach der Extraktion kommen nicht selten stärkere Schwellungen zustande, welche den Patienten lebhaft beunruhigen, aber meist keine ernste Besorgnis erregen brauchen. Sie hängen wohl in erster Linie von dem Umfange der Gewebsverletzungen ab, welche bei der Extraktion erfolgt sind (Zerreißung, Zerquetschung des Zahnfleisches und Ablösung des Periostes vom Knochen). Es scheint, als ob man statt dieser natürlichen Gründe auch die Wirkung der Anaesthetica als Ursache des Entstehens dieser Schwellungen herangezogen hat. Daß die erstere Auffassung die zutreffendere ist, wird dadurch bewiesen, daß man bei den erforderlichen operativen Eingriffen das Entstehen der Schwellung erheblich hintanhalten kann, wenn man durch Druckwirkung von innen oder außen (Tamponade oder Kompressionsverband) den dem operativen Eingriff folgenden Blutaustritt in die Gewebe nach Möglichkeit entgegenwirkt. Deshalb sieht man auch die Schwellung besonders stark werden an Stellen, welche, wie die Innenseite des Kiefers und der Mundboden, einem Druck nicht zugängig sind. Andererseits ist ein solcher Kompressionsverband, wenn er nach Lage der Extraktionswunde wirksam angelegt werden kann, das beste Heilmittel zur Rückbildung solcher Schwellungszustände. Sie haben solange nichts zu bedeuten, als sich nicht entzündliche Erscheinungen, Rötung, Schwellung, Druckempfindlichkeit, spontaner Schmerz, Fieber einstellen. Wenn man besonders durch Ruhe, Ausschalten von Temperaturwechsel, Anwendung von gleichmäßiger trockener Wärme die Rückbildung unterstützt, so sieht man sie schon nach 2—3 Tagen erheblich zurückgehen.

Steigern sich trotz dieser Maßnahmen die Beschwerden, so liegt die Vermutung nahe, daß ernstere entzündliche Prozesse sich eingestellt haben, sei es, daß schon vor der Extraktion bestehende ihren Fortgang nehmen oder durch die Extraktion sich steigern, oder daß von der Extraktionswunde aus sekundär durch Infektion akut entzündliche Prozesse einsetzen. Das erstere dürfte das weitaus häufigere sein, insofern schon bestehende eitrige Prozesse trotz der Extraktion sich verbreiten, eiterige Knochenhautentzündungen auf den Knochen selbst übergreifen und sich lokale oder den ganzen Knochen in Mitleidenschaft ziehende Panostitis zustande kommt. Die Ursache dafür dürfte weitaus am häufigsten in dem dem Pulpazerfall entstammenden infektiösen Material zu suchen sein, ganz besonders dann, wenn nicht einfach eiterige, sondern jauchige Prozesse mit übelriechendem, stinkendem Eiter zustandekommen. Die Furcht vor solchen Zufällen hat lange Zeit zu der Auffassung geführt, daß man die Zahnextraktion erst vorzunehmen habe, wenn die schon nachweisbare Eiterung entweder von selbst oder durch ärztliche Hilfe zum Durchbruch nach dem Munde gekommen und die Abschwellung der Teile erfolgt sei. Nichts ist irriger als diese Annahme. Je früher das im Pulpakanal vorhandene infektiöse Material aus dem Körper entfernt wird, desto schneller gelingt es dem Organismus, die schädliche Reizwirkung zu überwinden, desto schneller kommen die entzündlichen Prozesse zum Rückgang. Bleibt jedoch die Schädlichkeit mit dem Zahne im Kiefer, so wirkt sie, auch wenn durch eine Incision nach außen Abfluß erzielt wird, im Innern weiter und je länger die Wirkung auf die knöcherne Umgebung des Zahnes dauert, desto eher ist die Möglichkeit gegeben, daß sie sich so steigert, daß der Knochen abstirbt und Nekrose eintritt. Deshalb gibt es nur einen einzigen sicheren und unter allen Verhältnissen einzuschlagenden Weg bei solcher Gefahr: den Zahn mit seinem schädlichen Inhalt so rasch als möglich zu entfernen. Mit einer solchen

Behandlung wird man am ehesten das Zustandekommen einer Nekrose vermeiden. Mir ist sie in langjähriger Erfahrung immer nur in den Fällen begegnet, in welchen die Patienten aus Furcht vor der Extraktion 8—10 Tage warteten, die Schwellung immer größer werden ließen, so daß die Entfernung des Zahnes sich immer schwieriger gestaltete. Extraktion und Incision schonend und unter antiseptischen Kautelen vorgenommen, werden unter gewöhnlichen

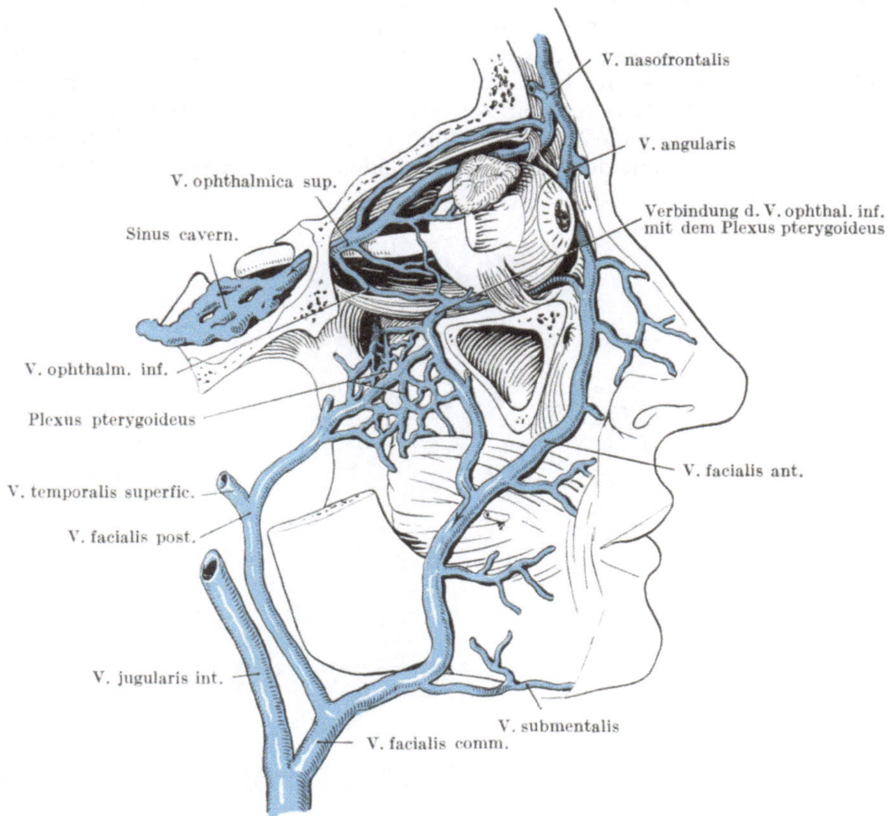

Abb. 336. Topographie der Vv. ophthalmicae und der Gesichtsvenen. (Halbschematisch.) (Aus Corning, Lehrbuch der topographischen Anatomie. 16./17. Aufl.)

Verhältnissen eine Verschlimmerung des Zustandes nicht herbeizuführen in der Lage sein.

Sind einmal diese entzündlichen Prozesse aufgetreten, so wird man bestrebt sein müssen, sie zu lokalisieren und tückischer Verbreitung vorzubeugen. Leider gelingt das entsprechend der Giftigkeit des Infektionsmaterials nicht immer, sondern gelegentlich steht man machtlos dem sich fortdauernd verbreitenden Prozeß gegenüber. Zunehmendes Ödem, starke Schwellung, Kieferklemme, lebhafte Mitbeteiligung des Allgemeinbefindens, vor allem Schüttelfröste, sind Anzeichen eines solchen verhängnisvollen Verlaufs. Durch frühzeitige Incision muß den unter den umfangreich geschwollenen Weichteilen gelegenen Eitermassen Abfluß verschafft werden. Man darf sich nicht scheuen, in der Narkose durch die bis zur Handbreite geschwollenen Weichteile hindurch bis auf den Knochen vorzugehen, um die Eiterung zu erreichen und nach außen abzuleiten. Tamponade bei breiter Eröffnung führt dann meist rasch zum Fieberabfall und Rückgang der Schwellung. Erfolgt beides nicht, so wird die Situation sehr ernst, indem man es dann meist mit progredient septischen Prozessen zu tun hat.

Ihre Verbreitung erfolgt in den meisten Fällen auf dem Wege der Lymphbahnen oder durch Thrombose der Blutgefäße. Was den letzteren Weg anlangt, so ist daran zu denken, daß auf der Außenseite des Unterkiefers die Vena facialis anterior direkt mit der Vena ophthalmica inferior und auf dem Umwege der Vena angularis mit der Vena ophthalmica superior und durch diese beiden mit dem Sinus cavernosus in Beziehung steht. Auf der Innenseite des Kiefers vermitteln die Venen aus der Gegend des vorderen Gaumenbogens die Fortleitung nach dem in der Flügelgaumengrube gelegenen Plexus pterygoideus und durch diesen ebenfalls zum Sinus cavernosus. Auf diesen Bahnen entgegen dem Blutstrom fortlaufende Thrombose führt zu der verhängnisvollen Thrombose des Sinus cavernosus mit der starken Mitbeteiligung des Auges, die sich in dem

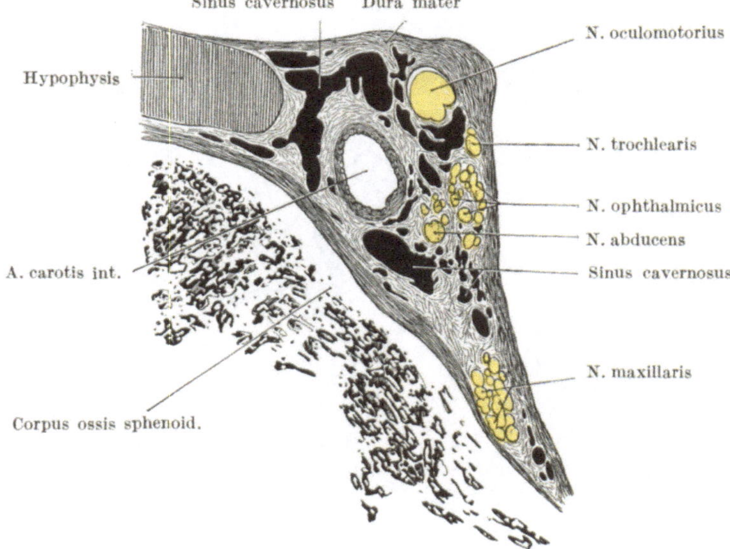

Abb. 337. Lagerung der Teile am Sinus cavernosus.
(Aus Corning, Lehrbuch der topographischen Anatomie. 16./17. Aufl.)

Vordrängen des Augapfels, der starken Schwellung der Augenlider, Lähmung der Augenmuskeln, Starre der Pupille, Trübung der Papilla optica, Erblindung aussprechen. Von dieser septischen Thrombose aus setzt eine Basalmeningitis ein, welcher die Patienten rettungslos erliegen. Nur vereinzelt ist es gelungen, durch frühzeitige Exstirpation der thrombosierten Venenstränge (Riese) den Prozeß aufzuhalten und den Patienten zu retten.

Gegenüber diesem Wege, welcher sowohl bei Extraktion der oberen wie der unteren Mahlzähne von den Entzündungsprozessen eingeschlagen werden kann, kommen noch an dem Unterkiefer ein- und abwärtsgehende Prozesse zustande. Hier ist es namentlich der Mundboden, der bei entzündlichen Zuständen der Innenseite des Unterkiefers in Mitleidenschaft gezogen wird. Sein lockermaschiges Fettgewebe, in das die submaxillaren Lymphdrüsen eingebettet sind, gibt bei der nahen Nachbarschaft des periostalen Überzugs des Unterkiefers ungemein leicht Veranlassung zu rasch sich ausbreitender entzündlicher Schwellung. Sie äußert sich zunächst nach der Mundhöhle zu mit Erhebung der sublingualen Falte und Schwellung der Unterfläche der Zunge. Die sonst in der Tiefe der zwischen Unterkiefer und Zunge vorhandenen Bucht gelegene Plica sublingualis steigt so aufwärts, daß sie unter lebhaften Schluckbeschwerden und Beeinträchtigung der Zungenbewegung die Höhe der Zahnreihe erreicht und unter Beiseitedrängung der Zunge zwischen diese und der Zahnreihe beim Einblick in den Mund in die Erscheinung tritt. Die hochgradige ödematöse Schwellung der deckenden Schleimhaut führt nicht selten zu fibrinöser Ausschwitzung auf die freie Fläche. Es ist dann manchmal recht schwer, dem ursprünglichen Eiterherde auf die Spur zu kommen und zu beurteilen, ob er mehr in der Zunge oder mehr an der Seitenfläche des Kiefers gelegen ist. Das Eröffnen vom Munde her hat bei der starken Schwellung etwas Mißliches, weil der geringste Einschnitt zu lebhafter Blutung führt und damit ein Präparieren der Teile zur Unmöglichkeit wird. Als zweckmäßiges Hilfsmittel für die Beurteilung des Sitzes hat sich mir im allgemeinen die Betastung mit einer Sonde erwiesen, weil die Breite des Fingers bei der Enge der Verhältnisse schon zu groß ist, um eine genaue Lokalisierung zu ermöglichen. Mit dem Sondenknopf kann man dagegen viel genauer die Weichteile auf ihre Druckempfindlichkeit prüfen und damit viel eher den Sitz des Herdes bestimmen. Aber man wird sich erst zur Operation von innen her entschließen, wenn man mit einiger Sicherheit den Eiterherd festgestellt hat.

Sonst ist der Weg von außen der leichtere und zuverlässigere, ganz besonders auch deshalb, weil man die Wundhöhle vor der Infektion vom Munde her schützen kann. Eine breite Incision den Kieferrand entlang führt auf die Innenseite des Kiefers, gestattet auch genaue Präparierung der Weichteile und damit die Aufsuchung des Eiterherdes, selbst wenn er mehr nach der Zungenseite gelegen ist.

Dasselbe gilt, wenn das Zellgewebe des Mundbodens, in welchem die submentalen Lymphdrüsen eingebettet sind, der Ausgangspunkt der Entzündung wird. Es wird hauptsächlich in Mitleidenschaft gezogen, wenn die Entzündungsprodukte apikaler Herde nicht nach der Außenseite des Kiefers, wie gewöhnlich, sondern auf die Innenseite des Unterkiefers sich verbreiten. Nicht selten läßt sich als Ursache für eine solche Verbreitung die nach einwärts gerichtete Lage des Wurzelloches nachweisen. Dann schiebt sich mehr die vordere Partie des Mundbodens hoch, die Zunge wird aufwärts und nach hinten gedrängt, der Mund meistens offen gehalten, weil die Zunge bei Schluß der Zahnreihen keinen rechten Platz mehr findet. Hier ist erst recht die Incision von außen geboten, weil von innen her die kräftige Muskulatur der Musculi genioglossi die dicke Decke der Absceßhöhle bildet. Hier ist der Weg von außen geradezu geboten, weil der Eiterherd der äußeren Haut näher liegt und der breite Einschnitt den einzig möglichen sicheren Zugang gewährt.

Diese Eiterherde am Mundboden sind deshalb möglichst früh anzugreifen, weil die stark ödematöse Schwellung sich sehr leicht nach den tieferen Teilen zu entwickeln und die aryepiglottischen Falten ergreifen kann, wodurch das verhängnisvolle Glottisödem droht. Und selbst wenn der Eiterherd oberflächlich gelegen ist und keine solche umfangreiche Druckwirkung entfaltet, kann durch den plötzlichen unvermuteten Durchbruch eines solchen Herdes der Patient Gefahr laufen, Eiter durch den Kehlkopf zu aspirieren und eine tödliche Lungenentzündung sich zuzuziehen, oder direkt bei dem Durchbruch des Eiters zu ersticken.

Ein weiteres nach Zahnextraktion nicht selten zu beobachtendes Ereignis ist der sog. Zahnlückenschmerz, der sich öfters zu neuralgiformen Schmerzen, die in weite Gebiete ausstrahlen, umsetzen kann. Man hat früher diesen Zahnlückenschmerz auf Zerreißungen kleiner Nervenäste oder auf ihre Einklemmung in feine Knochenspalten bezogen. Eine viel einfachere Erklärung liegt in der Mitbeteiligung des Lymphdrüsensystems. Schwellen die nahe der Kapsel der submaxillaren Speicheldrüse, manchmal sogar innerhalb derselben gelegenen Lymphdrüsen bei den zur Extraktion führenden Erkrankungen an, so ziehen sie die in das Ganglion submaxillare übergehenden Nervenäste in Mitleidenschaft und bewirken nach dem Schlunde, nach dem Ohre und nach dem Nacken zu ausstrahlende, manchmal recht heftige Nervenschmerzen.

Erst bei genauer Untersuchung der Drüsen kommt man auf die richtige Spur. Ein Druck auf sie löst einen Anfall der vorher geklagten Schmerzen aus. Den sichersten Beweis aber für die Richtigkeit dieses Zusammenhanges liefert der recht oft zu beobachtende Erfolg der Behandlung der Drüsen. Vorausgesetzt, daß die Extraktionswunde keinerlei Reizungserscheinungen aufweist, gelingt es durch eine ausschließlich die Drüsenschwellung bekämpfende Behandlung mit äußerlicher Jodanwendung und trockenen warmen Umschlägen die Drüse zur Abschwellung und damit selbst sehr heftige Schmerzen bald zum Schwinden zu bringen. Man denkt für gewöhnlich nicht an diesen Zusammenhang, weil das Ausbleiben jeder stärkeren Schwellung der Weichteile nicht auf eine Erkrankung der Drüsen hindeutet.

Wäre dagegen die Annahme richtig, daß Einklemmung von Nerven die Schmerzen hervorriefen, wäre ein so rascher Erfolg einer derartigen Behandlung nicht erklärbar.

Literatur.

Euler: Die Heilung von Extraktionswunden. Dtsch. Mschr. Zahnheilk. **41** (1923).

Fonto: Einige kritische Bemerkungen zu den Klingerschen Studien über Hämophilie. Z. klin. Med. **89** (1920).

Gerson: Über einen Fall von Orbitalphlegmone nach Zahnextraktion. Zahnärztl. Rdsch. **1920**, Nr 36. — *Gottlieb:* Histologische Untersuchung einer geheilten Zahnfraktur. Z. Stomat. **20** (1922). — *Graw, Franz:* Die Hämophilie im modernen Kriege und ihre Bedeutung für die Frage der Kriegsverwendungsfähigkeit. Inaug.-Diss. Berlin 1917.

Henius: Der heutige Stand der Hämophilieforschung. Zahnärztl. Rdsch. **1919**, Nr 42.

Jean, E.: Schwere Blutung nach Zahnextraktion bei einer Hämophilen. Semaine dent. **1920**, No 27.

Partsch: Die Tamponade. Dtsch. Mschr. Zahnheilk. **14** (1896). — *Peters:* Über einen eigentümlichen Fall von weiblicher Hämophilie. Münch. med. Wschr. **1919**, Nr 40.

Riese: Thrombophlebitis sinus durae matris. Arch. klin. Chir. **61**, 839.

Thoring: Ein Fall von schwer stillbarer Blutung nach Zahnextraktion bei Hämophilie. Zahnärztl. Rdsch. **1920**, Nr 51, 644.

Walther, Heinr.: Beitrag zur Behandlung hämophiler Blutungen. Münch. med. Wschr. **1919**, Nr 15. — *Williger:* Zahnärztliche Chirurgie, 4. Aufl., 1920.

4. Abschnitt.

Zufälle bei der Extraktion der Zähne.

Die häufigste Komplikation bei der Extraktion des Zahnes ist der Bruch des Zahnes. Er ist vielfach nicht zu vermeiden, weil die Tiefe der Zerstörung des Zahnes und die Größe der Widerstände der Umgebung nicht immer von außen genügend zu übersehen sind. Im allgemeinen wird ein kräftig gebautes Gebiß bei der Extraktion von Zähnen größere Widerstände bereiten und das Zustandekommen einer Fraktur begünstigen. In den meisten Fällen wird sie aber herbeigeführt dadurch, daß das Zangenmaul festgeschlossen wird, bevor es noch in hartes, festes Dentin an der Zahnwurzel aufwärts geführt ist. Dann bricht beim Schluß der Zange das schwache Stück des Zahnes ein und man wird dann genötigt sein, zu entscheiden, ob der Zahnrest noch mit der Zange oder hebelartigen Instrumenten anzugreifen ist oder ob man vorzieht, zur Aufklappung der Schleimhaut mit nachfolgender Ausmeißelung des Zahnrestes zu schreiten. Die dafür gültigen Gesichtspunkte haben bereits oben Erwähnung gefunden.

Ein zweites, nicht seltenes Ereignis ist das Versenken der Wurzel. Es kann vorkommen, daß die den Wurzelrest ergreifende Zange beim Vorstoßen diesen mit in die Tiefe nimmt und ohne weiteres die Wurzel in der Tiefe verschwindet. Sie etwa zu belassen und sich um ihr Schicksal nicht weiter zu bekümmern, wäre nicht angängig. Es wird in solchen Fällen festzustellen sein, aus welchem Grunde die Zahnwurzel ausgewichen und wohin sie gedrungen ist. Eine solche Verlagerung wird äußerst selten bei normalen Knochenverhältnissen zustande kommen. Nur bei oberen Molaren kann gelegentlich die zwischen der Wurzel und der Schleimhaut der Kieferhöhle gelegene Knochendecke so dünn sein, daß sie starkem Druck der andrängenden Zange nachgibt und damit den Zahnrest in die Kieferhöhle entweichen läßt.

Das sind aber außerordentlich seltene Fälle, welche zurücktreten gegen den viel häufigeren, daß der Grund der Alveole schon umfangreich verändert ist, sei es durch granulierende Prozesse in der Umgebung der Wurzelspitze oder durch starke Verdünnung der Wand infolge Druckschwundes bei Entwicklung einer Cyste. Bei einer solchen Veränderung des Knochens bedarf es oft nur eines leichten Druckes, um die Verlagerung der Wurzel zu ermöglichen. In beiden Fällen wird man durch die Aufklappung der Schleimhaut dem Grunde des Verschwindens der Wurzel nachgehen und die Wurzel aufsuchen müssen, indem man entweder die Granulationshöhle ausräumt oder die Cyste breit freilegt.

Die Verlagerung der Wurzel in die Kieferhöhle hinein macht die weite Eröffnung derselben erforderlich, um möglichst rasch die Wurzel aus der Kieferhöhle zu entfernen. Bleibt sie in ihr liegen, ist eine hartnäckige Eiterung, ein Empyem der Kieferhöhle die unausbleibliche Folge. Wo stärkere Schwellungen des Kiefers auf umfangreiche Granulationsprozesse oder auf eine Cyste hindeuten, wird bei der Extraktion mit besonderer Vorsicht verfahren werden müssen. Eine schonende und sichere Applikation der Zange wie vorsichtige Luxationsbewegungen werden der beste Schutz gegen ein so unangenehmes Ereignis sein.

Einer besonderen Form der Verlagerung des Zahnes muß noch bei der Extraktion des Weisheitszahnes gedacht werden, insofern es hier leicht vorkommen kann, daß der Weisheitszahn bei der Anwendung hebelnder Instrumente von außen von der Wangenseite her in eine durch Ablösung der Schleimhaut an der Innenseite des Kiefers hervorgerufene Tasche hineinfährt, aus der er durch Spaltung derselben herausgeholt werden muß.

Durch einige Vorsicht leicht zu vermeiden ist das Ereignis, daß der Zahn bei seiner Entfernung durch die Gewalt des Stoßes, der ihn aus der Alveole führt, in den Rachen gelangt und die Gefahr der Aspiration in die Glottis oder des Verschluckens herbeigeführt wird. Starkes Vornüberneigen des Kopfes, Absuchen des Schlundes mit dem tief eingeführten Finger werden am ehesten die Gefahr der Aspiration ausschalten. Daß der Zahn in die Atmungswege gelangt, gehört zu den ernstesten und bedenklichsten Komplikationen, die bei der Extraktion eintreten können. Besonders begünstigt wird ihr Zustandekommen dadurch, daß in tiefer Narkose der Schluckreflex vollständig gelähmt und damit der physiologisch den Zugang zum Kehlkopf behütende Reflexmechanismus ausgeschaltet ist.

Melchior gibt eine Übersicht über die Aspiration von Fremdkörpern in die Atmungswege. Er weist darauf hin, daß außer Zähnen auch Bohrer und Spritzenstücke in den Bronchien gefunden worden sind. Mit dem Ausbau der Bronchoskopie haben sich die Erfolge der operativen Entfernung wesentlich gebessert. Vereinzelt sind Fälle vorgekommen, bei denen der Fremdkörper unter heftigen Hustenstößen ausgehustet worden ist, ein glückliches Vorkommnis, welches aber nicht zu langem Zuwarten verleiten sollte.

Besondere Zufälle können bei der Extraktion abnorm gestellter Zähne, besonders verlagerter Eckzähne, eintreten. Dabei sind die eigenartigsten Zufälle, Eröffnung der Nasen- oder Kieferhöhle, möglich.

Die Eröffnung der Kieferhöhle kann aber auch schon unter ganz normalen Verhältnissen bei der Extraktion erfolgen. Die buccalen Wurzeln des ersten bis dritten Molaren ragen nicht selten bei tief herabreichender Kieferhöhle so nahe an die Kieferhöhlenschleimhaut heran, daß die für gewöhnlich vorhandene Knochenschicht zwischen diesen beiden Gebilden verschwindet und das Periodontium direkt mit der Kieferhöhlenschleimhaut in Beziehung tritt. Wenn bei solchen anatomischen Verhältnissen, die von außen her durch nichts sich verraten, der Zahn extrahiert werden muß, so ist ganz natürlich, daß die dünne, zarte Kieferhöhlenschleimhaut dabei mit einreißt und auf diese Weise eine Kommunikation zwischen dem Zahnfach und der Kieferhöhle herbeigeführt wird. Wird diese nicht rechtzeitig beobachtet, so entwickelt sich in den meisten Fällen, wahrscheinlich durch Infektion vom Munde her, ein anfangs seröser, später eiteriger Katarrh der Kieferhöhle mit allen Symptomen des Empyems. Wie diese Begleiterscheinung erkannt, wie unangenehmen Folgen vorgebeugt werden kann, ist bereits in Abschnitt 25 besprochen.

Gelegentlich kommt es vor, daß ein größerer Verbindungsweg entsteht, der sich nicht von selbst schließt. Dann ist eine plastische Deckung nach Anfrischung durch Verziehen eines aus der Wangenschleimhaut genommenen Lappens erforderlich.

Nicht selten ereignen sich bei der Extraktion von Zähnen unbeabsichtigt und unverschuldet Nebenverletzungen, die sich nicht immer vermeiden lassen. So kommt es oft, besonders an der dünnen äußeren Lamelle des Oberkiefers, zu Abbrüchen, indem ihr Widerstand so gering ist, daß er durch den Druck bei der Luxation des Zahnes überwunden wird. Es bleiben dann mehr oder weniger große Stücke der äußeren Lamelle an dem extrahierten Zahne hängen und werden von dem Periost abgerissen.

Leicht tritt dieses Ereignis ein, wenn ein sog. Dent barrée vorliegt, bei dem das spangenförmig entwickelte Septum intraalveolare durchrissen werden muß und die dabei anzuwendende Gewalt leicht auch ein Stück der Alveolarlamelle mitnimmt. Die Blutung pflegt dann etwas heftiger zu sein und erfordert gelegentlich besondere Maßnahmen, aber das Periost legt sich leicht wieder in den entstandenen Defekt ein und verheilt primär.

Umfangreichere Abbrüche des Alveolarfortsatzes am Ober- oder Unterkiefer waren früher bei der Verwendung des Zahnschlüssels häufiger zu beobachten, kommen aber jetzt bei der Verwendung der Zange so gut wie nie mehr vor.

Sprünge in den Knochen hinein, wie sie bei sehr brüsken Extraktionen gelegentlich noch zu beobachten sind, werden durch sekundäre Infektionen gefährlich, weil durch sie leicht schwere Periostitiden und Osteomyelitiden angeregt werden, die erst mit der Ausstoßung des infolge der Eiterung brandig abgestorbenen Knochenstückes zur Heilung kommen.

Wirkliche Brüche der Kiefer kommen eigentlich nur bei erkrankten Kieferknochen bei der Extraktion zustande. Osteomalacische Erweichung oder Zerstörung des Knochens durch Tuberkulose oder Gummata, Durchwachsung des Knochens von malignen Geschwülsten können bei der Extraktion zur Spontanfraktur des Knochens führen. Man wird also in all den Fällen, in denen man eine solche Erkrankung vermuten kann, mit ganz besonderer Sorgfalt und Vorsicht die Extraktion vornehmen.

Häufiger als diese Zufälle sind die Verrenkungen des Kiefergelenkes. Sie können eintreten einseitig oder doppelseitig, meist infolge seitlich auf den Kiefer wirkender Stöße, wie bei der Extraktion mit dem Geißfuß. Auch allzu starke Aufsperrung der Kiefer mit den Mundsperrern kann zur Verrenkung führen. Ihre Zeichen sind so prägnant, daß nur sträfliche Unkenntnis sie übersehen kann. Oft gelingt es, mit leichtem Fingerdruck den Kiefer rasch in die richtige Lage zurückzubringen; manchmal jedoch ist die abnorme Stellung so fest, daß die Narkose zu Hilfe genommen werden muß.

Die Weichteile erfahren zumeist bei der Verwendung der hebelartigen Instrumente Zerrungen und Zerreißungen, indem das Zahnfleisch umfangreich von der Unterlage abgelöst wird. Bei wiederholtem Abgleiten wird dieses leicht zerrissen und gelegentlich auch zerquetscht. Längere Zeit ist erforderlich, um die zerquetschten und unter üblem Mundgeruch sich zersetzenden Zahnfleischfetzen zur Abstoßung zu bringen; meist geben sie Veranlassung zur Verbreitung entzündlicher Prozesse auf Knochenhaut und Kiefer. Deshalb sind Quetschungen des Zahnfleisches nach Möglichkeit zu vermeiden, zumal sie auch gleichzeitig die Ursache für stärkere Blutung sein können.

Die dem Zahnfortsatz benachbarten Weichteile des Mundes werden gelegentlich auch durch ausgleitende Instrumente verletzt. Rißwunden mit Zerreißung der am Untergrunde der Zunge oberflächlich liegenden venösen Bahnen kommen am öftesten zustande. Es entstehen dann leicht in die lockeren Bindegewebsmassen des Mundbodens eintretende Blutextravasate, die nicht selten sich bedrohlich steigernde Schwellungen des Mundbodens und der Zunge hervorrufen. Kompression, trockene Wärme bringen diese die Patienten sehr ängstigenden Schwellungen zum Stillstand und zur Aufsaugung. Als Vorsichtsmaßregel gegen das Ausgleiten ist die Umwickelung des Handgriffes des dem Stoße des Instruments entgegengestellten, den Kiefer fixierenden Fingers zu empfehlen.

Außer neuralgischen Schmerzanfällen beobachtet man, namentlich bei Extraktion des zweiten und dritten unteren Mahlzahnes, gelegentlich Herabsetzung der Empfindlichkeit der Lippe. Sie ist zu beziehen auf leichte Verletzungen oder auch Blutungen in den Nervus mandibularis, der bisweilen den Wurzeln des zweiten und dritten Molaren sehr nahe liegt, so daß bei der Entfernung der Zähne Blutungen in die Nervenscheide erfolgen können. Erwähnt sei, daß Röse einen Fall beschreibt, bei dem die Arteria mandibularis durch eine beide Wurzeln des Molaren durchbohrende Öse hindurchgegangen sein muß. Die daraus entstehende Hypästhesie kann die Patienten oft ziemlich lange belästigen; die Patienten verlieren das Gefühl für den richtigen Schluß des Mundes, so daß beim Kauen leicht Speichel aus dem Munde läuft. Beim Trinken haben sie die Empfindung, das Glas sei zerbrochen. Die Beschwerden sind oft hartnäckig. Ich habe manchmal erst nach monatelangem Bestehen eine Besserung eintreten sehen.

Die Extraktion, vielleicht auch die Lokalanästhesie mit ihrer Adrenalinwirkung, löst nicht selten Anfälle bei Hysterischen aus; diese gehen im allgemeinen am schnellsten vorüber, je weniger man ihnen Beachtung schenkt.

Reflektorisch sind Krampfzustände der peripheren Nerven, andererseits auch Lähmungen im Facialis beobachtet worden. So habe ich vor kurzem eine ausgesprochene Facialisparese nach einer Zahnextraktion mit leichter periostaler Reizung gesehen, die nach Behandlung mit trockenen warmen Umschlägen am Kiefer sich nach ungefähr 3 Wochen wieder vollständig zurückbildete. Elektrische Behandlung wurde absichtlich nicht eingeleitet, um den direkten Zusammenhang der Lähmung mit der Zahnaffektion zu erweisen.

Fälle von echtem Wundstarrkrampf sind nach Zahnextraktionen von Frerichs und Delestre beschrieben. Nach unserer heutigen Kenntnis der Ätiologie des Wundstarrkrampfes können nur sekundäre Infektionen der Extraktionswunde diese Erkrankung veranlassen.

Literatur.

Albrecht: Die üblen Zufälle bei Zahnextraktionen. Berlin 1872.

Cieszynski: Extraktionstechnik bei gewissen schwierigen Fällen. Österr.-ungar. Vjschr. Zahnheilk. **1913**, Nr 3.

Kron: Verletzung des N. lingualis in der Mundhöhle. Dtsch. Mschr. Zahnheilk. **1918**, H. 10.

Williger: Versenkung von Wurzeln in die Kieferhöhle. Korresp.bl. Zahnärzte **1920**, H. 1.

5. Abschnitt.

Entfernung der Zähne mit Freilegung des Zahnfaches.

In jenen Fällen, in welchen der Bruch des Zahnes so erfolgt ist, daß nur eine schmale Partie des Kronenrestes über dem Niveau des Alveolarfortsatzes stehen geblieben oder die Bruchlinie ganz innerhalb der Alveole gelegen ist, bietet sich für zangenartige oder hebelartige Instrumente kaum ein Angriffspunkt mehr dar; höchstens gelingt es bei mehrwurzeligen Zähnen, wenn schon eine Wurzel extrahiert ist, mit dem Vajnaschen Hebel distal oder mesial zwischen Alveolenwand und Wurzelrest einzudringen, um die Wurzel nach der bereits entleerten Alveole zu luxieren. Hängen aber die Wurzelreste noch zusammen, oder gibt der Frakturrest keine Führung mehr für die schmale Hebelfläche, so bleibt nichts anderes übrig, als daß operativ vorgegangen wird, um dem Wurzelrest beizukommen. Es kann in solchen Fällen nicht dringend genug davor gewarnt werden, immer wieder mit anderen Instrumenten die Extraktion zu versuchen, weil mit den erfolglosen Bemühungen nicht allein die Geduld des Patienten auf eine harte Probe gestellt wird, sondern auch die Weichteile, namentlich der Zahnfleischrand, oft auch der Knochen selbst, immer stärker gequetscht und dadurch zur Heilung ungeeignet gemacht wird. Früher waren zur Entfernung von tief abgebrochenen Wurzelresten sog. Resektionszangen (Witzel) in Gebrauch, mit denen man die Wurzel samt dem Zahnfach und dem Zahnfleisch aus dem Knochen ausschnitt. Abgesehen davon, daß man dies nur an dünnem Knochen (Oberkiefer) ausführen konnte, heilten die gesetzten Defekte schwer aus, machten öftere Blutungen und in letzter Linie sehr störende schmerzhafte Narben. Auch der Gedanke Vajnas, die Arme des Zangenmaules meißelartig zu gestalten, um mit ihnen bequemer in den Knochen eindringen zu können, hat sich praktisch nicht bewährt.

Viel schonender, der Heilung förderlicher ist es, das Zahnfleisch durch den Schnitt scharf zu durchtrennen und von dem Kiefer mit dem Elevatorium abzuheben. Den Vorzug der freien Übersicht über die Alveole und ihren Inhalt lernt man dann besonders schätzen, wenn das Zahnfleisch sich bereits so über zurückgebliebene Reste fortgeschlagen hat, daß man zur Orientierung lediglich auf das Gefühl angewiesen ist. Nach freigelegter Alveole läßt sich erst beurteilen, mit welchen Instrumenten man am besten den Zahnrest anzugreifen vermag und welchen Weg man einzuschlagen hat, um die Reste so schonend als möglich aus dem Zahnfach herauszubringen.

Diese Schwierigkeit ist besonders groß bei den in den breiten Unterkieferknochen gelegenen Wurzelresten des zweiten und dritten unteren Mahlzahnes. Da wird man bei der Freilegung des Zahnfaches so recht inne, daß es mit keinem

Instrument möglich ist, genügend in das Zahnfach einzudringen, weil alle Instrumente auf der schrägen breiten Fläche abgleiten. Kein Zangenmaul vermag diese dicken Wände des Zahnfaches zu dehnen, um zwischen Zahn und Zahnfach vorzudringen. Hier ist es in den meisten Fällen notwendig, die äußere Wand des Zahnfaches mit dem Meißel oder der Fraise fortzunehmen. Lokale Anästhesie oder Leitungsanästhesie ist dazu erforderlich, da bei allgemeiner Narkose jede Mithilfe des Patienten durch Feststellung des Kopfes entsprechend den verschiedenen, durch den Fortschritt der Operationen gegebenen Situationen ausgeschlossen ist.

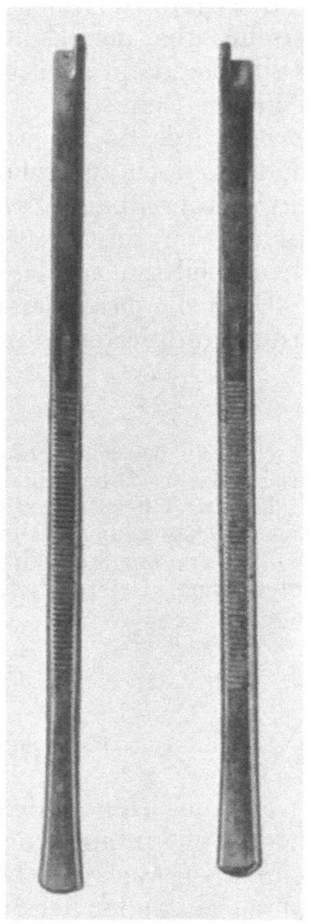

Abb. 338. Gedeckter Meißel nach Partsch.

Mit feinen schmalen Meißel wird unter Vermeidung des Abgleitens in den Schleimhautlappen Span für Span fortgenommen, bis die Seitenfläche des zu entfernenden Zahnes vollkommen bloßliegt. Der Meißel wirkt zwar durch die Erschütterung bei den Schlägen unangenehmer als die Fraise; aber sicherer als dieser, weil er die Wurzel besser vermeidet als letztere. Beim Bohren verwischt sich die Grenze zwischen Knochen und Zahn leichter. Besonders tief muß man sich am Zahnfach abwärts arbeiten, wenn die Wurzeln perizementitisch verdickt sind, was man gerade bei gefüllten Zähnen oft beobachtet. Je breiter man die Außenfläche des Zahnes bloßlegt, desto leichter ist dann seine Entfernung. Bei einwurzeligen Resten genügt es dann oft, den Meißel distal in gerader Richtung einzutreiben, um mit hebelartigem Druck die Wurzel herauszubefördern. Bei mehrwurzeligen, noch zusammenhängenden Resten ist eine Trennung der Wurzeln erforderlich, sei es durch einen quer geführten Meißelschlag oder durch einen Fissurenbohrer. Dann gelingt es oft schon, die eine der beiden Wurzeln entweder mit dem Meißel selbst oder einem hebelartigen Instrument aus ihrem Lager herauszuheben, worauf es dann meistens ein leichtes ist, auch den anderen Wurzelrest über das Septum intraalveolare weg in die leere Alveole hineinzuführen. Sollten hinter den Wurzeln sich noch Granulationsmassen bemerkbar machen, so würden diese noch ausgelöffelt werden müssen. Das Zahnfach kann man mit dem Jodbläser oder durch Einstäuben von Isoform oder Jodoform desinfizieren. Vorher ist aber am besten durch Ausspülen mit dem Spritzenstrahl die Mundhöhle sorgfältig von alten Knochenteilchen oder Bohrspänen zu reinigen, weil durch solche Fremdkörper leicht die Wundheilung gefährdet werden kann.

Zur Stillung der Blutung kann man nun den abgelösten Zahnfleischlappen über der Knochenwunde mit dem gegenüberliegenden Zahnfleischrand vernähen und auf diese Weise das Zahnfach so decken, daß primärer Wundschluß eintritt. In den meisten Fällen gelingt es, auf diese Weise selbst umfangreiche Höhlen in 8—10 Tagen primär zur Heilung zu bringen.

Dieser Weg ist jedenfalls weit vorzuziehen dem etwas bequemeren, aber im Verlauf umständlicheren, die Wunde mit einem Tampon zu versehen. Man würde auf ihn nur zurückkommen, wenn die vor der Extraktion bestehenden entzündlichen Veränderungen am Knochen oder gangränöser Zerfall des Zahnfleisches eine erste Vereinigung von vornherein ausschließen. Ein zwischen die

Zahnreihen gelegter Wattebausch, über den die Zahnreihen fest zusammengepreßt werden, genügt meistens, um die mit Nachlaß der Adrenalinwirkung etwa eintretende Blutung zu beschränken. Auch durch einen äußeren Druckverband kann man zweckmäßig den Blutaustritt hintanhalten und damit die sonst nicht selten beobachtete und fälschlicherweise als Ödemwirkung des Injektionsmittels gedeutete Schwellung auf ein geringes Maß beschränken. Durch sorgfältige fortdauernde Beobachtung läßt sich leicht feststellen, ob die erste Vereinigung der Zahnfleischränder eintritt. Selbst wenn die Naht nach 2—3 Tagen von selbst durchschneiden sollte, ist mit der Fixation des Zahnfleisches über dem Zahnfach schon viel für die Heilung gewonnen und der kleine Spalt, der dann zwischen den Zahnfleischrändern entsteht, schließt sich meist in kurzer Zeit.

So wird die operative Entfernung von Zahnwurzelresten, so heroisch sie aussieht, doch zur schonendsten Methode zur Entfernung tief liegender, sonst schwer angreifbarer Zahnreste, weil sie vor den an die Zerquetschung der Zahnränder sich anschließenden entzündlichen Prozessen schützt und außerdem am schnellsten zur Heilung führt.

Über die besonderen Schwierigkeiten, welche diese Methode bei der Entfernung retinierter Zähne finden kann, wird im nächsten Abschnitt die Rede sein.

Literatur.

Bock: Über eine schonende Methode zur Entfernung tief abgebrochener Wurzelreste. Dtsch. Mschr. Zahnheilk. **22**.

Vajna: Über die Extraktion tief frakturierter Zahnwurzeln mittelst Trisektor-Wurzelzangen. Österr.-ungar. Vjschr. **1891**.

Weiser: Zur Methodik der operativen Eingriffe bei impaktierten Weisheitszähnen des Unterkiefers. Österr. Z. Stomat. **1913**, Nr 6.

6. Abschnitt.

Operation retinierter Zähne.

Hat das Röntgenbild den Zahnkeim nachgewiesen, so wird man am Unterkiefer wohl immer von der Außenfläche, womöglich intraoral vorgehen. Man kann aber auch bei besonders tiefer Lagerung des Eckzahnes zur Inangriffnahme von außen her durch Schnitt am Unterkieferrande (Mayrhofer, Weiser) gezwungen sein, wobei man noch den Vorzug hat, die Mundhöhle ganz aseptisch halten zu können und den Zahn viel freier und leichter zugängig zu machen, als wie das vom Mundvorhof aus möglich wäre.

Am Oberkiefer wird man sich hauptsächlich die Frage vorlegen müssen, ob man den Zahn vom Mundvorhof oder vom Gaumen angreift. Nur genaue Prüfung des Röntgenbildes kann in solchen Fällen vor Irrtümern bewahren, wenn man durch die äußere Untersuchung nicht schon einen Schluß auf die Lage des Zahnes machen kann.

Ist eine Vorwölbung vorhanden, so wird sich die Frage leicht entscheiden lassen. Über der Wölbung wird die Schleimhaut im großen Bogen gespalten und abgehoben und so eine gute Übersicht über die Lage geschaffen.

Leicht ist das Vorgehen, wenn der Zahn schon durch den Knochen hindurchgewachsen im Operationsfeld erscheint. Schwieriger ist es, wenn man erst durch Bohren oder Meißeln die deckende Knochenschale fortnehmen muß, und dies gelingt wieder besser in der dünnen Corticalis der Außenwand, als am harten Gaumen. Hier ist das Operieren von unten nach oben an und für sich schwieriger; man kann in schweren Fällen zur Operation mit herabhängendem

Kopf genötigt sein. Sobald der Zahn in Sicht kommt, ist erforderlich, die ihn rings umschließende Knochenmasse mit dem Bohrer oder Meißel zu entfernen. Selbst wenn es dann gelingt, den Zahn aus seinem Lager zu heben und ihn zu lockern, so ist noch nicht gesagt, daß man ihn auch von derselben Seite zu extrahieren vermag. Hakenförmige Krümmungen der Wurzel haben mich genötigt, bei quergelagerten Zähnen, deren Wurzel nahe der äußeren Schleimhaut, die Krone aber an der inneren Wand lag, den Zahn zu halbieren und die eine Hälfte von innen, die andere Hälfte durch Schnitt von außen zu extrahieren. Man kann sogar bei solchen querdurchwachsenden Zähnen, die man von der Innenseite angreift, den Zahn nach genügender Lockerung bei einem weiteren Hammerschlag verschwinden und durch die äußere Wand sich unter die Schleimhaut des Mundvorhofes schieben sehen, so daß man ihn dann von dort her durch Schnitt freilegen muß.

Alle solche Komplikationen, welche man durchaus nicht immer aus dem Röntgenbild vorhersagen kann, zwingen dazu, solche Operationen nur in Angriff zu nehmen, wenn man auf alle Fälle gerüstet ist und sich nicht gezwungen sehen will, mitten in der Operation dieselbe abzubrechen. Namentlich auch muß in solchen Fällen auf ausgiebige Leitungsanästhesie Rücksicht genommen werden, weil man bei der Operation in Gebiete kommen kann, die man beim Beginn der Operation nicht durch die lokale Anästhesie getroffen hat.

Literatur.

Bertzbach: Seltener Fall eines verlagerten 6 Jahr-Molaren. Dtsch. zahnärztl. Wschr. **1929**. — *Bilz:* Zur Diagnose und Therapie der Zahnwurzelreste. Österr.-ungar. Vjschr. Zahnheilk. **1912**.

Fliege: Retention der zweiten Molaren im Unterkiefer. Dtsch. Mschr. Zahnheilk. **1929**.

Glahn: Retinierte Eckzähne und ihre Behandlung. Vjschr. Zahnheilk. **1927**.

Hesse: Zur Behandlung retinierter Zähne. Korresp.bl. Zahnärzte **1912**, H. 2.

Luniatschek: Ursachen und Formen der Zahnretention. Dtsch. Mschr. Zahnheilk. **1906**, 365.

Riesenfeld: Die Aufklappung der Schleimhaut und ihre Indikationen. Pfaffsche Slg H. 8. — *Röse:* Ein seltener Fall von Zahnretention. Schweiz. Vjschr. **6** (1896). — *Rohrer:* Röntgenologische Untersuchung verlagerter Eckzähne. Dtsch. zahnärztl. Wschr. **1928**.

Weisblatt: Zur Kasuistik der Zahnretention. Dtsch. Mschr. Zahnheilk. **1929**. — *Williger:* Resorptionserscheinungen am retinierten Eckzahn. Korresp.bl. Zahnärzte **1909**, H. 1.

Zuckerkandl: Med. Jb. Wien 1885, D. I.

7. Abschnitt.

Einpflanzung der Zähne.

Die Replantation.

Die Tatsache, daß Zähne, welche durch Fall oder Stoß oder versehentliche Extraktion ihr Zahnfach verlassen haben, in dasselbe zurückgesetzt wieder vollständig festwachsen und längere Zeit brauchbar einheilen können, ist schon lange bekannt.

Wir verdanken Scheff und Roemer eingehende Studien über die sich dabei abspielenden Vorgänge am Zahn und am Zahnfach.

Die Experimente lehren, daß ein eigentliches Einheilen in dem Sinne, daß der Zahn wieder seine vollständig normale Verbindung mit dem Zahnfach eingeht, nicht stattfindet, daß es vielmehr zu Resorptionserscheinungen am Zahn kommt, die teilweise den Raum für neuproduzierten Knochen schaffen. Inwieweit sich dieser bildet, bestimmt in erster Linie die Dauerhaftigkeit des

Zahnes. Früher oder später fällt er der Resorption anheim. Trotzdem bleibt die Replantation ein Eingriff, der für viele Fälle direkt geboten ist, sei es, daß man den Zahn mit seiner Pulpa oder nach Füllung seiner Höhle in das Zahnfach einsetzt. Die Pulpa geht stets zugrunde. Ihr Hohlraum wird evtl. von einem neuen, dem Periodontium entstammenden Gewebe oder durch Knochenneubildung ausgefüllt.

Der Zahn, den man replantieren will, muß in physiologischer Kochsalzlösung aseptisch aufbewahrt werden, während man das Zahnfach durch antiseptische Spülungen säubert. Ist die Alveole ausgewaschen, verlegt man sie mit einem Tupfer, indessen der Zahn aufgebohrt, der Kanal von seinem Inhalt befreit und dann gefüllt wird. Dann wird der Zahn in die offene Alveole wieder eingesetzt und durch Druck in die Alveole gepreßt.

Meistens wird der Zahn mit Ligaturen (Draht, Seide) gegen seine Nachbarn festgebunden oder mit diesen durch Überkappung verbunden.

Neumann empfiehlt eine kleine, schnell über die Zahnreihe gestanzte Celluloidschiene zur Befestigung des replantierten Zahnes. Man kann auch während der Heilungsperiode den Biß heben, um jede schädliche Druckwirkung auf den Zahn zu verhindern.

So wertvoll die Replantation in einzelnen Fällen ist, so hat sich ihr gegenüber die Implantation, das Einsetzen eines Zahnes in eine erst neu geschaffene Alveole, wegen der Unsicherheit ihrer Resultate, bislang nicht zu einer Methode in der Hand des Praktikers einbürgern können.

Literatur.

Arnheim: Die Replantation der Zähne. Zahnärztl. Rdsch. **1922**, 725.

Faulhaber u. *Neumann:* Die chirurgische Behandlung der Wurzelhauterkrankungen. Berlin: Hermann Meußer 1912.

Gomoir u. *Dreßler:* Über Zahnreplantation. Münch. med. Wschr. **1908**, 2457.

Loos: Chirurgie in der Mundhöhle. Vjschr. Zahnheilk. **1924**, 129. — *Luniatschek:* Über das Schicksal eines replantierten Incisivus. Österr. Z. Stomat. **1904**, 434.

Neumann: Die Replantation und ihre Erfolge. Dtsch. Mschr. Zahnheilk. **1912**, 346.

Partsch: Neue Beobachtungen an einem replantierten Zahn. Dtsch. Mschr. Zahnheilk. **1899**, 105. — *Priester:* Über Replantation der Zähne. Zahnärztl. Rdsch. **1921**, H. 20.

Roemer: Über die Replantation der Zähne. Dtsch. Mschr. Zahnheilk. **1901**, 297. — *Rothmann* u. *Bilasko:* Über Plantationsversuche auf Grund von 197 Plantationen. Österr.-ungar. Vjschr. Zahnheilk. **1910**, 57.

Samuel: Der gegenwärtige Stand der Zahnpflanzung. Österr.-ungar. Vjschr. Zahnheilk. **1902**. — *Scheff, J.:* Die Replantation der Zähne. Histologische und experimentelle Studie. Wien 1890. — *Steinkamm:* Beiträge zur Statistik der Replantationen. Korresp.bl. Zahnheilk. **1903**, 233.

Weiser: Zehn Fälle von Extraktion, Füllung und Replantation wegen Caries. Österr.-ungar. Vjschr. Zahnheilk. **1889**, 21.

Znamensky: Implantation künstlicher Zähne. Dtsch. Mschr. Zahnheilk. **1891**.

8. Abschnitt.

Die gewaltsame Gradrichtung der Zähne.

Dieser operative Eingriff ist noch viel umstritten. Die Fanatiker unter den Orthodontisten verwerfen ihn vollkommen mit dem Hinweis, daß es ihnen gelänge, mittelst schonender Methoden jeden pervers gestellten Zahn in seine richtige Stellung zu bringen. Aber es fragt sich, in welchem Alter und in wie langer Zeit? Allerdings muß von vornherein betont werden, daß sich für die gewaltsame Geradestellung nur die einwurzeligen Zähne gut eignen und auch nur unter der Bedingung, daß der Platz für die neue Stellung des Zahnes gegeben ist. Ist der Zahn zu breit, die Lücke, in welche er hinein muß, zu eng, so wird es nicht gelingen, die Stellung des Zahnes rasch zu verbessern. Sind andererseits die Bedingungen günstig, so hat das Redressement den Vorzug, daß es zu einer Zeit der Entwicklung des Gebisses vorgenommen werden kann, wo das Gebiß noch keinen oder sehr wenig Halt für die orthodontischen Maßnahmen bietet. Denn Milchzähne geben für den erforderlichen Druck nicht die gewünschte Stütze und selbst junge bleibende Zähne weichen, als Stützpunkt genommen, durch den notwendigen Druck oft aus. Und doch ist es für die weitere Entwicklung des Gebisses sehr wertvoll, wenn durch frühzeitige Beseitigung einer falschen Stellung von Zähnen für die Nachbarzähne und den Antagonisten normale Verhältnisse geschaffen werden. Die dann hergestellte normale Funktion wird

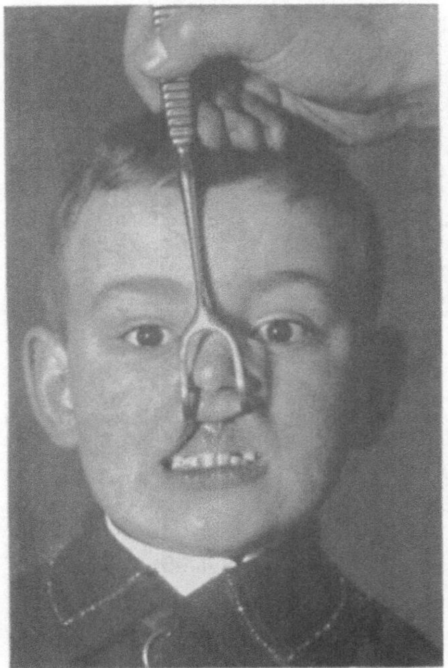

Abb. 339. Vor der Operation.

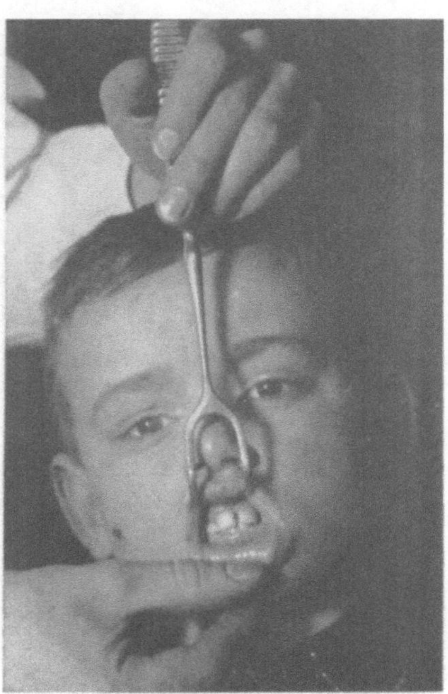

Abb. 340. Nach der Operation.

Stellungsverbesserung durch gewaltsames Richten der oberen Schneidezähne.

das beste Mittel sein für die richtige Formung des Gebisses und der Kiefer. Je länger schon die Abweichung besteht, desto stärkere Rückwirkung hat sie auf Knochen und Zähne schon ausgeübt.

Ferner endlich hat das Redressement den Vorzug, daß es in kürzester Zeit und ohne viel Beschwerde die Richtigstellung bewirkt, während sonst manchmal wochenlange Behandlung und quälende Prozeduren dazu notwendig sind.

Das Bedenken, daß durch das Redressement der Zahn durch Nekrose der entweder abgerissenen oder stark gezerrten Pulpa abstirbt, hat sich in der Praxis nicht als stichhaltig erwiesen.

Das überraschende Resultat, das Hesse an dem Material des Breslauer Instituts bei der Nachuntersuchung so behandelter Fälle feststellte, daß die Pulpa redressierter Zähne eine deutliche Herabsetzung der Sensibilität zeigte gegenüber dem elektrischen Strom, fand rasch eine Erklärung dadurch, daß weitere Untersuchungen die von mir gehegte Vermutung bestätigten, daß die Pulpen abnorm gestellter Zähne von vornherein geringere Empfindlichkeit aufweisen. Bei richtiger Auswahl der Fälle, bei Beschränkung auf das kindliche

Alter und bei richtiger Ausführung wird man in der Operation ein Hilfsmittel sehen, um auf kürzestem Wege eine Stellungsanomalie zu verbessern.

Der Übelstand, daß der Zahn lädiert wird, kleine Stücke der Krone bei starkem Druck abbrechen, läßt sich durch vorsichtige Ausführung, durch genaues Ansetzen und Führen des Instrumentes, durch vorsichtiges Regulieren des Druckes wohl vermeiden.

Vorausgesetzt bleibt, daß der Zahn schon so weit durchgebrochen, daß man ihn genügend fassen kann. Man benützt dazu am besten eine breite Schneide-

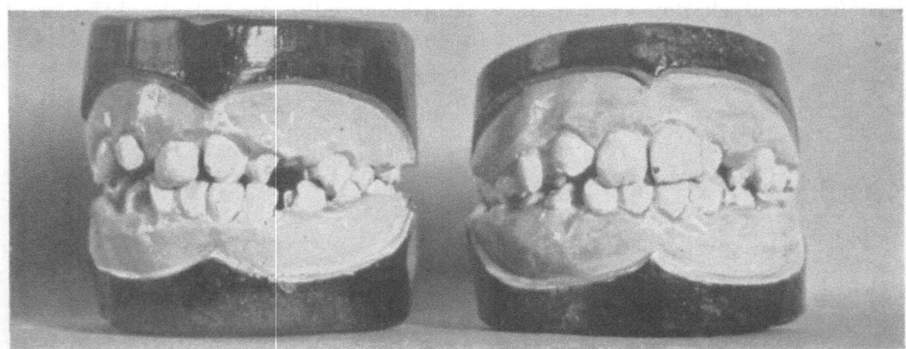

Abb. 341. Vor der Operation. Abb. 342. Nach der Operation.

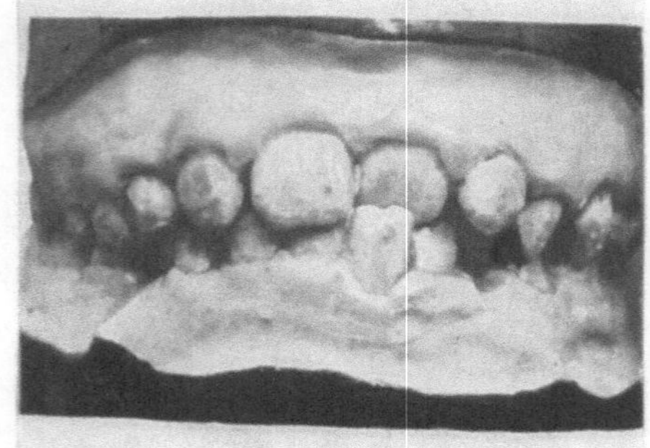

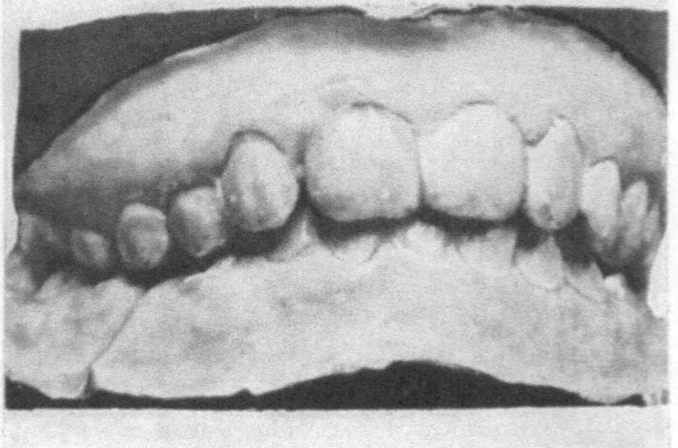

Abb. 343. Vor der Operation. Abb. 344. Nach der Operation.

Akutes Redressement.

zahnzange. Besondere Instrumente, wie sie von Roese und Schaper angegeben, habe ich nicht für zweckmäßig, ja oft hinderlich empfunden. Die sicher führende Hand bleibt das beste Instrument, weil sie am genauesten den Widerstand beurteilen und dadurch die Kraft bemessen kann, mit der das Instrument geführt werden muß. Die Zange wird in der Weise angelegt, wie zur Extraktion, evtl. herangeschoben bis zum Hals. Liegt sie fest am Zahn, kann man die redressierende Bewegung ausführen, indem man dabei die Zange so wirken läßt, als ob man den Zahn immer tiefer in den Kiefer hineinstoßen wollte. Unter einem solchen kombinierten Drucke bewegt man den Zahn ganz langsam in der Richtung, in die man ihn führen will, immer mit der Maßgabe, daß die Wurzelspitze möglichst ihren Ort nicht verläßt. Einen gedrehten Zahn führt man durch Drehung in entgegengesetzter Richtung in seine Stellung zurück, wobei man nur beachten muß, daß sich der Zahn namentlich bei korkzieherartig gewundener Wurzel bei der Drehung nicht direkt aus der Alveole herausschraubt.

Rückwärts gestellte Zähne bringt man nach vorn vor, hebt sie damit über die Zähne des Unterkiefers weg, und läßt sie am besten durch den Kaudruck fixieren.

Gibt der jugendliche Knochen nicht nach, verlangt der Knochenwiderstand eine zu große Kraft, so kann man die Alveole mit einem Meißelschlage subgingival spalten und auf diese Weise das Überführen in die richtige Stellung erheblich erleichtern (Alveolotomie). Man benutzt am besten Meißel mit einem kleinen Fortsatz, welcher verhindert, daß die Meißelkante das Zahnfleisch von innen her aufschneidet (Abb. 338).

Kleine Abbrüche des Schmelzes muß man häufig mit in den Kauf nehmen, die Flächen lassen sich aber durch Abschleifen schnell wieder glätten. Im allgemeinen soll die Stellung eher etwas überkorrigiert werden, jedenfalls stets so, daß der Biß die neue Stellung nach Möglichkeit sichert

Zur vorläufigen Befestigung benutzt man am besten eine Ligatur aus dünnem Aluminiumbronzedraht, mit dem man den Zahn an seine Nachbarn festbindet. Seide imbibiert sich zu leicht und erzeugt sodann entzündliche Veränderungen, welche die Heilung stören können. Von Neumann sind kleine Schienen, aus Celluloid gestanzt, zur Befestigung des Zahnes an seine Nachbarn empfohlen worden. Ich habe ihrer bislang nicht bedurft.

Dem Patienten muß man selbstverständlich aufgeben, daß er den Zahn zunächst nicht gebrauchen, sondern nur flüssige Kost genießen soll. Trockene Wärme hilft zur Beseitigung leichter Schmerzen.

Man ist überrascht, wie fest schon nach zweimal 24 Stunden der Zahn in seiner neuen Stellung steht. Nach 5—6 Tagen kann man die Ligatur meistens entfernen, ohne befürchten zu müssen, daß der Zahn sich irgendwie lockert. Nach 8—10 Tagen ist der Zahn vollkommen fest und kann wie ein normaler gebraucht werden. Damit ist rasch und ohne Belästigung für den Patienten die kosmetisch recht störende und den normalen Biß gefährdende Stellungsanomalie beseitigt.

Den radikalen Standpunkt Hesses, die Empfehlung des Redressements soll aus den Lehrbüchern verschwinden, kann ich nach meinen Erfahrungen und denen die Hesse selbst am Breslauer Institut gemacht hat, nicht teilen. Mit Vorsicht ausgeführt, bessert es zu einer Zeit in der wegen der Zahnentwicklung orthodontische Maßnahmen nicht am Platze sind, Stellungsanomalien so sicher und gut und in so kurzer Zeit, daß die nicht schwierige Operation in gar keinem Verhältnis steht zur Mühe und Arbeit der evtl. erforderlichen orthodontischen Maßnahmen.

Literatur.

Bryan: Die chirurgische Behandlung der Stellungsanomalien der Zähne. Schweiz. Vjschr. Zahnheilk. **1891.**

Cunnigham: Methode sofortiger Regulierung unregelmäßiger Zähne. Korresp.bl. Zahnärzte **1896**, 70.

Fritsche: Die operative Behandlung der Stellungsanomalien. Dtsch. Mschr. Zahnheilk. **1907**, 471.

Hack: Über Korrektur von Stellungsanomalien der Zähne. Dtsch. Mschr. Zahnheilk. **1913**, 153 u. 675. — *Hauptmeyer:* Über die anatomischen Veränderungen des Unterkiefers bei einigen Stellungsanomalien der Zähne. Dtsch. Mschr. Zahnheilk. **1913**, 153. — *Hesse:* (a) Redressement forcé. Z. Orthop. u. Prothese **1913**. (b) Das Schicksal akut redressierter Zähne. Dtsch. Mschr. **25**. (c) Über den Nachweis des Lebenszustandes der Pulpa unversehrt aussehender Zähne durch den elektrischen Strom. Dtsch. Mschr. Zahnheilk. **25**.

Knäucker: Ein Fall von Redressement forcé. Österr. Z. Stomat. **1913**, 396. — *Kneisel:* Regulierung der falschen Stellung eines Eckzahns auf blutigem Wege. Dtsch. Vjschr. Zahnheilk. **1868**. — *Kunert:* Über das Redressement. Dtsch. Mschr. Zahnheilk. **1904**, 529.

Lippschitz: (a) Ein Redressement forcé? bei einem 55jährigen Manne. Dtsch. Mschr. Zahnheilk. **1925**, 742. (b) Die Selbstregulierung des Gebisses. Berlin: Hermann Meußer 1927. — *Luniatschek:* Redressement forcé oder Behandlung mit Regulierungsapparaten. Korresp.bl. Zahnheilk. **1912**.

Metzger: Ein Fall von Redressement forcé. Zahnärztl. Rdsch. **1927**, 177.

Neumann: Dtsch. zahnärztl. Wschr. **1911**, Nr 41.

Scabo: Alveolotomie. Behufs Regulierung des Incisivus centralis und lateralis und des Caninus superior sinister. Österr.-ungar. Vjschr. Zahnheilk. **1897**; Dtsch. Vjschr. Zahnchir. **1901**, 92.

Walkhoff: Die Unregelmäßigkeiten in den Zahnstellungen und ihre Behandlung. Leipzig: A. Felix 1891.

9. Abschnitt.

Die Resektion der Wurzelspitze.

Zwar haben schon Rein und Farrer früher von außen her, vom Fistelgange aus, den Knochen angebohrt, um dem an der Wurzel gelegenen Krankheitsherd beizukommen, aber systematisch ist diese Operationsmethode erst durch die Breslauer Schule ausgebaut worden. Unter ihrem Vorgange hat sich die Operation nach anfänglichem Widerstande so in die deutsche Zahnheilkunde eingebürgert, daß sie zum unentbehrlichen Rüstzeug des Zahnarztes geworden ist. Die Operation ist hauptsächlich erst möglich geworden, seitdem man mit der Verbesserung der lokalen Anästhesie sie vollständig schmerzlos ausführen kann.

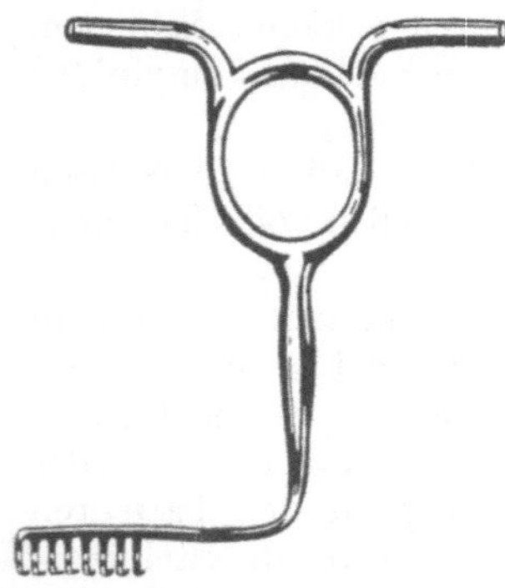

Abb. 345. Mundhaken nach Neumann. (Aus Neumann, Wurzelspitzenresektion.)

Wenn der Wurzelbereich durch lokale oder Leistungsanästhesie unempfindlich gemacht worden ist, wird mit einem Bogenschnitt von mehreren Zentimetern Länge die Schleimhaut bis auf den Knochen durchtrennt und mit der Knochenhaut vom Knochen durch das Elevatorium abgehoben. Ist eine Fistel vorhanden, so kann man sie mit in den Lappen hineinnehmen oder auch ausschneiden, je nach der Lage des Fistelmaules. Die Ablösung der Schleimhaut und der Knochenhaut geht meistens glatt vor sich und stößt nur dann auf Schwierigkeiten, wenn durch wiederholte Entzündungsprozesse die Umgebung des Fistelganges oder die Knochenhaut stark narbig verändert worden ist. Scharfe Haken halten den Zahnfleischlappen zurück. Liegt der Knochen nach Abhebung des Lappens glatt vor, vollständig entblößt, so ist entweder die Granulationsmasse um die Wurzelspitze bereits durchgebrochen und ohne weiteres sichtbar in einem mehr oder weniger großen Defekt der Rindenschicht, oder sie ist noch unter dem Knochen geborgen und verrät sich meistens dadurch, daß an einer Stelle der Knochen etwas stärker von Gefäßen durchzogen ist und leichter blutet. In diesem Falle hat man die Knochendecke erst mit dem Bohrer abzutragen, um an die Spitze der Wurzel zu gelangen. Im ersteren Falle erweitert man den bestehenden Defekt so weit, daß der Herd genügend übersichtlich wird. Dann läßt sich entscheiden, wieweit man die Wurzelspitze, die meistens in den Herd hineinragt, seltener seitlich vom Granulationsherde liegt, abtragen muß, um die vorhandenen Granulationsmassen aus ihrem Lager gründlich bis auf die letzte Spur zu entfernen. Mit einem feinen Fissurenbohrer schneidet man die Wurzel nach vorheriger Füllung des Kanales quer durch, hebt mit einem gekrümmten Elevatorium die Wurzelspitze heraus und kann nun mit besonders gestalteten kleinen scharfen Löffeln die Granulationsmassen aus der knöchernen Höhle herausbefördern. Oft wird man von der Tiefe des Herdes und seiner Ausdehnung überrascht. Immer muß dann die äußere Deckchicht so weit weggenommen werden, daß der Herd bis zu seinen feinsten Ausbreitungen vollständig übersichtlich ist.

Sollte durch die Adrenalinwirkung allein nach der Injektion das Operationsfeld nicht genügend blutleer erscheinen, namentlich wenn man tief in den Knochen vorgehen muß, so kann man sich durch Tupfer, welche mit Adrenalinlösung befeuchtet sind, das Feld blutleer machen. Die Einlegung eines so

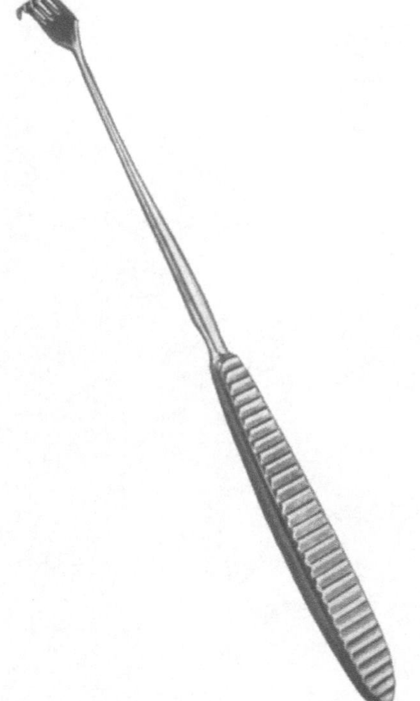

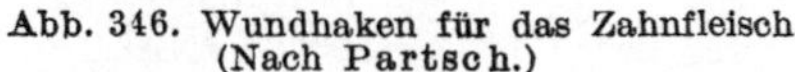

Abb. 346. Wundhaken für das Zahnfleisch. (Nach Partsch.)

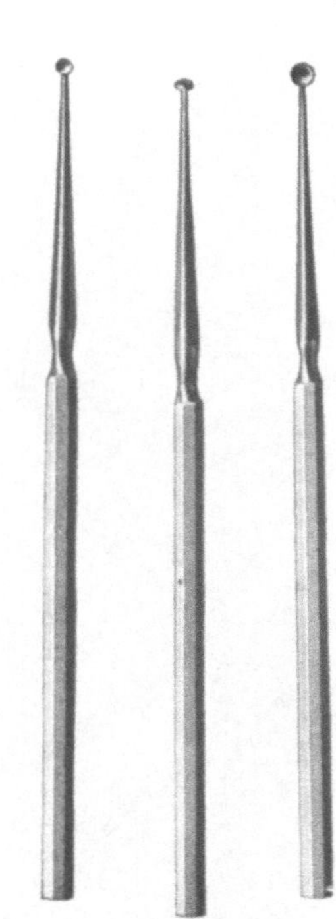

Abb. 347. Scharfe Löffel verschiedener Größe. (Nach Partsch.)

befeuchteten Tampons pflegt nach 1—2 Minuten vollständige Blutleere des Operationsfeldes zu erzielen. Sie ist notwendig, um sich genau von der gründlichen Ausräumung zu überzeugen. Da man es mit Granulationsmassen zu tun hat, welche unter dem Einfluß von Mikroben gestanden haben, empfiehlt es sich, die Höhle gründlich antiseptisch zu behandeln, weil nur unter dieser Voraussetzung auf einen primären Schluß der Höhle zu rechnen ist. Dazu gehört eine besonders sorgfältige Ausräumung aller Granulationsmassen, die sich öfters in einer buchtigen Höhle verbreiten. Sollte die Auslöffelung dann nicht ausreichend sein, kann man die Höhle mit dem Fraiser bis tief ins Gesunde ausbohren und die Wand der Höhle auf diese Weise glätten.

Diese Höhle, wie es früher häufig geschah, mit einem Tampon auszutamponieren und nach Zurückschlagung des Lappens durch Granulation ausheilen zu lassen, ist ein umständliches und nur unvollkommen zur Heilung führendes Verfahren, das grundsätzlich zu verlassen ist. Es bleibt dabei der Querschnitt der Wurzel von Granulationen unbedeckt und dauernd frei in der sich benarbenden Höhe liegen. Die einzig zu empfehlende Methode ist, die Höhle sich unter dem feuchten Blutschorf bei Zurückschlagung des Lappens ausheilen zu

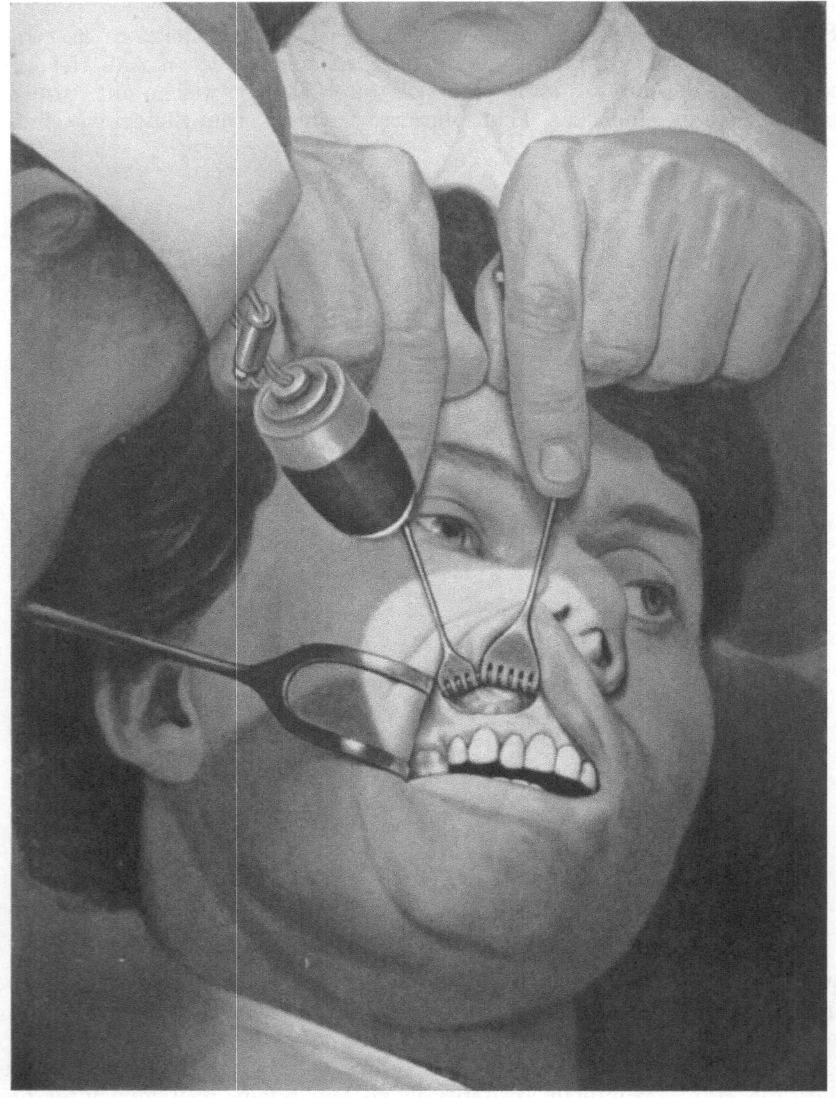

Abb. 348. Belichtung des Operationsfeldes durch die Stirnlampe. Hochhalten des Schleimhautperiostlappens. (Nach Faulhaber-Neumann, Die chirurgische Behandlung der Wurzelhauterkrankungen.)

lassen. Dazu gehört aber möglichste Sterilität. Man kann die Höhle leicht bestäuben mit einem Antisepticum, z. B. Jodoform oder Isoform oder sie mit Jodtinktur auspinseln oder mit Joddämpfen desinfizieren. Ich bevorzuge letztere Methode, indem ich mit dem Jungengelschen Jodbläser die Höhle bis zur Bräunung mit Joddämpfen anblase. Dabei wird die Höhle gut trocken. Über sie wird nun der ausgeschnittene Lappen in seine ursprüngliche Lage zurückgelegt und in dieser mit feinen Nähten befestigt. Man tut gut, mit den Nähten an den Enden des Schnittes anzufangen, von ihnen aus nach der Mitte vorzugehen, weil die mittlere Naht, welche am tiefsten in den Zahnfleischraum hineinreicht, dann nicht so fest angezogen zu werden braucht und nicht so leicht durch das Zahnfleisch durchschneidet. Ist der Lappen durch die Naht gut befestigt, so pflegt das mit Nachlassen der Adrenalinwirkung in die Höhle nachströmende Blut nicht durch die Nahtlinie durchzudringen, sondern bleibt fest in der Höhle eingeschlossen. Ist die Höhle groß und die Blutung etwas stärker, so tritt leicht Blut in die deckenden Weichteile ein und ruft mehr oder weniger erhebliche Schwellung hervor. Dem kann man vorbeugen, wenn man gleich nach der Operation einen Druckverband außen, am besten mit recht elastischen, weichen Binden anlegt und ihn wenigstens 4—6 Stunden liegen läßt, bis die etwaige Blutung zum Stillstand gekommen ist.

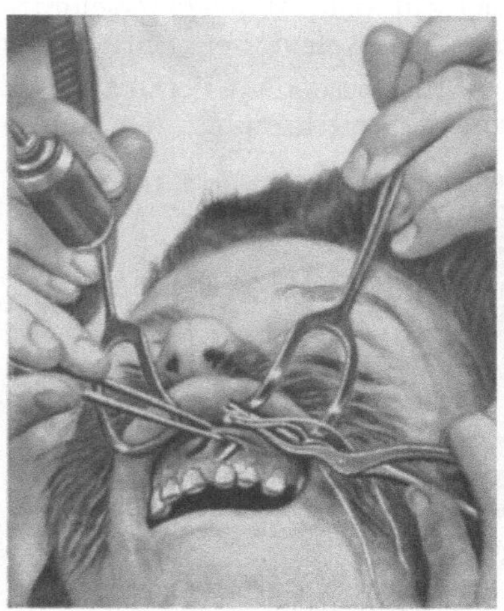

Abb. 349. Naht des Zahnfleischlappens. (Nach Faulhaber-Neumann, Die chirurgische Behandlung der Wurzelhauterkrankungen.)

Für die weitere Heilung durch Organisation des Blutgerinnsels ist gleichmäßige Ruhe ein notwendiges Erfordernis. Lebhafte Bewegungen sind streng zu widerraten, weil sie die Blutung erheblich steigern können und damit die Naht gefährden und die primäre Heilung unmöglich machen.

Vermeidet man all die Schädlichkeiten, heilt die Wunde bei leichter Schwellung, die schon am zweiten Tage sich zurückzubilden pflegt, ohne Schmerzen und ohne jede Unbequemlichkeit für den Patienten. Selbstverständlich ist jede Zerrung am Lappen durch heftige Bewegung, wie beim Sprechen oder beim Kauen härterer Speisen, absolut zu vermeiden. Nach 5—6 Tagen liegt der Lappen schon so fest, daß man, ohne eine Lösung befürchten zu müssen, die Nähte entfernen kann; eine gewisse Schonung ist aber auch dann noch geboten. In 8 Tagen ist dann die ganze Wundhöhle geschlossen und nach 4 bis 6 Wochen ist überhaupt kaum noch etwas von der Narbe zu sehen. Der anfangs gelegentlich etwas gelockerte Zahn festigt sich sehr bald; nur wenn seine Wurzel kurz war oder bei der Größe der Höhle zu viel von ihr fortgenommen werden mußte, bleibt er längere Zeit etwas beweglich. Nach vollendeter Vernarbung ist er auch für den harten Biß brauchbar.

Diese Operation ist ganz besonders zu empfehlen bei den einwurzeligen Frontzähnen. Aber auch bei den Bicuspidaten und den Molaren habe ich sie mit Erfolg ausgeführt, wenngleich die Schwierigkeit der Übersichtlichkeit des Operationsfeldes die Operation umständlicher macht (Neumann).

Bei mehrwurzeligen Zähnen wird sie hauptsächlich dann in Frage kommen, wenn das Röntgenbild die vorzugsweise Beteiligung einer Wurzel nachweist, während bei Affektionen aller drei Wurzeln die Ausführung und das Resultat problematisch wird.

Der Weg, den Erkrankungsherd direkt anzugreifen und damit den Zahn vollständig funktionsfähig zu erhalten, ist auf dem chirurgischen Grundsatz aufgebaut, den Krankheitsherd selbst zu entfernen. Vielfältige Erfahrungen haben gezeigt, daß nur auf diesem Wege mit Sicherheit so veränderte Wurzeln zu erhalten und für die Aufnahme von Stiftzähnen und Brückenpfeilern unbedenklich zu verwenden sind. Eine Frage wurde in jüngster Zeit vielfach besprochen, die der Vornahme der Wurzelfüllung, ob vor der Resektion vom Kanal aus oder während der Resektion vom Wurzelloch aus.

Nach wie vor halte ich den ersten Weg für den weitaus sicheren und bequemeren. Die Füllung während der Resektion ist viel schwerer ausführbar, weil der Wurzelkanal zu fein ist und die Höhle oft so eng ist, daß man das Wurzelloch nur schwer erreichen kann. Zudem gefährdet man die Sauberkeit der Höhle, da leicht Füllungsmaterial mit der Wand der Höhle in Berührung kommt. Auch wenn man nicht retrograd, sondern von der Krone her füllt, ist die Wunde schwer vor Verunreinigung zu schützen.

Mir sind mehrere Fälle begegnet, in denen bei anderwärts operierten Kranken das auf dem Wurzelquerschnitt liegende Füllmaterial eine Fistel unterhielt, die erst nach dessen Entfernung zur Ausheilung kam.

Eine besondere Veranlassung zur Vornahme der Resektion bilden die Fälle von Fremdkörpern im Kanal mit Durchstoßen durch die Wurzelspitze, sei es, daß es sich um abgebrochene, über das Wurzelloch hinaus geschobene Nervnadeln oder um Guttaperchaspitzen handelt, welche durch ein etwas weites Wurzelloch in die Weichteile vorgeschoben sind. Beide können recht quälende Schmerzen auslösen und den Zahn zum Biß unbrauchbar machen. Während sich die Guttaperchaspitze leicht mit der Wurzelspitze zusammen mit dem Fissurenbohrer abtragen läßt, ist die Entfernung der Nervnadel nicht so leicht. Man muß vorsichtig um die Nadel herum den Zahn wegbohren, um die Nadel sicher fassen zu können, so daß man sie aus dem Wurzelkanal nach oben ziehen kann. In diesen Fällen muß man den Kanal von dem Operationsfeld aus füllen, während wohl in allen anderen Fällen die Praxis für eine vorherige Füllung des Wurzelkanales von der Zahnhöhle aus entschieden hat.

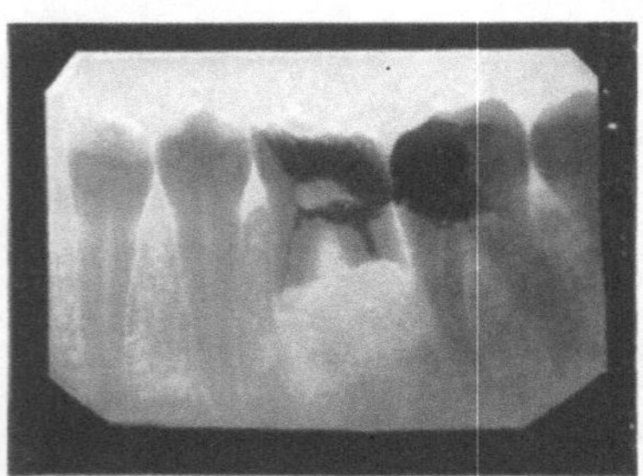

Abb. 350. Resektion der Wurzeln eines Mahlzahnes. (Aus Neumann, Die Wurzelspitzenresektion an den unteren Molaren. Berlin: Neusser 1915.)

Loos tritt gegenüber der Wurzelspitzenresektion für die Replantation ein. Außer den Fällen, in denen der Zahn durch Trauma aus der Alveole entfernt ist (irrtümliche Extraktion) glaubt Loos auch bei schwer zu reinigenden Wurzelkanälen, bei falschen Wegen, bei akuter Periodontitis, bei chronischer Periodontitis mit oder ohne Fistelbildung, wenn die Wurzelbehandlung erfolglos bleibt, von der Replantation Gebrauch machen zu müssen. Sorgfältige Ausführung der Operation ist dabei Voraussetzung. Zur Fixation des Zahnes verwendet Loos einen Elfenbeinstift, den er in ein durch Knochen und Zahn getriebenes Bohrloch einsetzt. Ein Kuriosum bietet ein mitgeteilter Fall, bei dem ein Zahn beim Versuch der Replantation verschluckt wurde, nach zwei Tagen auf natürlichem Wege zum Vorschein kam, nochmals replantiert wurde und nach 20 Jahren noch funktionsfähig war.

Literatur.

Becker: Todesfall nach Wurzelspitzenresektion. Zahnärztl. Rdsch. **1919**, Nr 28.

Cohn, K.: Praktische Erfahrungen mit der Wurzelspitzenresektion. Dtsch. zahnärztl. Wschr. **1907**, Nr 32.

Faulhaber u. *Neumann:* Die chirurgische Behandlung der Wurzelhauterkrankungen. Berlin: Hermann Meußer 1921. — *Fischer:* Die chirurgische Wurzelbehandlung, Maxillotomie und Wurzelresektion. Dtsch. Mschr. Zahnheilk. **1906**, 419.

Kersting: Mein Standpunkt zur Wurzelresektion. Dtsch. zahnärztl. Wschr. **1906**, Nr 15. — *Kneschaurek:* Die Schleimhautnaht nach Maxillotomie und ähnlichen Operationen. Österr.-ungar. Vjschr. Zahnheilk. **34**, Nr 3/4.

Maillart: Die Resektion der Wurzelspitze. Schweiz. Vjschr. Zahnheilk. **27**, Nr 2 (1917). — *Mayrhofer:* (a) Zur Frage der Wurzelfüllung bei Wurzelresektionen. Zahnärztl. Rdsch. **1903**, Nr 18. (b) Die Radikaloperation der Zahnfisteln mit Erhaltung des Zahnes. Ärztl. Reformztg **1904**, Nr 23/24. (c) Die Anwendung und spezielle Technik der Jodoform- und Knochenplomben nach v. Mosetig in der Zahnheilkunde. Österr.-ungar. Vjschr., April **1905**. — *Metz:* Indikationsstellung zur Wurzelresektion. Dtsch. Mschr. Zahnheilk. **1907**, D. 183. — *Misch:* Die Bougiebehandlung in der Zahnheilkunde. Österr. Z. Stomat. **1093**, H. 4.

Neumann: Die Wurzelspitzenresektion an den unteren Molaren. Berlin 1915.

Partsch: (a) Über Wurzelresektion. Dtsch. Mschr. Zahnheilk. **1899, 348**. (b) Die Aufklappung der Schleimhautbedeckung der Kiefer. Dtsch. Mschr. Zahnheilk. **1905**. — *Port:* Die zweizeitige Wurzelresektion. Korresp.bl. Zahnärzte **1904 I**. — *Peter* u. *Sicher:* Anatomie und Technik der Wurzelspitzenresektion. Österr. Z. Stomat. **1920**, H. 6.

Rosenstein: Bemerkungen zur Wurzelspitzenresektion. Dtsch. Mschr. Zahnheilk. **1912**, Nr 7.

Strack: Resectio apicis. Dtsch. Mschr. Zahnheilk. **1918**, H. 2.

Trauner: Wurzelspitzenresektion an unteren Mahlzähnen. Österr.-ungar. Vjschr. **1906**, H. 1.

Weiser: Meine Stellungnahme zu der A. Witzelschen Fragestellung zur Wurzelspitzenresektion. Korresp.bl., Juli u. Okt. **1905**. — *Williger:* Entfernung von Fremdkörpern aus Wurzelkanälen. Korresp.bl. Zahnärzte **1912**, H. 3. — *Witzel, A.:* Offene Fragen. Dtsch. zahnärztl. Wschr. **1905**, Nr 24.

Zilz: Chirurgische Entfernung von Nadelfragmenten aus Wurzelkanälen. Österr. Z. Stomat. **1912**, Nr 12.

10. Abschnitt.

Die Operation der Cysten.

Ist eine Cyste noch so klein, daß sie noch im Kiefer geborgen ist, nach außen zu sich nicht verrät, sondern nur bei der Füllung des Zahnes aus der starken Absonderung vermutet wird, und vielleicht im Röntgenbilde zu sehen ist, wird man den Zahn und seine Wurzel füllen und an die Füllung die Exstirpation der Cyste anschließen. Ein bogenförmiger Schnitt legt wie bei der Wurzelspitzenresektion den Wurzelbereich frei. Mit dem Fraiser wird die deckende Schicht des Knochens fortgenommen, bis der Cystenbalg zum Vorschein kommt. Meist läßt er sich zu dieser Zeit noch recht gut gegenüber dem Knochen abgrenzen und mit dem von mir angegebenen Cystenlöffel aus seinem Lager herausheben. Ob die Wurzelspitzenresektion dabei erforderlich wird, hängt von der Lage und den Beziehungen der Wurzelspitze zu der Cyste ab. Liegt sie seitlich, kann meist die Wurzelspitze erhalten werden, umschließt der Balg die Wurzelspitze, wird er sich selten ohne ihre Fortnahme sicher und gut entfernen lassen. Nach gründlicher Säuberung der Höhle und Desinfektion mit dem Jodbläser wird der Schleimhautlappen wieder zurückgeschlagen und vernäht. Dann schließt sich die Höhle ohne jede Schwierigkeit per primam in 6—8 Tagen.

Die Frage, wieweit man die Totalexstirpation der Cysten führen kann, wird von dem einzelnen Operateur abhängen. Daß, je größer die Cyste ist, desto dünner ihre Wand ist und damit die völlige Auslösung erschwert wird, liegt auf der Hand. Gerade die nach dem Antrum zu entwickelten Cysten laden dazu ein, nach der Methode Caldwell-Luc die Cyste nach der Nase zu zu eröffnen und den Schnitt im Munde primär zu schließen. Die Operation setzt aber schon erhöhtes, technisches Geschick voraus.

Diese Methode der Excision des Cystenbalges kann man auch auf größere Cysten anwenden. Es ist mir gelungen, Cysten von 3 cm Durchmesser auf diese Weise zu exstirpieren, nur muß man sich vorher genügend versichern, daß man nicht Gefahr läuft, eine Nebenhöhle oder auch gaumenwärts die Mundhöhle zu eröffnen. Namentlich letztere Komplikation ist sehr unangenehm,

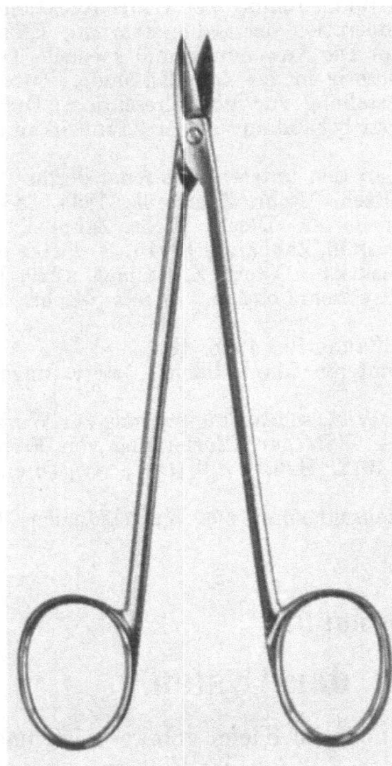

Abb. 351. Feine Schere zur Säuberung der Höhle. (Nach Partsch.)

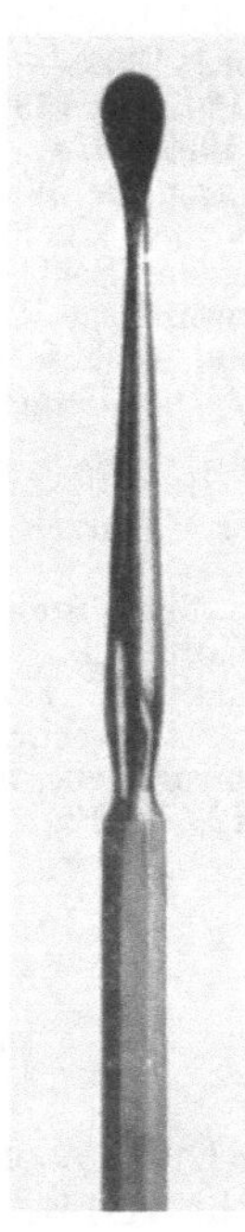

Abb. 352. Cystenlöffel. (Nach Partsch.)

weil das Eintreten von Speisemassen von dem Munde her dann nicht zu verhindern ist und die Zersetzung entzündliche Reize ausübt, welche die Schrump-

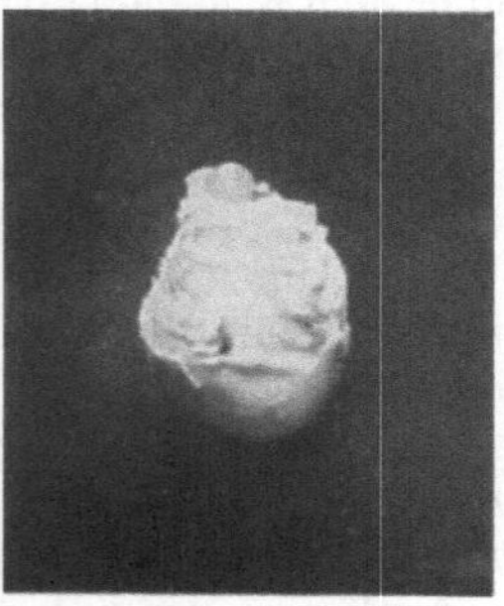

Abb. 353. Mit der Zahnwurzel im Zusammenhange exstirpierte Cyste.

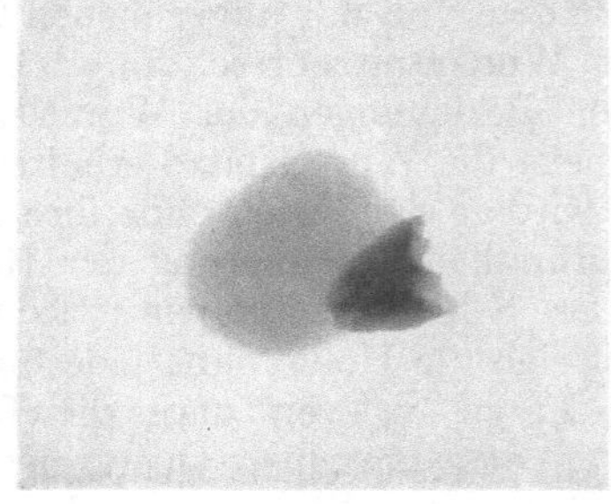

Abb. 354. Dieselbe im Röntgenbilde.

fung der Höhle verzögert. Deshalb ist die Eröffnung einer Cystenhöhle vom Gaumen her peinlichst zu vermeiden. Dasselbe gilt auch für die Eröffnung von der Nase her. Die Ablösung des Cystenbalges von der Gaumenschleimhaut oder Nasenschleimhaut ist meist wegen der derberen Verwachsung schwer und meist nicht ohne Verletzung ausführbar. Deshalb findet die Methode der Excision des Cystenbalges an den Fällen, wo ein sichtlich nachweisbarer Durchbruch in eine Nebenhöhle vorhanden ist, ihre Grenzen. Ebenso liegt eine Kontraindikation bei jenen großen Cysten vor, welche so tief in die Kieferhöhle hineingehen, daß eine sorgfältige Exstirpation des dünnen Balges nicht mit Sicherheit ausgeführt werden kann. Ehe man Stücke des Cystenbalges zurückläßt, stehe man lieber von der Operation der Exstirpation ab und schreite zu der von mir angegebenen, technisch viel einfacheren Excision eines Teiles der Wand der Cyste mit Einschlagen der Schleimhaut.

Wie schon an anderer Stelle ausgeführt, basiert die Operationsmethode auf der anatomischen Tatsache, daß das Cystenepithel vom Mundepithel abstammt und deshalb auch mit ihm eine rasche Vereinigung eingehen kann, so daß sich in wenigen Tagen die Cyste zu einer kleinen Nebenbucht der Mundhöhle verwandeln läßt.

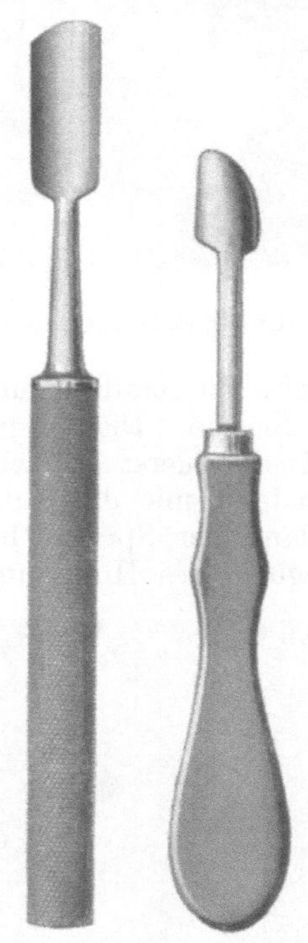
Abb. 355. Schneidemeißel. (Nach Partsch.)

Unter Lokalanästhesie führt man vorsichtig einen breiten Bogenschnitt über die Höhe der Cyste aus und vermeidet dabei, wenn irgend möglich, die Eröffnung des Cystenbalges, löst vielmehr die verdünnte Schleimhaut vorsichtig so weit ab, daß der über das Niveau des Knochens hervorragende Teil der Cyste vollständig frei gelegt wird. Dann schneidet man entweder mit einem stärkeren Messer oder mit einer kräftigen Schere oder besser noch mit dem Schneidemeißel ein so umfangreiches Stück aus der Cystenwand aus, daß man nicht nur freie Übersicht über das Innere erhält, sondern auch keine Gefahr besteht, daß durch zu rasches Aneinanderlegen der Ränder die geschaffene Öffnung wieder verlegt werden könne. Nach gründlicher Reinigung des Inneren durch Ausspülen, evtl. durch Desinfektion bei zersetztem Inhalt mit Jodtinktur oder Joddämpfen schlägt man den abgelösten und zurückgehaltenen Lappen so in die Höhle ein, daß er in dieser neuen Lage durch einen festen Gazetampon festgehalten und zur Anheilung gebracht werden kann. Den anderen Rand überläßt man der Verheilung durch Granulation und der sekundären Überhäutung. Da der Tampon mehrere Tage liegen bleiben muß und den Mundflüssigkeiten ohne weiteres ausgesetzt ist, muß er ein Dauerantisepticum enthalten; am besten hat sich mir immer noch das Jodoform bewährt. Die mit ihm imprägnierte Gaze kann 6—8 Tage ruhig im Munde verweilen, ohne Zersetzungsgeruch anzunehmen. Man braucht selbst bei großen Höhlen wegen der Resorption nicht ängstlich zu sein, da das Epithel des Cystenbalges einer solchen widersteht. Wer aber den üblen Geschmack oder den Jodoformgeruch lästig empfindet, bei dem kann man Xeroform-, Vioform-, Isoform- oder Noviformgaze verwenden, muß aber dann bereits schon am zweiten oder dritten Tage den Wechsel des Tampons wegen Zersetzungserscheinungen vornehmen.

Sobald der Schleimhautlappen in seiner neuen Lage sicher angeheilt ist, keine Gefahr der Ablösung mehr besteht, kann die Tamponade fortbleiben. Es ist geradezu ein Fehler, sie länger fortzusetzen, weil sie dann ein mechanisches Hindernis für die gerade in der ersten Zeit der Heilung am raschesten und erfolgreichsten einsetzenden Schrumpfung abgibt und so mehr schädlich als nützlich wirkt. Wenn man dann durch sorgfältige Reinhaltung der Cystenhöhle, durch Entfernung etwa eingetretener Speisereste mittelst des Spritzenstrahles sorgt, schrumpft die Höhle je nach ihrer Größe und Nachgiebigkeit der knöchernen Umrandung meßbar. Manchmal vergehen 6—8 Monate, ehe große Cystenhöhlen so verkleinert sind, daß sie nur noch flache Nischen darstellen, in denen Speiseteile sich nicht mehr verfangen. Selten ist der Schrumpfungsprozeß mit Unannehmlichkeiten für den Patienten verknüpft. Leicht ziehende Beschwerden, namentlich bei Witterungswechsel, werden öfters geklagt, aber selten in solcher Höhe, daß irgendwelche besondere Maßnahmen notwendig wären. Schutz vor raschem Temperaturwechsel und subtile Reinhaltung pflegen auch diese Beschwerden zu bessern.

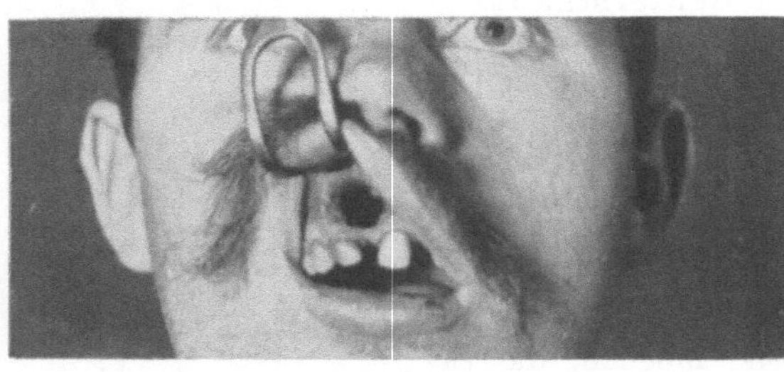

Abb. 356.
Cystenhöhle mit eingeschlagenem Schleimhautlappen.

Einen besonderen Schutz der Höhle durch Einlagen oder Überdecken mit Prothesen, wie sie Brandt und Weiser vorgeschlagen haben, habe ich nie für notwendig gefunden. Obturatoren in die offene Cyste einzuführen, halte ich geradezu für schädlich, weil sie die Schrumpfung der Cyste sichtlich aufhalten. Die Öffnung zu bedecken wird vielleicht in jenen Fällen, auf die Hesse zuerst aufmerksam gemacht hat, angezeigt sein, bei denen die Höhle so breit mit der Mundhöhle kommuniziert, daß ein deutlicher nasaler Beiklang der Sprache hervorgerufen werden kann. In solchen Fällen ist Verlegung des Hohlraumes durch prothetische Bedeckung wohl am Platze.

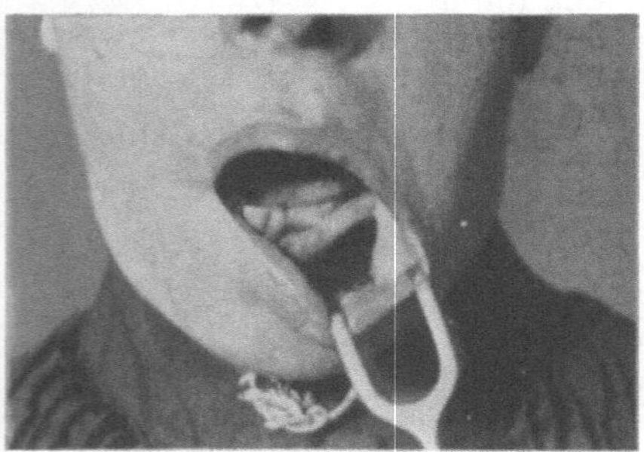

Abb. 357. Cyste. Dieselbe nach 6 Wochen geschrumpft.

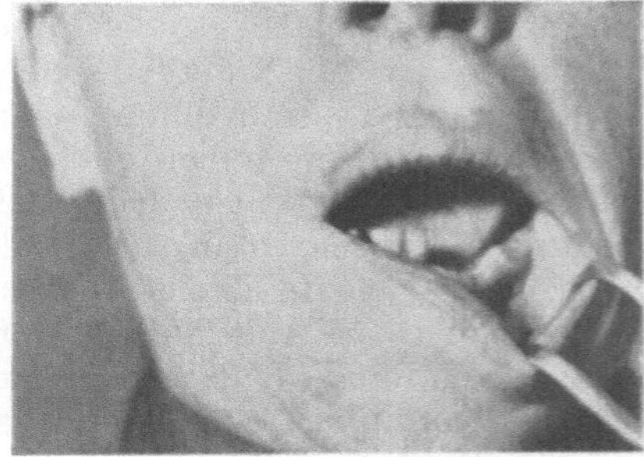

Abb. 358. Cystenhöhle kurz nach der Operation.

Der von Mayrhofer vorgeschlagene Weg, die Höhle mit einer Mosetigschen Jodoformplombe auszusetzen und darüber zu nähen, ist meiner Erfahrung nach überflüssig, und in den Fällen, wo das Fistelmaul in den Lappen genommen werden muß, nicht sicher. Wasmund hat zweckmäßig die Füllung mit Jodipyn zum Nachweis größerer, nicht auf das an den Gaumen gelegte Film zu bringende Cysten verwandt, um die näheren Beziehungen zur Orbita, Nase und Kieferhöhle anschaulich zu machen. Aufnahme in sagittalem und frontalem Durchmesser lassen dann deutlich die Ausmaße und Umgrenzung der Cystenhöhle erkennen. Das beste Füllungsmaterial für die Höhle bleibt das sich organisierende Blut.

Bei solchen großen in die Kieferhöhle hineingewachsenen Cysten, bei denen die Scheidewand zwischen Cysten- und Kieferhöhle nicht mehr knöchern, sondern schon nachgiebig geworden ist und die Gefahr eines Durchbruches zwischen Cystenhöhle und Nasenhöhle nahe liegt, empfiehlt Wasmund die Radikaloperation nach Caldwell-Luc auszuführen, die trennende Scheidewand wegzunehmen, ein Fenster in der seitlichen Nasenwand anzulegen und den zur Freilegung der Cyste gemachten Einschnitt in den Mundvorhof zu verlegen. Ein von der Nase nach der Kieferhöhle zu gelegter Tampon leitet für die erste Zeit das Sekret nach der Nase zu ab. Durch primäre Heilung des Einschnittes ist der Patient der Unannehmlichkeit des Eintrittes von Speisematerial und Flüssigkeit in die offene Cystenhöhle überhoben. Die Heilung läßt sich von der Nase aus gut überwachen.

Die Operation durch Öffnung der Cyste vom unteren Nasengange aus, ist meines Ermessens technisch viel schwieriger, und nach meiner Erfahrung viel langwieriger, weil das Nasensekret leicht in die Cystenhöhle gelangt und sich dort zersetzt und damit eine viel lebhaftere Sekretion angeregt wird, welche die Heilung erheblich verlangsamt. Ungünstige Erfahrungen haben mich immer auf meine Methode zurückkommen lassen und zwingen mich vor diesem Wege zu warnen.

Die im Dezember 1924 im Anschluß an einen Vortrag Hofers stattfindende Aussprache zwischen Zahnärzten und Rhinologen Wiens hat ergeben, daß die Methode nach Partsch zur Operation der Cysten die zweckmäßigste ist, und daß man zu der eingreifenderen nach Caldwell-Luc nur in komplizierteren Fällen bei sehr großen Cysten mit Durchbruch in die Kieferhöhle schreiten soll.

Bei den großen Cysten des Oberkiefers, welche das Antrum verdrängen oder die innere Nasenwand vortreiben, wäre wohl die Eröffnung nach dem unteren Nasengange zu möglich. Aber in vielen Fällen wird die untere Muschel teilweise oder ganz entfernt werden müssen, um recht freien Zugang zur Höhle zu haben. Die Schrumpfung wird aber auch nicht rascher sich vollziehen und zudem verliert der Operateur vollständig die Übersicht über die Heilung. Das ist bei meiner Methode so wertvoll, daß der Einblick in die Heilungsvorgänge vollständig frei bleibt. Die Nachbehandlung erfordert wirklich nicht so viel Mühe, wie Mayrhofer glauben macht. Auch bei den nach dem Gaumen zu sich vorwölbenden und in die Kieferhöhle einwachsenden Cysten glaubt Hesse die Ausschälung des Cystenbalges mit nachfolgender Naht empfehlen zu müssen.

Die Heilung der Cysten erleidet nur in jenen Fällen einen nicht unerheblichen Aufschub, in denen Kommunikationen mit anderen Höhlen geschaffen sind; namentlich die mit Kiefer- und Nasenhöhle wirkt verzögernd, indem nicht selten eiterige Katarrhe von den Höhlen in die Cyste hinein sich fortsetzen. Besondere Maßnahmen werden dadurch häufig nötig.

Literatur vgl. Abschnitt 18, S. 181.

Die Re- und Implantation.

Unter Replantation versteht man das Wiedereinsetzen eines Zahnes in seine Alveole, sei es, daß er unabsichtlich bei einer Extraktion aus ihr entfernt wurde, oder durch ein Trauma aus seiner Alveole verlagert worden ist. Trotz der vollständigen Lösung kann ein solcher Zahn wieder zur Einheilung kommen, auch wenn er längere Zeit aus dem Munde entfernt war. Allerdings von einer Wiedervereinigung der Pulpa ist wohl nie die Rede. Sie geht zugrunde, entweder, indem sie von neugebildetem Gewebe durchwachsen wird oder abstirbt und später Störungen hervorruft. War der Zahn längere Zeit außerhalb des Mundes, so wird das Gelingen der Wiedereinheilung immer zweifelhafter, weil die Gefahr nicht zu beseitigender Verunreinigung immer größer wird. Deshalb wird man in solchen Fällen auch die Pulpa entfernen, den Wurzelkanal füllen müssen, ehe man die Wiedereinpflanzung vornimmt. Sie wird durch Abtragen der Wurzelspitze erleichtert.

Man macht auch von der Replantation Gebrauch, wenn es sich um Zähne mit umfangreichen Herden im Wurzelbereich und dabei erhaltungsfähiger Krone handelt. Der ausgezogene Zahn wird am besten in warme physiologische Kochsalzlösung gebracht, mit allen Vorsichtsmaßregeln unter Einlegung in Wattebäusche aufgebohrt, die Wurzelkanäle gereinigt und gefüllt, die Wurzelspitze abgetragen und in das durch Spülung von ihren Blutgerinnseln befreite Zahnfach wieder eingepflanzt. Einer besonderen Befestigung durch Ligaturen oder Celluloidschiene bedarf es meistens nicht. Etwaige Granulationsmassen in der Tiefe der Alveole müssen vor der Einpflanzung gründlich mit dem scharfen Löffel entfernt werden. Die Kieferseite muß beim Kauen geschont werden.

Von einer endgültigen Einheilung ist fast nie die Rede. Früher oder später fällt der Zahn einem Resorptionsprozeß anheim, welcher von dem den Zahn umwachsenden und durchwachsenden Gewebe ausgeht.

Von noch unsichererem Erfolge ist die Implantation, die Einpflanzung fremden Zahnmateriales in ein neugeschaffenes Zahnfach. Noch am ehesten wird man von dieser Methode bei der Verwertung retinierter Zähne Gebrauch machen, die man in eine mit dem Fräser neugeformte Alveole einpflanzt. Eine besondere Befestigung durch Schienen oder Bänder ist dabei meistens nicht zu umgehen.

11. Abschnitt.

Die Operation der Spaltbildungen.

Die Operation der Lippenspalte wird sowohl bei einfacher Lippenspalte, als auch dann, wenn sie mit Spaltung des Gaumens kompliziert ist, möglichst früh vorgenommen. Die Beseitigung der kosmetischen Entstellung und die Verbesserung der Ernährung sind dafür bestimmend. Während man bei uns zulande die Lippenspalte schließt, ehe man die Gaumenspalte angreift, hält Brophy das umgekehrte Verfahren für das richtige und glaubt kosmetisch befriedigendere Resultate dadurch zu erreichen, daß er erst die Annäherung der Alveolarfortsätze vollzieht und dann erst die Lippenoperation ausführt. Die Operation wird bei den kleinen Kindern wohl immer ohne Narkose ausgeführt. Dagegen macht man ganz zweckmäßig von der Lokalanästhesie Gebrauch. Sie erleichtert durch die Anämisierung das Operieren, spart Blut und mindert die durch das Verschlucken von Blut hervorgerufenen Zufälle (Erbrechen, Darmkatarrh). Selbst recht schwächliche Kinder vertragen die Lokalanästhesie gut.

Die Operation der Lippenspalte.

Die früher beliebte Methode, die Kinder bei der Operation in vertikaler Stellung von einer Wärterin halten zu lassen, ist wohl der Unsicherheit halber ziemlich verlassen worden. Zur Ausschaltung der lebhaften Bewegungen der Arme und Beine während der ohne Narkose vorzunehmenden Operation wickelt man am besten die vertikal am Rumpf herabgeschlagenen Arme und Beine mit einer breiten Binde so ein, daß sie durch diese Befestigung unbeweglich gemacht werden.

Der Assistent, welcher mit den Fingern die seitliche Kompression der Lippenschlagader auszuführen hat, stellt gleichzeitig mit den Händen den Kopf fest. Von seitlich einzulegenden Klemmen zur Blutstillung habe ich keinen besonderen

Vorteil gesehen. Wichtig ist die sorgfältige vorherige Reinigung des Mundes und der Buchten der Nase und die Befreiung von allen in Zersetzung begriffenen Nahrungsmittelresten. Schon am Tage vorher muß durch Spülen nach der Nahrungsaufnahme für peinlichste Reinigung der Mund- und Nasenhöhle gesorgt werden. Aus dem Grunde scheint mir die Aufnahme derartiger Kinder in die Krankenanstalt erforderlich, weil bei ambulanter Behandlung der Pflege aus Mangel an Kenntnissen nicht die Sorgfalt gewidmet wird, wie sie erwünscht ist. Auch wird die Beobachtung im Krankenhause genaueren Aufschluß über das Bestehen von Verdauungsstörungen geben als wie die Beurteilung aus den Angaben der Angehörigen.

Je nach dem Material, welches die gespaltene Lippe bietet, werden die Anfrischungsschnitte gelegt werden müssen. Wichtig ist, daß die Wundränder möglichst wenig durch das Anfassen mit Pinzetten gequetscht werden, weil die primäre Heilung desto sicherer erfolgt, je glatter die Wundränder sind. Als Nahtmaterial kommt wohl fast ausschließlich die Seide in Betracht, die ich nach Sterilisation immer noch jodoformiert habe, um der sekundären Infektion der Stichkanäle, wie sie beim Überlaufen von Nahrungsmaterial sehr leicht erfolgen kann, nach Möglichkeit vorzubeugen.

Die Anfrischung erfolgt in der Weise, daß auf der Seite, wo das Lippenrot am stärksten ist, durch einen einfachen Schnitt mit dem doppelschneidigen Messer, der zweckmäßig an der Grenze des Lippenrotes in der Lippe weiter geführt wird, der Lappen gebildet wird, der an der winkelig angefrischten anderen Seite nach der Vereinigung des Lippenfleisches an das schräg angefrischte Lippenrot so angesetzt wird, daß der Lippensaum möglichst wiederhergestellt wird. Ich lege auf die sorgfältige Vereinigung des Lippenrotes der beiden Seiten und die Herstellung eines glatten Lippensaumes mehr Gewicht, als auf die Bildung eines Philtrums, wie es die Miraultsche Methode wollte. Je glätter der Lippensaum, desto besser das kosmetische Resultat. Bei genauem Zusehen fehlt vielen normalen Lippen die mittlere Prominenz, ohne daß wir das störend empfinden. Aber jede Unregelmäßigkeit im Lippensaum fällt sofort unangenehm auf. Darin stimme ich mit Drachter überein, der neuerdings auf die Vereinfachung der Anfrischung, auf die genaue Naht des Lippenrotes und die Bildung von Läppchen nur aus Lippenrot besonderen Wert legt. Die Anämiesierung durch die Lokalanästhesie hilft dabei wesentlich.

Bei doppelseitiger Spaltbildung empfiehlt Drachter zuerst nur eine Seite, nach 6—8 Wochen die zweite zu schließen.

Der Hauptwert ist auf den genauen Aneinanderschluß des Lippenrotes zu legen, nicht auf die Herstellung der Prominenz. Die komplizierten Schnittführungsmethoden, wie sie namentlich Hagedorn ausgeführt hat, beeinträchtigen die primäre Heilung und machen zahlreiche Nähte notwendig, die, auf der schmalen Lippe angelegt, die primäre Verklebung leicht gefährden. Wertvoller ist die von Koenig angegebene Anfrischungsmethode, die durch Schnitte, geradlinig geführt, einmal eine gute Vereinigung des Lippenfleisches sichert und andererseits durch Lippensaumverziehung eine genaue Anpassung des Lippenrotes ermöglicht.

Um die bei breiter Spalte eintretende Spannung der Wundränder möglichst zu verhindern, müssen bei Spalten, die durch den Kiefer hindurchgehen, die Weichteile von der knöchernen Unterlage gründlich abgelöst werden, um ein gutes Verziehen zu ermöglichen. Dabei wird mit krummer Schere der breit nach außen gezogene Nasenflügel von der Unterlage am Alveolarfortsatz abgetrennt und dadurch die Möglichkeit gegeben, die stark kosmetische Entstellung durch den breit die Spalte überbrückenden Nasenflügel mit Heranziehung seines äußeren Endes an die Lippe zu beseitigen und ein richtig gestelltes

Nasenloch zu formen. Nur muß auf eine sorgfältige Naht und mediane Anfrischung hier besonders Wert gelegt werden, weil gerade an dieser Stelle leicht ein Ausreißen der Naht erfolgt und die Wundränder nachgeben. Wenn auch die Ablösung der Weichteile nicht ohne Blutung zu bewerkstelligen ist, so läßt sich doch durch sorgfältige Blutstillung ein größerer Blutverlust leicht vermeiden, und die Bildung des Nasenloches auf die genannte Weise gelingt leichter und schöner, als wenn man nach dem Vorgang von Bruns die Nasenflügel außen umschneidet oder gar wie Roser horizontale Schnitte in die Wange hineinführt.

Auf Schwierigkeiten stößt das Verfahren nur, wenn der mit der einen Seite verwachsene Zwischenkiefer bei breitem Spalt stark hervortritt und mit seiner Kante nach vorn sieht.

Am schwersten sind die doppelseitigen Hasenscharten mit Prominenz des Zwischenkiefers plastisch zu schließen. Hier ragt der Zwischenkiefer über die im Wachstum zurückgebliebenen Alveolarfortsätze oft weit vor

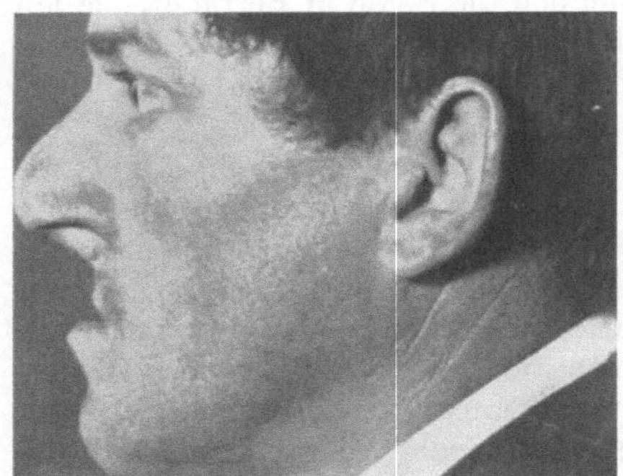

Abb. 359a. Profil.

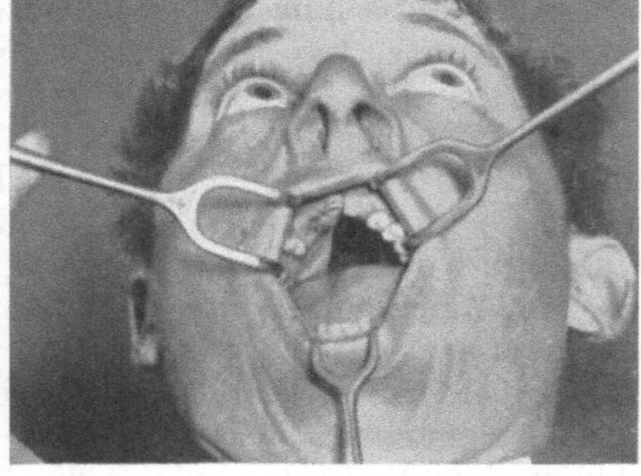

Abb. 359b. Vom Munde her betrachtet.

Abb. 359a u. b. Mit Entfernung des Mittelstückes operierter Wolfsrachen in späteren Jahren.

und ist zugleich durch reichlichere Ernährung so stark gewuchert, daß er breiter als der Spaltraum vor die beiden sich hinter ihm nähernden vorderen Enden der Oberkieferfortsätze zu liegen kommt.

Während man sich früher entschloß, den Zwischenkiefer fortzunehmen und dann die angefrischten Lippenhälften über dem Spalt zu vereinigen, haben die Endresultate derartig operierter Patienten das Bedenkliche dieses Vorgehens erwiesen. Bei weiterem Wachstum der Gesichtsknochen bleibt die Oberkieferpartie so hinter dem gleichmäßig wachsenden Unterkiefer zurück, daß das Zurücksinken des mittleren Gesichtsteiles mit der meist schnabelartig heraustretenden Nase gegenüber dem stark vorspringenden Unterkiefer eine hochgradige Entstellung bewirkt (Abb. 359a u. 359b).

Man ist aus diesem Grunde zu der Rücklagerung des prominierenden Zwischenkiefers übergegangen (Bardeleben). Durch einen Schnitt von unten her wird die Schleimhaut auf dem Vomer gespalten, zu beiden Seiten abgehoben und nun entweder ein keilförmiges Stück aus der Nasenscheidewand ausgeschnitten oder die eingeschnittene Nasenscheidewand durch Verschiebung der beiden Platten nebeneinander in horizontaler Richtung verkürzt.

Nach meinen Erfahrungen stellen aber diese Methoden nach keinen Weg zu idealer Heilung der Entstellung dar; denn wenn auch der augenblicklich kosmetische Erfolg bei Verschluß der Spalte befriedigen mag, so treten doch bei weiterem Wachstum, beim Durchbruch der Zähne des Zwischenkiefers recht unangenehme Störungen ein. Zunächst läßt sich auf diese Weise keine vollständig feste Vereinigung der durchtrennten Nasenscheidewand erzielen, sondern immer bleibt der Zwischenkiefer gegenüber der Nasenscheidewand beweglich. Selbst wenn man versucht, mit Opferung von Zahnkeimen den Zwischenkiefer seitlich anzufrischen und an die Zahnfortsätze des Oberkiefers anzunähen, tritt doch meist keine feste Verlötung mit den Nachbarteilen ein, sondern dieses Mittelstück bleibt im Kieferbogen abnorm beweglich.

Eine weitere Störung erfolgt durch die Drehung, welche der prominierende Zwischenkiefer bei seiner Rücklagerung erfährt. Die an und für sich nach vorn gerichtete Fläche kommt bei der Verlagerung nach unten zu liegen. Damit werden die Zahnanlagen in eine Richtung gebracht, welche die durchtretenden Milchzähne und leider auch die dauernden Zähne so stellt, daß die Lippenflächen der Zähne nach unten und die Schneidekanten nach hinten sehen, so daß diese Zähne weder zum Kauen zu verwenden sind, noch bei der Herstellung des Zahnbogens mitwirken können. Sie müssen in diesen Fällen meist nachträglich geopfert werden, zumal ihr Widerlager ja doch abnorm beweglich bleibt. So ist noch kein Weg gefunden, diesen Nachteil der komplizierten Hasenscharte einigermaßen befriedigend auszugleichen und man wird sich vorläufig damit begnügen müssen, durch die Lippenplastik bei zurückgelagertem Bürzel die recht störende Entstellung einigermaßen zu beheben.

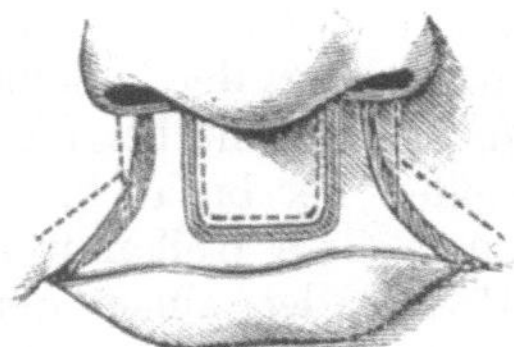

Abb. 360 a.

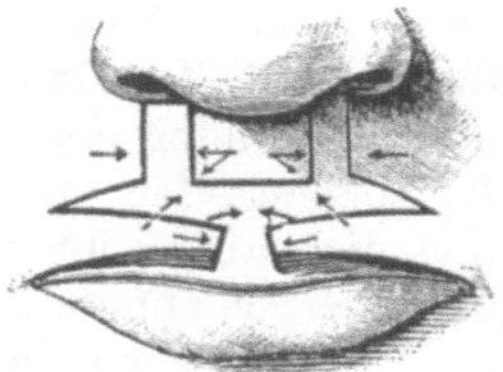

Abb. 360 b.

Abb. 360 a u. b. Anfrischung und Naht der Hasenscharten. (Aus Koenig, Lehrbuch der speziellen Chirurgie. 1898.)

Das wird erreicht, indem man das dem Bürzel aufsitzende Mittelstück des Lippenfleisches dreieckig oder besser viereckig anfrischt und damit von dem ansitzenden Rest des Lippenrotes befreit.

Seitliche Anfrischung beider Lippenränder im Sinne von Mirault oder Koenig gibt die Möglichkeit, genügend Lippenfleisch an die Mitte heranzubringen, und damit eine einigermaßen frei bewegliche Lippe mit einem glatten Saume Lippenrotes zu versehen. Eine zu starke Ausnützung des auf dem Zwischenkiefer aufsitzenden Mittelteiles der Lippe führt, da dasselbe mit seiner Breite vollständig auf seiner Unterlage verwachsen ist, zu einer in der Mitte vollständig fest aufliegenden Lippe, einem Nachteil, der besonders später bei der Anfertigung zum Ersatz der Zahnreihe erforderlicher Prothesen sich störend geltend macht.

Die Methode, ohne Eingriff am Septum die Spalte durch umfangreiche Lappenbildung zum Verschluß zu bringen, wie sie Simon mit ausgedehntem Schnitte in die Wangenweichteile ausführte, ist wegen der störenden Narbenbildungen wohl ziemlich verlassen worden. In schweren Fällen und bei elenden Kindern kann man, um den Eingriff zu erleichtern, die doppelte Spalte in zwei Zeiten operieren.

Die Nachbehandlung hat in erster Linie auf die Beseitigung des verschluckten Blutes, soweit es nicht schon durch Erbrechen aus dem Magen befördert wird, Bedacht zu nehmen.

Außerdem ist besonders auf die Atmung der Kinder zu achten, weil sie nach Schluß der Spalte bei geschlossenem Munde, an die neuen Verhältnisse noch nicht gewöhnt, leicht ersticken. Rasches Öffnen des Mundes mit Druck auf das Kinn beugt dieser Gefahr vor. Die Ernährung soll möglichst auf dieselbe Weise fortgesetzt werden, wie sie das Kind vor der Operation erfuhr.

Von Verbänden ist im allgemeinen abzusehen, da sie nur das Sekret festhalten und zur Kruste eindicken lassen. Besser wirkt Einfettung der Lippe mit Borsalbe oder Zinksalbe.

Beruhigend wirkt ein Tropfen Opiumtinktur. Nach 6—8 Tagen werden die Nähte gelöst. Am leichtesten löst sich die Naht am Nasenloch, während die Nähte im Fleisch der Lippe halten. Von einer Sekundärnaht ist nichts zu erwarten.

Das Wesentlichste bleibt die Sicherung gegen störende Bewegungen mit den Händen und zu starke Spannung der Naht durch Schreien. Während ersteres durch sorgfältige Beobachtung oder Feststellen der Hände vermieden werden kann, wird letzteres durch Vermeidung aller entzündlichen Vorgänge und durch Hintanhaltung von Verdauungsstörungen zu bekämpfen sein. Einsalben der Nahtlinie bei Weglassen aller Verbände sichert die Wunde vor Infektion durch Zurückfließen des Nährmateriales oder Erbrochenem. Sorgfältige Reinigung, vorsichtig ausgeführt, mit sofortiger Wiederholung der Einfettung gibt den wirksamsten Schutz. Sie verhindert auch die krustenförmige Antrocknung überfließenden Nasensekretes; denn unter den Krusten pflegt sich durch Verhaltung und Zersetzung rasch Entzündung der Stichkanäle einzustellen. Die Entspannung der Nahtlinie kann dadurch herbeigeführt werden, daß man Heftpflasterstreifen von den Ohrgegenden her bis an die Lippe führt und hier mäßig dick aufgerollt enden läßt. Auf diese Rollen werden kleine Haken aufgenäht. Seidenfäden, von den Haken der einen Seite zu der anderen Seite gezogen, ziehen die Lippen zusammen, ohne die Nahtlinie selbst zu drücken.

Genaue Beobachtung der Wunde wird den Zeitpunkt zur Entfernung der Nähte bestimmen lassen, ebenso welche Nähte zuerst zu lösen sind. Am leichtesten gibt die Naht am Nasenloch nach, am sichersten hält der Lippensaum.

Mangelhafte primäre Vereinigung oder vollkommenes Mißlingen machen Nachoperationen notwendig. Wenn mit zunehmendem Alter der Kinder die Masse des Lippenfleisches zugenommen hat, sind sie leichter und sicherer auszuführen und geben bessere kosmetische Resultate, als die bald nach der ersten Heilung vorgenommenen Versuche.

Die Hoffnung, durch sekundär angelegte Nähte einem Aufgehen der Wunde vorzubeugen, ist fast stets aussichtslos. Am häufigsten sind Verbesserungen am Nasenflügel durch Abrundung des Nasenloches notwendig, weil die Anlagerung des seitlich breit gezogenen Nasenflügels selten primär gut gelingt.

Die Operation der Gaumenspalte.

Soviel man sich früher bemüht hat, die Nachteile der angeborenen Spalten des Gaumens, sowohl des weichen als des harten, auf operativem Wege zu beseitigen, beschränkten sich die älteren Versuche, namentlich von Roux und Dieffenbach im wesentlichen auf die Beseitigung der Spalten des weichen Gaumens. Die von Fergusson inaugurierten Operationen am knöchernen Skelet fanden nur wenig Nachahmer. Es blieb dem Genie Langenbecks vorbehalten, hier den Weg zu einem grundlegenden Verfahren zu finden, das nicht nur von ihm mit großem Erfolge durchgeführt, sondern bis heutigen Tages die Basis geblieben ist, auf der sich die mannigfaltigsten Vorschläge zur Erreichung dieses Zieles bewegt haben. So ist das Langenbecksche Verfahren, wie Weber mit Recht sagte, eine der schönsten Errungenschaften auf chirurgischem Gebiet.

Man scheidet zweckmäßig die Operationen der Spalten des weichen Gaumens als Staphylorraphie von der Uranoplastik, der Operation der Spalte des harten und weichen Gaumens.

Der Zeitpunkt zur Vornahme der Operation wird jetzt viel früher gewählt, als Langenbeck vorschlug. Mit Zuhilfenahme der Narkose oder der lokalen Anästhesie operiert man allgemein jetzt schon im frühen Kindesalter. Helbing rühmt der frühzeitigen Vornahme der Operation die leichtere Ablösung der Gaumenschleimhaut, die geringere Blutung, die Besserung der funktionellen Erfolge, die kräftigere Entwicklung der Gaumenmuskeln und der Alveolarfortsätze nach.

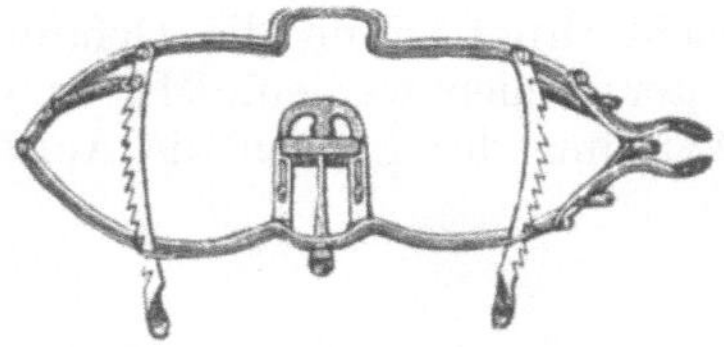

Abb. 361. Mundsperrer nach Whitehead.

Auch muß großes Gewicht auf sorgfältige Vorbereitung des Kranken gelegt werden, auf die Beseitigung von Sekreten und zersetzten Massen, welche zu leicht die primäre Wundheilung stören. Regelmäßige Spülungen, Pinselungen mit adstringierenden Mitteln beseitigen die katarrhalische Reizung der Schleimhäute und säubern das Operationsfeld. In betreff der Fortnahme hypertrophischer Mandeln ist man geteilter Meinung; meist erhält man sie, weil man in ihnen ein wirksames Verschlußmittel bei kurzem Gaumen sieht. Ob mit Recht, entscheidet der weitere Verlauf.

Bei frühzeitigem Operieren ist bei den meist verwöhnten, zur Selbstbeherrschung nicht erzogenen Kindern die allgemeine Narkose erforderlich. Sie wird besser als wie mit der Maske, deren steter Wechsel den Operateur sehr stört, durch ein in die Nase geleitetes Rohr vorgenommen, durch welches die Chloroformdämpfe mittelst eines Gebläses in den Schlund geführt werden.

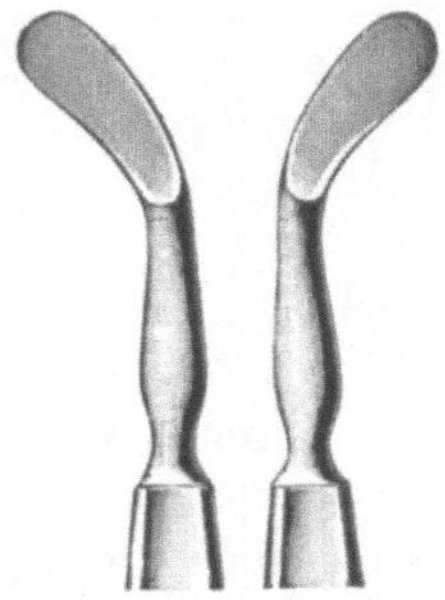

Abb. 362. Elevatorien zur Abhebelung der Schleimhaut.

Zur Verhinderung störenden Einfließens in den Kehlkopf wird zweckmäßig die Rosesche Lage am herabhängenden Kopf verwandt. Bei vorsichtigem Operieren und durch sorgfältige Kompression läßt sich von vornherein der Blutverlust auf ein geringes Maß beschränken und bei herabhängendem Kopf, das in der Nase angesammelte Blut durch Spülungen von den Nasenlöchern her gut beseitigen. Unterstützend kann man auch von der Lokalanästhesie Gebrauch machen und damit nicht nur an Chloroform sparen, sondern auch durch die bewirkte Blutleere die Operation erleichtern.

Unter Wahrung aller aseptischen Vorsichtsmaßregeln, Bedecken des Kopfes mit einer Kappe, Einschlagen des Körpers in sterile Tücher, wird der Mund bei herabhängendem Kopf und Fixierung durch einen Assistenten, durch Einlegen eines Spiegels offen gehalten. Unter den verschiedenen Formen (Trelat, Whitehead) hat sich mir letzterer am besten bewährt mit der Modifikation, daß durch einen Bügel gleichzeitig die Zunge gut vom Gaumen abgedrückt wird.

Liegt so das Operationsfeld beim narkotisierten Patienten genügend übersichtlich frei, so schreitet man zunächst zur Anlegung der Entspannungsschnitte, die so dicht als möglich an der Zahnreihe geführt werden, um eine gute Ernährung der Lappen zu sichern. Sie gehen von der Gegend des Eckzahnes bis an das hintere Ende des Alveolarfortsatzes und biegen um diesen etwas nach außen. Von ihnen aus wird langsam mit dem Elevatorium von dem hinteren Ende des Alveolarfortsatzes angefangen bis zu den Eckzähnen die

Schleimhaut so am Gaumen abgelöst, daß womöglich die Arteria palatina nicht verletzt wird, die Muskulatur am Hamulus genügend abgehoben und die meist nach der Nase zu sich umschlagende Schleimhaut an den Spalträndern gleichmäßig durchtrennt wird.

Die anfangs erhebliche Blutung, die sich aber durch Adrenalin sehr mindern läßt, ist durch Druck gegen einen untergeschobenen Tampon leicht zu stillen. Nachdem die Ablösung auf einer Seite vorgenommen, wird sie auf der anderen Seite ausgeführt, beide Male mit der Vorsicht, daß der Lappen am Vorderende breit genug bleibt und nicht abreißt, um die Nekrose zu verhüten, welche leicht droht, wenn die Gefäßverbindungen nach der Arteria ethmoidalis zu unterbrochen werden. Mir ist es stets zweckmäßig erschienen, erst nach der Ablösung der Lappen die Anfrischung der Spaltränder vorzunehmen, weil an den herabgeschlagenen Lappen sich dieselbe nicht nur leichter vollziehen läßt, sondern auch durch schräge Schnittführung die Wundränder breiter geschnitten werden und eine für die Heilung zweckmäßigere Form erhalten können. Zur Anfrischung benutze ich mit Vorliebe ein zweischneidiges, spitzes Messer, mit dem man den Schleimhautrand sehr bequem durchstoßen kann, ohne den Halt für die Pinzette zu verlieren, welche den Wundrand spannt.

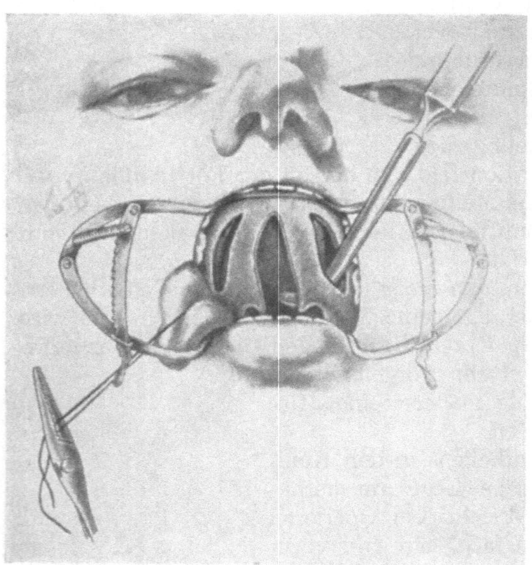

Abb. 363. Entspannungsschnitte.

Den Hamulus pterygoideus nach Billroths Vorschlag abzumeißeln, erscheint kaum erforderlich. Eine umfangreiche Ablösung am hinteren Rande des Oberkiefers und der Gaumenbeine gibt den Lappen ausreichende Beweglichkeit. Von Julius Wolffs Vorschlag, die Operation zweizeitig zu vollziehen und namentlich zur Verringerung der Blutung die Anfrischung der Spaltränder erst mehrere Tage nach der Ablösung der Lappen vorzunehmen, wird man höchstens bei sehr dünnem Schleimhautüberzuge und schlechter Ernährung der Lappen vorteilhaft Nutzen ziehen. Helbing bevorzugt die zweizeitige Operation, weil der eingreifende Teil der Operation zuerst vorgenommen werden kann und das Kind sich erholen kann bis zum zweiten Akt, weil ferner durch bessere Zirkulationsbedingungen Randnekrosen leichter ausbleiben, die Lappen succulenter und für die Naht geeigneter sind, die Blutung bei der Anfrischung gering ausfällt, das Klaffen der Seitenschnitte vermieden wird. Für gewöhnlich wird der einzeitigen Operation der Vorzug zu geben sein, weil dabei das Offenbleiben der Seitenschnitte leichter vermieden werden kann.

Der Erfolg der Operation hängt wesentlich von der exakten Ausführung der Naht ab. Von den verschiedenen Instrumenten, welche für ihre Ausführung angegeben wurden, hat sich kaum eins dauernd erhalten. Die Langenbecksche Nadel war wesentlich auf die Operation bei sitzender Stellung berechnet, die Trelat-Czernysche Nadel führt den Faden von der Unterseite des Lappens nach der Schleimhaut durch und kann durch leichte Drehung, sowohl rechts als links verwendet werden. Auch andere gestielte Nadeln (Helferich) lassen sich zweckmäßig verwenden. Man kommt aber auch mit einfachen Instrumenten mit schlankgriffigem Nadelhalter und einfach gekrümmten Nadeln durch, wenn man bei herabhängendem Kopf arbeitet. Lexer hat mehrfach die Halstetsche Naht empfohlen, um ein breiteres Aneinanderliegen der Wundflächen zu sichern. Sie versagt aber bei dünnen Schleimhautlappen. Für gewöhnlich wird wohl ausnahmslos die Knopfnaht und als Material die Seide verwendet. Brophy macht anscheinend mit Erfolg von sterilisiertem Pferdehaaren Gebrauch.

Man näht im allgemeinen von dem Zäpfchen aus beginnend so, daß man erst nach Anlegung aller Nähte diese knüpft. Die Enden jeder Naht werden mit einer besonderen Klemme gefaßt, um ein Verwirren der einzelnen Fäden zu vermeiden. Das Langenbecksche Stirnband ist damit wohl überflüssig geworden. Das genaue Aneinanderlegen der Wundränder, das für die Heilung von besonderer Wichtigkeit ist, macht eine gute Übersicht erforderlich und wird wesentlich unterstützt durch eine entsprechende Führung des Messers bei der Anfrischung, durch welche auf exakte Trennung der Schleimhaut und breite Flächen des Wundrandes Bedacht genommen werden kann.

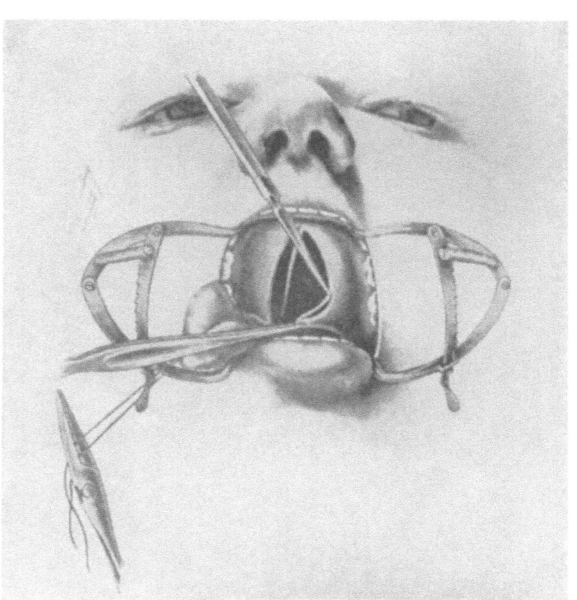
Abb. 364. Anfrischung der Spaltränder.

Bei besonders großer Uvula kann die Naht auch auf die obere Fläche des weichen Gaumens fortgeführt werden. Entspannungsnähte erscheinen überflüssig, zumal wenn man von den Seitenschnitten her Jodoformtampons zur Stillung der Blutung einführt. Sie stützen die Lappen recht zweckmäßig. Nur muß man vermeiden, diese Tampons zu lange liegen zu lassen, sondern sie schon am dritten bis vierten Tage entfernen, weil sonst die Gefahr besteht, daß die Lappen sich nicht rechtzeitig an die nach oben gerichteten Gaumenflächen anlegen und dort dauernd eine Kommunikation zwischen Mund- und Nasenhöhle verbleibt. Man muß deshalb auch schon bei dem Einlegen der Tampons Vorsicht üben, daß nicht der Wundrand aufwärts geschlagen wird, sondern die Schleimhaut die Lage behält, in der sie sich am leichtesten der Fläche des Gaumens anschmiegt. Das Offenbleiben der Seitenschnitte ist neben dem Aufgehen der Naht das schlimmste Ereignis in der Nachbehandlungsperiode. Darauf muß das Hauptaugenmerk gerichtet sein. Infolgedessen wird auch von verschiedener Seite die Tamponade der Seitenschnitte verworfen, besonders in den Fällen, in welchen sich die Gaumen besonders steil nach oben schlagen.

Zur guten Heilung der Naht ist möglichste Ruhe notwendig. Kleine, unruhige Kinder müssen besonders behütet werden, um zu vermeiden, daß sie mit dem in den Mund geführten Finger gegen die Nahtlinie stoßen. Ebenso ist vieles Schreien vom Übel und auch sonstige Unruhe des Körpers. Nicht selten sieht man, namentlich bei vorausgegangenen Katarrhen, leicht Schwellung der Gaumenbögen mit Schwellung der Halslymphdrüsen auftreten. Leichte Temperatursteigerungen begleiten diese Erscheinungen ebenso oft wie umschriebene Nekrosen der Wundränder, welche das Resultat der Operation in Frage stellen. Pels-Leusden ist der Verschluß dieser Spalte gelungen durch beiderseits vom Oberkiefer genommene muküsperiostale Lappen, die durch einen Schleimhautlappen gedeckt werden.

Da die Unregelmäßigkeit des Zahnbesatzes, dessen Ursachen oben bei der Besprechung des Zwischenkiefers schon Erwähnung gefunden haben, zum Tragen einer Prothese nötigt, wird mit einer solchen am besten der Defekt gedeckt. Liegt doch dieser für eine Prothese im allgemeinen günstig.

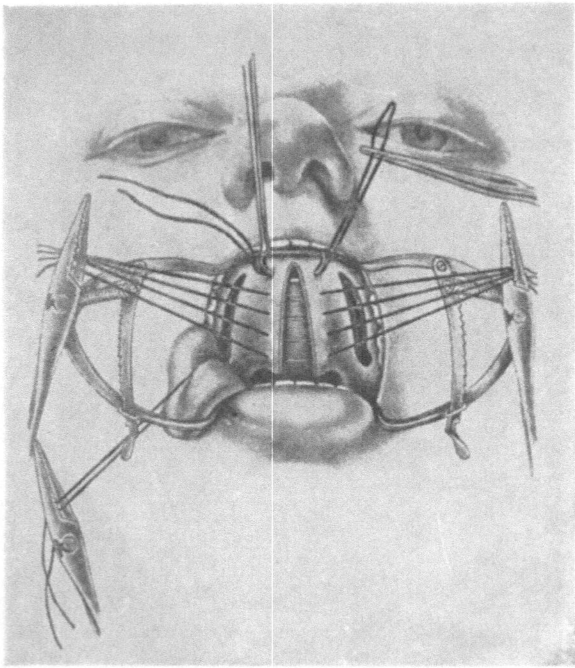
Abb. 365. Anlegen der Nähte.

Hauptsächlich droht die Gefahr einer Wundrandnekrose an der Stelle des Überganges der Schleimhaut des harten Gaumens in die des weichen. Dort ist die Dicke der Schleimhaut deutlich geringer und deshalb der Wundrand besonders schwach. Umschriebene Nekrosen geringerer Ausdehnung hinterlassen nach Abstoßung eine kleine Fistelöffnung, die sich aber durch Ätzungen häufig noch schließt. Gefährlich wird diese Nekrose erst, wenn von ihr eine weitere Störung der Heilung der übrigen Wunde ausgeht und die Wunde zu klaffen beginnt. Dann werden Nachoperationen notwendig, die aber erst nach Ablauf längerer Zeit vorgenommen werden sollen, wenn man ein leidliches Resultat erwarten soll. Denn immer bewirkt dann die schon eingetretene narbige Veränderung der Lappen einen viel strafferen, weniger nachgiebigeren Gaumen, als wie er bei primärer Vereinigung zustande kommt.

Ganz ähnlich gestaltet sich die Operation, wenn sich die Spaltung nur auf den weichen Gaumen (Staphylorraphie) beschränkt. Hier gelingt öfters die Vereinigung der angefrischten Spaltränder auch ohne entspannende Seitenschnitte und sind solche nötig, können sie auf die hinteren Partien des Alveolarfortsatzes beschränkt bleiben.

Sonst ist die Technik der Operation der oben beschriebenen ganz ähnlich.

Bei durchgehenden Spalten gelingt, da die Lappen ja vorn nicht zusammenstoßen, sondern voneinander getrennt sind, die Vereinigung der Spaltränder nur mit Hinterlassung einer Öffnung am vorderen Teil der Spalte, wo eine Kommunikation zwischen Nase und Mund übrig bleibt.

In neuerer Zeit hat die Operation der Gaumenspalten eine wesentliche Änderung erfahren durch das Vorgehen Brophys aus Chicago, welcher den alten Velpeauschen Gedanken aufgenommen hat, die Oberkiefer durch starke Kompression bei dem neugeborenen Kinde einander zu nähern und damit die Spaltränder in direkte Vereinigung zu bringen. Ihm scheint die zweckmäßige Zeit das Alter von 2 Wochen bis zu 3 Monaten zu sein. Er verfährt in der Weise, daß er starke Silberdrähte oberhalb der Alveolarfortsätze und der Gaumenbeine, aber möglichst unterhalb der späteren Oberkieferhöhle, quer durch den Oberkiefer hindurch führt. Indem er die Enden der Fäden durch Bleistreifen zieht, die auf die äußere Fläche jedes Kiefers zu liegen kommen, drückt er beim Zusammenknoten der Fäden, auf jeder Seite für sich zwei vordere und zwei hintere, die Oberkiefer so aneinander, daß die bis auf den Knochen angefrischten Spaltränder ohne weiteres in Berührung kommen. Sollte der Zug der Nähte dazu nicht ausreichen, so bedient er sich eines eigenen zangenartigen Instrumentes, um den seitlichen Druck zu verstärken, und wenn dieses nicht gelingt, der doppelseitigen Durchtrennung der äußeren Kieferwand oberhalb des Alveolarfortsatzes mit dem Messer. Die angefrischten Spaltränder werden direkt vernäht. Die Pferdehaarnähte werden nach 5—6 Tagen entfernt, die Drähte erst nach 3—4 Wochen. Es ist auffallend, wie gut diese Kinder die Operation überstehen. Ihr geringer entwickeltes Nervensystem schützt sie vor stärkerem Shock.

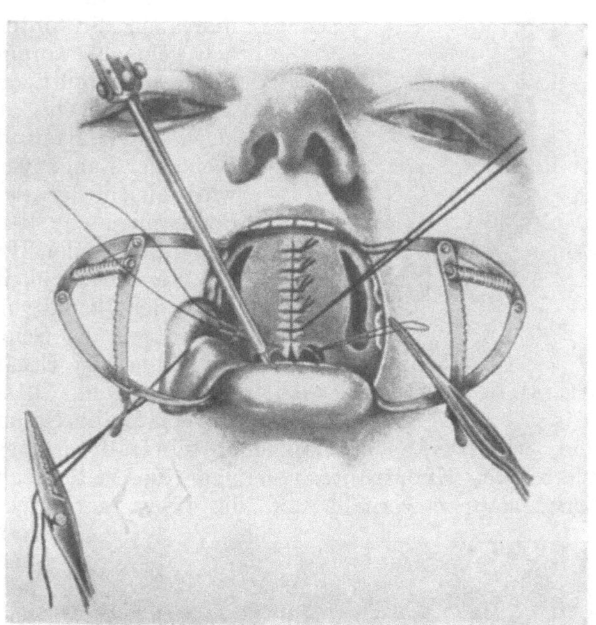

Abb. 366. Naht der Spaltränder.

Der Gedanke, durch mechanische Annäherung der Oberkiefer die Operation der Gaumenspalte zu erleichtern und in ihrem Erfolg zu sichern, hat auch für ältere Kinder seine Bedeutung. Es ist Warnekros und Schroeder gelungen, durch Federkraft die Spalte bis zu einem Zentimeter vor der Operation zu verkleinern.

Die Operationsmethode nach Brophy hat sich nicht einzubürgern vermocht, hauptsächlich wegen des häufig eintretenden Verlustes von Zahnkeimen, der sich auch bei recht hoch am Kiefer gelegten Schnürnähten nicht vermeiden läßt und durch die darauf folgende Deformierung des Gebisses. Noch ein anderer Nachteil haftet der Brophyschen Methode, wie allen übrigen Frühoperationen an, das ist die durch den Narbenzug hervorgerufene Verbildung des Oberkiefers, die selbst durch komplizierte orthodontische Maßnahmen nicht zu beseitigen ist. Da auch bei der Langenbeckschen Methode die Endergebnisse nicht recht befriedigten, insofern das Sprachvermögen besonders wegen des mangelhaften Verschlusses des Schlundes bei Verkürzung des Gaumensegels zu wünschen übrig ließ, hat man immer wieder neue Wege gesucht oder alte Vorschläge zu verbessern sich bemüht. So ist der seinerzeit von Schönborn gemachte Vorschlag, die Lücke im weichen Gaumen durch einen der hinteren Rachenwand entnommenen Lappen auszugleichen von Rosenthal wieder aufgenommen und mit Erfolg durchgeführt worden.

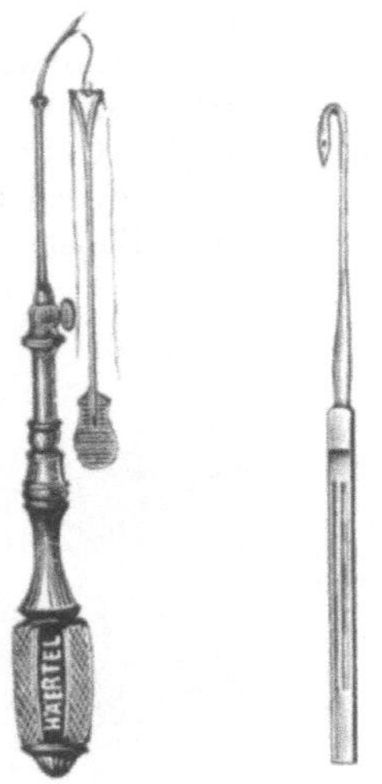

Abb. 367. Abb. 368.

Abb. 367. Nadel nach Langenbeck mit Fadenträger.

Abb. 368. Czernys gestielte Nadel.

Kurz geschildert verläuft die Operation folgendermaßen: Nach Anästhesierung des harten und weichen Gaumens werden zwei Haltenähte durch die Gaumenhälften gelegt zur besseren Übersicht über den Schlund. Nachdem nun auch die hintere Rachenwand unempfindlich gemacht worden ist, wird ein spitzbogenförmiger Schnitt durch die Schleimhaut und Muskelschicht bis auf die prävertebrale Fascie gelegt. Die Basis des Lappens kommt in die Höhe der Zungenwurzel zu liegen, seine Breite wird gleich der des Nagelgliedes genommen, der Lappen von der Rachenwand abpräpariert und durch einen Haltefaden fixiert. Soweit es die Verschieblichkeit der Schleimhaut zuläßt, wird der Defekt in querer Richtung vernäht und damit der Schlund schon verengt, natürlich ohne die Ernährung des Lappens zu beeinträchtigen. Nachdem dann von den Seitenteilen aus die Gaumenhälften abgelöst worden sind, wird der Schlundlappen in die Hälften eingepflanzt, deren Hinterseite durch drei Knopfnähte vereinigt, die Seitenflächen des Lappens mit den Brückenlappen vernäht und die typische Gaumennaht vollendet. Die Befestigung des Gaumens gegenüber der hinteren Rachenwand hat keinen besonderen Nachteil im Gefolge.

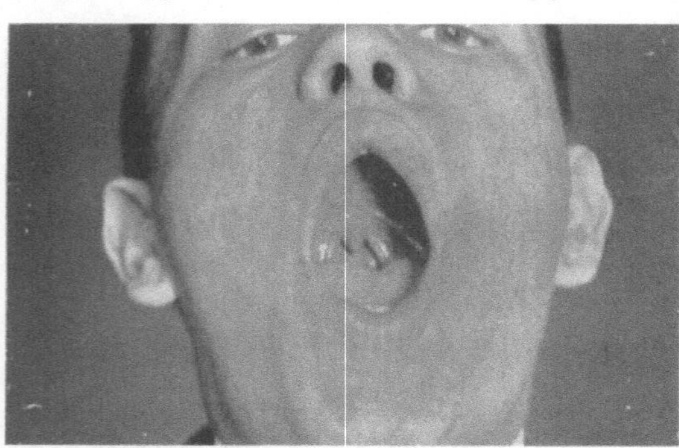

Abb. 369. Geheilter Gaumen nach Uranoplastik. (Eigene Beobachtung.)

Einen anderen Gedankengang verfolgt Ernst, der von der Tatsache ausgeht, daß bei den Kindern mit Spaltbildungen der Schlund im Querschnitt viel weiter ist, als beim normalen Kinde und daß die ungenügende Annäherung der hinteren Rachenwand an das Gaumensegel wesentlich die Ursache des mangelhaften Sprachvermögens ist. Demgemäß sieht Ernst in einer Rückverlagerung des weichen Gaumens und in einer zirkulären Schlundverengerung das einzige Mittel, der Muskulatur zu ermöglichen, den Abschluß zwischen weichem Gaumen und Rachenwänden herbeizuführen. Die Operation soll nicht vor Abschluß der ersten Dentition vorgenommen werden. Von den Langenbeckschen Seitenschnitten vom harten und weichen Gaumen aus, die seitlich so tief wie möglich über die Plica intermaxillaris senkrecht nach unten geführt werden, werden die Überzüge des harten Gaumens scharf mit dem Raspatorium von ihrer Unterlage abgelöst, von dem Hamulus abgehebelt und dann von hier aus die hintere Rachenwand, weicher Gaumen, seitliche Rachenwand, einschließlich von Nerven und Gefäßen unter Vermeidung jedes Durchstoßens abgelöst. Sollte diese Ablösung nicht ausreichend genug sein zu der erforderlichen Verengerung und der Gaumen allzu kurz erscheinen, ist eine Rückverlagerung des Gaumens hinzuzufügen, indem der Überzug des harten Gaumens vorn völlig losgelöst wird. Nach Anheilung der Gaumenplatten am Knochen in ihrer neuen Lage wird der Defekt des weichen Gaumens geschlossen. Ist die völlige Lösung des harten und weichen Gaumens und der seitlichen Rachenwand erfolgt und alle Teile als Ganzes frei beweglich gemacht, erfolgt die Naht, und zwar am harten Gaumen in einfachen, am weichen Gaumen in dreifacher Lage, erst die der Hinterwand zugekehrte Schleimhaut, dann die Muskulatur, zuletzt die vordere Schleimhaut. Die Nähte werden mit Catgut ausgeführt. Die seitlichen Spalten werden tamponiert.

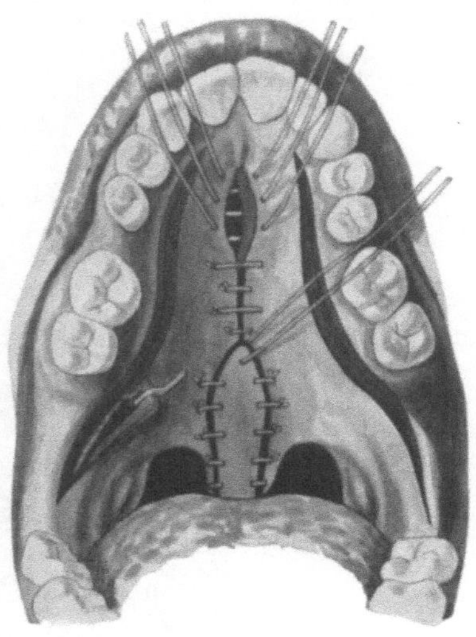

Abb. 370. Gesamtbild der Gaumenplastik nach v. Langenberg-Rosenthal: Die Schleimhautbedeckung des harten Gaumens wird von den Gaumenbeinen losgelöst und in der Mitte vernäht. Die ebenfalls seitlich durch Einschnitte gelockerten Gaumensegelhälften werden mit dem Rachenlappen vereint. (Nach W. Rosenthal, aus Fortschr. Zahnheilk. III/1, S. 1069, Abb. 820.)

Die in die seitlichen Schnitte eingelegten Tampons, welche den weichen Gaumen und die Rachenwände gegen die Mitte hin drängen, müssen durch eine an den Zähnen befestigte Celluloidplatte festgehalten werden; sie werden gewechselt bis in etwa 3—4 Wochen die Schnitte zugranuliert sind. Die Platte gibt gleichzeitig die Möglichkeit, durch Auftragen von schwarzem Guttapercha, durch ihren Druck den neugebildeten Gaumen zu formen. In den Fällen, in denen ungenügende Muskulatur die Plastik nicht ausführbar erscheinen läßt, kann durch einen Obturator und entsprechenden Sprachunterricht die Muskulatur durch Übung soweit gekräftigt werden, bis die Plastik möglich wird. Sollte die Operation durch Durchbruch des Gaumens bei der Operation mißlingen, ist trotzdem eine Wiederholung der Operation möglich.

Der Erfolg der Operation ist im wesentlichen geknüpft an eine sorgfältige Nachbehandlung. Sie hat sowohl das Allgemeinbefinden des Kindes wie die lokale Wundheilung zu berücksichtigen. Das bei der Operation verschluckte Blut ruft nicht selten Verdauungsstörungen hervor, welche das Kind zum Schreien und zur Unruhe veranlassen. Deshalb muß bei der Operation nach Möglichkeit das Verschlucken vermieden und das verschluckte Blut möglichst rasch aus dem Körper entfernt werden; die bei eintretenden Störungen entstehenden Schmerzen werden durch Beruhigungsmittel bekämpft.

Welches ist nun das Resultat solcher Operation?

Daß durch Ausschaltung der Kommunikation der Mundhöhle mit der Nase nach dem Gaumenverschluß die Ernährung entschieden besser werden muß, ist selbstverständlich; denn die Ernährung wird eine unfangreichere und bleibt frei von den Störungen, welche den Zersetzungsvorgängen zurückgebliebener Nahrungsbestandteile ihr Entstehen verdanken. Etwas anderes ist es mit der Verbesserung der Sprache. Sie soll deutlicher werden und frei werden von dem nasalen Beiklange. Die erste Forderung dürfte leicht sich erfüllen lassen, da die Zunge an dem neu gebildeten Gaumen ein sichereres und regelmäßigeres Widerlager findet wie bei bestehender Spaltbildung. Der nasale

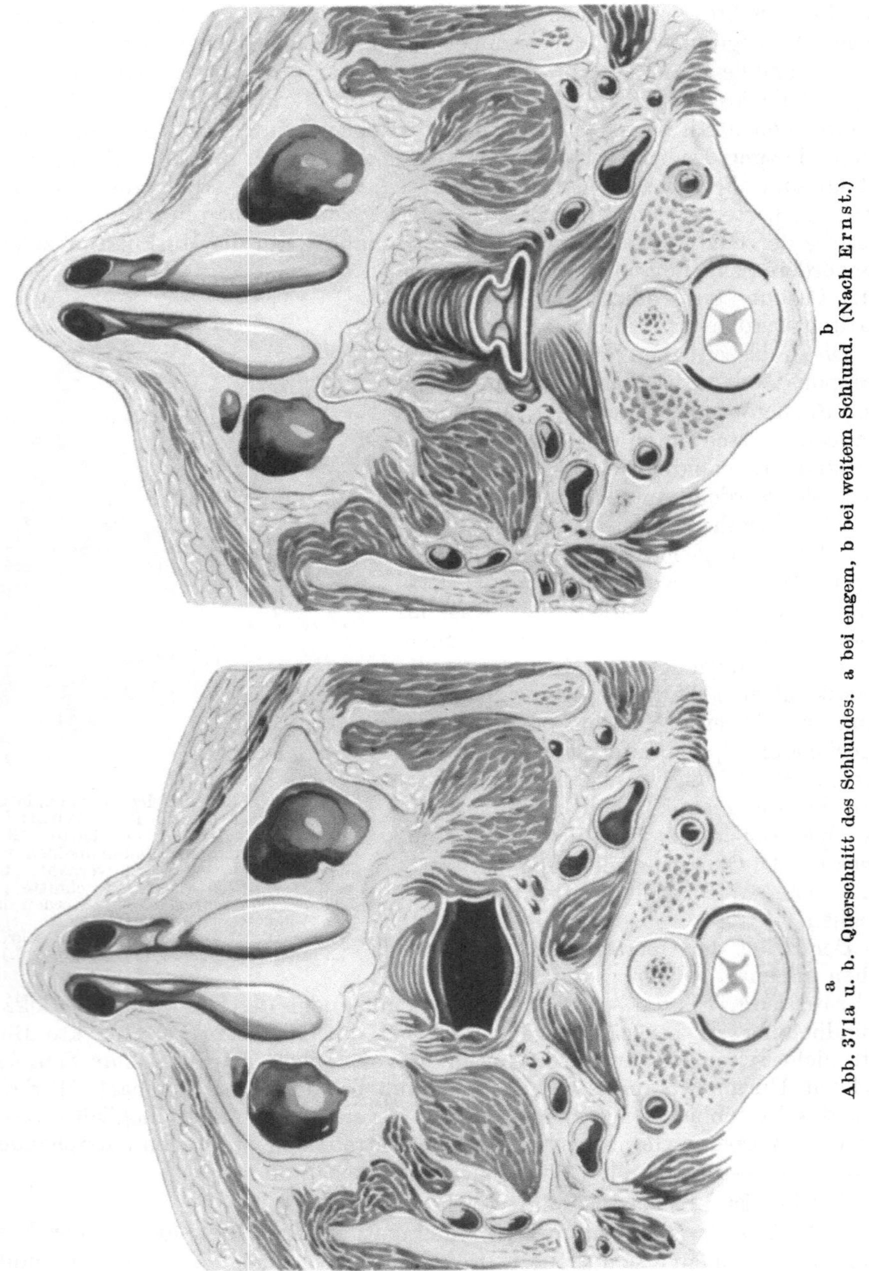

Abb. 371a u. b. Querschnitt des Schlundes. a bei engem, b bei weitem Schlund. (Nach Ernst.)

Beiklang kann nur beseitigt werden, wenn es gelingt, bei der Lautbildung den neu gebildeten Gaumen so an die Rückwand des Schlundes heranzuführen, daß ein Abschluß zwischen Mund und Nasenhöhle erfolgt. Wir verdanken Passavant den Hinweis darauf, daß die Zusammenziehung der Schlundmuskulatur in der Aufwerfung des sog. Wulstes wesentlich zum Verschluß zwischen Mund und Nase beiträgt.

Die Versuche Schönborns und Küsters, operativ einen Wulst zu bewirken, evtl. durch Vernähung der hinteren Rachenwand mit dem Gaumen eine dauernde Absperrung zu ermöglichen, haben sich als unzulänglich erwiesen. Die in Frage kommenden Muskeln sind von vornherein bei der Spaltbildung schwächer angelegt, durch die Spaltbildung verlagert und dadurch an andere Zusammenziehung gewöhnt. Die notwendige Zusammenarbeit mit der Muskulatur der Zunge ist für sie unmöglich. Die Operation ändert die Lagerung der Muskeln, kann aber ihre schwache Anlage nicht ohne weiteres verbessern. Ihre Kräftigung und richtige Funktion läßt sich nur durch Übung in der neu gegebenen Lage ermöglichen. Und auch in dieser werden sie nur funktionsfähig, wenn nicht starke Narbenbildungen ihre Tätigkeit hemmen. Deshalb bleibt nur der Weg, ihre freie Wirksamkeit durch möglichst primäre Heilung zu begünstigen und durch methodische Übung ihre Kraft zu steigern.

Die Resultate, welche man dem Schöpfer eines methodischen Sprachunterrichts (Gutzmann) verdankt, sind an ein gut bewegliches Gaumensegel geknüpft. Wichtig ist nach dieser Richtung, daß man Verbesserungen für das Durchtreten der Luft, wie die Fortnahme geschwollener Mandeln oder Beseitigung hypertrophischer Nasenmuscheln, besser erst nach der Gaumennaht vornimmt, als vorher, weil gerade eine solche Veränderung des Atmungsquerschnittes für die Sprachbildung später besser beurteilt werden kann.

Ein methodischer Sprachunterricht bildet eine wirksame und notwendige Ergänzung des operativen Eingriffes. Leider sind die Eltern der Kinder, namentlich wenn sie fern von der Stadt wohnen, selten geneigt, noch ein solches Opfer zu bringen. Jedoch wird bei der Aussicht auf Erfolg die Möglichkeit eines solchen Unterrichtes von wesentlicher Bedeutung sein.

Diese Tatsachen sind aber auch nicht einflußlos für die Beurteilung des Zeitpunktes der Operation. Denn einfache Überlegung muß ja zugeben, daß die Kräftigung der Muskulatur desto umfangreicher eintreten wird, je früher die Übung einsetzt, und daß ferner die Sicherheit der Wirkung eher gewährleistet ist, je weniger die Muskeln in unrichtiger Form tätig gewesen sind.

Diese Gesetze der Sprachbildung haben auch ihre Gültigkeit, wenn man von dem operativen Verschluß absieht und die Spalte künstlich durch Prothese deckt.

Ihre Verwendung hat ja für die Eltern des Kindes etwas Verlockendes, weil sie das Kind den Beschwerden der Operation überhebt und auf unblutigem Wege die Nachteile der Spaltbildung auszuschalten versucht. Aber es bleibt dabei zu bedenken, daß erst nach dem Durchtritt der bleibenden Zähne eine Prothese festen Halt findet, ferner die dauernde Umformung der in Frage kommenden Teile durch den Durchbruch der Zähne eine stete Umänderung erforderlich macht, daß nur geschickte zahnärztliche Hilfe die Prothese in geeigneter Form herzustellen vermag, und daß endlich das Einlegen der Prothese in früher Zeit dem von der Natur deutlich befolgten Bestreben, die Spalte zu verkleinern, entgegen arbeitet.

Demgemäß dürfte heutzutage die Prothese nur zur Unterstützung bereits operierter Fälle, bei Fehlresultaten der Operation und bei älteren Personen mit Spaltbildungen in Frage kommen. Sie wird nicht allein den Zweck verfolgen müssen, die Spaltbildung zu bedecken, sondern auch darauf hinarbeiten müssen, die bestehenden muskulösen Teile zur Herbeiführung einer möglichst guten Sprache zu bringen.

In welcher Weise dies technisch möglich ist, ist bereits in dem besonderen Kapitel eingehend besprochen.

Vergleicht man die Erfolge beider Methoden, so wird man kaum ohne weiteres den Vorrang einer oder der anderen zusprechen können und jede für berechtigt halten müssen, aber der operative Verschluß, frühzeitig ausgeführt, hat jedenfalls das eine für sich, daß er allein imstande ist, möglichst annähernd normale Verhältnisse auf die Dauer herzustellen und das zu einer Zeit, wo von einer prothetischen Behandlung noch keine Rede sein kann. Unter Erwägung dieses Umstandes wird man auch für eine möglichst frühzeitige Operation eintreten müssen und demgemäß das dritte Lebensjahr als die untere Grenze für Vornahme der Operation ansehen, weil die der Operation folgende Sprachschulung kaum vor diesem Lebensjahr ins Werk zu setzen ist.

Die komplizierten Methoden durch Einpflanzung der Nasenmuschel (Kraske), durch Überpflanzen von Wangen- und Schleimhautlappen (Thiersch) oder durch Stirnlappen (Rotter), die Spaltbildung zu schließen, werden nur in jenen Fällen in Frage kommen, wo bei der Breite der Spalte stark geschwundene Schleimhautlappen zur Langenbeckschen Plastik nicht zureichen. Sie haben eine vielfache Verwendung und Entwicklung erfahren bei den durch Kriegsverletzungen zustande gekommenen großen Substanzverlusten.

Literatur.

Birkenfeld: Über die Erblichkeit der Lippen- und Gaumenspalten. Arch. klin. Chir. **141**, 729 (1926). — *Bunge:* Zur Technik der Uranoplastik. Arch. klin. Chir. **80**, 425. — *Becker:* Ein Beitrag zur operativen Behandlung der angeborenen Gaumenspalten. Inaug.-Diss. Breslau 1909.

Deubner, W.: Zur Frage der Operation der Gaumenspalten. Arch. klin. Chir. **146**, 430. — *Drachter, Richard:* Richtlinien für die Behandlung der angeborenen seitlichen Lippenspalte. Zbl. Chir. **1920**, Nr 9, 194.

Ernst: Die Gaumenspalten und ihre Behandlung. Chirurgie **1927**, Nr 13.

Frisch: Über Wachstumshemmung im Oberkiefer bei Lippen-, Kiefer-, Gaumenspalten. Arch. orthop. Chir. **19**, 157—173; Zbl. Chir. **1922**, 391. — *Fründ, H.:* (a) Gaumenspaltenoperation nach Schönborn-Rosenthal. Zbl. Chir. **54**, Nr 50, 3206—3210 (1927). — (b) Die Reich-Mattische Operation der Gaumenspalten und Hasenscharten.

Ganzer: (a) Neue Wege des plastischen Verschlusses von Oberkieferdefekten. Mschr. Zahnheilk. **1917**, 406. (b) Schutz durch Druckverband. Berl. klin. Wschr. **1917**, Nr 9.

Häerkof: Grundsätze für die Operation der einfachen Hasenscharte. Bruns' Beitr. **144**, 313 (1928). — *Haertel:* Gundsätze für die Operation der einseitigen Hasenscharte. Bruns' Beitr. **146**, 313 (1928). — *Hagenborn:* Zur Operation der Hasenscharte. Zbl. Chir. **55**, 528 (1928). — *Helbing:* (a) Erfahrungen bei Gaumenspaltenoperationen. Berl. klin. Wschr. **1912**, Nr 21. (b) Die Technik der Uranostaphyloplastik. Erg. Chir. **5** (1913). — *Hohmeier:* Zur Operation der Gaumenspalten und Hasenscharten. Dtsch. med. Wschr. **52**, Nr 38, 1604 (1926).

Kärger: (a) Die Brophysche Gaumenspaltenbehandlung. Münch. med. Wschr. **1913**, Nr 49. (b) Über die Behandlung der angeborenen Kiefer- und Gaumenspalten unter besonderer Berücksichtigung der Frühoperationen. Arch. klin. Chir. **103**, 255.

Lane: Cleft palate and hare lip. London the med. public. comp. 1905. — *Lexer:* Gaumenspaltenoperationen. Dtsch. Z. Chir. **100** (1927). — *Lickteig:* Über schädigende Momente bei der Uranoplastik und deren Ausschaltung durch Schröders Okklusivprothese. Z. Mundkrkh. **2**, H. 3, 252. — *Limberg:* Neue Wege in der radikalen Uranoplastik bei angeborenen Spaltendeformationen. Osteotomia interlaminaris und pterygomaxillaris. Zbl. Chir. **54**, Nr 28, 1745—1750 (1927). — *Lindemann:* Neueres zur Deckung der Gaumendefekte. Verh. Naturforsch. Hamburg **1928**. Tageblatt der Naturforscherversammlung in Hamburg.

Neumann: Zur Operation sehr großer mit kompletter Kieferspalte vergesellschafteter Hasenscharten. Zahnärztl. Rdsch. **1913**, Nr 19.

Partsch: Demonstration eines Falles von traumatischem Gaumendefekt, geheilt durch zweizeitige Uranoplastik. Med. Sekt. vaterländ. Ges. **1891**. — *Pichler:* Zur Operation der doppelten Lippen-Gaumenspalten. Dtsch. Z. Chir. **195**, H. 1/2, 164—167 (1926).

Ramstadt: Zur Operation der komplizierten Hasenscharte. Zbl. Chir. **1922**, 1556. — *Ranzi* u. *Sultan:* Zur Frage der Enderfolge der Uranoplastik. Arch. klin. Chir. **72**, H. 3.

Sievers: Zur Avertinnarkose im Kindesalter. Zbl. Chir. **56**, Nr 4, 194 (1929). — *Stahl, Otto:* Zur Operation der angeborenen Gaumenspalten. Endergebnisse der Uranostaphyloplastik nach Langenbeck. Arch. klin. Chir. **123**, 271—316 (1923). — *Steinberg:*

Neue Wege in der radikalen Uranoplastik. Zbl. Chir **54**, Nr 28, 1746 (1927). — *Stocker:* Über Kieferbildung nach Operation der angeborenen Gaumenspalten. Schweiz. Mschr. Zahnheilk. **27**, Nr 12 (1927).

Tschmarke: Zur operativen Behandlung der angeborenen Gaumenspalten. Arch. klin. Chir. **149**, H. 3/4, 697—722 (1927).

Veau: (a) 102 Staphyloriaphies. Bull. Soc. nat. Chir. Paris **50**, Nr 13 (1924). (b) Etude anatomique du bec de lièvre unilateral total. Annal. d'Anat. path. **5**, No 6, 601 (1928).

12. Abschnitt.

Die Operation der Epulis.

Die operative Beseitigung der Epulis gestaltet sich verschieden schwer, je nach dem Umfange und der Art des Aufsitzens der Geschwulst; je breitbasiger sie dem Kiefer aufliegt, desto umfangreicher muß Schleimhaut und Kieferknochen entfernt werden. Das ist desto leichter, je straffer die Geschwulst gebaut, je weniger bluthaltig sie ist. Polypenartige, mit schmalen, leicht durch Unterbinden abzutragende Geschwülste kommen am Zahnfleisch selten vor. Das Ausschneiden der Geschwulst erfolgt nach Vornahme der Anästhesie, am leichtesten mit dem sog. Schneidemeißel, der mit bogenförmig abgerundeter Schneide durch den Druck der Hand durch Schleimhaut und Knochen hindurch geführt werden kann. Zweckmäßig lassen sich dort, wo Zähne fehlen oder geopfert werden müssen, und die Geschwulst nicht zu breit, mehr zapfenartig, auf dem Zahnfortsatz aufsitzt, schneidende Zangen gebrauchen, mit denen mit einem Schlage die Geschwulst tief abgetragen werden kann.

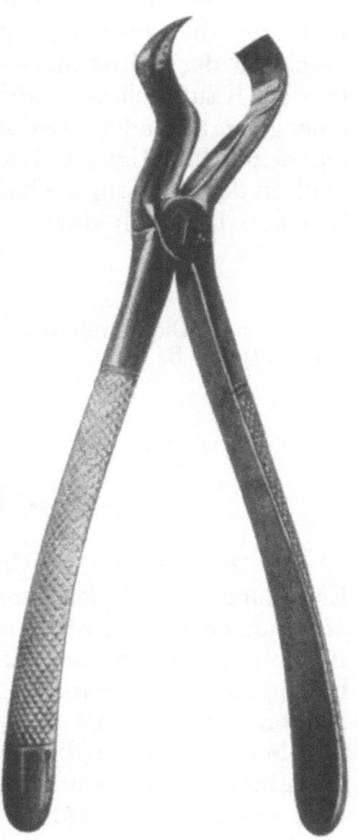

Abb. 372. Schneidezange nach Partsch.

Die Operation muß selbstverständlich bei lokaler Anästhesie ausgeführt werden. Nicht selten blutet die frisch geschaffene Wundfläche trotzdem ziemlich stark.

Ihre Versorgung ist die Hauptsache der Nachbehandlung. Wenn irgend möglich, soll man sie durch weitere Wegnahme von Knochensubstanz so formen, daß man sie durch Verziehen der Schleimhaut decken kann. Dazu muß man gelegentlich die Schleimhaut noch durch weitere Einschnitte mobilisieren. Die Schleimhautdecke ist der beste Schutz für die Knochenfläche und wahrscheinlich auch das sicherste Präservativ gegen das Rezidiv.

Nur wenn die Lage der Wundfläche eine Bedeckung mit Schleimhaut nicht gestattet, suche man die Fläche mit einem Jodoformgazetampon zu bedecken und diesen auf der Knochenfläche durch Druck mittelst einer die Nachbarzähne achtförmig umfassenden Drahtschlinge oder evtl. durch Naht festzuhalten.

Unter dem Schutz des Tampons pflegen entzündliche Veränderungen am Knochen auszubleiben. Leichte Schwellungen, welche am ersten bis zweiten Tage auftreten, sind meist durch Blutaustritt bedingt und pflegen auf Jodeinreibungen und Thermotherapie rasch zurückzugehen. Besondere Schmerzen oder gar Fieber sind nur ganz ausnahmsweise zu beobachten. Meist verläuft die Wundheilung reaktionslos und rasch. Am vierten bis fünften Tage kann man bei Entfernung des Tampons schon Granulationen auf dem Knochen auftreten sehen. Diese überhäuten sich ziemlich rasch, so daß nach 1—2 Wochen selbst größere Wundflächen vernarbt erscheinen.

Wurzelreste sind stets mit fortzunehmen, unversehrte Zähne jedoch nur dann, wenn man ohne sie den Tumor nicht vollständig entfernen kann.

Schwieriger wird die Beseitigung, wenn die Geschwulst zwischen zwei Zähnen von der äußeren Seite des Zahnfortsatzes auf die innere übergreift. Meist ist dann ohne Entfernung eines Zahnes nicht auszukommen. Auf eine sorgfältige Glättung der Wundfläche, Beseitigung aller vorspringenden Knochenspitzen muß Wert gelegt werden, um für die etwaige spätere Prothese ein gutes, tragfähiges, nicht schmerzendes Widerlager zu schaffen.

Man darf aber nach der Heilung nicht gleich eine Prothese auf die junge Narbe tragen lassen, sondern muß erst die Festigung der Narbe abwarten, ehe man sie erneutem Druck aussetzt. Die früher oft betonte Gefahr, daß bei Graviden die Operation zu einem besonderen Blutverlust oder gar zur Unterbrechung der Schwangerschaft führe, ist nicht so groß, als daß man die andere in den Kauf nehmen müßte, daß bei Abwarten die vorhandene Geschwulst eine ganz besondere Größe erlangt und dann nur durch eine umfangreichere Operation beseitigt werden kann. Nach unseren Erfahrungen ist die Operation auch in der Schwangerschaft vorzunehmen, wenn man der Epulis ansichtig wird. Schaden habe ich davon nicht gesehen.

Literatur.

Grüner: Die Epulis und ihre Therapie. Dtsch. Mschr. Zahnheilk. **1915.** Vgl. oben Abschnitt 22, S. 212.

13. Abschnitt.

Die Resektion der Kiefer.

Die Resektion des Unterkiefers kann partiell ausgeführt werden mit Erhaltung des Kieferbogens. Sie tritt in ihr Recht bei entzündlichen Veränderungen und Geschwülsten des Zahnfortsatzes, wenn diese über den nächsten Bereich der Umgebung der Zähne in die eigentliche Masse des Unterkiefers hineingehen. Wenn irgend möglich, soll eine gesunde Spange am Kiefer erhalten bleiben, um die bei vollständiger Zusammenhangstrennung eintretende Verschiebung nach Möglichkeit zu vermeiden. Sie wird dementsprechend fast ausnahmslos vom Munde her vorgenommen und nur sehr selten werden Fälle sein, wie der von Perthes beschriebene, bei dem man von außen her den Kiefer bloßlegt und die Umschneidung der Spange vornimmt. Deren Ernährung gefährdet der Schnitt von außen leicht, so daß man möglichst die Freilegung des Kiefers von außen umgeht. Von innen her kann man nach Einleitung der Lokal- und Leitungsanästhesie den entzündlichen Herd oder die Geschwulst so umschneiden, daß man möglichst viel Schleimhaut erhält, diese dann ablöst und nun den Kiefer soweit als erforderlich fortnimmt. Es geht dies am besten mit besonderen Resektionsschneidezangen (Abb. 372, 373). Sie durchtrennen den Kiefer meist so glatt und so scharf, daß eine vollständig plane Knochenwunde entsteht, über welcher man am besten die Schleimhaut vereinigt. Sollte man wider Erwarten die Arteria mandibularis verletzen, so würde man die Blutstillung durch Kompression, Aufrollung des Gefäßes und evtl. Tamponade mit sterilem Wachs vornehmen können. Die Heilung wird am meisten gefördert durch Übernähung der Knochenwunde mit Schleimhaut, weil dadurch entzündlichen Erscheinungen am ehesten vorgebeugt wird. Nähte vereinigen die beiden Schleimhautränder über der Wundfläche miteinander. Ein Wattetampon, auf den der Kranke aufbeißt, sichert die richtige Lage der Wundränder und preßt sie genügend gegen die Oberfläche des Knochens an. Nach 5—6 Tagen können die Nähte schon entfernt werden, die Wunde ist dann meistens geschlossen oder klafft nur so wenig, daß in wenigen Tagen die beiden Wundränder vereinigt sind. Im allgemeinen wird sich aber diese Operationsmethode nur auf gutartige Geschwülste zu beschränken haben, bösartige werden immer die totale Entfernung des Knochens erfordern.

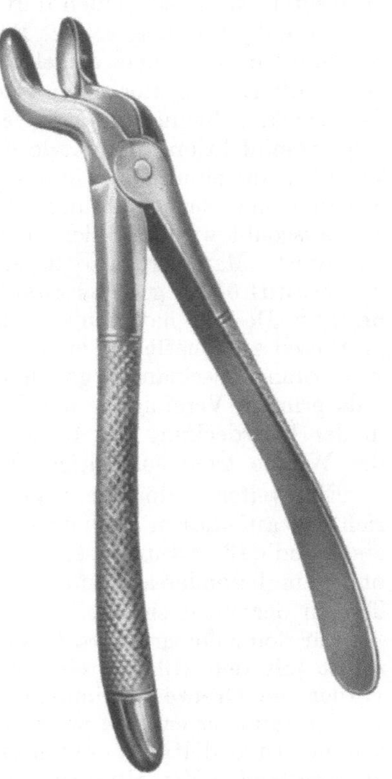

Abb. 373. Knochen - Schneidezange mit bajonettförmigem Griff nach **Partsch**.

Die Resektion aus der Kontinuität des Unterkiefers.

Sie kommt in Frage bei Geschwülsten des Kiefers, die so gelegen sind, daß dahinter noch mit Zähnen besetzte, für den Kauakt verwertbare Reste des Kiefers zurückbleiben. Es wird sich also im wesentlichen um Geschwülste im vorderen Abschnitt des Kieferbogens bzw. im Mittelstück handeln. Die Frage des besten Vorgehens wird einerseits von der Ausdehnung der Geschwulst, andererseits von den Maßnahmen abhängig sein, mit welchen man den durch die Resektion an und für sich zu erwartenden Nachteil zu beheben hofft. In dieser Beziehung muß man sich gegenwärtig halten, daß nach der Resektion, wie sie früher ausgeführt wurde, sowohl durch den Muskelzug als durch die Narbenbildung die Kieferstümpfe einwärts gelagert und gegenseitig sich so genähert wurden, daß die Zahnreihen des Unterkiefers einwärts von denen des Oberkiefers zu liegen kamen und dadurch für den Kauakt wertlos wurden. Diesem Übelstande, der auch der bestgelungensten Resektion anhaftete, muß entgegengewirkt werden dadurch, daß die Heilung in einer Weise erfolgt, daß die Verwertbarkeit der Kieferstücke gewährleistet bleibt. Es ist das große Verdienst Claude Martins, nach früher vergeblichen Versuchen, Methoden erdacht zu haben, mit denen es durch Einlagerung besonderer Prothesen gelang, bei der Operation die Heilung bei richtiger Stellung der Kieferstücke durchzuführen. Entweder werden durch sofort eingelegte Prothesen (Immediatprothesen) die Kieferstümpfe auseinander gehalten oder es werden durch vorläufig am Knochen oder an den Zähnen angelegte Schienen die Kieferstücke während der Heilung in richtiger Stellung erhalten und der endgültige Ersatz erst nach vollendeter Heilung eingesetzt. Der erstere Weg hat Schwierigkeiten insofern, als die Immediatprothese als Fremdkörper die Wundheilung aufzuhalten, manchmal sogar zu komplizieren vermochte; der andere Weg sichert zunächst die gute Heilung der Wunde und findet seine Schwierigkeit meist erst bei der Herstellung der endgültigen Prothese.

Man wird in erster Linie fordern müssen, daß die primäre Heilung, wenn irgend möglich, erstrebt werden muß. Sie pflegt davon abhängig zu sein, ob es gelingt, die Mundhöhle vollkommen abzuschließen und die Wunde vor der Bespülung mit den durch die Beimischung von Nahrungsmitteln sich leicht zersetzenden Mundsekreten zu behüten. Zweifellos gehört zu einem guten Verschluß der Mundhöhle ausreichende Schleimhaut, die sich leicht und ohne besondere Spannung vereinigen läßt. So plastisch die Lippensubstanz zu sein pflegt, so wenig ist es die Schleimhaut der Mundhöhle. Sie verträgt keinen nennenswerten Zug und fällt bei einem solchen schnell der Nekrose anheim. Die angelegten Nähte schneiden durch und das ganze Wundgebiet ist der Infektion vom Munde her ausgesetzt. Deshalb wird auch zu vermeiden sein, daß die Nahtlinie durch einen eingelegten Fremdkörper, wie die Immediatprothese, keinen die Heilung störenden Druck erfährt oder gar, daß die Immediatprothese den primären Schluß der Wunde verhindert. Abgesehen von den Gefahren der Allgemeininfektion, die gerade im Bereich der Mundhöhle besonders naheliegt, kann bei Ausschluß der prima intentio die Heilung nur durch mehr oder weniger umfangreiche Narbenbildung erfolgen, durch welche dann immer ein störender Zug ausgeübt wird, der sich oft genug lästig macht und den definitiven Ersatz erschwert. Man wird also in erster Linie den Grundsatz festhalten müssen, die Mundhöhle gut abzuschließen, um die prima reunio zustande zu bringen. Deshalb hat man in neuerer Zeit den Ersatz durch versenkte Elfenbeinprothesen zu schaffen gesucht, durch welche die Kieferstücke in der richtigen Entfernung auseinander gehalten werden sollten. Ihre Einheilung setzt ebenfalls primäre Vereinigung der Wunde voraus. Sie hat auch ihre Schwierigkeit in der Überdeckung der Knochensägeflächen, von denen aus leicht Infektion der Wunde trotz sorgfältiger Vernähung der Schleimhaut zustande kommt..

Ein weiteres Moment liegt darin, daß nicht überall dem Chirurgen eine richtige, auf diesem Gebiete geschulte zahnärztliche Hilfskraft zur Verfügung steht und daß er seine Operation wenigstens so einrichten muß, daß die Heilung ohne ein besonderes Hemmnis für die Anlage der Prothese und das spätere Tragen derselben eintritt.

Für den sofortigen Ersatz wirkt erschwerend der Umstand, daß der Chirurg selbst mit den Hilfsmitteln des Röntgenverfahrens nicht immer ganz genau vorher die Grenze bestimmen kann, bis zu der der Knochen fortgenommen werden muß; er erkennt sie häufig erst bei der Operation selbst. Deshalb muß von der Immediatprothese verlangt werden, daß sie auch den bei der Operation zu schaffenden Verhältnissen anpassungsfähig ist. Um zu einem befriedigenden Resultat zu kommen, wird die Zusammenarbeit des Chirurgen mit dem Zahnarzt schon vor der Operation erforderlich bleiben.

Diese allgemeinen Grundsätze vorausgeschickt, wird man den verschiedenen Gesichtspunkten im einzelnen Falle beim Operationsplan Rechnung tragen müssen und der Methode den Vorzug geben, welche den Bedingungen des Einzelfalles am meisten gerecht wird.

Vor Beginn der Operation ist eine eingehende, alle Momente berücksichtigende Aufstellung eines Planes der Operation einschließlich der Nachbehandlung und der prothetischen Behandlung erforderlich. Chirurg und Zahnarzt müssen gemeinsam vereinbaren, wie der Fall anzugreifen und ohne zu großes Opfer an Kaumaterial und mit möglichster Erhaltung der zurückbleibenden Kieferstücke durchzuführen ist. Das jedesmalige Verhalten des Zahnbesatzes, seine verschiedenartige Belastung machen eine schablonenmäßige Behandlung unmöglich. Jeder Fall hat seine Eigentümlichkeiten.

Auch dem Umstande muß Rechnung getragen werden, daß öfters trotz aller Sorgfalt der Untersuchung durch Röntgenstrahlen nicht von vornherein mit Sicherheit die Grenze des Gesunden und Kranken sich bestimmen läßt, sondern daß während der Operation der vorbereitete Ersatz neuen Verhältnissen angepaßt werden muß, geschaffen durch umfangreichere Fortnahme von Knochen als erwartet wurde.

Die Gefahr der Kieferresektion bestand früher außer in dem Blutverlust, in der Ansaugung des Blutes in die Luftwege. Beides ist fast ausgeschaltet durch die Vornahme der Operation in Leitungs- und Lokalanästhesie. Die Trendelenburgsche Tamponkanüle und wohl auch die Kuhnsche Tubage, bei der ein gebogenes Rohr durch die Rima glottidis eingeführt und durch Tampons abgedichtet wurde, haben der Lokalanästhesie weichen müssen, weil diese sowohl die Blutung beschränkt, als auch die Aspiration verhindert, da der Reflexmechanismus erhalten bleibt. Eine gründliche mechanische Reinigung des Mundes, einschließlich der Ausräumung cariöser Höhlen, hat mehrere Tage vor der Operation stattzufinden. Wurzelreste sind vorher zu entfernen. Die Injektion am Ramus mandibularis und Foramen ovale sowie die Infiltrationsanästhesie mit $^1/_2$—1%iger Novocain- und Adrenalinlösung im Bereich der Cervicalnerven am Kieferwinkel, Wange und Kinn macht das Operationsgebiet so unempfindlich, daß man in den meisten Fällen kein Inhalationsnarkoticum hinzuzufügen braucht. Ob in dieser Beziehung die Avertinnarkose noch Besseres leisten wird, bleibt weiteren Versuchen vorbehalten.

Die Resektion hat den Zweck ein mehr oder weniger großes Stück aus dem Kieferbogen zu entfernen. Ein dem Unterkieferrande entlang führender Schnitt legt das ganze submaxillare Dreieck frei und die in ihm gelegenen Lymphdrüsen. Der so gewonnene Lappen wird nach oben umgeschlagen. Die Schleimhaut wird vor dem Tumor durchtrennt und soweit es möglich ist, erhalten. Die Speicheldrüse wird von hinten her nach vorn zu abgelöst, die Zunge mit einem starken Faden fixiert, um ihr Zurücksinken und damit die Gefahr der Erstickung auszuschalten, wenn die Abtrennung der Muskulatur vom Kiefer erfolgt. Vor und hinter dem Tumor wird der Knochen sowohl nach außen als nach innen durch Abhebelung der Weichteile mit dem Raspatorium freigelegt. Dann werden vor und hinter der Linie, an der die Durchtrennung des Kiefers vorgenommen werden soll, je zwei Bohrlöcher angelegt und je eine Drahtnaht durch die Löcher gezogen, um die Stümpfe beim Einlegen der Immediatprothese gut fixieren und die Schleimhaut unter der Prothese vereinigen zu können. Die Durchsägung wird am besten mit der Giglischen Säge vorgenommen. Wolf hat dazu das Gnathotom konstruiert. Die nun im Kiefer entstandene Lücke muß durch Schienung überbrückt und ausgeglichen werden; denn überließe man die Kieferstümpfe sich selbst, würden sie sofort dem Zuge der Muskulatur folgend, sich schnell einwärts verlagern und dadurch außer Okklusion mit dem Oberkiefer treten und den ganzen Zahnbesatz außer Funktion setzen.

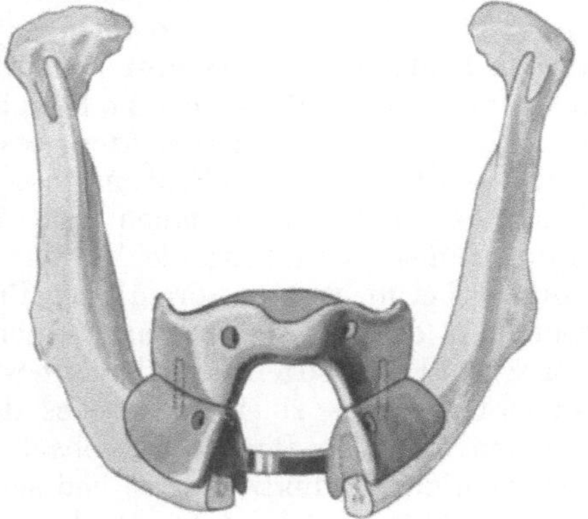

Abb. 374. Aufbiß-Resektionsschiene für die intermaxilläre Immediatfixation bei zahnlosen oder zahnarmem Kiefer nach Resektion aus der Mitte. (Nach W. Rosenthal, aus Fortschr. Zahnheilk. III/1, S. 1051, Abb. 783.)

Es bedarf deshalb des Einlegens einer Immediatprothese um die Verschiebung der Teile gegeneinander zu verhüten (Abb. 374). Wenn der Zahnbesatz es gestattet, lassen sich die Kieferstümpfe durch intraorale Verbände fixieren. In den Fällen des Mangels aller Zähne hilft die von Pfaff-Rosenthal empfohlene Aufbißschiene soweit aus, bis die Heilung erfolgt. Die Mundhöhle wird durch Naht unterhalb der Schiene geschlossen. Dann läßt sich die Lücke durch osteoplastischen Verschluß schließen. Ist eine Hälfte des Unterkiefers fortgenommen, so muß dafür gesorgt werden, daß der restliche Kiefer in richtiger Stellung zum Oberkiefer verbleibt, wenn nicht durch sekundäre Verschiebung die Zähne ganz außer Funktion gesetzt werden sollen. Um die richtige Lage zu sichern sind verschiedene Wege vorhanden. Die Sauersche schiefe Ebene evtl. die Gleitschiene Schröders sind die einfachsten Formen eine richtige Führung herzustellen, vorausgesetzt, daß der Zahnbesatz die genügende Befestigung eines Fixierapparates ermöglicht.

In zweiter Linie gibt die Immediatprothese ausreichenden Halt. Der Schrödersche Hartgummikiefer, der Form des normalen Unterkiefers nachgebildet, hat vielfach als Immediatprothese gedient. Er wird mit seinem oberen Ende eingestellt in die Fossa condyloidea; mit seinem anderen Ende wird er mit Drahtligatur mit dem vorderen Ende des Restkiefers fest vereinigt. Er kann auch im Augenblick der Operation der entsprechenden Lage angepreßt werden, weil er mit der Säge entsprechend der Größe des Defektes bearbeitet werden kann. Die Schleimhaut wird durch Nähte vereinigt. Ist die Prothese so eingelagert in das Wundbett, werden Weichteile und Schleimhaut geschlossen. Leicht läßt sich nach Heilung die Immediatprothese durch die Dauerprothese ersetzen.

So vielfach auch dieser Schrödersche Kiefer verwendet worden ist, hat er doch auch nicht zu beseitigende Nachteile, die nicht selten dazu geführt haben, daß die Patienten die Prothese beiseite legten. Dadurch braucht den Patienten kein Nachteil zu entstehen; es sind Fälle beobachtet, bei denen Dezennien lang der restliche Kiefer sehr gut zur Zerkleinerung der Nahrung zu brauchen gewesen und die Patienten vielleicht mit einem kleinen kosmetischen Fehler sich abgefunden haben. Die Reinigung der Höhle hat leider ihre Schwierigkeiten, insofern ein Wechsel der Prothese nur schwer vorgenommen werden kann. Der Weichteilschlauch, der sich um das in die Gelenkhöhle eingestellte Stück schließt, hat die Hoffnung, daß er epithelisiert, nicht erfüllt.

Der von den Weichteilen schlauchartig aufsteigende Teil der Prothese machte gelegentlich Schmerzen und bedurfte häufig der Reinigung. Diese wurde erschwert insofern, als schon bei kurzer Herausnahme der Prothese die Öffnung zu dem Schlauch so schrumpfte, daß das Wiedereinsetzen große Mühe machte. In einem meiner Fälle sah ich die Peripherie der Öffnung, in welcher die Prothese lag, mit polypösen Excrescenzen besetzt, die sich nach Entfernung immer wieder einstellten. Die Schrumpfung des Schlauches erklärte sich aus dem Umstande, daß der Schlauch sich nicht epithelisiert hatte, sondern von Granulationsmassen ausgekleidet war. Rechnet man dazu, daß eine solche Prothese bei nicht ganz sorgfältiger Behandlung öfter Schaden nimmt, so versteht man, daß der Wunsch nach einem aus organischem Material aufgebauten Ersatz des Kieferbogens sehr lebhaft war. Allmählich ist es gelungen, auch den ganzen Unterkiefer zu ersetzen, sei es, daß man einzeitig oder mehrzeitig operiert. In einem der von Riegner beobachteten Fällen, der längere Zeit nach der Operation zur Obduktion kam, ließ sich eine Usur des Knochens an der Stelle, wo die Prothese einsetzte, nachweisen. Ein Fall der Grazer Klinik von Stephanides mitgeteilt, ist mehrere Jahre nach der Operation vollkommen gesund.

Die Kontinuitätsresektion wird immer von außen vorgenommen werden müssen. Der Weichteilschnitt kommt an den Rand des Unterkiefers oder ein wenig nach einwärts davon zu liegen. In den meisten Fällen wird man auch im Mittelstück mit diesem Schnitt durchkommen und sich die Spaltung der Lippe, durch die allerdings ein viel besserer Zugang geschaffen wird, ersparen.

Von dem äußeren Weichteilschnitt geht man zur Auslösung des Tumors aus seiner Umgebung sowohl auf der Vorder- als auf der Innenfläche des Kiefers über. Die Muskulatur der Zunge und des Mundbodens muß durchtrennt werden. Die Eröffnung der Mundhöhle durch Spaltung der Schleimhaut nimmt man so spät als möglich vor. Dann werden die Äste des Kiefers mit der Stichsäge oder der Giglischen Säge durchtrennt, nachdem man vorher zweckmäßig die Kieferäste so durchbohrt hat, daß man die restierenden Stücke an Drahtschlingen gut fixieren kann. Dann wird der Schienenverband auf die Zähne befestigt und die Schleimhaut unter der Schiene sorgfältig vernäht ohne zu starken Zug, da den die Schleimhaut des Mundes nicht verträgt. Dann folgt der Abschluß der Mundhöhle durch Naht. Auf die Überdeckung der Knochensägefläche mit Schleimhaut muß besondere Sorgfalt verwendet werden; kleine, hier eingelegte Jodoformgazebäusche verhindern die Infektion der Wunde vom Munde her.

Die Gefahr des Zurücksinkens der Zunge ist nur dann groß, wenn zu beiden Seiten der Mundboden weit abgelöst werden muß; hat er noch einigermaßen Halt, so fällt die Zunge nicht nach hinten.

Bei der Nachbehandlung ist für peinliche Mundpflege zu sorgen. Die Ernährung ist nur in den ersten Tagen auf flüssiges Ernährungsmaterial zu beschränken. Meistens vermögen die Patienten mit der Immediatprothese oder den Schienenverbänden schon am Ende der ersten Woche festeres Nährmaterial zu sich zu nehmen. Gelingt es nicht, die Mundhöhle ganz abzuschließen, so muß durch Tamponade und Drainage für Abfluß der Mundsekrete nach außen gesorgt werden; jede Verhaltung ist streng zu vermeiden.

Die Heilung pflegt in 2—3 Wochen vollendet zu sein. Schienenverbände können dann abgenommen und durch endgültige Prothesen ersetzt werden. Immediatprothesen können länger belassen werden. Ihre Anfertigung wird in einem besonderen Kapitel besprochen.

In jenen Fällen, in denen die Haut wegen Mitbeteiligung an der Geschwulstbildung so umfangreich geopfert werden muß, daß eine direkte Vereinigung nicht mehr möglich ist, müssen durch Plastik gestielte Hautlappen zur Deckung herangezogen werden. Bardenheuer hat auch die Schleimhaut des Mundes durch Hautlappen aus Hals oder Schläfe zu ersetzen versucht.

Die Exartikulation einer Unterkieferhälfte.

Sie wird ebenfalls am besten durch einen Schnitt von außen vorgenommen. Der Versuch Grittis, sie ganz vom Munde aus zu machen, hat kaum Nachahmung gefunden und ist auch in den Fällen, in denen gleichzeitig die Ausräumung der Drüsen mit vorgenommen werden muß, nicht ausreichend. Der Hautschnitt wird entlang dem Rande des Unterkieferkörpers geführt, entweder direkt auf demselben oder ein wenig mehr abwärts. Kocher benutzt den Medianschnitt mit Spaltung der Unterlippe bis zum Zungenbein nur bei Erkrankungen im Bereich des Kieferwinkels und des aufsteigenden Astes. Schon vor der Ablösung der Muskeln wird der Kiefer in der Mitte oder vor der Grenze der Erkrankung mit Stichsäge oder Drahtsäge durchtrennt und durch kräftigen Zug die Muskeln angespannt, um sie leichter durchschneiden zu können. Zunächst werden die Weichteile der Wangen, der Musculus masseter, von der Außenfläche des Kiefers abgelöst und dann die Weichteile an der Innenfläche (die Muskeln des Mundbodens, Glandula submaxillaris und der Musculus pterygoideus internus) und die Schleimhaut durchschnitten. Ein kräftiger Druck führt den Kiefer abwärts und bringt den Kronenfortsatz mit dem Ansatz des Musculus temporalis in das Operationsfeld. Ein Schnitt mit der Knochenzange trennt die Spitze und damit den Sehnenansatz ab, so daß nur noch das Kieferköpfchen aus dem Gelenk ausgelöst zu werden braucht. Durch Drehung des Unterkiefers läßt sich dieses leicht aus der Gelenkkapsel lösen und damit eine Verletzung der benachbarten Arteria maxillaris interna vermeiden. Die Arteria alveolaris inferior muß dann meistens unterbunden werden, da sie durch die Drehung allein nicht zum Stillstand kommt. Der begleitende Nerv wird meistens schon bei der Lösung des Pterygoideus durchschnitten.

Nach gründlicher Blutstillung wird die Immediatprothese in die Gelenkgrube am Schädelgrunde eingelegt. Sobald sie an dem horizontalen Kieferaste befestigt ist, wird die Mundhöhle, wenn irgend möglich, durch Vernähung der Schleimhaut des Mundbodens mit der der Wange geschlossen. Die Wundhöhle selbst kann nach außen abdrainiert werden.

Osteoplastisch kann die Spaltung des Unterkiefers noch ausgeführt werden, um an Geschwülste der Zunge und des Mundbodens sowie des Schlundes herankommen zu können. Durch breite Auseinanderziehung der Kieferhälften ist ein bequemer Zugang und eine sichere Blutstillung zu erreichen.

Die großen Gefahren der Resektion beruhen einmal in dem Blutverlust und andererseits in der Schwierigkeit der Verhütung der Blutaspiration. Außerdem macht die Narkose Umstände, indem die Maske nicht vorzuhalten ist, wenn die Hände des Operateurs im Bereich der weit offen stehenden Mundhöhle arbeiten.

Die Blutungsgefahr ist im allgemeinen noch gut zu bewältigen, da besonders große Gefäße nicht in Frage kommen und die etwa zu durchschneidenden Arteria maxillaris externa, Arteria mandibularis gut zu fassen und zu unterbinden sind. Von dem wertvollsten Hilfsmittel um Blut zu sparen, der Unterbindung der Carotis externa, wird im allgemeinen bei der Unterkieferresektion nur von wenigen Chirurgen Gebrauch gemacht.

Durch die Leitungsanästhesie vom Foramen rotundum oder ovale aus, kann man das Ausbreitungsgebiet des Trigeminus im Gesichtsschädel ganz unempfindlich machen. Ergänzt man die Anästhesie noch durch die der Haut des Halses, lassen sich Unter- und Oberkiefer schmerzlos resezieren.

Der Schluckmechanismus verhindert das Einfließen von Blut, wenn man einigermaßen nur auf die richtige Lagerung des Kopfes achtet. Die viel gefürchtete Schluckpneumonie läßt sich dabei vermeiden.

Der Operateur hat freies durch nichts beengtes Arbeiten. Wohl bei keiner anderen Operation empfindet man den großen Fortschritt der Lokalanästhesie so dankbar und wohltuend, wie gerade bei den eingreifenden Mundoperationen.

Außer der halbseitigen Exartikulation des Unterkiefers ist auch neuerdings wiederholt die vollständige Auslösung des Unterkiefers, namentlich bei Tuberkulose desselben, ausgeführt worden (Küttner). Während Langenbeck vorschlug, diese Totalexstirpation in zwei durch Wochen voneinander getrennten Sitzungen vorzunehmen, hat Küttner sie in einer Sitzung mit Glück vollzogen.

Die Nachbehandlung wird im allgemeinen wesentlich erschwert durch die Behinderung des Schluckens und den lästigen Abfluß des Speichels. Das Kauen selbst ist, wenn die Immediatprothese einigermaßen funktioniert, schon am Ende der ersten Woche möglich, desto notwendiger aber auch dann die subtile Reinigung des Mundes. Die Erschwerung des Schluckens kann namentlich bei älteren, zur Inanition neigenden Patienten verhängnisvoll werden und muß dann energisch durch Ernährung mit der Schlundsonde bekämpft werden. Man tut gut, in schwierigen Fällen diese gleich bei der Operation von der Nase her einzuführen, um die Mundhöhle vor der Zersetzung zurückbleibender Nährflüssigkeiten zu schützen.

Ist der Abschluß der Mundhöhle nicht gelungen, liegt die eingelegte Prothese im Wundbett, so muß durch häufigen Wechsel der Tamponade für subtile Reinlichkeit gesorgt werden. Die Reinigung der Mundhöhle kann man aber nicht dem Patienten überlassen, sondern sie ist Sache des Pflegers und des Arztes.

Die Funktionsstörungen, welche nach der Heilung zurückbleiben, wenn keine weiteren Maßnahmen getroffen werden, liegen im wesentlichen schon in den bei der Kontinuitätsresektion besprochenen Verhältnissen. Muskelzug und Schwere, nicht zum wenigsten aber auch der Narbenzug, verlagern den zurückbleibenden Kieferstumpf nach einwärts und hinten, so daß seine Zahnreihe frei in den Mund zu liegen kommt und nicht mehr mit den Zähnen des Oberkiefers zusammentrifft. Das beschränkt natürlich die Zunge in ihren Bewegungen, beeinträchtigt das Kauen und das Schlucken und selbstverständlich auch die Sprache. Bleibt ein solcher Zustand dauernd, so beeinflußt er auch das Aussehen, die Zähne des Oberkiefers verlagern sich, belegen sich bei ungenügender Mundpflege stark mit Zahnstein und bohren sich in die seitlich verzogenen Wangenweichteile ein. Selbst die Zunge wird aus ihrem Lager nach vorn aus dem Munde herausgedrängt. Auffällig bleibt, daß diese Veränderungen nicht in jedem Falle eintreten. Ich habe Fälle halbseitiger Resektion gesehen, bei denen ich ohne Prothese eine gute Artikulation des Kieferrestes jahrelang nach der Resektion konstatieren konnte. Bei vollständiger Entfernung des Unterkiefers zieht sich der Mundboden im ganzen nach hinten zurück, so daß das Kinn, soweit es noch vorhanden ist, sich abflacht. Seine Prominenz verliert sich, die Profillinie geht von der Oberlippe direkt in den Hals über.

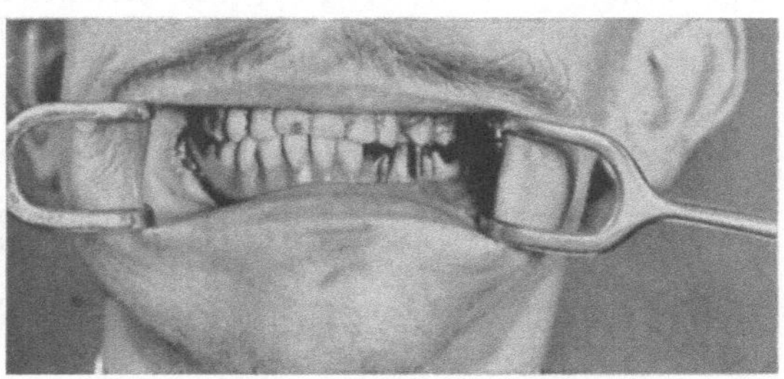

Abb. 375. Resektion wegen Sarkom des Mittelstücks des Unterkiefers nach der Heilung mit dem Ersatzstück.

Man ist aber überrascht in solchen Fällen, wie man sie nach Totalentfernung des Unterkiefers infolge von Phosphornekrose beobachten kann, die Patienten, trotzdem von einem Kauen kaum mehr die Rede sein kann, da nur ganz geringe, von zurückgebliebenem Periost gebildete Spangen des Kiefers vorhanden sind, recht gut aussehend und ohne besondere Abmagerung zu finden. Die Knochenspangen scheinen doch immerhin noch den Muskeln so viel Halt zu geben, daß Zunge und Mundboden einer Bewegung noch fähig sind. Die Ernährung kommt wahrscheinlich so zustande, daß der Mundboden die in die Mundhöhle gebrachten Speisematerialien gegen den Gaumen andrückt und durch diesen Druck zerkleinert. Das wird aber nur bei relativ weichem Ernährmaterial, Eiern, Brot, Kartoffeln, gehacktem Fleisch möglich sein.

Bardenheuer und Krause entnahmen aus dem horizontalen Teil des Unterkiefers ein rechteckiges Knochenstück, das abgesägt und mit einem Haut und Muskeln enthaltenden Lappen so in den Defekt geschlagen wurde, daß es mit Silberdraht an beiden Stümpfen befestigt werden konnte. Für das Gelingen des Einheilens ist auch hier eine primäre Heilung erforderlich. Die Gefahr liegt dabei in der Nekrotisierung des eingepflanzten Stückes.

Noch komplizierter gestalten sich die Methoden, mit denen Wölfler und Bardenheuer durch Lappen, die mit entfernt vom Kiefer liegenden Knochen in Verbindung waren (Schlüsselbein und Stirnbein), den Defekt des Knochens deckten.

Gegenüber diesen operativen Methoden stehen die Immediatprothese und die sekundäre Prothese. Letztere dürfte wohl vollständig verlassen werden und nur in jenen Fällen noch Anwendung finden, bei denen die Immediatprothese versagte oder dem Operateur keine geschulte zahnärztliche Hilfe zur Seite stand. Bei den Resektionsverbänden wird man zu unterscheiden haben, solche die nur prothetisch konstruiert, soweit bekannt, aber nie praktisch gebraucht worden sind, von jenen, die sich in der Praxis bewährt haben. Ein wesentliches Unterstützungsmittel zur Erhaltung der Artikulation ist die schiefe Ebene, die Sauer wohl zuerst systematisch verwandt hat. Sie wird auch bei Resektionsverbänden ein gutes Hilfsmittel bleiben. Sie besteht darin, daß an den Unterkiefer ein metallener Streifen angebracht wird und mit einem die Zähne des Stumpfes umfassenden Drahtverband befestigt wird, welcher beim Öffnen des Kiefers das Ausweichen nach der Mittellinie dadurch verlegt, daß der metallene Lappen an die Zähne des Oberkiefers anstößt. Hier ist es ja der Kaudruck, welcher den Kieferstumpf durch die schiefe Ebene richtig in seine Lage bringt. Die Anfertigung der Resektions- und Schienenverbände wird in einem besonderen Kapitel besprochen werden.

14. Abschnitt.

Osteoplastik.

Während am Oberkiefer die Deckung von Defekten der Prothetik verbleiben muß, macht am Unterkiefer die Erhaltung der Kaukraft die Wiederherstellung eines festen, leistungsfähigen Kieferbogens notwendig. Der frisch überpflanzte Knochen samt seinem periostalen Überzug wird von einem Säftestrom durchflossen, unter dessen Einwirkung durch gleichmäßig vor sich gehenden Ab- und Anbau von Knochensubstanz ein allmählicher Ersatz durch neugebildeten Knochen entsteht, welcher die Kontinuität des Kiefers wieder herstellt. Für diese Umwandlung können Jahre erforderlich sein. Sie wird begünstigt durch die der Funktion entsprechenden Belastung und reichlicher Durchblutung der Gefäße. Im Röntgenbilde läßt sich die zunehmende Ausfüllung der Lücke durch die wachsende Knochensubstanz verfolgen. Sie ist meist schon tragfähig und kann funktionell beansprucht werden, noch ehe sie vollkommen verknöchert ist. Mit feinem Gefühl weiß der Patient den Druck bei der Beanspruchung des Knochens zu bemessen. Der von verschiedenen Seiten gemachte Vorschlag, fremdartiges Material zur Einheilung zu bringen, ist nur vereinzelt befolgt worden, ist aber nur auf kurze Zeit geglückt.

Schon früher hatte Bardenheuer und Krause den Versuch gemacht, von der Oberfläche des Knochens abgelöste Partien in Zusammenhang mit der Knochenhaut und den Weichteilen zu verschieben und in die Lücke zu pflanzen, damit hier Knochen mit dem durch den Weichteilstiel zugeführten Säftestrom einheilen könne. Aber die Beschränktheit des Raumes, die sehr viel umständlichere Operation, ließ die Vorzüge der freien Knochenplastik bald erkennen, so daß man fast ausschließlich diese übte.

Allerdings ist das Gelingen dieser an gewisse Bedingungen gebunden, vor allem an strenge Asepsis. Das Operationsgebiet muß frei von entzündlichen Erscheinungen sein, Knochenprozesse, Knochenfisteln müssen seit längerer Zeit vollständig ausgeheilt sein. Narbiges Gewebe muß möglichst fortgenommen werden, vor allem aber muß bei der Vorbereitung des Wundbettes jede Kommunikation mit der Mundhöhle streng vermieden werden, soll die Einheilung des Implantates Erfolg haben.

Hat man mit Bogenschnitt und Ablösung des Hautlappens das Lager für das Implantat freigelegt, die Stümpfe der Knochen richtig geformt, so wird die Wunde mit einer warmen, sterilen, mit Kochsalzlösung angefeuchteten Kompresse bedeckt und sorgfältig aseptisch gehalten. Man schreitet dann zur Entfernung des abgemessenen Implantates. Jede Berührung mit den Fingern vermeide man, sondern fixiere mit einer Hakenzange das zweckmäßig abgetragene Material, um es an den Raum zwischen den beiden Knochenstümpfen möglichst anzupassen.

Das zweckmäßigste Material gibt immer der Beckenkamm, weil sich die dort entstandene Wunde leicht durch die Vernähung schließen läßt und keine unangenehme Nachwirkung durch die Entnahme des Implantates zu fürchten ist. Nur dann, wenn es sich um größere Defekte handelt und ein bogenförmiges

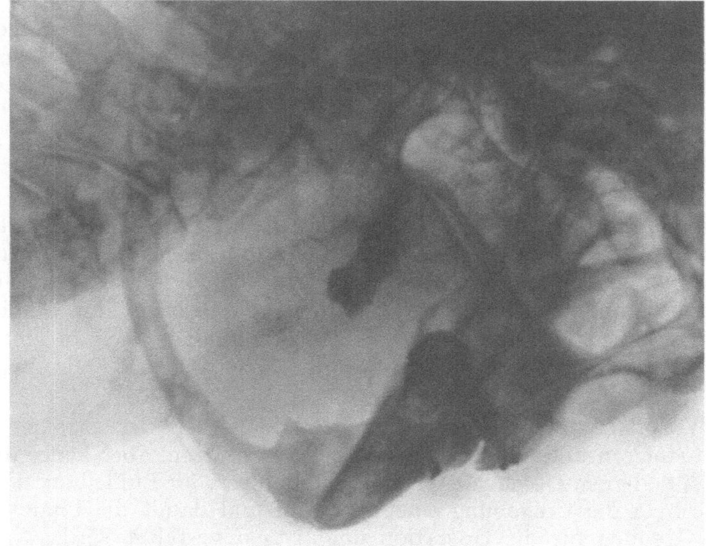

Abb. 376. $2^{1}/_{2}$ Jahr nach der Transplantation. Der Spongiaspan ist mit einer röhrenknochenartigen Spange umgeben. Gute Funktion mit einer gewöhnlichen Kautschukprothese. (Aus Fortschr. Zahnheilk. IV/1, S. 1006, Abb. 645.)

Implantat erforderlich ist, wähle man die Rippen, bei deren Entnahme die Eröffnung der Pleura sorgfältig vermieden werden muß.

Die Einpflanzung kann man in verschiedener Form vornehmen. Man vermeide möglichst die Fixation des Implantates durch Metallnaht. Die Methode der Einbolzung ist vorzuziehen. Mir hat die Einpflanzung mit Aufspaltung der Knochenenden und Einklemmung des Implantates in die so geschaffenen Knochenspalten gute Dienste geleistet und hat besonders das Implantat gut in seiner neuen Lage festgehalten. Ist die Blutung sorgfältig gestillt, liegt das Implantat sicher, wird es mit Catgutnähten periostal mehrmals übernäht. Die Hautwunde wird durch Seidennähte geschlossen. Die Wunde wird durch Mastisolverband sicher gegen Verschiebung des Verbandes geschützt, ebenso die Wunde der Entnahmestelle. Erfährt die Wundheilung keine Störung, ist nach 6—8 Wochen, je nach der Ausdehnung des Implantates die Einheilung vollendet. Selbstverständlich muß für genügende Feststellung der Kieferstücke durch intraorale Verbände oder Schienen gesorgt sein. Denn in dieser sicheren Lage liegt eine Voraussetzung für die Einheilung.

Der Heilungsprozeß, den man mit der Röntgendurchleuchtung verfolgen kann, wird desto rascher zustande kommen, je früher und ausgiebiger ein Säftestrom zwischen Implantat und umgebende Weichteile sich herstellt. Man wird dafür sorgen müssen, daß das Implantat genügend freie Knochenfläche bieten muß, für das Vordringen der Gefäße aus der Umgebung in das Implantat hinein. Je ausgiebiger das zustande kommt, desto eher werden sich in dem Implantat die für seine Einwachsung erforderlichen Re- und Absorptionsvorgänge vollziehen. Feste Lagerung ist eine unerläßliche Vorbedingung.

15. Abschnitt.

Die Knochenvorpflanzung.

Axhausen hat einen von Limbert geäußerten Gedanken aufgenommen und in seinem Vorpflanzungsverfahren verwirklicht. Von einer kleinen Incision aus führte er das für die Implantation bestimmte Knochenstück unter der Haut in die Gegend des zu überbrückenden Defektes und schloß dann die kleine Hautwunde. Nach 6—8 Wochen ist der Span so mit der Umgebung an seiner ganzen Oberfläche so organisch verbunden, daß er sich mit der Haut in einem Lappen aufheben läßt. Wenn dann zur Resektion geschritten wird, wird der Knochenspan mit dem Lappen abgehoben, die kranke Knochenpartie durch zwei Sägeschnitte vor und hinter der Geschwulst ausgelöst, der Span an die Kieferstücke angesetzt und in die Lücke eingenäht. Leider muß bei dieser Operation die Mundhöhle mit eröffnet werden, so daß darin eine Gefahr für die Einheilung gegeben ist. Aber trotz der Eiterung blieb doch in einem seiner Fälle das Implantat erhalten, ebenso wie in einem anderen Falle, bei dem die Wundheilung nicht gestört war.

Diese Vorpflanzung hat den Vorzug, die Sicherheit des Erfolges der Einheilung zu steigern und die Heilungsdauer zu verkürzen, aber leider den Nachteil, daß bei malignen Geschwülsten während der Zeit der Einheilung der maligne Tumor rasch in die Umgebung wachsen kann und damit die Chance für eine endgültige Heilung für die Operation ungünstiger gestaltet wird.

So ist es möglich geworden, nicht nur kleine, sondern recht bedeutende Stücke des Kieferbogens durch organisch eingewachsene Knochen zu ersetzen und damit einen festen, leistungsfähigen Kiefer dem Patienten zu verschaffen. Ja, mit der Einstellung des Implantates in die Fossa condyloidea ist auch, wenn auch kein vollkommenes Gelenk, doch eine bewegliche Verbindung gebildet, die den nötigen Widerstand gegen die Bewegungen bei der Nahrungsaufnahme zu leisten vermag.

Damit ist für viele Fälle die Immediatprothese überflüssig geworden. Aber leider bleibt immer noch eine Zahl von Fällen übrig, in denen dieser Ersatz des Unterkiefers für den Patienten nicht geschaffen werden kann, und das trifft gerade die Fälle, die am häufigsten zur Operation kommen, die malignen Tumoren. Denn bei diesen ist die Transplantation wegen der umfangreichen Zerfallsprodukte ganz unsicher und könnte erst in Frage kommen, wenn die Exstirpation des Tumors zu voller Heilung geführt hätte. Zu wiederholten Operationen würden die Patienten sich nur selten entschließen. So wird trotz dieser sehr erwünschten Verbesserung doch immer die Sauersche schiefe Ebene im Gebrauch bleiben, weil sie in ihrer Einfachheit und leichten Herstellung auch unter den einfachsten Verhältnissen gefertigt werden kann.

Mit Erfolg ist man dazu übergegangen bei umfangreichen Tumoren selbst den ganzen Unterkiefer zu entfernen und es ist Küttner gelungen die

Operation in einer Sitzung zu vollenden, die Langenbeck nur zweizeitig auszuführen empfahl. Während mehrere dieser Fälle später zugrunde gingen, ist der von Stephanides aus der Grazer Klinik mitgeteilte, drei Jahre nach der Operation noch am Leben und bei gutem Wohlbefinden.

16. Abschnitt.

Die Resektion des Oberkiefers.

Die Resektion des Oberkiefers, zuerst 1827 von Gensoul und Textor ausgeführt, hat in den letzten Dezennien mehrfache Umwandlungen erfahren müssen, um den drei großen Gefahren zu begegnen, welche den unmittelbaren Ausgang der Operation ungünstig gestalteten. Diese Gefahren liegen zunächst in der Blutung als solcher, die bei der Operation aus den schwer zu komprimierenden Gefäßen oft so reichlich ist, daß die nicht selten schon vorher durch Blutungen geschwächten Patienten den Blutverlust nicht überstehen. Die Tamponade läßt sich bei der Ausdehnung des Operationsterrains in der Tiefe schwer durch die Assistenz durchführen, wenn die Operation nicht aufgehalten werden soll. Man hat deshalb den Blutverlust zu verringern gesucht durch präliminare Unterbindung der Carotis, wie sie durch Schönborn zuerst durchgeführt wurde. Von der Unterbindung der Carotis communis, wie sie anfänglich von Reyher und von Lesser geübt wurde, ist man bald zurückgekommen, da in einem großen Prozentsatz von Fällen schwere Hirnstörungen mit Hirnerweichung und Lähmung folgten. Die Statistik von Pilz gab darüber sehr beherzigenswerten Aufschluß.

Selbst die zeitweilige Unterbindung, wie sie Schönborn empfahl, scheint von diesen Nachteilen nicht frei zu sein. Dagegen hat sich die Unterbindung der Carotis externa, wie sie von Kocher und König in Vorschlag gebracht wurde, durchaus bewährt, indem sie einerseits ziemlich leicht auszuführen ist, andererseits reaktionslos vertragen wird. Die anfangs gefürchtete Gefahr, daß sich der entstehende Thrombus in die Carotis communis fortsetzen würde, hat sich in der Praxis nicht bestätigt und scheint zu vermeiden zu sein, wenn man sich bei der Unterbindung etwas von der Teilungsstelle entfernt hält. Wohl allgemein ist wohltuend der große Vorteil empfunden worden, der in der erheblichen Verminderung der Blutung bei der Operation gelegen ist.

Daß die Operation bei der Unterbindung nicht ganz blutleer ausgeführt werden kann, hat seinen Grund in den reichlichen Verbindungen der Gefäße mit den Ästen der Carotis interna und den korrespondierenden Gefäßen der anderen Seite. Es wird empfohlen, die Ligatur an dem Gefäßabschnitt, der zwischen der Arteria thyreoidea und Arteria lingualis gelegen ist, vorzunehmen, um den durch die Thyreoidea sehr leicht zustande kommenden Kollateralkreislauf nicht so rasch zur Ausbildung kommen zu lassen. Auch die doppelseitige Unterbindung der Carotis externa ist schon wiederholt mit Glück ausgeführt worden, scheint aber nicht immer direkt notwendig zu sein. Die Annehmlichkeit, daß man bei der Unterbindung sofort auch infizierte Drüsen mit entfernen kann, ist ein weiteres Moment, das für die Vornahme der Operation spricht. Ich habe selbst auch von ihr nur Gutes gesehen und kann sie als Präliminaroperation nur empfehlen.

Die Beschränkung der Blutung setzt außerdem noch die andere große Gefahr herab, welche den Operierten droht, nämlich die Gefahr der Aspiration des Blutes mit nachfolgender Lungenentzündung. Diese Gefahr ist die tückischste, weil man ihr im allgemeinen bislang am schlechtesten begegnen konnte. Das Problem wurde durch die Kuhnsche Tubage sehr wesentlich der Lösung näher gebracht und ist noch weiter gefördert worden durch die Verfeinerung der Technik der Leitungsanästhesie, durch welche man das ganze Operationsgebiet unempfindlich machen kann. Nur bei sehr großen Geschwülsten, welche die anatomischen Verhältnisse am Schädelgrunde sehr verschoben haben, kommen vereinzelt Versager vor. Immerhin ist die Gefahr dadurch noch nicht vollständig beseitigt, insofern das Verschlucken von Blut und das Hineingleiten desselben durch den Kehlkopf in die Luftröhre und deren Verzweigungen auch nach Beendigung der Operation noch eintreten kann. Der Versuch, durch abschüssige Lagerung der Patienten ein solches Einfließen unmöglich zu machen, ist nicht immer von Erfolg gekrönt gewesen. Auch in der Nachbehandlung sind gelegentlich noch Schluckpneumonien aufgetreten. Wesentlich unterstützt wurde das Zustandekommen des Verschluckens durch die Verwendung von Mitteln, welche die Empfindlichkeit des Kehlkopfeinganges, der durch Hustenreflex hauptsächlich den Schutz der Atmungswege besorgt, herabsetzen. Das trifft auch jene Fälle, in denen man die Allgemeinnarkose durch die Verabfolgung von schlaferzeugenden Mitteln (Scopolamin) zu ersetzen suchte.

Die Lagerung des Patienten bei der Operation in der von Rose empfohlenen Form des Operierens am herabhängenden Kopf hat auch nicht wesentlich genützt, indem oft dadurch die Blutung wegen der Stauung, die mit der Methode verknüpft ist, reichlicher wurde und damit neue Gefahren hervorgerufen wurden. Es füllen sich bei dieser Lagerung die Venen des Kopfes so stark, daß nicht selten deutlich Cyanose eintritt, da die Venen des Kopfes klappenlos sind. Deshalb hilft bei dieser Lagerung auch die Unterbindung der Carotis nur wenig.

Eine dritte große Gefahr liegt in der Narkose und der durch diese bedingten sekundären Störungen durch Schwächung der Herzkraft. Besonders Krönlein war es, der auf die Gefahr der Narkose hinwies und durch die Erfolge seiner Operationen, die er, ohne zu narkotisieren, in einem durch Morphium und Scopolamin erzeugten Dämmerschlaf ausführte, den Beweis lieferte, daß gerade der Narkose viele üble Ausgänge der Operation zur Last gelegt werden mußten.

Die verfeinerte Technik der Leitungsanästhesie der Äste des Trigeminus hat dieser Schwierigkeit mit einem Schlage ein Ende gemacht.

Immerhin ist die Ausführung solch umfangreicher und eingreifender Operationen am Gesichtsskelet bei vollem Bewußtsein eine große Härte und starke Zumutung an die Nerven des Patienten, so daß viele Operateure doch wieder zur Narkose übergegangen sind, nachdem man mittelst der Kuhnschen Tubage die Narkose gleichmäßiger und mit sehr viel geringeren Mengen des Narkoticums durchzuführen in der Lage ist.

Für das Gelingen der Operation ist auch hier eine gründliche Säuberung der Mundhöhle und antiseptische Vorbehandlung von Wichtigkeit, weil reichlich vorhandene Zersetzungserreger die Gefahr der Schluckpneumonie erhöhen.

Der Zugang zum Oberkiefer wird genommen durch einen den Gesichtsnerv, den Speichelgang und die Gefäße schonenden Schnitt, der vom äußeren Augenwinkel dem Orbitalrand entlang läuft, den Nasenflügel umkreist und durch die Mitte der Oberlippe geführt wird. Bei seiner Anlage wird berücksichtigt werden müssen, daß, wenn die Haut vom Tumor schon ergriffen ist, diese Partien sofort mit umschnitten und weggenommen werden. Die Wangenschleimhaut wird an ihrem Ansatz am Kiefer durchtrennt und die knorpelige Nase von der Apertura pyriformis abgelöst. Liegt so die Vorderwand des Oberkiefers frei, so wird das Periost am unteren Augenhöhlenrand abgelöst, dann läßt sich der ganze breite Lappen nach außen umschlagen. Der Oberkiefer wird durchsägt und aus seinen knöchernen Verbindungen gelöst. Eine der Dechampschen Nadel ähnlich gebogene wird um das Jochbein geführt, erleichtert das Umlegen einer Giglischen Säge. Die Durchtrennung des Jochbogens erfolgt, je nach der Ausdehnung der Geschwulst, mehr nach vorn oder nach außen. Die Verbindung zwischen Stirn und Nasenbein wird mit der Stichsäge, das Gaumenbein mit dem Meißel von vorn nach hinten und der Keilbeinansatz von unten nach oben durchtrennt. Ein hebelnder Griff mit der Knochenzange dreht den mobilisierten Kiefer heraus. Schnelle Tamponade der Wundhöhle hält die Blutung zurück, die dann durch Unterbindung der spritzenden Gefäße gestillt wird. Die Revision der Wundhöhle läßt erkennen, ob noch Tumorreste vorhanden; sie müssen entfernt werden. Besonders wird geprüft, ob sich in die Nebenhöhlen der Tumor entwickelt hat. Sie müssen breit eröffnet werden, um bei der Nachbehandlung nicht störende Eiterungen hervorzurufen.

Die Prüfung der Orbita zwingt oft zur Wegnahme ihres Inhalts. Wenn möglich ist die untere Orbitalplatte zu schonen, weil sie dem Auge eine Stütze gibt und dessen Herabsinken verhindert. Muß sie geopfert werden, versuche man durch einen Lappen aus dem Schläfenmuskel ein Lager zu schaffen, welches der Bulbus stützt. Ließ sich die Gaumenschleimhaut erhalten, wird sie mit der Wangenschleimhaut wieder vereinigt. Der Raum der Wundhöhle wird austamponiert, der Tampon zur Nase herausgeleitet. Wenn die Gaumenschleimhaut weggenommen, liegt der Tampon frei in der Mundhöhle. Seine Oberfläche wird mit Mastisol bestrichen, um die Imbibition durch die Mundsekrete zu verhindern. Wenn irgend möglich hält man ihn durch eine an den Zähnen des anderen Oberkiefers fixierte Celluloidplatte fest. Die Tamponade wird etwa zwei Wochen fortgeführt und die Höhle dann mit einem Obturator gedeckt. Langsam granuliert sie aus unter Retraktion ihrer Wände.

Von dem Gedanken ausgehend, daß die typische Oberkieferresektion nur eine unzureichende Besichtigung der oberen Nebenhöhlen ermöglicht, andererseits die Entfernung des harten Gaumens eine schwere Verstümmelung des Gesichtsskelets bedeutet, die Gussenbauersche Methode nur bei den im oberen Abschnitt der Nase sitzenden Tumoren in Frage kommt, hat man seitens der Rhinologen, welche zuerst die Carcinome der Nasenhöhlen und deren Nebenhöhlen diagnostizieren, die breite Eröffnung der meistens ja mitbeteiligten Nebenhöhlen empfohlen.

Von dem Weberschen Hautschnitt aus, der nach oben dem Margo supraorbitalis entlang geführt wird, kann die Nasenhöhle, Kiefer-, Stirn- und Keilbeinhöhle freigelegt und der Hauptherd der Oberkieferkrebse zugänglich gemacht werden. Damit ist auch die Möglichkeit gegeben, die nur eitrig infizierten Nebenhöhlen breit abzuleiten und der Ausheilung zuzuführen unter Vermeidung von Ausbuchtungen, die bei dem Anlegen der Weichteile leicht zurückbleiben. Erst nach Freilegung der Verbindung zwischen Stirn- und Nasenhöhle läßt sich die Schädelbasis gründlich übersehen. Dazu muß der äußere Hautschnitt über den inneren Augenwinkel hinaus geführt werden.

Außerdem erleichtert dieser Schnitt auch die oft notwendige Ausräumung der Orbita.

Von diesem Schnitt aus werden Wange und Weichteile von der seitlichen Wand des Nasenrückens subperiostal abgehoben. der Inhalt der Orbita abgelöst, mit Haken zurückgehalten, sowie die Weichteile der Stirn über die Augenbrauen aufwärts geschoben. Dann schreitet man zur definitiven Resektion der Gesichtswand, der Kieferhöhle, der seitlichen Nasenhöhlenwand, um dann die Ausräumung der Nebenhöhle vorzunehmen. Ihre Schleimhaut wird radikal entfernt. Nach Beseitigung der Tumormassen wird die ganze Höhle tamponiert zur

Stillung der Blutung. Dann läßt sich entscheiden, was von Skeletteilen noch erhalten werden kann und wieweit man radikal operiert hat.

Die Fortnahme des Gaumens, die vielfach von den Chirurgen ausgeführt wird, ist beim Material der Rhinologen viel seltener notwendig, dagegen opfern diese viel öfter den Inhalt der Orbita, zumal sich die bis hier vorgedrungenen Tumormassen leicht und nachhaltig fortnehmen lassen. Am ungünstigsten sind die Fälle, in denen der Tumor die Flügelgaumengrube ergriffen. Starke Blutungen aus dem reichen Venenplexus und die Mitbeteiligung des Knochens erschweren hier die Wegnahme des kranken Gewebes. Bedeutende Gefahr bringt das Eindringen des Tumors in den Schädel und die gefürchtete Freilegung der Dura. Ihrer Eröffnung folgt meistens die tödliche Meningitis.

Hat man sich so von der gründlichen Entfernung des kranken Gewebes überzeugt, erfolgt die Tamponade der Höhle und die Naht der Hautdecke, soweit es die Erhaltung einer breiten Öffnung für die Bestrahlung zuläßt. Die Höhle kleidet sich allmählich mit Granulationen aus, die Weichteile werden durch Narbenbildung mehr und mehr einwärts gezogen.

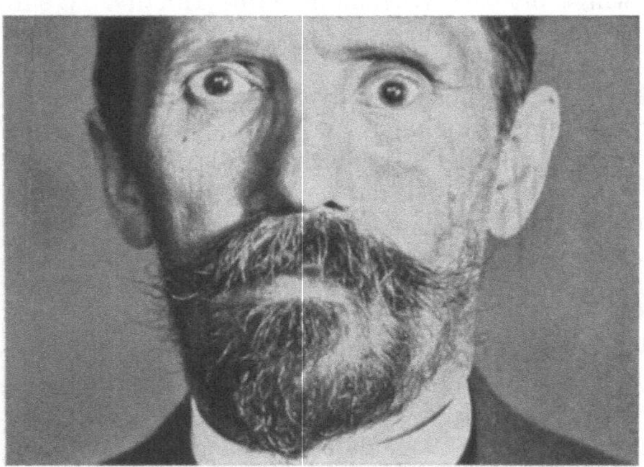

Abb. 377. Winkelschnitt zur Oberkieferresektion nach der Heilung.

Pichler gibt den Rat, die Wundfläche mit Thierschschen Epithelläppchen zu bedecken, um so rascher eine Epitheldecke zu erzielen und damit die narbige Schrumpfung, die zu kosmetischer Entstellung führt, hintanzuhalten.

Vor der Hautnaht wird die Wundhöhle tamponiert und auf den Tampon außen eine weiche Stentsplatte aufgelegt. Diese wird durch die Hautlappen hindurch modelliert, abgekühlt, wieder herausgenommen und mit Mastisol bestrichen. Dann beklebt man ihre äußere Fläche mit Thierschschen Oberhautläppchen, mit der Wundfläche nach außen, bringt sie wieder an ihren Platz und näht die Haut darüber zu.

Im Laufe einer Woche heilen die Läppchen an. Dadurch wird die Heilungsdauer verkürzt und die Narbenbildung eingeschränkt.

Denker will die ganze Operation vom Munde aus mit einem im Vestibulum geführten Schnitt aus unter nach Aufwärtsschiebung der Weichteile vornehmen. Aber dabei dürfte die Übersicht über die oberen Abschnitte, namentlich Stirn und Stirnbeinhöhle schwer zu gewinnen sein. Die postoperative Bestrahlung scheint die Heilungsergebnisse wesentlich besser zu gestalten. Die Maßnahmen zur Bestrahlung werden in einem besonderen Abschnitt behandelt.

Die Resektion des Oberkiefers kann auch temporär vorgenommen werden, um Zugang zu gewinnen für die Schädelbasis und den Nasenrachenraum. Hier sitzende Geschwülste sind nur anzugreifen, wenn man sich freien Zugang verschafft. Die früher geübte, von Langenbeck empfohlene Methode der osteoplastischen Oberkieferresektion, welche darin bestand, daß eine horizontal aus dem Oberkiefer zwischen dem unteren Augenhöhlenrande und dem Alveolarfortsatz gelegene Partie ausgesägt und im Zusammenhang mit dem Weichteilen nach außen umgeklappt wurde, um dadurch in die Tiefe dringen zu können, ist wohl allgemein aufgegeben worden, weil die Übersicht zu dürftig und die Möglichkeit an den Sitz der Geschwulst heranzukommen, zu gering war.

Auch der Weg, durch den Gaumen den Nasenrachenraum zu erreichen, wie ihn Gussenbauer durch Spaltung des harten und weichen Gaumens und Aufmeißelung der horizontalen Gaumenplatte eingeschlagen hat, ist nur für sehr niedrig sitzende, gestielte Geschwülste verwendbar und hat sich bei größerer Ausdehnung der Geschwulstbasis als ebenfalls nicht ausreichend erwiesen.

Den breitesten Zugang zum Nasen- und Nasenrachenraum bis zur Basis der Schädelhöhle gewährt die von Kocher empfohlene Methode der temporären Aufklappung beider Oberkiefer. Von einem Schnitt, welcher die Oberlippe neben dem Filtrum bis in das Nasenloch spaltet, wird nach Ablösung der Schleimhaut mit einem an der Basis der Apertura pyriformis oberhalb des Alveolarrandes eingesetzten Meißel beiderseits die äußere Wand der Kieferhöhle bis nach hinten durchschlagen. Ebenso wird die Gaumenplatte in ihrer Mitte vom Alveolarrand aus durchtrennt und der weiche Gaumen in der Mitte gespalten. Dann werden die beiden Hälften des Gaumens nach Spaltung der Schleimhaut der Nase nach beiden Seiten kräftig auseinander gezogen und so der Platz gewonnen, durch den man in den Nasenrachenraum bequem Zugang hat. Nach Entfernung der Geschwulst lassen sich die beiden Gaumenhälften wieder zurücklagern und durch Naht der Schleimhaut und des Gaumens so wieder vereinigen, daß bei guter Heilung nur eine geringfügige Narbe zurückbleibt. So gut der Zugang auf diese Weise gegeben ist, wird er doch erkauft durch eine nicht ganz unblutige Durchtrennung des weichen Gaumens und durch eine bei dem in den meisten Fällen nicht unbedeutenden Blutverluste nicht ungefährliche Verlängerung der Operation durch die nicht ganz leicht ausführbare Gaumennaht.

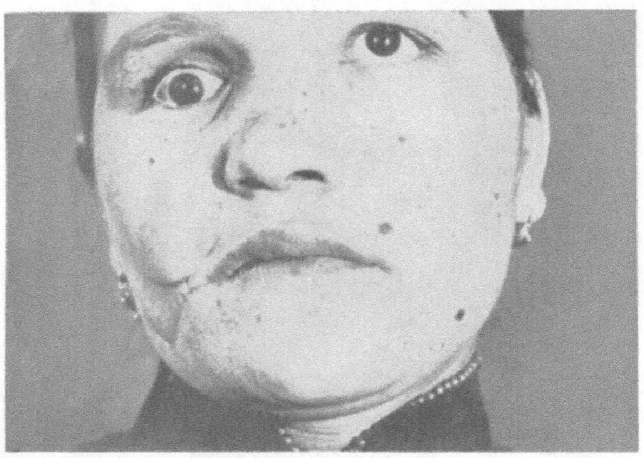

Abb. 378. Verlagerung des Auges nach Oberkieferresektion.

Ich habe fast gleichzeitig mit Kocher eine Operationsmethode angegeben, welche basierte auf der klinisch leicht zu bestätigenden Tatsache, daß Transversalfrakturen durch beide Oberkiefer mit Lösung der Gaumenplatte in relativ sehr kurzer Zeit konsolidieren. Ausgehend von dieser Tatsache, durchmeißele ich von einem im Kuppelraum des Mundvorhofes gelegenen Schnitt aus mit einem breiten, dünnen Meißel zu gleicher Zeit beide Außen- und Innenwände der Kieferhöhle und die Nasenscheidewand etwas oberhalb des Nasenbodens. Dann läßt sich mit einem kräftigen Druck nach unten die Gaumenplatte bei geöffnetem Munde so nach abwärts ziehen, daß man den Nasenrachenraum frei übersehen kann. Der schräg abwärts gehaltene Gaumen bietet gleichsam eine Rinne für das austretende Blut und leitet es so aus der Wundhöhle, daß die Verschluckungsgefahr sehr wesentlich verringert ist, zumal wenn man den Nasenrachenraum nach unten zu abtamponiert.

Ist die Exstirpation der Geschwulst beendet, so lagert man das Gaumendach zurück und befestigt es durch eine schnell anzulegende Schleimhautnaht im Mundvorhof. Der durch eine elastische Binde nach oben gezogene Unterkiefer gibt die natürliche Schiene für die richtige Stellung des Zahnfortsatzes an und sichert den richtigen Biß. Die Ernährung der Gaumenplatte bleibt ungestört, weil ja die zuführende Arteria palatina gar nicht berührt und jede Verletzung des Gaumens ausgeschlossen ist. Die Heilung pflegt innerhalb 8 Tagen meistens schon so vollendet zu sein, daß weiche Speisen gekaut werden können. Das Kauen selbst erfolgt ungestört, weil ja die Gaumenplatte unversehrt geblieben ist.

Der Zahnbesatz erleidet keinerlei Beeinträchtigung und erfährt, wie ich mich nach Jahren überzeugt habe, durch die Operation keinen Schaden. Ich

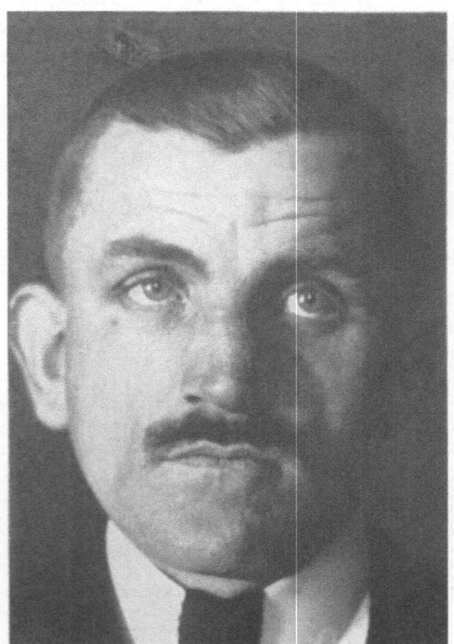

Abb . 379 (von vorn).

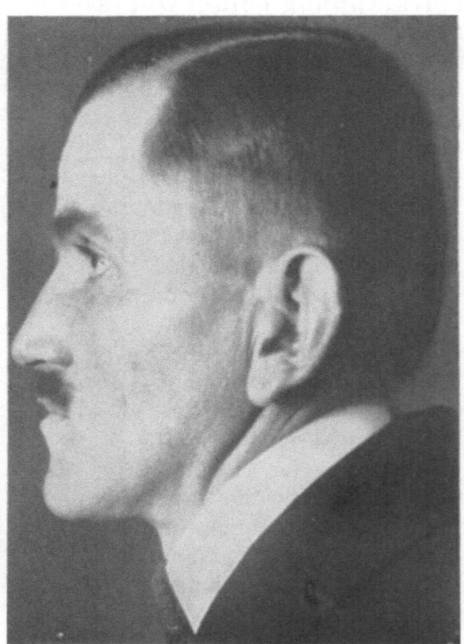

Abb. 380 (im Profil).

Abb. 379 u. 380. Osteoplastische Oberkieferresektion nach Partsch nach der Heilung. Vorgenommen wegen großen Nasenrachentumors.

habe selbst die Operation viermal mit gutem Erfolg ausgeführt. Andere Operateure, wie Müller und Ehrenfried haben sich ebenfalls günstig über die Operation ausgesprochen. Die Operation hat gegenüber der Kocherschen den Vorzug, daß man in einer dem Nasenrachenraum um die Höhe des Alveolarfortsatzes näheren Ebene aus operiert, man also von vornherein dem Schädelgrunde näher ist. Sie hat ferner geringere Blutungen im Gefolge, weil ja die blutige Durchtrennung des harten und weichen Gaumens in Wegfall kommt. Sie ist ferner in kürzerer Zeit auszuführen, weil die Befestigung des heruntergeklappten Gaumendaches durch die Schleimhautnaht im Mundvorhof sehr viel rascher zu vollziehen ist, als wie die Naht des harten und weichen Gaumens.

Die geringe Beeinträchtigung der Ernährung dadurch, daß der Kranke schon in den ersten Tagen nach der Operation kaum bei der Nahrungsaufnahme behindert ist, ist ebenfalls ein nicht zu unterschätzender Vorteil. Störungen der Heilung habe ich in keinem Falle gesehen, es ist in allen Fällen ein vollständiger Verschluß der Mundhöhle und Abschluß gegen die Nasenhöhle erfolgt. Besondere Apparate, um die Gaumenplatte in ihrer Lage zu fixieren, sind nie erforderlich gewesen.

Selbst die **gleichzeitige Entfernung beider Oberkiefer**, wie sie durch umfangreiche, vom Mittelstück des Gesichtsskeletes ausgehende Geschwülste notwendig wird, ist ohne erhebliche Entstellung des Gesichtes bei sorgfältiger Schnittführung ausführbar. Hildebrandt hat einen solchen Fall mitgeteilt, ich kann aus meiner Erfahrung einen hinzufügen.

Zur Behandlung der bösartigen Geschwülste, die in der Nase und deren Nebenhöhlen sich entwickeln, wird von rhinologischer Seite ein Vorgehen empfohlen, welches das Krankheitsgebiet ohne Opferung gesunder Teile zugängig macht durch einen Schnitt vom inneren Augenwinkel bis zum oberen Augenhöhlenrande, dem Kilianschen Schnitte entsprechend. Klestadt sah unter 58 Fällen bösartiger Geschwülste nur 3mal das Siebbein frei bleiben, während 38mal das Siebbein völlig von Tumormassen erfüllt war. Von dem angegebenen Schnitte lassen sich ohne Verstümmelung die Geschwulstmassen gründlich entfernen, auch wenn mehrere Nebenhöhlen erkrankt sind. Zudem ermöglicht der Schnitt auch eine wirksame Kombination mit Strahlenbehandlung. Die breite Freilegung der sämtlichen Nebenhöhlen sichert auch die Ausheilung dieser, wenn eiterige Erkrankung schon bestanden haben sollte. Es werden von dem Schnitt aus die Weichteile der Wange und Nase bis zur Mitte beiseite geschoben, dann der Orbitalinhalt abgelöst und die Weichteile der Stirn über den Augenbrauenrand hinaufgeschoben. Man beginnt dann die faciale Kieferhöhlenwand wegzunehmen, die seitliche Nasenhöhlenwand abzutragen und dann die oberen Nebenhöhlen zu eröffnen. Die vordere Wand der Keilbeinhöhle und die orbitale Stirnhöhlenwand werden ganz fortgenommen, die Buchten der Stirnhöhle genau inspiziert. Besonders sorgfältig muß untersucht werden, ob das Gaumendach zu erhalten ist oder mitentfernt werden muß. Die Mitbeteiligung des Gaumendaches bedeutet eine ernste Komplikation, indem die Gefahr der Bronchopneumonie nahe rückt.

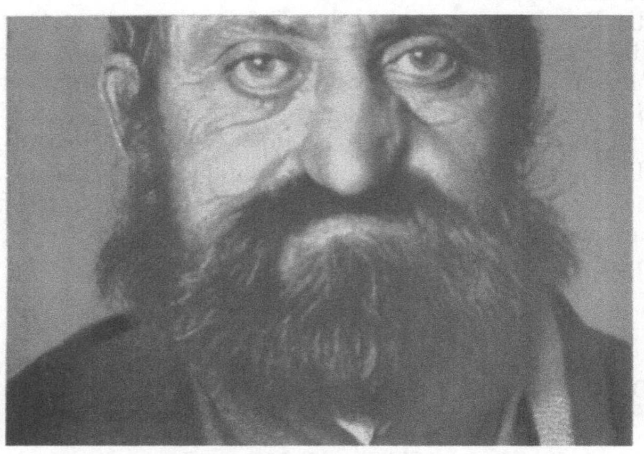
Abb. 381. Resektion beider Oberkiefer nach der Heilung.

Der Orbita und ihrem Inhalt gegenüber braucht man nicht besonders schonend zu verfahren. Die Dura mater und die Fossa pterygopalatina sind Grenzen für die Operation; erstere wegen der Gefahr der Meningitis, letztere wegen der Gefahr der Blutung. Nach gründlicher Ausräumung wird der Hautschnitt bis auf eine schmale Lücke vernäht, um hier Zugang für die Bestrahlung zu lassen. Die Wundhöhle selbst wird in Form der Mikuliczschen Beuteltamponade ausgefüllt, unter der sich die Wundhöhle mit Granulationen besetzt. Die einzuleitende Bestrahlung ist von einem Röntgenfacharzt zu leiten.

Holmgreen und Keysser empfehlen zur Behandlung der Carcinome des Oberkiefers statt der Bestrahlung die Koagulationsbehandlung, die bedeutend bessere Dauerresultate ergeben soll. Selbst bei inoperabel gehaltenen Fällen wollen Beide noch Heilungen beobachtet haben.

Gerade bei der Oberkieferresektion darf man erwarten, daß gewisse

Verbesserungen unserer Technik einen günstigen Einfluß auf die Heilresultate haben werden. Die Avertinnarkose wird voraussichtlich durch den Schlaf des Patienten eine erhebliche Beruhigung bringen und damit die Operation abkürzen. Andererseits ist die Heranziehung der Röntgenstrahlen und des Radium nach den vorliegenden Erfahrungen geeignet die Sterbeziffer herabzudrücken oder wenigstens die Lebensdauer zu verlängern. Nach den Erfahrungen der amerikanischen Hospitäler mit ihrem sehr großen Material, neigt man doch allgemein zu der Auffassung, daß die Zusatzbestrahlung entschieden einen günstigen Einfluß ausübt, während die Vorbestrahlung geradezu als ungünstig in ihrer Wirkung hingestellt wird, besonders dadurch, daß die malignen Tumoren häufig mit einem raschen Wachstum und lebhaftem Zerfall ihrer Substanz antworten und andererseits das Gewebe so weich und nachgiebig wird, daß es dem Messer ausweicht. Auch die Radiumbestrahlung, die, auf die heilende Fläche appliziert, günstig den Heilungsvorgang beeinflußt, soll ebenfalls die Resultate gegenüber den Erfolgen, die ohne Bestrahlung erreicht sind zum Besseren neigen. Dazu kommt jetzt noch die Verwendung des elektrischen Messers, das auch vom Tumor infiltriertes Gewebe wirksam zu zerstören vermag, die Grenzen des Operationsgebietes immer weiter hinauszuschieben vermögen.

Die Nachbehandlung der Oberkieferresektion, die trotz der Ausdehnung des Operationsfeldes ziemlich einfach sich gestaltet, hat der Verhinderung der narbigen Verziehung durch rechtzeitig eingesetzte und dem Narbenzug entsprechend allmählich veränderte Prothesen Rechnung zu tragen. Die Benarbung der Wundflächen erfolgt meistens überraschend schnell.

Literatur.

Behrend u. *Bauchwitz:* Ein Beitrag zur Prothesenbildung nach Unterkieferresektion. Dtsch. Z. Chir. **128**, H. 1/2 (1914). — *Billing:* (a) Von der Unterkieferresektionsprothese. Stockholm 1910. (b) Von der Oberkieferresektionsprothese, 1913.

Eiselsberg: Immediatprothesen zum Ersatz des Unterkiefers nach dessen Resektion. Wien. klin. Wschr. **1914**, Nr 10, 255. — *Ernst:* Die totale Exartikulation der Mandibula und ihr prothetischer Ersatz. Korresp.bl. Zahnärzte **1912**.

Hauptmeyer: Über Resektionsprothesen und Kieferbruchschienen. Dtsch. zahnärztl. Wschr. **1909**, Nr 24.

König, F.: (a) Über Prothese bei Exartikulation des Unterkiefers. Dtsch. Z. Chir. **88**. (b) Weitere Erfahrungen über Kieferersatz bei Exartikulation des Unterkiefers. Dtsch. Z. Chir. **93**.

Latzer: Enukleation der ganzen großen Unterkieferhälfte. Immediatprothese. Wien. klin. Rdsch. **1915**, Nr 3, 78.

Messerschmidt: Über den heutigen Stand der Prothesenbehandlung nach Unterkieferoperationen in Deutschland. Diss. Greifswald 1913. — *Möhring:* Zur Indikation und Technik der Unterkieferresektionsprothesen. Diss. Berlin 1915. — *Müller, Otto:* Die seit dem Jahre 1902 in der chir. Klinik zu Göttingen behandelten Fälle von Unterkieferresektion. Inaug.-Diss. Göttingen 1918.

Partsch: Zur Frage der prothetischen Behandlung der Unterkieferresektion. Verh. 5. internat. zahnärztl. Kongr. **1**, 512. — *Pfaff:* Über unsere Fortschritte in der Zahnheilkunde besonders auf chirurgischem und orthodontischem Gebiet. Leipzig 1912. — *Pichler* u. *Ranzi:* (a) Über Immediatprothesen bei Unterkieferresektionen. Arch. klin. Chir. **1907**. (b) Über Unterkieferresektionsprothesen. Österr.-ungar. Vjschr. Zahnheilk. **1911**.

Riegner: Über den Totalersatz der Mandibula. Korresp.bl. Zahnärzte **1913**, Nr 1.

Schröder, Hermann: (a) Die Anwendungsweise zahnärztlicher Prothetik im Bereiche des Gesichts mit besonderer Berücksichtigung des sofortigen Kieferersatzes nach Resektion. Korresp.bl. Zahnärzte **1901**, H. 3. (b) Immediatprothese nach partieller Entfernung des Unterkiefers. Zahnärztl. Rdsch. **1911**, H. 26. — *Schüppel:* Über Prothesen nach Unterkieferresektionen und Exartikulation. Diss. Jena 1913. — *Spitzer:* Beiträge zur Resektionsprothese. Österr.-ungar. Vjschr. Z. **1907**, 497. — *Sudeck:* Methoden der Unterkieferresektion wegen großer, maligner Tumoren und der danach notwendigen Prothesen. Münch. med. Wschr. **1913**, Nr 5, 326.

Witzel, Karl: Chirurgie und Prothetik bei Kiefererkrankungen. Berlin 1905.

17. Abschnitt.

Über die Befestigung von Radiumröhrchen in Mundhöhle und Nasenrachenraum.

Von Professor Dr. **Franz Ernst**, Berlin.

Mit 3 Abbildungen.

Die zerstörende Wirkung der Strahlen von Radium, Mesothorium und neuerdings Thorium-X wird zur Beseitigung bösartiger Tumoren in heilsamer Weise zur Anwendung gebracht. Die zerstörende Wirkung der emanierenden Präparate macht es notwendig, die mit Radium oder dergleichen gefüllten Röhrchen gerade und nur mit denjenigen Weichteilen in Berührung zu bringen, die der zerstörenden Wirkung ausgesetzt werden sollen, damit nicht nur die Strahlung bei der beschränkten Tiefenwirkung der Präparate ausgenützt, sondern auch eine Verbrennung gesunder Teile vermieden wird. Daher pflegen viele Strahlentherapeuten für die Bestrahlung von Tumoren im Munde oder Nasenrachenraum die Hilfe des Zahnarztes zur Anfertigung von Fixationsapparaten zu beanspruchen. Diese Apparate haben zwar das Radiumröhrchen, trotz der Bewegung von Mund und Zunge an einem bestimmten Platze zu fixieren, müssen aber für viele Fälle doch so eingerichtet sein, daß bei ausgedehnten Tumoren eine Lageveränderung vorgenommen werden kann. Die in besonderen Röhrchen befindlichen Radiumpräparate werden zum Gebrauch in verschraubbare, verschieden große Schutz- und zugleich Filterröhrchen eingelagert. Zur Veränderung der Härte der Strahlen werden diese Röhrchen gelegentlich, je nach der beabsichtigten Wirkung, mit dünneren oder stärkeren Bleiblechen umhüllt, die nach den gesunden Weichteilen zweckmäßig verstärkt werden, um somit eine unerwünschte Verbrennung zu verhindern. Auch werden gefensterte Bleiröhrchen verwendet, die den Strahlen nur an einer Fläche auszutreten erlauben.

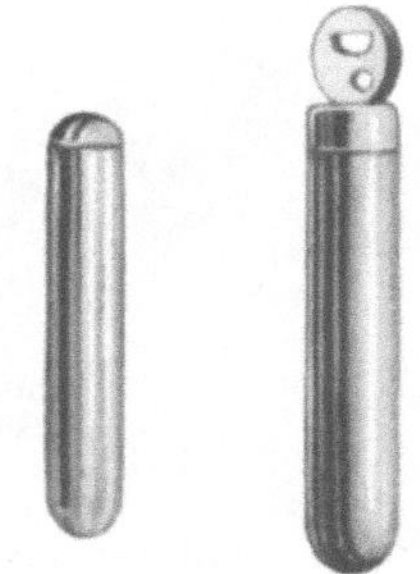

Abb. 382.
a Radiumröhrchen,
b Schutzkapsel.

Es gilt daher die Wünsche des jeweiligen Strahlentherapeuten zu erfahren und sich von seinen verschieden großen Schutzkapseln oder Filtern gerade diejenige Größe aushändigen zu lassen, die bei dem zu behandelnden Falle zur Anwendung kommen soll. Eines der von Prof. Sticker angegebenen Röhrchen ist aus Abb. 382 ersichtlich. Der eigentliche Halter besteht am besten aus einer $^3/_4$ geschlossenen Blechröhre, die eine Verschiebung der Schutzkapsel nach beiden Seiten zuläßt und die Kapsel durch leichtes Klemmen festhält. Zur weiteren Sicherung wird die Kapsel mit einem Seidenfaden, der durch die auf Abb. 382 sichtbare Öse der Verschlußschraube geführt wird, am Halter festgebunden. Dieser Halter ist entweder fest oder durch eine Stellschraube verschieblich vermittelst eines ausgeglühten und dadurch leicht biegbaren Drahtes an einer Zahnprothese, die entweder aus einer Kautschukplatte mit Klammern aus Schraubbändern oder einer Kappenschiene besteht, an den Zähnen befestigt. Ich bediene mich meistens einer Kappenschiene aus Silber, an die der Draht leicht angelötet oder in veränderter Stellung umgelötet werden kann. Oft habe ich den Draht nicht hart mit der Schiene verlötet, sondern ihn mit Weichlot (Tinol) in einer Kanüle befestigt, die an die Schiene hart angelötet war, wodurch ein Umlöten erleichtert wird. Oft empfiehlt es sich, den Draht zur größeren Bewegungsmöglichkeit in Schlangenlinien verlaufen zu lassen (s. Abb. 384).

Die Kappenschienen werden ohne Bindemittel (Zement, Fletscher usw.) auf die Zähne geklemmt (gegebenenfalls ist leichtes Einziehen der Ränder erforderlich). Auf diese Weise können sie auch ohne Hilfe des Zahnarztes vom Strahlentherapeuten beliebig aufgesetzt und abgenommen werden. Verschiedene Formen sind aus Abb. 383 u. 384 ersichtlich.

Gelegentlich müssen die Zahnprothesen so geformt werden, daß eine größere Sperrung des Bisses erreicht wird, um den für den Halter notwendigen Raum zu schaffen, und ein unerwünschtes Verbiegen durch Zubeißen, besonders im Schlaf, zu verhindern.

Die Radiumbestrahlungen werden nicht nur bei inoperablen und operablen Tumoren zur Anwendung gebracht, sondern auch aus prophylaktischen Gründen

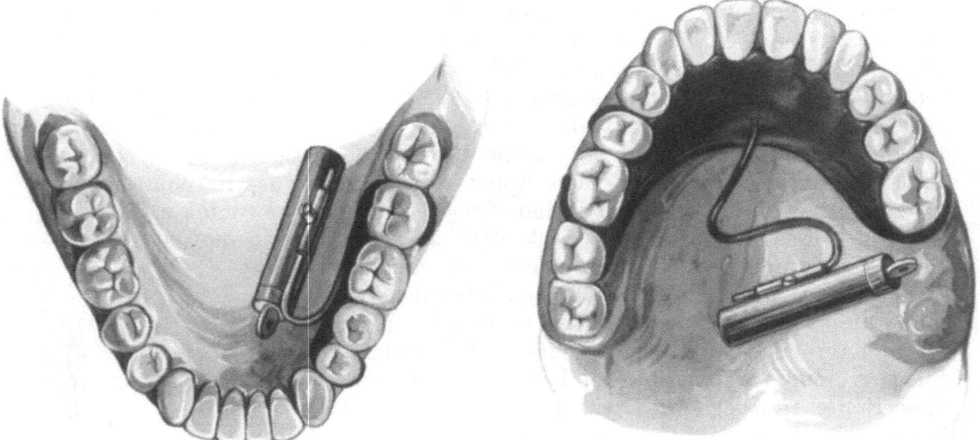

Abb. 383. Abb. 384.
Abb. 383 u. 384. Fixationsprothesen für Radiumröhrchen nach Ernst.

nach erfolgter Exstirpation des Tumors und zur Rezidivbehandlung. Um die Strahlentherapeuten von der zahnärztlichen Hilfe unabhängig zu machen, habe ich einen Universalapparat konstruiert, der, durch eine Gipsbinde am Kopf befestigt, durch Ausstattung mit mehreren Kugelgelenken und Scharnieren eine weitgehende Anwendungsmöglichkeit hat. Es hat sich aber gezeigt, daß trotzdem die technische Hilfe des Zahnarztes dadurch nicht entbehrlich geworden ist. Indessen muß erwähnt werden, daß sich manche Therapeuten ihre Radiumkapseln mit Stents im Munde befestigen.

Was die prophylaktische Wirkung nach Kieferresektion anbelangt, so können die Röhrchen besonders in die Oberkieferresektionsprothesen, die ja ihre endgültige Form durch Auftragen von schwarzer Guttapercha erhalten, leicht eingelagert werden. Natürlich kann auch bei Unterkieferresektionsprothesen durch Aussägungen aus der Prothese Raum zur Aufnahme der Kapseln geschaffen werden.

Der Vollständigkeit halber möchte ich erwähnen, daß man Tumoren in neuerer Zeit mit kleinen, Thorium-X enthaltenden Kapseln „spickt", wodurch natürlich der Tumor in seiner Gesamtheit angegriffen werden kann, während die Wirkung der äußerlich applizierten Präparate ihrer Strahlungsweite entsprechend nur bis zu einer gewissen Tiefe in den Tumor eindringen kann. Diesen Mangel hat man auch durch eine kombinierte Röntgenbestrahlung auszugleichen versucht.

Wenn auch die Heilung einiger bösartiger Tumoren, besonders wenn sie sich auf die Zunge beziehen, vorausgesetzt, daß es sich wirklich um bösartige Tumoren gehandelt hat, erwiesen ist, so scheint nach meinen Erfahrungen die chirurgische Beseitigung der Tumoren im Bereiche der Mundhöhle vorläufig noch der sicherste Weg zu sein. Indessen wird das Gefühl der Sicherheit durch eine strahlentherapeutische Nachbehandlung wesentlich erhöht.

18. Abschnitt.

Die operative Behandlung der Kiefergelenkversteifung.

1860 führten Rizzoli und Esmarch die Anlegung eines falschen Gelenkes in die Chirurgie ein, um damit den narbigen Kieferklemmen zu begegnen. Es wurde aus dem horizontalen Ast ein keilförmiges Stück ausgesägt und durch die weitere Behandlung dafür gesorgt, die Verwachsung nicht mehr zustande kommen zu lassen. Die Kaufunktion wird allerdings dabei ausschließlich der gesunden Seite überantwortet. Die Operation ist nur zweckmäßig, wenn die narbige Fixation hauptsächlich den hinteren Abschnitt des Kiefers betrifft.

Liegen die narbigen Verziehungen im wesentlichen weiter vorn, so wird nur durch einen plastischen Ersatz der Wange durch aufgepflanzte Hautlappen von außen und durch Verziehung von Schleimhautlappen von innen zu helfen sein. Zweckmäßiger erweist sich jedenfalls die Benutzung von Lappen aus der Nachbarschaft als Transplantation von Schleimhautlappen von anderer Stelle, wie sie Wölfler vom Uterus oder vom Rectum genommen hat. Der Vorschlag, durch äußere Haut in Form großer Lappen vom Halse her die fehlende Schleimhaut zu ersetzen, findet Schwierigkeiten in der Behaarung der äußeren Haut. Wenn sich auch die verhornende Epidermis allmählich im Bereich des Mundes umformt und der Schleimhaut ähnlich wird, setzen sich an den Haaren der Haut Zahnsteinablagerungen an, die recht störend im Munde wirken. Auch hat man die Einschlagung von Lappen, die nur aus der obersten Schicht der Haut genommen waren, versucht, um unfangreichere Defekte der Schleimhaut zu ersetzen. Die äußere Fläche dieser Lappen muß natürlich dann entweder durch Transplantation oder aus anderer Gegend hergenommenen Hautlappen gedeckt werden. Namentlich Gussenbauer hat diese Methode mit Erfolg verwertet.

Auch sonst sind mannigfaltige Modifikationen und Kombinationen der verschiedenen Methoden versucht worden.

Die arthrogene Kieferklemme hat König durch die Resektion des Processus condyloideus zu beseitigen gelehrt. Der Zugang zu dem Gelenk und seine Ausräumung ist nicht ganz leicht ohne Nebenverletzungen zu bewirken. Außen ist es der Nervus facialis, der in seiner Verbreitung vor dem Ohr leicht in das Operationsfeld kommen kann, innen die Arteria maxillaris interna, deren Verletzung in der Tiefe die Blutstillung schwierig macht.

König läßt seinen Schnitt dicht vor dem Ohr am unteren Rande des Jochbeins beginnen und dem Jochbogen entlang nach vorn verlaufen. In der Mitte des Schnittes wird ein zweiter 2 cm langer Schnitt nach unten ausschließlich durch die Haut geführt. Mit dem Elevatorium werden alle Weichteile vom Jochbogen abgehoben und nach unten gedrängt. Sobald der Gelenkkopf frei liegt, wird alles Periost von ihm abgehebelt und das Collum mandibulae mit dem Meißel durchschlagen.

Kocher macht einen Bogenschnitt senkrecht vor dem Tragus beginnend und auf dem Jochbogen nach vorn geführt, um von ihm aus die Ablösung der Weichteile vom Jochbogen vorzunehmen. Er excidiert den Meniscus und trägt mit der scharfen Zange den Kopf ab.

Ich habe in meinen Fällen den Bogenschnitt bevorzugt gegenüber dem vertikalen von Küster, weil er mir unzweifelhaft bessere Übersicht über das Operationsfeld gewährt. Von Mikulicz bildete einen Weichteillappen mit oberer Basis. Die temporäre Resektion des Jochbogens kann in manchen Fällen für die Freilegung des Kieferköpfchens von Wert sein. Ist man doch auch in manchen Fällen gezwungen, bis an den Kronenfortsatz heranzugehen und dort hemmende Narbenzüge fortzunehmen.

Wenn auch in vielen Fällen volle Beweglichkeit durch diese Methode zu erzielen war, ist in anderen doch wieder eine Verwachsung zustande gekommen, so daß es erklärlich wird, daß von verschiedenen Seiten Modifikationen aufkamen, welche einer solchen Wiedervereinigung entgegenarbeiten sollten. Für die Zwischenlagerung eines Materials, welches die neue Verwachsung entgültig verhindern soll, sind verschiedene Vorschläge gemacht worden. Die Ausfüllung mit fremdem Material (wie Elfenbein, Celluloid), die in einzelnen Fällen gelang, mußte der Einpflanzung körpereigenen Gewebes weichen. Als solches benutzte Helferich einen aus dem Musculus temporalis, Mikulicz einen aus dem Masseter genommenen, gestielten Muskellappen, während Rosenthal die Verwendung des Bichatschen Fettlappens, Lindemann Coriumgewebe von der Bauchfascie entnommen, empfahl. Letzteres scheint sich besonders bewährt zu haben, da Lindemann unter 160 operierten Fällen mit 124 Einpflanzungen nur 3mal Eiterung eintreten sah. Dufourmentel sieht demgegenüber von jeder Zwischenlagerung ab und ist stets mit dem Darcissacschen Dehnapparat ausgekommen, der dauernd getragen, Bewegungen des Kiefers gestattet. Mit diesem Apparat will er kein Rezidiv und stets genügende Mundöffnung erreicht haben. Nach der Ausfüllung der Lücke wird die Wunde geschlossen.

Die knöcherne Ankylose kann auf zwei Wegen operativ angegriffen werden, entweder durch Anlage eines falschen Gelenkes mit Durchtrennung des Kiefers vor dem Gelenk oder durch Resektion der Gelenkverbindung. Der erste von Esmarch vorgeschlagene, von Wilms ausgeführte Weg hat nicht erfüllt, was man von ihm erwartete. Die asymmetrische Lage des Drehungspunktes des neuen Gelenkes läßt eine kraftvolle Bewegung, wie sie bei Aufnahme fester Nahrung erforderlich ist, nicht zustande kommen.

Die Resektion des Gelenkes, von König und Maass ausgeführt, hat sich im ganzen auch hinsichtlich der Dauer des Erfolges bewährt. Man geht von außen vor dem Tragus gegen das Gelenk vor. Verschiedene Schnitte sind dafür empfohlen, weil dabei es hauptsächlich auf die Vermeidung einer Verletzung des Nervus facialis, der Arteria temporalis und des Musculus pterygoideus ankommt. Deshalb muß die Freilegung ziemlich ausgiebig erfolgen, um die Verletzung der Nerven und des Gefäßes sicher zu vermeiden. Bei dem Einsetzen der das Operationsfeld übersichtlich machenden Haken muß dauernd große Vorsicht geübt werden, weil schon ein mäßiger Zug eine lästige Störung im Versorgungsgebiet des Facialis herbeiführen kann. Alles narbig veränderte Gewebe muß vorsichtig abpräpariert werden, um den Gelenkkopf und die Gelenkkapsel zu Gesicht zu bekommen (vgl. Abb. 276). Mit Meißel und Knochenzange wird dann die Verwachsungsstelle Schritt für Schritt abgetragen werden. Neuerdings wird dafür auch die Verwendung des Bohrers empfohlen, weil man mit ihm schonender den Knochen fortnehmen kann. Ist dann die Verwachsungsstelle durchtrennt und der Kiefer so gelockert, daß er in genügender Ausdehnung bewegt werden kann, ist von verschiedenen Chirurgen der Vorschlag gemacht worden, die leicht eintretende Wiederverwachsung des Kiefers mit dem Schädelgrunde dadurch zu verhindern, daß mit fremdem Material die Lücke ausgefüllt wird.

Wenn es nach Freilegung der ursprünglichen Gelenkgegend nicht gelingt, genügende Beweglichkeit zu erzielen, muß daran gedacht werden, daß der Prozeß weiter nach vorn übergegriffen und das Jochbein mit dem Kronenfortsatz sich vereinigt hat. Dann muß natürlich auch diese Verbindung getrennt und der Knochen möglichst weit fortgenommen werden.

Die an dem aufsteigenden Ast vorgenommenen Resektionen, wie sie namentlich von französischen Chirurgen bevorzugt worden sind, gewähren anscheinend keinen besonderen Vorteil und haben deshalb keine allgemeine Aufnahme erfahren. Sie werden nur in Frage kommen, wenn sehr umfangreiche Veränderungen in der Umgebung des Kiefergelenks zu einer Vornahme der Operation an einem tieferen Abschnitt zwingen.

Sehr wichtig für alle operativen Maßnahmen ist die Nachbehandlung. Von fast allen Operateuren ist darauf hingewiesen worden, daß möglich systematische Übungen früh aufgenommen werden sollen. Ich halte es für wertvoll, die Heilung von vornherein bei offenem Munde zustandekommen zu lassen, dadurch, daß man einen Mundkeil zwischen die beiden Zahnreihen führt und sie damit während der Heilungsperiode in genügender Entfernung voneinander hält. Das Verfahren ist durchaus nicht besonders lästig für den Patienten und hat den großen Vorzug, daß man die Heilungsvorgänge auf die größtmöglichste Weite der Kieferöffnung einstellt, wie man sie sonst nur durch sekundäre Dehnung zu erreichen vermag. Sollte eine starke Retraktion des Kiefers gleichzeitig vorhanden sein, dürfte sich empfehlen, durch die Gleitschiene den Unterkiefer nach vorn zu bringen in ganz ähnlicher Weise, wie es bei den Frakturen geschieht. Immer aber ist eine lange fortgesetzte Nachbehandlung notwendig, um die Kieferöffnung möglichst weit zu erhalten.

Dorrance und Webster schreiben das Auftreten eines Rezidivs entweder einer unvollkommenen Operation oder einer mangelhaften Nachbehandlung zu. Nicht nur die verbindenden Knochenbrücken, sondern auch alles narbige und schwielige Gewebe in der Umgebung des Gelenkes und des Kronenfortsatzes müssen entfernt werden. Für wichtig halten sie, daß während der Nachbehandlung die Knochenflächen voneinander entfernt gehalten werden. Sie bewirken dies durch einen besonderen Apparat, der eine Zwischenlegung von Muskel, Fett oder Fascie nicht erforderlich macht, aber eine besondere Übung der Kiefer öffnenden Muskeln ermöglicht. Die Prognose ist immer etwas zweifelhaft, da in vielen Fällen doch die Gefahr einer Wiedervereinigung besteht. Ihr kann nur wirksam entgegengetreten werden, durch eine sorgfältige Nachbehandlung mit dehnenden Apparaten, die eine ausreichende Mundöffnung sichern. In den einschlägigen Fällen vereiteln das Wiederauftreten der ursprünglichen Erkrankung (Rheumatismus, Gonorrhöe, Lues, Tuberkulose) den Enderfolg. Eine sorgfältige Nachbehandlung ist erforderlich um das neue Gelenk zu erhöhter Leistungsfähigkeit zu bringen.

19. Abschnitt.

Die chirurgische Behandlung der Paradentosen.

Von

Professor Dr. **Robert Neumann**, Berlin.

Mit 26 Abbildungen.

Die chirurgische Behandlung der Paradentosen, d. h.

a) die Gingivoektomie,

b) die operative Behandlung nach Widman,

c) die radikal-chirurgische Behandlung nach Neumann,

ist in den letzten Jahren immer mehr betont worden. Die Berechtigung einer chirurgischen Behandlung der Paradentosen ergibt sich aus den Forderungen, die von allen Autoren als Grundbedingung für eine erfolgreiche lokale Behandlung aufgestellt worden sind, nämlich:

1. restlose Entfernung auch der feinsten Zahnsteinpartikelchen,
2. Entfernung der Granulationen,
3. Beseitigung der Zahnfleischtaschen und ganz besonders
4. Beseitigung der Knochentaschen.

Diese Forderungen sind aufgestellt sowohl auf Grund der pathologisch-anatomischen Studien in den letzten Jahren, als auch auf Grund der klinischen Erfahrungen und sind praktisch nur restlos zu erfüllen, wenn das gesamte lokale Krankheitsbild dem Auge zugänglich gemacht wird.

ad 1. Trotz immer wieder auftretender Behauptungen, daß es gelingt, den Zahnstein, im Dunkeln arbeitend, restlos zu entfernen, muß ich auf Grund meiner klinischen Beobachtungen die Erfahrung von Widman bestätigen, die er bei mehr als 3000 Operationen gemacht hat; er sagt: „Die bei meinen plastischen Operationen gemachte Erfahrung hat mich aber doch gelehrt, daß der geschickteste Zahnarzt auch nach einer sehr gewissenhaften Reinigung der Zahnwurzel noch Konkremente an derselben zurückläßt." Noch wichtiger erscheint mir aber folgende Tatsache. Nach breiter Freilegung des Krankheitsbildes kann man beobachten, daß Zahnsteinpartikelchen, selbst wenn sie in der Tiefe von der Wurzel wohl gelöst worden sind, noch lange nicht aus den Zahnfleischtaschen bzw. aus dem Granulationsgewebe herausgebracht sind. Ich habe viele Fälle nach Aufklappung gesehen, wo Granulationsnester zu finden waren, in denen feine Konkremente eingelagert waren, von denen fast mit Sicherheit behauptet werden kann, daß sie die Ursache für die immer wiederkehrenden Entzündungserscheinungen in der Tiefe der Tasche waren.

ad 2. Wenn man die Arbeiten über die Patho-Histologie der Paradentosen genau studiert, so ergibt sich ganz von selbst, daß die restlose Entfernung der Granulationen aus den Zahnfleischtaschen nur im Anfangsstadium der Erkrankung glücken könnte; daß eine Entfernung der Granulationen aber aus den in den histologischen Präparaten und nach Freilegung des Krankheitsherdes auch klinisch einwandfrei festgestellten Knochentaschen, im Dunklen arbeitend, möglich ist, ist ausgeschlossen.

ad 3. Die Beseitigung der Zahnfleischtaschen mag teilweise durch die Gingivoektomie gelingen, wenn man auf das kosmetische Moment, auf die Heilung per primam und auf die Gewißheit von vornherein verzichten will, daß man auch wirklich sicher überall exakt die Zahnfleischtasche bis zur Knochengrenze abgetragen hat.

ad 4. Ganz besondere Beachtung verdienen die Knochenbuchten und -nischen (intraalveoläre und kavernöse Formen) (Weski). Daß diese Formen nur nach breiter Freilegung des Krankheitsbildes beeinflußt werden können, ist selbst von den ausgesprochensten Anhängern der sog. Ausheilungstherapie ohne Aufklappung restlos anerkannt worden.

Man könnte einwenden, daß das Röntgenbild zur Feststellung dieser Knochentaschen heranzuziehen sei. Durch Beobachtung an Hunderten von Fällen im Röntgenbild und nachher aufgeklappt angesehen, ist erwiesen, daß die einzelnen Formen der Paradentose, insbesondere aber die Knochentaschen, röntgenologisch keineswegs sicher festzustellen sind, eine Tatsache, die zu der Behauptung drängt, daß schon allein aus diesem Grunde die radikal-chirurgische Behandlung immer ihre Berechtigung hat.

Diese von mir aufgestellten Behauptungen wird einzig und allein der Praktiker verstehen können, der wie ich nach der Younger-Sachs-Methode, wie auch allen anderen Methoden zuerst Fälle behandelt hat und sich bzw. seine Arbeit selbst kontrollierte, indem er diese so behandelten Fälle aufgeklappt und sich überzeugt hat, was er mit seiner Therapie erreichte. Solange ein Autor nicht durch sich selbst oder durch andere sich auf diese Weise in langer klinischer Erfahrung von dem Wert der einzelnen Behandlungsmethoden überzeugt hat, kann er sich weder von dem Erfolg seiner Behandlung, noch von dem zurückgebliebenen Krankheitsbilde eine klare Vorstellung machen. Aus dieser Tatsache erklären sich auch die von vielen Autoren angeführten Bedenken gegen meine Operationsmethode.

12 Jahre sind vergangen seit meiner ersten Veröffentlichung über die von mir ausgebaute radikal-chirurgische Behandlung. Während man in den ersten Jahren in der Literatur nicht nur Bedenken gegen die Operation, sondern sogar scharfe Zurückweisung dieses operativen Eingriffs feststellen konnte, hat sich in den letzten Jahren eine Umwandlung nach entgegengesetzter Richtung vollzogen, d. h. die radikal-chirurgische Behandlung wird heute von vielen Autoren bei richtiger Indikationsstellung als die gegebene lokale Therapie bezeichnet.

So schreibt z. B. Port-Euler in seinem Lehrbuch 1929: „Es muß ohne weiteres zugestanden werden, daß die chirurgische Behandlung eine wertvolle Bereicherung unserer Parodontitistherapie darstellt und auch wir haben mit ihr in sehr weit fortgeschrittenen Fällen noch überraschend gute Erfolge erzielt.“ Euler vertritt also 1929 denselben Standpunkt, den Römer schon 1924 einnahm, wenn er schrieb: „Die Operation nach Neumann hat entschieden ihre Berechtigung und Vorzüge in all den Fällen, wo es sich um die Affektion a) vertiefte intraalveoläre Tasche (Weski), b) vertiefte intraalveoläre Tasche und unterminierte Kavernen (Weski) handelt.“

Auch Kantorowicz tritt für die chirurgische Behandlung der Paradentosen ein. In der dritten Auflage seiner „Klinischen Zahnheilkunde“ schreibt er: „Zu den wichtigsten Retentionsstellen gehört die Zahnfleischtasche. Ist sie auch niemals erste Entstehungsursache der Krankheit, so stellt sie doch stets den Anlaß zu ihrem weiteren Fortschreiten dar. Wenn die Tasche daher mehr als die dreifache Tiefe der physiologischen Tasche erreicht hat und nicht entzündungsfrei gehalten werden kann, muß sie beseitigt werden. Es gelingt freilich bei sehr guter Hygiene und nach gründlicher Zahnsteinentfernung auch eine tiefe Tasche längere Zeit entzündungsfrei zu halten. Mit einer Wiederverwachsung der Taschenwand mit dem Zement ist jedoch niemals zu rechnen, auch nicht bei sorgfältigstem Auskratzen der Granulationen. Früher wurde die Unschädlichmachung der Tasche durch „Verödung“ angestrebt, indem man durch Ätzungen, an Stelle des schlaffen entzündeten Zahnfleisches ein straffes Narbengewebe setzen wollte. Wenn diese Behandlung überhaupt einen Erfolg hatte, so beruhte er wohl auf der nebenbei erzielten Beseitigung der Tasche, die aber niemals so sicher und folgerichtig und mit so einfachen Hilfsmitteln erreicht wurde, als wenn sofort die Therapie auf die mechanische Abtragung des die Tasche bildenden freien Zahnfleischsaumes eingestellt ist. Die moderne Paradentitistherapie gipfelt deswegen in der chirurgischen Beseitigung der

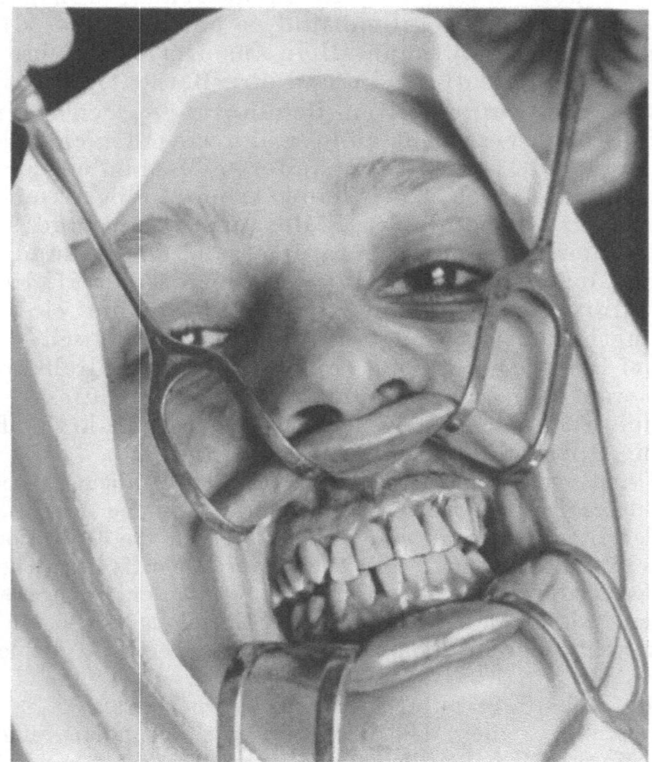

Abb. 385. Vor der Operation.

Tasche.“ (Diese Folgerung wird in der Vollendung nur erreicht durch die Neumannsche Aufklappung. D. Verf.)

Weski hat seinen früheren Standpunkt: „Das Ende der chirurgischen Ära der Zahnheilkunde kündigt sich an, Messer und scharfer Löffel werden von selbst der Hand des Zahnarztes entgleiten“, ebenfalls vollständig revidiert und propagiert heute nicht nur die radikal-chirurgische Behandlung bei Paradentosen, sondern tritt sogar dafür ein, daß die Neumannsche Operationsmethode für Paradentosenbehandlung auch auf die Wurzelspitzenresektion ausgedehnt wird. Er vertritt dabei im Gegensatz zu den obengenannten Autoren auch den von mir immer betonten Standpunkt, daß die Operationsmethode nicht erst in fortgeschrittenen Stadien ausgeübt werden soll, sondern vielmehr im Frühstadium der Erkrankung.

Der therapeutische Wert dieser Behandlungsmethode ist im In- und Auslande immer mehr erkannt worden. Auf der anderen Seite muß festgestellt werden, daß allen denen, die einmal das Krankheitsbild nach Neumannscher Aufklappung gesehen haben, erst klar geworden sein kann, wie überhaupt das Krankheitsbild lokal klinisch aussieht und welche Faktoren für einen therapeutischen Erfolg — ganz gleichgültig welche Methode angewandt wird — zu berücksichtigen sind. Was Partsch mit Rücksicht auf die Wurzelspitzenresektion sagte, gilt genau so für die radikal-chirurgische Behandlung, aber nur nach Neumannscher Methode:

„Dem Zahnarzt das Messer in die Hand gedrückt zu haben, ihm auf seinem eigensten Gebiet die Möglichkeit gegeben zu haben, sich von der Notwendigkeit

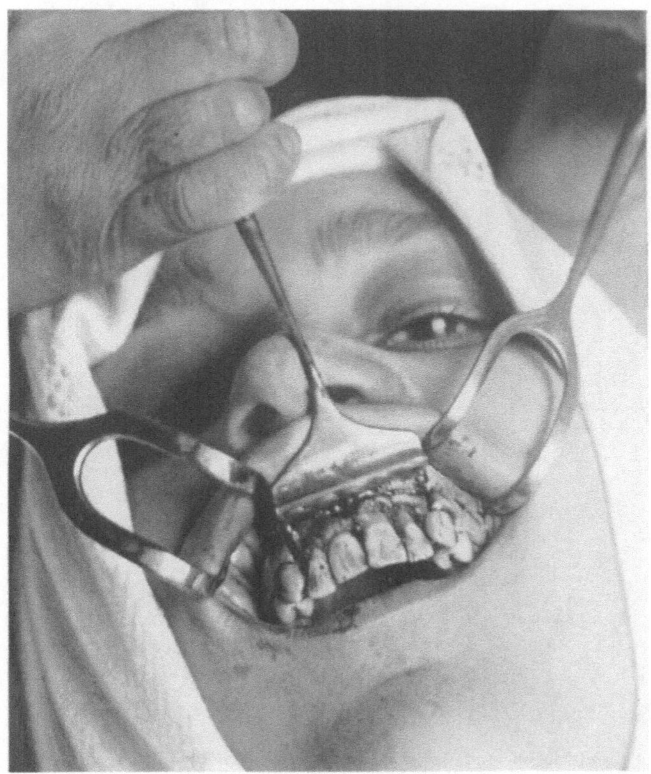

Abb. 386. Krankheitsherd freigelegt. Schleimhautperiostlappen mit dem Neumannschen Haken hochgehalten. Man sieht die Granulationsmassen liegen bei |1 2 3. Bei 1| liegt der Knochen zackig bis fast zum Zahnhalse.

und Heilsamkeit dieses Eingriffes und von der Erhaltbarkeit solcher, früher rettungslos der Zange verfallener Zähne zu überzeugen, und zu klaren Vorstellungen der in Rede stehenden Krankheit durchzudringen, als wie sie früher mit den Begriffen ‚blinder Absceß', ‚Granulom', ‚chronischer Alveolarabsceß, ‚Zahnfistel' usw. in wirrem Durcheinander im Kopf des Zahnarztes schwirrten, das darf ich als mein und meiner Schüler Verdienst in Anspruch nehmen."

Wie das Krankheitsbild nach der Aufklappung aussieht, zeigen deutlich die Abbildungen 385, 386, 387 u. 388 mit unterlegtem Text.

Die Bedenken, die man gegen die radikal-chirurgische Behandlung sowohl von histopathologisch-anatomischem Standpunkt aus geltend machte, als auch die Bedenken, die gegen die Operation als solche vom klinischen Standpunkt aus („zu schwieriger Eingriff“ — „an die große Chirurgie grenzender Eingriff“) bestanden, sind heute ein überwundener Standpunkt. Als Beweis hierfür soll nur angeführt werden, daß man heute die Neumannsche radikal-chirurgische Behandlung nicht nur zur Behandlung von Paradentosen, sondern sogar in jedem Falle von Wurzelspitzenresektion, wo das marginale Paradentium doch intakt ist, als die gegebene Operationsmethode bezeichnet. Es ist damit eines der schwersten Bedenken, daß nämlich bei der Neumannschen Aufklappung das marginale Paradentium bei pathologisch veränderten Verhältnissen geschädigt

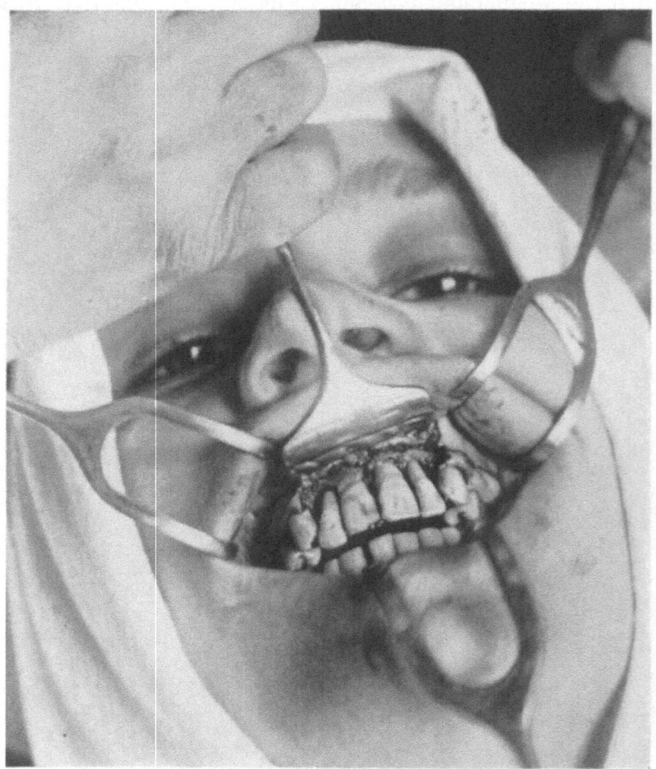

Abb. 387. Die Granulationen sind entfernt. Man sieht arrodierten Knochen. Bei 2| ist deutlich die tiefe Vertikalatrophie erkennbar.

werden könnte, hinfällig geworden, wenn jetzt gefordert wird, daß die Neumannsche Aufklappung bei gesundem Paradentium zwecks Wurzelspitzenresektion und Cystenoperationen zur Anwendung kommen soll. Elkan schreibt in Nr. 25 (1929) der „Zahnärztlichen Rundschau“:

„Die Resektion der Wurzelspitze eines Zahnes dürfte heute wohl Allgemeingut der Zahnärzteschaft sein.

Im folgenden möchte ich kurz eine Methode der Aufklappung beschreiben, die ich seit $1^1/_2$ Jahren mit bestem Erfolge speziell im Gebiete der Frontzähne ausübe.

In fast allen Fällen habe ich nämlich die Aufklappung des Zahnfleischlappens nach Professor Neumann gemacht (an der labialen Seite natürlich). Ich lege die Längsschnitte durch Zahnfleisch und Periost der Nachbarzähne, durchtrenne die Papillen und löse den Lappen mittelst Raspatorium ab. Auf diese Weise gewinne ich ein sehr übersichtliches Bild, sehe die oft sehr poröse

Knochenpartie klar vor mir und erleichtere mir sehr die Operation. Die Frage, ob Durchtrennung des Lippenbändchens oder nicht, ist hier nicht diskutabel, da ich es nämlich nicht zu verletzen brauche. Ich vernähe dann nach Ausübung der Wurzelspitzenresektion oder kleineren Cystenoperationen in der Weise, wie Professor Neumann sie ja ausführlich in seinem Lehrbuche beschreibt und habe gefunden, daß die Vernarbung überhaupt nicht zu sehen ist. Kein Einziehen des Zahnfleisches ist zu beobachten, sondern das Aussehen ist nach 8—14 Tagen schon fast genau, wie es früher war.“

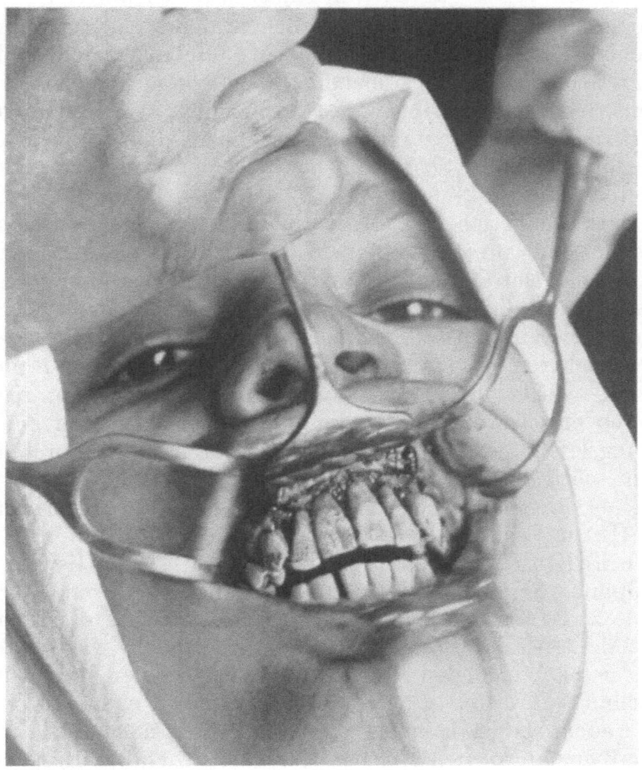

Abb. 388. Der Knochen ist abgetragen. Die Vertikalatrophie ist in eine Horizontalatrophie nach Abtragung des Knochens von $\underline{1|}$ und Beseitigung der Vertikalatrophie mit intraalveolärer Tasche bei $\underline{2|}$ umgewandelt. Wir haben jetzt das Bild der Totalatrophie vor uns.

Genau die gleiche Anregung hat Nowak später in derselben Zeitschrift gegeben.

Der von Elkan ausgesprochene Gedanke ist nicht neu, da ich schon 1924 in der 4. Auflage meines Buches über Paradentosen und in meinem „Atlas der radikal-chirurgischen Behandlung der Paradentosen“ schrieb:

„Hat sich bei bestehender Alveolarpyorrhöe gleichzeitig um die Wurzelspitze eines Zahnes eine chronische Wurzelhautentzündung entwickelt, so läßt sich natürlich auch die Wurzelspitzenresektion ausführen. Je nach der Form der Alveolarpyorrhöe wird man entscheiden müssen, ob man die Wurzelspitzenresektion und die radikal-chirurgische Behandlung in einer Sitzung vornimmt, d. h. ob man sofort Schleimhaut und Periost bis auf die Wurzelspitze mit abhebt oder ob man erst die radikal-chirurgische Behandlung für sich ausführen soll und in einer späteren Sitzung die

Wurzelspitzenresektion. Man wird im allgemeinen nur dann in einer Sitzung die radikal-chirurgische Behandlung der Alveolarpyorrhöe und die Resektion vornehmen, wenn die Knochenzerstörung von marginal ausgehend sich bis über die Hälfte der Wurzel ausgedehnt hat."

Man hat mir ferner den Vorwurf gemacht, daß ich bei der Operation regenerationsfähigen Knochen vernichte. Ich habe damals hierzu geschrieben: „Die Frage, ob ich mit Recht Knochen abtrage oder nicht, ist heute für mich restlos geklärt und was ich vor 6 Jahren schrieb, erhalte ich aufrecht."

„Mikroskopisch mögen jene Knochenteilchen, deren Entfernung ich fordere, d. h. die Knochenbälkchen, die für den scharfen Löffel nicht mehr im Zusammenhang mit dem Spongiosagerüst stehend sich zu erkennen geben, vielleicht in einer noch als regenerationsfähig anzusprechenden Weichteilumgebung sich befinden. Klinisch feststellbare Tatsache ist aber, daß, wenn ich auf Grund obiger Überlegung solche Knochenteilchen und ihr verändertes Markgewebe schonte, Rezidive eintraten."

Röntgenologisch habe ich Knochenneubildungen noch nicht festgestellt, dagegen ist mir ein Fall gezeigt worden, in dem tatsächlich Knochenneubildung eingetreten sein soll. Der Prozentsatz, in dem Knochenneubildung nachgewiesen ist, ist also so gering, daß wir in der Praxis nicht eine Knochenregeneration abwarten können. Wir müssen vielmehr, wie in der Chirurgie auch sonst üblich, den viel sicheren Weg zur Heilung sofort einschlagen, d. h. man operiert bis ins Gesunde, wobei vielleicht ein ganz kleiner Bruchteil von regenerationsfähigem Gewebe mitentfernt werden könnte, auf der anderen Seite aber ein sicherer Heilungserfolg gewährleistet wird, der dann noch durch interne Behandlung wenn nötig unterstützt werden kann.

Ich darf es als einen großen Fortschritt bezeichnen, daß es mir an der Hand von mir operierter Fälle gelungen ist, die Indikation für eine Dauerschienung genauer zu formulieren. Ich kann meinen Standpunkt, den ich 1926 vertreten habe, auf Grund der klinischen Befunde — wie z. B. aus der folgenden Krankengeschichte ersichtlich — nicht mehr aufrechterhalten; ich muß diese Auffassung vielmehr wie folgt korrigieren: Fälle, wie sie in nachfolgender Abbildung gezeigt werden, mahnen mich, die Indikationsstellung für eine Dauerschienung bei nicht zu weit fortgeschrittener Paradentose doch enger zu ziehen. Ich möchte sie vielmehr so formulieren, daß man in solchen Fällen eine hygienisch einwandfreie temporäre Schienung (die von mir angegebene Celluloidschiene eignet sich hierfür ganz besonders) vor der Operation anbringt. Diese Schienung soll dann 6—8 Wochen nach der Operation entfernt werden, und wenn dann noch die Indikation für eine Dauerschienung gegeben erscheint, soll unverzüglich eine solche durchgeführt werden.

Weski hat zu dieser Frage klar und eindeutig ganz in diesem Sinne Stellung genommen. In der Beilage Nr. 2 zur „Zahnärztlichen Rundschau", Nr. 18 (1930) schreibt er:

„Wir müssen den Begriff Schienung aufspalten und ihn nicht ohne weiteres mit der Dauerschienung identifizieren, sondern neben sie die Temporärschiene stellen; sie hat die Aufgabe, nach Durchführung der Lokalbehandlung und neben anderen entlastenden Maßnahmen (Aufbißkappen und Ausartikulation) in den nunmehr von jeder traumatisch wirkenden Erschütterung befreiten Paradentien deren gewebliche Reservekräfte — wenn solche vorhanden — zur Wiederherstellung der hydraulischen Bremse zu mobilisieren. Deshalb haben wir auch in den „Richtlinien für Paradentosebehandlung der Sozialversicherung" eine gestaffelte Therapie unter obligatorischem Einsatz der Temporärschiene vorgesehen. Die Indikation für die Dauerschiene ist nur für vereinzelte Fälle und sehr eng gezogen.“

Meine auf Grund klinischer Erfahrung eingetretene Umstellung möchte ich an Hand einer bereits früher in meinem Atlas veröffentlichten Krankengeschichte erläutern, zumal ganz ähnliche Fälle mir mehrfach begegnet sind.

Vorgeschichte. Patientin gibt an: An meinem Oberkiefer machte sich im Herbst 1921 eine Lockerung der oberen Vorderzähne, verbunden mit starker Eiterabsonderung, bemerkbar. Die Beschaffenheit der Zähne war bald derartig schlecht, daß mir das Essen große Schwierigkeiten bereitete und ich befürchten mußte, die Zähne beim Kauen zu verlieren.

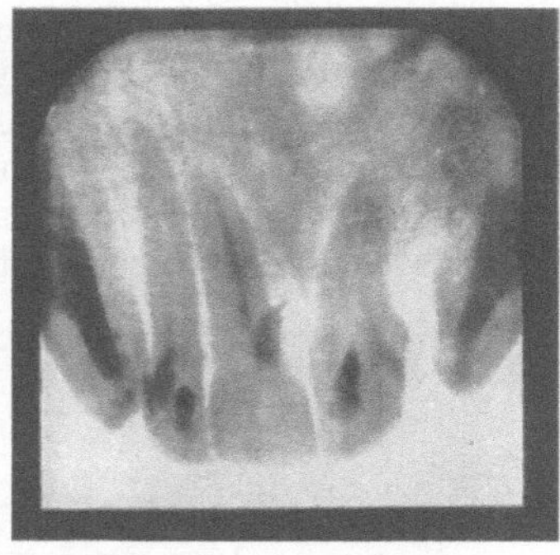

Abb. 389. Vor der Operation. 1922. (Dtsch. Zahnheilk. H. 29.)

Das Röntgenbild (Abb. 389) ergab, daß die Paradentose derartig weit vorgeschritten war, daß Zweifel an der Erhaltung der oberen Vorderzähne entstehen mußten. Nachdem die Zähne behandelt und geschient worden waren, wurde am 12. 4. 1922 die Operation ausgeführt.

Etwa 3 Monate nachdem brach die Schiene. Mein behandelnder Zahnarzt, der die Schiene angefertigt hatte, hatte Bedenken die Schiene zu entfernen, da zu befürchten war, daß die Zähne dabei herausfallen würden und übertrug die Arbeit Prof. Neumann. Er fertigte zwecks Stützung der freistehenden Zähne eine Celluloidschiene an, die ich bis zum Einsetzen der neuen Schiene tragen sollte; sie erwies sich jedoch als überflüssig, da die Zähne vollkommen fest standen.

Befund. Im Munde stehen sämtliche Zähne. Die oberen Frontzähne sind sehr stark gelockert. Es entleert sich reichlich Eiter, besonders aus den labialen Zahnfleischtaschen. Untersuchung durch den Internisten o. B. Es besteht eine starke Belastung der oberen Frontzähne. Abb. 389 zeigt den Fall im Röntgenbilde vor, Abb. 393 nach der Behandlung, nach Anfertigung der zweiten Schiene.

Behandlung. Ausschaltung der Belastung durch Schlittenartikulation. Anfertigung einer Inlayschiene von 3—1/1—3, die nach dem Bruch der Schiene, s. o. bis 4/4 ausgedehnt wird. Bei der Operation (1923) zeigt sich, daß sich die Atrophie nur labial sehr stark entwickelt hat. Umwandlung der vertikalen labialen Atrophie in eine horizontale, dachförmige Abschrägung des Knochens von labial nach palatinal. Es handelt sich hier um einen Fall, bei dem sich eine vertikale Atrophie nur labial entwickelt hatte.

Die Patientin wurde ohne Rezidiv vielen Kollegen in Fortbildungskursen und der Amerikanischen Studienkommission im Juli 1925 vorgestellt. Rezidivfrei. Abb. 390 zeigt den Fall 3 Jahre nach der Operation (1925).

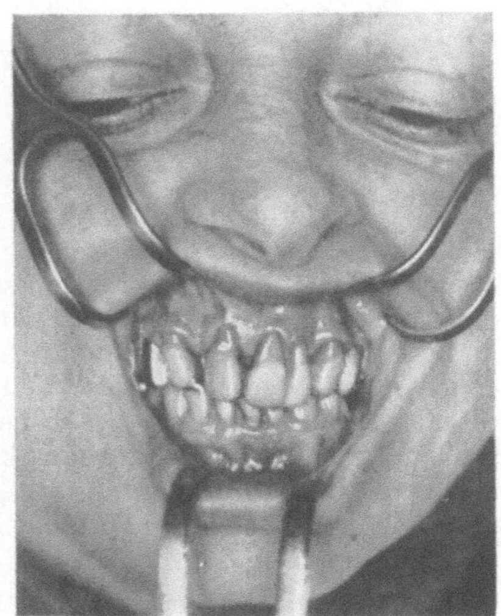

Abb. 390. Kontrollaufnahme. 1925.

Die Wiederholung dieser Krankengeschichte erscheint auch deswegen gerechtfertigt, weil dieser Fall bis heute unter meiner Kontrolle steht, in jedem von mir abgehaltenen Fortbildungskurs im Institut des Reichsverbandes 1930, zuletzt anläßlich des I. Fortbildungskursus des Berliner Paradentosen-Seminars auch Herrn Professor Asgis aus New York im Oktober 1930 vorgestellt worden ist und die einzelnen photographischen Aufnahmen, zuletzt aufgenommen September 1930 (Abb. 391, 392, 393).

Die Behauptung von Sachs, „daß die Anhänger der radikalchirurgischen Behandlung selbst zugeben, daß die Operation mit einer gleichzeitigen Schienung verbunden werden muß", ist durch diese Ausführungen und durch die in Abb. 405—408 dargestellten nicht geschienten von mir operierten Fälle einwandfrei widerlegt!

Sachs ist übrigens einer der wenigen, die immer noch prinzipiell ablehnend der Operationsmethode gegenüberstehen. Er führt unter anderem das kosmetische Moment ins Feld, d. h. Sachs läßt aus kosmetischen Gründen die „Papillen" stehen; anders ausgedrückt: Sachs läßt die Taschen stehen. Gegen diese Auffassung hat sich am deutlichsten Gottlieb ausgesprochen; er sagt: „Es hat wohl noch niemand eine Alveolarpyorrhöe (in der wörtlichen Bedeutung) ohne Tasche gesehen. Es ist selbstverständlich, daß wir aus diesem klaren

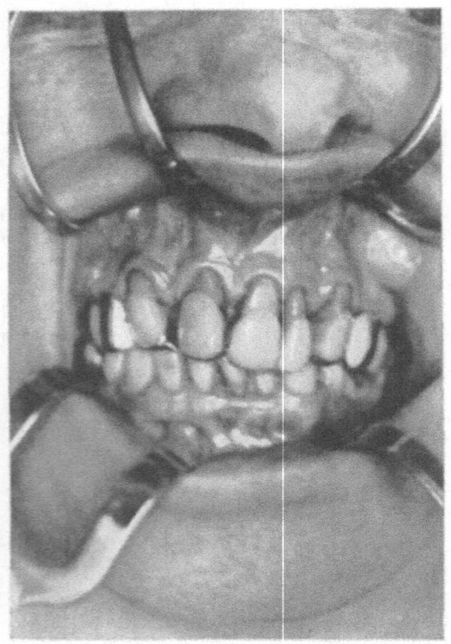

Abb. 391. Kontrollaufnahme. 1930.

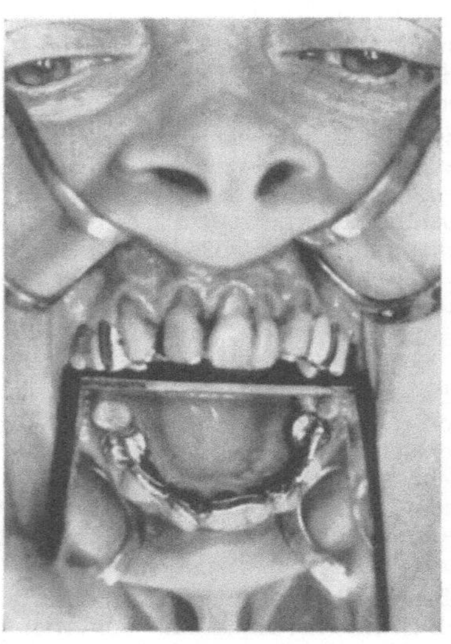

Abb. 392. Kontrollaufnahme. 1930.

Gesetz die Konsequenzen ziehen müssen. Sind also eiternde Taschen vorhanden, so muß die Schleimhaut, die die Taschen bildet, abgetragen werden. Die Zahnfleischpartien werden mit hakenförmigen Zahnsteininstrumenten „aufgeblättert", in den Interapproximalräumen gewaltsam durchtrennt und ebenfalls abgeschoben und mit gebogener Schere, Messer oder Kauter abgetragen. Bei Frontzähnen kann man es aus kosmetischen Gründen zuerst mit dem Auskratzen der Geschwüre (Haken gegen das Zahnfleisch) versuchen. Nützt auch das nicht — so fährt Gottlieb fort —, so ist jede weitere Rücksicht auf die Schönheit eine Rücksichtslosigkeit gegen den Patienten!"

Die Einwendung von Sachs, daß die Zähne nach Beseitigung der Taschen länger erscheinen, beweist nur, daß man die Operationsmethode nicht erst dann anwenden soll, wie Sachs sagt, wenn alle die von ihm als wirksam bezeichneten Behandlungsarten (7 verschiedene Methoden) versagt haben. Rechtzeitig und sachgemäß operiert, ist „in ästhetischer Beziehung" der Erfolg mit der Behandlung nach Neumann ideal (vgl. Abb. 390—392 u. 405—408). Wenn Sachs in seinem Buche „die schnurgerade verlaufende Begrenzung der Schleimhaut oder das in einem wulstartigen Rande sich an den Zähnen entlang legende Zahnfleisch" als „entstellend" nach der Neumannschen Operationsmethode bezeichnet, so beweist das, daß er den Zweck und die Bedeutung der radikalchirurgischen Behandlung nach Neumann nicht erkannt und die vielen in meinem Atlas gerade aus diesem Grunde sogar bunt photographisch wiedergegebenen Fälle nach der Operation nicht gesehen hat; denn gerade das Gegenteil wird mit der Neumannschen Methode erreicht. Aus Abb. 394 ist dagegen deutlich erkennbar, welch schlechtes kosmetisches Resultat mit der Ausheilungstherapie erreicht wird!

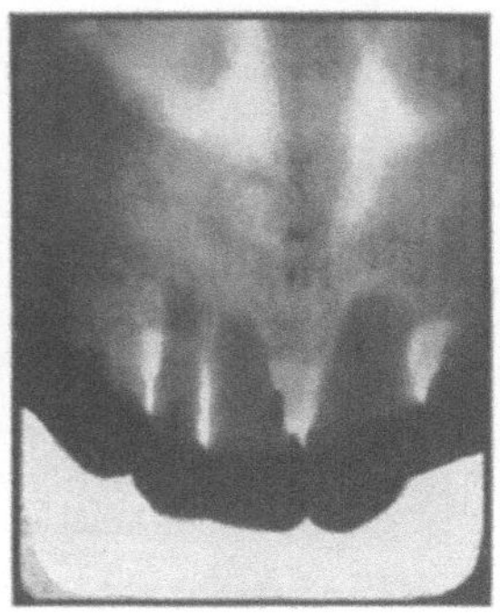

Abb. 393.
Kontrollaufnahme. 1930.
(Dtsch. Zahnheilk. H. 79).

Daß die Operation, wie Sachs schreibt, in vielen Fällen höchst unangenehme Begleiterscheinungen, wie „heftige tagelange Schmerzen, submuköse Blutungen, mit Anschwellung der Weichteile durch mehrtägig erschwerte Nahrungsaufnahme, Ansammlung von bakterienerfüllten Detritus mit den Gefahren erneuter Infektion schafft“, kann von Sachs selbst nicht beobachtet sein, da er ja nicht operiert und ist von mir, der ich täglich operiere und in Kursen demonstriere, nicht beobachtet worden. Ich habe das Gegenteil von Sachs Behauptungen in meinen chirurgischen Fortbildungskursen Hunderten von Kollegen an operierten Fällen beweisen können. Sachs schreibt sehr richtig: „Die chirurgische Methode ist nicht jedermanns Sache, zu ihrer Ausübung gehört große Geschicklichkeit und Erfahrung“.

Hier muß Sachs entgegengehalten werden, daß das, was Professor Loos über die Wurzelspitzenresektion gesagt hat, auch für die Ausführung der radikal-chirurgischen Behandlung nach Neumann gilt:

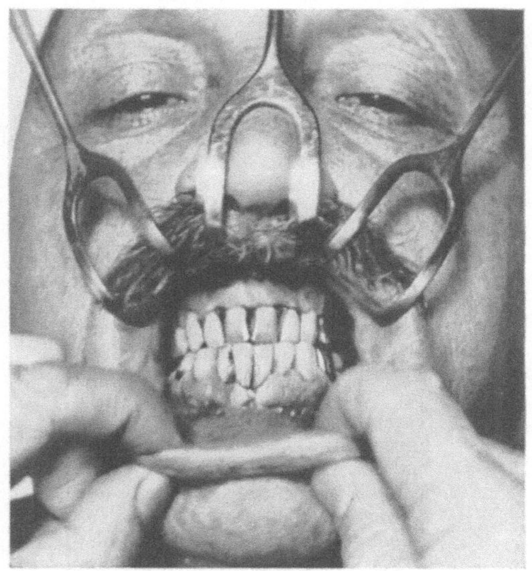

Abb. 394.

„Die Voraussetzung für die Vornahme des operativen Eingriffs ist freilich ein objektives Urteil über die Indikation und Kontraindikation, wie richtige Einschätzung der chirurgischen Leistungsfähigkeit. Nicht bloß geringe Kenntnis der allerdings einfachen chirurgischen Technik (das gilt für die radikal-chirurgische Behandlung nicht! D. Verf.), sondern auch Mängel an der chirurgischen Einrichtung in bezug auf Asepsis, Instrumentarium und Operationshilfe verbieten die Vornahme chirurgischer Eingriffe. Der Praktiker, welcher derartige Schwierigkeiten nicht überwinden kann, muß, auf zahnärztliche Chirurgie verzichtend, den chirurgisch sicheren Kollegen heranziehen, ähnlich wie die ärztlichen Praktiker dies tun.“

Indikationsstellung für die Therapie der Paradentosen.

Krankheitsbild:	Therapie:
A. Totalatrophien (d. h. gleichmäßiger Gewebsschwund von Knochen und Weichteilen): a) Atrophia (totalis) praecox. b) Atrophia (totalis) senilis (keine Tasche, Guttaperchasonde läßt sich nicht einführen).	Ausschaltung aller vorhandenen endogenen Faktoren und exogenen Reizmomente.
B. Partialatrophien (d. h. ungleichmäßiger Gewebsschwund von Knochen und Weichteilen): I. Nicht pyorrhoische Partialatrophien (ohne ulzerierte Taschenwand). 1. Horizontalatrophie des Knochens; a) ohne vertiefte Tasche: Horizontalis simplex (Guttaperchasonde läßt sich nicht einführen),	Ausschaltung aller vorhandenen endogenen Faktoren und exogenen Reizmomente und radikal-chirurgische Behandlung.
b) mit vertiefter supraalveolärer Tasche: Horizontalis supraalveolaris (Guttaperchasonde läßt sich bis zum Knochen einführen).	Ausschaltung aller vorhandenen endogenen Faktoren und exogenen Reizmomente. Ist die pathologische Tasche nur 2 mm tief, dann entweder: 1. Cürettage oder 2. Gingivoektomie oder 3. Behandlung mit dem Kauter, 4. radikal-chirurgische Behandlung. Ist die Tasche tiefer als 2 mm, dann nur 4.
2. Vertikalatrophie des Knochens; a) ohne vertiefte Tasche: Verticalis simplex (Guttaperchasonde läßt sich nicht einführen), b) mit vertiefter supraalveolärer Tasche: Verticalis supraalveolaris (Guttaperchasonde läßt sich bis zum oberen Rand der Knochentasche einführen), c) mit vertiefter intraalveolärer Tasche: Verticalis intraalveolaris (Guttaperchasonde läßt sich bis in den Taschenboden der Knochentasche einführen).	Radikal-chirurgische Behandlung.
II. Pyorrhoische Partialatrophien (mit ulzerierter Taschenwand): 1. Horizontalatrophie des Knochens mit vertiefter supraalveolärer Tasche: Pyorrhoea supraalveolaris horizontalis (Guttaperchasonde bis zur Knochengrenze).	Die bisherige Alveolarpyorrhöe Diese Form ist nach genau denselben Gesichtspunkten zu behandeln wie die vorher unter 1 b.
2. Vertikalatrophie des Knochens mit a) vertiefter supraalveolärer Tasche: Pyorrhoea supraalveolaris verticalis (Guttaperchasonde bis zum Knochenrande), b) vertiefter intraalveolärer Tasche: Pyorrhoea intraalveolaris (simplex) (Guttaperchasonde bis zum Grunde der Knochentasche), c) vertiefter intraalveolärer Tasche und unterminierenden Kavernen: Pyorrhoea intraalveolaris cavernosa (Guttaperchasonde bis zum Grunde der Knochentasche).	Hier kommt nur die radikal-chirurgische Behandlung in Frage nach Ausschaltung aller endogenen und exogenen Reizfaktoren.

Zu diesen Formen (nach Weski) füge ich die für die Indikationsstellung wichtige Form hinzu, bei der die verschiedenen Formen ineinander übergehen.

Krankheitsbild:	Therapie:
III. (Der röntgenologische Befund mit Guttaperchasondierung richtet sich nach dem Vorhandensein der einzelnen verschiedenen Formen.)	Für diesen Fall kommt nur die radikal-chirurgische Behandlung in Frage.

Besteht der Verdacht auf fokale Infektion bedingt durch Paradentose, dann wird die Frage, welche Therapie einzuschlagen ist, von ganz besonderer Bedeutung. Bedenkt man, daß einerseits intraalveoläre und kavernöse Formen hauptsächlich als fokale Herde in Frage kommen, daß sie andererseits weder klinisch noch röntgenologisch feststellbar sind, so ergibt sich, daß in solchen Fällen einzig und allein eine chirurgische Behandlung zur sicheren Entfernung dieser infektiösen Herde in Frage kommt, bei der das Krankheitsbild dem Auge ganz zugänglich gemacht wird.

Eine ganz besondere Indikation für die radikal-chirurgische besteht bei Behandlung der Paradentosen von Sozialversicherten. Es steht außer Zweifel, daß die radikal-chirurgische Behandlung das kürzeste Verfahren zur Wiederherstellung des Kranken ist. Selbst wenn geringe Komplikationen (Schwellung, Störung der Nahrungsaufnahme) während 2—3 Tagen die Dienstfähigkeit herabmindern sollten, so ist das doch für alle Beteiligten zweifellos günstiger, als wenn der Patient zur lokalen Behandlung im gleichen Falle und für dieselbe Anzahl der Zähne in vielen Sitzungen dem Dienst fernbleiben muß, da ja auf der anderen Seite doch auch diese Sitzungen zu Lasten der Krankenkasse gehen.

Daß dieser Standpunkt auch von anderer Seite vertreten wird, nämlich daß am sichersten und schnellsten mit der chirurgischen Behandlung ein Erfolg erzielt werden kann, beweist u. a. auch Euler, wenn er schreibt: „Erst wenn es auf solchem Wege (konservierende Behandlung) nicht gelingt, die Beseitigung der Taschen und einen festen Anschluß gesunder Schleimhautränder an den Zahn zu erzielen, rückt die blutige Behandlung in den Kreis der Erwägungen, außerdem auch des öfteren da, wo schon sehr weit fortgeschrittene Fälle vorliegen. Endlich kann ein Zwang vorliegen, die Behandlung möglichst rasch zu erledigen; da ist dann ebenfalls die blutige Behandlung häufig das gegebene Verfahren. Dies sind einige der Richtlinien, aus denen die allgemeine Indikation erwächst.“

Bei Molaren, wo eine Wurzel freiliegt und die Granulationsmasse an der Gabelung der Wurzel liegt, muß eine Wurzel abgetragen werden, um an die Granulationen herankommen zu können. Wenn Römer sagt: „Desgleichen extrahiert man am besten gleich diejenigen Molaren, bei denen das Periodontium bereits zwischen den Zahnwurzeln an der Bifurkationsstelle vernichtet und durch Granulationsgewebe verdrängt ist, weil es unmöglich ist, das letztere an dieser fast unzugänglichen Stelle gründlich auszuräumen und zu vernichten“, so kann man heute dagegen sagen, daß solche Zähne sehr wohl mit Hilfe der radikal-chirurgischen Behandlung erhalten werden können. Gottlieb sagt in seiner Arbeit „Zur Ätiologie und Therapie der Alveolarpyorrhöe“ [1]: „In manchen Fällen zeigen hochgradig gelockerte Zähne akute Erscheinungen, teils Pulpitiden, teils paradentale Eiterungen. Es sind Zähne, die gleich zu Beginn der Behandlung hätten geopfert werden sollen.“ Hiergegen möchte ich behaupten, daß Zähne, bei denen sich „paradentale Eiterungen“ zeigen, nicht geopfert

[1] Österr. Z. Stomat. **1920**, H. 2, 81.

werden müssen, auch nicht in schon fortgeschrittenerem Stadium, wenn man durch geeignete Behandlung den ohne Aufklappung sehr schwer angreifbaren Krankheitsherd (z. B. Abb. 395, 396), der die Veranlassung zu den paradentalen Eiterungen ist, erreicht, energisch angreift und beseitigt. Ist z. B. bei einem unteren Molaren eine Wurzel nicht mehr zu erhalten, so wird diese Wurzel nach Aufklappung an der Bifurkationsstelle reseziert.

Zeigt das Röntgenbild, daß der Prozeß bis um die Wurzelspitze herumgeht, so daß sich der Point bis oberhalb der Wurzelspitze einführen läßt, so ist die Erhaltung des Zahnes nicht mehr möglich. Ebenso kommt die Erhaltung des Zahnes nicht in Frage, wenn z. B. die ganze labiale Alveolenwand geschwunden ist.

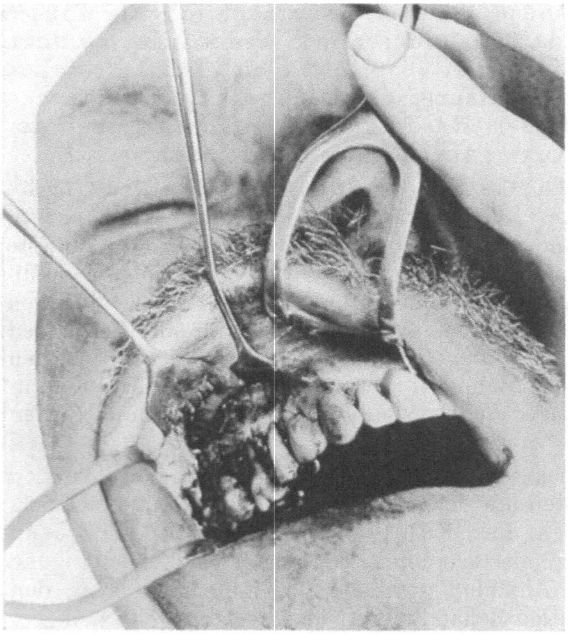

Abb. 395. Während der Operation.

Eine wichtige Frage ist, ob man immer palatinal und lingual aufklappen soll. Dazu ist folgendes zu bemerken:

Aus den genauen klinischen Beobachtungen darf gefolgert werden, daß die Forderung, immer palatinal auch radikal zu operieren, zwar sehr weitgehend, aber berechtigt ist. Betrachtet man nämlich bestimmte Fälle von Paradentose klinisch ganz genau, so wird man in diesen Fällen an der palatinalen bzw. lingualen Seite ganz festen Knochen finden und keine Spur von einer Zahnfleisch- oder Kiefertasche. Besonders an den Molaren findet man dann sehr häufig, daß sowohl an der medialen Seite der Wurzel eine tiefe Tasche vorhanden ist, ebenso an der buccalen, so daß fast die ganzen Wurzeln freiliegen, daß dagegen palatinal die Schleimhaut straff und fest an den Zähnen anliegt und infolgedessen der Zahn noch sehr fest steht und zum Kauen benutzt werden kann. Diese Verhältnisse kann man mit der von Weski angegebenen Methode der Guttaperchasondierung, d. h. durch Einführung von Guttaperchastiften in die Zahnfleischtaschen, röntgenologisch genau feststellen. Man sieht dann, wie weit ein solcher Stift in die Tiefe geht, d. h. wie tief die Taschenbildungen an den einzelnen Seiten der Zähne sind.

Der Einwand, daß man palatinal die Tiefe der Taschen im Röntgenbilde nicht feststellen kann, läßt sich durch diese Methode widerlegen. Führt man nämlich den Guttaperchastift palatinal ein, so ist natürlich röntgenologisch genau so wie an den approximalen Seiten die Tiefe der Taschen durch einen eingeführten Stift genau festzustellen.

Die Frage, ob tatsächlich lingual und palatinal eine exakte Aufklappung möglich ist, muß dahin beantwortet werden, daß sehr wohl bei geeigneter Operationstechnik die Operation auch lingual und palatinal ausführbar ist, wenn auch zugegeben werden muß, daß sie lingual einen technisch schwierigen Eingriff darstellt. Besonders muß vor einer Zerreißung der Schleimhaut nach dem Mundboden zu dringend gewarnt werden.

Bedingung für den Dauererfolg nach radikal-chirurgischer Behandlung und somit für die Statistik brauchbarer Fälle ist aber, daß man nur diejenigen Fälle als statistisches Material berücksichtigt, bei denen alle Forderungen erfüllt worden sind, die ich für einen Dauererfolg als unerläßlich aufgestellt habe. Daß nach der radikal-chirurgischen Behandlung Rezidive beobachtet worden sind, widerlegt nicht, daß bei Beobachtung folgender Momente die Operationsmethode brauchbar und unentbehrlich ist, d. h. wenn

1. die richtige Indikation gestellt wurde;
2. die richtige Operationstechnik angewandt wurde;
3. die restlose Entfernung aller Konkremente, besonders an den Molaren, in der Gabelung der Wurzel trotz Aufklappung geglückt ist;
4. wenn die Fälle unter sorgfältiger Kontrolle blieben;
5. wenn sorgfältige Mundhygiene das Eintreten neuer exogener Reizmomente ausschließt;
6. wenn vor allem alle konstitutionellen Erkrankungen und z. B. nachgewiesene endokrine Störungen, sowie exogene Reizmomente (Zahnstein, Überlastung, schlechtsitzende Kronen und Brücken, eventuelle Fixation zu stark gelockerter Zähne) rechtzeitig ausgeschaltet wurden.

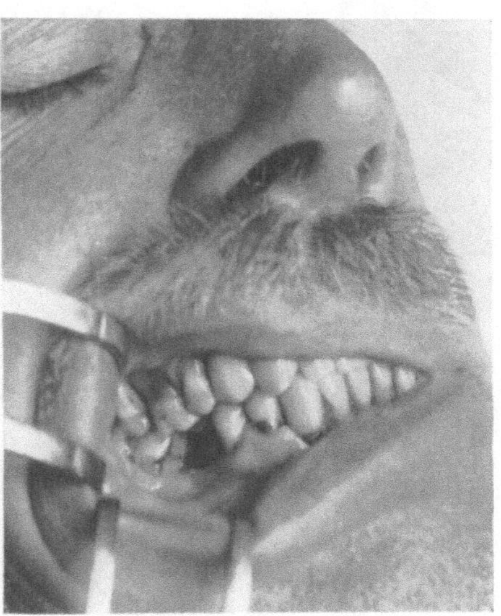

Abb. 396. Derselbe Fall ausgeheilt.

Gingivoektomie und Widmansche Operationsmethode.

a) Gingivoektomie. Sie besteht in der Abtragung der erkrankten Schleimhautpartien bis zur Knochengrenze, ohne Schleimhautaufklappung. Es wird bei der Gingivoektomie also die Zahnfleischtasche höchstens bis zu ihrem Grunde, d. h. bis zur Knochengrenze entfernt. Dabei ist die Tatsache übersehen, daß auch häufig unter sich gehende Knochentaschen (intraalveoläre und kavernöse Form nach Weski) vorhanden sind. Da nun diese unter sich gehenden Knochennischen häufig weder röntgenologisch noch klinisch einwandfrei feststellbar sind, so müssen sie allen denen, die im Dunklen arbeiten — ohne breite Freilegung des Krankheitsherdes — entgehen. Die Behandlung dieser intraalveolären Formen der Paradentose ist aber für den Erfolg unbedingt notwendig und wird von fast allen Autoren anerkannt.

Bei der Gingivoektomie ist eine Regeneration des Zahnfleisches interdental notwendig, von der ich behauptet habe, daß ich sie bei meiner Therapie nicht brauche. Nun geht zwar bei jeder Wundbehandlung eine Regeneration vor sich. Es ist aber doch zu unterscheiden zwischen Regeneration bei Heilung per primam, wie z. B. nach radikal-chirurgischer Behandlung, und zwischen einer langdauernden und schmerzhaften Regeneration per secundam, wie sie bei Gingivoektomie notwendig ist. Das Wichtigste für mich ist, daß man mit der Gingivoektomie freigelegten Knochen nicht sofort deckt, daß man die Interdentalräume nicht mit Schleimhaut und Periost bekleiden kann und somit niemals die idealen Heilerfolge erzielen kann, als wenn man den Knochen durch eine plastische Operation sofort mit dem Schleimhaut-Periostlappen deckt, um die Heilung per primam zu erreichen.

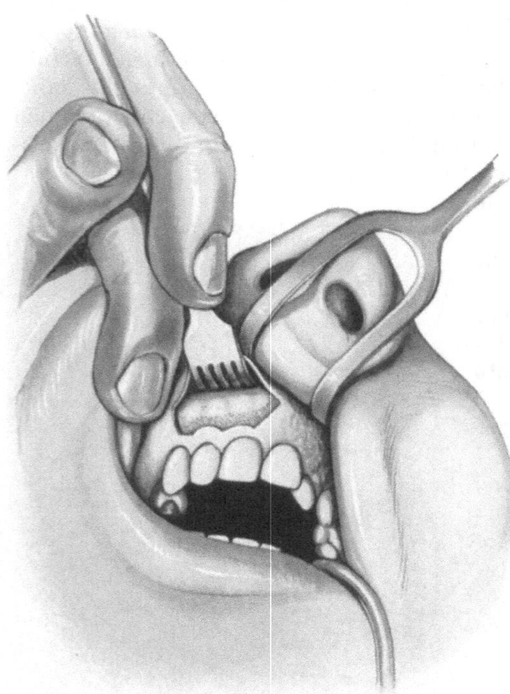

Abb. 397. Aufklappung nach Widman.

b) Widmansche Operationsmethode. In der Literatur werden die chirurgischen Behandlungen nach Widman und Neumann leider häufig gleichgesetzt. Für den Praktiker ist es aber wichtig, zu wissen, daß diese beiden Methoden grundverschieden sind.

Die Operationsmethode Widmans erfüllt die von ihm aufgestellte Forderung: „Vollständige Freilegung des Granulationsgewebes“ (Abb. 397) nicht. Sie rechtfertigt nicht den unterlegten Text: „Abb. 397 zeigt, wie man nach Aufklappung des Schleimhaut-Periostlappens eine klare Übersicht über die Ausbreitung des Granulationsgewebes bekommt.“

Unzweifelhaft liegt gerade dort, wo Widman zuerst den Schleimhaut-Periostlappen stehen läßt, d. h. interdental am Alveolarrande der Hauptkrankheitsherd. Dieser kann nach meiner Meinung nur freigelegt werden bei der von Neumann angegebenen Operationsmethode, d. h. wenn der interdental an der Grenze des Alveolarrandes liegende Krankheitsherd (Abb. 398) sofort mitfreigelegt wird.

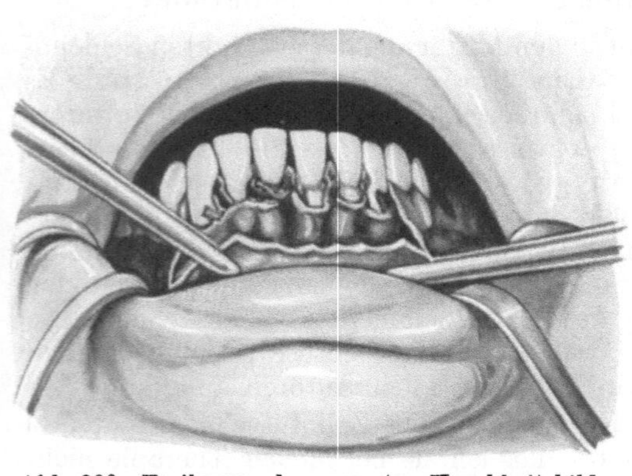

Abb. 398. Freilegung des gesamten Krankheitsbildes nach Neumann.

Hille beschreibt den Unterschied zwischen der Widmanschen und Neumannschen Methode kurz folgendermaßen: „Widmans und Neumanns Methoden unterscheiden sich, abgesehen von der Indikationsstellung, in manchen Punkten. So sind die Autoren z. B. darüber verschiedener Meinung, wieviel und welche Zähne zugleich behandelt werden sollen, also über die Ausdehnung bzw. Gruppierung bei der Operation, ferner darüber, wann bzw. ob in jedem Falle beiderseitig (buccal und palatinal bzw. lingual) aufgeklappt werden soll oder nicht. Weiter ist, wie wir schon gesehen haben, die Technik der Zahnfleischresektion und der Trennung der Granulationen vom normalen Gewebe verschieden, endlich ist strittig, ob vor der Operation oder nachher geschient werden soll bzw. ob das Schienen in Einzelfällen überhaupt unterbleiben oder improvisiert werden kann usw. Das sind Fragen, die nur aus der Praxis und Erfahrung heraus beantwortet werden können. Ich möchte nicht unterlassen darauf hinzuweisen, daß ich bei den nach Widman operierten Fällen — die Zahl ist naturgemäß noch sehr gering — immer mit periostalen Reizungen zu kämpfen hatte. Die Aufklappung vom gingivalen Rande her scheint mir der mildere Eingriff zu sein. Ich habe ferner bei der Inangriffnahme kleiner Zahngruppen die Eitersekretion aus den Nachbarzonen als sehr lästig empfunden. Ich bin daher dafür, eine größere Anzahl von Zähnen zugleich zu operieren."

Die radikal-chirurgische Behandlung nach Neumann.

Der Hergang bei der Operation ist folgender: Es werden zunächst, wenn z. B. an den oberen Frontzähnen operiert werden soll, zwei konvergierende Seitenschnitte geführt (Abb. 399), die nicht durch die Mitte der Papille gehen dürfen, sondern näher an dem Zahn liegen, der nicht mehr in das Operationsgebiet einbezogen wird. Legt man nämlich den Schnitt durch die Papille hindurch, so wird es später nie glücken, an dieser Stelle interdental den Knochen durch die Naht decken zu können. Alsdann wird mit dem Papillenmesser (Abb. 400) Schleimhaut und Periost in den Interdentalräumen in vertikaler Richtung durchtrennt und schon gleichzeitig vom Knochen gelöst. Mit einem breiten Raspatorium (Abb. 401) wird nun der Schleimhaut-Periostlappen so weit vom Knochen abgehoben, bis das Krankheitsbild in seiner ganzen Ausdehnung klar dem Auge zugänglich ist. Wenn sich infolge von Granulationen und Narbenbildung Schwierigkeiten beim Ablösen mit dem Raspatorium ergeben, dann wird der Lappen mit einer breiten Hakenpinzette (sechszinkig) mit der linken Hand gehalten und mit dem Messer vorsichtig vom Knochen getrennt. Das Ablösen des Schleimhaut-Periostlappens muß ganz besonders vorsichtig gemacht werden, weil dieser Lappen unverletzt bleiben muß, um nach entsprechender Vorbereitung zur exakten Deckung des vorbereiteten Knochens zu dienen. Der so immobilisierte Lappen wird mit dem zehnzinkigen scharfen Haken vorsichtig hochgehalten.

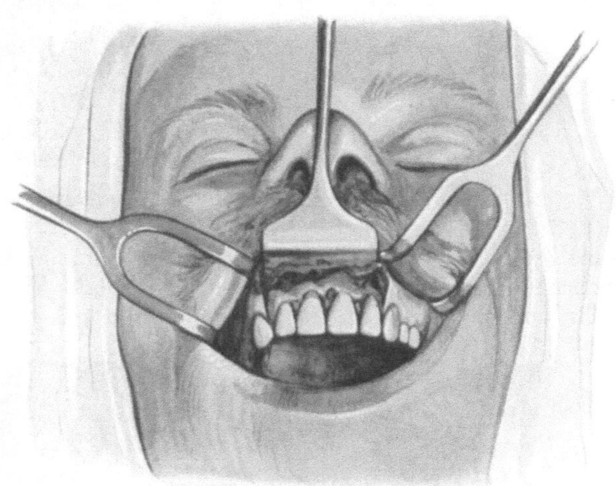

Abb. 399. Erklärung im Text.

Das Abhalten des Schleimhaut-Periostlappens ist, palatinal im Oberkiefer und lingual im Unterkiefer, sehr schwierig. Ich habe mir zu diesem Zweck Spezialhaken (Abb. 402 u. 403) konstruiert, mit denen ich diese Schwierigkeit leicht überwinden kann.

Soll die Operation palatinal an den Prämolaren und Molaren ausgeführt werden, so bilde ich den Schleimhaut-Periostlappen wie in Abb. 404 angegeben.

Eine Verletzung der Arteria palatina wird dann mit Sicherheit vermieden und eine gute Ernährung des Lappens ist gewährleistet.

Es muß mit aller Bestimmtheit darauf hingewiesen werden, daß die Abhaltung des Schleimhaut-Periostlappens mit Haken auf der einen Seite für

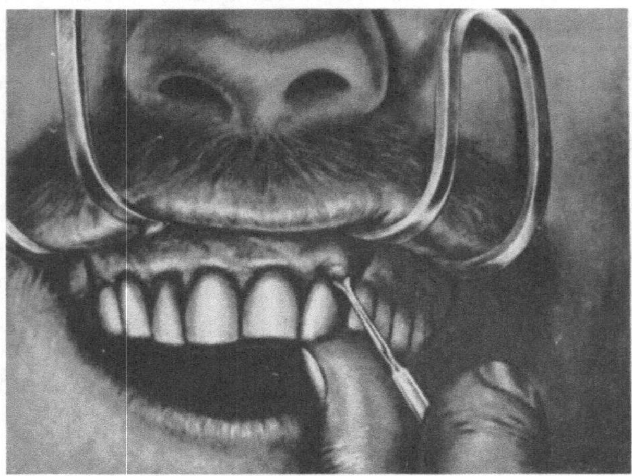

Abb. 400. Erklärung im Text.

eine gute Übersicht, besonders palatinal und im Unterkiefer lingual, unerläßlich ist, auf der anderen Seite aber eine Gefahr bedeutet, wenn die Haken nicht sehr vorsichtig von einem sehr geschickten und geschulten Assistenten gehalten

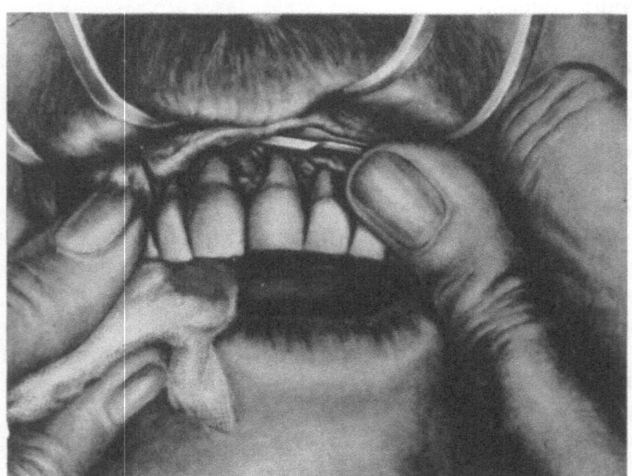

Abb. 401. Erklärung im Text.

werden. Viele Beschwerden nach der Operation, von denen berichtet wird, sind zweifellos auf diese Tatsache zurückzuführen.

Granulationsgewebe, das sich an der dem Knochen zugekehrten Fläche des Schleimhaut-Periostlappens befindet, muß sorgfältig, aber sehr vorsichtig entfernt werden, damit der Schleimhaut-Periostlappen nicht durchtrennt wird. Nun werden zunächst die Granulationen, die sich in den interdentalen Räumen befinden, mit einem flachen, sichelförmigen, scharfen Instrument herausgeschält.

Alsdann sieht man evtl. noch vorhandene kleine Zahnsteinpartikelchen, die restlos zu entfernen sind. Die Wurzeln müssen nach Entfernung der letzten Konkremente spiegelglatt poliert werden (Abb. 388). Nun geht man an die Bearbeitung des Knochens. Man muß im allgemeinen versuchen, die vertikale Atrophie in eine horizontale Atrophie umzuwandeln. Mit ganz feinen Instrumenten überzeugt man sich, ob nicht unterminierende Knochentaschen vorhanden sind. Diese Knochenbuchten und -nischen müssen freigelegt werden, scharfe Knochenkanten und -spitzen müssen mit nicht zu kleinen und nicht zu scharfen Bohrern oder scharfen Finierern abgetragen werden; alsdann wird der Knochen mit feinen flammenförmigen Finierern so vorbereitet, daß keine scharfen Kanten stehen bleiben, die später die Heilung stören und zu Schmerzen Anlaß geben können (Abb. 386 u. 387).

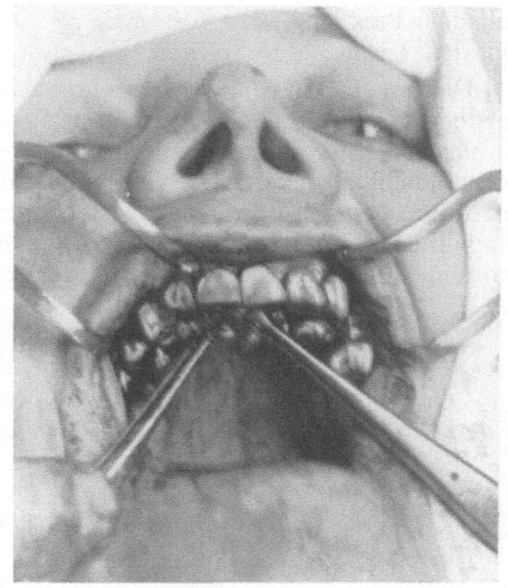

Abb. 402. Schleimhaut-Periostlappen gelöst.

Ist der Knochen vollkommen geglättet, so muß die Schleimhaut um so viel gekürzt werden, daß sie nach Vernähung den Knochen ganz genau vor allem interdental deckt, d. h. daß nach Vernarbung die Schleimhaut direkt über der Knochengrenze um den Zahn anliegt. Es entspricht diese Vorbereitung etwa der Maßnahme wie nach Abtragung der Alveolarränder und scharfen Knochenkanten zur Vorbereitung für die Prothese.

Bevor die Schleimhaut vernäht wird, wird noch einmal das ganze Operationsgebiet mit dem Kohlensäure-Atomiseur durchgeblasen, so daß man ganz klar sehen kann, ob auch nur eine Spur von Konkrementen- oder Granulationsmassen oder Knochenteilchen haften geblieben ist. Die Schleimhaut wird niemals in gerader Linie weggeschnitten, sondern mit einer ganz feinen, von mir hierzu angegebenen Zahnfleischschere (Abb. 409f.) von Zahn zu Zahn arkadenförmig geschnitten, und zwar auf der labialen und palatinalen Seite. Beim Ausschneiden der Schleimhaut muß sorgfältig darauf geachtet werden, daß man zum Decken des Interdentalraumes genügend Schleimhaut übrig behält.

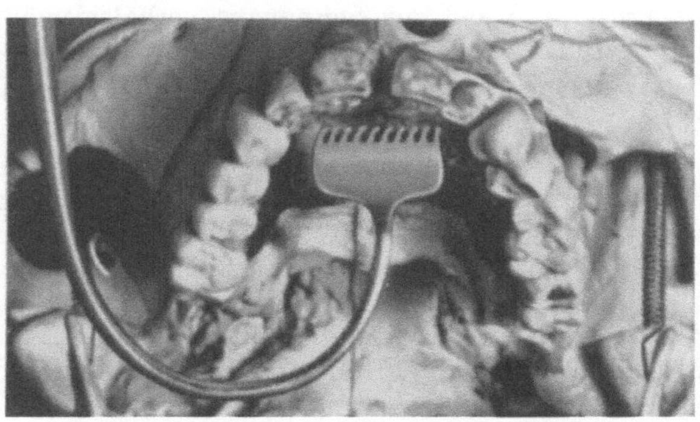

Abb. 403. Abhalten des Schleimhaut-Periostlappens palatinal mit dem Neumannschen Haken.

Ist die Schleimhaut so weit abgetragen, daß sie genau nur noch den Knochen deckt, dann werden die Papillenspitzen ein wenig abgetragen, damit nicht die kleinen Papillenspitzen nach Vernähung nekrotisch werden können bzw. nicht übereinander zu liegen kommen! Der Schleimhautlappen wird jetzt auf den Knochen gelegt und durch die Naht fixiert. Zum Nähen benutze ich die krummen Nadeln für die Seitennähte und von mir angegebene gerade Nadeln für die interdentalen Nähte. Um ein Durchreißen des Schleimhaut-Periostlappens beim Legen der Seitennähte zu vermeiden, hebe ich erst Schleimhaut und Periost mit dem Papillenmesser vorsichtig ab. Alsdann läßt sich die Nadel ohne Gefahr für den Lappen durchführen.

Die geraden Nadeln werden in horizontaler Richtung von labial nach palatinal beiderseits durch den Schleimhaut-Periostlappen hindurchgeführt und dann durch den Interdentalraum, ohne den Schleimhaut-Periostlappen zu fassen, nach labial zurückgeführt. Labial wird der Knoten der Naht gelegt, damit man ihn beim Entfernen besser fassen kann. Die Benutzung der geraden Nadeln ist bei ganz eng stehenden Zähnen oder wenn vorher die Zähne geschient worden sind, unentbehrlich. Handelt es sich um eine horizontale Atrophie, die sich nur labial entwickelt hat, während palatinal der Knochen in fast normaler Höhe stehen geblieben ist, so kann man den Knochen mit einem Beutelrockbohrer, der etwas stärker ist als die gerade Nadel, durchbohren, die gerade Nadel durch Schleimhaut-Periostlappen von labial nach palatinal durch das Bohrloch durch den Knochen hindurchführen und dann verknoten.

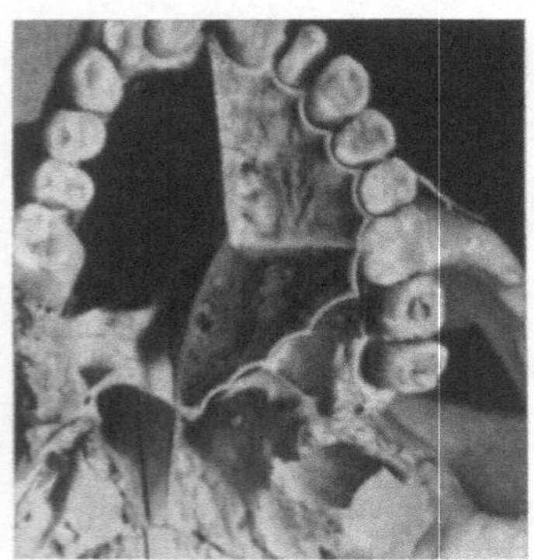

Abb. 404. Erklärung im Text.

Als Nadelhalter benutze ich bei Frontzähnen und Prämolaren den Nadelhalter nach Kader, bei den Molaren den Nadelhalter nach Helbig. Der Nadelhalter nach Helbig ist sehr lang und schlank gebaut, so daß sich mit ihm auch zwischen dem zweiten und dritten Molaren bequem die gerade Nadel durchführen läßt und die krumme Nadel zur Seitennaht verhältnismäßig leicht durch die Schleimhaut geführt werden kann.

Die Operation wird unter lokaler Anästhesie, niemals in Narkose ausgeführt.

Die Nachbehandlung besteht in der Verordnung von schmerzstillenden Medikamenten sowie trockener, warmer Umschläge oder Bestrahlung mit der Solluxlampe $^{3}/_{4}$ Stunde, in 10 cm Abstand oder der Vitalux-Osram-Lampe in einem Abstand von 40—50 cm, zweimal am Tage. Der Patient darf während 2—3 Tagen nur flüssige (auch nicht breiige!) Nahrung zu sich nehmen. Der Patient wird täglich wiederbestellt, damit der Zahnarzt Zähne und Mund sorgfältig unter Benutzung des Atomiseurs reinigen kann. Die Nähte werden, je nachdem die Heilung vorgeschritten ist, nach 3—5 Tagen vorsichtig entfernt.

Zum Schluß soll wenigstens an einem Fall an Hand von Bildern während der Operation gezeigt werden, wie das Krankheitsbild nach Neumannscher Radikaloperation an allen Zähnen ausgeführt, aussehen kann und welche idealen Heilerfolge auch in kosmetischer Hinsicht mit dieser Operationsmethode zu erzielen sind.

Krankengeschichte zu Abb. 405—408.

Vorgeschichte. Patientin gibt an: Bin 38 Jahre, verheiratet (1 Kind, 15 Jahre). Habe außer einer ziemlich schweren Grippeerkrankung keine Krankheiten durchgemacht. Die Nervosität ist vererbt mütterlicherseits.

Vor ungefähr 3 Jahren machte mich mein Mann auf üblen Mundgeruch aufmerksam, trotzdem ich in der Zahnpflege nichts versäumte und nach jedem Essen gründlich bürstete. Morgens und abends blutete immer das Zahnfleisch und die Zähne fingen an, sich zu lockern.

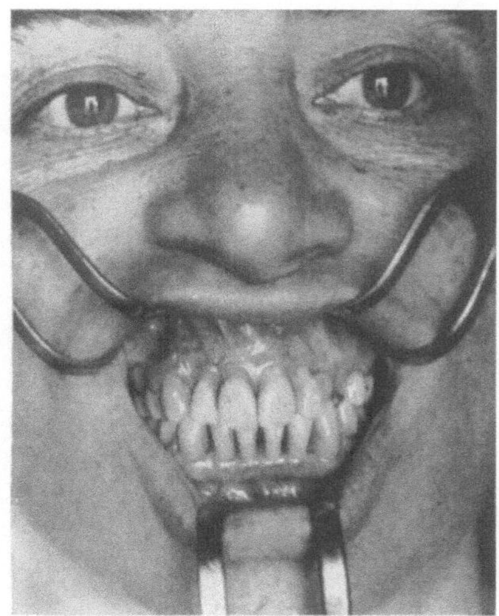

Abb. 405.

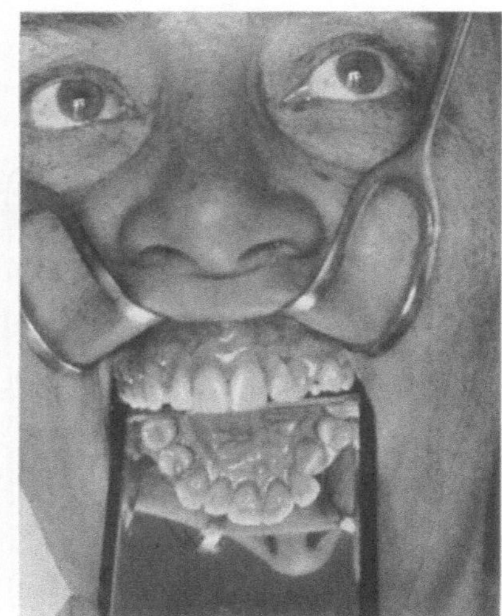

Abb. 406.

Abb. 405 u. 406. Zur Krankengeschichte S. 380.

Im Juli 1924 bekam ich ganz plötzlich eiternde Geschwüre an 2 Backenzähnen, die mir dann ein Arzt auf meinen Wunsch zog. Jedoch ging das weiter und ich hatte entsetzliche Schmerzen. Der Arzt entfernte gewissenhaft den Zahnstein, beizte alle 2 Tage und spritzte

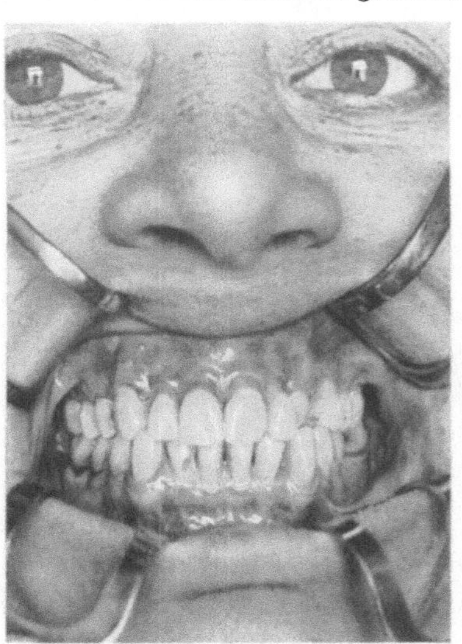

Abb. 407.

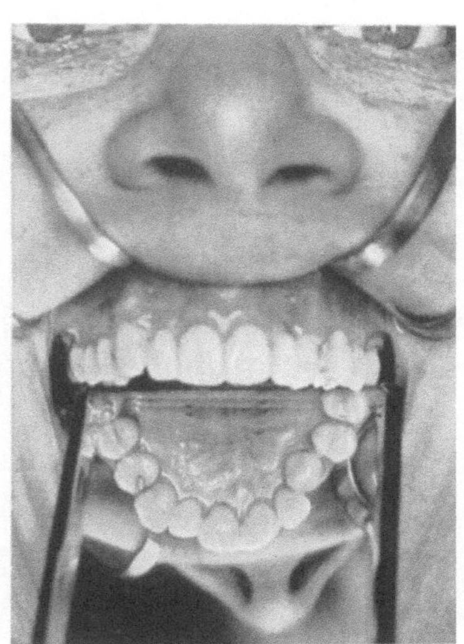

Abb. 408.

Abb. 407 u. 408. Zur Krankengeschichte S. 383.

eine Flüssigkeit ein. Der Erfolg war nur vorübergehend. Ich konnte nichts essen und die Krankheit ging fort bis zur Unerträglichkeit. Ein Arzt, der mich wegen eines Nervenzusammenbruchs behandelte, wies mir den Weg in eine Klinik. Hier wurde ich geröntgt und sollte auch operiert werden.

Befund. Cariesfreies Gebiß. Schleimhaut blaurot gefärbt. Aus den Zahnfleischtaschen entleert sich reichlich Eiter an allen Zähnen. Lungen o. B. Herz o. B. Alle Zähne gelockert. Foetor ex ore. Hämoglobin 76%, rote Blutkörperchen 5 000 000 im Kubikzentimeter Blut;

weiße Blutkörperchen: 4200 im Kubikzentimeter Blut; Wa.R.: negativ; neutrophile Leukocyten: 73%; Lymphocyten: 22%; Monocyten: 2%; eosinophile Leukocyten: 1%; basophile Leukocyten: 2%. Es besteht eine eiterige Paradentose, und zwar mit horizontaler

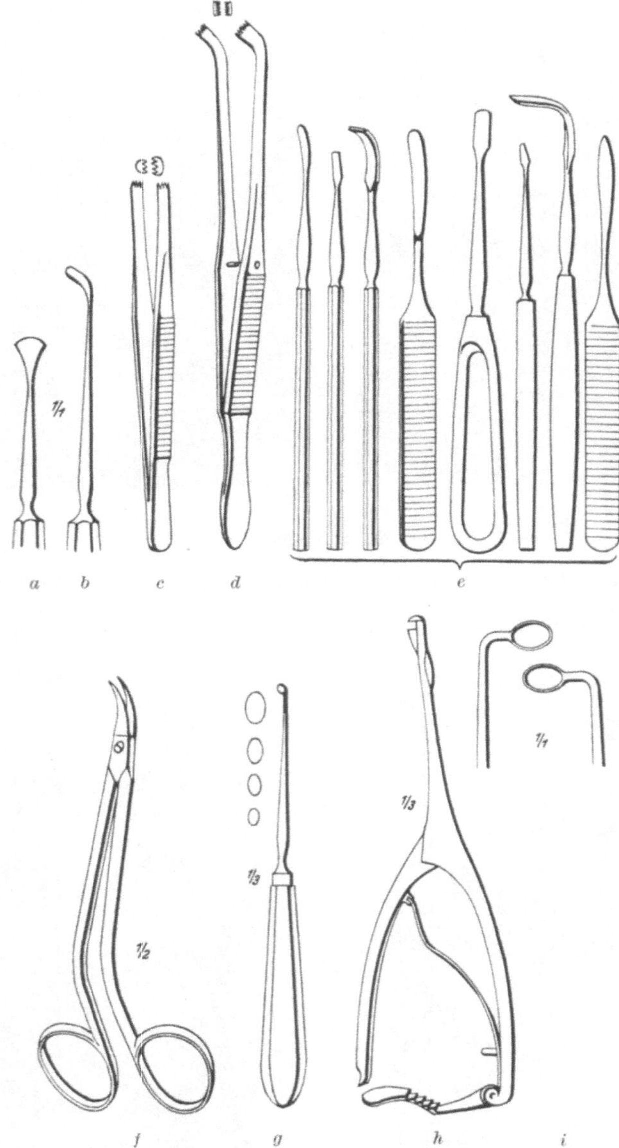

Abb. 409. Instrumentarium. *a* Messer zum Durchtrennen der Papillen; *b* Instrument zum Untersuchen der Knochentaschen; *c* und *d* breitgezahnte Pinzetten; *e* Raspatorien; *f* Schere nach Neumann zum Ausschneiden der Taschen, besonders für lingual und palatinal an den Molaren geeignet; *g* scharfe Löffel verschiedener Größe; *h* Nadelhalter nach Helbig mit hierzu besonderen Nadeln zum Nähen in der Gegend der Molaren; *i* scharfe Löffel für die linguale Seite der unteren Zähne. (Nach R. Neumann, Führer durch die operative Zahnheilkunde. Berlin 1929.)

und vertikaler Atrophie. An den unteren Frontzähnen hatte sich die vertikale Atrophie nur labial entwickelt.

Behandlung. Die oberen Frontzähne wurden 1924 im Fortbildungsinstitut des Reichsverbandes in einem Kursus operiert, die unteren in Gegenwart der Amerikanischen Studienkommission im Juli 1925. Die Aufnahme Abb. 405 u. 406 wurde im Oktober 1925 gemacht. Die Zähne sind fest. Rezidiv ist nicht eingetreten. Inzwischen sind alle Zähne operiert worden. Es erfolgte stets Heilung per primam.

Abb. 407 u. 408 sind aufgenommen im Dezember 1930. Die Patientin wurde am 1. Oktober 1930 anläßlich des 1. Fortbildungskursus des Berliner Paradentosenseminars auch Herrn Prof. Asgis aus New York wieder vorgestellt.

Inzwischen ist die Patientin wegen eines Myoms und Erkrankung der Eierstöcke (Entzündungen und Verwachsungen) operiert worden. Die Feststellung dieser Tatsache ist ganz besonders deswegen interessant, weil trotz des Bestehens einer erst jetzt erkannten

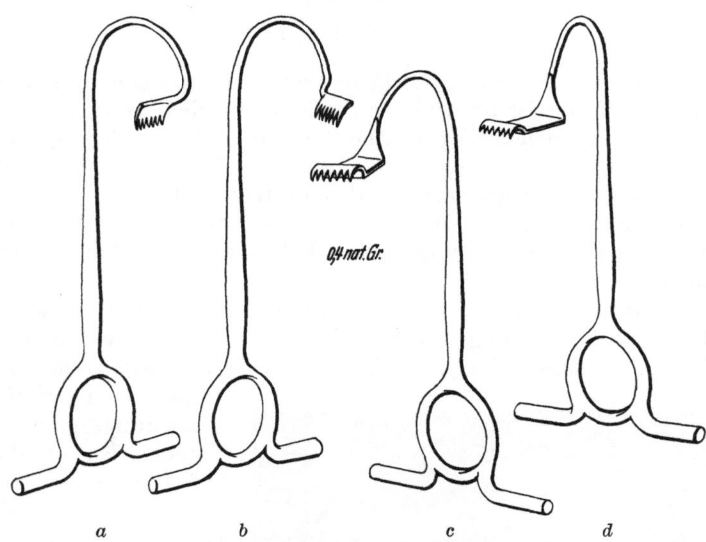

Abb. 410. Haken zum Abhalten des Schleimhaut-Periostlappens. *a* für die palatinale Seite der oberen Frontzähne; *b* für die linguale Seite der unteren Frontzähne; *c* und *d* je ein Haken für rechts und links für die linguale Seite der unteren Prämolaren und Molaren. Diese beiden Haken haben den Vorteil, daß durch die breite Metallfläche die Zunge sicher und ruhig nach unten gehalten werden kann. (Nach R. Neumann, Führer durch die operative Zahnheilkunde. Berlin 1929.)

Erkrankung nach dem operativen Eingriff, der an allen Zähnen im Munde vorgenommen worden ist, die in der Krankengeschichte festgestellte Heilung eingetreten ist. Dieser Fall ergänzt die Reihe der Fälle, die ich immer wieder erwähnt habe, daß trotz bestehender Erkrankungen, die mehr oder weniger für die Entstehung und das Bestehen einer Paradentose angeführt werden, nach lokaler Behandlung wie in diesem Falle (Beseitigung von Belastungsmomenten und radikal-chirurgische Behandlung nach Neumann) Heilung eintreten kann.

Literatur.

Elkau: Zahnärztl. Rdsch. **1929**, Nr 25.

Gottlieb: Schmutzpyorrhöe, Paradentalpyorrhöe und Alveolaratrophie, Klinik, Ätiologie, Prophylaxe und Therapie. Wien u. Leipzig: Urban & Schwarzenberg 1925.

Hille (Leipzig): Zur chirurgischen Behandlung der Alveolarpyorrhöe. Zahnärztl. Rdsch. **33** Nr 23, 277/78 (1924). Berlinische Verlagsanstalt.

Kantorowicz: Klinische Zahnheilkunde. Bd. 1, 3. Aufl. Berlin: Hermann Meußer 1928.

Loos: Die chirurgische Behandlung der sog. Paradentosen. Dtsch. Mschr. f. Zahnheilk. **1925**, H. 11, 303.

Neumann: (a) Atlas der radikal chirurgischen Behandlung der Paradentosen. Berlin: Hermann Meußer 1926. (b) Kritische Betrachtungen zur radikal-chirurgischen Behandlung der Paradentosen. Dtsch. Zahnheilk., H. 79. Leipzig: Georg Thieme.

Partsch: Die chronische Wurzelhautentzündung. Dtsch. Zahnheilk. **1910**, 2. Aufl. — *Post-Euler:* Lehrbuch der Zahnheilkunde. München: J. F. Bergmann 1929.

Römer: Handbuch der Zahnheilkunde von Julius Scheff. 1924.

Weski: Zahnärztl. Rdsch. **1930**, Nr 18. — *Weski, O.:* Röntgenologisch-anatomische Studien aus dem Gebiet der Kieferpathologie. Vjschr. f. Zahnheilk. **1921**, H. 1, 9. — *Widman, L.* (Stockholm): Om operativ behandling av alveolarpyorrhoe. Sv. Tandläk. tidskr. **1917**.

20. Abschnitt.

Die orthopädische und prothetische Behandlung bei Kieferresektionen.

Von Professor Dr. **Franz Ernst**, Berlin.

Mit 45 Abbildungen.

Über die Gründe, die eine Unterkieferresektion bedingen und über deren chirurgische Ausführung ist an anderer Stelle ausführlich geschrieben worden. Ist der Chirurg nicht gleichzeitig Prothetiker, so muß vor der Operation unbedingt von Chirurg und Zahnarzt gemeinsam ein Behandlungsplan festgelegt werden. Es wird zwar im allgemeinen das Bestreben des Chirurgen sein, den bei der Operation entfernten Knochenteil wieder durch eine Knochenplastik zu ersetzen, doch wird sich in sehr vielen Fällen ein künstlicher Kieferersatz nicht vermeiden lassen.

Bei Kontinuitätsresektionen und Exartikulationen treten immer funktionelle und kosmetische Störungen auf. Geht das Kinnstück verloren, so sinkt die ihres Haltes beraubte Zunge zurück, wodurch mindestens in den ersten Tagen nach der Resektion Erstickungsgefahr besteht. Sprache, Kau- und Schlingakt sind erschwert. Muskel und Narbenzug führen bei Resektion des Mittelstückes zur bekannten Form des Vogelgesichtes. Bei Kontinuitätsresektionen auf der Seite und bei halbseitigen Exartikulationen, besonders wenn der Kiefer nicht in der Mittellinie durchtrennt wurde, kommt es zu starken Verlagerungen der gesunden Seite gegen die kranke. Daher müssen, gleichviel ob eine Knochenplastik oder ein prothetischer Ersatz ins Auge gefaßt wurde, orthopädische Maßnahmen getroffen werden, die diesen Störungen begegnen.

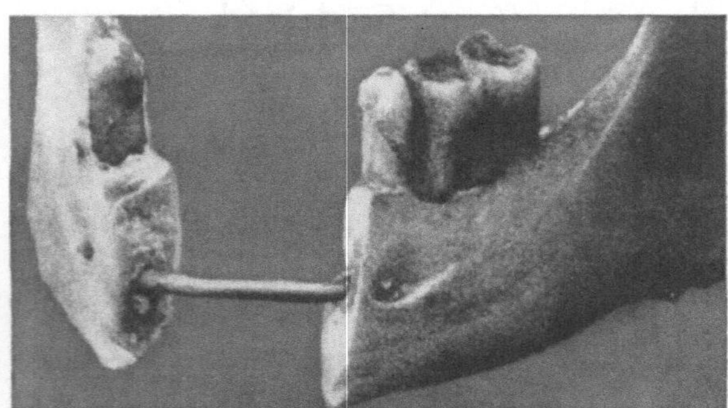

Abb. 411. Einfacher Resektionsverband in Form eines in den Knochen eingebolzten Drahtes. (Aus Bruhn in Kantorowicz, Handwörterbuch für Zahnheilkunde, 1930.)

Die zur Anwendung gebrachten Apparate lassen sich zweckmäßig in Resektionsverbände und Resektionsprothesen einteilen.

Kurzer geschichtlicher Überblick.

Die ersten Versuche, wenigstens einen kaufunktionellen Erfolg zu sichern, stellen diejenigen von Préterre 1858 dar. Da er den Narbenzug nicht für beeinflußbar hielt (wohl auch nicht den Muskelzug), setzte er erst nach Heilung der Wunde seine prothèse tardive so vor die verlagerten Kieferstümpfe, daß ihr Verlauf den Zähnen des Oberkiefers entsprach. Die ersten Versuche, die Knochenteile nach der Kontinuitätsresektion auseinander zu halten, sollen nach Berichten von Stoppany durch Nasmyth, Béguin, Verneuil und Després in der Weise vorgenommen sein, daß sie einen starken gebogenen Draht in die Spongiosa beider Fragmente eingespießt haben (s. Abb. 411).

Die Verlagerung bezahnter Fragmente verhinderte Sauer durch Anlegen eines Drahtverbandes. War ein Fragment zahnlos, so wurde nach Sauer-Hahl in

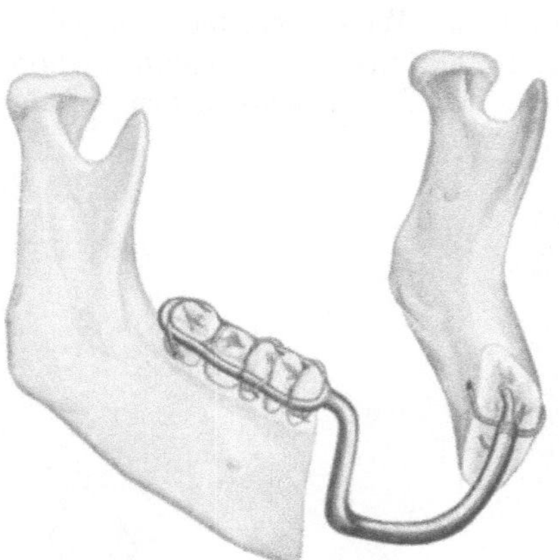

Abb. 412. Resektionsverband nach Sauer-Hahl.

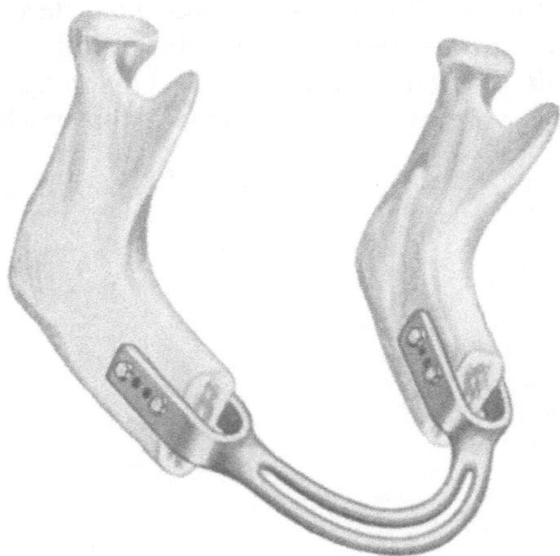

Abb. 413. Resektionsverband nach Boennecken.

dieses ein Knochenspieß versenkt (s. Abb. 412). Bei zahnlosem Kiefer bediente sich Boennecken eines Drahtbügels, dessen Enden mit Klammern ausgerüstet waren, die den Knochen umfaßten (s. Abb. 413). Hahl stützte zahnlose Fragmente durch einen Draht, dessen Enden zur Vermeidung einer Drehbewegung mit je zwei Knochenspießen versehen waren (s. Abb. 414). Diese Verbände konnten zwar die Verlagerung der Fragmente mehr oder weniger verhindern, nicht aber Narbenzug und Weichteilschrumpfung, die häufig so stark waren, daß sich der Draht durch die Weichteile hindurch arbeitete (s. Abb. 415). Vor Anfertigung einer in kosmetischer Hinsicht einigermaßen befriedigenden Prothese machten diese

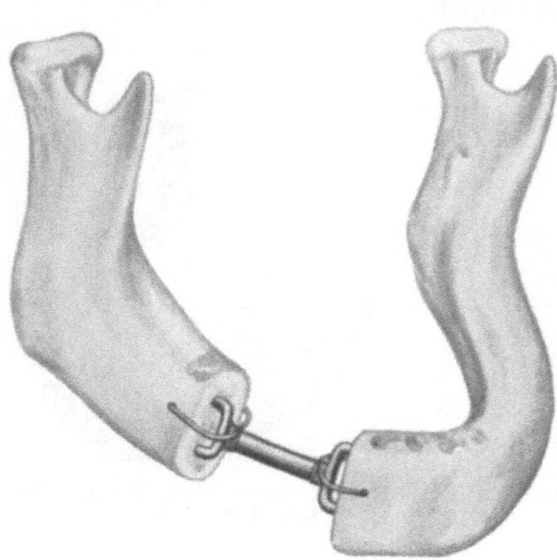

Abb. 414. Hahlscher Resektionsverband, zur Vermeidung einer Drehbewegung mit je 2 Knochenspießen versehen.

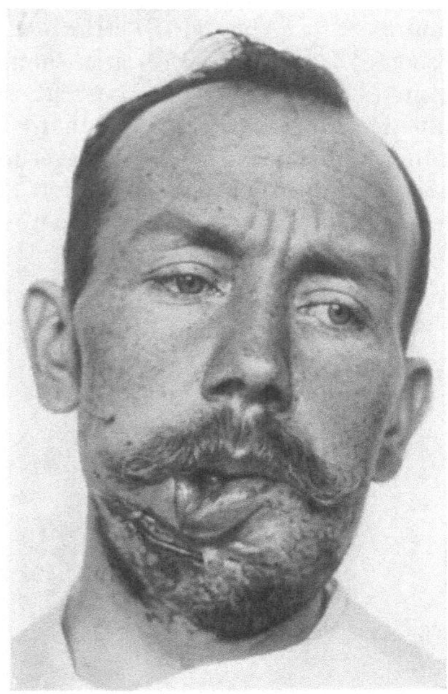

Abb. 415. Resektionsverband, der die Weichteile durchschnitten hat. (Aus Ernst in Kirschner-Nordmann, Chirurgie, Bd. IV/1.)

Resektionsverbände langwierige Dehnungen der Weichteile notwendig. Bei zahnlosen Fragmenten mußte man sich unter Verwendung von Guttapercha schwerer Zinnprothesen bedienen, deren Gewicht die Narben und geschrumpften Weichteile durch Druck beeinflußte. In ähnlicher Weise wurden Prothesen mit Federn verwandt. Als Übergang zu den Resektionsprothesen kann schon der verdickte Knochenspieß von Hahl gelten, der die Weichteilschrumpfung

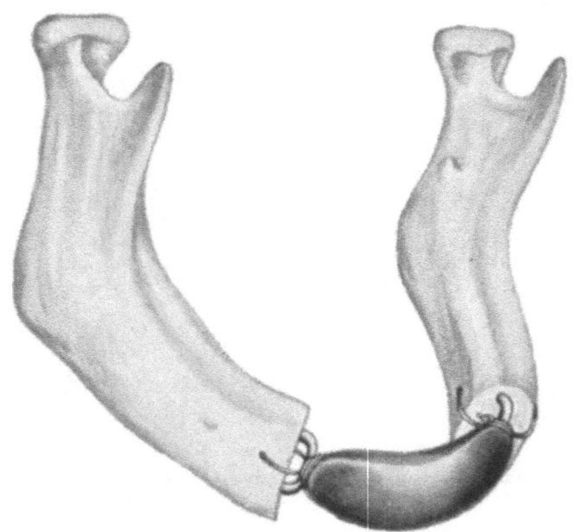

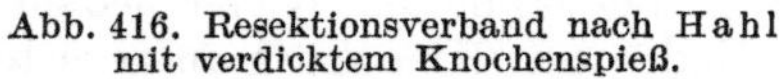

Abb. 416. Resektionsverband nach Hahl mit verdicktem Knochenspieß.

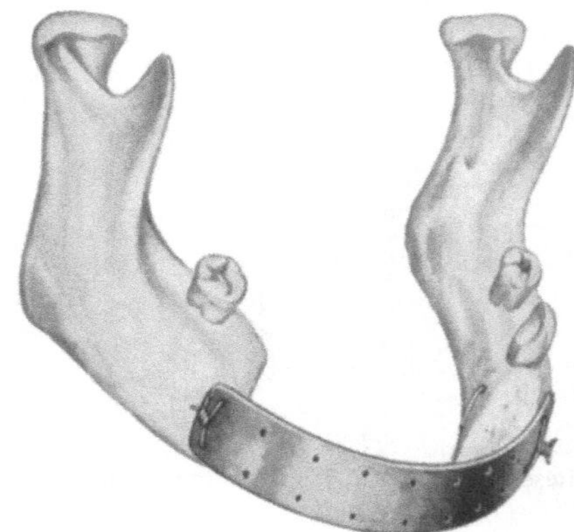

Abb. 417. Resektionsverband nach Partsch.

behindert (s. Abb. 416). Hierher gehört auch der Resektionsverband nach Partsch, der im Notfall auch heute noch als sehr brauchbar empfohlen werden kann (s. Abb. 417). Er besteht aus einem Blechstreifen (Viktoriablech), der mit Drahtnähten am Knochen fixiert wird. Die früher unbeeinflußbaren Verlagerungen bei Exartikulationen konnten erst seit der genialen Erfindung der schiefen Ebene durch Sauer behoben werden

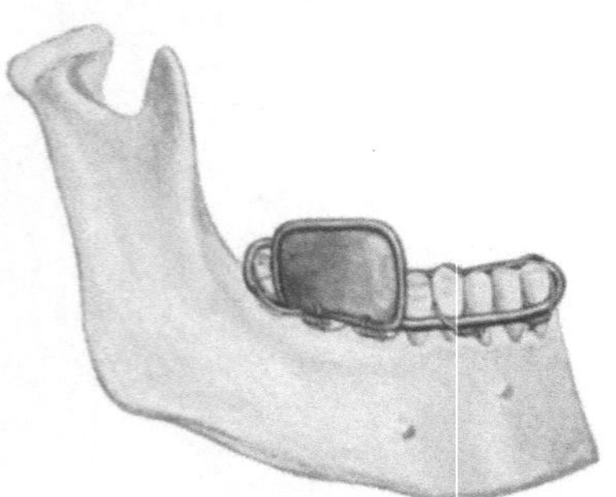

Abb. 418. Verband mit schiefer Ebene nach Sauer.

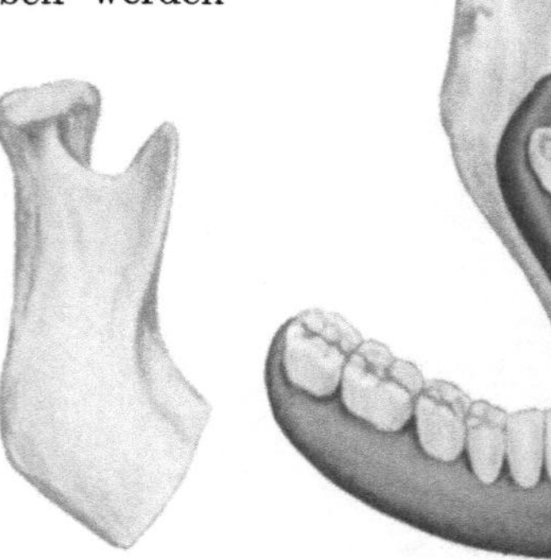

Abb. 419. Resektionsprothese nach Hahl mit Sauerscher schiefer Ebene.

(s. Abb. 418). Wenn auch hierdurch der restierende Kieferteil in der richtigen Lage gehalten wurde, so blieb doch die Narbenkontraktion auf der kranken Seite unbeeinflußt. Diesen Mangel beseitigte Hahl, indem er eine mit einer schiefen Ebene versehene Kieferprothese bis zum Angulus führte (s. Abb. 419). Sie stellt den Übergang zu den Resektionsprothesen dar.

Dadurch, daß die schiefe Ebene auf der gesunden Seite angebracht werden muß, wird die Kaufähigkeit wesentlich behindert. Der versuchte Ersatz der schiefen Ebene durch Anbringen eines Herbstschen Scharniergelenkes auf der kranken Seite, (dies gilt auch für die Modifikation durch Zimmer, der das eine der beiden Scharniere durch das Kugelgelenk ersetzt hat), wird der Kiefer

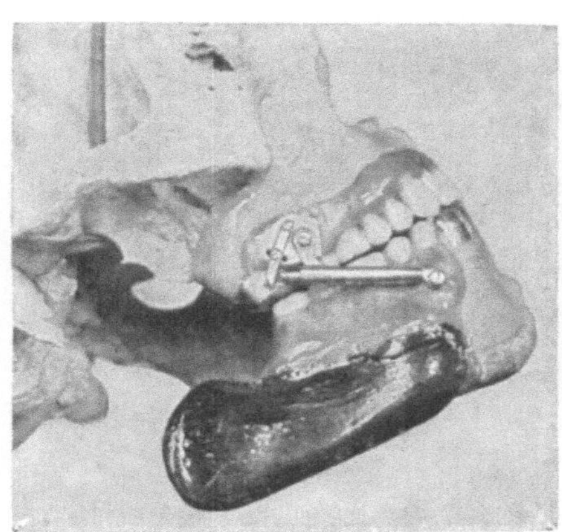

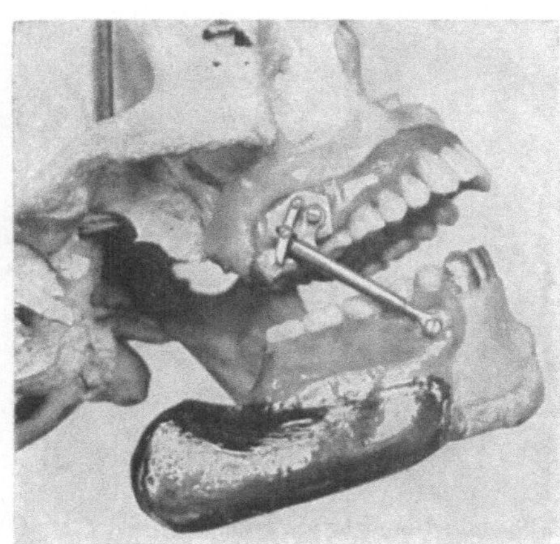

Abb. 420. Abb. 421.

Abb. 420. Kompensationsgelenk nach Ernst bei geschlossenem Munde.
Abb. 421. Beim Öffnen des Mundes wird durch die Winkelbefestigung der Gleithülse am Oberkiefer der gegen eine schiefe Ebene gestützte Gleitdorn des Unterkiefers nach vorn geschoben und somit die reine Scharnierbewegung im Sinne der normalen Öffnungsbewegung kompensiert. (Aus Kirschner-Nordmann, Chirurgie, Bd. IV/1.)

nur bei geschlossenem Munde in richtiger Lage gehalten, während beim Öffnen die Deviation zur kranken Seite nur wenig beeinflußt wird. Dieser Nachteil wird durch mein Kompensationsgelenk beseitigt, das über die gewöhnliche Scharnierwirkung beim Öffnen hinaus eine Vorwärtsbewegung des Kiefers bewirkt und so eine normale Öffnungskurve herbeiführt (s. Abb. 420, 421, 422).

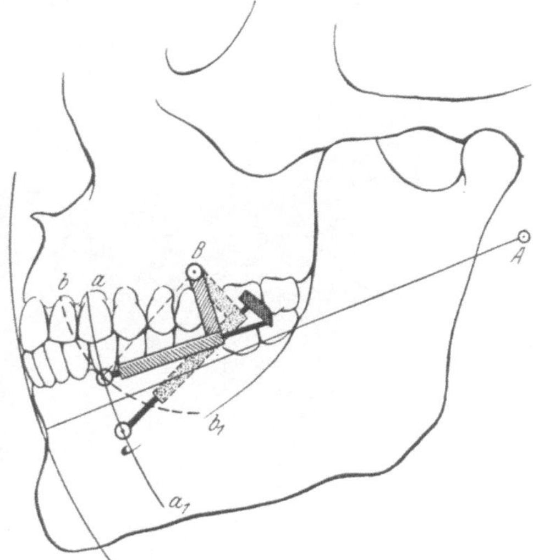

Abb. 422. Kompensationsgelenk nach Ernst. Schematische Darstellung. Bewegungsbahn des Kiefers um das Zentrum A im Vergleich mit der Bewegungsbahn $a-a_1$ des Kompensationsgelenkes und der Bewegungsbahn $b-b_1$ um das Zentrum B eines gedachten Herbstschen Scharniergelenkes.

Die Resektionsprothesen haben vor den Resektionsverbänden erhebliche Vorteile. Sie verhindern nicht nur die Dislokation und Narbenschrumpfung, sondern ermöglichen auch das direkte Auswechseln der definitiven Prothese gegen die Immediatprothese. Der Urheber der Resektionsprothesen ist Claude Martin, Lyon, der 1889 über seine „Prothese immédiate“ berichtete. Sie entspricht etwa der Form eines zahnlosen Kiefers und besteht aus Hartgummi (Kautschuk) (s. Abb. 427). Die Walzenform des Gelenkkopfes ist fortgelassen und der Processus coronoideus nur leicht angedeutet. Zum Abfluß der Sekretion und zu Ermöglichung der Spülung war sie mit einem Kanalsystem versehen. Bei Kontinuitätsresektion wurde ein dem entfernten Knochen entsprechendes Stück aus dem Kautschukkiefer herausgeschnitten und durch Verschraubung an den Knochenstümpfen befestigt.

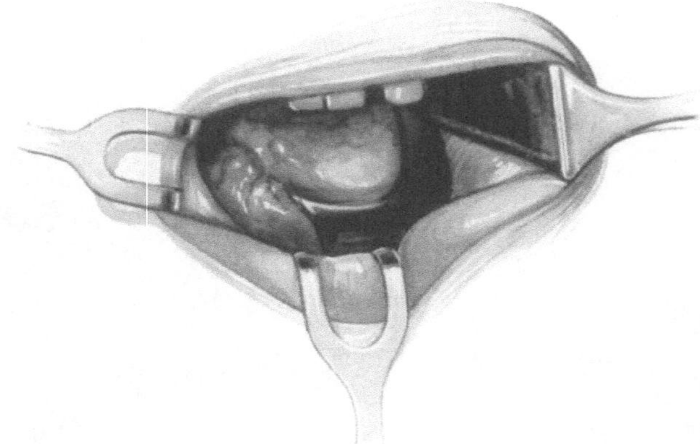

Abb. 423. Immediatprothese frei in der Mundhöhle liegend nach Vernähung der Weichteile.

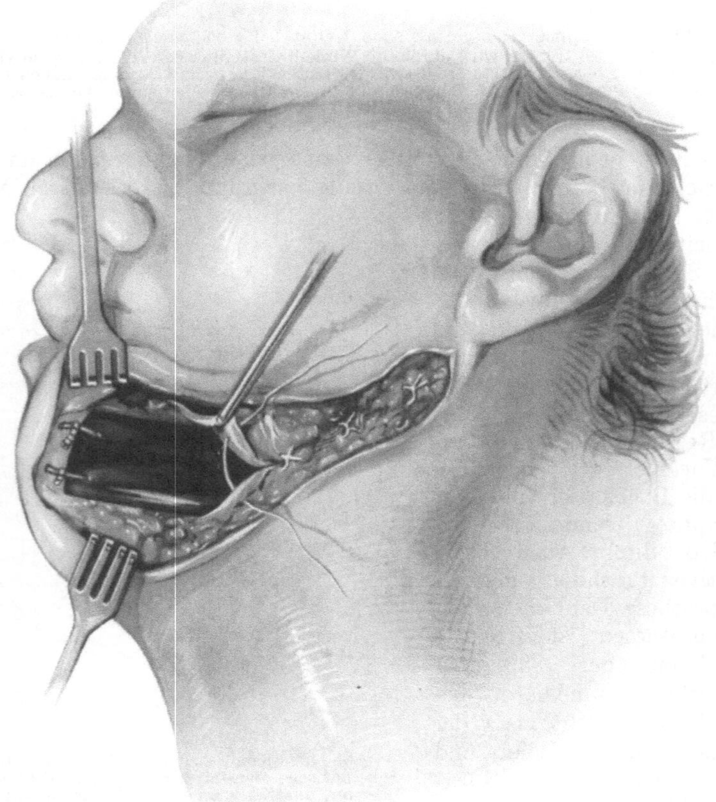

Abb. 424. Vernähung der Schleimhaut an der Außenseite der Prothese.

Bei Exartikulation wird der Kiefer bis in die Fossa fortgeführt und findet hier seine Stütze. Die Weichteile werden derartig vernäht, daß der horizontale Teil der Prothese frei in der Mundhöhle liegt (s. Abb. 423).

Die Schleimhaut ist soweit wie möglich außerhalb der Prothese zusammenzuziehen (s. Abb. 424). Doch epithelisieren auch die nicht von Schleimhaut bedeckten im Munde befindlichen Wundflächen, und zwar ohne Schrumpfung, da die Spannung über der Prothese eine solche verhindert. Daher ist besonders in der Gegend der Mundwinkel eine zu starke Zusammenziehung der Schleimhaut zu vermeiden, da dies ein Herabziehen des Mundwinkels zur Folge hat. In Deutschland haben sich die Chirurgen lange Zeit gegen diese Prothese ablehnend verhalten, denn sie scheuten sich, einen so umfangreichen Fremdkörper in das frische Wundgebiet einzulagern oder sogar bis zur Schädelbasis hinaufzuführen. Um den Chirurgen die Anwendung der Martinschen Prothese schmackhaft zu machen, wurde sie den verschiedenartigsten Modifikationen unterworfen. Stoppany fertigte eine Schiene aus Aluminium, die schalenförmig die Konturen des horizontalen Teiles der Martinschen Prothese nachahmt. Die Stoppanysche Schiene versah Schröder mit einem aufsteigenden Ast aus Zinn zur Verwendung bei Exartikulationen. Hauptmeyer (s. Abb. 425) und Fritsche fertigten Kiefer aus Zinn und versahen sie zur besseren Herausnahme mit besonderen Vorrichtungen, ebenso Kühns (s. Abb. 426). Das besondere Verdienst, der Claude Martinschen Prothese in Deutschland zur Einführung verholfen zu haben, gebührt Schröder, der in Bier eine nicht hoch genug zu schätzende Stütze fand. Der heutige Hartgummikiefer Schröders, der in einer für alle Erwachsenen passenden Normalform käuflich zu haben ist, entspricht etwa der ursprünglichen Form der Claude-Martinschen Prothese, verzichtet mit Vorteil auf das überflüssige, wenn nicht schädliche

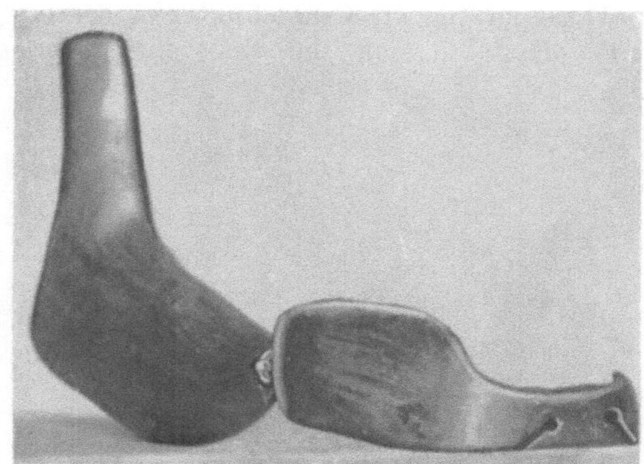

Abb. 425. Resektionsprothese aus Zinn mit Drahtösenscharniergelenk und geschlitztem Zinndrahtösenverband nach Hauptmeyer (Wangenseite).

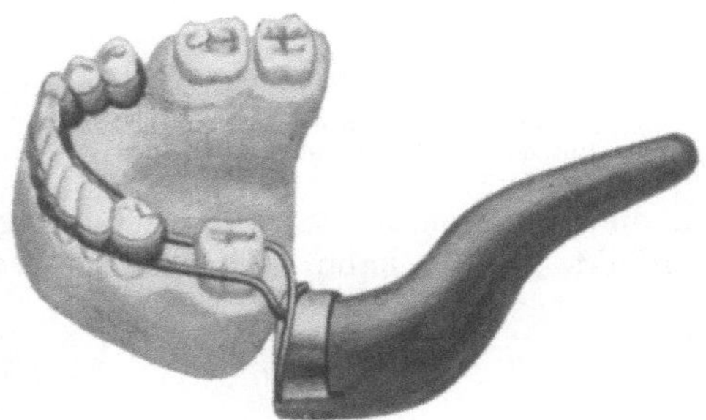

Abb. 426. Leicht abnehmbarer an den Zähnen befestigter Zinnkiefer nach Kühns.

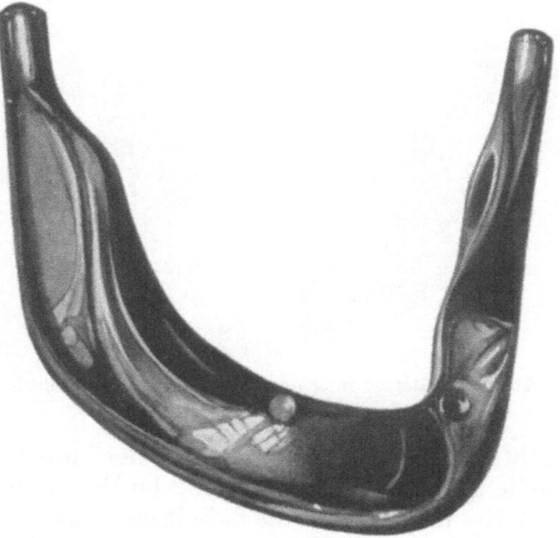

Abb. 427. Hartgummikiefer nach Schröder.

Kanalsystem, während er an der Innenseite ausgehöhlt ist (s. Abb. 427). Aber auch diese Aushöhlung sollte besser fortfallen, da sie nur eine Retentionsstelle für Speisen darstellt und die Reinigung der Prothese und der Mundhöhle erschwert.

Diese käuflichen Kautschukkiefer bringen, bedingt durch die gleiche Größe, den Vorteil mit sich, daß man entsprechende Teile von ihnen gegeneinander auswechseln kann, was bei Ersatz der Immediat- durch die Sekundärprothese von besonderem Vorteil ist. Obgleich Schröder auf die Möglichkeit der direkten Befestigung durch Naht am Knochen hinweist (bei zahnlosem Kiefer bleibt ohnehin nichts anderes übrig), will er doch schon die Immediatprothese an den Zähnen, die mit Kronen, Geschieben oder dergleichen versehen sind, abnehmbar befestigt wissen, damit die Knochenwundfläche frei bleibt (s. Abb. 428). Durch besondere Vorrichtungen lassen sich am künstlichen Kiefer derartige Veränderungen vornehmen, daß auch die Operation, entgegen dem ursprünglichen Plane ausgedehnt oder eingeschränkt werden kann. In anderer Weise gingen Hauptmeyer (Zinnscharnierverbände), Fritsche, Kühns u. a. vor (s. Abb. 425 u. 426).

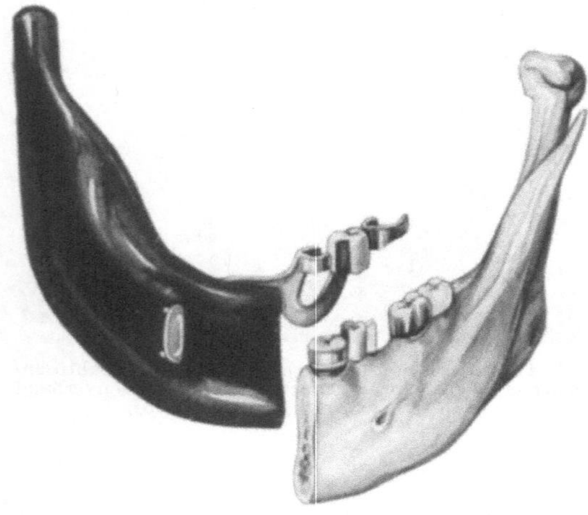

Abb. 428. Abnehmbare an den Zähnen befestigte Immediatprothese nach Schröder.

Was die Herstellung von zweckmäßigen Befestigungen an den Zähnen anbelangt, so erfordert die Vorbereitung der Zähne selbst und die Herstellung der Apparate naturgemäß eine gewisse Zeit, was in dringlichen Fällen einen großen Nachteil darstellt. Daher und aus den später zu ersehenden Gründen befestige ich seit 1911 den künstlichen Kiefer fast ausschließlich durch Naht (zwei Drähte) am Knochen (s. Abb. 429). Der Kiefer ist senkrecht zu seinem unteren Rande zu durchtrennen und seine Wundfläche, wenn nötig mit dem Lüer zu glätten. Der künstliche Kiefer muß der Knochenschnittfläche genau angepaßt werden. Ist der Kiefer zahnlos, so rate ich ihn schräg zu durchtrennen, so daß die definitive Prothese durch den überhängenden Knochen einen Halt erfährt. In diesem Falle sind drei Drähte notwendig (s. Abb. 430). Dann wird aus dem Schröderschen Kiefer ein dem resezierten entsprechendes Stück unter Berücksichtigung des Verlaufes der Sägeschnittfläche herausgeschnitten. Die genaue Anpassung geschieht nach Einführung des Kiefers in die Gelenk-

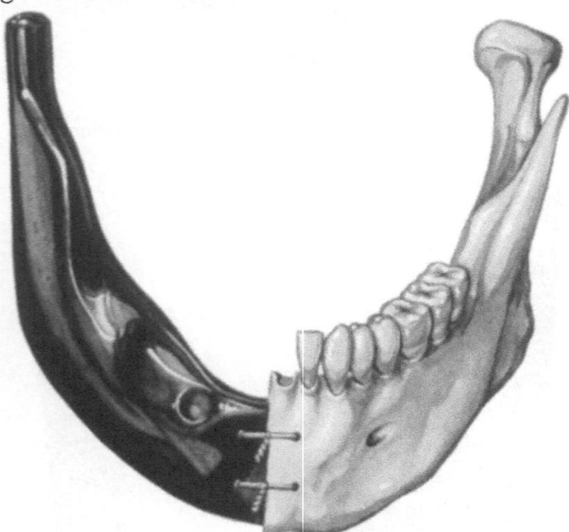

Abb. 429. Befestigung der Immediatprothese durch Naht am Knochen.

pfanne durch Anlegen des Kiefers an die Sägeschnittfläche, wobei der restierende Kiefer in genauer Okklusion zum Oberkiefer zu halten ist. Hierauf erfolgt das Anlegen zweier etwa im Abstand von 1 cm untereinander liegender Bohrlöcher im Knochen unter Schonung der Zahnwurzeln. Nun wird der Kautschukkiefer entsprechend durchbohrt. Dabei empfehle ich, besonders bei Hautverlust, die Bohrlöcher so anzulegen, daß der untere Prothesenrand höher liegt als der untere Kieferrand (s. Abb. 429 u. 430). Als Nahtmaterial ist Aluminiumbronze und besonders Kruppscher rostfreier Stahldraht zu verwenden. Silberdraht ist zu vermeiden, da sich durch Verbindung mit dem Schwefel des Kautschuks Schwefelsilber bildet, so daß die Drähte nach kurzer Zeit brechen. Dünner Draht schädigt den Knochen weniger als dicker, außerdem läßt er sich fester zusammendrehen. Die Drahtenden werden zweckmäßig an den Bohrlöchern des Kautschukkiefers zusammengedreht und so an den Kiefer gut angedrückt und nebeneinandergelegt, daß die unteren nach oben, die oberen nach unten gerichtet sind. Die gegen diese Befestigung von verschiedenen Seiten geltend gemachten Einwendungen (Nekrose, Infektionsgefahr u. a.) haben sich bei der großen Zahl der von mir behandelten Fälle nicht als stichhaltig erwiesen. Wenn die Bohrlöcher weit genug von der Knochenschnittfläche entfernt und nicht größer sind als dies für die Durchführung des Bindedrahtes notwendig ist und man außerdem den Knochen nicht überflüssig weit von den ernährenden Weichteilen entblößt, so wird es kaum zu nennenswerten Nekrosen kommen. Die geringfügigen Abstoßungen, wie sie bei fast allen Knochenwunden vorzukommen pflegen, geschehen bei sorgfältiger Mundpflege (Irrigator genügt nicht, Ausspritzen mit Wasserspritze, Auswaschen mit kleinen Tupfern) unmerklich, so daß die Knochenstümpfe trotz der teilweisen Bedeckung durch den Kautschukkiefer, meist nach drei bis vier Wochen glatt epithelisiert sind. Im Gegensatz zur nicht empfehlenswerten Knochennaht bei Kieferbrüchen handelt es sich ja hier um eine offene Wunde, da der künstliche Kiefer nicht übernäht wird, sondern frei in der Mundhöhle liegt (s. Abb. 423). Etwa vorhandene Granulationen werden am besten mit 8% Chlorzinklösung bepinselt.

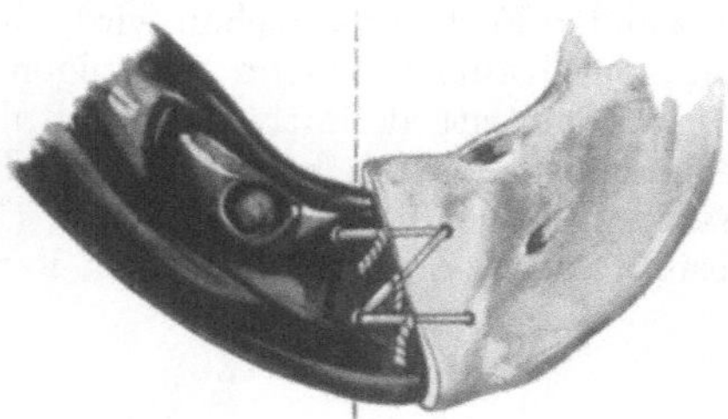

Abb. 430. Schräge Durchtrennung bei zahnlosem Kiefer mit der dann notwendigen dreifachen Naht.

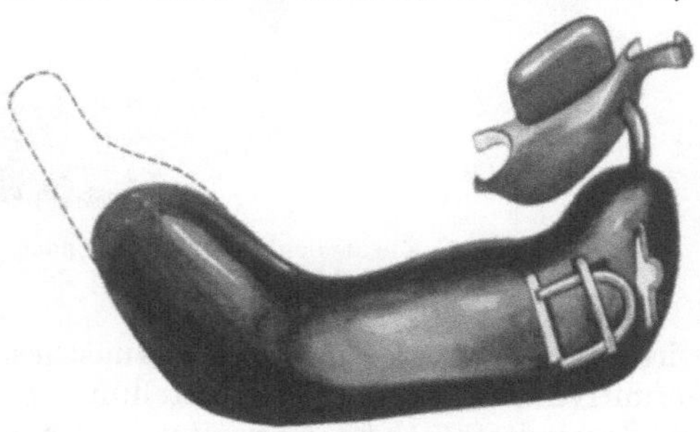

Abb. 431. Gekürzte Unterkieferresektionsprothese mit schiefer Ebene.

Wird infolge Resektion (Mittelstückresektion, Exartikulation bis über die Mittellinie) die Zunge ihres Ansatzes am Kiefer beraubt, so empfiehlt es sich, wie Schröder angegeben hat, am künstlichen Kiefer in der Mitte des Kinnstückes zwei Bohrlöcher anzulegen, an denen eine starke, durch den Zungenboden gelegte Seidennaht zum Vorziehen der Zunge festgebunden wird.

Nach der Fixierung bleibt die Immediatprothese zweckmäßigerweise vier bis fünf Wochen liegen. Der Umstand, daß sie während dieser Zeit nicht ohne weiteres herausgenommen werden kann, ist eher ein Vorteil als ein Nachteil. (Natürlich ist eine Entfernung, wenn sie aus einem dringenden Grunde erforderlich sein sollte, doch möglich.) Nicht selten konnte ich feststellen, daß gerade Infektionen und Blutungen als Folge zu frühzeitigen und häufigen Herausnehmens aufgetreten sind. Außerdem macht das Wiedereinsetzen der Prothese um so mehr Schwierigkeiten, je früher es erfolgt, so daß oft nach kurzer Entfernung Stunden dauernden Druckes wieder zur Einführung notwendig sind. Sollte die frühzeitige Herausnahme doch aus irgendeinem Grunde gefordert werden, so läßt sich leicht eine abnehmbare Befestigung an den Zähnen herstellen, die mit einem, einen Teil des oberen Prothesenrandes bedeckenden Fortsatz versehen wird, den man unschwer durch zwei Schräubchen mit dem Kautschukkiefer vereinigen kann.

Vor Eintritt definitiver Verhältnisse, mit denen in der fünften Woche zu rechnen ist, müssen bei bezahnten Kiefern die für die Fixierung des Kieferersatzes notwendigen Goldarbeiten (Kronen, Brücken, Geschiebe usw.) fertiggestellt sein. Erst nach völliger Fertigstellung des Zahn- und Kieferersatzes

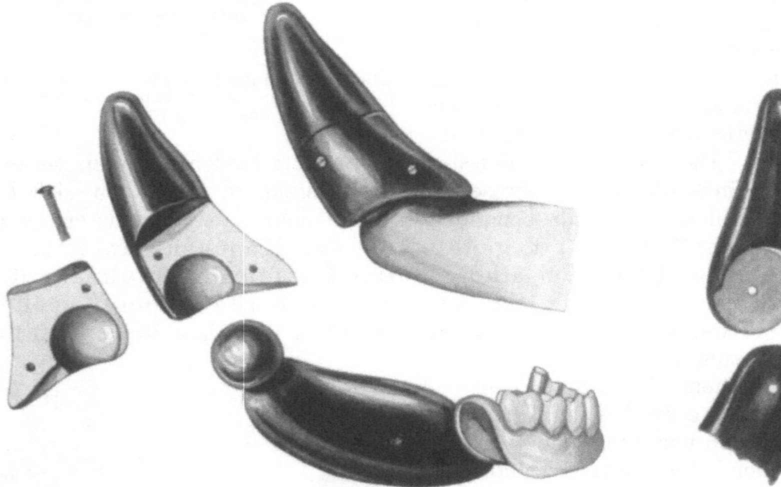

Abb. 432. Kugelgelenk am Angulus nach Schröder.

Abb. 433. Scharniergelenk nach Ernst.

wird, gegebenenfalls unter Lokalanästhesie, die Knochennaht entfernt und die definitive Prothese, deren Herstellung später beschrieben wird, sofort an Stelle der Immediatprothese eingesetzt, die meist so gut paßt, daß nur geringe Abschleifungen an den künstlichen Zähnen notwendig sind, wie dies auch bei künstlichen Gebissen der Fall ist. Ursprünglich stellten sich, meist in der Gelenkgegend der kranken Seite, erhebliche Beschwerden ein, so daß der künstliche Gelenkteil allmählich immer mehr gekürzt werden mußte (s. Abb. 431). Zur Vermeidung der dadurch eintretenden Deviation mußte auf der gesunden Seite eine schiefe Ebene angebracht werden, die naturgemäß eine Störung für den Kauakt darstellt. Die Beschwerden auf der kranken Seite sind dadurch zu erklären, daß nicht wie bei einem normalen Kiefer die Muskulatur den künstlichen Kiefer bewegt, sondern der künstliche Kiefer bewegt die Muskulatur der resezierten Seite, während die Muskulatur der gesunden Seite, da sie den künstlichen Kiefer mitbewegen muß, doppelte Arbeit zu leisten hat, wodurch sie leicht ermüdet. Außerdem kommt es durch den Ausschlag des künstlichen Gelenkfortsatzes zu Arrosionen der Fossa auf der kranken Seite. Daher war man bestrebt, den aufsteigenden Ast durch Anbringen eines Gelenkes am künstlichen Kiefer ruhig zu stellen. Solche Gelenke sind das Röhrenscharnier von Trauner, das Drahtösenscharnier von Hauptmeyer (s. Abb. 425) und das Kugelgelenk am Angulus von Schröder (s. Abb. 432). Diese Gelenke haben entweder Nachteile in kosmetischer und kaufunktioneller Beziehung oder sie ergeben beim Öffnen einen Spalt, der beim Schließen die Weichteile einklemmt. Ich benutze seit 1909 das von mir angegebene Scharniergelenk am Angulus, das vor den anderen den Vorteil hat, unter Wahrung der Form des Kiefers Einklemmungen der Weichteile zu verhindern. Seine Form und Funktion ergibt sich aus Abb. 433 u. 437.

Seit Anwendung eines künstlichen Gelenkes am Angulus haben wir keine Beschwerden mehr in der Gelenkgegend der resezierten Seite beobachtet, so daß sich Kürzungen des Kiefers und Anbringen einer schiefen Ebene auf der gesunden Seite erübrigten.

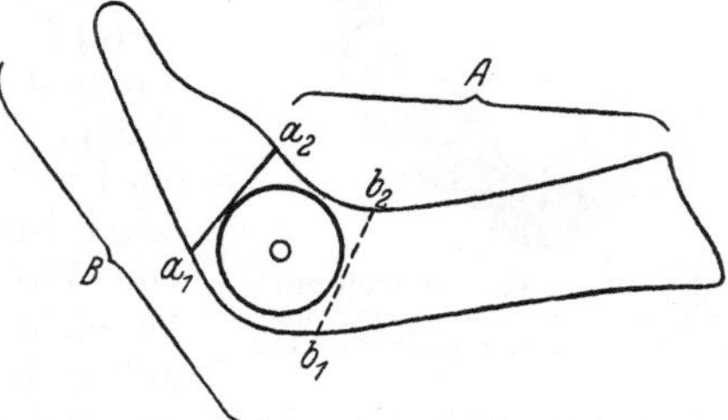

Abb. 434. Schematische Zeichnung der Herstellung des Scharniergelenkes am Kieferwinkel nach Ernst.

Zur Herstellung des von mir angegebenen Scharniergelenkes habe ich ursprünglich den in der Abb. 433 sichtbaren kreisförmigen Ausschnitt mit einer passenden Fräse ausgefräst und die beiden Teile durch eine verschraubbare Achse verbunden. Später habe ich mir diese Gelenkteile aus Aluminiumbronze herstellen lassen, die in den Kautschuk einvulkanisiert wurden. Sie waren nicht auf einer Achse befestigt, sondern ihre Vereinigung geschah vermittelst zweier auf der Innenseite des einen Gelenkteiles befindlichen Knopfstifte, die in zwei kreisförmigen Schlitzen der Gegenseite liefen. Die Art der Befestigung erlaubte es, die beiden Teile bei gestrecktem Winkel zwecks Reinigung auseinander zu nehmen. Ich hoffe, daß mir derartige Gelenke demnächst von der Firma Krupp aus rostfreiem Stahl hergestellt werden. So zweckmäßig die Auseinandernehmbarkeit eines Gelenkes ist, so hat sie den Nachteil, daß der Patient nach dem Auseinandernehmen auf den Gedanken kommen kann, den aufsteigenden Ast nicht mehr einzusetzen, und daß er dann dadurch dem Prothetiker die größten Schwierigkeiten bereitet. Ich versehe daher die auseinandernehmbaren Gelenke mit einer kleinen Sperrschraube, die das Zerlegen des Gelenkes durch den Patienten verhindert. Zur Anfertigung eines solchen Gelenkes, besonders für den Fall, daß man es aus dem Kautschuk herausfräst, kann man die Schrödersche Immediatprothese so wie sie ist nicht benutzen. Ich gehe folgendermaßen vor: Der Querschnitt des Schröderschen Kiefers wird etwa von der auf ihm befindlichen Delle, die das Foramen mentale andeutet, bis zum Gelenkkopfe durch Abfeilen seiner lingualen prominenten Teile und durch Auftragen von Wachs, besonders auf der Wangenseite, annähernd rechtwinklig gestaltet, wodurch naturgemäß auch die innere Aushöhlung beseitigt wird. Um das Zentrum des Kieferwinkels wird ein Kreis geschlagen, der das Gelenk andeutet (s. Abb. 434). Durch das Zentrum wird als Führung für die zukünftige Achse quer durch den Kiefer ein starker Draht geführt, der auf beiden Seiten weit herausragt. Von diesem Kiefer wird ein zweiteiliger Gipsabguß angefertigt (s. Abb. 435), in dem sich der

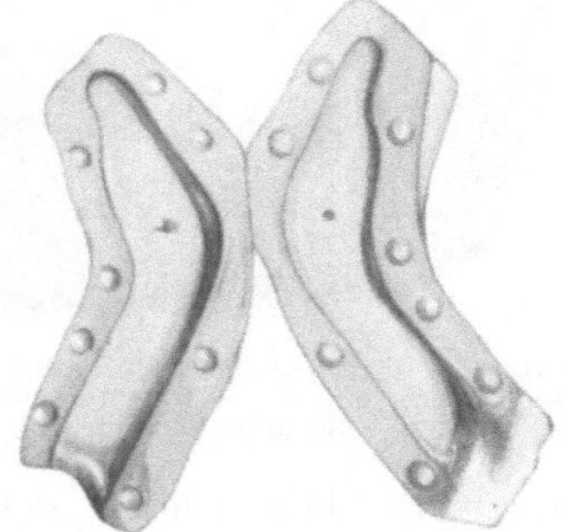
Abb. 435. Zweiteilige Gipsform für die zur Herstellung des Ernstschen Scharniergelenkes notwendigen Wachskiefer.

erwähnte Draht herausnehmbar befindet. In dieser Form kann man sich beliebig viele Wachsausgüsse herstellen, die, wenn der Stift beim Ausguß in der Form war, alle eine gleichgerichtete Öffnung für die zukünftige Achse aufweisen. Man benötigt zwei Ausgüsse.

Bei einem Kieferausguß schneidet man den aufsteigenden Ast oberhalb der Kreislinie ab (s. Abb. 434 a_1—a_2), bei dem anderen den horizontalen Teil vor der Kreislinie (s. Abb. 434 b_1—b_2). Diese Wachsteile werden, soweit es das Gelenk zuläßt, abgerundet und je nach Bedarf verkleinert. Ist der vordere horizontale Teil mit den notwendigen Zähnen versehen, so werden beide Teile eingebettet, mit Kautschuk gestopft und vulkanisiert, nachdem vorher Stifte durch die Achsenöffnungen gesteckt worden sind. Entsprechend der Menge des Kautschuks muß, um ein Poröswerden zu verhindern, der Kessel langsam (zwei Stunden) erwärmt und abgekühlt werden. Die Vulkanisation hat unter fünf Atmosphären Druck während 100 Minuten zu erfolgen. Am Angulus wird unter Benutzung der Löcher als Führung mit der angeführten Fräse so viel herausgefräst und die Enden so befeilt, daß beide Gelenkhälften genau aneinander passen (s. Abb. 437). Sie werden durch eine Schraube vereinigt. Als Material für die Prothesen halte ich Kautschuk, wie es Claude Martin und Schröder verwenden, für am geeignetsten. Denn es sollte wohl keinem Zweifel unterliegen, daß sich Kautschuk leichter zersägen und bearbeiten läßt als Zinn. Übrigens kann man auch einen Kautschukkiefer biegen, wenn man ihn über die Flamme hält oder in kochendes Wasser taucht, wenn dies wirklich einmal notwendig sein sollte. Das Gewicht eines Kautschukkiefers ist indifferent, während das Gewicht eines Zinnkiefers zwar vorteilhaft, aber auch schädlich sein kann. Im übrigen hängt der Erfolg nicht vom Material ab. Möge also jeder so vorgehen, wie er es am besten kann.

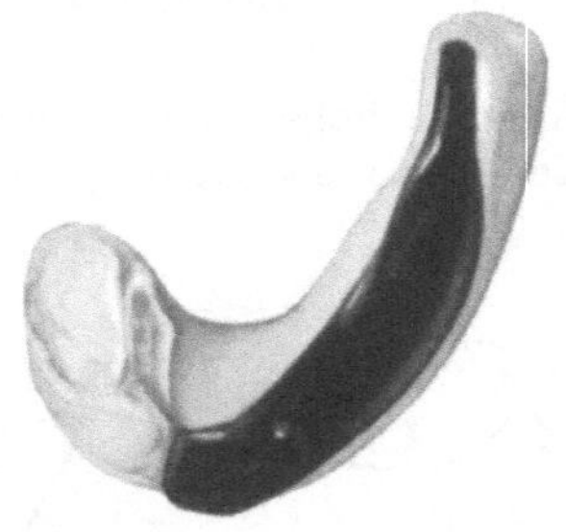

Abb. 436. Arbeitsmodell mit Schröderschem Kiefer nach richtigem Ausguß des Abdruckes.

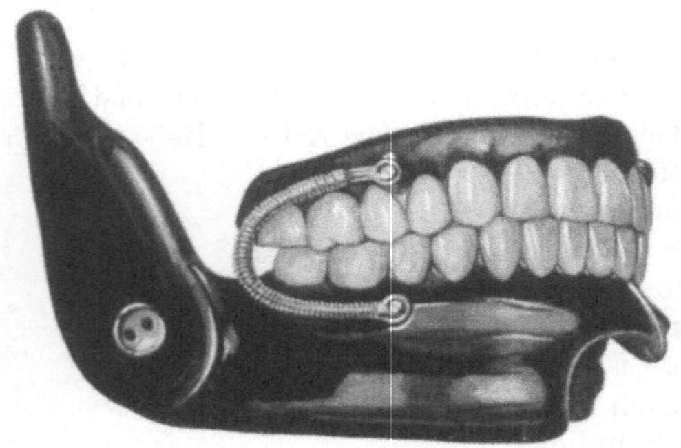

Abb. 437. Prothese der Pat. I. mit beiderseitigen Gebißfedern und Ernstschem Scharniergelenk am Angulus (s. Abb. 439).

Herstellung der sekundären Prothesen.

Nach Anfertigung der für die Aufnahme der sekundären Prothesen notwendigen Goldarbeiten am bezahnten Kiefer wird im Unterkiefer mit einem ganzen Löffel, ebenso wie das sonst üblich ist, ein Gipsabdruck genommen, der auch den oberen Rand der Immediatprothese genau wiedergibt.

Nun wird aus einem anderen käuflichen Schröderschen Kiefer (die von ein und derselben Firma hergestellten Kiefer haben gleiche Form und Größe, man tut daher gut, sich seine vorrätigen Kiefer auf ihre Übereinstimmung hin anzusehen) ein dem im Munde befindlichen genau entsprechendes Stück abgeschnitten. Dieses paßt ohne weiteres in die entsprechende Stelle des Abdruckes, wo es festgewachst wird. Dann gießt man den Abdruck aus, wobei der Gips den unteren und hinteren Rand der Prothese und die obere Fläche des Gelenkkopfes wiedergeben muß (s. Abb. 436). Auf diesem Arbeitsmodell, das also auch den künstlichen Kiefer trägt, genau so, wie er im Munde steht, wird eine Bißschablone in gleicher Ausdehnung angefertigt, als ob es sich um den Abdruck eines normalen Kiefers handelte. Ebenso wird im Oberkiefer

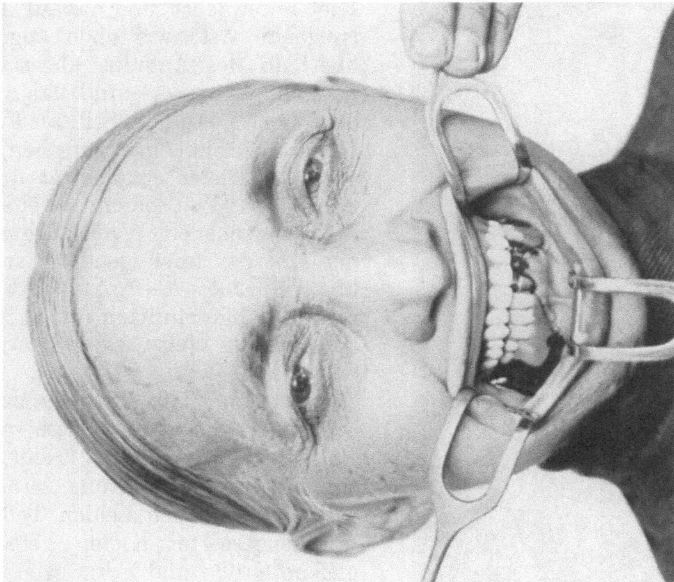

Abb. 438 a.

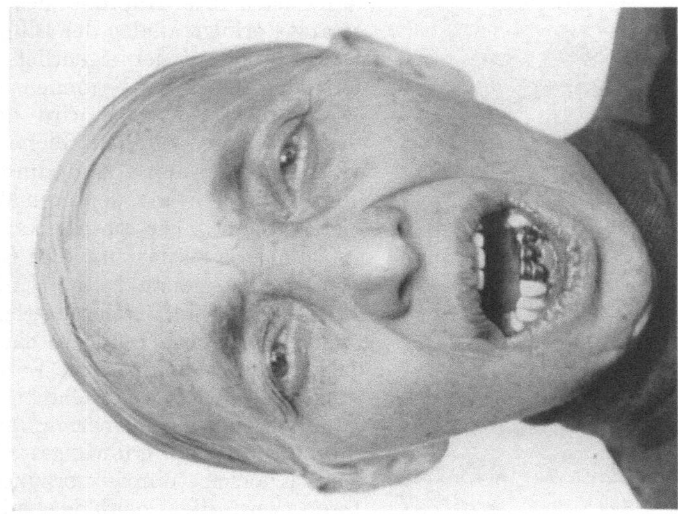

Abb. 438 b.

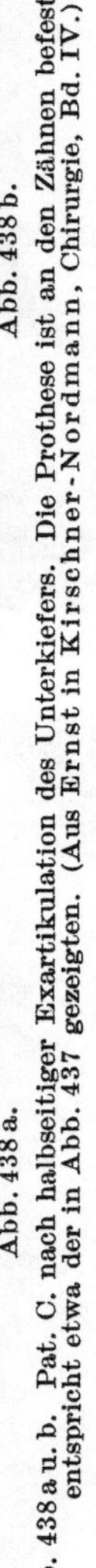

Abb. 438 a u. b. Pat. C. nach halbseitiger Exartikulation des Unterkiefers. Die Prothese ist an den Zähnen befestigt und entspricht etwa der in Abb. 437 gezeigten. (Aus Ernst in Kirschner-Nordmann, Chirurgie, Bd. IV.)

nach der zum Bißnehmen üblichen Weise verfahren. Dann wird einfach Biß genommen, was nicht schwieriger ist als bei normalen Verhältnissen, weil ja die Bißschablone auch genau auf den fest im Munde liegenden Kautschukkiefer paßt. Hierauf wird das Oberkiefermodell zum Arbeitsmodell des Unterkiefers im Artikulator in Okklusion gestellt. Beim Einsetzen in den Artikulator tut man gut, darauf zu achten, daß der Gelenkkopf des künstlichen Kiefers im Sinne

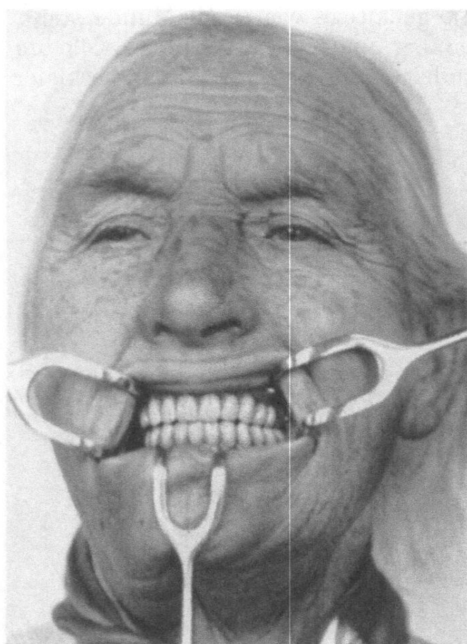

Abb. 439 a.

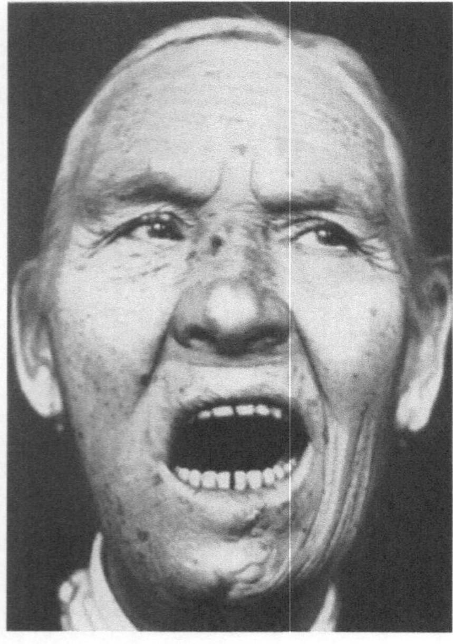

Abb. 439 b.

Abb. 439a u. b. 76jähriger Pat. I. nach halbseitiger Exartikulation des zahnlosen Unterkiefers bei geschlossenem und weit ohne Deviation geöffnetem Munde. (Aus Ernst in Kirschner-Nordmann, Chirurgie, Bd. IV/1.)

des Bonvillschen Dreiecks, etwa 5 cm von der sagittalen Medianebene durch den Artikulator, wie dies den natürlichen Verhältnissen entspricht, entfernt ist. Die Anprobe des Zahnersatzes erfolgt analog der Bißnahme. Dann kann mit der eigentlichen Anfertigung des Kiefers begonnen werden.

Zu diesem Zwecke wird der auf dem Arbeitsmodell befindliche Kautschukkiefer entfernt und durch den in der Abb. 435 angedeuteten Wachskiefer ersetzt. Die hintere Kante des aufsteigenden Astes und der Gelenkkopf müssen genau in den Unterguß hineinpassen; im Bereich des horizontalen Teiles kann man, je nach Bedarf, Vergrößerungen oder Verkleinerungen des Kiefers vornehmen. Fast immer ist eine Verkleinerung und Abrundung an der Berührungsstelle mit dem Knochenstumpfe vorzunehmen. Dann wird die Schablone mit den Zähnen in richtiger Okklusion an den Kiefer gewachst und hierauf der aufsteigende Ast, wie oben angegeben, oberhalb des Angulus abgeschnitten (s. Abb. 434 a_1—a_2) und das vorhandene Loch mit einem Stift als Führung für die Gelenkachse versehen, dann wird der Kiefer eingebettet und vulkanisiert. Von einem zweiten mit Stift versehenen Wachsausguß wird der Teil des aufsteigenden Astes, der bis zu Linie b_1—b_2 auf Abb. 434 reicht, abgeschnitten und in entsprechender Weise durch Kautschuk ersetzt.

Dadurch, daß die oben beschriebenen Wachskieferausgüsse an der gleichen Stelle am Angulus eine gleichgerichtete Durchbohrung haben, erhält der aus den beiden Teilen zusammengesetzte Kiefer genau die gleiche Größe und Form wie der zunächst in den Unterguß gesetzte ganze Wachskiefer. Werden die Angaben über die Herstellung des Gelenkes nicht befolgt, so kann es sich ereignen, daß der aufsteigende Ast viel zu lang oder zu kurz wird, oder der Gelenkkopf eine Verlagerung nach innen oder außen erfährt. Man kann aber auch so vorgehen, daß man einen vorher angefertigten, mit Gelenk versehenen

Kiefer, der natürlich nur ein kleines Stück des horizontalen Teiles zu umfassen braucht, auf das Arbeitsmodell an Stelle der herausgenommenen Immediat-

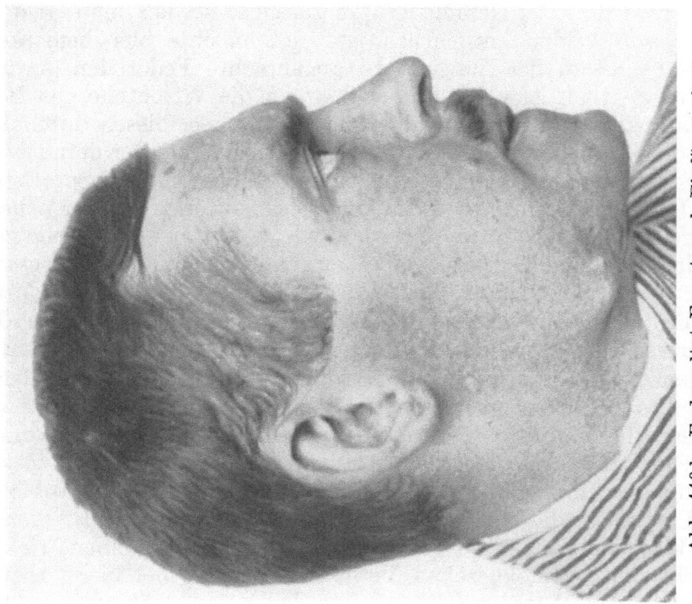

Abb. 440 b. Endresultat Ernst nach Einfügen einer Resektionsprothese mit Ernstschem Scharniergelenk in ein neugeschaffenes Wundbett.

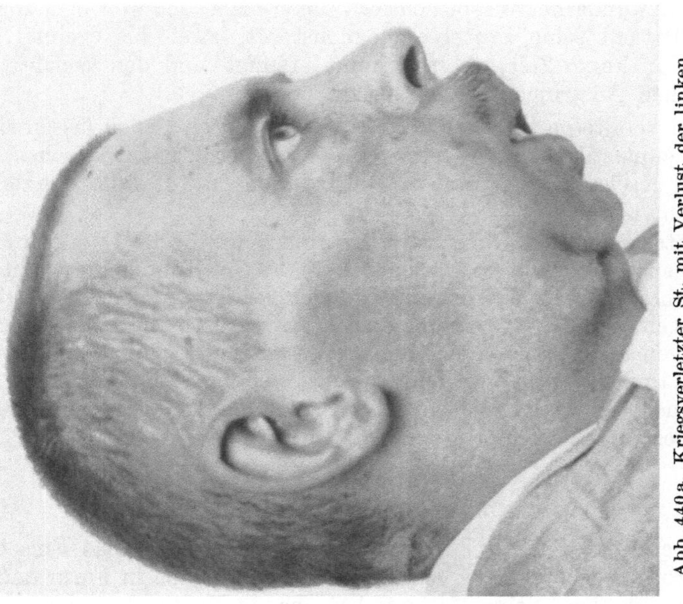

Abb. 440 a. Kriegsverletzter St. mit Verlust der linken Unterkieferhälfte und des gesamten Kinnstückes.

prothese setzt und den zahntragenden Teil durch Wachs ergänzt und wie bei einer Reparatur mit dem neu herzustellenden Teil vereinigt. Bei zahnlosen Kiefern muß die Fixation durch eine, in seltenen Fällen zwei Gebißfedern erreicht werden, wodurch eine feste Lage auch bei weiter Mundöffnung gewährleistet wird (s. Abb. 437). Je nach der Notwendigkeit, d. h. nach dem Grade der Weichteilspannung gegen die Prothese, muß die Feder auf der gesunden oder kranken Seite angebracht werden. Ist man seiner Sache nicht sicher, so empfiehlt es sich, zwei Gebißfedern vorzusehen, so daß man ausprobieren kann, welche von beiden entbehrlich ist. Ich möchte hier bemerken, daß mir manchmal eine an der Zungenseite angebrachte Feder den gewünschten Halt gab. Gelegentlich ist es von Vorteil, wenn die Weichteile das Bestreben haben, den künstlichen Kiefer in die Höhe zu drücken, diesen durch Einlegen von Zinn in den Kautschuk zu beschweren. Erst nachdem der definitive künstliche Kiefer vollkommen fertiggestellt ist, wird die Immediatprothese nach Lösung der Drahtligaturen unter Lokalanästhesie entfernt und der neue Kiefer, der selbstverständlich vorher desinfiziert wurde, sofort an seine Stelle gebracht. Es empfiehlt sich, die Weichteiltasche kurz mit einer Rivanollösung 1 : 500 auszuspülen, damit die Möglichkeit einer Infektion durch das Einschieben der neuen Prothese von vornherein ausgeschaltet wird. Hat man die Prothese an ihren Platz gebracht, so wird man überrascht sein, daß der neue Kiefer so genau paßt und seine Zähne so genau mit dem Oberkiefer okkludieren, wie dies bei einer gewöhnlichen gut vorbereiteten Prothese der Fall ist. Daß man die definitive Prothese so verhältnismäßig leicht und daher so exakt gegen die Immediatprothese auswechseln kann, ist im besonderen der Fixierung der Immediatprothese durch Knochennaht zu danken. Diese definitiven Prothesen, die einerseits am restierenden Kiefer, andererseits in der Fossa verankert sind, sitzen so gut und entsprechen, mit einem Gelenk versehen, so sehr den physiologischen Verhältnissen, daß bei nicht allzugroßem Weichteilverlust der Mund weit und ohne Deviation geöffnet werden kann, wie dies aus den Abb. 438 u. 439 hervorgeht. Der Weichteilschlauch, der allmählich vom Munde her ausepithelisiert, bleibt glatt und frei von Infektionen, wenn der Patient seine Prothese möglichst oft, zwei- bis dreimal am Tage (aber nur für kurze Zeit), herausnimmt, reinigt und den Weichteilschlauch mit schwachen Adstringentien ausspritzt.

Auch bei veralteten, prothetisch nicht behandelten Fällen lassen sich, wenn eine Knochenplastik nicht vorgezogen wird, durch nachträgliches Einfügen in ein frisch geschaffenes Wundbett voll befriedigende Resultate erzielen (siehe Abb. 440a u. b).

Über Unterkiefer-Resektionsprothesen finden wir in der Literatur noch viele Anschauungen und Vorschläge, die ich aber aus guten Gründen hier nicht anführen und besprechen möchte, weil ich bei den weniger Erfahrenen, denen diese Ausführungen gelten, nur Verwirrung anrichten würde. Ich habe jedenfalls die Erfahrung gemacht, daß meinen jüngeren Assistenten und Schülern das Einsetzen der Immediatprothese und die Herstellung der definitiven Prothese im allgemeinen viel weniger schwer fällt als z. B. die Schienung eines schwierigen Kieferbruches und die Anfertigung von Obturatoren.

Prothesen nach Oberkieferresektion.

Auch nach Oberkieferresektionen hat Claude Martin das Einsetzen einer Immediatprothese, die dem verlorengegangenen Knochen in Form und Umfang entsprach, empfohlen. Seine Methode hat aber in Deutschland keinen Anklang gefunden. Diese, die ganze Wundhöhle ausfüllenden Immediatprothesen lehnte man mit Recht ab, da sie zum mindesten die den Defekt verkleinernde Wirkung der Heilung auch an den Stellen, wo sie erwünscht ist, aufhalten. Eine besondere Schwierigkeit bei der Verwendung dieser, den ganzen Defekt ausfüllenden Claude Martinschen Prothese liegt darin, daß sie vor Ausführung der Operation hergestellt werden muß und daß man bei dieser Herstellung den Umfang des zu entfernenden Knochenstückes noch nicht kennt. Die Prothese mußte darum stets größer hergestellt werden als es voraussichtlich nötig war und unmittelbar vor ihrem Einsetzen entsprechend der Größe und Form des exstirpierten Knochens verkleinert werden. Während sich diese Maßnahmen in entsprechender Weise an der Unterkiefer-Immediatprothese Schröders sehr leicht durchführen lassen, ist kaum anzunehmen, daß eine nach dem Augenmaß verkleinerte Immediatprothese für den Oberkiefer wirklich gut paßt. Weitere Schwierigkeiten ergeben sich daraus, daß so umfangreiche Prothesen nur schwer zwecks Säuberung aus der Mundhöhle herauszunehmen und wieder einzusetzen sind. Außerdem werden sie, da sich die Form der Wundhöhle infolge Narbenschrumpfung stets verändert, häufig Druckstellen herbeiführen.

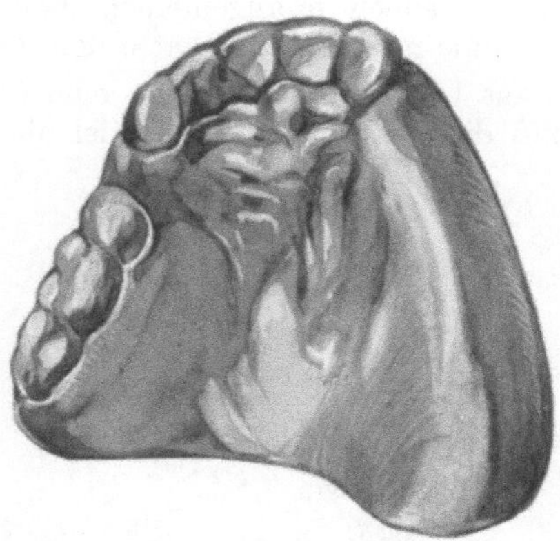

Abb. 441. Okklusivprothese aus Celluloid nach Oberkieferresektion.

Aus obigen Gründen konnte sich die deutsche Schule nur dazu entschließen, schalenartige Platten als Immediatprothesen in Anwendung zu bringen, die die eigentliche Wundhöhle freilassen, den Gaumen und die Defektränder überdecken und an der Wangenseite nur so weit in den Defekt hineinragen, als dies aus kosmetischen Gründen zur Stützung der Wange notwendig ist. Witzel fertigte einen solchen „Notverband" aus gestanzten Metallplatten an. Heute pflegen wir die Wangenstützen im Sinne von Schröder aus Kautschuk anzufertigen (s. Abb. 446). Ebenso können Celluloidplatten mit Vorteil verwendet werden, die dadurch ihren Halt finden,

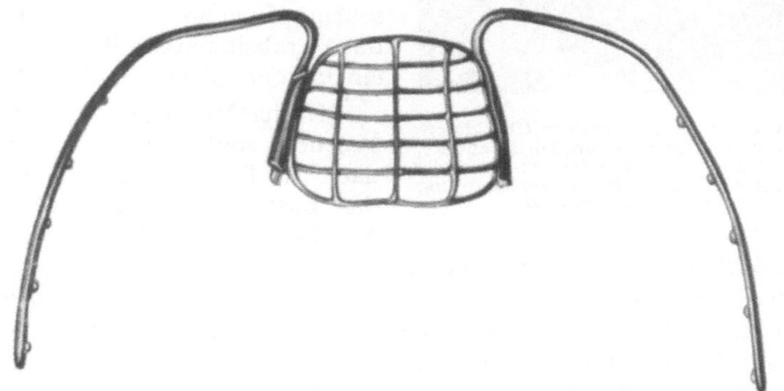

Abb. 442. Gitterartiger Tamponhalter mit extraoraler Befestigung (Bruhn).

daß sie die vorhandenen Zähne kappenförmig übergreifen (s. Abb. 441). Metall- und Kautschukplatten werden mit kräftigen Klammern an mehreren Zähnen befestigt. Diese Immediatprothesen können vom Arzt oder Patienten selbst zum Tamponadenwechsel und Reinigen leicht herausgenommen werden.

Während bei Unterkieferresektionen unbedingt eine zahnärztlich-prothetische Versorgung des Patienten zu erfolgen hat, ist dies bei Oberkieferresektionen nicht unbedingt notwendig, so daß man wegen Zeitmangel oder aus Sparsamkeitsrücksichten darauf verzichten kann, was ohnedies beim zahnlosen Kiefer am besten geschieht. Man behilft sich dann mit einer festen Tamponade, die mit großem Vorteil an der im Munde liegenden Seite reichlich mit Mastisol bepinselt wird. Hierdurch wird die Tamponade haltbarer und außerdem mit einer Schutzschicht überzogen, die verhindert, daß der Tampon mit Speichel und Speisebrei durchtränkt wird. Bei Resektionen an zahnlosen Kiefern oder beiderseitigen Oberkieferresektionen sind zur Fixierung des Tampons gitterartige Tamponhalter mit extraoraler Befestigung angegeben worden (s. Abb. 442). Ich bin jedoch im allgemeinen ohne derartige Hilfsmittel ausgekommen, würde aber eine geschlossene Platte dem Gitter vorziehen.

Ist bei großen Defekten eine starke Narbenschrumpfung zu erwarten, so muß die Tamponade, gleichviel ob eine Immediatprothese angefertigt worden ist oder nicht, aus kosmetischen Gründen so lange fortgesetzt werden, bis die definitive Prothese eingesetzt wird, selbst wenn dies erst nach Wochen geschehen kann. Der Widerstand, auf den eine so lange durchgeführte Tamponade bei manchen Chirurgen stößt, ist unbegründet. Die Anfertigung einer Immediatprothese bietet jedoch in funktioneller, kosmetischer und psychischer Beziehung für den Patienten große Vorteile. Sie beseitigt die Kommunikation zwischen Mund und Nase und erleichtert die sonst gestörte Nahrungsaufnahme und Sprache; während sie gleichzeitig den Tampon in seiner Lage hält, stützt sie die ihrer Unterlage beraubte Wange und verhindert so das Eintreten von Narbenschrumpfung und bei totaler Resektion das Herabsinken des Bulbus, was sonst einzutreten pflegt (s. Abb. 443).

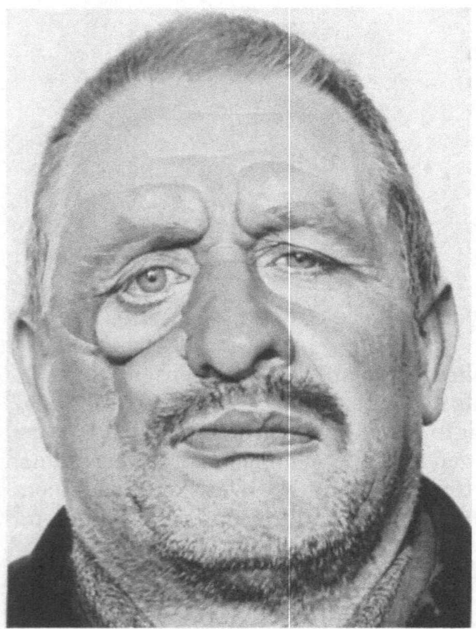

Abb. 443. Patient nach halbseitiger Oberkieferresektion. Abbildung zeigt die großen Nachteile, die ein Verzicht auf die rechtzeitige prothetische Behandlung mit sich bringt (Narbenschrumpfung und Herabsinken des Bulbus).

Mit der Anfertigung der definitiven Prothese sollte man möglichst schon nach 10 Tagen beginnen, wenn dies der Zustand des Patienten erlaubt. Als Vorbereitung wird zweckmäßig mit der Beseitigung der mehr oder minder starken Kieferklemme, die sich als Folge der Operation einstellt, begonnen. Ich pflege zu diesem Zwecke die Patienten schon frühzeitig zu veranlassen, mit Mittel- und Zeigefinger mehrmals am Tage für 10 Minuten einen leichten Druck auf die Frontzähne des Unterkiefers auszuüben; das Gewicht von Hand und Arm reicht schon aus. Wird mit dieser Übung frühzeitig begonnen, so kann eine Kieferklemme von vornherein verhindert werden.

Herstellung der Immediatprothese.

Das Gipsmodell mit Tumor (s. Abb. 444) formt man je nach Ausdehnung der zukünftigen Resektion so um, daß derjenige Teil, der reseziert werden soll, etwa einem zahnlosen Kieferteil entspricht (s. Abb. 445). Zu diesem Zwecke sägt man entweder den zu resezierenden Teil vom Gipsmodell ab und modelliert sich dann das zu ergänzende Stück mit weichem Gips oder man schneidet Zähne und Tumor soweit wie notwendig vom Modell ab. Handelt es sich um eine subtotale oder totale Resektion, so muß man die Wachsschablone an der Wangenseite entsprechend in die Höhe führen. Während die Celluloidplatten durch Überkappen der Zähne gehalten werden, müssen Kautschukplatten mit Klammern befestigt werden (s. Abb. 446). Im allgemeinen läßt man diese Immediatprothesen, um keine Zeit zu verlieren, zahnlos, da ein bösartiger Tumor möglichst schnell operiert werden soll. Die Gaumenplatte muß auf der kranken Seite bei halbseitigen Resektionen die Grenze des harten und weichen Gaumens etwas überragen. Zur Vermeidung von Druckstellen am hinteren Rande ist zu beachten, daß der weiche Gaumen durch den Abdruck meist etwas angehoben wird, daher ist das Modell an dieser Stelle zu korrigieren.

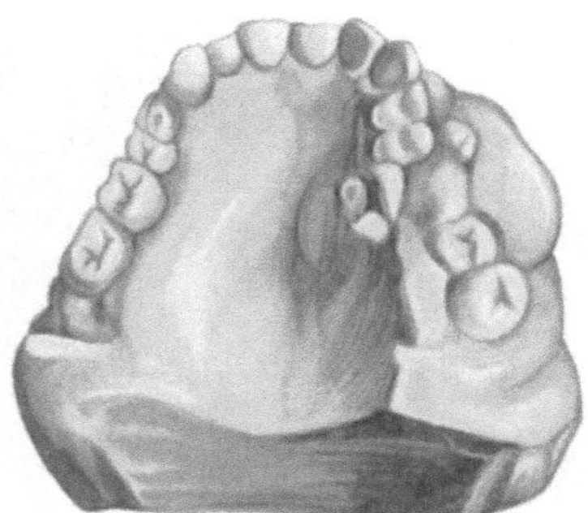

Abb. 444. Gipsmodell mit Tumor.

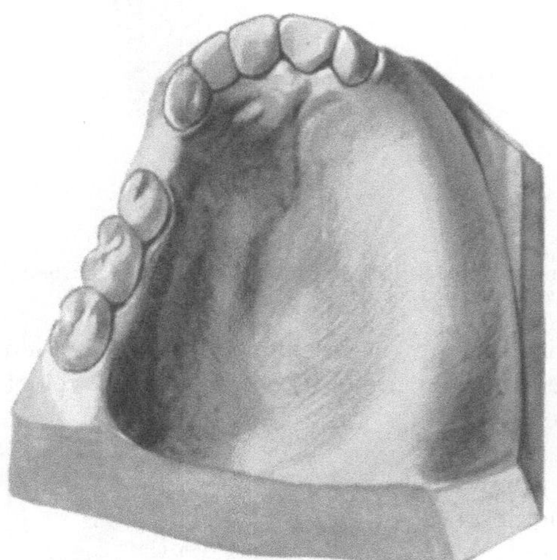

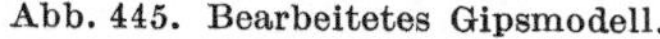

Abb. 445. Bearbeitetes Gipsmodell.

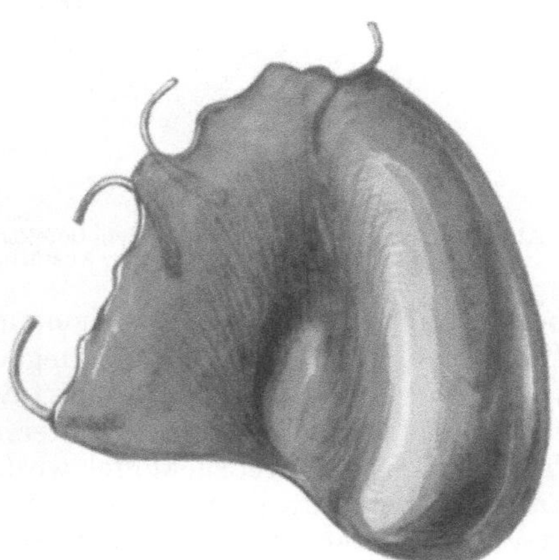

Abb. 446. Immediatprothese aus Kautschuk nach Schröder.

Herstellung der definitiven Prothese.

Eine Prothese, die weder Speiseteile, Flüssigkeiten noch Luft vom Munde in den Nasenraum durchlassen darf, und überdies den Druck der auf ihr lastenden Weichteile auszuhalten hat, muß natürlich fest sitzen. Zu diesem Zweck werden diejenigen Zähne, an denen die Platte ihren Halt finden soll, mit Goldkronen versehen, die an der Wangenseite sog. Aufhänger, eine Nute aufweisen, in die die Klammern einschnappen (s. Abb. 447). Überdies schützt die Einkapselung die Zähne vor dem Schlechtwerden, was das dauernde Tragen der Prothese zur Folge hat. Zur Gewinnung eines festeren Haltes und dies gilt besonders für gelockerte Zähne empfiehlt es sich, mehrere Zähne durch Goldkronen oder Brückenarbeiten zu vereinigen. Zur Fixierung der Platte an den Zähnen stehen uns eine Reihe sinnreicher Hilfsmittel, auf die nur kurz hingewiesen

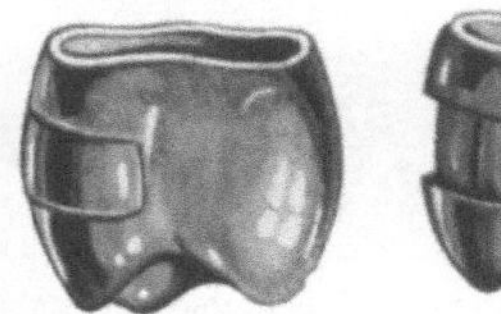

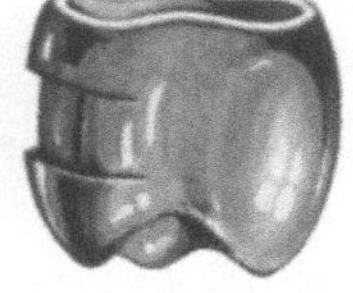

Abb. 447. Krone mit „Aufhängern“.

werden soll, zur Verfügung (verschiedenartige Formen von Geschieben, Bügeln u. dgl.). Natürlich dürfen bei Anfertigung dieser Apparate hinsichtlich der Belastung ihrer Stützpunkte die Gesetze der Statik und Mechanik nicht außer acht gelassen werden, wie dies so häufig vorkommt, wenn man nicht Gefahr laufen will, daß die übermäßig belasteten Zähne nach kurzer Zeit ausfallen.

Nach Fertigstellung dieser Arbeiten wird ein Gipsabdruck genommen, bei dem, abgesehen von der gesunden Kieferseite, nur auf die Abprägung der unteren Defektränder Gewicht gelegt wird. Die Höhle kann vorher mit Gaze so weit tamponiert werden, daß die unteren Ränder frei bleiben. Der Abdrucklöffel wird, wenn er an der Defektseite stört, soweit wie nötig abgeschnitten. Ist er zu kurz, wird er durch Ankleben von Stents verlängert. Der Defekt im Gipsmodell wird, ähnlich wie das bei der Immediatprothese geschehen ist, mit Stents zur Form eines zahnlosen Kiefers aufgebaut (s. Abb. 448a u. b). Dies ist dringend notwendig, damit die fertige Prothese gleichmäßig hohl wird und außerdem eine normale Gaumenform aufweist. Am hinteren Defekt-

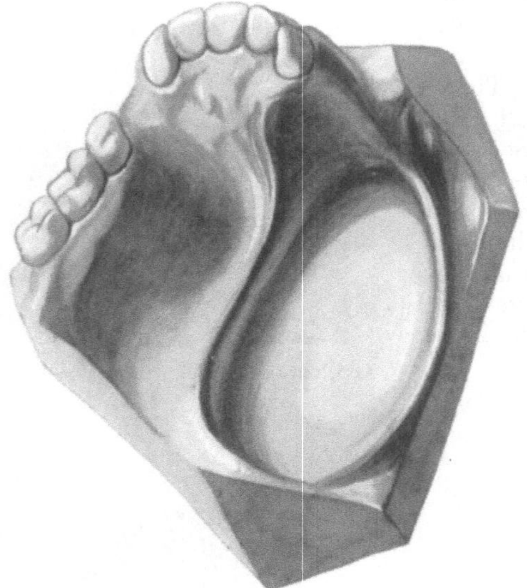

Abb. 448 a.

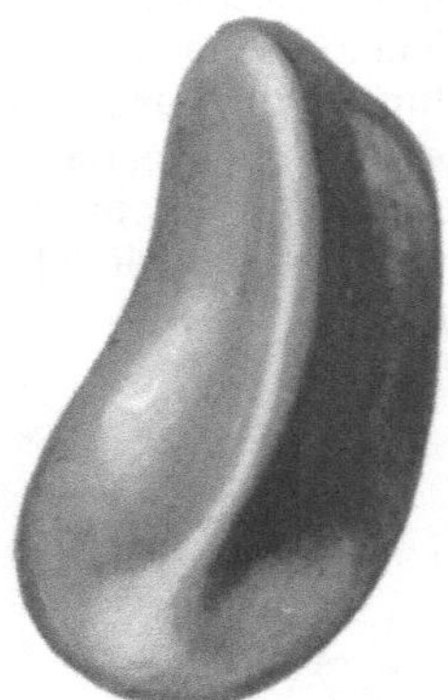

Abb. 448 b.

Abb. 448 a u. b. Gipsmodell mit den Defekträndern nach Oberkieferresektion mit Stenzaufbau zur Ausfüllung des Defektes.

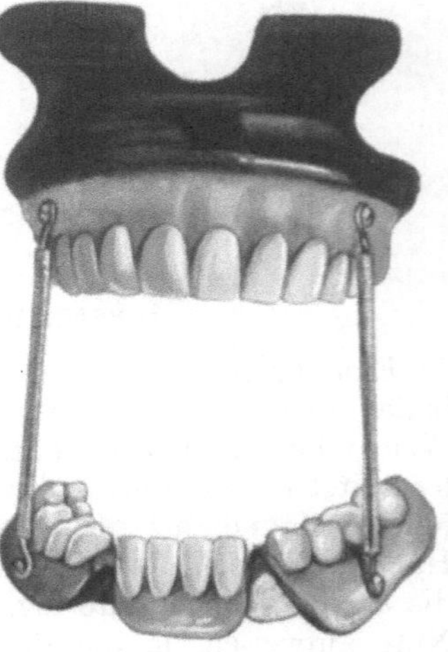

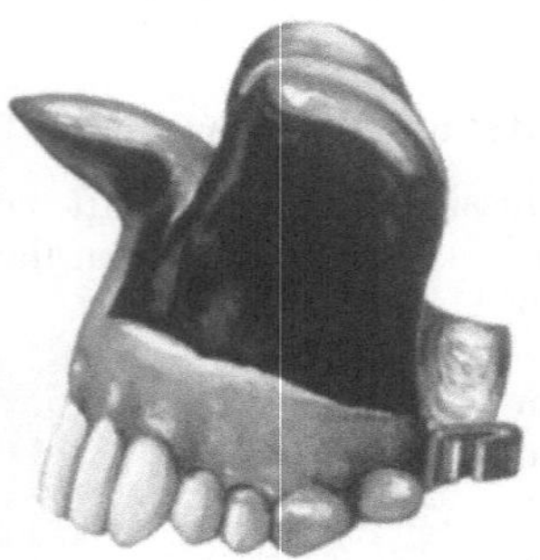

Abb. 449. Prothese nach beiderseitiger subtotaler Oberkieferresektion, zu deren Fixierung vermöge ihrer kolbenförmigen Gestalt ein einziger Zahn ausreichte (Ernst).

Abb. 450. Prothese nach beiderseitiger Oberkieferresektion, durch Kolbenform u. Gebißfedern befestigt (Ernst).

rande muß der Stentsaufbau etwas unter dem Defektrande liegen. Dies ist deshalb notwendig, damit der hintere Rand der fertigen Prothese den hinteren unteren Defektrand nicht überragt. Geschieht dieses doch, so entsteht durch die Aufwärtsbewegung des weichen Gaumens beim Schlucken ein trichterförmiger Spalt, durch den bei der Abwärtsbewegung des weichen Gaumens Speisereste in den Nasenraum hinaufgequetscht werden (Schröder).

Über den vorher beschriebenen Aufbau ist die Bißschablone anzufertigen. Der Stentsaufbau des Modells wird zweckmäßig an der Bißplatte provisorisch

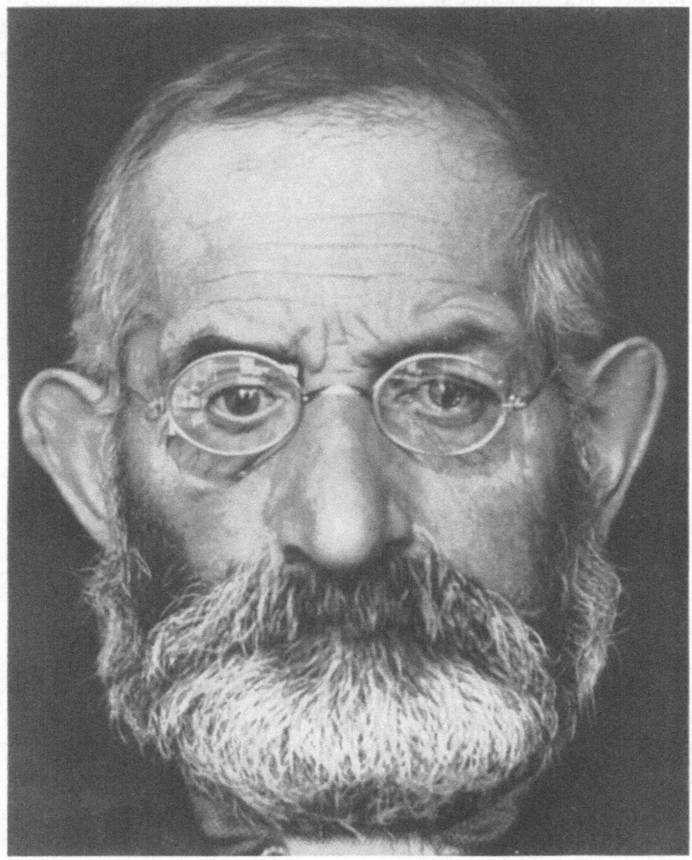

Abb. 451. Patient Sp. nach halbseitiger, totaler Oberkieferresektion und Enucleation eines Auges mit Kieferersatz und Gesichtsprothese mit künstlichem Auge (Ernst).

festgeklebt und beim Bißnehmen mit in den Mund eingeführt. Beim Bißnehmen muß verhindert werden, daß die Bißplatte aus ihrer richtigen Lage beim Zubeißen in den Defekt hineingebissen wird, weil sonst später die Zähne auf der kranken Seite viel zu lang werden.

Ist die Anprobe erledigt, so wird der Stentskloß entfernt und die Defekthöhle des Modelles ohne die Ränder zu beschädigen, nach oben so geöffnet, daß man durch das Modell hindurchsehen kann. Hierauf wird die Prothese wieder in ihre Lage auf das Modell gebracht und hier festgewachst. Der innere, mediale Defektrand, von dem der gesunde Kieferteil in der Mitte begrenzt wird, kann der Länge nach mit einem schmalen Streifen Wachs belegt werden, der von dem neugeschaffenen Zugang zum Defekt aus mit der Basisplatte des

Kiefers zusammengewachst wird. Nunmehr wird durch den neuen Zugang die ganze Höhle mit Gips ausgefüllt. Der Gips hat dann zum Munde hin dieselbe Form wie vorher der Stentskloß. Dann wird die Prothese wie jede andere eingebettet, gestopft und fertiggestellt.

Sitzt die angefertigte Platte richtig im Munde, so wird auf sie in der Gegend der Defektränder schwarze Guttapercha aufgetragen, bis sich diese scharf abprägen und allmählich ein exakter Abschluß zwischen Mund und Nase erreicht wird. Außerdem muß an der facialen Fläche so viel Guttapercha aufgetragen werden, wie dies zur Erlangung einer normalen Gesichtsform notwendig ist. Erst wenn keine Abstoßung von Knochensplittern mehr zu erwarten ist, die Höhle vollkommen epithelisiert ist und die Prothese in kosmetischer und

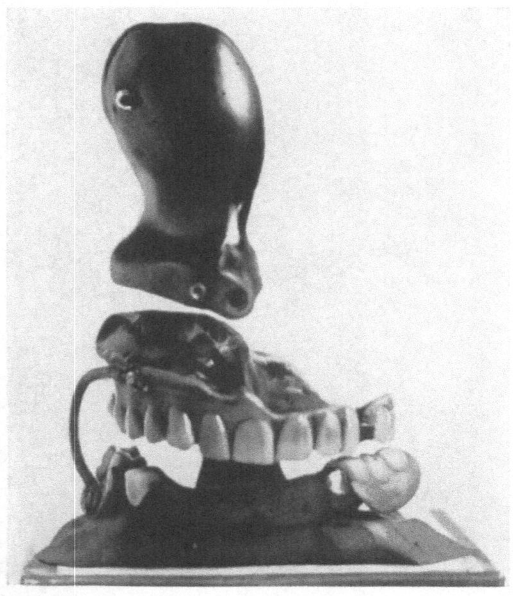

Abb. 452. Zerlegbare Resektionsprothese des Patienten Sp. Beide Teile werden durch 3 Kanülen (eine auf der Gaumenplatte, 2 auf der unteren Fläche des Kieferersatzes) vermittels eines Stiftes vereinigt. Der Oberkieferersatz weist oben eine rechteckige Kanüle auf, die einen an der Gesichtsprothese befindlichen Befestigungsstift aufnimmt (Ernst).

funktioneller Beziehung allen Anforderungen genügt, wird der Guttaperchaaufbau durch definitives Material, am besten schwarzen Kautschuk, ersetzt. Der Kiefer soll in seiner definitiven Form den Defekt nicht vollkommen ausfüllen, sondern nur so groß sein, daß er die Wange oder den Bulbus hinlänglich stützt und die Defektränder ausreichend abdichtet. Er darf daher auch die Atmung in keiner Weise behindern.

Das Gewicht einer solchen Resektionsprothese ist nicht viel größer als das eines gewöhnlichen Gebisses, wenn der Kieferersatz richtig hohl gestopft wurde.

Obgleich das Hohlstopfen durch Einlagerung von Kork oder Watte erreicht werden kann, wird es am besten mit Hilfe von feuchtem Bimssteinmehl oder auch feinem Sand erreicht. Dies geschieht auf folgende Weise:

Die Seitenwände werden ringsherum mit einem so breiten Kautschukstreifen belegt, daß dieser nach unten zu den Kautschuk der Gaumenplatte trifft, nach oben $^1/_2$—1 cm über den Gipsrand hinausragt. Man legt noch zweckmäßiger einen schmalen (1 cm breiten) Streifen zur Vereinigung von Kautschukplatte und Seitenwänden ringsherum über ihre Berührungslinie und drückt alles gut an.

Dann wird der ganze Hohlraum bis kurz unterhalb der oberen Defektränder mit feuchtem Bimssteinmehl oder Sand ausgefüllt, die überschüssige Feuchtigkeit abgetrocknet und darauf ein den Bimsstein bedeckendes Stück Kautschuk gelegt, auf das die überragenden Teile der Seitenwände allseitig zur Mitte hinaufgeklappt werden. Nach dem Pressen kontrolliert man, ob genug Kautschuk gestopft ist und fügt gegebenenfalls das Fehlende hinzu. Nach dem Vulkanisieren, das vorsichtig und langsam zu erfolgen hat (s. Vulkanisation der Unterkieferresektionsprothesen), wird an einer indifferenten Stelle, am besten an der oberen Fläche, ein Loch in den Kiefer gebohrt, durch das das Bimssteinmehl mit Hilfe eines kräftigen Wasserstrahls unter gleichzeitigem Auflockern mit einem Instrument entfernt wird. Dieses Loch, dem man eine kreisrunde Form gibt

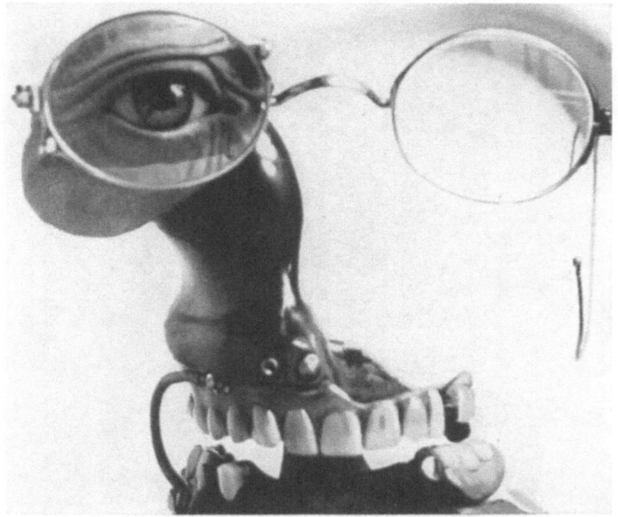

Abb. 453. Prothese, zusammengesetzt, mit künstlichem Auge (Ernst).

wird mit einem erwärmten, walzenförmigen, etwas konischen Propfen aus vulkanisiertem Kautschuk verschlossen. Der Überschuß wird abgesägt und der ganze Kiefer ausgearbeitet und poliert.

Gelegentlich ist es notwendig, an der Berührungstelle mit dem Ductus Stenonianus die Prothese mit einer nach unten verlaufenden Rinne zu versehen, damit sich die Ohrspeicheldrüse nicht in den Nasenraum entleert, wie dies manchmal durch falsche Lagerung des Duktus geschieht.

Wird die Hälfte des weichen Gaumens mit entfernt, so muß an der Resektionsprothese ein auf die hintere Rachenwand gerichteter Fortsatz angebracht werden, der dann nach Auftragen von schwarzer Guttapercha den notwendigen Abschluß zwischen Mund- und Nasenhöhle herbeiführt.

Bei Verlust der Orbitalplatte muß die Prothese häufig aus zwei Teilen hergestellt werden (s. Abb. 452 u. 453), da nicht jeder Patient in der Lage ist, durch die Mundöffnung eine so große Prothese einzuführen.

Analog der Behandlung der einseitigen subtotalen und totalen Oberkieferresektionen lassen sich auch beiderseitige ebenfalls zu befriedigenden funktionellen und kosmetischen Resultaten führen. Sind nur wenige Zähne vorhanden, so muß man oft eine Feder auf der resezierten Seite zu Hilfe nehmen (s. Abb. 452 u. 453); sind keine Zähne vorhanden, ist man fast immer auf Federn beiderseits angewiesen (s. Abb. 450). Man tut aber gut, in jedem Falle

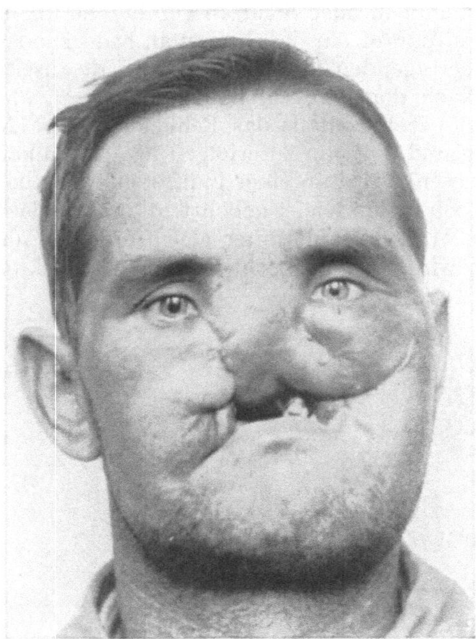

Abb. 454 a.

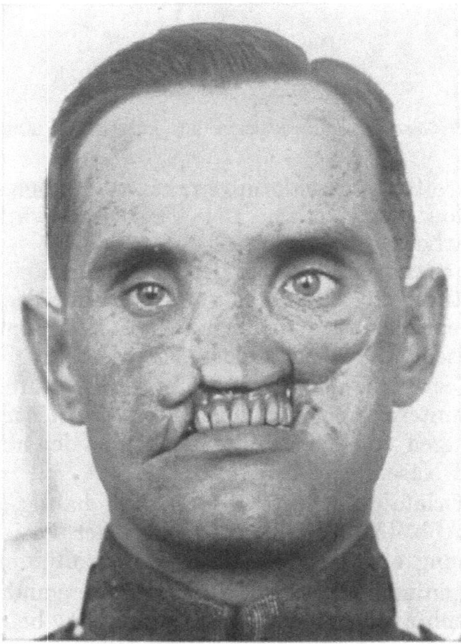

Abb. 454 b.

Abb. 454 a u. b. Oberkieferprothese nach Verlust eines größeren Kieferteiles (durch Schußverletzung). Als Unterlage für die Weichteilplastik. (Aus Ernst in Kirschner-Nordmann, Chirurgie, Bd. IV/1.)

durch zweckmäßige Formung der Prothese einen unterstützenden Halt in der Höhle selbst zu suchen, indem man die meist sich nach oben erweiternde Kolbenform der Höhle ausnutzt oder sich eine solche schafft (s. Abb. 499, 450 u. 452).

Bei nicht rechtzeitiger Überweisung an den Prothetiker sind oft starke Narbenschrumpfungen (s. Abb. 443) zu überwinden, was man früher durch langdauernde Dehnungen zu erreichen suchte.

Ich kürze derartige, wenig Erfolg versprechende Dehnungen durch Lösung oder Exstirpation der Narben und plastische Operationen unter gleichzeitiger Anfertigung einer Prothese erfolgreich ab.

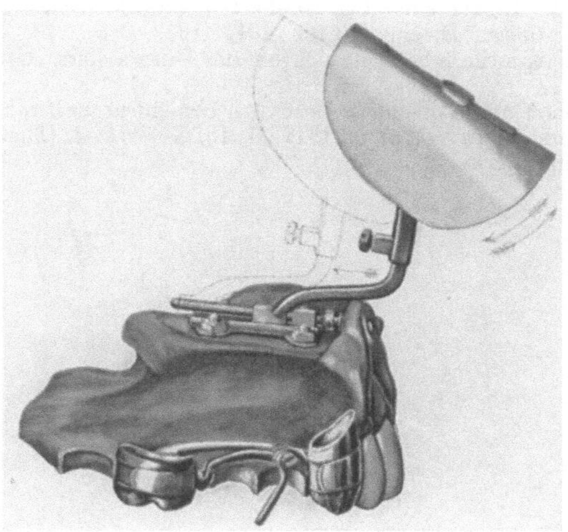

Abb. 455. Prothese als Unterlage für eine Oberlippenplastik mit verstellbarer Nasenstütze nach Ernst. (Aus Kirschner-Nordmann, Chirurgie, Bd. IV/1.)

Abb. 451 zeigt einen Patienten, dem ich nach Enucleation des Bulbus einen Gesichtsteil mitsamt dem Auge prothetisch ersetzt habe. Diese Prothese war mit einem Dorn versehen, der durch die Lidspalte in eine Röhre der zerlegbaren Oberkieferresektionsprothese geschoben wurde. Die Anwendung ergibt sich aus den Abb. 452, 453).

Abb. 454a, b zeigt einen Kriegsverletzten mit Verlust eines größeren Oberkiefer- und Nasenteiles, Abb. 455 die Oberkieferprothese mit einer verstellbaren Nasenstütze zur Weichteildehnung.

Literatur.

Billing: Von der Unterkieferresektionsprothese. Stockholm 1910. — *Bruhn:* Kieferprothese in Kantorowiz. Handwörterbuch der gesamten Zahnheilkunde. Barth & Meusser 1930.

Ernst: (a) Prothesen nach Ober- und Unterkieferresektion. In Kirschners-Nordmann Chirurgie **4 I**. Berlin: Urban & Schwarzenberg 1926. (b) Kieferresektion, -prothese und -plastik. Fortschr. Zahnheilk. **2**, Lief. 14. — *Ernst* u. *Erkes:* Die totale Exartikulation der Mandibula und ihr prothetischer Ersatz. Korresp.bl. Zahnärzte **41**, H. 4.

Hahl: (a) Über Verbände und Prothesen nach Resektion am Unterkiefer. Berl. klin. Wschr. **33** (1896). (b) Die Prothese nach Kieferresektionen. Arch. klin. Chir. **54**, 695 (1897). (c) Arb. chir. Klin. Berl. **1897**, XII. — *Hauptmeyer:* Über Resektionsprothese und Kieferbruchschienen. Dtsch. zahnärztl. Wschr. **1909**, Nr 24.

König: Über Prothesen bei Exartikulationen und Resektionen des Unterkiefers. Dtsch. Z. Chir. **88**, 1.

Martin: (a) De la prothèse immédiate appliqué à la résection des maxillaires. Paris: Masson & Co. 1889. (b) De la prothèse après résections du maxillaire inférieur. Rev. de Chir. **1905,** 790.

Partsch: (a) Über Unterkieferresektion und Unterkieferersatz. Allg. klin. Z.ztg **1896,** Nr 93. (b) Handbuch der Zahnheilkunde. Wiesbaden 1917—1925. — *Pichler:* Über Unterkieferresektionsprothese. Österr.-ungar. Vjschr. Zahnheilk. **1911,** H. 4.

Riegner: Über den totalen Ersatz der Mandibula. Beitr. klin. Chir. **75** (1911).

Sauer: Herstellung eines künstlichen Unterkiefers usw. Ref. Zbl. Chir. **1888.** — *Schröder, Hermann:* (a) Die Anwendungsweise zahnärztlicher Prothetik im Bereiche des Gesichtes und mit besonderer Berücksichtigung des sofortigen Kieferersatzes nach Resektionen. Korresp.bl. Zahnärzte **1901;** Dtsch. Mschr. Zahnheilk. **1901.** (b) Resektionsprothesen. Odont. Bl. **1903.** — *Sonntag* u. *Rosenthal:* Lehrbuch der Mund- und Kieferchirurgie. Leipzig: Georg Thieme 1930. — *Stoppany:* Kieferersatz. Korresp.bl. Zahnärzte **1895,** 319. — *Sudeck:* Ersatz einer exartikulierten Unterkieferhälfte durch die König-Roloffsche Elfenbeinprothese. Dtsch. Z. Chir. **101, 413.**

Trauner: Immediatprothese bei Totalnekrose des Unterkiefers. Österr.-ungar. Vjschr. Zahnheilk. **1909.**

Weiser: Reflektionen und Vorschläge bezüglich der chirurgisch-zahnärztlichen Kieferprothesen. Dtsch. Zahnheilk. in Vorträgen **1911,** H. 15. — *Witzel:* Chirurgie und Prothetik bei Kiefererkrankungen. Berlin 1905.

Die Chirurgie der Weichteile des Mundes.

Von

Professor Dr. **Hans Moral**, Rostock.

(Unter Zugrundelegung von Text und Abbildungen des Professors Dr. Fritz Williger, Dahlewitz b. Berlin.)

Mit 164 Abbildungen im Text.

I. Die Krankheiten der Lippen.

a) Verletzungen, Verbrennungen, Verätzungen.

Die Lippen bilden zwar einen wichtigen, aber doch nur beschränkten Abschnitt der Gesichtsweichteile, sie bestehen im wesentlichen aus Haut, Muskulatur, Schleimhaut, Drüsen und Fett. Ihre besondere Eigentümlichkeit ist das Lippenrot, die Übergangsstelle von der Haut zur Schleimhaut, ein Gebilde, das in dieser Beschaffenheit an keiner anderen Körperstelle wiederkehrt. Die Lippenschleimhaut, die Auskleidung der Lippen auf der Mundhöhlenseite, enthält zahlreiche Schleimdrüsen, die bei bimanueller Betastung als kleine, derbe, verschiebliche Körper unter der Schleimhaut zu fühlen sind. Die normale Oberlippe zeigt in der Mitte eine senkrecht von der Nasenscheidewand bis zum Lippenrot verlaufende Grube, das Philtrum, als Zeichen, daß sich bei der Entwicklung zwischen die Anlagen der beiden Oberlippenteile vom Nasenfortsatz her ein dritter Teil eingeschoben hat. Demnach werden wir an dieser Stelle die aus unvollkommener Entwicklung sich erklärenden Lippenspalten finden (s. S. 22). Vermöge ihrer Zusammensetzung haben die Lippen eine außerordentliche Beweglichkeit und eine sehr große Dehnbarkeit. Zwischen den geschlossenen Lippen liegt die Mundspalte, Rima oris, die normalerweise vollkommen waagerecht verläuft und beiderseits gleich lang sein soll. Bei geschlossenem Munde soll das Lippenrot der Oberlippe und der Unterlippe zwei gleichmäßig breite Säume bilden, die nach den Mundwinkeln zu sanft geschwungen in Spitzen auslaufen. Ein Vorstehen der Oberlippe deutet auf pathologische Prozesse in oder hinter ihr (Entzündungen, Prognathie u. a.), was entsprechend von der Unterlippe gilt. Bei Ruhestellung des Körpers und normaler Atmung sollen die Lippen geschlossen sein; ein dauerndes Offenhalten derselben läßt auf pathologische Prozesse der oberen Atmungswege schließen (Tumoren, Septumverbiegungen, hypertrophische Rachenmandel, Entzündungen u. dgl.).

Die Verletzungen, Verbrennungen und Verätzungen der Lippen sind meistens mit anderweitigen Gesichtsverletzungen oder bei der Einwirkung schwerer Gewalten (Hufschlag, Fall, Schußverletzungen u. a.), auch mit mehr oder minder schweren Verletzungen der Zähne oder der Kiefer vergesellschaftet

(s. Abb. 1). Beim Auftreffen einer stumpfen Gewalt kann die äußere Haut wegen ihrer Elastizität unverletzt bleiben, während an der Innenseite der Lippe durch Eindringen der Zähne tiefe, buchtige Wunden entstanden sind. In schwereren Fällen kann die Lippe ganz durchtrennt sein. Trotz der Größe der Wunde ist die Blutung in solchen Fällen selten bedeutend und durch die Naht unschwer stillbar. Auch die Verwundungen durch Schuß (besonders Schrapnellkugeln) machen oft so unbedeutende Verletzungen, daß nur ein einfacher, schnell heilender Schlitz entsteht. Querschläger dagegen und besonders Granatsprengstücke führen zu ganz ungeheuerlichen Zerreißungen und Zerfetzungen, wobei unter Umständen eine oder beide Lippen bis auf kümmerliche Reste verloren gehen können (Abb. 2). Mit den Schußverletzungen sind fast regelmäßig schwere Zertrümmerungen der Zähne und der Kiefer verbunden, und es ereignet sich

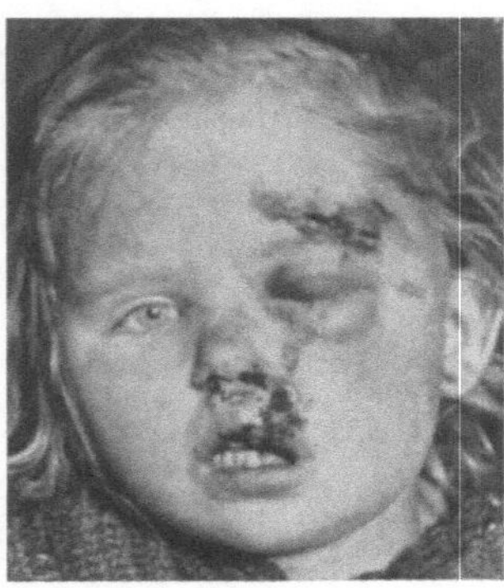

Abb. 1. Quetschwunde der Oberlippe durch Fall, gleichzeitig Bruch des Ober- und Unterkiefers, Quetschwunde an der Stirn.

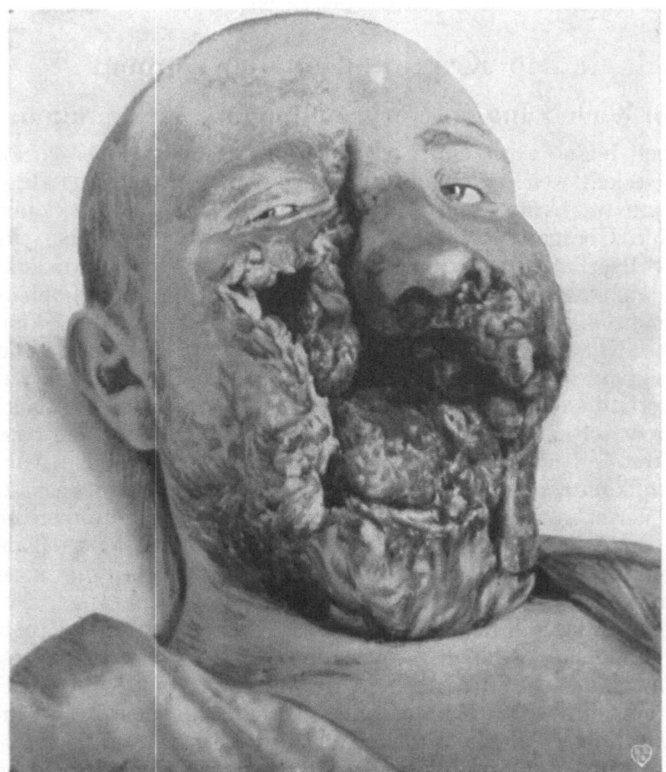

Abb. 2. Umfangreicher Wangen- und Lippendefekt. (Nach Lindemann.)

nicht selten, daß Zahnsplitter oder auch Teile von künstlichen Gebissen in die Lippen und Wangenweichteile geschleudert werden (indirekte Projektile). Bei großen Lippenzerreißungen kann die anfängliche Blutung recht bedeutend sein und zum Abbinden der verletzten Gefäße nötigen. Die primäre Naht der

Lippenschußverletzungen ist häufig wegen der begleitenden Nebenumstände nicht angezeigt (Gefahr der Sekretstauung, der Wundphlegmone usw.) und bei großen Substanzverlusten überhaupt nicht ausführbar.

Bei der ausgezeichneten Blutversorgung der Lippen wohnt ihnen eine besonders gute Heilungsmöglichkeit inne, so daß auch stark gequetschte und zerfetzte Wunden meist ohne sonderlich auffallende Narben verheilen. Bei den Schußverletzungen aber beobachtet man im Gegensatz dazu oft hypertrophische Narben, ja sogar Keloide (s. a. Abb. 7), die sich durch große Härte auszeichnen. Die Dehnbarkeit der Lippen gestattet es, daß ziemlich bedeutende Teile in Wegfall kommen können, ohne daß für ihren Ersatz besondere plastische Operationen notwendig wären. Wenn sich die Wundränder ohne allzu starke Spannung genügend zusammenfügen lassen, so ist die Mundöffnung anfänglich zwar verkleinert, sie vergrößert sich aber allmählich durch die Funktion der Lippen so weit, daß die Nahrungsaufnahme und das Sprechen nicht wesentlich erschwert wird. Durch geeignete Dehnapparate kann man hier helfend eingreifen (s. Abb. 3). In schweren Fällen ist durch Plastik (Stirn, Arm, Hals, Brust evtl. durch Wanderlappen) der Defekt zu decken.

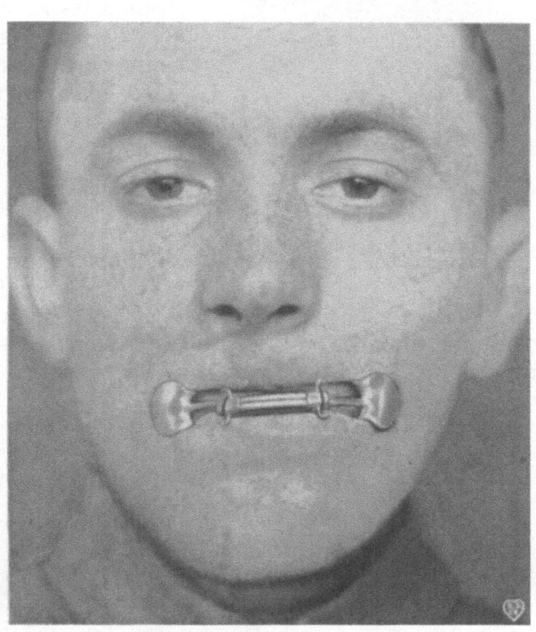

Abb. 3. Mundspaltendehnapparat. (Nach Bruhn.)

Zur Desinfektion der Lippenhaut ist nur bei bärtigen Personen Rasieren erforderlich. Ein Bestreichen der Haut mit Jodtinktur oder Thymolspiritus reicht zur Keimarretierung aus. Die Lippenschleimhaut läßt sich wegen ihrer ständigen Befeuchtung mit Mundflüssigkeit nicht ordentlich desinfizieren, was, wie die Erfahrung lehrt, auch nicht notwendig ist. Es empfiehlt sich auch hier, den Jodstrich anzuwenden. Bei plastischen Operationen, bei denen es auf genaue Wiederherstellung des Lippenrots ankommt, z. B. bei der Operation der Hasenscharte, ist der Jodstrich unzweckmäßig, weil die braune Verfärbung durch Jod den Farbenunterschied zwischen Lippenrot und Haut unkenntlich macht. Abwaschungen mit Seifenspiritus sind daher in solchen Fällen vorzuziehen. Gewöhnlich näht man Haut und Schleimhaut einzeln, und zwar beide am besten mit Seide. Bei Wunden, welche die ganze Lippe durchsetzen, kann man, um ein Durchschneiden der feinen Nähte zu verhindern, Packnähte durch die ganze Dicke der Lippe legen. Von größter Wichtigkeit für das spätere Aussehen ist die sorgfältige Vereinigung des Lippenrots, weil sonst unschöne Einkerbungen entstehen. An der Grenze des Lippenrots und der äußeren Haut muß die Nadel mit der größten Sorgfalt gleichmäßig weit von den Wundrändern entfernt ein- und ausgestochen und beim Knoten des Fadens die Wundränder auf das Sorgfältigste aufeinander gepaßt (adaptiert) werden. Der Knoten soll, wenn irgend möglich, nicht auf der Schleimhaut, sondern auf der Haut liegen. Läßt sich eine Lippenwunde sauber durch die Naht vereinigen, so ist ein Verband vollkommen überflüssig. Die Nähte können nach 5—7 Tagen entfernt werden.

Größere Substanzverluste, wie sie z. B. durch Schußverletzung entstehen, erfordern zunächst Verbände. Unter diesen muß die Reinigung der gequetschten und zerrissenen Wundränder abgewartet werden. Noch besser ist es, die gequetschten und vermutlich der Nekrose anheimfallenden Teile abzutragen, also durch Anfrischung einen glatten Wundrand zu erzielen, weil dann eine Heilung ohne entstellende Narben erreicht wird. Da an den Lippen die Verbände durch Speichel u. dgl. schnell durchtränkt und beschmutzt werden, so nimmt man leicht auswechselbare Verbände, die mit einer Schleuderbinde, einer Lasche um das Ohr, oder mit langen Leukoplastpflasterstreifen festgehalten werden. Bei kleinen Wunden, deren Umgebung nicht durch Speichel benetzt wird, kann man bei bartlosen Personen einen Mastisolverband machen. Die klebrige Flüssigkeit wird rings um die Wunde auf die Haut aufgetragen. Man läßt sie etwas antrocknen und legt dann ein zurechtgeschnittenes Stück trockenen Verbandmulles in mehrfacher Lage oder einen kleinen Mulltupfer darüber. Beides klebt sofort fest und bleibt tagelang unverrückt liegen. Dann läßt es sich ohne Lösungsmittel sehr leicht abziehen. Die Reste entfernt man mit Benzin, Äther oder Tetrachlorkohlenstoff. Das Entfernen des Leukoplastverbandes geschieht am besten unter Erweichen bzw. Lösen des Klebemittels durch Benzin oder Äther.

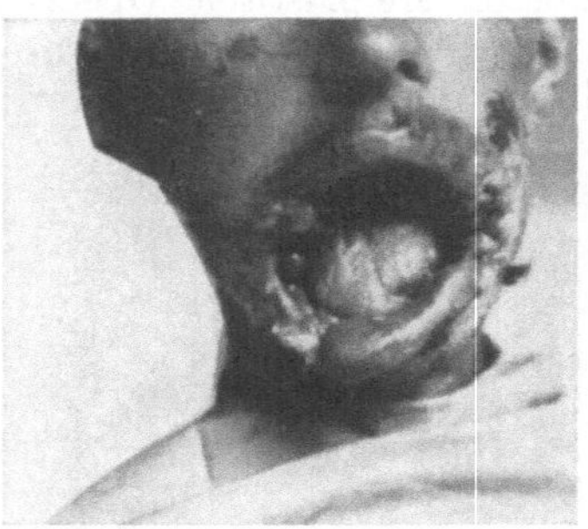

Abb. 4. Zerreißung der Lippen durch Schuß. (Nach Williger.)

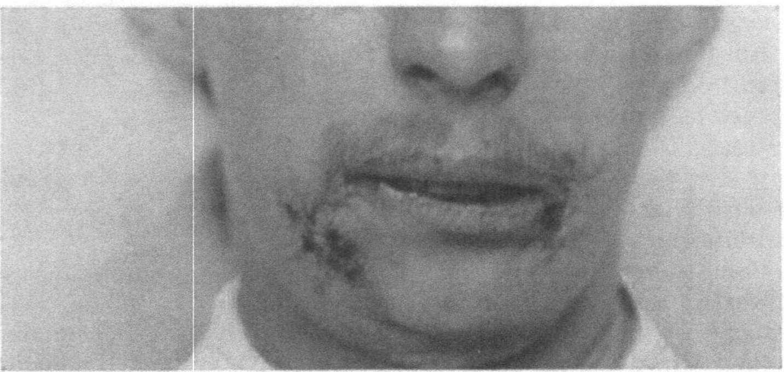

Abb. 5. Wiederherstellung. (Nach Williger.)

Zur Deckung großer Defekte an den Lippen, z. B. wenn eine ganze Ober- oder eine ganze Unterlippe in Wegfall gekommen ist, sind Plastiken erforderlich. Nach Operationen, z. B. Krebsexstirpationen, schließt man die Plastik unmittelbar der Entfernung der Geschwulst an. Man wählt dann von vornherein die Schnittführung bei der Exstirpation so, daß auf die nachfolgende Plastik Rücksicht genommen wird. Die große Dehnbarkeit der Lippen gestattet bei richtiger Schnittführung die Wegnahme eines sehr beträchtlichen Stückes. Bei den durch Schußverletzungen entstandenen Defekten muß man erst die völlige Reinigung der Wundränder abwarten, ehe man zur plastischen Deckung schreiten kann. Auch hierbei lassen sich verhältnismäßig geringe Lippenreste dank ihrer Dehnbarkeit oft noch so gut entwickeln, daß die einfache Naht zum Lippenschluß hinreicht (Abb. 4 u. 5). Wo aber das vorhandene Material ungenügend ist, muß man gestielte Lappen einpflanzen. Hierbei ist es von Wichtigkeit, die neugebildete Lippe mit Schleimhaut auszukleiden und vor allem auch das Lippenrot wieder herzustellen. Zur Schleimhautausfütterung verwendet man gestielte Lappen, die von der Wangenschleimhaut her gewonnen werden. Der äußere Hautteil wird durch Lappen gebildet, die man aus dem Gesicht (meistens von den Wangen) oder vom Hals nimmt. Auch die Brusthaut kann dazu ausgenutzt werden, wobei man sich meist des sog. Wanderlappens bedient. Da das Herbeischaffen von Schleimhaut zuweilen auf unüberwindliche Schwierigkeiten stößt, so hilft man sich mit dem Einpflanzen doppelt epithelisierter Hautlappen. So z. B. kann man vom Arm einen gestielten Hautlappen ablösen und an seiner blutigen Fläche mit Hautläppchen nach Thiersch bekleiden. Nach Anheilung dieser Läppchen wird der Armhautlappen in den Defekt eingepflanzt. Nachdem er fest eingewachsen ist, wird der Stiel durchtrennt und die Einpflanzung vollendet. Später muß dann der eingepflanzte Lappen noch mit Lippenrot versehen werden. Dieses Lippenrot wird von der vorhandenen gesunden Lippe in Streifenform abgetrennt. Dank seiner außerordentlichen Dehnbarkeit läßt es sich sehr weit verziehen und zum Aufsäumen verwenden. Mit großem Vorteil bedient man sich bei den Plastiken der Lippen und Gesichtsweichteile der von Thiersch angegebenen, neuerdings von Lindemann warm empfohlenen Plattennähte. Es sind dies Entspannungsdrahtnähte, die über durchlochte Zinnplättchen mittelst Schrotkugeln befestigt werden (Partsch). Den aus Hautlappen gebildeten Lippen haftet der Nachteil an, daß ihnen bei dem Fehlen der Muskulatur die Beweglichkeit abgeht. Doch wird dieser Nachteil einigermaßen durch die Beweglichkeit des gesunden Lippenteils ausgeglichen. Wieviel die plastische Chirurgie zu leisten imstande ist, geht aus der Abb. 6 hervor. Werden Verletzungen der Lippe, besonders solche der Unterlippe, nicht sachgemäß behandelt, dann kann es kommen, daß diese nach der Heilung nach außen umgebogen ist. Einen solchen Zustand nennt man ein Ectropium (s. Abb. 7). Ganz das gleiche sehen wir auch, wenn im Anschluß an chronisch-entzündliche

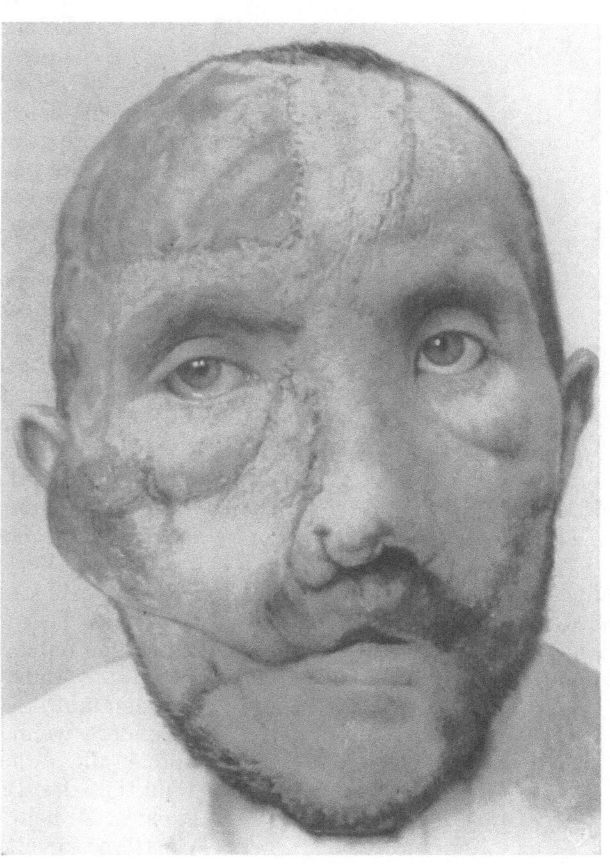

Abb. 6. Pat. aus Abb. 2 nach Überpflanzung gestielter Lappen aus dem Stirn- und Unterkinnbereich. (Nach Lindemann.)

Prozesse ein Nach-außen-Umbiegen der Lippe eintritt, z. B. bei Lupus. Dadurch ist der Lippenschluß sehr erschwert.

Verbrennungen der Lippen entstehen durch Explosionen, Stichflammen u. dgl., seltener durch offenes Ofenfeuer (s. Abb. 8). Bei den Verbrennungen ersten und zweiten Grades darf niemals Wasser oder wasserhaltige Flüssigkeiten an die verletzte Stelle gebracht werden, weil dadurch die Schmerzen sehr erheblich gesteigert werden. Der trockene Verband, namentlich der Puderverband, bringt am schnellsten Erleichterung (Reispuder, Talkpuder). Auch das Einschmieren mit dem altbekannten sog. Brandliniment ist nicht sonderlich empfehlenswert. Entstandene Brandblasen entfernt man mit einer sterilen spitzen Schere und legt ein zurechtgeschnittenes Stück der Bardelebenschen Brandbinde „Bardella" auf die Stelle. Sie wird mit Binden, Pflaster oder dergleichen befestigt und bleibt solange liegen, bis sie von selbst herunterfällt. Dann hat sich unter ihr schon junge Haut gebildet.

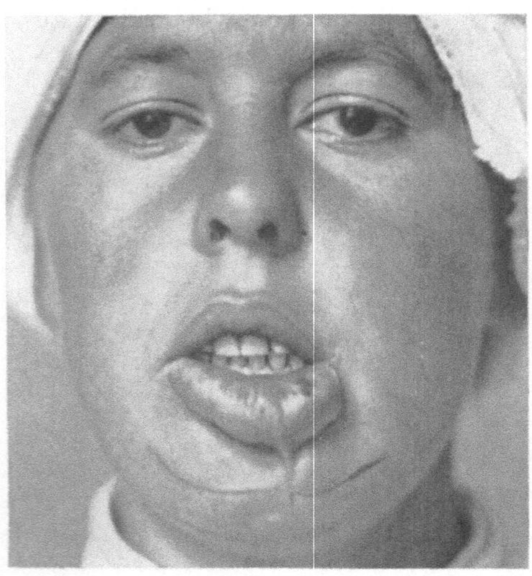

Abb. 7. Ectropium der Unterlippe im Anschluß an Verletzung. Narbenkeloide. (Nach Moral-Frieboes.)

Verbrennungen dritten Grades mit Verkohlung der Weichteile erfordern selbstverständlich Verbände mit häufigem Wechsel, bis sich die verbrannten Teile abgestoßen haben, worauf dann je nach Lage des Falles Deckung der entstandenen Wundfläche durch ungestielte oder gestielte Hautlappen oder andere plastische Operationen erfolgen muß. Narben nach Verbrennungen, besonders wenn sich Keloide entwickeln, können die Mundspalte verkleinern und die Funktion der Lippen weitgehend hindern, so ist z. B. bei der Kranken der Abb. 8 die Oberlippe so verkürzt, daß ein Lippenschluß nur schwer möglich ist und die Kranke in der Regel den Mund halb offen läßt. An dieser Stelle muß auch der Schäden gedacht werden, die durch die Röntgenstrahlen hervorgerufen werden. Man unterscheidet akute und Spätschädigungen. Je nach der Schwere des Falles findet sich bei der ersten Gruppe ein Erythem, eine Blasenbildung oder eine Ulceration, die man als Verbrennung ersten, zweiten und dritten Grades bezeichnet. Die Schädigungen des ersten Grades heilen in der Regel nach kurzer Zeit mit Hinterlassung einer Pigmentation, was in fast gleichem Umfange auch von den Schädigungen des zweiten Grades gilt, während die Schädigungen, die mit Nekrosen und Geschwüren einhergehen (s. Abb. 8a), eine schlechte oder gar keine Heilungstendenz zeigen. In manchen Fällen findet man eine Infiltration der ganzen inder Bestrahlungszone gelegenen Gewebe, die erst nach längerer Zeit abklingt. Die Spätschädigungen sind charakterisiert durch Gefäßverände-

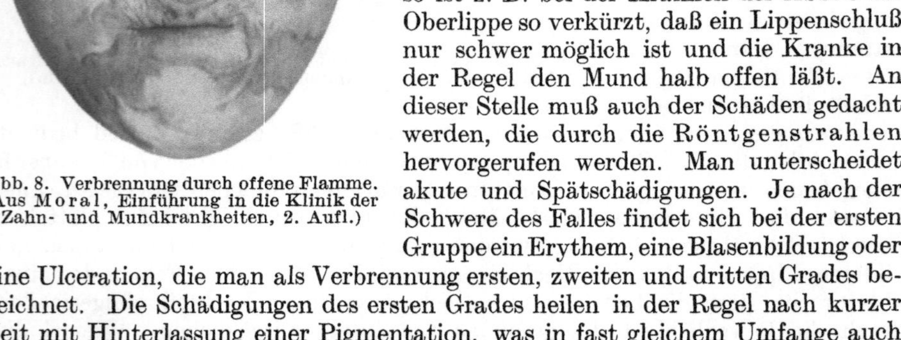

Abb. 8. Verbrennung durch offene Flamme. (Aus Moral, Einführung in die Klinik der Zahn- und Mundkrankheiten, 2. Aufl.)

rungen im Sinne der Teleangiektasien, durch Bindegewebsschädigung, durch Hyperkeratosen und Röntgenulcera, die leicht in Carcinome übergehen können. S. Abb. 8a, das ein Ulcus nach Röntgenschaden aus der Sammlung Partsch darstellt.

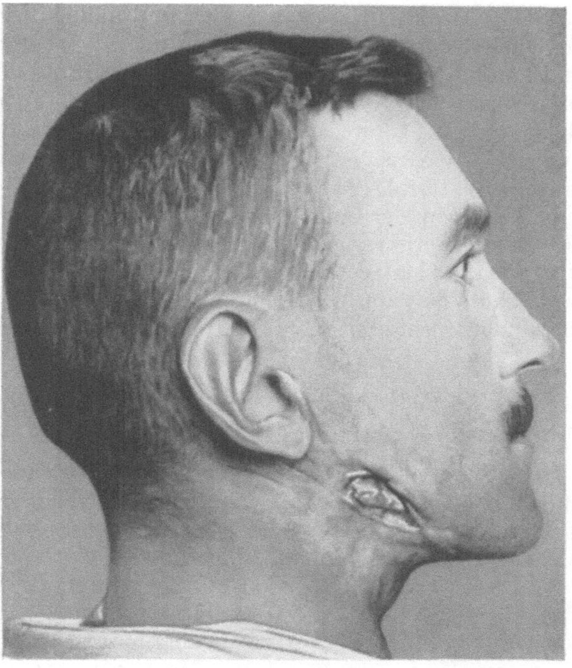

Abb. 8a. Röntgenverbrennung mit Nekrose. (Sammlung Partsch.)

Verätzungen kommen vor, wenn Laugen, Säuren oder andere scharf ätzende Flüssigkeiten getrunken werden. Gewöhnlich ziehen sich dann von dem Mundwinkel beiderseits lederartige braune Streifen über die Haut nach abwärts. Je nach der zur Wirkung gelangten Substanz zeigt die verätzte Fläche eine verschiedene Farbe, z. B. bei Salpetersäure gelb (Xanthoproteïnreaktion), bei Schwefelsäure schwarz, bei Oxalsäure rot. Auch durch Medikamentenverwechslung kann eine Verätzung zustande kommen, wie z. B. bei der Kranken der Abb. 9, wo die Wange und Lippe, statt mit Jodtinktur mit Höllensteinlösung eingerieben wurde. Die so behandelten Teile zeigen infolge der Reduktion des Silberalbuminates zu metallischem Silber eine schwarze Farbe. Auch die in der Volksmedizin noch so beliebten blasenziehenden Pflaster (Spanisches-, Hamburger Pflaster, Ohrenpflaster u. dgl.) können zu Verätzungen führen, ebenso das in ähnlichem Sinne wirkende Karmol. Bei zahnärztlichen Arbeiten kommt es vor, daß die an die Zähne gelegte Cofferdamplatte von früherer Benutzung her Löcher oder Risse hat. Bei Verwendung scharf wirkender Medikamente (Carbolsäure, Trikresol-Formalin, Kieselsäureester u. a.) kann unvermerkt durch eine solche Öffnung etwas Flüssigkeit auf die Schleimhaut geraten und Verätzungen erzeugen. Für solche Verätzungen ist man strafrechtlich verantwortlich. Abwaschen mit Wasser verschlimmert die Ätzwirkung, Abwaschen mit Spiritus hebt sie dagegen

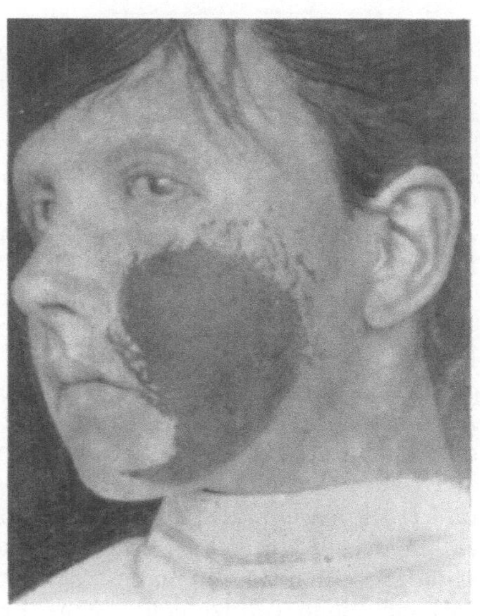

Abb. 9. Verätzung der Haut mit Höllensteinlösung, Schwarzfärbung. (Nach Moral-Frieboes.)

größtenteils auf. Beim Ätzen der empfindlichen Zahnhälse mit pulverisiertem Höllenstein verspritzt leicht ein wenig der sehr spröden und zerbrechlichen Masse und kommt auf die Schleimhaut bzw. die Haut der Lippe. An der Schleimhaut entstehen weiße Ätzflecke, die nach einigen Tagen dunkler werden und dann ebenso wie die sofort schwarz bzw. braun werdenden Ätzstellen an der Haut in einigen Tagen nach Abstoßung des Epithels schwinden. Beim Trockenlegen mittelst Watterollen kann es vorkommen, daß ein wenig Alkohol, wie man ihn zum Trocknen der Cavität benutzt, auf die Watterolle kommt und so für einige Minuten in Berührung mit der Schleimhaut der Lippe gelangt. Ist der Alkohol einigermaßen konzentriert, 80% und mehr, so findet sich hernach eine leichte weißliche Verätzung des Epithels, die ohne Behandlung nach einigen Tagen schwindet. Für die Wangen- und Zungenschleimhaut gilt übrigens dasselbe.

b) Entzündungen.

1. Herpes labialis.

Der Herpes labialis ist eine sehr häufig an der Mundöffnung, aber auch an anderen Stellen des Gesichts (Nasenöffnungen, Augenlider) vorkommende Erkrankung, zu der manche Menschen eine besondere Neigung haben. Diese Affektion ist sehr oft mit fieberhaften Erkrankungen, namentlich den sog. Erkältungskrankheiten vergesellschaftet und ist besonders häufig bei Schnupfen, Mandelentzündung, Influenza, Lungenentzündung, Meningitis cerebrospinalis u. a. Forchheimer hat ihn auch bei der Stomatitis aphthosa gesehen. Mehrfach habe ich beobachtet, daß bei entzündlichen Erkrankungen des Zahnfleisches, besonders bei der sog. Grippeerkrankung (Monocystenstomatitis) der Mundhöhle ein Herpes auftritt. Es gibt auch Fälle, besonders bei Kindern, in denen unter leichten Fiebererscheinungen als einziges klinisches Symptom der Erkrankung nur eine Herpeseruption an der Lippe oder an anderen Körperstellen zustande kommt. Man spricht dann von einer Febris herpetica. Der Erreger des Herpes ist nicht bekannt, vielleicht wird er durch verschiedene Mikroorganismen bedingt, darunter einer der filtrierbar ist. Die Übertragung auf die Kaninchenhornhaut ist wiederholt geglückt.

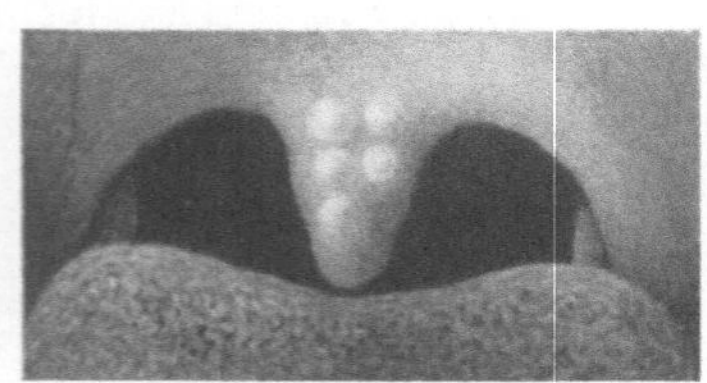
Abb. 10. Herpes des Zäpfchens.

Der Herpes kennzeichnet sich durch das gruppenförmige Aufschießen stecknadelkopfgroßer, manchmal aber auch größerer und dann oft solitärer Bläschen mit zunächst wasserhellem Inhalt, die auf einem etwas erhabenen, gerötetem Grunde aufsitzen. Die Haut in der Umgebung zeigt oft kurz vor dem Aufschießen der Bläschen ein leichtes Brennen oder Jucken. Die Bläschen entstehen durch Abheben der obersten Epithelschicht und seröser Ausscheidung aus den tieferen Teilen. Die prall gefüllten Bläschen werden bald schlaffer und trocknen ein oder ihr Inhalt trübt sich, vereitert, die Bläschen platzen und es bildet sich ein dicker, brauner Schorf, der erst nach längerer Zeit von selbst abfällt, wenn man ihn ungestört läßt. Dann findet sich unter ihm eine zarte, rötliche, neue Hautschicht. Eine Verwechslung mit einer anderen Krankheit kann eigentlich nicht vorkommen, da die Erscheinungen des Herpes labialis, besonders das gruppenförmige schnelle Auftreten der Bläschen sehr charakteristisch sind.

Eine Behandlung ist meist nicht nötig. Berühren mit dem Finger oder Kratzen ist zu untersagen. Man kann die erkrankte Stelle mit etwas Zinkpaste oder bei starker Borkenbildung mit Ung. praecipitat. alb. bestreichen. Der

Herpes labialis heilt stets ohne Hinterlassung einer Narbe. Manche Kranke neigen zu Rezidiven, gegen die man einen Schutz nicht kennt. Dem Herpes der Lippen entspricht der Herpes an anderen Stellen der Schleimhaut, z. B. des Zäpfchens (s. Abb. 10).

2. Herpes zoster.

Der Herpes zoster (Gürtelrose) hat seinen Namen von seinem Lieblingssitz, nämlich dem Gebiet eines oder mehrerer Intercostalnerven, weil an diesen Stellen die Affektion gürtelartig eine Brusthälfte ganz oder teilweise umzieht. Der Herpes zoster tritt einseitig auf, so daß man bei halbseitigen, mit Bläschen einhergehenden Haut- oder Schleimhautaffektionen an ihn denken muß. Stets nimmt er das Ausbreitungsgebiet eines Nerven ein, im Gesicht demnach das des N. supraorbitalis, infraorbitalis und mentalis. Ohne daß Beschwerden voraufgegangen sind, manchmal nach kurzdauerndem Fieber, leichten ziehenden Schmerzen, Brennen der Haut, mitunter nach fast unerträglichen neuralgischen Schmerzen, entsteht zunächst eine leichte etwa markstückgroße Hautrötung, auf der sich bald gruppenartig prall gefüllte Bläschen von Stecknadelkopf- bis Kleinerbsengröße erheben. Ähnlich wie beim gewöhnlichen Herpes kann der Inhalt der Blasen vereitern, deren höchster Punkt bald eine Eindellung (Nabelung) zeigt. Nach einigen Tagen trocknen die Bläschen zu fest sitzenden Borken ein, nach deren einige Wochen später erfolgender Abstoßung eine pockennarbenähnliche Vertiefung mit oder ohne Pigmentierung zurückbleibt (Unterschied gegen den Herpes labialis). Es können aber auch tiefere Hautzerstörungen eintreten, die mit sehr starken Schmerzen und ungeheuerer Berührungsempfindlichkeit verbunden sind. In solchen Fällen bleibt auch nach der Abheilung die Narbe noch lange Zeit äußerst empfindlich.

Die Ätiologie des Herpes zoster ist nicht einheitlich, in vielen Fällen dürfte es sich um eine Infektionskrankheit handeln, die, soweit das Gesicht in Frage kommt, ihren Sitz im Ganglion Gasseri hat, wofür auch der Umstand spricht, daß nach Überstehen der Krankheit Immunität eintritt. Es kommen aber auch Zostereruptionen nach Kohlenoxydvergiftung, nach manchen Arzneien, z. B. Antipyrin, Arsen vor, ferner bei Tabes und beim Eindringen von Tumorgewebe in Nervenstämme.

Der Herpes auf der Schleimhaut innerhalb der Mundhöhle ist eine selten vorkommende Erkrankung. Tritt er einseitig auf, so hat man an Herpes zoster zu denken. Man hat typische Eruptionen im Verlauf des N. palatinus am harten Gaumen beobachtet.

Die Behandlung besteht in innerlichen Gaben von Salicylpräparaten. Die erkrankten Hautstellen werden mit Zinkpaste bedeckt, durch einen Verband gegen die Einwirkung des Lichtes und gegen Temperaturschwankungen geschützt, weil diese es sind, die heftige Schmerzen machen. Bei starken Schmerzen darf man mit Narkoticis nicht sparen.

3. Ekzem.

Unter Ekzem versteht man eine aus den verschiedenartigsten Ursachen entstehende oberflächliche Hautentzündung, einen „Hautkatarrh", zu der manche Menschen — häufig alte — eine besondere Veranlagung besitzen. Beim akut auftretenden Ekzem entsteht unter leichtem Brennen und Jucken an der befallenen Hautstelle eine diffuse Rötung (Stadium erythematosum), dem bald eine Bläschenbildung folgt (Stadium vesiculosum). Beim Rückgang trocknen die Bläschen ein und die Haut schuppt sich kleienartig ab. Aus dem akuten Ekzem kann sehr leicht ein chronisches Ekzem werden, wobei dauernde starke

Abschuppung, Verdickung der Haut und ein Rissigwerden (Rhagadenbildung) besonders ins Auge fällt. Die akut erkrankte Haut verträgt nicht den mindesten Reiz und so ist namentlich im Gesicht das Waschen mit Wasser und Seife schädlich. Chronisches Ekzem an den Lippen und besonders an den Nasenöffnungen findet sich häufig bei Leuten, die gleichzeitig an anderen Krankheiten leiden, so z. B. bei skrofulösen Kindern, bei Diabetikern. Ekzeme an den Mundwinkeln besonders bei Leuten in mittlerem und höherem Alter müssen immer den Verdacht auf Diabetes aufkommen lassen. Sehr leicht kann von den kranken Hautstellen infolge von Kratzen ein Gesichtserysipel ausgehen.

Bei Kindern und auch bei alten Frauen mit welker, schlaffer Haut kommen oft an den Mundwinkeln flache Einrisse zustande, deren Umgebung leicht gerötet ist und beständig näßt. Diese sog. „faulen Ecken“ (Perlèches der Franzosen) sind außerordentlich hartnäckig und lästig, weil sie bei dem zur Nahrungsaufnahme notwendigen Mundöffnen immer weiter einreißen und nicht zur Heilung kommen. Differentialdiagnostisch ist es wichtig zu wissen, daß auch luetische Plaques mit Vorliebe an den Mundwinkeln sitzen. Man wird aber in solchen Fällen häufig auch an anderen Stellen des Mundes oder des Körpers Erscheinungen der bestehenden Lues finden.

Das Mundwinkelekzem wird behandelt, indem man die Rhagaden ein oder mehrmals mit 2%iger Höllensteinlösung oder Jodtinktur leicht überwischt. Die Patienten müssen sich die wunden Stellen dauernd mit Zinksalbe oder weißer Präcipitatsalbe einfetten. Die faulen Mundwinkel alter Leute, die mit der Bißsenkung infolge von Zahnmangel und des dadurch bedingten Aufeinanderliegens der Haut in der Mundwinkelumgebung zusammenhängen, fordern zu ihrer Beseitigung vor allem der Herstellung einer Prothese mit exakter Bißhebung, denn ohne eine solche versagt in diesen Fällen alle medikamentöse Therapie. Die Behandlung ausgedehnter Ekzeme der Lippen und des Gesichts ist Sache der Hautärzte.

Verschiedentlich ist bei Gebrauch parfümierter Mundwässer, auch des Odols, das Auftreten von Ekzemen an den Lippen und in der Umgebung des Mundes beobachtet worden. Nach Weglassen des Mundwassers verschwanden die Erscheinungen. Auch das Riechen an manchen Blumen (gewisse Primelarten) kann ein Ekzem an der Nase und der benachbarten Partie der Lippe bedingen.

4. Furunkel und Karbunkel.

Aus den Ausführungsgängen der Talgdrüsen des Gesichts lassen sich bei vielen Menschen weißlichgelbe Pfröpfe ausdrücken, die an dem der Oberfläche zugewandten Ende oft einen schwarzen Kopf haben. Es ist dies Talg, der sich in den Ausführungsgängen angesammelt hat und den man als Mitesser (Comedonen) bezeichnet. Hieran, ebenso an den in unmittelbarer Nachbarschaft befindlichen Haarbälgen entstehen leicht entzündliche Prozesse, die in der Gestalt von Pusteln (z. B. Acnepusteln) sogar eitrige Form annehmen können. Bei diesen Prozessen hat man Staphylokokken, seltener Streptokokken gefunden, die ja fast immer auf der Hautoberfläche haften und so leicht durch Scheuern und Reiben in die Ausführungsgänge der Drüsen und die Nachbarschaft der Haarbälge hineingetrieben werden können. Es scheint so, als ob die Haut des Gesichts ein relativ günstiger Boden für die Entwicklung derartiger Prozesse ist. Dies ist besonders dann der Fall, wenn entweder die Gewebe in ihrer Gesamtheit verändert sind, z. B. beim Diabetiker oder wenn lokale Veränderungen vorliegen, z. B. Ekzeme. Auch eine einfache Acnepustel kann Veranlassung zu einer solchen Bildung geben. Zu Anfang findet sich eine kleine, rote Erhabenheit, in deren Mitte an höchster Stelle sich ein kleiner gelber Fleck zeigt, der seinerseits von einem Haar durchbohrt ist (Folliculitis). Entfernt man das Haar, so entleert sich ein wenig Eiter und zugleich kann man gelegentlich damit den Prozeß kupieren.

Wird der Prozeß in diesem Zustand nicht unterbrochen oder findet er nicht dadurch sein Ende, daß die Pustel spontan eintrocknet, so entwickelt sich daraus ein Furunkel. Unter einem Furunkel versteht man eine unter der Epidermis liegende, mit Eiterung einhergehende Nekrose in der Umgebung des Haarbalges samt seiner Talgdrüse oder auch einer Schweißdrüse. In einem größeren Bezirk ist die Haut gerötet, derb infiltriert und in Form eines Buckels vorgewölbt, die Palpation ist schmerzhaft. Auf der Höhe dieser Vorwölbung findet sich ein gelb durchschimmerndes Zentrum. Das infiltrierte Gebiet kann die Größe eines Markstückes haben oder gelegentlich auch noch größer sein. Wird der Prozeß in Ruhe gelassen, dann stößt sich nach einigen Tagen in der Mitte ein gelblicher nekrotischer Propf ab, wobei eine ziemlich tiefe, oft bis zur Fascie reichende Höhle zutage tritt, die aber ebenso wie die derbe Infiltration meist in wenigen Tagen verschwindet. Gelegentlich können statt einer Nekrose

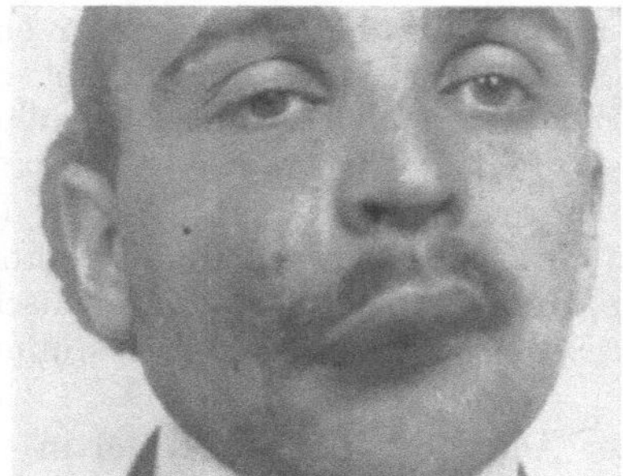

Abb. 11. Furunkel der Oberlippe. (Nach Williger.)

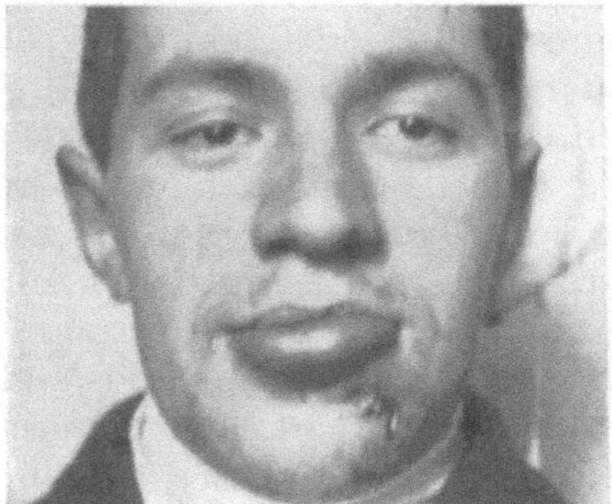

Abb. 12. Furunkel der Unterlippe. (Nach Williger.)

mehrere auftreten, was auch von den Lippenfurunkeln gilt. Die regionären Lymphdrüsen sind meist stark geschwollen und druckempfindlich, hingegen ist oft kein Fieber vorhanden. Wo solches sich findet, besonders hohes, ist es ein schlechtes Zeichen. Die Schwellung in der Umgebung des Furunkels kann bedeutende Grade annehmen (Abb. 11 u. 12). Alle Furunkel des Gesichts sind gefährlich, aber speziell die der Oberlippe und Wangen sind wegen der großen Zahl der Todesfälle gefürchtet, muß man doch bei dieser Gruppe mit einer Mortalität von 50% rechnen. Dieses ungünstige Resultat kommt besonders dadurch zustande, daß sich im Anschluß an die Infektion des Unterhautzellgewebes eine eitrige Phlebitis der so zahlreichen Gesichtsvenen entwickelt und es speziell durch die Vermittlung der Vena ophthalmica superior zu einer eiterigen Thrombose des Gehirnsinus (speziell des Sinus cavernosus) kommt. Daraus entwickelt sich dann in ganz kurzer Zeit eine eiterige Meningitis, die wir heute leider immer noch als einen sicheren Vorboten des Todes ansehen müssen. Ein anderer Teil der Todesfälle ist durch eine allgemeine Sepsis zustande gekommen. Nicht selten verlaufen die Fälle von Furunkel der Lippe so stürmisch, daß schon nach 2—3 Tagen der Tod eintritt.

Manche Fälle von einfachen Pusteln sind dadurch zu Furunkeln geworden und haben schließlich einen schlechten Ausgang genommen, weil die Kranken die Krusten und Borken, die sich über diesen Stellen fanden, abgekratzt haben oder weil in Verkennung der Folgen daran herumgedrückt worden ist. Man kann die Kranken nicht genug auf diesen Punkt hinweisen und die Prognose nicht schwarz genug hinstellen.

Außer in der lokalen Verschlimmerung besteht aber auch darin eine Gefahr, daß mit dem so infizierten Finger die Keime an andere Stellen des Gesichtes oder überhaupt des Körpers verschleppt werden und so sich immer wieder neue Furunkel bilden. Es entsteht so das Bild der Furunkulose, das man besonders häufig bei Diabetikern findet, so daß man bei Kranken, die daran leiden, auf alle Fälle eine Untersuchung des Harns, am besten eine solche des Blutzuckers machen soll.

Entwickelt sich der Furunkel der Lippe nach der Tiefe, so kann es zu einer spontanen Perforation durch die Schleimhaut nach dem Vestibulum zu kommen. Mitunter kann der Prozeß sich aber auch auf die Knochenhaut fortsetzen, was am Unterkiefer öfter vorzukommen scheint als am Oberkiefer. In nicht ganz seltenen Fällen sah ich von solchen Furunkeln der Haut des Unterkiefers, besonders wenn sie in der Kinngrube saßen, eine Osteomyelitis des Unterkiefers ausgehen. Es scheint mir, daß die feste Verbindung, die hier schon normalerweise zwischen Haut und Knochenhaut besteht, die Entwicklung solcher osteomyelitischer Prozesse begünstigt. In solchem Fall ist es oft nicht ganz leicht, von den unteren Schneidezähnen ausgehende Prozesse auszuschließen. Williger sah einen Fall, in dem ein nicht sehr großer Furunkel in der Kinngegend rechts von der Mittellinie saß (Abb. 13). Außen sah man einen kleinen Furunkel, die Weichteile waren derb infiltriert und die Entzündung hatte auf das Außenperiost des Kiefers bis zu den Molaren übergegriffen. Der behandelnde Zahnarzt hatte wohl eine Kinnfistel im Entstehen angenommen und hatte sofort den unversehrten rechten mittleren Schneidezahn entfernt. Auch alle übrigen Zähne des Unterkiefers waren unversehrt. Williger spaltete einen an der Außenseite des Kiefers gelegenen subperiostalen Absceß. Der Prozeß heilte unter Abstoßung mehrerer kleiner corticaler Sequester aus.

Die Behandlung der Pusteln (z. B. der Acne) wird in der Regel in der Hand des Hautarztes liegen. Wenn nichts an ihnen geschieht, insbesondere wenn nicht durch Kratzen und Drücken eine Weiterverschleppung der Keime eintritt, heilen solche Prozesse durch Eintrocknung aus. Selbst Kinnfurunkel kann man auf diese Weise, wenn man sie z. B. durch Bedeckung mit einem Leukoplastpflasterstück vor Insulten schützt, zum Heilen bringen. Daß die Organe des Mundes dabei möglichst ruhig gestellt werden müssen, versteht sich von selbst, eine Forderung, die aber bei den Lippen nicht ganz leicht durchzuführen ist. Aus diesem Grunde ist das Sprechen zu untersagen und flüssige Diät zu geben, damit keine Kaubewegungen ausgeführt zu werden brauchen, welche immer zu einer Mitbewegung der Lippen führen. Mitunter gelingt es durch Entfernung eines Lanugohärchens den Prozeß zu kupieren, wenn nämlich bei der Epilation der nekrotische Pfropf am Härchen hängen bleibt, ein Weg, der aber durchaus unsicher ist, weil er sogar infolge des Reizes zu einer Verschlechterung führen kann.

Bei der Behandlung des ausgesprochenen Furunkels stehen sich zwei Anschauungen einander gegenüber, denn während die eine von vorneherein ein Vorgehen mit dem Messer fordert, sucht die andere dieses ganz zu vermeiden oder doch nur auf die Fälle zu beschränken, die sonst sicher verloren wären. Mitunter gelingt es, durch Entfernung der eiterigen Kuppe den Prozeß zum Stillstand zu bringen. Soll incidiert werden, dann sind sehr große und ausgiebige Schnitte zu machen, die weit ins Gesunde hineinreichen und bei den Furunkeln der Lippe bis auf die Schleimhaut zu dringen haben. Daß man die Haken zum Auseinanderhalten der Wunde vermeidet, versteht sich von selbst, ebenso, daß alles Drücken und Pressen hintanzuhalten ist. Spaltet man nicht ausgiebig genug, dann kann man dem Kranken mehr schaden als nützen. Die Gefahr, daß durch die Incision Eitererreger erst recht in die Blutbahn getrieben werden, und daß so die Gefahr der Sepsis, wenn sie noch nicht bestanden hat, sich dann erst entwickelt, scheint nicht allzu groß zu sein, wenn eben nur die Schnitte groß genug sind. Daß bei diesem Eingriff die Lokalanästhesie vermieden werden muß, versteht sich von selbst.

In neuerer Zeit hat die *Umspritzung* des Herdes mit *Eigenblut* nach dem Vorgehen von *Läwen* Beachtung gefunden. Dieser Autor will durch die Injektion von Blut den Krankheitsherd gegenüber dem Gesunden abriegeln und so eine weitere Ausbreitung verhindern. Daß nebenbei das eingespritzte Blut noch einen allgemeinen Reiz im Sinne einer Besserung der Abwehrkräfte gibt, ist eine erwünschte Nebenwirkung. Gelegentlich ist es auch geglückt, durch Unterbindung der Vena angularis, der Vena jugularis oder anderer Venen den Prozeß zu kupieren. Bei der Schwere des Krankheitsbildes darf auf eine evtl. Entstellung des Kranken keine Rücksicht genommen werden. Die bei der Spaltung des Gewebes zutage tretenden Eiterungen und Abscesse sind nicht etwa mit dem Löffel zu entleeren, es muß das alles einer spontanen Loslösung überlassen bleiben, ein lockerer Jodoformgazestreifen sorgt für die

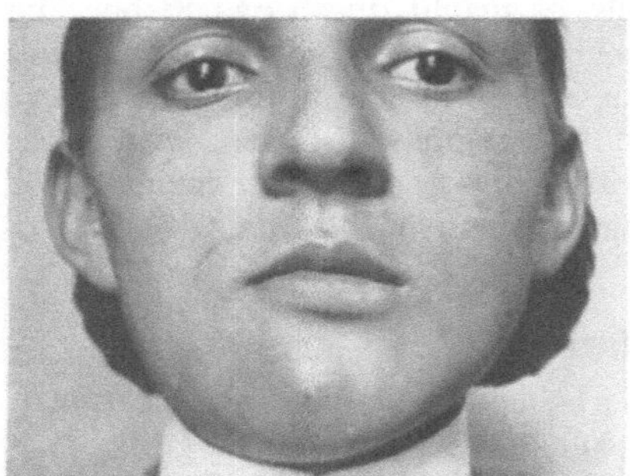

Abb. 13. Furunkel, Kinnfistel vortäuschend. (Nach *Williger*.)

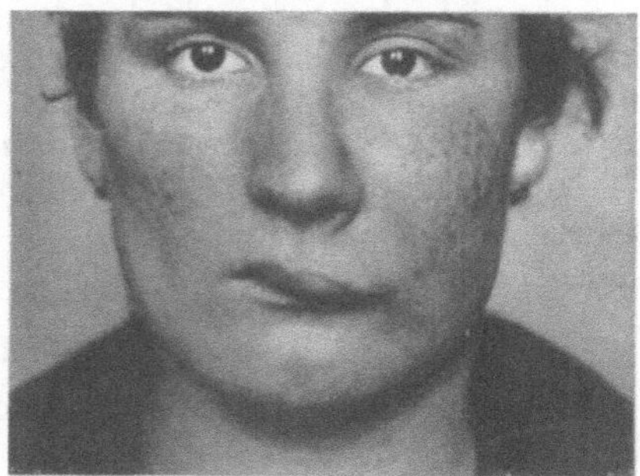

Abb. 14. Wangenschwellung, von einem Nasenfurunkel ausgehend. (Nach *Williger*.)

Fortleitung des Sekretes. Dieser wird nach zwei Tagen entfernt, oft bleibt an ihm der nekrotische Pfropf hängen. Auch die Strahlen hat man versucht, in den Dienst der Therapie des Furunkels zu stellen, aber die Ansichten gehen noch auseinander, ebenso wie beim Kauter, bei dem als unangenehme Beigabe die Stauung des Sekretabflusses hinzukommt. In vielen Fällen, besonders leichten kommt man so zum Ziele, daß man feuchte heiße Packungen macht. Gelegentlich löst sich dann der nekrotische Pfropf, womit die Heilung beginnt. Dieser Weg sollte in allen Fällen zuerst versucht werden.

Im allgemeinen macht die *Diagnose* des Furunkels keine Schwierigkeiten, die Schwellung und Rötung der Haut, der Nachweis des Pfropfes evtl. der Eiterung führt zur richtigen Erkennung. Schwieriger ist es, wenn der Furunkel selbst nicht oder nicht gut gesehen werden kann, so kann ein Furunkel des Naseneinganges eine von den Schneidezähnen ausgehende Periostitis vortäuschen. In manchen Fällen dieser Art wölbt sich die Schleimhaut in der Übergangsfalte in Form eines kleinen Abscesses vor, der genau über einem mittleren Schneidezahn gelegen ist. Wenn dieser Zahn keine lebende Pulpa mehr hat, so wird man leicht zu einer Fehldiagnose kommen. Bei gründlicher Untersuchung wird eine kleine Pustel oder Borke am Naseneingang den richtigen Weg weisen. Gelegentlich kann von diesen sonst ziemlich harmlosen Nasenfurunkeln, die sich durch einen kleinen Einstich meist leicht entleeren lassen, eine starke und nicht ungefährliche Entzündung der Wangenweichteile ausgehen (s. Abb. 14).

Viel schwerer und in der Prognose wesentlich schlechter ist der Karbunkel, der durch das Weiterumsichgreifen und seinen phlegmonösen Charakter gekennzeichnet ist. Die Haut ist viel stärker infiltriert, die unter der Haut gelegenen Teile, wie Fascien und Muskeln, werden durch Nekrotisierung in Mitleidenschaft gezogen, die Venen werden thrombosiert und überall in der Umgegend bilden sich, sowohl an der Oberfläche wie auch aus der Tiefe eiterige Entzündungen und nekrotische Herde. Schon früh können große Teile der Haut brandig werden und trotzdem sie sich lösen, kommt der Prozeß nicht wie beim Furunkel dadurch zum Stillstand. Der progrediente Charakter des Karbunkels ist für ihn charakteristisch und gibt zugleich auch die schlechte Prognose. Solche Karbunkel können sich aus dem einfachen Furunkel entwickeln, entweder durch Drücken und Kratzen, durch unzweckmäßige Behandlung oder ohne sichtbare Ursache. Daß die Widerstandskraft des Gewebes dabei eine wesentliche Rolle spielt, geht aus dem Umstande hervor, daß die Diabetiker leicht an Karbunkeln erkranken und nicht wenige dieser Leute daran zugrunde gehen. Das ganze Krankheitsbild des Karbunkels ist nicht nur ein viel schwereres wie das des Furunkels, es macht durch das Fieber, die bedeutende Schwellung, die hochgradige Beteiligung der Venen, die Schwellung des Augenlides, die Vortreibung des Bulbus, die Sinusthrombose einen ganz anderen Eindruck. Diesem fortschreitenden phlegmonösen Prozeß gegenüber hat die Therapie einen schweren Stand. Ein Abwarten ist hier nicht mehr angezeigt, nur tiefe und ausgiebige Incisionen können noch, wenn überhaupt, zum Ziele führen.

5. Impetigo contagiosa.

Eine sich besonders häufig an den Lippen abspielende infektiöse Erkrankung ist die Impetigo contagiosa, die deshalb gerade für uns von so großer Bedeutung ist, weil sie leicht von einem auf den anderen Kranken übertragen werden kann. Durch Eindringen von Streptokokken und Staphylokokken — daher Impetigo contagiosa streptogenes bzw. staphylogenes — in die obersten Schichten entsteht eine Entzündung, die einen roten Fleck von Stecknadelkopf- bis Linsengröße darstellt. Durch ein seröses Exsudat bildet sich eine kleine Blase, meist von opaker Farbe. Nach Einreißen der bedeckenden Epithelschicht — oft durch Kratzen — entsteht eine Wundfläche, aus der sich reichlich seröse Flüssigkeit, nicht selten in dicken Tropfen ergießt, die bald an der Haut nach unten läuft und zu honigfarbenen transparenten gelben Krusten eintrocknet. Am Rande findet sich ein zarter unterminierter Epithelsaum. Der Prozeß vergrößert sich durch

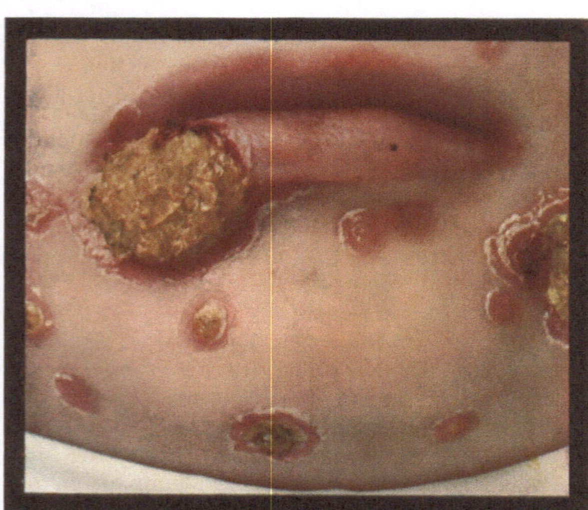

Abb. 15. Impetigo contagiosa streptogenes. (Nach Moral-Frieboes.)

die Sekretion und das Weiterkriechen am Rande (s. Abb. 15). Die Herde haben die Größe eines Fünfpfennigstückes, können aber bis zu der eines Markstückes anwachsen. Unter der Borke kommt es, wenn nichts Besonderes geschieht, zum Wachstum des Epithels, so daß schließlich nach Abfallen der Krusten ein hyperämischer, nicht narbiger Fleck übrigbleibt. Die Impetigo contagiosa staphylogenes hat im Gegensatz zu der Impetigo contagiosa streptogenes die Tendenz in der Mitte abzuheilen, wodurch ringförmige Gebilde entstehen. Die Krankheit hat eine gewisse Ähnlichkeit mit sekundär-luetischen Efflorescenzen, doch zeigt diese Veränderung eine mehr ins Kupferige gehende Farbe. Entfernt man bei der Impetigo die Borke, so kommt eine spiegelnd glatte Erosion zutage, während bei der Lues sich unter der Borke erhabene, zum Teil zerklüftete Papeln finden. Wegen der großen Infektiosität ist die Zahnbehandlung während des Vorhandenseins der Efflorescenzen am besten auszusetzen.

Als Therapie hat sich unter vielem anderen eine 10%ige weiße Präcipitatsalbe gut bewährt.

6. Anthrax.

Milzbrandinfizierte Finger (Präparatoren, Schlächter usw.) können durch Kratzen an den Lippen dort eine Infektion hervorrufen, die mit Furunkeln, Fisteln und anderen entzündlichen Erkrankungen verwechselt worden ist. Zunächst entsteht eine etwa linsengroße Efflorescenz, der ein Bläschen mit eiterigem oder blutigem Inhalt folgt. Wenn die Affektion evtl. die Größe eines Zehnpfennigstückes angenommen hat, entwickelt sich in der Mitte eine Nekrose, während der Prozeß am Rande weiter geht. Diese Form wird als Milzbrandkarbunkel bezeichnet. Bleibt die Affektion lokal begrenzt, so ist die Prognose nicht schlecht, das ändert sich aber, wenn in der Umgebung ein Ödem eintritt als Zeichen der Ausbreitung der Infektion oder gar, wenn sich Metastasen an anderen Körperstellen finden. Die Lymphdrüsen sind immer hochgradig beteiligt. Die Prognose ist stets unsicher. Die Symptome sind meist so charakteristisch, daß eine Verwechslung selten vorkommt. Gegenüber dem Karbunkel ist die geringere Schmerzhaftigkeit und die geringere Allgemeinbeteiligung zu erwähnen. Wegen der Infektiosität ist Vorsicht am Platze. Bezüglich der Therapie ist zu bemerken, daß alle Incisionen zu vermeiden sind, anzuwenden ist Ruhigstellung (Bettruhe) und trockene oder Alkoholverbände evtl. Salvarsaninjektionen.

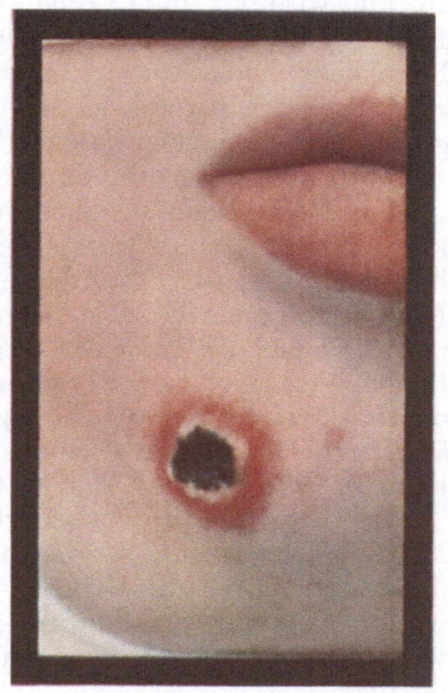

Abb. 16. Milzbrand. (Nach Moral-Frieboes.)

Der in Abb. 16 dargestellte junge Laboratoriumsgehilfe hat sich an einem toten milzbrandkranken Tiere infiziert, die Affektion war für eine Zahnfistel gehalten worden. Heilung.

7. Erysipelas faciei (Gesichtsrose, Wundrose).

Das Erysipel ist eine durch den Fehleisenschen Streptococcus verursachte Infektionskrankheit, die sich in den oberflächlichen Schichten der Haut und Schleimhaut abspielt. Es ist gekennzeichnet durch eine meist unter sehr hohem

Fieber einhergehende, flächenhaft sich ausdehnende und weiter wandernde, rosenrote (daher der Name „Rose") Entzündung der Haut, die sich an ihrer Grenze oft kreisbogenartig, scharf stufenartig gegen die gesunde Haut absetzt. Die befallenen Augenlider schwellen stark an. Auf dem behaarten Kopf und an den Ohrmuscheln kommt es auch zur Blasenbildung. Die befallenen Hautpartien können zum Teil brandig werden. Tödlicher Ausgang ist nicht selten. Die erysipelatös erkrankte Schleimhaut zeigt starke, flammenförmige Röte und bedeutende Schwellung, die die Wange, den Gaumen, die Tonsillen, den Schlund befallen kann, und das in so starkem Maße, daß selbst die Atmung erschwert wird (Glottisödem).

Das Erysipel ist eine sog. akzidentelle Wundkrankheit, d. h., es gesellt sich zu einer Haut- oder Schleimhautverletzung hinzu durch Eindringen des Erysipelerregers. Es ist bekannt, daß unvorsichtiges Umgehen mit heilenden Wunden (Zerren an den Wundrändern, rauhes Abwischen) zum Ausbruch eines Erysipels Veranlassung geben kann. Zum Eintritt des Erregers genügt die geringfügigste, mit dem bloßen Auge nicht sichtbare Epithelverletzung, wie sie z. B. beim „Bohren" in der Nase entstehen kann. Personen mit chronischem Ekzem im Gesicht werden deshalb auch häufig und wiederholt von dieser Krankheit befallen.

Tritt das Erysipel einseitig, etwa von der Nase ausgehend, auf der Wange auf und wird das untere Augenlid ödematös, so kann eine von einem Zahn ausgehende Erkrankung vorgetäuscht werden. Die Entscheidung gibt die gewöhnlich bestehende hohe Körpertemperatur und die Beobachtung, daß das Erysipel rasch nach der Stirnschläfengegend oder nach der anderen Gesichtshälfte weitergreift, ganz abgesehen davon, daß die Affektion sich auf die äußeren Teile beschränkt und eine Verbindung mit der Kieferbedeckung nicht nachzuweisen ist.

Das Überstehen der Krankheit schützt nicht vor Rezidiven, es wird also keine Immunität erworben, ja es scheint, daß, wer einmal von der Krankheit befallen gewesen ist, ganz besonders leicht von neuem befallen wird. Hat eine Hautgegend mehrere Male die Infektion überstanden, so können Veränderungen zurückbleiben, die zu einer Elephantiasis führen, jener zum Teil recht bedeutenden Verdickung der Haut durch Wucherungsvorgänge im Bindegewebe und durch Erweiterungen der Lymphbahnen. Die Funktion und Form der so veränderten Gebiete wird beeinträchtigt und wenn z. B. die Oberlippe befallen ist, kann sie eine rüsselförmige Gestalt annehmen.

Die Behandlung erfordert Bettruhe und sorgfältige Pflege. Spezifische Mittel gibt es nicht. Zuweilen scheint ein täglich wiederholter Anstrich mit Jodtinktur (über die Grenzen der befallenen Hautstellen hinaus) günstig zu wirken, auch 10 % ige Camphersalbe (dick auftragen, nicht reiben!) ist empfohlen worden. Man hat auch aus dem Erreger Eigenvaccine hergestellt und subcutan injiziert.

c) Geschwülste.

1. Gutartige Geschwülste.

α) Cysten.

Die Lippencysten werden als Retentionsgeschwülste der Schleimdrüsen aufgefaßt, die dadurch entstehen, daß der Ausführungsgang verwächst. Das Trauma kann dabei eine Rolle spielen (Partsch). Die Cysten stellen sich dar als kleine, am Lippenrot sitzende evtl. haselnußgroße, schlaffe, meist aber prall gefüllte Geschwülste (Abb. 17), deren Inhalt bläulich durch die verdünnte Schleimhaut hindurchschimmert. Bei kleinen Cysten ist die Schleimhaut darüber verschieblich, bei größeren in der Regel nicht. Sie entstehen und wachsen vollkommen schmerzlos. Die Behandlung besteht in Ausschälung unter lokaler Anästhesie. Der sehr zarte Cystenbalg reißt dabei leicht ein, läßt sich aber gleichwohl leicht von der Unterlage abziehen. Meist folgen Lippendrüsen mit. Die Wunde wird durch Nähte geschlossen.

Die von Klestadt so genannten Gesichtsspaltencysten liegen unter dem Nasenflügelansatz auf dem Oberkieferknochen an der Apertura piriformis. Da sie mit Cylinderzellen ausgekleidet sind, haben sie mit der Mundschleimhaut und dem Zahnsystem nichts zu tun. Aller Wahrscheinlichkeit nach entstammen sie, wie Klestadt annimmt, restierenden Epithelien der Gesichtsfortsätze, die sich an dieser Stelle vereinigen, und haben somit eine gewisse Verwandtschaft mit den Wangendermoiden. Sie können sehr leicht mit gewöhnlichen Zahncysten verwechselt werden. Man findet sie als deutlich fluktuierende, nach ihrer ganzen Beschaffenheit als Cysten anzusprechende Gebilde zwischen den Wangenweichteilen und dem unversehrten Oberkieferknochen. In einem der von Williger beobachteten Fälle war die Geschwulst bis zur Größe einer Mandarine herangewachsen (Abb. 18). Die Differentialdiagnose gegen Zahncysten wird dadurch gestellt, daß ihr flüssiger Inhalt kein Cholesterin enthält und daß das Röntgenbild die völlige Unversehrtheit des Knochens und die Nichtbeteiligung der Zähne ergibt.

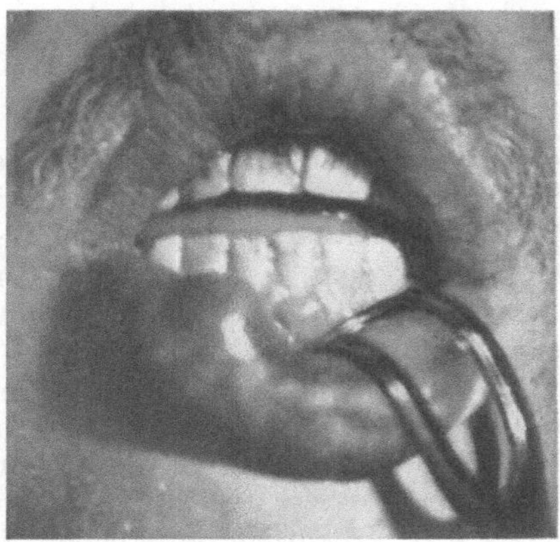

Abb. 17. Schleimcyste.

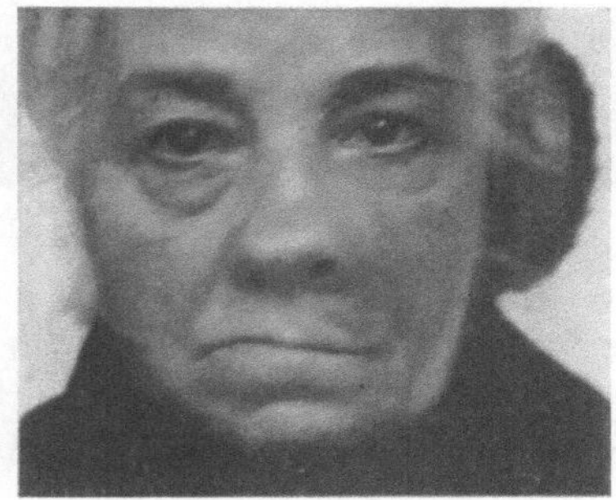

Abb. 18. Gesichtsspaltencyste links. (Nach Williger.)

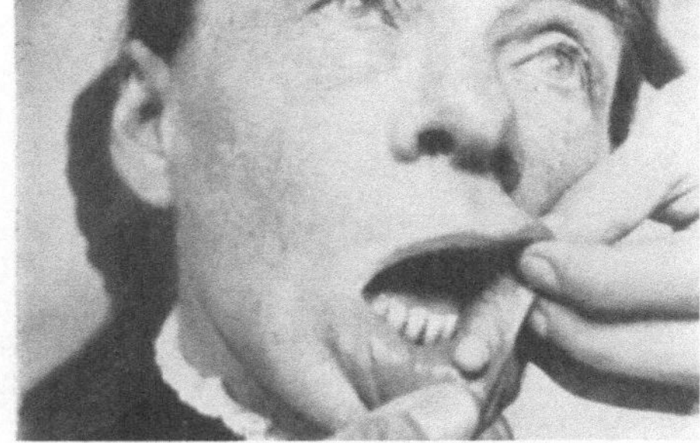

Abb. 19. Fibrom an der Unterlippe. (Nach Williger.)

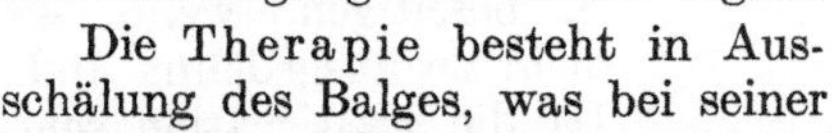

Die Therapie besteht in Ausschälung des Balges, was bei seiner leichten Zerreißlichkeit ziemlich große Mühe macht. Besonders mühsam ist die Abtrennung von der Nasenschleimhaut.

β) Fibrome.

Fibrome in ihren verschiedenen Variationen kommen ebenso wie an der übrigen Mundschleimhaut auch am Mundeingang vor, ihre Ursache ist unbekannt. Es sind runde, kuglige, mitunter auch platte, derbe Gebilde von höchstens Mandelkerngröße, die meist breitbasig aufsitzen, seltener an einem dünnen Stiel hin- und herpendeln. Beim Sprechen und Essen können sie zuweilen

Belästigungen machen, werden auch gelegentlich bei der Nahrungsaufnahme verletzt. Meist werden sie zufällig entdeckt. Unter lokaler Anästhesie lassen sie sich durch ovaläre Umschneidung mit nachfolgender Naht leicht beseitigen (Abb. 19). Man muß darauf achten, daß bei der Operation die Fascie, aus der sie herauszuwachsen pflegen, mit entfernt wird, weil sonst Rezidive zu fürchten sind. Welch große Ausdehnung Fibrome im Munde annehmen können zeigt Abb. 19a, die ein Fibrom des Gaumens in natürlicher Größe darstellt, das von Partsch entfernt wurde.

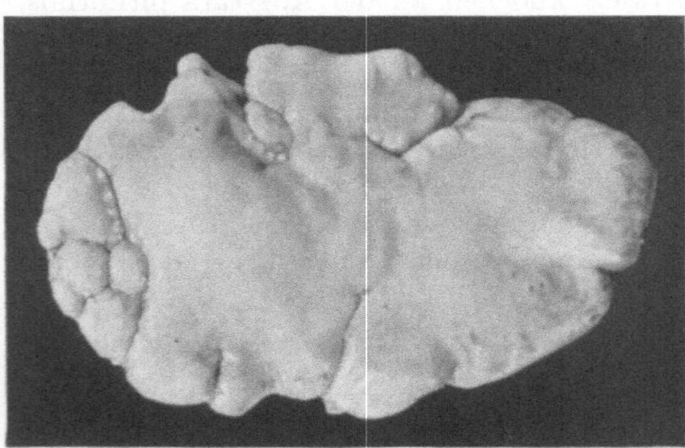

Abb. 19a. Fibrom vom Gaumen ausgehend. (Sammlung Partsch.)

γ) Angiome.

Angiome sind Gefäßgeschwülste und man teilt sie, je nachdem sie von den Blutgefäßen oder den Lymphgefäßen herrühren, in Hämangiome und Lymphangiome ein.

Von den Hämangiomen treten die einfachen Angiome, auch Teleangiektasien oder Naevi vasculosi genannt, häufig angeboren im Gesicht auf. Vom Volk werden sie Feuermäler oder Muttermäler genannt, sie wirken bei großer Ausdehnung außerordentlich entstellend (s. Abb. 20). Die hellroten Flecke werden hauptsächlich von kleinen Arterien gebildet, die mehr blauen von kleinen Venen. Sie setzen sich deutlich gegen ihre normal gefärbte Umgebung ab. Zuweilen sieht man erweiterte Gefäße in sie münden.

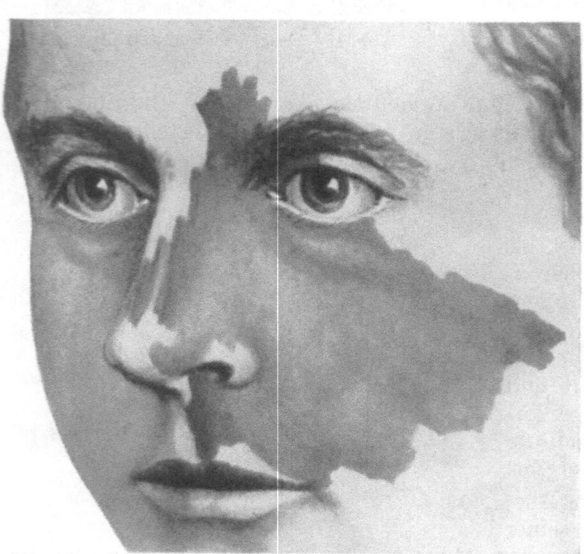

Abb. 20. Angioma simplex. (Umzeichnung nach Moral-Frieboes.)

Teils wegen der vorhandenen Entstellung, teils auch weil diese Angiome zu größeren Geschwülsten auswachsen können, sucht man sie zu beseitigen, wenn sie nicht zu ausgedehnt sind. Da die Exstirpation sehr blutig und gefährlich werden kann, hat man auch unblutige Verfahren ausgebildet, so die Spickung mit Magnesiumpfeilen, die Kauterisation, die Anwendung des Kohlenssäureschnees.

Nicht selten gewahrt man am Lippenrot kleine halbkuglige, auch längliche, dunkelblaue, von verdünnter Haut überzogene Gebilde, die unschwer als Varicen erkennbar sind. Auch kommt es vor, daß über die gesamte Lippenschleimhaut zahllose, hanfkorngroße Varicen verstreut sind. In ihrer Umgebung sieht man zahlreiche, wie angespritzt erscheinende Venenerweiterungen. Diese nicht seltenen Bildungen kehren am Zahnfleisch und an anderen Abschnitten der Mundschleimhaut wieder (Abb. 21). Diese Varicen wie auch die Teleangiektasien können bei Verletzungen zu recht unangenehmen Blutungen Veranlassung geben.

Die größeren Hämangiome gehören unter die Gruppe der Mischgeschwülste, weil sich an ihrem Aufbau auch das umliegende Bindegewebe und das Fettgewebe beteiligt. Da sich in ihnen außer den erweiterten Blutgefäßen mit Blut gefüllte Hohlräume finden, so haben sie einen kavernösen Bau und werden deshalb Kavernome genannt. Wenn sie mit einer großen Arterie in Verbindung stehen, können sie pulsieren. Auch finden sich in ihnen Umwandlungen wie Venensteine. Mit großer Vorliebe befallen diese Neubildungen die Wangen und Lippen, die dadurch außerordentlich verunstaltet werden können (Abb. 22 u. 23).

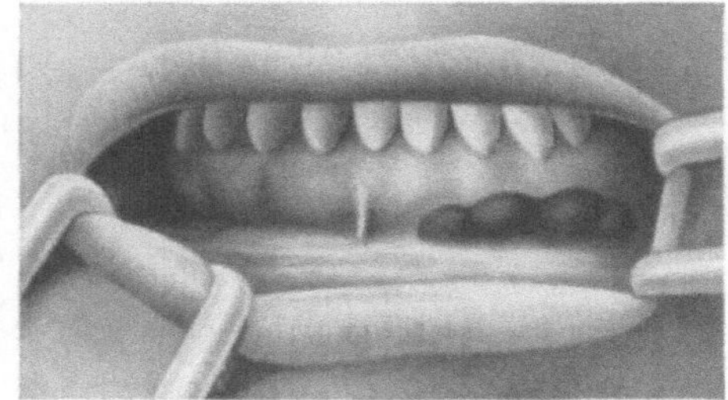

Abb. 21. Varixknoten.

Bei nicht zu großer Ausdehnung können sie an den Lippen durch keilförmige Exstirpation beseitigt werden. Da wegen zu großer Ausdehnung oder wegen der

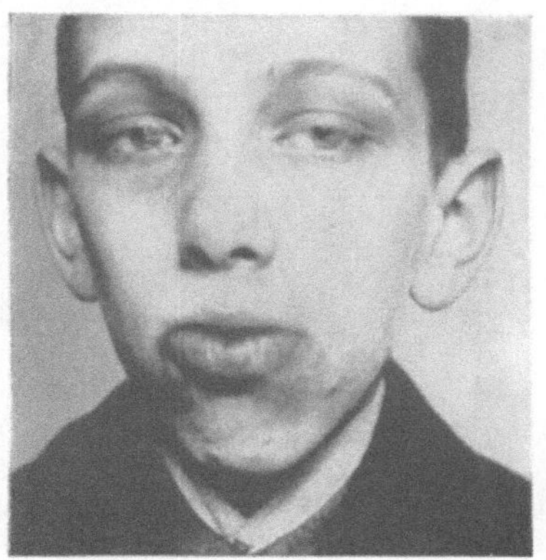

Abb. 22. Angioma cavernosum an der Unterlippe. (Nach Williger.)

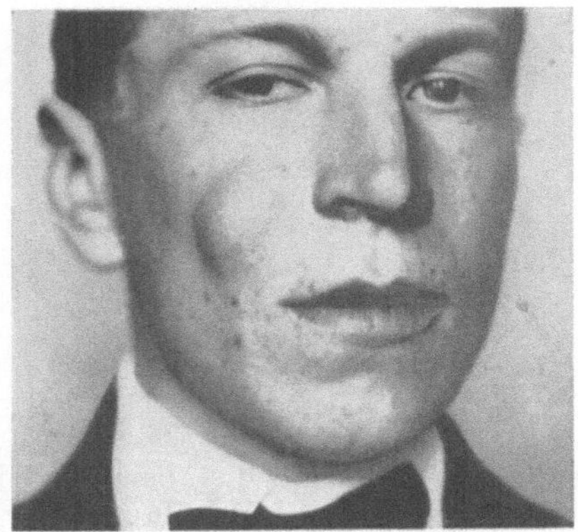

Abb. 23. Umschriebenes Angiom der Wange. (Nach Williger.)

Möglichkeit lebensgefährlicher Blutungen die Operation mit dem Messer zuweilen ausgeschlossen ist, so hat man das in den Hohlräumen enthaltene Blut zur Gerinnung zu bringen versucht, um dadurch eine Verödung der Geschwulst herbeizuführen. Hier hat sich die Spickung mit Magnesiumpfeilen nach Payr besonders gut bewährt.

Lymphangiome kommen ebenfalls, wenn auch seltener, an den Lippen vor. Sie verursachen diffuse Verdickungen der Lippen, die den entzündlichen ödematösen Schwellungen bis zu einem gewissen Grade ähnlich sehen, sich aber durch das Fehlen der Entzündungserscheinungen in der Umgebung unterscheiden. Das Gewebe fühlt sich durchweg weich an. Länger fortgesetzter Druck läßt die Schwellung zum Teil verschwinden, die aber nach einiger Zeit wiederkehrt. Man bezeichnet diese oft rüsselartige Verdickung der Lippe als Makrocheilie (Abb. 24). In dem befallenen Bezirk sind die Lymphgefäße erweitert, ihre

Wandung ist verdickt und das umliegende Bindegewebe ist vermehrt. An der Innenseite der Lippe sieht man zuweilen cystenartige kleine Bildungen.

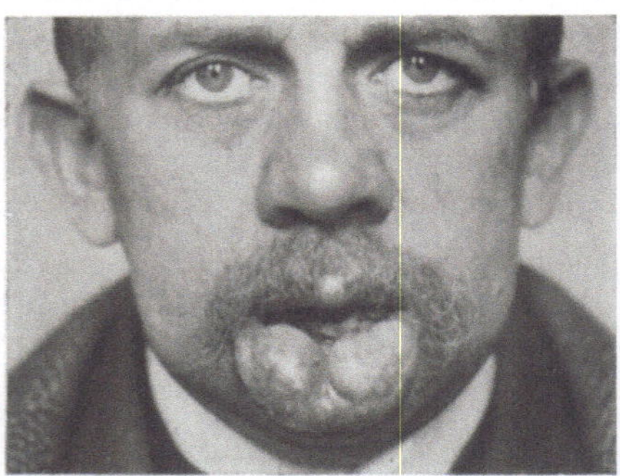

Abb. 24. Makrocheilie der Unterlippe. (Nach Williger.)

Als Therapie kommt nur die keilförmige Exstirpation in Frage, wenn sie möglich ist.

δ) Papillome.

Als Papillome bezeichnet man die vulgär Warzen genannten Neubildungen, welche zuweilen am Lippenrot am Hautrande, besonders gerne aber an den Mundwinkeln (s. Abb. 24a), vorkommen und gutartigen Charakter haben. Ihrem Wesen nach sind sie fibroepitheliale Bildungen und haben mit den Hautpapillen nichts zu tun. Der Name Papillom ist daher nicht ganz sachgemäß. Sie stellen sich dar als flache Erhabenheiten mit zerklüfteter, horniger Oberfläche auf weichem Grunde (Abb. 25). Die Neigung zur oberflächlichen Verhornung ist bei ihnen im allgemeinen so stark, daß von ihnen direkt Hornbildungen, sog. Hauthörner, von erheblicher Größe ausgehen können.

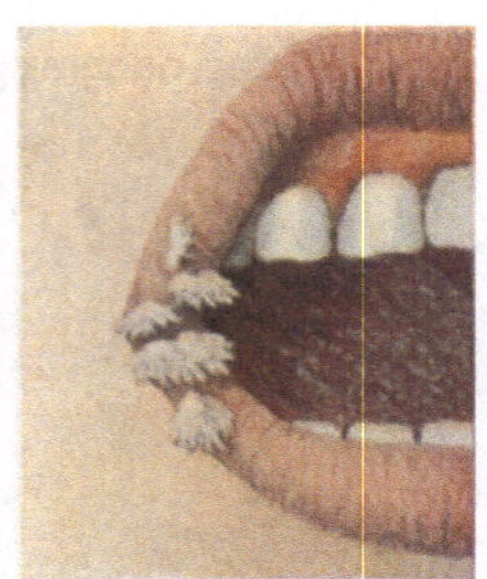

Abb. 24a. Papillome am Mundwinkel. (Nach Moral und Frieboes.)

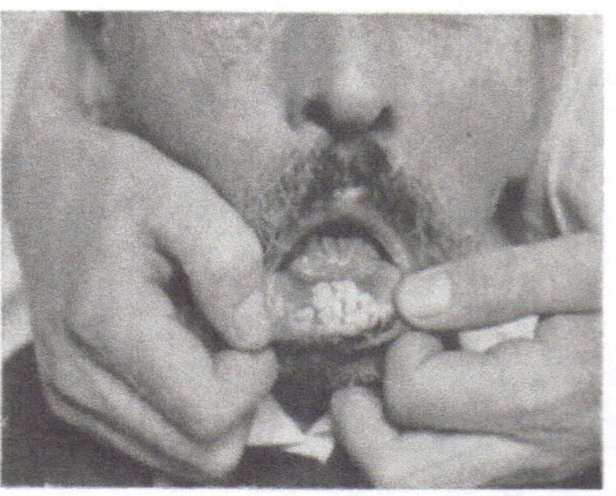

Abb. 25. Papillom der Unterlippe. (Nach Williger.)

Da sie sich bei längerem Bestande jederzeit in bösartige Neubildungen umwandeln können, so ist ihre Entfernung angezeigt, und zwar durch keilförmige Exstirpation mit nachfolgender Naht. Dringend muß vor Ätzungen, namentlich vor dem Höllensteinstift, gewarnt werden.

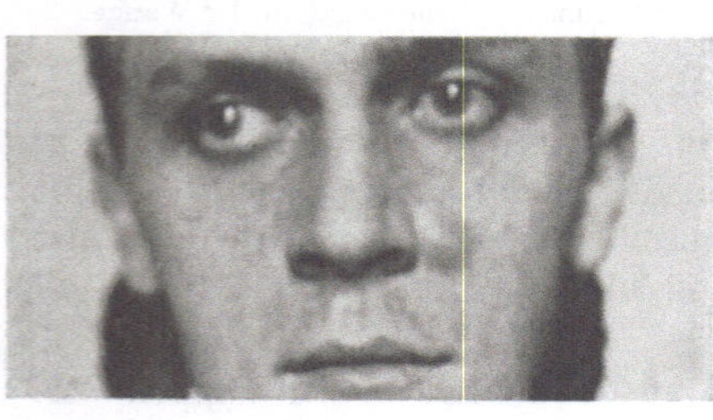

Abb. 26. Atherom, Hautdurchbruch vortäuschend. (Nach Williger.)

ε) Atherome.

Die sog. Grützbeutel sind cystische, von einer Talgdrüse ausgehende Bildungen. Sie bestehen aus einem bindegewebigem, mit Epithel ausgekleidetem Sack, der einen dickbreiigen, gelblichen, schmierigen, geruchlosen Inhalt umschließt. Im Gesicht entzünden sie sich häufig, wenn ihr Besitzer sie gewaltsam auszudrücken versucht hat. Solche entzündeten Atherome können vereitern und dann einen subcutanen Absceß, einen Hautdurchbruch vortäuschen (Abb. 26). An der Wange überschreiten die Atherome die Taubeneigröße selten, weil die eintretende Entstellung die Patienten zum Arzte treibt. Differentialdiagnostisch kommen nur die Lipome in Frage, die aber mehr in der Tiefe der Wange liegen und nicht wie die Atherome von verdünnter und fest anhaftender Haut bedeckt sind.

Die Beseitigung erfolgt unter Lokalanästhesie durch Schnitt von außen her. Der Schnitt muß zur Schonung des Facialis in der Verlaufsrichtung der Nervenäste gelegt werden. Der Balg des Atheroms, der oft, besonders wenn entzündliche Veränderungen vorliegen, ziemlich fest mit der Umgebung verklebt ist, muß sorgfältig entfernt werden, er reißt leicht bei der Operation ein. Bei sorgfältiger Hautnaht bleibt eine kaum sichtbare Narbe zurück, die man beim Entfernen vom Munde aus vermeiden kann, doch ist bei diesem Vorgehen der Eingriff viel mühsamer.

Die äußerst seltenen Dermoide der Wange liegen im Bereich der queren Wangenspalte. Im Gegensatz zum Atherom läßt sich die Haut über ihnen verschieben. Sie haben einen breiigen Inhalt und ihre Innenauskleidung ist gelegentlich mit Haaren bewachsen. Verwechslungen mit Cysten, Lipomen und Gummata sind vorgekommen.

2. Bösartige Geschwülste.

An allen Teilen des Gesichtes kommen, namentlich bei älteren Leuten, flache Hautkrebse vor (das sog. Ulcus rodens), deren Ursache unbekannt ist. Aufgekratzte Pusteln, Rhagaden, alte ekzematöse Stellen oder eine durch Lupus oder Syphilis hervorgerufene Narbe scheinen einen ganz besonders günstigen Boden abzugeben. Sie erscheinen als flache, oberflächliche Geschwüre mit wallartig erhabenem derben Rande und ausgesprochener Neigung zum Weitergreifen in der Fläche, aber weniger nach der Tiefe hin (Abb. 27 u. 28). Drüsenmetastasen treten erst später ein. Die Beobachtung hat gelehrt, daß diese flachen, verhornenden Gesichtskrebse immerhin relativ gutartig sind und lange nicht so schnell wie andere Carcinomformen zu Metastasen und zum Tode führen. Unter Umständen können sie Jahrzehnte bestehen, machen dann aber sehr bedeutende Zerstörungen wie in Abb. 28, wo die Haut der Lippen samt Schleimhaut, die Nase, die Wange, das Auge und Teile des Knochens verloren gegangen sind, nur die Zähne haben Widerstand geleistet. Wegen der relativ geringen Neigung zu Metastasen gibt eine rechtzeitige Behandlung auch recht gute Dauerresultate, und es ist nicht unbedingt notwendig, sie sämtlich mit dem Messer zu beseitigen. Man hat mit Röntgenstrahlen, mit Radiumbehandlung, ferner mit Verwendung von Kohlensäureschnee und anderen Mitteln zum Teil bessere Resultate wie mit dem Messer erreicht, die auch kosmetisch zufriedenstellend waren. Nur muß auch hier wieder dringend vor der Verwendung des Ätzstiftes gewarnt werden. Bei allen Geschwüren im Gesicht, die bei reizloser Behandlung keine Tendenz zur Heilung zeigen, liegt der Verdacht auf Carcinom so nahe, daß eine Probeexcision unbedingt gemacht werden sollte.

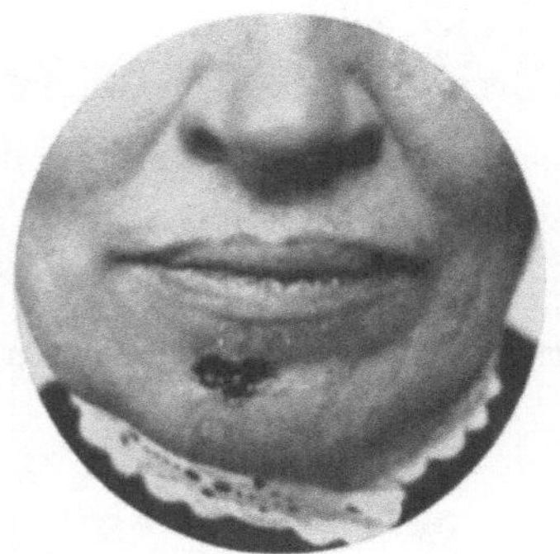

Abb. 27. Ulcus rodens faciei, 2 Jahre bestehend. (Nach Williger.)

Die Lippenkrebse stehen diesen Gesichtskrebsen nahe, sind aber unzweifelhaft als viel bösartiger zu betrachten, da sie schnell auf die Drüsen weitergreifen, wenn sie auch in anderen Körperteilen erst spät Metastasen machen. Sie kommen fast ausschließlich an der Unterlippe vor (Abb. 29). In der Regel beginnen sie an der Hautlippenrotgrenze, seltener an der Schleimhaut wie Abb. 30. Gelegentlich findet man an der Gegenlippe an der Stelle, wo diese lange Zeit dem Carcinom aufgelegen hat, ebenfalls einen Krebs, was man wohl kaum anders als im Sinne einer Übertragung deuten kann, wenn man auch weiß, daß Carcinome im Munde primär multipel auftreten können.

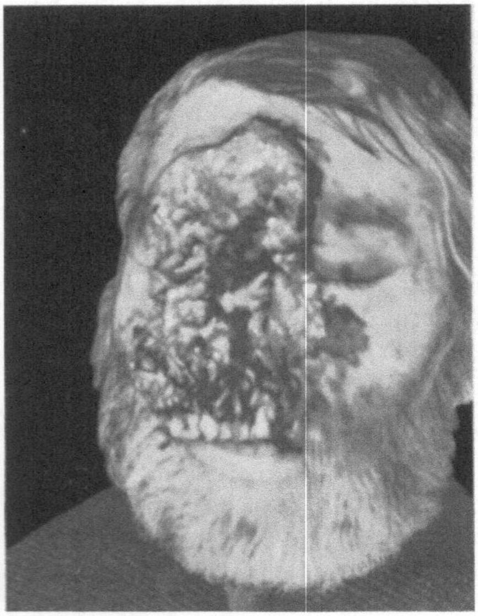

Abb. 28. Gesichtscarcinom 1 Tag vor dem Tode.

Ein besonders hohes Kontingent zum Lippenkrebs stellt das männliche Geschlecht, und darunter wieder diejenigen, die den Schädigungen der Witterung besonders häufig und lange ausgesetzt sind, z. B. alte Landwirte, Fischer. Das Tabakrauchen ist als spezifische Noxe aufgefaßt worden, ob mit Recht, steht noch dahin. Die bei Tabakrauchern so häufige Leukoplakie, deren Entstehung man mit dem Tabak in Zusammenhang bringt, scheint einen ganz besonders günstigen Boden für die Entwicklung des Carcinoms abzugeben. Die Leukoplakie der Lippen, aber auch anderer Teile der Mundhöhle ist nicht selten und wegen der daraus sich ergebenden Gefahr sollen solche Kranke dauernd unter Kontrolle gehalten werden.

Auch der Lippenkrebs beginnt ähnlich den Gesichtskrebsen gewöhnlich als ein unscheinbares „Blütchen", das sich mit einem Schorf bedeckt, der abgekratzt sich immer wieder von neuem bildet. Bald entwickelt sich daraus eine kleine,

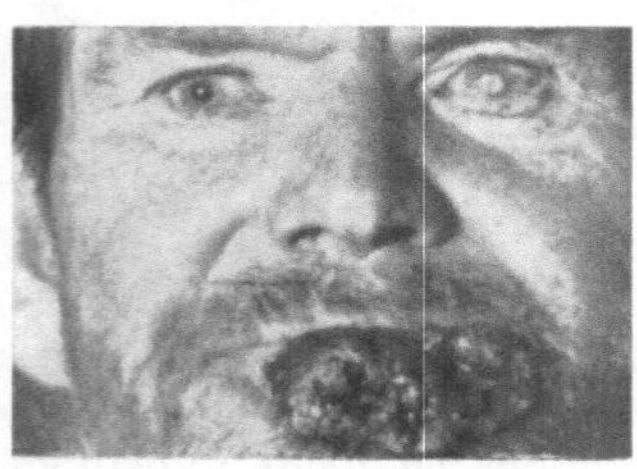

Abb. 29. Carcinom der Unterlippe. (Beobachtung von Partsch.)

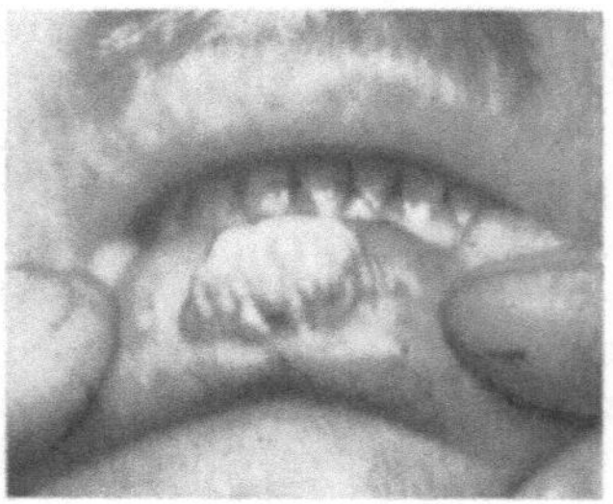

Abb. 30. Lippencarcinom.

harte, erhabene Geschwulst, die sich scharf von der gesunden Lippenschleimhaut absetzt und sich an der Oberfläche blumenkohlartig ähnlich dem Papillom zeigt, aber dann, besonders wenn äußere Reize dauernd einwirken, geschwürig zerfällt. Die Bröckeligkeit des Carcinoms bei Insulten, z. B. beim Kratzen und das oft damit verbundene Bluten, ist so charakteristisch für Carcinom, daß aus diesen beiden Zeichen leicht die Diagnose gestellt werden kann. Früher oder später greift das Carcinom infiltrierend auf die Unterlage über, die dadurch starr und unbeweglich wird. Es kommt dann immer schneller zum geschwürigen Zerfall, namentlich auf der Mundvorhofseite und zum Übergreifen auf den Kiefer (Abb. 31). Die Zähne werden locker und fallen aus, der Speichel fließt aus dem nicht mehr schlußfähigen Munde, Schmerzen stellen sich ein, und es entwickelt sich ein äußerst qualvoller Zustand, dem Blutungen aus arrodierten Gefäßen oder zunehmender Marasmus ein langsames, trauriges Ende machen. Schon frühzeitig werden die regionären Lymphdrüsen ergriffen, und zwar noch mehr als die submentalen die submaxillaren, und von dort aus die Halslymphdrüsen.

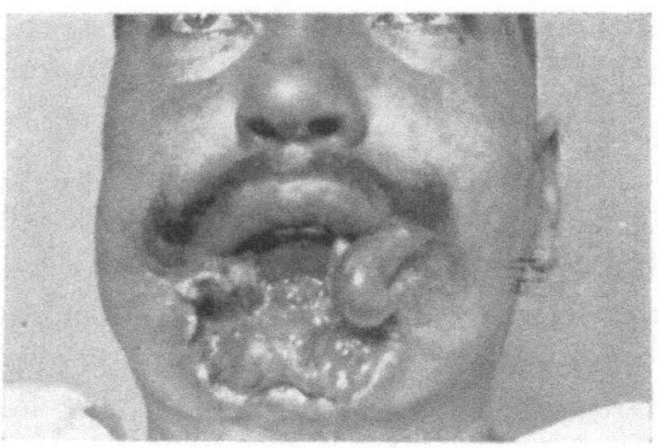

Abb. 31. Vorgeschrittenes Carcinom der Unterlippe. (Nach **Williger**.)

Differentialdiagnostisch kommen Papillome, Tuberkulose und Syphilis in Frage. Die Papillome zeigen ein viel langsameres Wachstum, keinen Zerfall, keine Bröckeligkeit, niemals infiltrierendes Wachstum, Isolierte Tuberkulose an den Lippen gehört zu den größten Seltenheiten. Der syphilitische Primäraffekt kommt hauptsächlich bei jugendlichen Individuen vor und kennzeichnet sich durch bald auftretende, auffallend starke, elastisch-derbe, unempfindliche Lymphdrüsenschwellungen, die selbst dann doppelseitig auftreten, wenn der Schanker auf einer Lippenseite gelegen ist. Der Nachweis der Spirochaete pallida im Dunkelfeld ist wegen der Ähnlichkeit mit den Spirochäten des Mundes nicht ganz leicht. Die gummösen Lippenerkrankungen sind

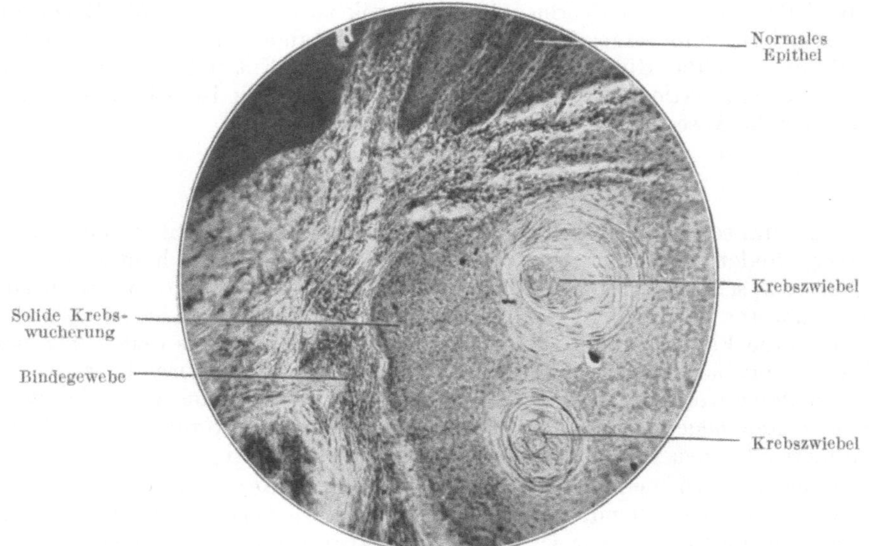

Abb. 32. Schnitt von einem Carcinom der Unterlippe. (Nach **Williger**.)

derbe, teils einzeln, teils multipel auftretende Infiltrationen der Lippe, die wenig Neigung zum ulcerösen Zerfall zeigen, aber einmal zerfallen, dem Carcinom ähnlich sehen. Die Bröckeligkeit und Härte des Randes auf der einen Seite und die Wassermannsche Reaktion auf der anderen Seite geben den Ausschlag. Selbstverständlich kann jeder Luetiker auch ein Lippencarcinom bekommen, und es wäre daher falsch, wenn man die klinischen Anzeichen vernachlässigte und nur auf Grund der positiven Wassermannschen Reaktion eine antiluische Kur einleitete, die unter Umständen einen verhängnisvollen Aufschub der angezeigten Operation herbeiführen würde.

Im Zweifelsfalle wird man daher richtig handeln, wenn man ein ausgiebiges Probestück entfernt und die Diagnose mikroskopisch stellt (Abb. 32). Zuwarten heißt in diesen Fällen sich versündigen. Die Anwendung von Ätzmitteln, namentlich des gar nicht genug zu verdammenden Höllensteinstiftes, ist der Sünden schwerste. Da von der Behandlung mit Röntgenstrahlen, Kathodenstrahlen und mit Radium günstige Resultate berichtet worden sind, so muß ein Versuch mit diesen Verfahren gemacht werden. In letzter Zeit scheint die Bestrahlung nach Coutard recht gute Resultate nicht nur in Anfangsfällen zu geben. Daher tritt die Ausrottung mit dem Messer mehr in den Hintergrund, die früher als die einzige aussichtsreiche Behandlung galt. Hat der Krebs schon auf den Unterkiefer übergegriffen, so ist die Prognose schlecht. Über die neuerdings wieder empfohlene Zerstörung des Carcinoms mit dem Glüheisen in moderner Form liegen noch nicht genügende Erfahrungen vor.

Soll der Krebs mit dem Messer entfernt werden, so sind die regionären Lymphdrüsen zu beseitigen, auch wenn man sie noch nicht fühlen kann, und zwar auf beiden Seiten, auch wenn der Krebs einseitig sitzt. Durch einen hufeisenförmigen Schnitt wird die Halshaut heruntergeklappt und die submentalen, die submaxillaren, ferner die Halsdrüsen am Vorderrand des Kopfnickers und in der unter ihm gelegenen Nische samt Fett und Fascien und auch die beiden Unterkieferspeicheldrüsen auf das Sorgfältigste herauspräpariert. Nach Schluß der Wunde wird dann das Carcinom exstirpiert, und zwar je nach Lage des Falles mit keilförmiger, herzförmiger oder auch anderer Schnittführung, während der entstandene Verlust durch Plastik zu decken ist. Als Regel gilt, daß der Schnitt mindestens $1^1/_2$ cm entfernt vom Rande der erkrankten Gegend zu führen ist, ohne Rücksicht auf die entstehende Entstellung oder auf die zu erwartende funktionelle Störung. Die lokale Anästhesie ist bei diesen Operationen der Narkose vorzuziehen.

d) Pigmentanomalien.

Ganz kurz soll auch noch der Pigmentanomalien gedacht werden. Beim Vitiligo findet man an verschiedenen Stellen des Gesichtes, häufig auch der Lippen ganz scharf begrenzte unregelmäßige oder runde Flecke, die weiß oder zum mindesten viel heller wie die Umgebung erscheinen. Letzteres betrifft besonders die Flecke an den Lippen und dem Lippenrot. Aus dem Umstande, daß die Umgebung der Flecke stärker pigmentiert ist als normal, ergibt sich ein besonderer Kontrast. Die Flecke verschwinden von alleine und an anderen Stellen treten neue auf, auch wandern sie über größere Hautpartien. Durch Konfluieren können ausgedehnte Bezirke befallen werden.

Ferner sind zu nennen die Muttermale, die Naevi pigmentosi, den Tumoren sehr nahe stehende Bildungen. Meist sind sie bei der Geburt vorhanden oder entwickeln sich aus vorher unsichtbaren aber angeborenen Anlagen. Meist überragen sie das Niveau der Umgebung und zeigen eine glatte oder rauhe Oberfläche. Gelegentlich findet man Haare auf ihnen. Neben hellgelben kommen braune bis schwarze Flecken vor. Plötzliches Wachstum legt den Verdacht einer malignen Entartung nahe. Verwandt damit sind die Epheliden, Sommersprossen, die als braune, nicht erhabene Pigmentflecke gelegentlich die Lippen zieren und die im Winter meist geringer ausgebildet sind wie im Sommer. Selten kommt eine strichförmige blaue bis braune, nicht erhabene, unscharf oder auch scharf begrenzte Pigmentierung an der Lippenschleimhaut, an dem Zahnfleisch und dem Gaumen vor, die angeboren ist, näheres ist darüber nicht bekannt (s. Abb. 32 a). Diagnostisch wichtig sind die braunen, strichförmigen, punktförmigen oder unregelmäßigen Pigmentflecke beim Morbus Addisoni, die sich an der Lippe und am Gaumen finden (s. Abb. 33).

Sehr selten findet sich die Argyrie, eine graue, mitunter ins Schwärzliche spielende Verfärbung der Haut und des Lippenrotes bei langdauernder

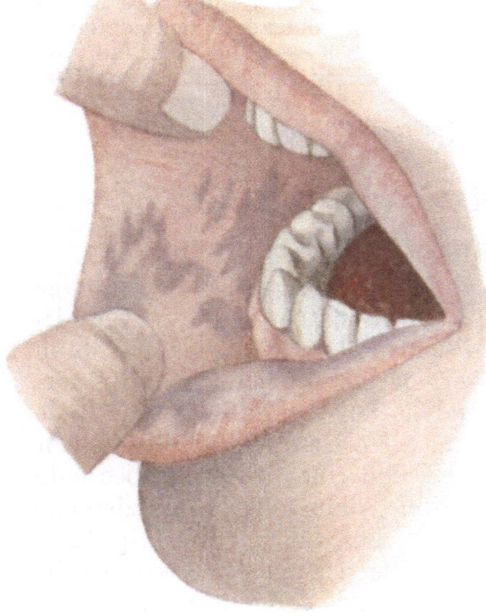

Abb. 32a. Angeborene Pigmentflecke.

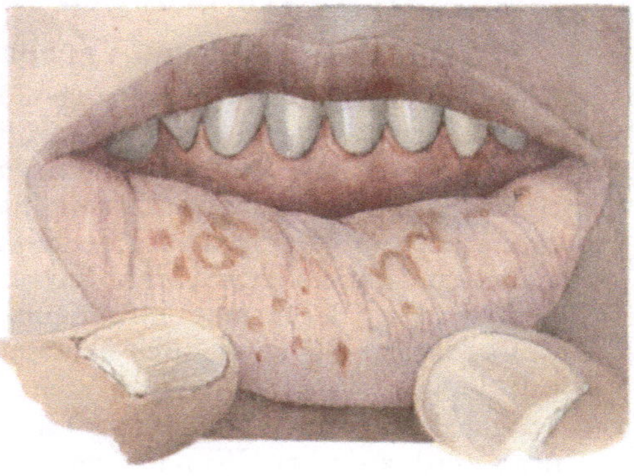

Abb. 33. Pigmentflecke bei Addisonscher Krankheit.

Aufnahme von Silber, sei es zu therapeutischen Zwecken, sei es aus gewerblichen Gründen.

Literatur.

Bartkiewicz, v.: Über Entstehung und Wachstumsverhältnisse des Unterlippencarcinoms. Z. Krebsforschg **1919**, H. 1. — *Bonsdorff, v.:* Über die Behandlung des Lippenkrebses. Helsingfors 1908. — *Brandt:* Cancroide im Gesicht. Münch. med. Wschr. **1909**.

Esser: (a) Prinzipien bei einfachen plastischen Operationen des Gesichts bei Kriegsverletzten mit Ersatz des Defekts aus unmittelbarer Wundennähe. Bruns' Beitr. **103**, H. 4. (b) Neue Wege für chirurgische Plastiken durch Heranziehung der zahnärztlichen Technik. Bruns' Beitr. **103**, H. 4. (c) Mund- und Lippenplastik aus der Nasolabialgegend. Bruns' Beitr. **105**, **545**.

Greve: Die Gesichtsfurunkel in ihrer Beziehung zur Zahnheilkunde. Dtsch. Mschr. Zahnheilk. **1923**.

Haubenreisser: Makrocheilie. Diss. Leipzig 1908. — *Hillgenreiner:* Die angeborenen Fisteln bzw. Schleimhauttaschen der Unterlippe. Zbl. Chir. **1925**. — *Hintze:* Das Läwensche Behandlungsverfahren der fortschreitenden Karbunkel des Mundes. Zbl. Chir. **1927**.

Keppler: Behandlung der malignen Gesichtsfurunkel. Münch. med. Wschr. **1910**. — *Klestadt:* Gesichtsspaltencysten. Zbl. Chir. **1913**, H. 38. — *Krecke:* Die Frühdiagnose der Sarkome. Münch. med. Wschr. **1925**.

Lindemann: Zur Deckung größerer Weichteile bei Kieferschußverletzungen. Die gegenwärtigen Behandlungswege der Kieferschußverletzungen. Herausgeg. von Bruhn. Wiesbaden: J. F. Bergmann 1915.

Marassovich: Statistik der Carcinome des Gesichts. Dtsch. Z. Chir. **104**, H. 1/2 (1910). — *Mutschenbacher:* Über plastische Operationen zum Ersatz des Defektes der ganzen Unterlippe. Beitr. klin. Chir. **103**, 706.

Noeckler: Über plastische Operationen bei Gesichts- und Kieferverletzungen. Münch. med. Wschr. **1917**, Nr 23.

Partsch: (a) Das Carcinom und seine operative Behandlung. Habil.schr. Breslau 1884. (b) Eigenartiger Fall von Lippenkrebs. Zbl. Chir. **1910**, Nr 12. — *Perthes:* Kombiniertes Verfahren bei der Deckung großer Gesichtsdefekte. Münch. med. Wschr. **1917**, Nr 28.

Rauschning: Die moderne Behandlung des Lippencarcinoms. Diss. Berlin 1914. — *Rohrer:* Zur Klinik und Pathologie der Lippencysten. Erg. Zahnheilk. **7**.

Schepelmann: Meloplastik. Dtsch. Z. Chir. **131**, H. 2 (1915). — *Schwab:* Gesichtspaltencyste. Z. R. S. **638** (1925). — *Sergeois:* Beitrag zur konservativen Behandlung der Gesichtsfurunkel. Dtsch. mil.ärztl. Z. **1914**, Nr 9. — *Steiner, P.:* Beiträge zur Behandlung des Lippenkrebses. Dtsch. Z. Chir. **1909**, H. 3/4.

Weinstock: Die Lippencarcinome der kgl. Universitätsklinik zu Berlin. Diss. Berlin 1912. — *Williger:* Weichteilcysten an den Mundgebilden mit besonderer Berücksichtigung der Gesichtsspaltencysten. Dtsch. Mschr. Zahnheilk. **1918**, H. 9. — *Wolf:* Ein Fall von Makrocheilie. Bruns' Beitr. Chir. **60**, H. 3. — *Wrede:* Konservative Behandlung der Gesichtsfurunkel. Münch. med. Wschr. **1910**.

Zumbusch: Über Verbrennung. Münch. med. Wschr. **1926**.

II. Erkrankungen der Mundschleimhaut.

a) Verletzungen, Verbrennungen, Verätzungen.

Die Mundschleimhaut wird wegen ihrer verhältnismäßig geschützten Lage nur selten von äußeren Insulten betroffen, doch wird sie bei starken Gewalteinwirkungen, z. B. Schußverletzungen in Mitleidenschaft gezogen, und dann meist in ausgiebigem Maße. Es wohnt ihr vermöge ihrer reichlichen Blutversorgung eine außerordentlich gute Heilungstendenz inne, so daß selbst größere Wunden mit kaum sichtbaren Narben heilen. Höchstwahrscheinlich spielt die intensive Berührung mit dem Speichel und die dadurch bedingte mechanische Reinigung der Wunden eine Rolle, denn eine desinfizierende Kraft kann man dem Speichel nicht beimessen. Bei mangelhafter Speichelsekretion leidet die Wundheilung oft erheblich. Hier ist auch der wesentliche Unterschied zwischen Wunden der Haut und der Schleimhaut, denn erstere können bei der Behandlung entweder verbunden werden oder es kann die Heilung unter dem Schorfe abgewartet werden, auf jeden Fall also unter Umständen, die einen Abschluß der Wunde gegen die Schädlichkeiten der Umgebung erlauben, während die Wunden der Schleimhaut keinen abschließenden Verband zulassen, und eine Heilung unter dem Schorfe infolge der dauernden Berührung mit Speichel nicht möglich ist. Vielleicht kann man die Berieselung mit Speichel bezüglich der Heilung als einen dem Schorfe äquivalenten Umstand ansehen.

Größere Verletzungen der Mundschleimhaut und der Weichteile treten außer durch Schlag oder Schuß gewöhnlich dann ein, wenn zufällig Gegenstände im Munde gehalten werden, die etwa bei einem Fall in die Organe der Umgebung getrieben werden. Fein zog aus einem kraterförmigen Geschwür am weichen Gaumen ein langes Stück einer hölzernen Zigarrenspitze heraus, das bei einer Schlägerei hineingeraten und ein halbes Jahr ohne Beschwerden getragen war. Einen ähnlichen Fall beschreibt Partsch. Bei den Schußverletzungen der Kiefer werden Geschoßteile, Knochensplitter, ganze Zähne und Teile davon, noch häufiger Zahnsplitter, ferner Teile von künstlichen Gebissen, auch metallene Zahnkronen, schließlich durch Auftreffen der Geschosse auf die Umgebung losgerissene Stücke, wie Steinsplitter, Holzteile in die Mundorgane getrieben (direkte und indirekte Projektile).

Alles dies kann einheilen, ohne Störungen zu verursachen. Dies nimmt insbesondere bei Zähnen und Zahnteilen wunder, weil diese Körper stets mit streptokokkenhaltigem Speichel bedeckt sind. Zuweilen geben sie erst nach monatelangem Lagern zur Entzündung Anlaß. So hat Williger gesehen, daß die Krone eines unteren Molaren und der daneben stehende ganze Molar durch einen auf die linke Kieferhälfte auftreffenden Schuß unter der Zunge hindurch in die rechte Mundbodenhälfte geschleudert war. Erst nach 2 Monaten entstand rechts ein Absceß, in welchem sich diese beiden Zähne vorfanden. Bei mißglückten Extraktionsversuchen können Zähne — noch häufiger Zahnteile — in die Wange oder den Mundboden getrieben werden.

Die Entfernung kleiner Zahnsplitter sowie anderer Fremdkörper ist oft mit großen Schwierigkeiten verknüpft, läßt sich aber gleichwohl unter örtlicher Betäubung vom Munde aus durchführen.

Im allgemeinen sind Verletzungen am Mundboden prognostisch ungünstig, weil bei eintretender Infektion in dem lockeren Gewebe schwere Phlegmonen entstehen können. Hierzu geben manchmal auch Injektionen anästhesierender Flüssigkeiten Gelegenheit. — Spritzt man in den Mundboden ein, so bilden sich leicht Hämatome, die an sich schon ziemlich lebhafte Beschwerden machen, indem sie die Zungenbewegungen beim Sprechen und Schlucken stören, sie bilden sich aber unter trockenen warmen Umschlägen rasch zurück. Von diesen Hämatomen, die einen guten Nährboden für Eitererreger bilden, kann es zu Abscessen bzw. Phlegmonen kommen, wenn Eitererreger mit eingedrungen sind, sei es, daß solche an der Kanüle saßen, sei es, daß die Lösung nicht keimfrei war oder Keime von der Oberfläche der Schleimhaut aus beim Einstich mit in die Tiefe gerissen wurden. Solche Abscesse müssen durch breite Spaltungen entleert werden. Diese Abscesse bilden sich manchmal sehr rasch und nehmen bedrohlichen Charakter an, manchmal brauchen sie eine Reihe von Tagen zu ihrer Bildung. Die Phlegmonen sind noch bedrohlicher. Durch entsprechende Vorbehandlung (warme, feuchte Packungen, Omnadin usw.) sucht man eine Einschmelzung zu erreichen und spaltet dann wie bei einem Absceß. Durch zu frühes Eingehen kann man den Prozeß verschlimmern. Aus diesen Gründen muß davor gewarnt werden, bei Einspritzungen an der Zungenseite des Unterkiefers in den Mundboden zu stechen.

Hier muß auch des Umstandes gedacht werden, daß bei der Injektion Kanülen abbrechen können, die in dieser Gegend nur sehr schwer zu finden sind, und die, falls sie nicht ganz steril waren, leicht Veranlassung zu Eiterungen geben. Ihre Entfernung scheint daher in all den Fällen geboten, wo dies ohne besondere Schwierigkeiten möglich ist und dann auch in den Fällen, wo sich Zeichen einer Infektion bemerkbar machen.

Zuweilen spießen sich Zahnbürstenborsten oder Fischgräten in die Mundschleimhaut (auch in die Mandeln) ein. Sie machen ziemlich viel Beschwerden, auch noch einige Zeit nach der Entfernung, weil die kleine Stichwunde beim Schlingen und Schlucken schmerzt. Es ist sehr schwierig, sie mit bloßem Auge zu entdecken. Man kann sie sichtbar machen, wenn man dem Patienten Heidelbeerkompott zu essen gibt oder die in Frage stehende Gegend mit dünner Methylenblaulösung betupft, dann färben sie sich blau und können leichter gefunden werden. Auch Barthaare hat man im Zahnfleisch und an anderen Stellen der Schleimhaut gefunden, die dadurch dorthin gelangt sind, daß die Betreffenden die Angewohnheit haben, mit der Zunge die Barthaare in den Mund zu ziehen und darauf herumzukauen. Williger u. a. halten es für wahrscheinlich, daß durch Hineingeraten von Fischgräten, Borsten, Haaren u. dgl. in eine Zahnfleischtasche Alveolarpyorrhöe entstehen kann. Ein in Togo tätiger Arzt hat an Williger berichtet, daß dort unter der eingeborenen Bevölkerung die Alveolarpyorrhöe in erschreckendem Maße verbreitet ist, und er führte das darauf zurück, daß die Eingeborenen ihre Zähne in übermäßiger Weise mit aufgekauten Holzstücken putzen, von denen sich massenhaft Splitter loslösen. Ähnliches soll auch für die einheimische indische Bevölkerung gelten.

Bißverletzungen der Wangenschleimhaut kommen zuweilen als Zufallsverletzung beim Kauen besonders mit Prothesen vor, führen aber nur zu oberflächlichen Gewebsläsionen. Seltener, zugleich aber auch schwerer sind die Bißverletzungen der Wange bei der Epilepsie.

Bei zahnärztlichen Eingriffen, insbesondere bei Entfernung von Zähnen, kommen Quetschwunden des Zahnfleisches und der übrigen Mundschleimhaut leicht zustande. Mit Recht ist das Übergreifen des Zangenmaules über das Zahnfleisch verpönt, weil dadurch schwer heilende Quetschwunden entstehen. Mit größter Vorsicht muß der Geißfuß und der Beinsche Hebel geführt werden, weil er beim Abrutschen in den Mundboden, die Zunge und auch in den weichen Gaumen fahren kann. Diese Instrumente dürfen daher keine scharfen Spitzen tragen, wie man sie an alten Modellen des Geißfußes noch vorfindet. Zuweilen fängt sich der Geißfuß an der lingualen Schleimhautbedeckung des Unterkiefers, so daß ein breiter Streifen Schleimhaut vom Knochen losgelöst werden kann. Unter einem zwischen Zunge und Kiefer gelegten Tampon liegt der losgelöste Lappen so fest, daß man ihn sich selbst überlassen kann. In einem Fall sah ich von einer brüsken Extraktion im Unterkiefer einen breiten Schleimhautriß, der nicht nur den ganzen Mundboden aufgerissen hatte, sondern auch auf die Zungenschleimhaut übergegriffen hatte und fast bis zur Zungenspitze ging; offenbar war beim Zangenschluß die linguale Schleimhaut des Kiefers mitgefaßt worden.

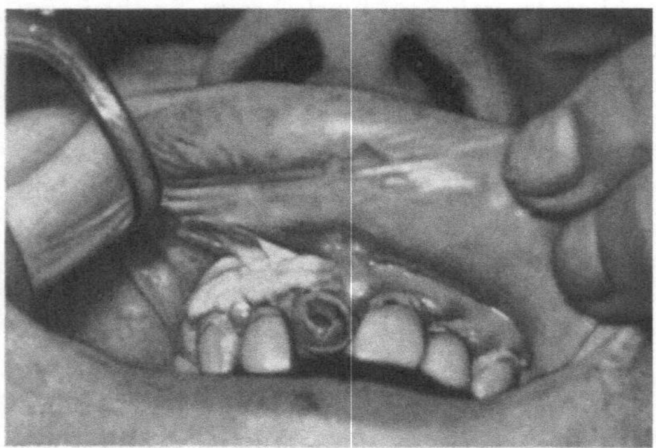
Abb. 34. Verätzung durch Salicylsäurealkohol.

Zungenverletzungen s. auch S. 516.

Verbrennungen und Verätzungen der Mundschleimhaut kommen vor durch versehentliches Einbringen zu heißer Speisen und Getränke, auch durch Einführen der verkehrt gehaltenen Zigarre. Ich sah Verbrennungen bei narkotisierten Kranken infolge Einführung zu heißer Instrumente (Mundhaken, Heistersches Speculum). Die Verbrennungen sind meist nur oberflächlich (Erythem), doch kommt es am harten Gaumen auch leicht zur Blasenbildung. Weitere oberflächliche Verätzungen werden erzeugt durch beim Publikum beliebte Mittel, welche zur Beseitigung von Zahnschmerzen aufgebracht werden, z. B. Spiritus, Jodtinktur, Senfspiritus, Painexpeller, Hiengfoh-Essenz u. dgl. oder auch durch Substanzen, die aus Versehen oder zu verbrecherischen Zwecken in die Mundhöhle gebracht werden, wie Kaliumpermanganat in Substanz, Schwefelsäure usw. Man sieht dann auf dem Zahnfleisch der betroffenen Stelle, manchmal aber auch an der Wange, am Mundboden, unter der Zunge abgestorbene weiße Schleimhautfetzen liegen. So beobachtete ich einen Kranken, der von Zahnschmerzen gequält, weil ihm im Augenblick nichts anderes zur Verfügung stand, in die Umgebung der kranken Wurzel einen mit Salicylsäurealkohol getränkten Wattebausch brachte, was eine umfangreiche weiße Verätzung der Schleimhaut zur Folge hatte (s. Abb. 34). Ohne Frage war hier der Alkohol die besonders wirksame Substanz, die, wenn sie auch nur ganz kurze Zeit mit der Schleimhaut in Berührung kommt, eine je nach der Länge der Zeit mehr oder weniger starke Veränderung hervorruft vom feinsten, kaum sichtbaren Schleier bis zu ausgiebiger Verätzung. Solches kann man schon dann sehen, wenn z. B. beim Trockenlegen eines Zahnes ein wenig Alkohol auf die in der Backentasche gelegte Watterolle gelangt, also bei nur relativ kurzer Einwirkungsdauer. Auch falsche Anwendung von verordneten Medikamenten kann zu Verätzungen führen, so sah ich einen Kranken, dem vom Arzt gegen Zahnschmerzen Aspirin verordnet war, und der anstatt das Mittel einzunehmen, es in Substanz auf die Schleimhaut in der Nachbarschaft des schmerzenden Zahnes brachte; eine Verätzung war die Folge.

Die Verätzungen durch Schwefelsäure sind anfänglich schwarz. Tiefergehende Verätzungen entstehen auch durch Einbringen von Liquor ferri sesquichlorati, einer Flüssigkeit, die zu Blutstillungszwecken leider nicht nur vom Publikum, sondern vielfach noch von Ärzten in der Mundhöhle angewendet wird. Sie ist nicht nur unzweckmäßig, sondern direkt schädlich, weil sie die Schleimhaut in der Umgebung der Wunde weithin verätzt. Andere Verätzungen entstehen, wenn unvorsichtigerweise Trikresol-Formalin, Königswasser, Salpetersäure, Kieselsäuretetramethylester, flüssige Carbolsäure, Chlorphenol u. dgl. im Überschuß in die Mundhöhle gebracht werden, so daß Teile davon in den Mundvorhof oder auf den Mundboden geraten. Der Höllensteinstift sollte als Ätzmittel an der Schleimhaut so weit wie möglich vermieden werden. Außer der kranken Stelle wird oft die gesunde Umgebung der Mundschleimhaut mitgeätzt; der Stift kann auch abbrechen und in die Mundhöhle fallen oder sogar aspiriert werden. Endlich ist durch den Ätzmittelträger auch schon Syphilis übertragen worden. Zweckmäßiger wie der Stift ist die 50%ige Lösung, die mittelst Watte auf die betreffende Stelle aufgetragen werden kann. Zur Ätzung freiliegender Zahnhälse nehme man nicht einen großen Stift, sondern schmelze sich etwas pulverisiertes Argentum nitricum an einen heißgemachten Neusilberdraht, soweit man nicht an Stelle des Höllensteins lieber das doppeltkohlensaure Natron verwenden will. Gegen unbeabsichtigte Wirkungen von Höllenstein verwendet man Kochsalzlösung, wodurch sofort unlösliches Chlorsilber entsteht. Hier ist auch Gelegenheit der Arsennekrosen Erwähnung zu tun, die dann auftreten, wenn von einer Arseneinlage ein wenig infolge ungenügender Abdichtung der Höhle auf die Schleimhaut gelangt ist. Gewöhnlich approximal, seltener an der buccalen Fläche findet man eine kleine nekrotische Stelle, die anfänglich weiß, später schwarz aussieht und die, falls nicht bald Hilfe einsetzt, sich langsam weiter ausbreitet. Wegen der unangenehmen Eigenschaft des Arsens — Arsen ist kein Ätzmittel — sich durch die Gewebe weiter zu verbreiten (Plasmagift) nimmt die Nekrose trotz der geringen Menge der wirksamen Substanz dauernd an Umfang zu, so daß größere Teile des Knochens verloren gehen können, selbst Todesfälle sind gesehen worden. Es ist daher geboten, möglichst schnell die nekrotischen Teile mit einem scharfen Instrumente abzutragen. Ein Gegenmittel gibt es nicht. Da die Arsenpaste in der Regel außer dem Arsen noch ein wirkliches Ätzmittel enthält, wie Carbolsäure, so ist die Wirkung eine doppelte.

Nicht sehr selten stellen sich infolge von Injektionen zur Erzielung von Lokalanästhesie Nekrosen der Schleimhaut ein. Sind diese punktförmig, sog. Stichkanalnekrosen, so sind sie vielleicht dadurch zustande gekommen, daß an der Kanüle ein wenig der Flüssigkeit hängen geblieben war, in der sie zuvor aufbewahrt wurde, z. B. Carbolsäure. Sehr schwere Nekrosen, besonders am Gaumen habe ich gesehen, wenn eine Verwechslung mit schädlichen Flüssigkeiten vorgekommen und z. B. statt einer Novocain-Suprareninlösung Alkohol oder Salzsäure eingespritzt worden war. In einem von Williger beobachteten Fall trat eine Durchlöcherung der Wange ein. Am harten Gaumen kann jede der gebräuchlichen Anästhesierungsflüssigkeiten gelegentlich eine umschriebene Nekrose des Gaumenbezugs erzeugen, wahrscheinlich, weil die durch das Suprarenin erzeugte Ischämie so lange anhielt, daß das Leben in dem infiltrierten Abschnitt erlosch.

Die Diagnose ist sehr leicht, denn die Einstichstelle bildet den Mittelpunkt eines kleineren oder größeren Bezirkes, in dessen Bereich die Schleimhaut graugelb und völlig blutleer erscheint. Nach einiger Zeit kann man eine lederartige Platte vom Gaumendach mit der Pinzette abziehen, manchmal folgt später noch ein sequestriertes Knochenplättchen. Stößt die Nekrose sich nicht bald ab und kann sie auch nicht leicht entfernt werden, so tritt bald eine faulige

Infektion ein und wir haben das Bild der Gangrän. Die Kranken klagen über einen schlechten Geschmack im Munde, auch kann man leicht einen Foetor ex ore feststellen. Mitunter löst sich die Nekrose nicht in einem Stück, Teile gehen verloren, andere Partien bleiben länger von Bestand, so kann man nicht selten Gefäße und Nervenstränge als Fäden herabhängen sehen. Diese werden mit der Schere entfernt. Zur besseren Lösung der Nekrosen haben sich besonders heiße Irrigationen bewährt, die eine kräftige Reaktion (Demarkationslinie) in der Umgebung hervorrufen (s. Abb. 35). Der Defekt füllt sich mit Granulationen und überhäutet rasch. Bei ausgedehnten Nekrosen sind die Beschwerden außerordentlich groß, bis die Abstoßung erfolgt ist. Celluloidprothesen erweisen sich oft sehr nützlich, weil unter ihrem Schutz die Abstoßung langsam vor sich geht und die Speisenaufnahme nicht gestört ist.

Verätzungen durch Säuren und Laugen entstehen, wenn diese Substanzen entweder aus Versehen oder in selbstmörderischer Absicht in die Mundhöhle eingeführt werden. Je nach der Länge ihres Verweilens und dem Grade ihrer Konzentration rufen sie bald oberflächliche, bald auch tiefergehende Gewebszerstörungen hervor. Bei starken Verätzungen können später schwere Narbenbildungen und Verwachsungen innerhalb der Mundhöhle zustande kommen.

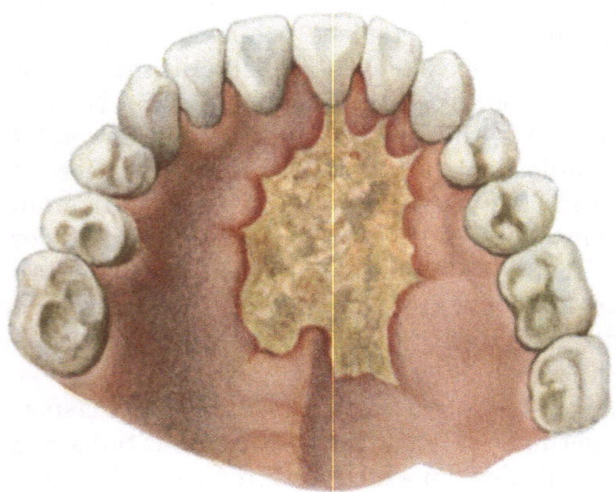

Abb. 35. Nekrose nach lokaler Injektion, wahrscheinlich Medikamentenverwechselung.

Für die Behandlung von Mundschleimhautverletzungen gelten folgende Regeln: Alle klaffenden Wunden werden nach Bestreichen der Umgebung mit Jodtinktur durch weit voneinander gesetzte Nähte geschlossen, wobei Wundlücken offen bleiben sollen, damit keine Sekretverhaltung eintreten kann. Die Naht besorgt auch gleichzeitig im gegebenen Falle die Blutstillung. Bei größeren Substanzverlusten oder bei starker Verunreinigung der Wunden muß mit Jodoformgaze locker tamponiert werden. Zuweilen muß mit einer Naht dafür gesorgt werden, daß der Tampon ruhig liegen bleibt. Zur Nachbehandlung werden fast allgemein schwache desinfizierende Lösungen in Form von Spülungen verwendet. Am meisten wird hierzu das Wasserstoffsuperoxyd verwandt, das aber nur in starker Verdünnung benutzt werden darf, weil es sonst die Wunden schädigen kann. Es versteht sich, daß solche Spülungen nach jeder Nahrungsaufnahme, aber auch sonst mehrere Male am Tage auszuführen sind. Infolge der durch dieses Medikament leicht einsetzenden Epithelabschilferungen können die Wunden verschmutzt werden, indem sich die abgestoßenen Epithelien als schmierige, leicht zersetzungsfähige Beläge in den Wunden niederschlagen. In solchen Fällen schafft reichliche Verwendung warmer alkalischer Lösungen (Natr. bicarb. 1 Teelöffel auf ein Glas Wasser oder warmer Fachinger Brunnen) mit mechanischer Reinigung der Mundhöhle Nutzen. Diese Reinigung wird nach Williger's Vorschlag durch die Hand des Arztes oder eines guten Pflegers ausgeführt und besteht darin, daß man den Mund mit dem mit Watte umwickelten Finger oder mit watteumwickelter Pinzette und den warmen alkalischen Wässern auswäscht. Besonders gut haben sich mir die Irrigationen bewährt, die so ausgeführt werden, daß man aus einem etwa 2 l haltenden Gefäß, das $1^1/_2$ m über dem Kopf des Kranken angebracht ist, einen kräftigen Wasserstrahl laufen läßt, der alle Teile, die nur einigermaßen lose sind, schmerzlos und ohne eine Blutung hervorzurufen, entfernt. In einem vorgehaltenen Becken wird die Spülflüssigkeit aufgefangen. Als Medikamente verwende ich ganz dünne Wasserstoffsuperoxydlösung oder noch lieber dünnen Kamillentee, im Falle stärkerer Verschmutzung auch dünne alkalische Lösungen (s. o.).

Als rationelle Mundspülwässer können außer dem Wasserstoffsuperoxyd und dem Perhydrol noch schwache Tymollösungen (0,5 % Tymolspiritus, $^1/_2$ Teelöffel auf ein Glas Wasser), 2 % ige Borsäure und 2—3 % ige Boraxlösungen genannt werden.

Von größerer Wichtigkeit ist es, möglichst bald die Kaufähigkeit wiederherzustellen, womit die Selbstreinigung des Mundes eintritt. Sind die Wunden aber sehr schmerzhaft, so ist zuvor ein den Schmerz linderndes Medikament aufzustreuen, z. B. Propaesin, Anästhesin. Hierin scheint die Hauptwirkung der neuerdings empfohlenen Tabletten von verschiedenartiger Zusammensetzung zu liegen, welche der Patient im Munde zergehen läßt oder welche er kauen muß.

Bei ausgedehnten oder verschmutzten Wunden der Mundschleimhaut, z. B. nach Verletzungen durch Autounfall, wo die Gefahr der Infektion mit Tetanusbacillen gegeben ist, an die immer gedacht werden muß, ist möglichst sofort Tetanusantitoxin zu injizieren (Schutzdosis).

b) Arzneiexantheme.

Manche Menschen bekommen von gewissen Arzneien, die von den meisten andern anstandslos vertragen werden, akute Ausschläge an der Haut und den Schleimhäuten, die dem Ausschlag bei dem sog. Nesselfieber (Urticaria) vergleichbar sind. Dabei ist die Applikationsart des betreffenden Stoffes gleichgültig. Besonders bekannt sind die unangenehmen Nebenwirkungen des Jodoforms. Nach einmaliger Anwendung — oft minimalster Mengen — mitunter aber erst nach längerer Applikationsdauer tritt als bekanntestes Beispiel das Jodexanthem auf, das sich als erythematöse Flecken am Körper zeigt und auch in der Mundhöhle entsprechende Veränderungen hervorruft. Mitunter ist die Abgrenzung gegen Masern nicht leicht. In anders gelagerten Fällen kann es zu einem sog. Jodpemphigus kommen, indem mitunter in ganz kurzer Zeit, viele Hunderte von Blasen im Munde bis hinab zum Schlunde aufschießen, und die zugleich auftretende ödematöse Durchtränkung der Gewebe kann zum Tode durch Ersticken führen. Fast nie fehlen Kopfschmerzen. Die Jodoformmedikation ist sofort abzusetzen, aus den Wunden durch Irrigation die Reste zu entfernen und durch Abführmittel die im Körper vorhandenen Jodreste zu beseitigen.

Nach Darreichen von Schlaf- und Fiebermitteln, wie manchen Antineuralgicis, ferner nach dem Gebrauch mancher parfümierter Mundwässer, kommen ebenfalls solche Exantheme vor. Man nimmt an, daß hier die beigemischten ätherischen Öle die Ursache sind. Es ist daher ratsam, bei Lippenexanthemen und bei unerklärlichen herpetiformen Erkrankungen der Mundschleimhaut nach den gebrauchten Mundpflegemitteln zu forschen und diese gegebenenfalls zu verbieten. Williger hat einzelne Fälle von Arzneiexanthemen der Mundhöhle nach Gebrauch von Jofodorm und von Orthoform (alt und neu) gesehen, wir selbst solche nach Jodoform, Salipyrin, Novocain, Salvarsan u. a. Unter mäßigem Brennen rötet sich die ganze Mundschleimhaut und schwillt an. Dann entsteht rasch eine unzählige Menge kleiner oberflächlicher Bläschen, die an der Schleimhaut des harten Gaumens besonders gut zu sehen sind. Diese

Bläschen platzen schnell und es tritt an ihre Stelle eine Unmenge kleiner Epitheldefekte mit fest anhaftenden, gelblich leuchtenden Belägen, die bald zusammenfließen. Gewöhnlich pflanzt sich die Erkrankung auf die Gesichtshaut und auf die Haut des übrigen Körpers in Form von roten, juckenden Quaddeln (Urticaria) fort. Die Beschwerden sind nicht unbedeutend und können mehrere Tage anhalten. In einem Fall Willigers trat binnen 4 Stunden eine derartige Anschwellung der Zunge ein, daß das Sprechen und Schlucken erschwert war. Nach einer Bepinselung des Oberkieferzahnfleisches mit 10%iger Cocainlösung trat ein Ödem an der Schleimhaut des harten Gaumens auf, das sich auf den weichen Gaumen fortpflanzte und recht unangenehme Schluckbeschwerden machte. Ein Exanthem kam nicht zustande.

Bei der Behandlung kommt in erster Linie das Weglassen des schädlichen Medikamentes in Frage. Die Erscheinungen im Munde gehen unter Spülungen mit milden alkalischen Wässern zurück. Das quälende Hautjucken wird durch Betupfen mit 1%igem Mentholspiritus gelindert.

c) Entzündliche Erkrankungen der Mundschleimhaut.

Mit sehr vielen Erkrankungen ist eine entzündliche Erkrankung der Mundschleimhaut verbunden, die man unter dem Namen Stomatitis catarrhalis oder Stomatitis simplex kennt. Man findet sie als Begleiterscheinung bei den meisten mit schwerer Störung des Allgemeinbefindens einhergehenden fieberhaften Erkrankungen, z. B. Mandelentzündung, Lungenentzündung, Typhus, aber auch bei Stoffwechselstörungen u. a. Die als Anfangssymptom der Masern auf der Mundschleimhaut sichtbar werdenden sog. Koplikschen Flecke und die sog. Himbeerzunge bei Scharlach sind nur eine Teilerscheinung des das ganze Integument befallenden Exanthems. Man findet weiter die katarrhalische Mundschleimhautentzündung bei allen Erkrankungen, welche eine erhebliche Störung der Kautätigkeit bedingen, z. B. bei Periodontitis, eiteriger Periostitis, namentlich in den Formen, die mit starker Kieferklemme verbunden sind, bei infektiösen Mundkrankheiten, bei Lähmungen der Zungen- und Wangenmuskulatur und bei Kieferbrüchen. Endlich sieht man diese Erkrankung auch in ungepflegten Mundhöhlen und besonders stark bei ausgesprochenen Alkoholikern (Schnapstrinkern) und Rauchern.

Ihre Kennzeichen sind: Allgemeine diffuse Rötung der Mundschleimhaut, bald in höherem, bald in geringerem Grade; die z. B. bei alten Trinkern einen ausgesprochen blauen Ton zeigen kann, abwischbare reifartige Beläge des Zahnfleisches auf der kranken Seite oder über den ganzen Alveolarfortsatz verbreitet, die mitunter scharfrandig da abschneiden, wo die dem Knochen fest aufsitzende Gingiva in die lose aufliegende Mundschleimhaut übergeht; schmierige, übelriechende Beläge an den Zahnhälsen oder in der Umgebung der Wurzeln; dicker, graugelber, pelziger Belag auf der Zungenoberfläche einschließlich der Spitze. Dieser Zungenbelag kann durch Farbstoffe (Rotwein, Blaubeersaft, übermangansaures Kali, gefärbte Bonbons und auch durch den Gebrauch von Wasserstoffsuperoxyd) oft in eigentümlicher Weise verfärbt werden. Ein Niederschlag von Blut auf der Zunge macht mit Wasserstoffsuperoxyd mitunter eine tintenschwarze Färbung. Da, wo die geschwollenen Flächen der Zunge — meist die Seitenflächen — sich an die Zähne anlegen, entstehen seichte Eindrücke (Impressiones digitatae). Nicht selten finden sich dort auch schmerzhafte Erosionen, die besonders an der Zungenspitze hinderlich sind. Foetor ex ore ist gewöhnlich vorhanden. Bei fieberhaften Erkrankungen ist der Mund trocken, bei den anderen Formen entsteht stärkere Speichelabsonderung, die sich bis zum Speichelfluß steigern kann. Besteht Mundatmung, wie oft bei Fieber, so können sich braune Borken an der Zunge, weniger an der Lippe und am Gaumen bilden, die durch Eintrocknen von Schleim entstanden sind und die Kranken sehr belästigen.

Als Ursache dieser krankhaften Erscheinungen ist wohl nicht die Ausbreitung etwa einer Infektion auf die Mundschleimhaut zu erachten, sondern im wesentlichen das Darniederliegen der Kautätigkeit und des Sprechvermögens, wodurch die natürliche Selbstreinigung der Mundhöhle aufhört, sowie die Änderung des Luftstroms. Infolgedessen schlagen sich die durch den natürlichen Abstoßungsprozeß abgeschilferten oberflächlichen Epithelien samt Schleim, Speichelkörperchen und Speiseresten (Milch) auf der Mundschleimhaut, insbesondere auf dem Zungenrücken nieder und bilden die charakteristischen Beläge. Zugleich tritt in dem guten Nährboden eine üppige Vermehrung der Mundflora auf.

Die Kranken werden hauptsächlich durch mangelhafte Geschmacksempfindung belästigt, die dadurch entsteht, daß der dicke Zungenbelag die normale Empfindung unmöglich macht. Hochfiebernde klagen meist nicht. Entstehen infolge des Eintrocknens Rhagaden, dann wird die Schleimhaut gegen saure und salzige Speisen und alkoholhaltige Getränke (schweren Wein) empfindlich.

Mit dem Nachlassen der allgemeinen Krankheitserscheinungen am Körper oder den speziellen Krankheitserscheinungen an den Mundgebilden bessert sich die katarrhalische Mundentzündung von selbst. Aber auch in den schwersten Formen kann durch gewissenhafte und sorgfältige Mundpflege der Zustand rasch gebessert werden, was für das Allgemeinbefinden oft von erheblicher Bedeutung ist. Es ist durchaus nicht nötig, daß ein schwer darniederliegender Kranker einen starken Zungenbelag hat. Ist der Kranke zu schwach oder unbesinnlich, so muß die Mundpflege durch das Wartepersonal geschehen. Auch hier spielt die oben beschriebene mechanische Reinigung der Mundhöhle in Verbindung mit schleimlösenden Waschwässern eine wichtige Rolle. Dazu tritt noch gegebenenfalls die Beseitigung des Zahnsteins, die Entfernung von Wurzeln, das Weglassen oder Umändern schlecht gearbeiteter Prothesen, kurz alle die Maßnahmen, die man unter dem Begriff „Sanierung der Mundhöhle" zusammenfaßt.

d) Infektiöse Erkrankungen.

1. Stomatitis ulcerosa. (Stomakace, Mundfäule.)

Die Stomatitis ulcerosa wird heutzutage als eine lediglich im Bereich des Mundes auftretende Infektionskrankheit aufgefaßt, welche durch eine Symbiose des Bacillus fusiformis und der Spirochaete refringens hervorgerufen wird (Abb. 36). Zu ihrer Ansiedelung ist stets ein primärer Epithelverlust in der Mundhöhle notwendig, der so klein sein kann, daß er sich dem Blicke vollständig entzieht. Die Entstehung solcher oberflächlicher Epithelverluste ist in der Mundhöhle leicht möglich, so beim Kauakt, dann aber auch da, wo infolge von Zahnsteinansatz oder in der Nachbarschaft tiefcariöser Höhlen oder von Wurzelresten eine chronische Entzündung des Zahnfleisches vorliegt. Auch da, wo die Zähne eines Kiefers die Schleimhaut des Gegenkiefers dauernd treffen, wie bei manchen Formen des tiefen Bisses oder bei lückenhafter Bezahnung, schließlich in der Nachbarschaft von Prothesen, Kronen, Brücken, Regulierungs- und Kieferbruchapparaten usw., ist zu solchen kleinen Verletzungen reichlich Gelegenheit gegeben. Des weiteren schließt sich die Erkrankung häufig an die Decubitalgeschwüre am Zahnfleischlappen über den unteren Weisheitszähnen an, ebenso an die Geschwüre, die ein schief stehender oberer Weisheitszahn in der Wange hervorruft oder an Wunden, die durch Entfernung von

Wurzeln oder Zähnen entstehen, und schließlich an jene kleinen Verletzungen, die durch das Eindringen von Gräten, Borsten u. dgl. hervorgerufen werden. Dabei ist wichtig, daß eine zeitliche und örtliche Disposition für diese Erkrankung besteht, und daß das einmalige Überstehen keinen Schutz gegen eine Neuinfektion gewährt, im Gegenteil, wer die Krankheit einmal gehabt hat, erkrankt leicht wieder. Den Körper schwer schädigende Substanzen, speziell das Quecksilber, von dem wir wissen, daß es ja besonders auf die Mundhöhle und das Colon einwirkt, können zeitweilig den Boden für das Eindringen der Erreger so vorbereiten, daß man direkt von einer Stomatitis mercurialis (s. w. u.) gesprochen hat.

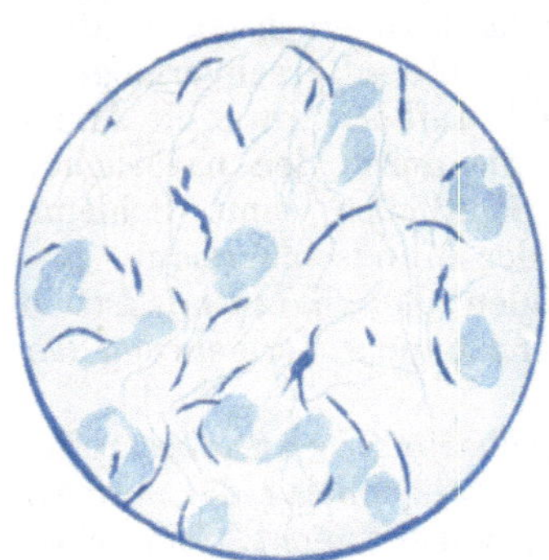

Abb. 36. Stomatitis ulcerosa. Ausstrich von eiterigem Belag. Färbung mit Löfflers Methylenblau. Vergr. etwa 700fach. Bac. fusiform., Spirochäten. Eiterzellen. (Entnommen aus Pfaundler-Schloßmann, Handb. d. Kinderheilkunde.)

Die Stomatitis ulcerosa fängt gewöhnlich damit an, daß die Mundschleimhaut, natürlich besonders leicht in schlecht gepflegten Mundhöhlen, einen blauen Ton annimmt, daß sie weich und succulent wird, insbesondere schwellen die Zahnfleischpapillen und ihre Spitzen an, werden dunkelblau und stehen von den Zähnen ab. An diesen äußersten Spitzen kommt es durch Stauung zu einer umschriebenen Nekrose und damit ist der Epitheldefekt gegeben, in dem sich die Erreger der Stomatitis ulcerosa ansiedeln. Drückt man vorsichtig auf das Zahnfleisch, so quillt weißliches trübes Sekret aus der Tasche. Die Schleimhaut des Mundbodens und der Zunge ist geschwollen und gerötet, mitunter bläulich verfärbt, auch der Gaumen nimmt an dem Prozeß teil.

Die klinischen Anzeichen der Stomatitis ulcerosa sind:

1. Die Bildung flacher Geschwüre am Zahnfleischrande der labialen und der buccalen Seite; besonders stark sind immer die Papillen betroffen. Bandartig ziehen sich um die Zahnhälse herum flache, scharf abgesetzte mit zackigem Rande versehene Geschwürsbildungen, anfänglich nur auf einige Zähne beschränkt, in schwereren Fällen aber über die gesamten Zahnreihen hinwegreichend. Einzeln stehende Zähne werden von dem Geschwür mitunter wie von einem Kragen umgeben. Der Geschwürsgrund ist durch aufgelagerte, graugelbe, mitunter auch bräunliche oder grünliche, stinkende Massen verdeckt (Abb. 37), nach deren Entfernung der zerklüftete, leicht blutende Grund zutage tritt. Das Zahnfleisch blutet bei der leisesten Berührung schon durch die Bewegung der Lippen und Zunge beim Sprechen und daher regelmäßig beim Kauakt. Den primären Zahnfleischgeschwüren gegenüber entstehen an der Wange, manchmal auch an der Zunge, umschriebene, oft mehrere Zentimeter lange, bandartige, oft bogenförmig begrenzte, mit einem gelben Belage bedeckte flache Geschwüre (Abklatschgeschwüre).

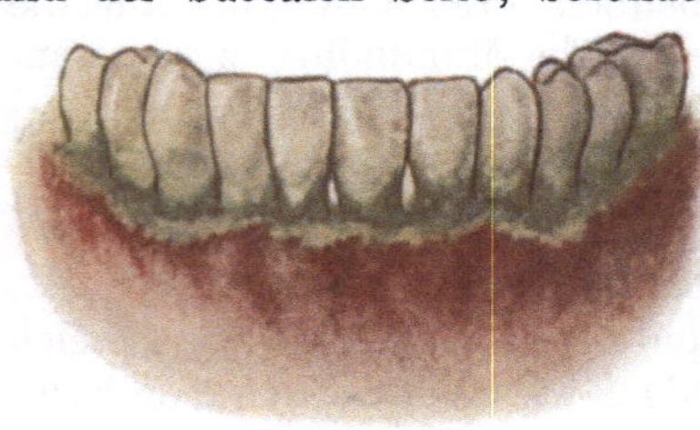

Abb. 37. Stomatitis ulcerosa. (Nach Williger.)

Die Zungengeschwüre zeichnen sich durch hohe Schmerzhaftigkeit aus, zudem ist das Organ durch ein starkes Ödem ziemlich unbeweglich geworden.

Besonders häufig sieht man Geschwüre an der Schleimhautfalte hinter dem unteren Weisheitszahn, welche die Fovea retromolaris bedeckt, an der sog. Plica intermaxillaris.

In selteneren Fällen findet man auch Geschwürsbildungen am harten Gaumen, dem weichen Gaumen, den Mandeln und den diese bedeckenden Falten (s. a. Plaut-Vincentsche Angina S. 457). Im allgemeinen ist die Zungenseite des Alveolarfortsatzes weniger befallen wie die Lippen- und Wangenseite, was vielleicht durch die reinigende Bewegung der Zunge kommt.

Die Geschwüre und die umgebende Schleimhaut sind sehr schmerzhaft, daher auch das Kauen aus Furcht vor Schmerz fast ganz nachbleibt, aber infolge der Ruhigstellung der Mundorgane kann der Prozeß sich erst recht ausbreiten. In schweren Fällen können die Geschwürsbildungen am Alveolarfortsatz tiefergehend auch das Periost und den Knochen in Mitleidenschaft ziehen, so daß es zum Zahnausfall und zur Abstoßung von Sequestern kommt. Bei schwerer Quecksilbervergiftung treten sogar ausgedehnte Knochennekrosen auf. Man kann dann im Zweifel sein, wenn sich diese Erscheinungen bei mit Quecksilber behandelten Luetikern zeigen, ob die Lues oder das Quecksilber die Schuld daran trägt. Da aber nun Fälle bekannt sind, in denen nicht luetische Personen bei Quecksilbervergiftungen derartige Knochenverluste erlitten haben, so kann man solche Knochennekrosen wohl dem Quecksilber zur Last legen. In ganz schweren Fällen sind ausgedehnte Teile der Schleimhaut befallen und fast die ganze Mundhöhle in ein stinkendes Geschwür verwandelt, hohes Fieber und nicht ganz selten Benommenheit komplizieren das Bild.

2. Ein widerlicher Foetor ex ore von charakteristischem, ganz unverkennbarem Geruch macht sich den Kranken und ihrer Umgebung unangenehm bemerkbar und ist auch für den behandelnden Arzt anfänglich sehr belästigend. Er entstammt den faulenden, stinkenden Belägen auf den Geschwürsflächen.

3. Die zugehörigen Lymphdrüsen, hauptsächlich die submaxillaren, sind sämtlich elastisch-derb geschwollen und spontan und auf Berührung empfindlich.

4. Häufig besteht ein Speichelfluß, der blutig gefärbt sein kann.

In schweren Fällen fühlen sich die Kranken sehr unwohl und klagen besonders über Unfähigkeit zum Kauen. Die schmerzenden Drüsen rauben ihnen die Nachtruhe, sie können infolgedessen rasch herunterkommen. Sind auch zugleich die Tonsillen befallen, wie das nicht selten geschieht, dann resultiert ein schweres Krankheitsbild.

Die Krankheitszeichen sind so charakteristisch, daß eine Verwechselung mit einer anderen Krankheit kaum möglich ist.

Die Behandlung hat in erster Linie ihr Augenmerk darauf zu richten, die schädlichen Ursachen zu beseitigen, daher ist, falls Quecksilber im Spiele ist, dieses sofort abzusetzen, Regulierungsapparate sind zu entfernen, Zahnstein zu beseitigen, überhängende Füllungsränder glatt zu schleifen, schlecht sitzende Kronen usw. abzunehmen, kurz eine gründliche Sanierung der Mundhöhle durchzuführen. Ein besonderes Wort ist über die Entfernung der Wurzeln zu sagen. Ist der Prozeß noch nicht zu weit vorangeschritten, so soll man diese Wurzeln sofort extrahieren, wenn aber eine größere Geschwürsfläche bereits vorhanden ist, dann soll man mit der Extraktion warten, weil die Setzung einer größeren Wunde die Gefahr der Ausbreitung der Infektion in sich schließt. Die Entfernung der Wurzeln ist dann später vorzunehmen.

Die losen Auflagerungen auf den Geschwüren werden gleich beim Eintritt in die Behandlung durch reichliche heiße Irrigationen entfernt (45—52° C), dann werden lange Holzstäbchen oder Pinzetten mit Watte dick umwickelt, in reines offizinelles Wasserstoffsuperoxyd getaucht und damit die Mundhöhle so lange ausgewaschen, bis der scheußliche Geruch verschwunden ist. Unter der Einwirkung des Wasserstoffsuperoxyds färben sich die Geschwürsränder infolge des Eindringens kleinster Gasblasen in das veränderte Epithel weiß, was nichts zu bedeuten hat; es ist das keine Verätzung, die weiße Verfärbung schwindet bald. Dann wird nach den üblichen Methoden der Zahnstein entfernt, auch an den Zähnen, wo zur Zeit noch keine Geschwüre sind, erst dann folgen die Extraktionen. Zur Milderung der nicht unbedeutenden Schmerzen bei der Behandlung kann man eine lokale Injektion anwenden, die aber wegen der Entzündung ziemlich schmerzhaft ist. Die Gefahr, durch eine solche Injektion eine Infektion zu setzen, ist nicht sonderlich groß. Besser als die Injektion hat sich die Darreichung von Narkoticis bewährt (evtl. Dionin, Pantopon, Morphium). Sind die Kranken sehr heruntergekommen, so können die nicht unbedeutenden Schmerzen der Behandlung leicht einen Kollaps zur Folge haben. Die folgenden Behandlungen sind in der Regel nicht mehr so schmerzhaft. Nach der Reinigung werden die Geschwüre mit Watte abgetrocknet und mit einer 8%igen Chlorzinklösung eingerieben. Dadurch entsteht ein heftiger, aber bald vorübergehender Schmerz. Besser als die Chlorzinklösung hat sich mir noch die 10%ige Chromsäure bewährt, auch ist der Schmerz nicht so heftig, wie bei dem Chlorzink. Da die Chromsäure durch Wasserstoffsuperoxyd zu metallischem Chrom reduziert wird, ist bei der Ätzung auf die Fernhaltung dieses Medikamentes zu achten. Die Chromsäure darf nicht zu oft und nicht zu reichlich angewandt werden, denn sonst besteht die Gefahr der Nierenreizung. Sollte ihre Anwendung doch eine längere Zeit lang notwendig sein, so sind die Nieren von Zeit zu Zeit zu kontrollieren.

Der Kranke erhält die Weisung, zu Haus in ein Glas recht warmen Wassers einen Eßlöffel Wasserstoffsuperoxyd zu schütten; damit muß er sich alle 2 Stunden, besonders nach der Nahrungsaufnahme, seine Mundhöhle so ausspülen, daß Schaumbildung eintritt. Außerdem muß er sich mit derselben Mischung mit Hilfe des mit Watte umwickelten Zeigefingers viermal täglich (früh, mittags, abends und vor allem beim Schlafengehen) die Mundhöhle auf das Sorgfältigste auswaschen. Die Wirkung läßt sich noch dadurch verstärken, daß man die trockenen Geschwürsflächen mit dem Jungengelschen Jodbläser bis zur Bräunung behandelt und nachträglich Spülungen mit H_2O_2-Lösung vornimmt. Die dann sich entwickelnde Jodwasserstoffsäure ist ein besonders kräftiges Desinfiziens (Partsch).

Gewöhnlich ist schon am nächsten Tage eine sehr erhebliche Besserung zu verzeichnen. Trotzdem muß die Mundhöhle von neuem mechanisch gereinigt werden, bis das letzte Zahnsteinpartikelchen verschwunden ist. Zuweilen zeigen sich an einzelnen Stellen, insbesondere da, wo die Zähne unregelmäßig nebeneinander stehen oder unter Brücken, Befestigungsschienen u. dgl. hartnäckige Geschwürsbildungen, die lange Zeit jeder Therapie trotzen. Nur sehr sorgfältiges Arbeiten (Reinigen) kann hier zum Ziele führen.

Der von Mikulicz-Kümmel empfohlene Jodoform-Milchsäurebrei leistet in manchen Fällen gute Dienste, hat aber gegenüber der Chlorzinklösung und der Chromsäure den Nachteil des unangenehmen Geruchs. Jodoformpulver wird in einem Glasschälchen mit 70% Alkohol befeuchtet und dann so viel 80%ige Milchsäure zugegossen, daß ein dünner Brei entsteht. Mit Hilfe einer mit Watte umwickelten Zahnpinzette wird dieser Brei in die Geschwürsflächen eingerieben, zwischen die Zähne wird er mit spitzen Hölzchen eingebracht. Die Hauptsache ist und bleibt aber die mechanische Reinigung.

In manchen Fällen, besonders da, wo die übliche Therapie nicht schnell genug zum Ziele führte, hat das Salvarsan — natürlich intravenös angewandt — in Dosen von 0,1—0,3—0,45 recht gute Wirkung gezeigt, Rückfälle jedoch vermag es nicht zu verhüten. Williger hat gesehen, daß bei gleichzeitigem Bestehen von Stomatitis ulcerosa und Vincentscher Angina (vgl. S. 457) die Angina durch Salvarsan günstig beeinflußt wurde, während die Zahnfleischgeschwüre bestehen blieben.

Es verdient hervorgehoben zu werden, daß die Stomatitis ulcerosa zwar unter der oben beschriebenen Therapie sehr schnell zurückgeht, daß sie aber leicht rückfällig wird, wenn es die Patienten an weiterer guter Pflege fehlen lassen. So sieht man bei Endemien, wie man sie nicht selten in Massenquartieren (Schulen, Kasernen, Gefängnissen usw.) beobachtet, daß ein und derselbe Kranke in kurzen Zwischenräumen mehrmals befallen wird. Nicht genügend gereinigtes Eß- und Trinkgeschirr, Handtücher usw. können die Überträger sein, aber auch Tabakspfeifen, wenn sie gemeinsam benutzt werden, eine Unsitte, die sich gelegentlich sogar auf die Zahnbürste erstreckt. Die Kranken müssen über den Ansteckungsmodus aufgeklärt werden, die bislang benutzte Zahnbürste ist auszukochen, besser zu verbrennen. Auch nach Abheilung der Schleimhautgeschwüre soll die Reinigung des Mundes noch einige Zeit mit dem Wattefinger fortgesetzt werden, ehe die Zahnbürste wieder angewendet werden darf. Das Rauchen muß während der Behandlung unterbleiben, das, weil es die Schleimhaut reizt, leicht ein Rezidiv hervorrufen kann. Besonders manche parfümierten Zigaretten, ferner die Tabakersatzmischungen sind in dieser Beziehung zu fürchten.

Da beim Entfernen des Zahnsteins leichte kleine Teile auf die Hornhaut des Zahnarztes kommen können, so ist aus Gründen der persönlichen Sicherheit eine Schutzbrille zu tragen, denn aus diesen kleinen Verletzungen können wegen der großen Infektiosität des Materials leicht sehr schwer heilende Hornhautgeschwüre entstehen. Das Instrumentarium muß wegen der großen Ansteckungsgefahr ganz besonders gut gekocht werden.

2. Stomatitis mercurialis.

Zum Bild der Stomatitis ulcerosa, nur eine Abart von ihr darstellend, gehört die Stomatitis mercurialis, die durch eine Quecksilbervergiftung bedingt ist. Ihre klinischen Erscheinungen sind die gleichen (s. dort). Daß das Quecksilber eine besondere Affinität zur Mundschleimhaut hat, ist seit langem bekannt. Für die Entstehung dieser Krankheit ist es ganz gleichgültig, in welcher Form das Quecksilber dem Organismus einverleibt wird. Am häufigsten tritt die Stomatitis mercurialis bei antiluetischen Quecksilbervergiftungen auf, man hat sie aber auch bei Darreichung von Kalomelpulvern zu abführenden Zwecken, bei Ausspülungen und Umschlägen mit Sublimatlösungen, bei Einreibung angeschwollener Drüsen mit grauer Salbe u. a. gesehen. Ferner erscheint sie als Gewerbekrankheit bei Leuten, welche mit Quecksilber zu tun haben, wie Mechanikern, Thermometer-, Glühlampenarbeitern usw. Ein in einer Spiegelfabrik beschäftigter Arbeiter erkrankte an Stomatitis mercurialis, acht Tage später bekam seine Frau Stomatitis ulcerosa, ein Fall, der die Übertragbarkeit sehr wahrscheinlich macht. Williger sah folgende eigenartige Fälle: Einem Mechaniker glitt eine mit einem halben Kilogramm Quecksilber gefüllte Flasche aus der Hand und zerbrach auf dem Fußboden. Das Quecksilber zerstreute sich in der ganzen Werkstatt. Trotz sorgfältigen Aufnehmens stellte sich vier Tage später bei dem Manne eine außerordentlich schwere Stomatitis mercurialis ein. — Ein Student bewahrte die Reste eines zerbrochenen Krankenthermometers in einer Schale auf seinem Schreibtisch auf, auch dieser erkrankte an einer hartnäckigen und mehrfach rezidivierenden Quecksilberstomatitis.

Die Erkennung der Quecksilberstomatitis macht in der Regel keine Schwierigkeiten, denn in der Mehrzahl der Fälle kann man das Quecksilber anamnestisch nachweisen, nur die Fälle, die in dieser Beziehung keinen Anhaltepunkt geben und doch auf Quecksilber beruhen, sind schwer zu deuten, bis eben das Quecksilber nachgewiesen ist. Daher soll man in allen Fällen von Stomatitis ulcerosa, die auf die übliche Therapie in einigen Tagen nicht heilen wollen, immer an diese Ursache denken. Mitunter wird es Schwierigkeiten machen, das Quecksilber anamnestisch nachzuweisen, da der Kranke an diesen Körper, selbst danach gefragt, nicht denkt, weil ihm die kleinen Mengen zu unwichtig erscheinen.

Ist einmal die Diagnose Quecksilberstomatitis ausgesprochen, so ist es das Wichtigste, das Metall fern zu halten, d. h. wenn eine Quecksilberkur im Spiele ist, so ist diese sofort abzusetzen. Ist sonst Quecksilber nachweisbar, so ist für dessen restlose Beseitigung Sorge zu tragen. Darf die antiluetische Kur eine Unterbrechung nicht erfahren, so ist das Quecksilber durch ein anderes Medikament zu ersetzen, wie z. B. Salvarsan, Wismut u. dgl. Da bei allen Quecksilberkuren die Gefahr der Stomatitis besteht, so ist es zweckmäßiger, eine Sanierung des Mundes vor Beginn der Behandlung vorzunehmen, denn die Stomatitis tritt nicht so leicht ein, wenn alle die Mundschleimhaut schädigenden Umstände, wie z. B. alte Wurzeln, schlecht sitzende Kronen u. dgl. zuvor entfernt sind. Leichte Fälle von Quecksilberstomatitis heilen schon, sobald nur das Metall abgesetzt wird und eine gute Mundpflege eintritt. Im übrigen sind die Kranken auf diesen Punkt ganz besonders hinzuweisen und ihnen sind geeignete Mundwässer an die Hand zu geben, die Mundpflege auch von Zeit zu Zeit zu kontrollieren. Als Mundwässer haben sich hier ganz besonders leicht adstringierende Wässer bewährt, wie Myrrhen-Ratanhia-Catechou-Tinktur u. dgl. Von Zeit zu Zeit ist, auch wenn keine Zeichen einer Stomatitis vorhanden sind, eine Zahnreinigung vorzunehmen. Im übrigen ist die Behandlung der Stomatitis mercurialis die gleiche wie die der Stomatitis ulcerosa.

Daß der persönliche Schutz in demselben Umfange notwendig ist, wie bei der Stomatitis ulcerosa, braucht nur kurz erwähnt zu werden.

3. Stomatitis aphthosa.

Auch diese lediglich auf der Mundschleimhaut sich abspielende Erkrankung ist unzweifelhaft eine Infektionskrankheit, wiewohl die Erreger noch nicht bekannt sind. Man muß zwei Arten dieser Krankheit unterscheiden, die eigentliche Stomatitis aphthosa, bei der sich viele Aphthen auf einer in toto veränderten Schleimhaut finden und dann die Solitäraphthe, bei der nur der Teil der Schleimhaut befallen ist, wo sich die Aphthe bildet. Die erste Art tritt gelegentlich in Form einer Hausepidemie auf und befällt vornehmlich Kinder, seltener Erwachsene, sie verläuft — wenn sie typisch ist —, unter dem Bilde einer Infektionskrankheit, indem die befallenen Individuen zunächst unter allgemeiner Abgeschlagenheit fiebern und dann erst die Munderscheinungen auftreten, worauf die Krankheit wieder abklingt. Dabei sind auch immer die zugehörigen Lymphdrüsen befallen. Auf der Schleimhaut zeigen sich rundliche, weißlichgelbe bis gelbe Flecke, von 2—3 mm Durchmesser, welche von einem ganz schmalen, roten Hof umgeben sind (Abb. 38). Diese Flecke, in schweren Fällen in großer Anzahl vorhanden, schmerzen spontan und bei allen Zungen- und Lippenbewegungen, wodurch die Nahrungsaufnahme sehr erschwert wird. Man findet sie an den Lippen (auch auf dem Lippenrot), an der Wangenschleimhaut, am harten und weichen Gaumen, am Zungenrücken und auch am Mund-

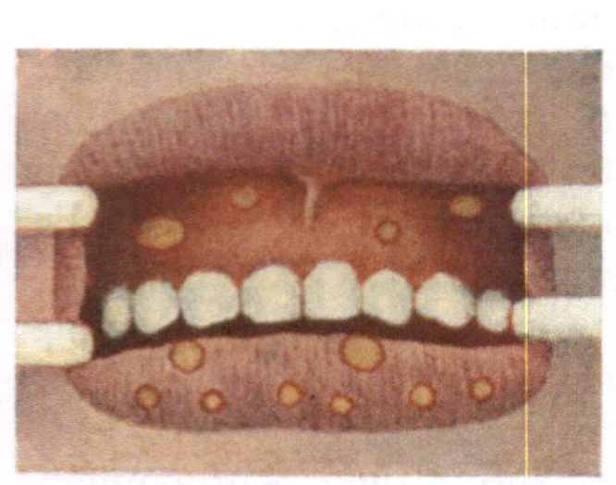

Abb. 38. Multiple Aphthen, Stomatitis aphthosa. (Nach Moral-Frieboes.)

boden, dort häufig unter der Zunge verborgen. Ein Lieblingssitz scheint die Übergangsfalte im Mundvorhof zu sein. Sind nur einzelne Aphthen vorhanden, so wird ihre Auffindung dadurch erleichtert, daß die Kranken jede Stelle genau anzugeben wissen. Bei typischer Ausbildung sieht man die Schleimhaut in der Umgebung ein wenig erhaben, die Aphthe selbst erscheint als leichte Eindellung von genau runder Form, die nur dann eine andere Gestalt zeigt, wenn die örtlichen Verhältnisse eine runde Ausbildung nicht zulassen, wenn die Aphthe z. B. auf einer Schleimhautfalte oder in einer Rinne liegt, dann hat sie in der Regel die Gestalt einer Furche. Die typisch ausgebildete Aphthe, deren Eindellung so aussieht, als ob man eine Linse ein wenig in eine weiche Masse eingedrückt habe, ist an ihrem scharf geschnittenen, roten Rande und ihrem gelblichen Grunde leicht zu erkennen und kann mit keiner anderen Krankheit verwechselt werden. Von den Verätzungen, die noch einigermaßen ähnlich sehen, unterscheidet sie sich durch die Eindellung, von dem Soor dadurch, daß dieser sich fortwischen läßt, die Aphthe aber nicht, zudem zeigt der Soor keinen roten Rand, auch eine zackige nicht glatt geschnittene Begrenzungslinie. Gegen Verwechselungen mit Lues schützt ebenfalls der rote scharfe Rand.

Der gelbliche Fleck in der Mitte der Eruption ist nach Fränkel ein fibrinöses Exsudat in den oberflächlichsten Schichten der Schleimhaut, welches mit abgestoßenen Epithelien und Rundzellen untermischt ist. Es finden sich darin die gewöhnlichen Mundspirochäten. Williger hat zwei Fälle gesehen, bei denen neben zahlreichen unzweifelhaften Aphthen ein deutliches Bläschen mit trübem Inhalt an der Innenseite der Unterlippe bestand, das sich am nächsten Tag in eine typische Aphthe umgewandelt hatte. Der Befund eines Bläschens als Anfangsstadium der Aphthe ist sehr selten.

Bei ausgedehnter Stomatitis aphthosa wird gelegentlich der Zahnfleischrand rot, die Papillen erscheinen hochrot, sind verlängert und außerordentlich berührungsempfindlich. Am stärksten tritt diese Entzündung an der Pap. incisiva auf. Bemerkenswert ist auch, daß — im Gegensatz zur Stomatitis ulcerosa — hierbei die palatinale Seite des Zahnfleisches nicht verschont bleibt. Es besteht gleichzeitig ein charakteristischer Foetor ex ore, der im Gegensatz zum Geruch bei der Stomatitis ulcerosa nicht faulig, sondern nur fade erscheint.

Benachbarte Aphthen können zusammenfließen, wobei dann tiefere, schwer heilende Epitheldefekte entstehen. Gewöhnlich schiebt sich sehr bald unter der fibrinösen Decke das Epithel wieder über den Defekt, so daß keine sichtbare Narbe zurückbleibt. Wenn aber die Aphthe infolge ihrer Lage (z. B. unter der Zunge) oder durch unzweckmäßige Behandlung nicht in Ruhe gelassen wird, so bilden sich scharf umschriebene Geschwüre mit feingezacktem Rand. Manchmal erscheinen sie schlitzartig, besonders am Mundboden und an der Übergangsfalte und werden erst in ihrer ganzen Größe sichtbar, wenn man sie auseinanderfaltet.

Die zweite klinische Form sind die solitären Aphthen, die ohne besondere Prodrome plötzlich an irgend einer Stelle der Mundschleimhaut entstehen und gewöhnlich vereinzelt bleiben. Diese Fälle sieht man bei Erwachsenen häufiger wie beim Kinde, sie gehen mit keinen oder nur geringen Allgemeinerscheinungen einher. Manchmal wird angegeben, daß ein Exzeß im Rauchen oder Trinken vorangegangen sei. Manche Kranke haben eine so empfindliche Mundschleimhaut, daß ein Aussetzen der Zahnreinigung für 1—2 Tage genügt, um eine Aphtheneruption zu bedingen. Die Solitäraphthe ist gewöhnlich größer als die bei der Stomatitis aphthosa, auch ist ihr Rand in der Regel ein wenig breiter (s. Abb. 39). Die Schmerzhaftigkeit hindert ebenfalls die Sprache und Nahrungsaufnahme. Fieber besteht selten. Manche Frauen erkranken jahrelang zur

Zeit der Menstruation an Solitäraphthen, in höherem Alter verschwindet diese Neigung.

Die unangenehmste Form der Stomatitis aphthosa ist die chronisch rezidivierende. Davon werden einzelne Individuen in unerklärlicher Weise heimgesucht, und zwar so, daß in Zwischenräumen immer wieder an den verschiedensten Teilen der Mundschleimhaut oft einzeln, oft mehrfach Aphthen entstehen, die manchmal sich zu sehr großen, äußerst hartnäckigen Geschwüren umwandeln. Diese Geschwüre sehen aus, als wenn sie mit dem Locheisen geschlagen worden wären. Sie sind kreisrund und haben einen Durchmesser bis zu 0,5 cm. Ihre Umgebung ist kaum gerötet, auch der Geschwürsgrund ist blaß. Es kommt vor, daß solche Geschwüre in einer Reihe nebeneinander stehen, dann konfluieren und ein unregelmäßiges Geschwür bilden. In manchen Fällen scheint es so, als ob eine Beziehung zur inneren Sekretion besteht, worauf ja auch das Auftreten der Aphthen in den Zeiten der Menstruation hinweist. Gelegentlich sieht man, daß nach langer Darreichung von Ovarialpräparaten (die chronisch rezidivierenden Aphthen kommen in erster Linie bei Frauen vor) eine Besserung eintritt, doch sind solche auch nach Darreichung von Vitaminen gesehen worden, vielleicht infolge Besserung des Allgemeinzustandes. Manche Fälle von chronischen Aphthen dürften in die Gruppe der Sprue zu rechnen sein, einer in Deutschland sehr seltenen Krankheit, hier kann nur die Allgemeinuntersuchung vor Irrtümern schützen. Aus dieser verschiedenen Ätiologie (nach meiner Ansicht handelt es sich nur um dasselbe Zeichen bei ganz verschiedenen Krankheiten) erklärt sich auch ihre Hartnäckigkeit bei der Behandlung. Daher fühlen die Kranken sich außerordentlich unglücklich, sie werden alle Neurastheniker. Die chronischen Aphthen heilen unter Hinterlassung einer Narbe, schon das spricht dafür, daß es sich nicht um wirkliche Aphthen handelt. Williger sah in einem solchen Falle, daß infolge chronischer Stomatitis aphthosa ein Teil des Zungenrückens bei einer älteren Frau völlig glatt geworden war. Scheinbar war infolge von Narbenbildungen eine Atrophie eingetreten.

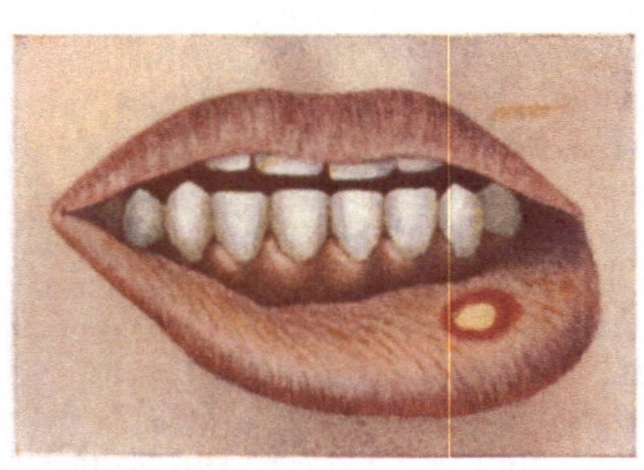

Abb. 39. Solitär-Aphthe. (Nach Moral-Frieboes.)

So verschiedenartig die klinischen Formen sind, so verschiedenartig ist auch der Behandlungserfolg. Die von Fieber begleitete Stomatitis aphthosa, wie sie gewöhnlich bei Kindern vorkommt, heilt ohne jede Behandlung unter unspezifischer Mundpflege von selbst, man darf nur die Überhäutung nicht stören. Will man Mittel anwenden, so dürfen es nur die allermildesten Mundwässer sein. Am meisten zu empfehlen sind Auswaschungen und Ausspülungen des Mundes mit warmen Lösungen von Natron bicarbonicum, denen eine Spülung mit warmer Boraxlösung (1 Teelöffel auf 1 Glas Wasser) folgt, auch Irrigationen und Spülungen mit Kamillentee haben mir gutes geleistet. Ferner kann man die befallenen Stellen dreimal täglich mit 3%igem Boraxglycerin bestreichen.

Die einzeln auftretenden Aphthen, wie man sie bei Erwachsenen häufig sieht, kündigen ihr Erscheinen durch besonders starke Schmerzhaftigkeit an der betreffenden Stelle an. Partsch gibt den Rat, diese eben entstehenden Flecke einmal ganz leicht mit dem Höllensteinstift zu betupfen. Bei der leisesten Berührung mit dem Stift bildet sich eine weiß aussehende oberflächliche Verätzung, wodurch die starke Schmerzhaftigkeit verschwindet. Von allen Substanzen, die ich zur Behandlung der Aphthen benutzt habe, hat mir der Höllensteinstift weitaus die besten Resultate gegeben, man braucht in der

Regel nur eine Ätzung zu machen, unter dem Ätzschorf geht die Überhäutung rasch vonstatten. Aber auch wenn die Aphthe schon ziemlich ausgebildet ist, leistet der Höllensteinstift Gutes. Ich habe ihn in allen Stadien benutzt und nie einen Schaden gesehen, allerdings darf man den Stift nicht in der Wunde ruhen lassen, wie man das so oft erlebt, dann allerdings gibt es tiefe Verätzungen, die hernach mit Hinterlassung einer mehr oder weniger großen Narbe heilen. Man muß so vorgehen, daß man leicht über das Geschwür hinfährt. Einer der großen Vorteile, die die Ätzung mit Höllenstein hat und das gegenüber allen anderen Ätzmitteln, ist der Umstand, daß mit dem Moment der Ätzung sofort die Schmerzhaftigkeit bei Berührung fortfällt, das ist ein in der Praxis nicht zu unterschätzender Umstand. Viele Kranke, die an chronisch rezidivierender Stomatitis aphthosa leiden, schaffen sich selbst einen Höllensteinstift an und wissen ihn auch recht geschickt zu handhaben. Sie kommen mit seiner Hilfe über die ersten quälenden Schmerzen weg, aber eine Heilung ist damit nicht zu erzielen. Überhaupt sind wir gegen diese Form von Stomatitis bis jetzt vollkommen machtlos und das ist um so bedauerlicher, als gerade diese Kranken leicht in einen außerordentlich traurigen Gemütszustand geraten. Diese therapeutischen Mißerfolge erklären sich daraus, daß in der Regel die Diagnose falsch sein dürfte. In all den Fällen, in denen ich bei chronisch rezidivierenden Aphthen mit den üblichen Methoden nicht zum Ziele kam, hat sich bei genauer Untersuchung ein anderes Grundleiden ergeben, und sobald das behandelt wurde, trat auch eine Besserung ein, so bei Störungen der Ovarialfunktion nach Darreichung eines Eierstockpräparates, bei Sprue nach Darreichung von Chinin usw.

Es kann nicht genug davor gewarnt werden, gegen die Stomatitis aphthosa etwa in der Weise vorzugehen, wie sie bei der Stomatitis ulcerosa angezeigt ist. Wenn in einer von der Stomatitis aphthosa befallenen Mundhöhle viele Wurzeln stehen, so finden sich oft am Zahnfleischrande ihrer Umgebung Lokalisationen der Erkrankung. Es ist aber falsch, diese Wurzeln während des Bestehens der Aphthe wegzunehmen. Die dabei unvermeidlichen Einrisse der Schleimhaut schaffen immer wieder neue Ansiedlungsstellen für die Erreger und so kommt es, daß die Aphthen dann viel schwerer heilen, im Gegensatz zu den guten Erfolgen, welche die Wurzelentfernung bei Stomatitis ulcerosa zeitigt.

4. Stomatitis epidemica (epizootica).

Die Maul- und Klauenseuche des Rindes und Schweines ist auf den Menschen übertragbar. Besonders gefährdet sind daher alle diejenigen, welche mit der Pflege von krankem Klauenvieh beschäftigt sind. Auch ist es möglich, daß durch den Genuß von ungekochter Milch und von Milchprodukten, die von solchen Tieren stammen, die Krankheit übertragen wird. Als klinische Hauptmerkmale dieser Erkrankung sind hervorzuheben: 1. Ein mit Schüttelfrost einsetzendes initiales Fieber, welches nachläßt, sobald die Schleimhauterscheinungen aufgetreten sind. 2. Blasenbildungen auf der Haut und in vielen Fällen auch auf der Schleimhaut, namentlich des Mundes, der Nase und der Augenlider. 3. Die Munderscheinungen, die anfänglich auch ohne Hauterscheinungen auftreten können, charakterisieren sich im Beginn durch eine starke Rötung der Schleimhaut, der eine Blasenbildung folgt. Der Inhalt der anfangs wasserhellen Bläschen trübt sich, nach einigen Tagen platzen sie und die Decke stößt sich ab, so daß ein oberflächlicher Epitheldefekt zurückbleibt, der sich bei günstigem Verlauf der Krankheit rasch epithelisiert. 4. In schweren Fällen kommt es zu Hautblutungen und auch zur Blutung in inneren Organen, während im Munde die kranken Stellen sich zu weitgreifenden

Geschwüren umwandeln. Die Krankheit, die in der Regel in 14 Tagen abklingt, kann sich aber auch wochenlang hinziehen und zum Tode führen.

Mit Sicherheit ist die Diagnose nur zu stellen, wenn sich die Infektionsquelle ermitteln läßt, und wenn es außer der Mundaffektion auch zur Blasenbildung auf der Haut kommt, die Abgrenzung gegen Stomatitis aphthosa, Pemphigus und Herpes ist oft aus der Beobachtung der Munderscheinungen allein nicht möglich, nur der Allgemeinzustand erlaubt die Diagnose. Bei der Stomatitis aphthosa ist die Haut nicht beteiligt und Blasen, falls sie überhaupt auftreten, nur von ganz kurzer Dauer. Neuerdings ist die Übertragung auf Meerschweinchen geglückt, was zur Diagnose herangezogen werden kann.

Die Therapie beschränkt sich im wesentlichen darauf, den Kräftezustand des Kranken hochzuhalten. Für Behandlung der Mundaffektion gelten die bei der Stomatitis aphthosa aufgestellten Regeln. Die Nahrung soll, wenn möglich, flüssig und gut gekühlt sein.

5. Soor (Stomatomycosis).

Der Soor in der Mundhöhle wird durch ein pflanzliches Gebilde erzeugt. Der Pilz kann je nach seinem Nährboden verschiedene Wachstumformen annehmen, so daß eine Einigkeit über seine botanische Stellung, ob Hefe- oder Schimmelpilz, noch nicht herrscht (Abb. 40). Im Munde wächst er in Form eines gegliederten Fadenpilzes mit zahlreichen kugligen, stark lichtbrechenden Gebilden (Conidien). Die Fäden können ein dichtes Geflecht bilden. Der Soor breitet sich in und auf dem Epithel aus und dringt nur bei Verletzungen oder dgl. in das Bindegewebe ein.

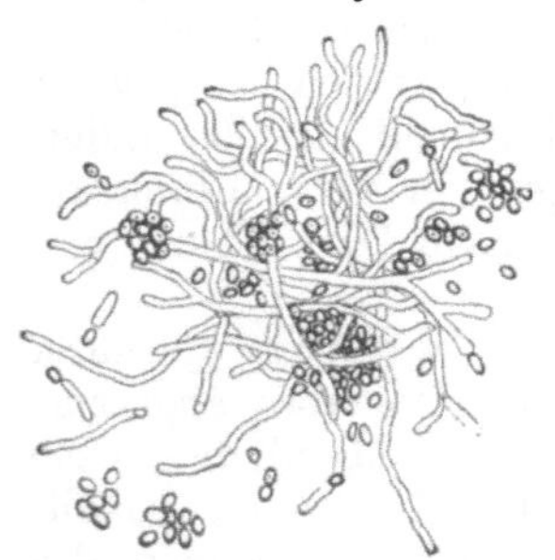

Abb. 40. Saccharomyces albicans, Soorpilz. (Aus Müller-Seifert, Taschenbuch der med.-klinischen Diagnostik, 27. Aufl. 1931.)

Von der Krankheit werden besonders befallen mangelhaft ernährte und mangelhaft gepflegte Säuglinge, aber auch Erwachsene können gelegentlich daran erkranken, wenn sie infolge von schweren Allgemeinleiden in einen schlechten Zustand geraten. Hier sind an erster Stelle die Infektionskrankheiten, dann aber auch die Lähmungen der muskulösen Mundorgane zu nennen.

Der Soor siedelt sich an allen Teilen der Mundhöhle an, und zwar zunächst in Form von kleinen milchweißen Stippchen oder kurzen Streifen, die ziemlich fest der Unterlage aufsitzen, während die Umgebung unverändert erscheint. Entgegen der Aphthe, die in der Schleimhaut gelegen ist, liegt der Soor auf der Schleimhaut und unterscheidet sich ferner dadurch, daß der Rand nicht gerötet ist, auch nicht so scharf erscheint, sondern zackig und unregelmäßig ist und schließlich, daß der Soor sich auch mit Watte oder einer anderen weichen Masse fortwischen läßt, wobei es allerdings mitunter etwas blutet, was bei der Aphthe nie möglich ist. Bei längerem Bestehen können sich ganze Pilzrasen durch Zusammenfließen bilden. Die Erkrankung kann auf die Mundhöhle beschränkt bleiben, in schweren Fällen diese wie ein Teppich auskleiden, sie kann aber auch auf die Schleimhaut des Rachens, der Speise- und Luftröhre, selbst des Magens weiterwandern. Auch ist ein Weitergreifen auf den ganzen Körper mit Metastasenbildung beobachtet worden.

Das Auftreten des Soor ist stets als eine ernste Erscheinung zu betrachten, und darum ist diese im Volksmunde unter dem Namen Schwämmchen oder Mehlmund bekannte Erkrankung gefürchtet, weil eben dadurch das Darniederliegen des Allgemeinzustandes dokumentiert wird. Eine Heilung ist aber nicht selten, wenn es gelingt, den Allgemeinzustand zu heben. Hierauf ist ein viel größerer Wert zu legen wie auf die lokale Therapie. Czerny begnügt sich damit, zweistündlich etwas Natron bicarbonicum auf die Schleimhaut aufpulvern zu lassen. Es muß davor gewarnt werden, die Beläge gewaltsam zu entfernen, doch ist ein vorsichtiges mechanisches Reinigen, etwa mit Stieltupfern oder mit watteumwickelten Hölzchen durchaus am Platze. Zu energisches Vorgehen führt leicht zu Verletzungen, besonders bei Säuglingen, wodurch der Ausbreitung erst recht Vorschub geleistet wird. Nach der Reinigung kann man Boraxglycerinwasser aufpinseln (Heubner). Escherich empfiehlt, Säuglingen einen Borsäureschnuller zu geben. Man bepulvert ein haselnußgroßes Stück Watte mit Borsäure, umwickelt diesen Bausch mit etwas Verbandmull und bindet zu. Dann wird der Schnuller in eine schwache Saccharinlösung getaucht und dem Säugling in den Mund gegeben.

Auch bei Erwachsenen empfiehlt es sich, zur Bekämpfung des Trockenheitsgefühls im Munde und des quälenden Leerschluckens die Mundhöhle häufig mit Boraxglycerin auszupinseln und durch Aufstellung eines Dampfsprays im Zimmer für Feuchtigkeit der Luft Sorge zu tragen.

6. Diphtherie.

Die Diphtherie (abgeleitet von ἡ διφθέρα = das Häutchen) ist eine ausgesprochene Infektionskrankheit der Rachenorgane, seltener der Nase, der Augenschleimhaut und der Haut, welche durch den von Klebs und Löffler 1883/84 entdeckten Diphtheriebacillus erzeugt wird. Im Volksmunde führt diese Krankheit den Namen häutige Bräune, früher vielfach als Croup bezeichnet. Die Krankheit tritt sporadisch, endemisch und epidemisch auf und befällt Individuen jeden Alters, hauptsächlich allerdings Kinder und beide Geschlechter ziemlich gleichmäßig.

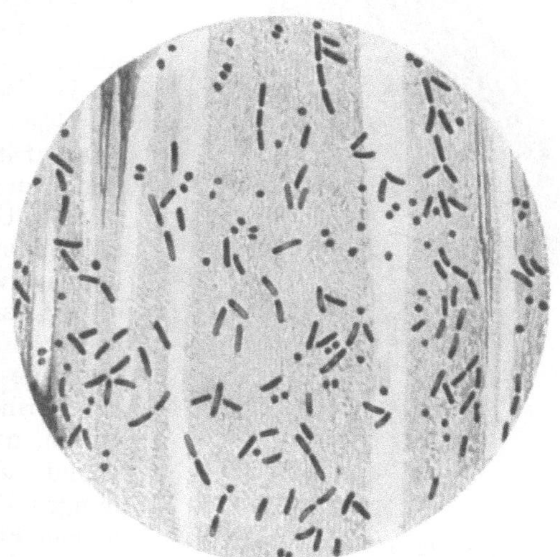

Abb. 41. Diphtheriebacillen im direkten Rachenabstrich. (Umzeichnung nach Jochmann-Hegler.)

Nach den heutigen Anschauungen gilt Diphtherie erst als sicher festgestellt, wenn die klinischen Erscheinungen und der bakteriologisch erbrachte Nachweis des Erregers miteinander übereinstimmen. Ein Mensch, der Diphtheriebacillen im Munde hat, hat deswegen noch lange keine Diphtherie. Wohl aber ist er als „Bacillenträger" befähigt, die Menschen in seiner Umgebung krank zu machen. Die Krankheit ist in Deutschland anmeldepflichtig, d. h. der behandelnde Arzt ist verpflichtet, über jeden Krankheitsfall eine Anzeige bei der zuständigen Behörde (Polizei) zu erstatten. Wegen dieser gesetzlichen Bestimmung und weil es der Behandlung halber wichtig ist, die Diagnose so schnell als möglich zu stellen, muß ungesäumt eine bakteriologische Untersuchung bei jedem auch nur verdächtigen Fall angestellt werden. Man macht ein Abstrichpräparat von der verdächtigen Stelle und färbt mit Löfflerschem Methylenblau. Im Präparat (Abb. 41) sind die Diphtheriebacillen an ihrer plumpen, keulenartigen Gestalt und an ihrer eigentümlichen Lagerung zu erkennen. Einfacher ist es, die Untersuchung auf einer bakteriologischen Untersuchungsstation vornehmen zu lassen, was in Deutschland in den dazu bestimmten Anstalten geschieht. In jeder Apotheke erhält man kostenlos Diphtherieentnahmeröhrchen. Das sind in einem Holzkasten verpackte Glasröhren, die an ihrem Korken einen starken Draht tragen, der am unteren Ende mit steriler Watte umwickelt ist. Man streicht mit der Watte über die verdächtige Stelle, steckt den Draht in das Röhrchen und sendet das Ganze nach Ausfüllung des beigegebenen Fragebogens an die zuständige Untersuchungsstation, von der man in kürzester Frist die Antwort erhält.

Der Diphtherieerreger kann sich an jeder epithelentblößten Stelle, daher auch in Wunden und auf allen Schleimhäuten, z. B. auch auf der Augenbindehaut, ansiedeln. Die bevorzugte Stelle ist aber an den Mandeln und deren Umgebung bis zum Zäpfchen und den Gaumenbögen, ferner im Rachen gelegen, so daß man direkt von Rachendiphtherie spricht (Abb. 42). Von dort aus wird die Schleimhaut des Kehlkopfes, der Luftröhre und ihrer Verzweigungen, seltener die der Nase befallen, während das Übergreifen auf Zunge, Wange und Lippen zu den Seltenheiten gehört.

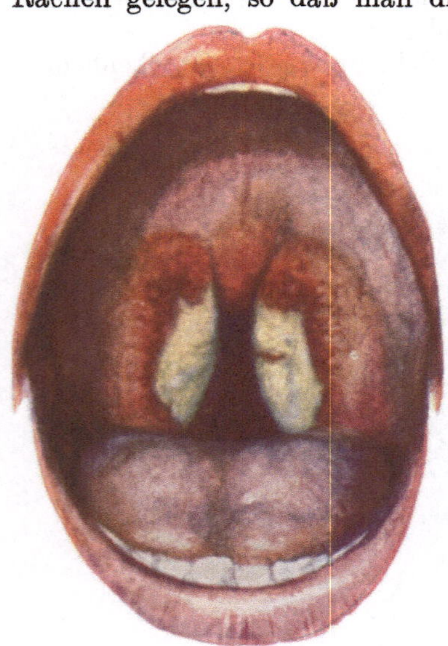

Abb. 42. Rachendiphtherie. (Aus Pfaundler-Schloßmann.)

Der Befund im Munde ist sehr wechselnd. Von leichten spinnwebartigen Belägen, die nur lose aufsitzen, bis zu tiefgehenden brandigen Zerstörungen der befallenen Teile finden sich zahllose Übergänge. Selbst bei geringer Membranbildung, also bei scheinbar leichten Fällen können wegen der Bildung von Toxinen die schwersten Folgen speziell am Herzen eintreten. Für typische Fälle ist das Vorhandensein eines zähen, der Unterlage fest anhaftenden fibrinösen (croupösen) Belages charakteristisch, nach dessen Abhebung eine blutende Wunde zurückbleibt. Diese Munderscheinungen sind begleitet von mehr oder minder hohem Fieber mit geringerer oder größerer Abgeschlagenheit, Befallensein der regionären Lymphdrüsen, Schluckweh und in vielen Fällen Foetor ex ore. Die Anfangserscheinungen sind meist folgende: Unter allgemeinem Unwohlsein und Temperatursteigerung bis etwa 38,5° oder 39° stellen sich Schluckbeschwerden ein. Man sieht am ersten oder zweiten Tage auf der geröteten Mandel entweder noch gar keine oder kleine weißliche oder gelbliche, stippchenförmige Auflagerungen von Linsen- bis Bohnengröße. Diese fließen bald zusammen, verdecken die ganze Oberfläche der Mandel und greifen, was besonders wichtig ist, rasch auf die Schleimhaut des weichen Gaumens und des Rachens über, von wo sie sich nach allen Richtungen weiter verbreiten können. Die Pseudomembranen haben einen samtartigen Glanz von meist mattgrauer, opalartiger Farbe. Beim Übergreifen auf den Mund zeigen sich an den Lippen (Abb. 43) und am Zahnfleisch, selbst an der Wange dicke, gelbliche festhaftende Beläge (Pseudomembranen) die sich abziehen lassen und eine blutende Oberfläche zurücklassen. Fälle, in denen die ganze Mundhöhle wie austapeziert ist, gehören zu den größten Seltenheiten, und man wird auch bei der Munddiphtherie typische Krankheitserscheinungen auf den Mandeln und dem Rachen nicht vermissen. Darum müssen diese Gegenden ganz besonders aufmerksam untersucht werden.

Die Diphtherie führte früher sehr häufig zum Tode, und zwar dadurch, daß die Pseudomembranen durch Kehlkopf und Luftröhre weiter wanderten und zur Erstickung führten, wenn nicht durch den Luftröhrenschnitt oder durch die

Intubierung Hilfe geschaffen wurde. Vielfach endet die Krankheit auch heute noch trotz der modernen Antitoxintherapie mit einem Herztod infolge der schweren durch das Diphtherietoxin erzeugten Vergiftung. Es ist eine bekannte Tatsache, daß Kinder nach einer Diphtherie völlig munter erschienen, aber plötzlich tot umsanken. Auch bei glücklichem Überstehen der Erkrankung bleiben zuweilen als Folgen der Vergiftung Nervenlähmungen zurück, unter denen die Lähmung des weichen Gaumens als besonders bemerkenswert hervorgehoben werden muß.

Das einmalige Überstehen der Erkrankung schützt im Gegensatz zu anderen Infektionskrankheiten nicht vor einer erneuten Ansteckung. Bemerkenswert ist ferner, daß die Krankheit auch bei Untersuchungen auf den behandelnden Arzt übertragen worden ist. Wenn man wie gewöhnlich vor dem Kranken stehend oder sitzend die Zunge mit dem Spatel herunterdrückt, so kann leicht ein Hustenstoß des Kranken Membranteilchen und damit die Erreger in das Gesicht des Untersuchers schleudern.

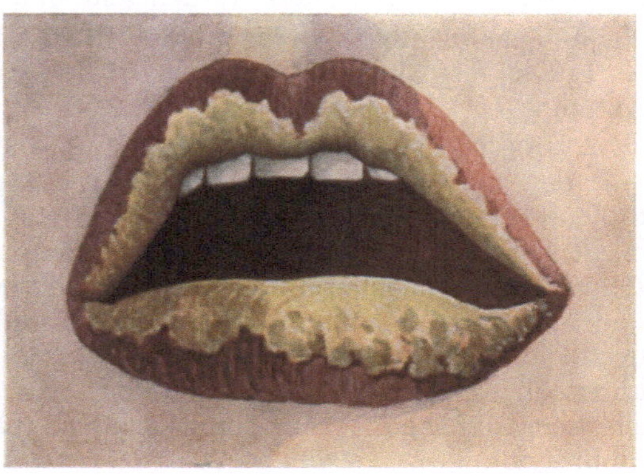

Abb. 43. Lippendiphtherie. (Umzeichnung nach Pfaundler-Schloßmann.)

Es ist deshalb ratsam, bei solchen Untersuchungen eine große Glasscheibe vorzuhalten und durch diese hindurchzusehen.

Zur Behandlung ist das vornehmste Mittel das von Behring gefundene Diphtherieheilserum. Es wird an einer beliebigen Stelle des Rumpfes unter die Haut gespritzt, und zwar in der Stärke von 3—4000 Immuneinheiten (J. E.). In schweren Fällen gibt man 4—8000, ja bis 9000 J. E., unter Umständen intravenös. Gegebenenfalls wird die Dosis am folgenden Tage noch einmal wiederholt. Je länger die Krankheit bereits besteht, um so höhere Dosen sind notwendig, je früher gespritzt wird, um so besser ist die Prognose. Da das Serum von Pferden gewonnen wird, so dürfen die Patienten vorher nicht aus irgendwelchen Gründen Einspritzungen von Pferdeserum erhalten haben. Es können sonst infolge der Anaphylaxie sehr bedrohliche Erscheinungen und sogar der Tod eintreten. Ein absolut sicheres Heilmittel ist das Behringsche Heilserum nicht, aber es besitzt doch einen so hohen Wert, daß es in jedem Fall echter Diphtherie gegeben werden muß, und zwar so schnell als möglich. Aus diesem Grunde ist die schleunige Feststellung der Diagnose von größter Wichtigkeit. Wenn die klinischen Erscheinungen zur Diagnose hinreichen, so soll man das Serum geben, ehe die bakteriologische Feststellung geschehen ist. Daß die Serumtherapie durch Spray, gute Pflege, Herzmittel usw. unterstützt werden muß, versteht sich von selbst. Über die postdiphtherischen Lähmungen, besonders des Gaumensegels siehe die Lehrbücher der Neurologie.

Bald nach der Einverleibung des Serums kommt der Prozeß zum Stillstand, die Pseudomembranen gehen in Fetzen ab, schmelzen außerdem vom Rande her ein, so daß schon nach wenigen Tagen nichts mehr von ihnen vorhanden sein kann. Die entzündlichen Erscheinungen in der Umgebung schwinden bald und nachdem auch das Fieber und auch die Pulsfrequenz gesunken ist, erscheint die Gefahr überwunden, wenn man nicht wüßte, daß noch Spätfolgen eintreten könnten. Daher darf man erst nach 14 Tagen von der eintretenden Rekonvaleszenz sprechen. Das ist auch dadurch berechtigt, weil sich in diesem Zeitabschnitt noch dauernd Erreger auf der Schleimhaut nachweisen lassen. Erst wenn drei aufeinander folgende bakteriologische Untersuchungen Diphtherieerreger nicht mehr ergeben haben, kann man den Kranken als ungefährlich für seine Umgebung ansehen und aus der Behandlung entlassen. Gewöhnlich ist dies am Ende der dritten Woche erreicht. Findet keine Serumbehandlung statt, so kann zwar auch eine Heilung eintreten, aber es dauert viel länger und die Prognose ist immer unsicher, besonders bezüglich der Nachkrankheiten.

Breitet sich die Diphtherie in ausgedehntem Maße auf die Organe der Mundhöhle aus, insbesondere, zeigt sie Neigung zu Blutungen, so kann man annehmen, daß man einen maligne verlaufenden Fall vor sich hat, dessen Prognose fast immer schlecht ist.

Selbstverständlich müssen Diphtheriekranke, um eine Weiterverbreitung zu verhüten, sofort isoliert werden und sind daher zweckmäßig einer Krankenanstalt zu überweisen. Differentialdiagnostisch kommt in Betracht:

1. Die verschiedenartigen Formen der Angina (darüber siehe den folgenden Abschnitt).

2. Die Ulcera pterygoidea (Bednařsche Aphthen). Diese von Epstein mit dem besseren Namen „Gaumeneckengeschwüre" belegten Affektionen finden sich nur in der Mundhöhle von Säuglingen, und zwar meistens an den Stellen, an denen sich die Gaumenschleimhaut über die Hamuli pterygoidei zieht. Sie erscheinen häufig in Form symmetrischer, oberflächlicher Erosionen und scharf geschnittener Geschwüre. Besteht zwischen ihnen auf der Raphe noch ein drittes Geschwür, so kann durch Zusammenfließen eine schmetterlingsartige Figur entstehen, die durch die Bildung von Fibrinauflagerungen ein der Diphtherie sehr ähnliches Bild geben kann (Epsteinsche Pseudodiphtherie).

Diese Geschwüre entstehen durch unvorsichtiges Auswaschen der Mundhöhle der Säuglinge, wobei die straff gespannte Schleimhaut verletzt wird. Daher ist bei gesunden Säuglingen das vielfach beliebte Auswaschen der Mundhöhle als schädlich zu unterlassen.

Zur Behandlung wird das Bepinseln mit 2 %iger Höllensteinlösung angeraten. Auch empfiehlt sich ebenso wie beim Soor die Anwendung des Borsäureschnullers.

Die Abgrenzung gegen andere ähnliche Erkrankungen wie die Agranulocytose und die Monocytenangina muß dem Internisten überlassen bleiben.

7. Angina.

Die entzündlichen Erkrankungen der Tonsillen und im weiteren Sinne die des lymphatischen Rachenringes bezeichnet man als Angina. Je nach den klinischen Erscheinungen, die diese Erkrankung macht, unterscheidet man verschiedene Formen, von denen die wichtigsten die Angina catarrhalis, die Angina follicularis, die Angina lacunaris und die Plaut-Vincentsche Angina sind. Als Erreger kommen, soweit die Angina nicht Teilerscheinung einer spezifischen Infektion ist und also Meningokokken, Typhusbacillen, Scharlacherreger usw. in Frage stehen, besonders Streptokokken, Staphylokokken und Pneumokokken in Betracht. Es ist fraglich, ob die Tonsillen, an denen sich ja die Erscheinungen in erster Linie abspielen, auch zugleich die Eingangspforte sind oder ob die Tonsillen nicht auf hämatogenem Wege infiziert werden. Daß akzidentelle Momente bei der Infektion eine Rolle spielen, ist eine längst bekannte Tatsache, braucht doch nur an die Erkältung, an die Wirkung staubhaltiger Luft und an endonasale Operationen als auslösendes Moment erinnert zu werden. Kinder erkranken öfter und leichter als Erwachsene, jenseits des 35. Lebensjahres wird die Erkrankung seltener. Im allgemeinen ist bei der Angina, natürlich besonders bei den schweren Fällen, das Fieber hoch, bei der Diphtherie aber nicht in dem Maße, so daß man das gelegentlich differentialdiagnostisch verwerten kann. Mehr als die Angina sind die — allerdings nicht häufigen Nachkrankheiten — zu fürchten wie Nephritis, Endokarditis, Polyarthritis, Sepsis.

Die leichteste Form der Angina überhaupt ist die Angina catarrhalis, bei der in den mildesten Formen die Kranken nur über ein rauhes Gefühl oder geringe Behinderung im Rachen klagen und bei denen sich die Tonsillen und die nähere Umgebung dieser sowie die Rachenwand leicht gerötet finden. Mitunter sind sogar die Gaumenbögen mehr gerötet wie die Mandeln selber. Diese sind in mäßigem Grade geschwollen, vergrößert. Eine Mitbeteiligung der Halslymphdrüsen ist nicht regelmäßig vorhanden. Fieber fehlt entweder ganz oder ist doch nur in geringem Maße vorhanden; die Krankheit pflegt in 1 bis 2 Tagen abzuklingen.

Tritt die Erkrankung in schwerer Form auf, so sind auch die Erscheinungen deutlicher, der Patient erkrankt gleich von Anfang an schwerer mit Kopf- und Halsschmerzen, Abgeschlagenheit, Fieber und wenn die Temperatur in kurzer Zeit auf 40^0 steigt, was gar nicht selten ist, so kann das ganze Krankheitsbild durch einen Schüttelfrost eingeleitet werden. Objektiv zeigt sich in solchen Fällen der ganze Rachen stark gerötet, wobei die Tonsillen, die Gaumenbögen und die Rachenwand, weniger die übrige Mundschleimhaut befallen sind. Alle diese Teile sind auch geschwollen, am meisten die Tonsillen und das Zäpfchen, am wenigsten die Mundschleimhaut. Die Schwellung der Tonsillen kann so weit gehen, daß diese wie große Kugeln hervorragen, sich unter Umständen in der Mittellinie berühren und das geschwollene und gerötete Zäpfchen nach vorne drücken. Gelegentlich kann man von diesen vergrößerten Tonsillen ein wenig eiterigen Schleim abwischen. Infolge der Schwellung und der Entzündung ist die Sprache weitgehend behindert und die Nahrungsaufnahme fast ganz aufgehoben, feste Speisen können nicht mehr passieren, aber das Leerschlucken ist oft noch schmerzhafter wie das Schlucken von Wasser u. dgl. Die Sprache hat einen klosigen Klang (Dyslalia clausa). Die regionären Lymphdrüsen sind deutlich geschwollen, weich, auf Druck schmerzhaft, die Haut über ihnen oft vorgewölbt. Nach etwa 2—3 Tagen ist der Höhepunkt der Krankheit erreicht und unter ziemlich schneller Entfieberung tritt nach etwa 4—6 Tagen Heilung ein.

Eine Abart der Angina catarrhalis ist die Angina follicularis, bei der man neben den Erscheinungen der katarrhalischen Angina die Follikel der Tonsille als runde, graue, bei längerer Dauer der Erkrankung als gelbliche Punkte über die Oberfläche hervorragen sieht. Bei typischer Ausbildung gleicht eine solche Mandel einer reifen Erdbeere. Zerfallen diese entzündeten Follikel, so können kleine oberflächliche Geschwüre mit Belägen entstehen. Die Beläge können ähnlich den diphtherischen zusammenfließen und die ganze Oberfläche der Mandel überziehen. Sie gehen aber niemals über das Gebiet der Mandel hinaus, es bleibt also der Gaumen, das Zäpfchen und der Rachen immer frei, ein Punkt, der für die Differentialdiagnose wichtig ist. In Zweifelsfällen hilft die bakteriologische Untersuchung. Eine Verwechselung mit der Angina lacunaris kommt oft vor.

Als weitere Form ist die Angina lacunaris zu nennen, bei der man außer der Rötung und Schwellung einer und vielfach auch beider Mandeln gelbliche Pfröpfe und Stippchen findet, die in den Lacunen der Tonsille ihren Sitz haben und aus diesen ausgedrückt werden können. Manchmal sieht man nur einige wenige, mitunter aber ist die Zahl bis auf 10—15 angestiegen. Die unter dem vorderen Gaumenbogen verborgenen kann man durch Anheben dieses sichtbar machen. Nicht selten ragen diese Pfröpfe ein wenig über die Oberfläche der Mandeln hervor, ja sie können solches sogar in größerem Umfange tuen und dann zusammenschmelzen, so daß ein Bild erscheint, das der Diphtherie sehr ähnlich ist. Diese Pseudomembranen lassen sich aber leicht von der Unterlage abwischen, was ihre Abgrenzung gegen die Diphtherie ermöglicht. In dieser Beziehung ist es wichtig, zu wissen, daß diese Pseudomembranen immer auf das Gebiet der Mandel beschränkt bleiben und nie auf die Umgebung übergreifen. Mitunter kommt es zu der Bildung kleiner Geschwüre, ja sogar zu kleinen Nekrosen. Wenn diese Prozesse sich, wie es nicht selten ist, oft wiederholen, dann kann die Oberfläche der Mandel eine Veränderung erfahren, sie wird zerklüftet. Die regionären Lymphdrüsen sind immer mitbeteiligt und wenn der Prozeß einigermaßen schwer ist, dann sind sie auf Druck oder sogar spontan schmerzhaft. Nach 3—4 Tagen ist der Höhepunkt der Erkrankung erreicht, die Pfröpfe und Auflagerungen stoßen sich schnell ab und einige Tage später tritt der Kranke in die Rekonvaleszenz ein. Die Therapie gehört in die Hand des Hausarztes.

Bei der Angina phlegmonosa finden wir die Mandel und ihre Nachbarschaft in weiter Ausdehnung geschwollen, oft so stark, daß das Zäpfchen ganz nach der gesunden Seite verdrängt ist. Die befallenen Teile sind hochgradig gerötet und bei Druck, aber auch spontan sehr schmerzhaft, besonders das Schlingen ist unmöglich und damit kommt auch die Nahrungsaufnahme zum Erliegen. Diese wird noch dadurch erschwert, daß eine reichliche Schleimabsonderung, oft von zäher Beschaffenheit, dem Kranken recht lästig ist. Um das schmerzhafte Schlucken zu vermeiden, muß der Kranke den Speichel dauernd ausspucken oder er läßt ihn bei schlechtem Allgemeinbefinden einfach aus dem Munde herauslaufen. Der Kranke klagt über heftige Schmerzen und ein klosiges Gefühl im Rachen und auch die Sprache ist behindert. Die Lymphdrüsen sind geschwollen und druckempfindlich. Im Gegensatz zu anderen Anginaformen, die nicht so selten doppelseitig auftreten, ist diese Art meist auf eine Seite beschränkt. Der Beginn ist ein ziemlich akuter, manchmal mit einem Schüttelfrost anfangend, das Fieber kann eine bedeutende Höhe erreichen.

Während die anderen Anginaformen nur in einer relativ kleinen Zahl von Fällen mit den Zähnen und ihren Erkrankungen direkte Beziehungen haben, ist diese Form öfters durch Erkrankungen der Zähne bedingt, insofern die Zahnerkrankungen, die mit Eiterung einhergehen und die auf das hintere Ende des Alveolarfortsatzes — besonders des unteren — beschränkt sind, zu einer Keimverschleppung in diese Gegend offenbar besonders disponieren. Dies ist aber nicht die alleinige Ursache, die Angina phlegmonosa kann sich auch an eine der oben genannten Formen der Angina anschließen, andererseits aber auch ohne einen solchen Vorgang entstehen.

Nach einigen Tagen wird die Schwellung am Gaumen und der Mandel weicher, mitunter läßt sich Fluktuation nachweisen, es ist Abscedierung eingetreten. Gelegentlich kommt es zur Selbstentleerung, man soll aber, wenn möglich, schon früher eingehen, wenn man nämlich Eiter in der Tiefe nachweisen kann. Durch eine Probepunktion mit dicker Kanüle kann man sich Sicherheit verschaffen. Um die Stelle zu finden, wo der Absceß der Oberfläche am nächsten liegt, kann man sich der Wasserstoffsuperoxydprobe nach Peter bedienen, die mir in vielen solchen Fällen recht gute Dienste geleistet hat. Die Spontanentleerung schließt die Gefahr der Aspiration von Eiter in sich. Da die Entzündung sich auch auf die weitere Umgebung ausbreiten kann, so kommt es zu einer Behinderung der Mundöffnung, einer Kieferklemme meist ersten Grades. Nimmt die Schwellung der Weichteile des Rachens noch weiter zu, dann kann selbst die Luftpassage erschwert sein und durch Glottisödem kann der Tod eintreten. Schüttelfröste im Verlaufe einer Angina sind immer ein ernstes Zeichen, denn viele derartige Fälle enden tödlich (septische Angina).

Was nun die Therapie angeht, so werden nur die Fälle, die sich an Zahnerkrankungen angeschlossen haben, in unserer Hand verbleiben und man tut gut, so bald sich Eiter nachweisen läßt, den Absceß zu spalten. Um mit dem Messer nicht zu tief einzudringen, wird dieses etwa 1 cm von der Spitze entfernt mit einem Streifen Leukoplast umwickelt, so daß es beim Einstoßen an diesem einen Widerstand findet und nicht tiefer gelangt. Der kleine Eingriff kann ohne Betäubung vorgenommen werden, aber das Messer muß gut spitz sein. Nach der Entleerung des Eiters geht der Prozeß schnell in Heilung über. Spülungen mit irgendeinem Mundwasser erleichtern nach der Eiterentleerung dem Kranken die Heilung, vorher haben sie wenig Wert. Rezidive kommen vor. Bei der septischen Angina kann die Resektion evtl. die doppelte Unterbindung der Vena jugularis oft den schlechten Ausgang verhindern. Sie soll in derartigen Fällen nicht versäumt werden.

Die Plaut-Vincentsche Angina ist mit der Stomatitis ulcerosa wesensverwandt und wird daher auch sehr oft in Gemeinschaft mit dieser Krankheit gefunden (s. daher auch dort). Es handelt sich wie bei der Stomatitis ulcerosa um eine Infektion, die wahrscheinlich durch die Symbiose des Bacillus fusiformis und der Spirochaete refringens hervorgerufen wird und an den Tonsillen ganz die gleichen Erscheinungen wie an dem Zahnfleisch macht. Die Erkrankung ist recht ansteckend, weswegen eine, wenn auch nicht gerade strenge Isolierung wünschenswert ist; kleine Endemien sind oft beobachtet worden. Am meisten werden junge Leute befallen und nicht selten wiederholt, eine Immunität wird also durch das Überstehen der Krankheit nicht erworben. Die Erreger finden ihren Eingang durch kleine Epitheldefekte, wie sie an den Tonsillen nicht selten sind.

Bei dieser Erkrankung ist die eine Tonsille, nicht selten aber auch die andere gerötet und geschwollen und es finden sich auf ihr schmierige grünliche Beläge bzw. Geschwüre. Meist ist die eine Seite wesentlich stärker befallen, ein Umstand, der differentialdiagnostisch ausgenutzt werden kann. Da die Schwellung der Mandeln nicht allzu groß zu sein pflegt, so sind auch die subjektiven Beschwerden, wenigstens zu Anfang nicht sehr hochgradig, auf jeden Fall viel geringer wie bei den anderen Formen der Angina, so daß die Kranken, zumal auch das Fieber ganz fehlen kann oder die Temperatur doch nur wenig erhöht ist, oft ihre Arbeit noch fortsetzen. Nicht selten greift die Erkrankung auch auf die Umgebung der Mandeln über und dann kann man zu Anfang zweifelhaft sein, ob man nicht eine Diphtherie vor sich hat, doch wird das gute Allgemeinbefinden, die nur mäßig erhöhte Temperatur und das Fehlen der Diphtheriebacillen im Abstrich den Ausschlag geben. Es kommt hinzu, daß die regionären Lymphdrüsen viel weniger geschwollen und druckschmerzhaft sind, wie bei den anderen Anginaformen und wie bei der Diphtherie. In vielen Fällen ist auch das Zahnfleisch befallen oder die Zunge oder es finden sich Stellen isoliert am Gaumen oder der Wange, die mit den Herden an den Mandeln keinen Zusammenhang haben. Gerade letzteres scheint mir für die Angina Plaut-Vincenti charakteristisch zu sein. In manchen Fällen findet man statt der Beläge infolge von Nekrosen schmierige, ziemlich tiefe Geschwüre, die mit übelriechenden, leicht abwischbaren Massen bedeckt sind. Infolge der Zersetzung des toten, eiweißhaltigen Teils entwickelt sich bald ein unangenehmer Foetor ex ore.

Die Beläge oder Geschwüre an den Mandeln schwinden nicht so bald, aber das Fieber, wenn solches vorhanden war, ist in der Regel nach einigen Tagen abgeklungen.

Die Diagnose macht keine besonderen Schwierigkeiten, die Beläge bzw. die Geschwüre bei geringen subjektiven Beschwerden, das niedrige Fieber, das gute Allgemeinbefinden, die geringe Beteiligung des Lymphdrüsenapparates und der Foetor ex ore, unter Umständen das gleichzeitige Auftreten der Stomatitis ulcerosa sowie das Fehlen der Diphtheriebacillen sichern die Diagnose. Eine Abgrenzung ist besonders der Angina luetica gegenüber nötig, die ja auch mit relativ geringen subjektiven Beschwerden und mit schmierigen Geschwüren einhergeht, die Anamnese und die Wa.R. wird aber weiter helfen.

Die Prognose ist fast immer gut, ausgenommen die seltenen Fälle, die in Noma übergehen, Rezidive sind hingegen häufig. Die Behandlung besteht in Spülungen mit Wasserstoffsuperoxyd und Ätzungen mit 10 % iger Chromsäure, die sich auch bei der Stomatitis ulcerosa gut bewährt hat, in hartnäckigen Fällen hat Salvarsan intravenös gute Dienste geleistet.

8. Noma.

Die schon im Altertum bekannte Erkrankung wird auch als Stomatitis gangraenescens oder Wasserkrebs (Cancer aquaticus) bezeichnet. Der letzte Name rührt davon her, daß bei den Kranken ein sehr erheblicher Speichelfluß besteht. Die Ursache ist noch nicht aufgeklärt, denn alle Versuche, einen spezifischen Erreger ausfindig zu machen, sind bisher fehlgeschlagen. Ob ein solcher — spezifischer — überhaupt besteht, ist zweifelhaft, obwohl epidemisches und endemisches Vorkommen vereinzelt beobachtet worden ist. Auch Rückfälle sind gesehen worden. Das Leiden befällt vornehmlich Kinder und nur selten Erwachsene. Fast immer sind schwere, den Gesamtorganismus schwächende Erkrankungen vorangegangen, z. B. Masern, Scharlach, Diphtherie, Typhus. Auch die Stomatitis ulcerosa kann den Boden vorbereiten, wie Jochmann beobachtet hat. Ich sah einen tödlich endenden Fall bei einer alten, stark entkräfteten Frau, bei der eine Angina vorangegangen war, sowie einige Fälle bei Kindern und selbst bei einer jungen, scheinbar bislang gesunden Frau nach einer Entbindung. Am Ende des Krieges und in der Nachkriegszeit sind die Fälle häufiger gewesen, jetzt sind sie sehr selten.

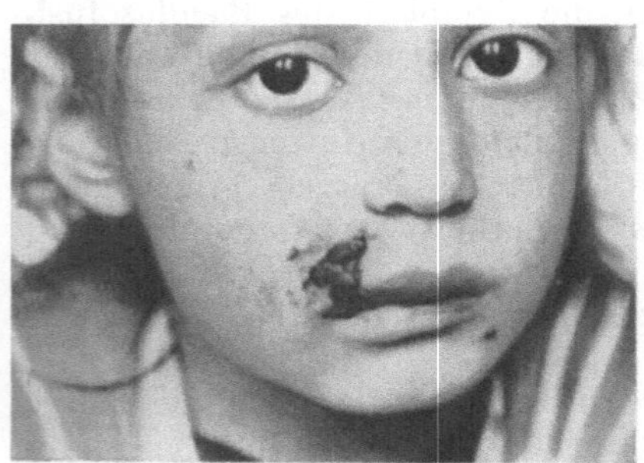

Abb. 44. Noma an der Oberlippe. (Nach Williger.)

Bei dem in Abb. 44 abgebildeten, stark unterernährten Kinde begann die Erkrankung mit einem Herde am Alveolarfortsatz des rechten Oberkiefers. Ein zweiter Herd bildete sich genau gegenüber am Zahnfleisch des Unterkiefers. Schließlich entstand die abgebildete Affektion an der rechten Hälfte der Oberlippe in Form einer trockenen Gangrän, die scharf umschrieben blieb und nach Ausstoßung eines die ganze Dicke der Lippe umfassenden abgestorbenen Gewebsteils von selbst abheilte.

Unter allgemeiner Abgeschlagenheit tritt eine entzündliche Schwellung einer Wange oder Lippe auf. Es folgt eine Geschwürsbildung meistens an der Schleimhaut, aber auch zuerst an der äußeren Haut, die schnell die ganze Dicke der Wange bzw. Lippe durchsetzt. Mitunter fehlt auch die entzündliche Reaktion und man sieht von vornherein eine ziemlich scharf abgegrenzte Nekrose, die sich schnell ausbreitet. Tritt Speichel hinzu, was im Munde kaum zu vermeiden ist, dann entsteht eine jauchige Gangrän der befallenen Weichteile (Abb. 45).

In der Mehrzahl der Fälle schreitet diese Gangrän unaufhaltsam weiter, greift auch auf den Kiefer, die Nase, die Augen, den Hals usf. über. Der Knochen stirbt ab, die Zähne fallen aus und nachdem eine sekundäre Infektion mit septischem Fieber, Benommenheit usw. entstanden ist, gehen die Kranken meist schnell zugrunde. Tritt eine Heilung ein, sei es spontan, sei es nach Kunsthilfe, dann stößt sich durch eine demarkierende Entzündung das Kranke vom Gesunden ab, wobei allerdings zum Teil außerordentlich große Substanzverluste entstehen, die plastisch gedeckt werden müssen (Abb. 46).

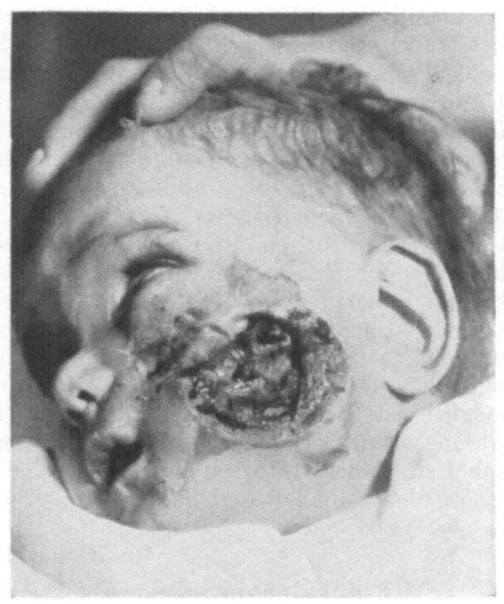

Abb. 45. Noma. (Nach Proskauer.)

Die Mortalität ist sehr groß und wird auf 70—80% geschätzt. Die Behandlung muß vor allem auf die Erhaltung der Körperkräfte gerichtet sein. Örtlich bildet nur ein rücksichtsloses chirurgisches Eingreifen einigermaßen Aussicht auf Erfolg. Der Krankheitsherd wird im Gesunden ausgeschnitten und die Wundränder ausgebrannt oder mit starken Mitteln geätzt. Leider läßt sich auch dadurch das unheilvolle Weiterschreiten der Krankheit oft nicht verhüten, Salvarsan ist intravenös, und per os ist Vigantol zu versuchen.

9. Rotz (Malleus.)

Der Rotz ist eine Infektionskrankheit besonders der Pferde und Esel, die auf den Menschen übertragen werden kann, sie wird hervorgerufen durch den Rotzbacillus, der 1882 von Löffler gefunden wurde. Der akute Rotz, der wegen seiner Allgemeinerscheinungen nicht in die Hand des Zahnarztes kommt, interessiert hier kaum, er ist eine typische Allgemeinkrankheit. Wichtiger ist der chronische Rotz, der meist die Nase, seltener die Mundhöhle

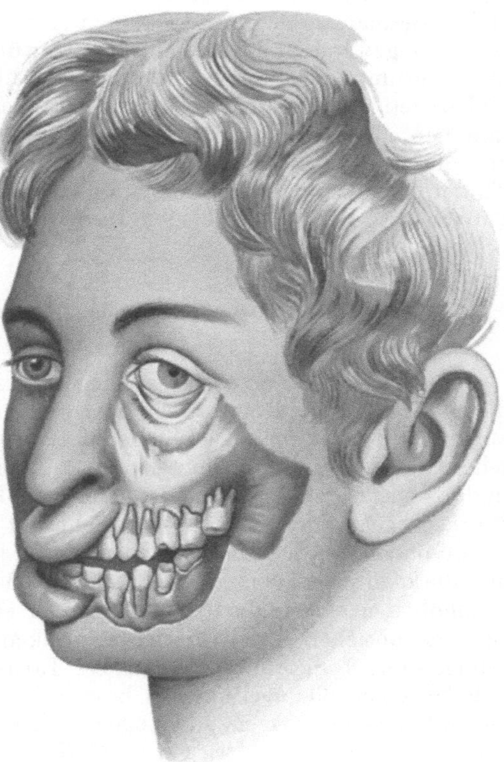

Abb. 46. Folgezustand nach Noma. (Nach Fränkel, aus Billroths Klinik.)

befällt. Es entwickelt sich Brennen im Halse, Schnupfen, also eine Entzündung der Mund- und Nasenschleimhaut, die schließlich ein schleimig-blutiges Sekret liefert, dann folgen Erosionen und Geschwüre in der Nase und im Munde, die die Unterlage so weit zerstören, daß es zu einer Perforation kommen kann. Im Munde findet man reichlich kleinere und größere Knötchen, die einigermaßen an Tuberkulose erinnern, aber sich dadurch von dieser unterscheiden, daß alle Stadien der Bildung und auch des Zerfalles nebeneinander gefunden werden, was bei der Tuberkulose nicht in dem Maße der Fall ist. Bestehen zugleich Hautaffektionen, so spricht das für Rotz. Da die Erscheinungen im Munde in der Regel nicht typisch sind, so wird die Entscheidung bakteriologisch, durch die Untersuchung einer Probeexcision oder des Eiters zu erfolgen haben, auch der Tierversuch ist heranzuziehen, evtl. eine der Tuberkulinprobe entsprechende Malleinprobe. Die Prognose ist schlecht, bei der akuten Form fast 100, bei der chronischen über 50% Mortalität. Die Geschwüre und Knoten müssen, so weit das möglich ist, mit dem Messer oder dem Glüheisen ausgerottet werden, auch Ätzungen mit Carbolsäure usw. sind zu versuchen. Die Körperkräfte sind hochzuhalten, daher ist Arsen in den verschiedensten Formen anzuwenden, auch Quecksilber, Jodkali und Salicylsäure sind zu versuchen.

10. Rhinosklerom.

Das Rhinosklerom ist eine Infektionskrankheit, die im wesentlichen die Nase befällt und von dort aus in Form derber, knolliger Tumoren auch in die Mundhöhle vordringt, seltener ist das primäre Rhinosklerom des Mundes, das in Form höckeriger, transparenter Knollen am Velum und Palatum durum entsteht. Besonders der weiche Gaumen und seine Umgebung werden in eine harte Masse umgewandelt, die schließlich geschwürig zerfällt und durch Narbenbildung zur Schrumpfung führt. Da auch die hintere Rachenwand in den Prozeß einbezogen werden kann, so kann es zu hochgradiger Verengerung des Rachens kommen. Die Diagnose hat hauptsächlich die Grenze gegen Lues und Sarkom zu führen. Die Behandlung hat, soweit das möglich ist, in Entfernung der Tumormassen zu bestehen, was durch mehrmalige Röntgenbestrahlung zu unterstützen ist. Die sich bildenden Narben sind nach den allgemeinen Regeln zu behandeln.

e) Anderweitige Erkrankungen unbekannter Herkunft.

1. Leukoplakie.

Wie der durch Schwimmer eingeführte Name besagt, versteht man unter dieser Krankheit eine in Gestalt von weißen Flecken auf der Mundschleimhaut auftretende Affektion. Die Nomenklatur ist nicht einheitlich, da sich für dieselbe Erkrankung Bezeichnungen wie Leukokeratosis, Tylosis, Psoriasis buccalis finden. Letzterer Ausdruck ist irreführend, da die Leukoplakie mit der als Psoriasis bekannten Erkrankung nichts zu tun hat.

Besonders werden Männer des mittleren und höheren Alters befallen, speziell die, die dem Tabakgenuß im Rauchen oder Kauen ergeben sind. Wieweit der Alkohol, dem solche Leute in der Regel ebenfalls fröhnen, eine Rolle spielt, ist noch unsicher. Auch Frauen erkranken daran, wenn auch seltener; meist gelingt es auch hier, in der Anamnese Tabak nachzuweisen. M. Roy hat einen Fall bei einer Südamerikanerin beschrieben, die das Nationalgetränk Maté in ungewöhnlichen Mengen und ungewöhnlich heiß zu genießen pflegte und sich außerdem noch alle Speisen sehr pfefferte. Es sind aber auch Fälle bekannt — und ich selbst habe solche gesehen —, wo kein Tabakgenuß vorlag, ebenso findet man Leukoplakie bei ganz mäßigen Rauchern und hingegen nicht selten keine Leukoplakie bei starken Rauchern. Außer dem Tabak, der offenbar nur die auslösende Ursache ist, spielt eine Disposition wohl die Hauptrolle; worin diese aber besteht, entzieht sich zur Zeit unserer Kenntnis. Lange Zeit nahmen — besonders französische — Autoren an, daß die Lues in der Ätiologie der Leukoplakie eine bedeutende Rolle spielt, und wenn auch viele mit Leukoplakie behaftete Leute eine Lues haben, so hat sich ein gesetzmäßiger Zusammenhang doch nicht nachweisen lassen.

Die Krankheit tritt schleichend und vollkommen schmerzlos auf, so daß die Kranken ihr Entstehen nicht bemerken, sie wird daher meist zufällig als Nebenbefund erhoben. Erst in späteren Stadien pflegt sie Beschwerden zu machen. Sie wird gekennzeichnet durch das Auftreten milchweißer, oft unregelmäßig zerstreuter, manchmal auch symmetrischer Flecke, deren Lieblingssitz die Zungenoberfläche (s. Abb. 46a) und die hinteren Abschnitte der Wangenschleimhaut gegenüber den Zahnreihen ist. Nicht selten sieht man die Krankheit auch am Gaumen, wo sie so hohe Grade annehmen kann, daß sich die Schleimhaut wie eine Eidechsenhaut anfühlt; seltener ist sie in der Gegend der Umschlagfalte und der Mundwinkel, wo sie infolge der Bewegung dieser Organe leicht zu Einrissen und Rhagaden führt, die die Kranken sehr belästigen, so daß sie Hilfe suchen. Auch an den Lippen kommt die Leukoplakie vor. Anfänglich sieht die befallene Schleimhautstelle leicht gerötet aus, ähnlich als wenn sie durch Bepinselung mit einer ätzenden Flüssigkeit, wie z. B. Jodtinktur, ihrer schützenden Decke beraubt sei. Dann aber bilden sich weiße, über die Oberfläche erhabene und etwas derb sich anfühlende, in Feldern angeordnete Verdickungen infolge abnorm starker Verhornung der Epithelschicht. Die Verhornung kann so stark werden, daß sich förmliche Schwarten bilden, welche sich die Kranken selbst von der Schleimhautoberfläche abreißen und die sich deutlich derb gegenüber der Umgebung anfühlen. An den befallenen Stellen der Zungenoberfläche fehlen die Papillen. Lange bestehende Schwarten werden direkt lederartig und bekommen einen perlmutterartigen Glanz (Plaques nacrées, Fournier). Die seichten Furchen zwischen ihnen können zu Einrissen werden, besonders an der Zungenoberfläche. Zu dieser Zeit treten dann erhebliche Beschwerden, namentlich bei dem Genuß scharfgewürzter Speisen ein.

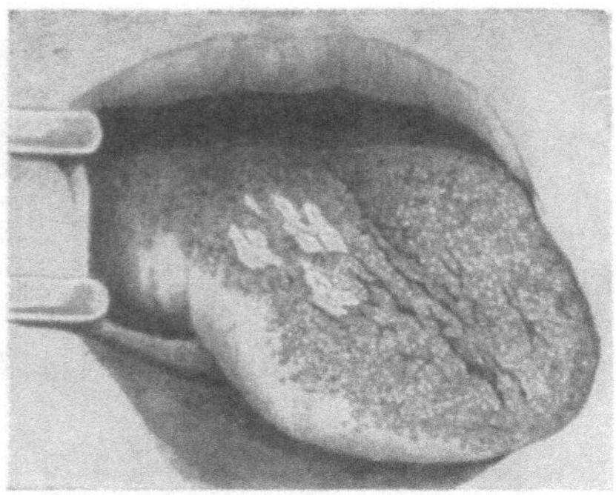

Abb. 46a. Leukoplakie der Zunge.

Besonders häufig sieht man bei starken Rauchern grauweiße Trübungen der Wangenschleimhaut in Form symmetrischer gleichschenkliger Dreiecke (Abb. 47). Die Basis dieser Dreiecke liegt an der Lippencommissur, während die Spitze den Molaren gegenüberliegt. Man kann diese Form der Leukoplakie als typische Raucherflecke (Plaques des fumeurs) bezeichnen.

Im ganzen genommen, ist die Leukoplakie als eine relativ harmlose Affektion anzusehen, solange sie als solche bestehen bleibt. Es ist bekannt, daß auf dem Boden dieser primären Veränderung Carcinome entstehen können und daß diese Carcinome einen ausgesprochen bösartigen Charakter haben. Zum Glück ist die Zahl der Leukoplakien, auf denen sich ein Carcinom entwickelt, klein, aber es ist den neueren Autoren zuzustimmen, wenn sie die Leukoplakie als „präcanzeröses Stadium“ bezeichnen, wie es namentlich in Frankreich und Österreich geschieht. Wenn auch Fälle bekannt sind, in denen das Carcinom auf einer leukoplakischen Zunge gerade dort entstand, wo kein Fleck vorhanden war, so darf das nicht als Gegenbeweis angeführt werden. Wegen der Gefahr, in der sich solche Kranken befinden, sind sie unter dauernder Kontrolle zu halten; ich halte es aber nicht für richtig, ihnen zu sagen, daß sich aus der an sich harmlosen Veränderung ein Krebs entwickeln kann, weil die Krebsfurcht an sich schon sehr verbreitet ist und man Gefahr läuft, wegen einer voraussichtlich harmlosen Sache einen Menschen ängstlich und vielleicht zum Hypochonder zu machen. Wohl aber muß man sie zur regelmäßigen Kontrolle anhalten und ihnen sagen, daß, falls ein Geschwür an dieser Stelle sich einstellt, eine Blutung eintritt oder Teile abbröckeln, sie sich sofort zur Untersuchung einzufinden haben. Bei der schlechten Prognose, die Zungencarcinome, besonders solche auf dem Boden einer Leukoplakie geben, kann man nicht früh genug zum Messer oder zur Elektrokoagulation greifen, wenn man noch eine Aussicht auf Erfolg haben will. Ein auf dem Boden einer Leukoplakie entstandenes Geschwür ist immer als stark carcinomverdächtig anzusehen. Ganz falsch ist es, durch Ätzungen, etwa mit dem Höllensteinstift, die kostbarste Zeit zu verlieren.

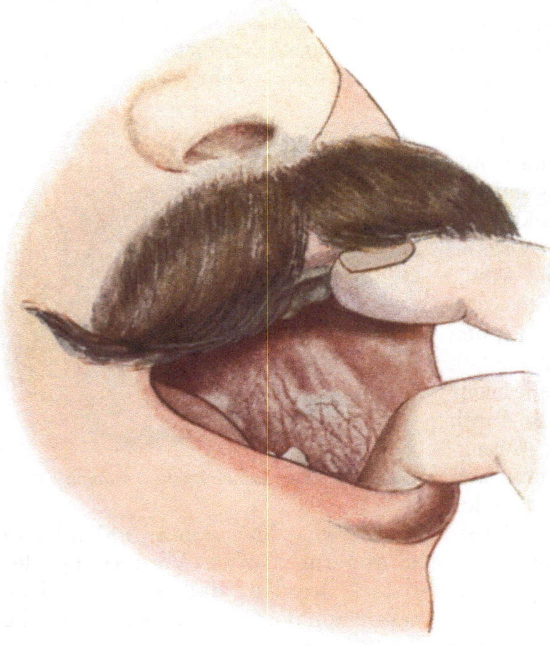

Abb. 47. Leukoplakie (Raucherflecke). (Nach Williger.)

Differentialdiagnostisch kommt hauptsächlich die sklerosierende oberflächliche Glossitis luetica in Betracht, bei der zuweilen auch das Epithel der infiltrierten Stellen weißglänzend aussehen kann; auch hier gehen die Papillen verloren. Ein Unterschied besteht aber u. a. darin, daß bei der Leukoplakie die Felderung eine feinere ist und die Symmetrie der Zungenoberfläche nicht so starke Einbuße erleidet. Die Wassermannsche Reaktion kann differentialdiagnostisch nicht herangezogen werden. Die Glossitis luetica ist immer auf die Zunge beschränkt, während sich bei der Leukoplakie auch an anderen Stellen des Mundes Veränderungen finden oder bald entwickeln. Dagegen wird die gesamte Mundschleimhaut zuweilen vom Lichen ruber planus ergriffen, der der Leukoplakie recht ähnlich sehen kann (Näheres siehe das nächste Kapitel). Narben nach Verletzungen, z. B. Bißverletzungen bei Epilepsie, dürften kaum zu Verwechselungen führen.

Bei der Behandlung muß in erster Linie das Rauchen verboten werden. Da aber erfahrungsgemäß starke Raucher dem geliebten Tabak doch nicht entsagen, so muß man sie wenigstens dazu zu bringen versuchen, daß sie das Rauchen möglichst einschränken und nur aus Spitzen rauchen. Ob milde Spülwässer, die gewöhnlich verordnet werden, irgendeinen Zweck haben, scheint zweifelhaft, denn es ist nicht einzusehen, wie sie den eingetretenen Verhornungsprozeß wieder zurückbilden sollen.

Tuschierungen mit Höllenstein sind entschieden zu widerraten. Rosenberg hat reinen Perubalsam empfohlen, der aufgetragen und mehrere Minuten auf den befallenen Stellen belassen werden soll. Vielfach, namentlich in Frankreich, ist man zur blutigen Entfernung der befallenen Stellen geschritten. Von diesem Verfahren kann man gelegentlich Gebrauch machen, wenn es sich um einzelne, nicht zu ausgedehnte Flecke handelt. Vom Zungenrücken z. B. kann man ähnlich wie bei der Bildung von Hautlappen nach Thiersch, die Oberfläche mit einem scharfen Messer abschälen oder auch einzelne Flecke exstirpieren. Es bilden sich glatte Narben, aber ein Rückfall ist selbstverständlich jederzeit möglich, wenn nicht die verursachenden Schädlichkeiten ganz ausgeschaltet werden.

Bei starker Schwartenbildung mit schmerzenden Einrissen kann man auch den Paquelin, besser den Galvanokauter oder Kaltkauter anwenden, mit dem man unter örtlicher Betäubung die kranken Stellen verschorft. Die daraus entstehenden Narben sind weich. In neuerer Zeit ist auch Doramatlösung empfohlen worden, ferner Strahlentherapie. Gelegentlich haben wir Nutzen von Pepsinsalzsäure gesehen, die mittelst eines Wattebäuschchens aufgetragen längere Zeit einwirken muß; die Behandlung muß oft wiederholt werden. Da die Stellen, die von einer Prothese bedeckt sind, auch bei stärkstem Rauchen nicht an Leukoplakie erkranken, so hat man die erkrankten Stellen auf diese Weise bedeckt und weiteren Schädlichkeiten unzugänglich gemacht. Allerdings ist die Herstellung z. B. einer ganzen oberen Platte bei der harten Oberfläche nicht leicht. Wiederholt habe ich von dieser Methode mit Nutzen Gebrauch gemacht, weil sich unter der Platte die Leukoplakie zurückbildet.

Bei positivem Ausfall der Wa. R. ist eine antiluische Kur angezeigt. Hier verdient Salvarsan den Vorzug vor Quecksilber, weil eine etwa einsetzende Quecksilberstomatitis das Mundleiden zu verschlimmern geeignet ist.

2. Lichen ruber planus.

Der Lichen ruber planus ist eine Hautkrankheit, die in einer verhältnismäßig großen Anzahl von Fällen auch gleichzeitig auf der Mundschleimhaut auftritt. Ja es kommen auch Fälle vor, in denen die Krankheit isoliert sich nur auf der Mundschleimhaut zeigt. Diese Fälle sind diagnostisch oft schwer zu deuten. Das männliche Geschlecht ist deutlich bevorzugt.

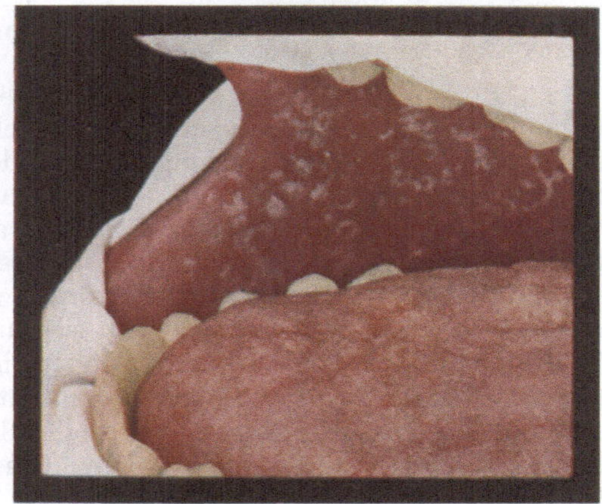

Abb. 48. Lichen ruber planus der Wange. (Nach Moral-Frieboes.)

Der Lichen erscheint auf der Haut des Stammes und mit besonderer Vorliebe der Extremitäten in Form von gruppenartig gestellten, erhabenen Knötchen von roter oder lachsartiger Farbe mit dellenartig eingesunkener Kuppe und wachsartigem Glanz. Meist verursacht er starkes Jucken und das Kratzen der Patienten verwischt das Bild. Die Mundschleimhaut kann an allen Stellen befallen werden, jedoch sind die Wangen, die Ränder und der Rücken der Zunge, auch die Lippen bevorzugt, seltener ist die Unterseite der Zunge und der Mundboden befallen. Letzterer Umstand kann differentialdiagnostisch gegen die ähnlich aussehende Leukoplakie, die nie an dieser Stelle vorkommt, verwandt werden. Das Charakteristische am Lichen planus ist stets die Knötchenbildung (Abb. 48). Auf der unveränderten oder leicht geröteten Schleimhaut sitzt ein derbes Knötchen, das die Größe eines großen Stecknadelkopfes kaum überschreitet und nur ganz selten die einer Linse erreicht. In Farbe und Glanz sieht es ähnlich so aus wie die Porzellanperle, die beim ersten Brande von Jenkins leichtflüssiger Porzellanmasse am Boden des Goldfolienblattes entsteht. Wenn der Lichen planus länger besteht, so ist es oft schwer, ein solches Knötchen zu finden und man muß die ganze Mundhöhle danach absuchen. In späteren Stadien findet man weißliche, schmale Ringe mit normal gefärbtem Zentrum, auch weiße Striche mit Ausläufern, so daß schließlich, besonders an den Wangen, filigranartige Zeichnungen entstehen können, in der Art, als ob ein zierliches Spitzenmuster auf die Schleimhaut gemalt wäre. Ein solches Bild kommt nur beim Lichen planus vor und kann mit nichts anderem verwechselt werden. Auf der Zunge sind die Lichenflecke leicht eingesunken, völlig frei von Papillen und fühlen sich derb an (Abb. 49). Hier ist die Abgrenzung gegen Leukoplakie und Lues besonders schwer. Subjektiv haben die Patienten gewöhnlich gar keine Empfindung oder klagen nur über leichtes Brennen, Kitzeln oder Jucken, so daß der Befund meistens zufällig erhoben wird. Gelegentlich, z. B. am Zungenrande, bilden sich auf dem verdickten Boden schwer heilende Erosionen und Rhagaden. Die Ätiologie dieser Krankheit ist unbekannt.

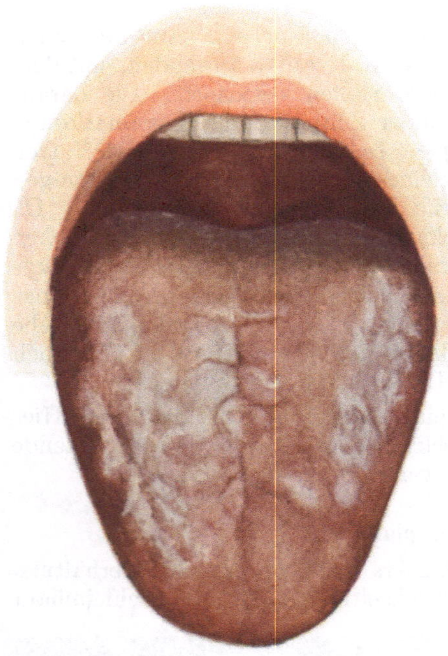
Abb. 49. Lichen ruber planus der Zunge. (Nach Williger.)

Verwechselt kann die Affektion werden mit Lues, und zwar um so leichter, als unter Umständen auch ähnliche Eruptionen gleichzeitig an der Schleimhaut der äußeren Genitalien gefunden werden können. Besonders der Lichen planus der Tonsillen und der Rachenwand wie der Zunge gibt zu solchen Verwechselungen Veranlassung. Man wird aber bei Lues die charakteristische Bildung porzellanartiger Knötchen vermissen, ferner unterscheiden sich die syphilitischen Plaques dadurch, daß sie gewöhnlich die Oberfläche überragen. Die oberste opalisierende Schicht läßt sich unter Blutungen beseitigen, während Lichenflecke auch bei starkem Reiben nicht verschwinden. Die Leukoplakie macht schwartenförmige Auflagerungen, während die Lichenflecke, namentlich auf dem Zungenrücken eingesunken sind. Sehr charakteristisch ist die dellenförmige Einsenkung in der Mitte, besonders an den Wangen, sowie die weißen Ringe und Verhornungslinien.

Selbst ohne Behandlung heilt der Lichen planus nach Wochen oder Monaten von selbst ab und auch schwere Fälle geben eine gute Prognose. Bei der Behandlung hat Arsen in allen Formen gute Dienste geleistet, doch bieten die Injektionsmittel gegenüber den per os gegebenen keinen Vorteil. Zweckmäßig ist z. B. die Verordnung von Fowlerschen Lösung.

Rp. Sol. Kalii arsenicosi Fowleri,
Aq. amygd. amarar, āā 15,0,
D. S. 3mal tägl. 3—10 Tropfen ansteigend zu nehmen.

Man beginnt mit 3mal 3 Tropfen täglich und läßt die Einzelgabe jeden Tag um einen Tropfen vermehren bis die Menge auf 3mal täglich 10 Tropfen steigt. Bei dieser Höchstgabe muß der Patient dann längere Zeit verharren bis die Krankheitserscheinungen verschwunden sind, dann geht man mit der Dosierung langsam zurück. Die langsam ansteigende Dosierung hat bessere Resultate gegeben wie die Anwendung plötzlicher großer Dosen. Arsen wird gewöhnlich sehr gut vertragen, so daß man nach Gewöhnung auch die Maximalgabe überschreiten darf. Bei Vergiftungserscheinungen, die sich in Durchfällen und auch in nesselsuchtartigen Hautausschlägen zeigen, muß die Darreichung sofort ausgesetzt werden. In neuerer Zeit werden auch die Röntgenstrahlen mit großem Nutzen herangezogen und da der Lichen planus an sich schon die Neigung hat, mit Pigmentierung zu heilen — eine Erscheinung, die unter der Wirkung der Röntgenstrahlen noch zunimmt — und diese Pigmentierungen unter Umständen jahrelang unverändert bestehen, so hat man bei der Behandlung des Lichen planus an den Lippen auf diesen Umstand Rücksicht zu nehmen. Bei der Behandlung des Lichen planus an der Mundschleimhaut spielt dieses aber keine Rolle. Gegen die Verordnung milder Mundwässer oder Kautabletten ist nichts einzuwenden. Bei den zuweilen vorkommenden lebhafteren Beschwerden empfehlen sich Anästhesinbonbons. Selbst wenn die Arsen- und Röntgentherapie kein sofortiges Verschwinden der Erscheinungen zur Folge haben sollte, so hat das keine Bedeutung, denn es sind — mit einer Ausnahme, wo sich ein Carcinom entwickelte — keine Fälle bekannt, in denen sich von einer Lichenerkrankung aus ein ernsteres Leiden entwickelt hätte, insbesondere kein Carcinom, wie das von der Leukoplakie bekannt ist.

Bei dem in Abb. 49 abgebildeten Fall heilte die Zungenaffektion völlig ab. 5 Jahre später zeigte sich ein Mundbodencarcinom, das mit der Zunge nicht in Verbindung stand.

3. Sklerodermie.

Auch die Sklerodermie ist eine Hautkrankheit, welche die Mundschleimhaut mitbefallen kann. Schloßhauer hat einen Fall beschrieben, in dem aller Wahrscheinlichkeit nach die Sklerodermie nur auf der Mund- und Rachenschleimhaut isoliert aufgetreten ist.

Man hält zur Zeit die Sklerodermie für eine Angio-Trophoneurose, glaubt aber auch Beziehungen zur inneren Sekretion annehmen zu müssen, besonders zur Schilddrüse. Lues, Erkältungen und Trauma werden ebenfalls beschuldigt, aber wohl mit Unrecht. Die Sklerodermie befällt die Haut in einzelnen Bezirken oder auch universell, indem einem Vorstadium, dem Stadium oedematosum, in dem die Haut in einzelnen Bezirken kalottenartig geschwollen und verändert ist, das atrophische Stadium, Stadium indurativum folgt, wobei eine lederartige Veränderung der Haut eintritt. In den äußersten Stadien liegt die papierdünne Haut unmittelbar dem Knochen auf, so daß die kranken Individuen ein skeletähnliches Aussehen erhalten. Die Finger werden verkrümmt, über den Gelenken entstehen Geschwüre, die Haut wird marmoriert, braun und weiß gefleckt. Mikroskopisch finden sich besonders auffällige Verdickungen der Gefäßwände mit Intimawucherungen. Schließlich kann es zur Verödung der Gefäße kommen. Die feine Struktur des Bindegewebes geht verloren, an seine Stelle treten derbe Bindegewebsbalken, die Grenze zwischen Cutis und Subcutis schwindet, das Fettgewebe geht zugrunde und wird durch Bindegewebe ersetzt.

Da die Sklerodermie sich nicht auf die Haut beschränkt, sondern auch die tiefer gelegenen Organe befällt, so werden die Muskeln, Gelenke, Knochen usw. mit in den Prozeß einbezogen. So kommt es, daß auch die Erscheinungen im und am Munde mannigfache sind. Die Lippen werden dünn, können die notwendigen Bewegungen nicht mehr ausführen, die Mundspalte selber ist verkleinert, daher die Öffnung des Mundes erschwert, worunter die Nahrungsaufnahme und die Sprache leidet. (Abb. 49a). Die Zähne fangen an, ihren Platz zu verlassen, drehen sich um ihre Achse, neigen sich, kurz, nehmen eine von der Norm abweichende sekundäre Stellung ein, die Kieferknochen werden dünn und atrophisch. Die Zunge verkleinert sich und wenn letzteres, wie nicht selten nur auf einer Seite der Zunge geschieht und sich zugleich eine ebenso gelagerte auf Sklerodermie beruhende Verkleinerung des Gesichts findet, dann haben wir das vor uns, was man als Hemiatrophia facialis progressiva bezeichnet.

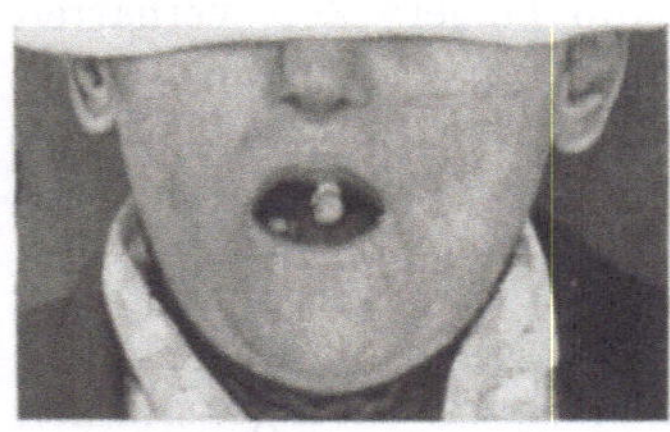

Abb. 49a. Lippenatrophie und Mikrostoma bei Sklerodermie. (Nach Moral-Frieboes.)

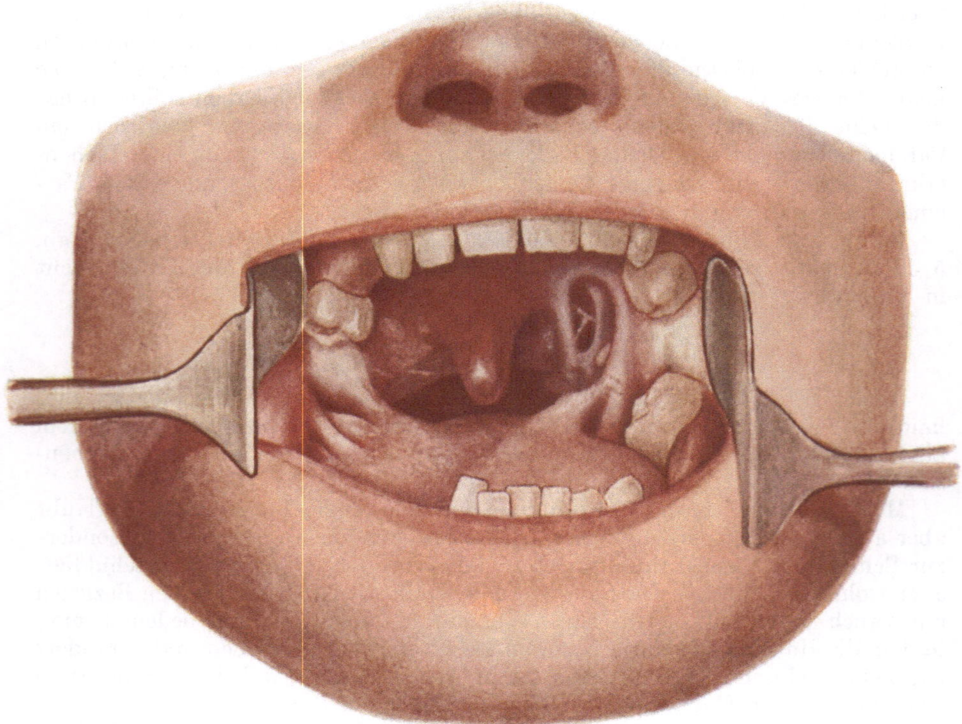

Abb. 50. Sklerodermie (zum besseren Überblick ist der Mund viel weiter geöffnet gezeichnet als er in Wirklichkeit geöffnet werden konnte. (Nach Schlosshauer.)

Wegen des Ergriffenseins der Muskeln wird die Beweglichkeit im Kiefergelenk eingeschränkt, es kommt also das zustande, was wir eine Kieferklemme auf muskulärer Basis nennen, ein Umstand, der noch dadurch eine Verschlimmerung erfährt, daß infolge der Veränderungen im Gelenk selber und der Haut und Schleimhaut die Beweglichkeit noch weiter eingeschränkt wird. Ich habe unter anderem einen Fall gesehen, wo man bei einer jungen Dame, bei der bislang noch keine weiteren Erscheinungen vorhanden waren, die Affektion als eine entzündliche Kieferklemme, ausgehend vom unteren Weisheitszahn angesehen hat und demzufolge diesen entfernte, was natürlich keine Besserung brachte. In einem anderen Falle war die Mundöffnung so klein geworden und die Lippen so wenig nachgiebig, zudem die Zähne in ihrer Stellung so verändert, daß die Ernährung auf bedeutende Schwierigkeit stieß. Eine Prothese konnte nicht angefertigt werden, weil es auf keine Weise möglich war, einen Abdruck zu erhalten, außerdem war die Mundöffnung zu klein, als daß die Prothese hätte eingeführt werden können. Am Zungengrund und im Rachen kommt es zur Bildung harter narbiger weißer Stränge, die die Bewegung aller dort gelegenen Teile fast unmöglich macht (s. Abb. 50).

Verwechselungen mit anderen Affektionen bei voller Ausbildung sind ausgeschlossen. Differentialdiagnostisch käme höchstens Rhinosklerom in den Anfangsstadien in Betracht, doch ist zu beachten, daß das Rhinosklerom immer auf Mund- und Nasenrachenhöhle beschränkt bleibt, hingegen die Sklerodermie an den verschiedensten Stellen der Haut sichtbare Erscheinungen macht.

Eine wirksame Behandlung ist nicht bekannt. Man hat Drüsenextrakte manchmal mit Erfolg angewandt, ebenso Fibrolysin, das meist wenigstens vorübergehend hilft, außerdem sind Röntgenstrahlen zu versuchen, durch Dehnübungen, Massage usw. ist der Kieferklemme entgegenzuarbeiten. Bezüglich der Stellungsstörungen und der Knochenveränderungen sind wir machtlos. Defekte sind alle zu füllen, um Zahnverlust zu verhindern.

4. Pemphigus.

Das charakteristische Kennzeichen dieser in ihren Ursachen ungeklärten Erkrankung besteht in Blasenbildung auf der äußerlich anscheinend unversehrten Haut. Ohne besondere Beschwerden entstehen bald vereinzelt, bald auch in großen Mengen schlaffe, mit klarer Flüssigkeit gefüllte Blasen von Erbsen- bis Walnußgröße und darüber hinaus. Sie erinnern an Brandblasen, doch ist die Haut in der Umgebung nicht gerötet, nur von einem feinen roten Rand umgeben. Nach einiger Zeit trocknen die Blasen ein oder sie platzen. Geht die Epitheldecke verloren, so haben die kranken Stellen einen rötlichen Glanz und produzieren seröse Flüssigkeit. Diese trocknet zu Borken ein, und unter ihrem Schutze kommt es schnell zu einer Überhäutung der Wundstellen. Je nach dem klinischen Bilde unterscheidet man einen Pemphigus vulgaris, Pemphigus vegetans, Pemphigus serpiginosus, Pemphigus foliaceus.

Nicht sehr selten tritt die Erkrankung auch im Munde auf, wo sich auch zuerst Blasen bilden, die aber infolge der Reibung an den Speisen und der Maceration schnell zerfallen, so daß man intakte Blasen dort nur selten zu Gesicht bekommt und nur die Reste der geplatzten Blasenwand zum Teil blutig tingiert herabhängen sieht (Abb. 51). Die dadurch freigelegten Stellen sind mit weißen lose haftenden Belägen bedeckt. Zuweilen ist es möglich, am Zahnfleischsaum flache Blasenbildungen zu erkennen, die mit blutig tingierter Flüssigkeit gefüllt sind und bei leisem Druck schon platzen. Die Mundbodenschleimhaut bleibt gewöhnlich frei, während alle übrigen Teile der Mundschleimhaut, auch die Lippen, mehr oder weniger stark ergriffen sind. Es besteht ein Foetor ex ore, der sehr widerlich ist und erhebliche Grade annehmen kann. Die subjektiven Beschwerden der Kranken sind außerordentlich groß. Die Aufnahme von Speisen wird bei ausgedehnter Erkrankung zur Unmöglichkeit, so daß die Kranken schnell herunterkommen.

Differentialdiagnostisch kämen höchstens Verbrennungen oder Verbrühungen der Mundschleimhaut in Frage, die aber durch die Anamnese ausgeschaltet werden. Bei gleichzeitigem Vorhandensein von Hauteruptionen ist die Diagnose leicht zu stellen.

Die Prognose des Pemphigus ist immer ernst. Sind gleichzeitig Munderscheinungen vorhanden, so ist ein letaler Ausgang fast gewiß, wenngleich sich die Erkrankung unter vorübergehender Besserung sehr lange hinziehen kann. Manchmal setzt aber schon früh ein unaufhaltsames Hinschwinden der Kräfte ein, dem die Kranken rasch erliegen.

Ein sicher wirksames Mittel ist unbekannt. Man muß sich darauf beschränken, die Kräfte der Kranken hochzuhalten, die Qualen zu lindern und insbesondere

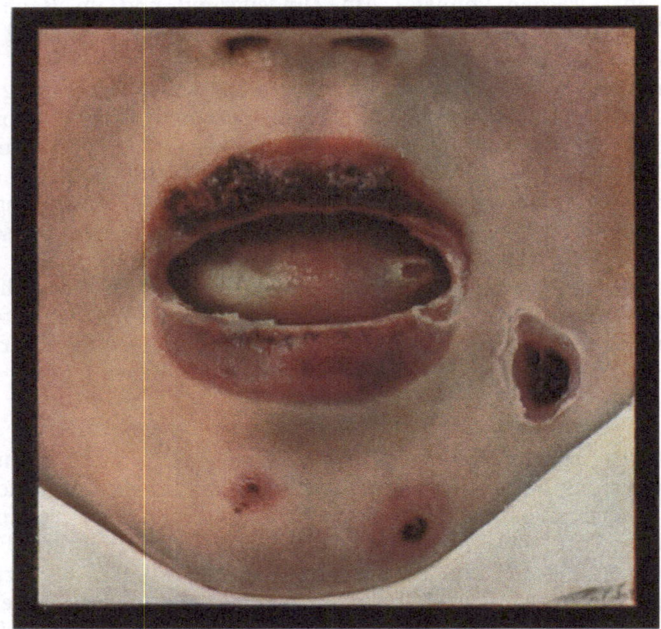

Abb. 51. Pemphigus vulgaris. (Nach Moral-Frieboes.)

die Nahrungsaufnahme zu erleichtern. Wegen seiner Ungiftigkeit ist das Anästhesin dem Cocain oder Novocain vorzuziehen, es wird vor der Mahlzeit in Pulverform auf die kranken Stellen aufgebracht. Für gute Mundpflege ist zu sorgen, in Form von Kamillenteespülungen, die, falls ein nennenswerter Foetor ex ore besteht, durch Spülungen mit Wasserstoffsuperoxyd oder Kaliumpermanganat zu ersetzen sind. Auch Spülungen mit leichten anderen Adstringentien sind zu versuchen evtl. Pinselung mit 10%iger Gerbsäurelösung. Röntgenstrahlen, Arsen, Chinin, Antipyrin und Blutinjektionen sind mit Erfolg benutzt worden. Bei der Ernährung ist darauf zu achten, daß dieselbe flüssig oder ganz weich ist (Suppen, Eierspeisen, Brei), damit die wunden Stellen nicht unnötig gereizt werden. Die Affektionen der Haut sind mit Trockenverbänden (Puderbett), evtl. Dauerbädern zu behandeln.

Literatur.

Adrion: Krebsmetastasen in der Mundhöhle und die Möglichkeit ihrer Entdeckung durch den Zahnarzt. Zahnärztl. Rdsch. **1926**.

Beck: Carcinom beider Tonsillen und des weichen Gaumens usw. Korresp.bl. Zahnärzte **1925**. — *Bersu:* Lichen ruber planus. Diss. Berlin 1920. — *Brachmeyer:* Zur Kasuistik der Stomatitis mercurialis an Hand von zwei Fällen mit tödlichem Ausgang. Inaug.-Diss. 1922.

Clairmont: Verletzungen und chirurgische Krankheiten der Mund- und Rachenhöhle usw. Aus: Diagnostische und therapeutische Irrtümer und deren Verhütung, Abt. Chirurgie, 1926. H. 7.

Dieck: Quecksilberintoxikation durch Amalgamfüllungen. Dtsch. Mschr. Zahnheilk. **1927**.

Fischl: Entwicklung und gegenwärtiger Stand unserer Kenntnisse über die Soorkrankheit. Erg. inn. Med. **16** (1919). — *Fliege, Hans* u. *Joachim v. Reckow:* Über die Behandlung der Stomatitis ulcerosa insbesondere mit Yatrenum purissimum. Dtsch. Mschr. Zahnheilk. **1926**.

Grebe: Verbrennungen und Ätzungen der Schleimhaut des Mundes. Zahnärztl. Rdsch. **1924**. — *Gutmann, A.:* Pemphigus der Mundhöhle. Diss. Kiel 1920.

Harpuder: Über Vitamine und Avitaminosen. Zbl. inn. Med. **1927**. — *Hauberrisser:* Zur Heilung intraoraler Operationswunden. Dtsch. Mschr. Zahnheilk. **1927**. — *Heißmann:* Über Noma und ihre Ätiologie. Diss. Königsberg 1915.

Ishido: Über Beziehungen der Avitaminosen zur Wundheilung. Virchows Arch. **1923**.

Joseph: Kritisches Sammelreferat über die Entwicklung des Tonsillenproblems in den letzten Jahren. Dtsch. med. Wschr. **1925**. — *Jüngling:* Zur Frage der örtlichen und Allgemeinwirkung der Röntgenstrahlen beim Carcinom. Bruns' Beitr. **1927**.

Keuthen: Über Soorulcus der Zunge. Diss. Berlin 1919. — *Klepper:* Stomatitis gonorrhoica. Dermat. Wschr. **1925**. — *Kren:* Schleimhauterkrankungen der Mundhöhle bei einigen Dermatosen. Mschr. Ohrenheilk. **1910**, H. 1.

Magnus: Experimentelle Untersuchungen zur Frage der Gefäßinnervierung. Arch. klin. Chir. **1926**. — *Minning:* Über Ursache und Behandlung der Noma. Diss. Berlin 1917.

Morgen: Nekrose nach Lokalanästhesie. Zahnärztl. Rdsch. **1925**.

Nadel: Schwere Stomatitis nach Wismutbehandlung. Dermat. Wschr. **1926**. — *Neuda:* (a) Der „Einblick" in die Krankheitsdiagnose usw. Z. Stomat. **1925**. (b) Der weiche Gaumen als Träger von Krankheitszeichen. Klin. Wschr. **1924**. — *Nobel* u. *Hecht:* Zur Tonsillenfrage. Klin. Wschr. **1925**.

Polêt: Schleimhautcysten usw. Ann. belg. Stomat. **1926**. — *Proskauer:* Noma. Dtsch. Mschr. Zahnheilk. **1912**, H. 12 (76 Literaturangaben).

Redwitz, v.: Entwicklung und heutiger Stand der Lehre von der Wundinfektion und der abortiven Wundantisepsis. Münch. med. Wschr. **1927**. — *Rosenthal:* Beitrag zur Wiederherstellungschirurgie nach Kieferresektion und Nekrose. Arch. klin. Chir. **1927**.

Sauerbruch: Wundinfektion, Wundheilung und Ernährungsart. Münch. med. Wschr. **1924**. — *Schäffer:* Ungewöhnliche und diagnostisch schwierige Erkrankungen der Mundschleimhaut bei Syphilis und Hautkrankheiten. Arch. f. Dermat. **85** (1908). — *Schenk:* Die Stomatitis ulcerosa unter besonderer Berücksichtigung der vom April 1918 bis April 1919 beobachteten Endemie. Diss. Berlin 1919. — *Schloßhauer:* Über sklerodermatische Veränderungen der Mundschleimhaut. Korresp.bl. Zahnärzte **1913** (53 Literaturangaben). — *Schubert:* Über Röntgenschädigungen nach diagnostischer Anwendung von Röntgenstrahlen. Klin. Wschr. **1926**. — *Schultz:* (a) Die akuten Erkrankungen der Gaumenmandeln. Berlin 1925. (b) Über gehäuftes Vorkommen von Appendicitissymptomen bei Anginen. Med. Klin. **1927**. — *Stein:* Stomatitis aphthosa. Diss. Berlin 1920. — *Stettner:* Kritisches Sammelreferat über Skorbut und Rachitis. Dtsch. med. Wschr. **1925**. — *Stock, A.:* Die Gefährlichkeit des Quecksilberdampfes. Z. angew. Chem. **1926**. — *Stoye:* Über ein neues Narbenerweichungsmittel. Münch. med. Wschr. **1925**.

Thost: Über Schleimhautpemphigus. Arch. f. Laryng. **31**, 599.

Uhlig: Zur Behandlung der Noma. Dtsch. med. Wschr. **1917**, Nr 5.

Wilches: Zur Therapie der Plaut-Vincentschen Erkrankungen der Mundhöhle. Ther. Gegenw. **1924**. — *Williger:* Lichen ruber planus und Carcinom. Vjschr. Zahnheilk. **1924**.

III. Erkrankungen des Mundbodens.

a) Fascienrauminfektion (Ludwigsche Angina).

Das hier zu beschreibende Krankheitsbild wurde im Jahre 1836 von dem württembergischen Arzt Ludwig ausführlich beschrieben und dieses wurde die Veranlassung, daß man anfing, sich mit dieser Krankheit mehr zu beschäftigen. Ihm zu Ehren hat man diese Krankheit lange Zeit mit seinem Namen belegt (Angina Ludwigii oder Ludovici). Angina heißt eigentlich „Enge" und man versteht darunter die am weichen Gaumen, an den Mandeln, sowie am Mundboden und dem Zungengrund vorkommenden entzündlichen Erkrankungen, welche durch die begleitende Schwellung der Weichteile die Fauces verengen. Dem Wesen nach handelt es sich um eine eiterige, oft mit Nekrosen einhergehende Infektion, die sich in den lockeren mit wenig Bindegewebe angefüllten zwischen den Organen gelegenen Spalten ausbreitet. Woher diese Infektion stammt, ist zunächst ganz gleich, ob sie ihren Weg durch die Zähne genommen hat oder etwa durch eine Verletzung des Mundbodens entstanden ist, die Erscheinungen sind immer die gleichen. A. König und E. Roser wollen unter Angina Ludovici nur eine brandige Phlegmone in der Tasche der submaxillaren Speicheldrüse verstanden wissen. Es ist aber schwer denkbar, daß diese sehr geschützt gelegene Stelle der Sitz einer primären Infektion werden könnte. Man darf eher annehmen, daß die in der Nähe eingedrungene Infektion auf die Drüsentasche übergreift. So hat sich denn der Begriff geändert und was ältere Autoren als das Primäre angesehen haben, sehen wir heute als sekundär an, indem wir beobachten, daß die Nekrose in der Gegend der Submaxillardrüse gewöhnlich erst einen der Endausgänge darstellt. Spezifische Infektionserreger sind nicht ausfindig gemacht worden, und solche sind auch nicht wahrscheinlich, denn da es sich um eine Phlegmone handelt, wie man sie auch an anderen Stellen des Körpers findet, so ist es nicht weiter wunderbar, daß nur Staphylokokken, Streptokokken, Colibakterien und Fäulniserreger gefunden worden sind. Seitdem man genauer auf das Krankheitsbild achtet, wird es häufiger gesehen, und da man auch nach und nach gelernt hat, es besser zu beherrschen, besonders seitdem man sich der modernen Hilfsmittel bedient, fürchten wir es nicht mehr in dem Maße wie früher, denn während man ehemals fast jede Mundbodenphlegmone als eine ziemlich sicher zum Tode führende Krankheit ansah, wissen wir heute, daß wir einen Todesfall nicht sehr zu fürchten haben (2—3 % Mortalität). Allerdings darf uns das nicht verleiten, leichtfertig zu sein, eine sehr schwere Erkrankung bleibt die Mundbodenphlegmone immer.

Daß Zähne die Eingangspforte sein können wurde schon gesagt, aber das ist nur dann möglich, wenn die Pulpa zugrunde gegangen ist, denn so lange in einem Zahn die Pulpa noch lebt, kann eine Infektion durch diesen Zahn nicht hindurchdringen. Dagegen wird man mit Recht tiefzerstörte, pulpenlose Zähne in vielen Fällen als schuldig ansehen dürfen. Alle solche Zähne müssen wir wegen der sich an ihrer Wurzelspitze abspielenden Prozesse als chronisch periodontitisch bezeichnen. In der Regel wird die Sache so sein, daß der in Frage stehende Zahn — manchmal können auch mehrere Zähne die Ursache abgeben — schon seit langem chronisch periodontitisch ist, und die genauere Anamnese ergibt in der Regel, daß ein solcher Zahn schon mehrmals einen akuten Nachschub durchgemacht hat. Warum das eine Mal die akuten Erscheinungen wieder abklingen, das andere Mal zur Mundbodenphlegmone führen, entzieht sich unserer Kenntnis. So pfropft sich denn auf die chronische Wurzelhautentzündung eine neue Krankheit auf, und demzufolge können wir die Mundbodenphlegmone, wenn sie sich an eine Zahnerkrankung angeschlossen hat, als eine Nachkrankheit oder eine Pfropfkrankheit ansehen. Ferner sind Speicheldrüsenentzündungen, Speichelsteine, Lymphdrüsenabscesse und auch erkrankte Mandeln als Ursachen gefunden worden. Bei den Zähnen kommen hauptsächlich die unteren Molaren und Bicuspidaten in Betracht. Partsch hat darauf hingewiesen, daß die Wurzelspitzen dieser Zähne zuweilen lingualwärts gerichtet sind und daher können entzündliche Prozesse, die um diese Wurzeln spielen, unter Umständen lingualwärts die relativ dünne Knochenwand durchbrechen und sich in das lockere Gewebe des Mundbodens verbreiten. Auf diese Weise kommen die meisten Mundbodenphlegmone zustande. Besonders die um den unteren Weisheitszahn sich ausbreitenden entzündlichen Prozesse führen zu solchen Mundbodenphlegmonen. Ich habe von diesem Zahn mehr Mundbodenphlegmonen ausgehen sehen, wie von allen anderen Unterkieferzähnen zusammengenommen.

Die Mundbodenphlegmone entwickelt sich in der Regel ziemlich schnell. Unter Fiebererscheinungen, zuweilen mit Schüttelfrost und starker Abgeschlagenheit entsteht sehr rasch eine starke Anschwellung, zunächst in der Submaxillargegend (Abb. 52), die aber bald nach der anderen Seite hinübergreifen kann. Die Geschwulst fühlt sich am Hals außen bretthart an und dehnt sich nach oben bis zum Ohr, nach unten bis zum Brustbein aus. Es besteht eine sehr erhebliche Kieferklemme. Auch der Mundboden wird durch eine sehr derbe Schwellung in die Höhe gehoben, so daß die Zunge an den harten Gaumen gedrückt wird. Alle affizierten Teile sind miteinander verklebt und in ihrem Umfang ganz bedeutend vermehrt, daher läßt sich die Haut nicht mehr in Falten abheben. Geht man mit dem einen Zeigefinger in die Mundhöhle ein und legt ihn unter die Zunge, während man den Zeigefinger der anderen Hand auf die entsprechende Hautstelle legt, so fühlt man beim Gesunden einen Abstand von etwa $^3/_4$—1 cm, kann zwischen den beiden Fingern den Mundboden herauf und herabbewegen, ohne daß das dem Kranken Beschwerden macht. Ist aber eine Mundbodenphlegmone vorhanden, dann findet man die Teile so geschwollen, daß der Abstand zwischen den beiden Fingern 3 cm und noch mehr betragen kann, auch lassen sich die Weichteile nicht nach oben oder unten bewegen, sie sind fest am Kiefer angeklebt, zudem ist dieser Versuch für den Kranken sehr schmerzhaft. Indem man auf diese Weise — den einen Finger außen, den anderen Finger unter der Zunge — den ganzen Mundboden austastet, kann man sich eine Vorstellung machen von der Ausdehnung, die der Prozeß angenommen hat. Schlucken ist unmöglich, das Sprechen sehr erschwert und bald auch die Atmung gehindert. In diesem Zustande findet man eine sulzige Infiltration der Bindegewebsspalten, das Gewebe sieht grau aus, Eiter ist in der Regel noch nicht vorhanden. Bleibt die Krankheit sich selbst überlassen, so kann es zur eiterigen Einschmelzung kommen, aus der Phlegmone hat sich ein Absceß entwickelt, der meist jauchig infiziert ist, es tritt dann oft ein Durchbruch nach dem Mundboden ein, aus dem sich eine scheußlich stinkende, schwarzbraune Masse entleert. Häufig bildet sich der Prozeß danach spontan zurück, manchmal aber wird der tödliche Ausgang dadurch nicht aufgehalten. Kommt es zu keiner Einschmelzung, dann ist der Fall als besonders schwer zu betrachten, die ödematöse Schwellung schreitet nach hinten fort, es tritt Glottisödem ein und der Kranke erstickt. Ferner wird tödlicher Ausgang herbeigeführt durch Senkung der jauchigen Entzündung in das Mediastinum, oder durch Hirnhautentzündung infolge rückläufiger Venenthrombose und endlich auch durch Metastasen in den Herzbeutel, das Brustfell und andere Organe.

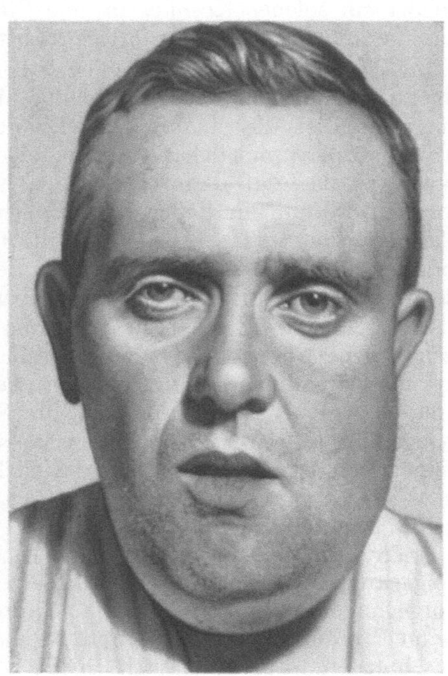

Abb. 52. Phlegmone im Mundboden und Spatium pterygomandibulare.

Die Mundbodenphlegmone lokalisiert sich nicht selten in einer der Nischen, die sich am Unterkiefer finden (Submental-, Sublingual-, Submaxillarnische), kann aber auch von einer nach der anderen Seite sich ausbreiten. Das hängt mit den Fascien zusammen, die die Nischen auskleiden, wie letzthin Waßmund dargetan hat. In schweren Fällen, besonders dann, wenn der Prozeß trotz Eröffnung sich weiter von einer Nische zur anderen ausbreitet und auch das Spatium parapharyngeum und retropharyngeum befällt, sind wiederholte, mitunter tägliche, Operationen nötig, um endlich die weitere Ausbreitung zu hindern.

Die Prognose der Ludwigschen Angina ist außerordentlich ernst. Es sind Fälle bekannt, in denen der Tod in wenigen Stunden eingetreten ist und in denen jede helfende Maßnahme versagte. Da auch bei den anfänglich günstiger liegenden Fällen jederzeit das gefürchtete Glottisödem eintreten kann, so gehört ein solcher Kranker in eine Station unter Bewachung, und es müssen alle Vorkehrungen zum sofortigen Luftröhrenschnitt getroffen sein.

Während wir früher möglichst früh operierten, suchen wir jetzt, wenn irgend möglich, den Eingriff so lange hinauszuschieben, bis eine Einschmelzung eingetreten ist, die wir durch Injektionen von Omnadin, Aolan oder anderen Eiweißkörpern möglichst bald zu erreichen suchen. Der Sinn dieser Injektionen ist der, daß dadurch die dem Körper eigenen Abwehrkräfte mobilisiert werden, die nun die Zellen der befallenen Gebiete in ihrem Kampfe gegen die Erreger unterstützen sollen. Auf die Omnadininjektionen sehen wir zunächst einen weiteren Temperaturanstieg, offenbar als das Zeichen, daß der Körper noch reaktionsfähig ist, ein Ausbleiben des Temperaturanstieges würden wir als ein schlechtes Zeichen zu deuten haben. Die Injektionen werden 2—4 Tage lang gegeben, je nach Lage des Falles. Durch feuchte warme Packungen suchen wir die Omnadinwirkung zu unterstützen. Ist die Schwellung eine sehr bedeutende, so ist es oft nicht leicht, die Stelle zu finden, wo die Einschmelzung gelegen ist, schwerer ist es noch zu konstatieren, ob überhaupt schon eine solche eingetreten ist. Ein zu frühes Eingehen hat keinen Nutzen, im Gegenteil man kann nur schaden. Wir haben es öfters erlebt, daß am Nachmittag noch keine Einschmelzung vorhanden war, und daß wir doch noch gegen Abend operieren mußten, denn sobald die Einschmelzung vorhanden ist, muß sofort eingegangen werden. Unter Narkose wird nach den allgemein üblichen Regeln vorgegangen, wenn vom Munde aus, unter dauernder Fühlung mit dem Knochen, wenn von außen, unter Anschluß an die Fascien, es ist falsch, einfach draufloszuschneiden. Der Erfolg tritt meist sofort ein, Puls und Temperatur sinken, Schwellung und Schmerzen gehen zurück, nur selten sieht man einen kurzdauernden postoperativen Temperaturanstieg. Rehn hat die Entfernung der Glandula submaxillaris empfohlen, um die tieferen Fascienräume freizulegn. Ist ein Zahn als schuldig ermittelt, so muß er unter allen Umständen zuerst entfernt werden. Mit Jodoformgaze umwickelte Gummidrains haben das Offenhalten der tiefen Wundhöhle zu bewirken.

Gleichzeitig ist für kräftige Ernährung entweder mit Hilfe des durch die Nase eingeführten Schlundrohres oder durch Nährklistier zu sorgen. Hohe Salzwassereinläufe in den Darm oder Salzwassereingießungen unter die Haut dienen dem gleichen Zweck. Das Herz ist durch Coffein, Alkohol, Digalen usw. zu stützen.

b) Aktinomykose.

Gelegentlich kann sich der Actinomyces auch im Mundboden ansiedeln, aller Wahrscheinlichkeit nach durch das zufällige Einspießen von Getreidegrannen bei gewohnheitsmäßigen Kauen von Ähren, Getreidekörnern u. dgl. Die Mundbodenaktinomykose kann in zwei Formen auftreten, einmal in Gestalt eines zwischen Haut und Schleimhaut unterhalb der Zunge gelegenen Abscesses, der einem Mundbodendermoid durchaus gleichen kann. Die Entscheidung gibt der Nachweis der typischen Körner im Absceßinhalt. Häufiger trifft man im

Mundboden die Aktinomykose in Form der diffusen Entzündung, wobei das ganze Mundbodengewebe derb, unter Umständen bis zur Bretthärte infiltriert wird. Auch in diesen Fällen kommt es früher oder später zur stellenweisen Erweichung und Absceßbildung mit nachfolgender Fistelbildung und narbiger Schrumpfung. Bei starker Infiltration des Gewebes können höchst bedrohliche Zustände eintreten mit schwerer Störung des Schluckens und des Atmens. Williger hat in einem solchen Fall nacheinander einen Absceß in der Regio submentalis und zwei Abscesse in den beiden Regiones submaxillares sich entwickeln gesehen. Die Anwendung von Röntgenstrahlen war in diesem zeitweise recht bedenklichen Falle anscheinend von recht gutem Erfolge begleitet, obwohl nach den ersten Sitzungen jedesmal für zwei Tage eine stärkere Schwellung der erkrankten Abschnitte eintrat (Abb. 53). Melchior empfiehlt bei der Aktinomykose die gleichzeitige Anwendung von Röntgenstrahlen und Jodkali. Nach unseren Erfahrungen ist die kombinierte Behandlung mit Jodkali und Röntgenstrahlen fast immer von Erfolg begleitet.

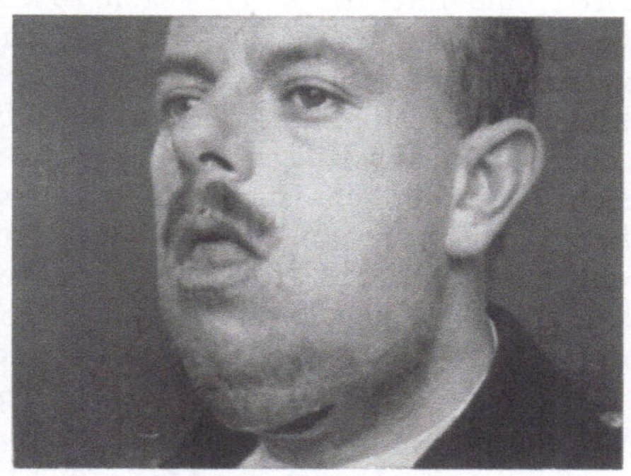

Abb. 53. Aktinomykose des Mundbodens. (Nach Williger.)

c) Dermoidcysten.

Die Dermoidcysten des Mundbodens sind relativ seltene Geschwülste von ausgesprochen gutartigem Charakter, die nur durch ihr Wachstum lästig und beschwerlich werden. Sie verdanken ihre Entstehung Einstülpungen des äußeren Keimblattes und finden sich daher an den Stellen, an denen sich fetale

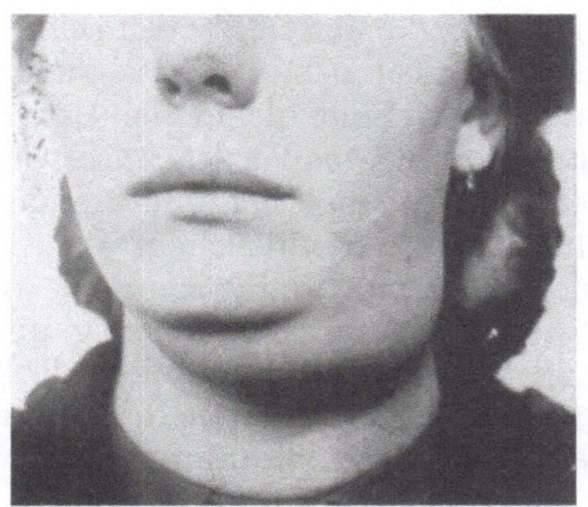

Abb. 54. Dermoidcyste. (Nach Williger.)

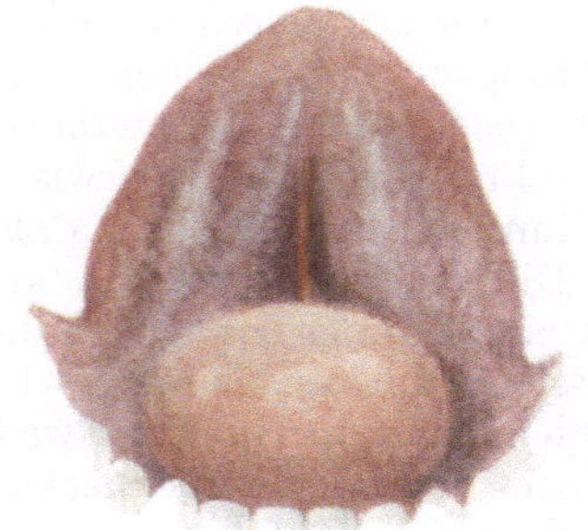

Abb. 54a. Sublinguales Dermoid.

Spalten geschlossen haben. Als solche Stellen kommen in Betracht die Verwachsungsstelle der beiden Unterkieferhälften und die Verwachsungsstelle des ersten bis dritten Kiemenbogens, das heißt die Gegend des Unterkiefers und Zungenbeins. Dieser Umstand erklärt es auch, daß die meisten Dermoide genau in der Mittellinie liegen, doch kommen auch seitlich gelegene zur Beobachtung. So entfernte Williger bei einer 21jährigen Frau ein großes sanduhrförmiges Dermoid, welches von der Mitte des Zungenbeins bis hinter den linken Kieferwinkel reichte (Abb. 54).

Nach der Einteilung von Gérard-Marchand kann man die Dermoidcysten in sublinguale und submentale unterscheiden. Die sublingualen wölben den Mundboden vor und schieben die Zunge in die Höhe, die submentalen dagegen führen zu der Erscheinung des sog. Doppelkinns.

Klinisch präsentieren sich diese Geschwülste als rundliche oder eiförmige Tumoren, die von der Größe eines Taubeneis (s. Abb. 54a) bis zu der eines großen Apfels oder einer Männerfaust heranwachsen können. Wenn sie in der Mittellinie unter der Zunge liegen, so kann man bei geöffnetem Munde die zurückgelagerte Zunge zunächst nicht sehen. An ihrer Stelle wölbt sich der hochgetriebene Mundboden vor (Abb. 55). Durch die dünne, verschiebliche Mundschleimhaut schimmert der gelbliche Inhalt der Cyste durch, ein charakteristischer Unterschied gegen die Ranula, welche stets ausgesprochen bläulich aussieht. Gewöhnlich ist der Tumor gegen die Umgebung leicht verschieblich, hängt nur vorne am Unterkiefer oder hinten am Zungenbein fest. Es findet sich angegeben, daß dies ein charakteristischer Unterschied gegen die Ranula sein soll, ein Zeichen, das bei den Fällen die ich gesehen habe, zutraf. Ein Festhaften am Zungenbein kann man daran erkennen, daß der Tumor beim Schlucken den Bewegungen des Zungenbeins folgt. Die Dermoidcyste ist gegen Druck unempfindlich und aus dem Umstande, daß sie meist nicht prall gefüllt ist und einen teigigen Inhalt hat, kann man sie durch Fingerdruck kneten und damit ihre Form auf kurze Zeit verändern. Fluktuationsgefühl ist selten vorhanden. Eine Punktion ist wegen des breiigen Inhalts fast immer ohne Erfolg, auch bei relativ dicker Kanüle. Mitunter bleibt ein wenig des Dermoidinhaltes in dieser zurück, was erst beim Ausblasen sichtbar wird und sich unter dem Mikroskop als aus verfetteten Epithelien, Fettsäurenadeln und Detritus zusammengesetzt erweist.

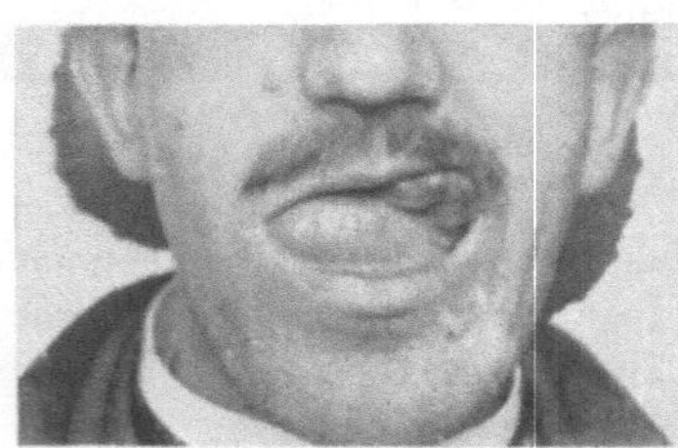

Abb. 55. Dermoidcyste. (Die Zunge ist links oben herausgestreckt.) (Nach Williger.)

Bei ihrem langsamen Wachstum machen sie gewöhnlich gar keine Beschwerden, so daß sie zuweilen zufällig entdeckt werden. Sie können aber auch schubweise und unter Entzündungserscheinungen an Größe zunehmen, wobei sie zu starken Störungen des Schluckens und Sprechens führen. Sind die in der Umgebung sich abspielenden entzündlichen Erscheinungen einigermaßen stark, so wird das charakteristische Bild verwischt. Zuweilen gibt die äußerlich eintretende Entstellung den Anlaß dazu, daß die Patienten den Arzt aufsuchen.

Differentialdiagnostisch kann man höchstens im Zweifel sein, ob es sich um eine Ranula handelt. Die Ranula ist stets ausgesprochen einseitig und ihr flüssiger Inhalt schimmert, wie schon oben gesagt, bläulich durch die bedeckende Schleimhaut durch. Im Zweifelsfalle kann eine Probepunktion den Ausschlag geben. Auch eine Verwechselung mit einem aktinomykotischen Absceß ist möglich.

Für die Behandlung kommt nur die Exstirpation in Frage. Je nach der Lage des Falles kann man den Zugang vom Munde oder von der äußeren Haut her nehmen, doch kommen für intraorale Operationen aus praktischen Gründen nur die kleinen unmittelbar unter dem Mundboden gelegenen Dermoide in Betracht. Hierbei kommt man mit doppelseitiger Leitungsanästhesie vom Nervus lingualis aus. Auch beim Eingehen von außen reicht Umspritzung mit $^1/_2$% iger Novocain-Suprareninlösung hin. Bei kleineren submentalen Tumoren genügt ein Längsschnitt durch die Haut vom Kinn bis in die Schildknorpelgegend, bei größeren wird man besser einen Querschnitt in der Höhe des Zungenbeins führen. Seitlich gelegene Dermoide erfordern selbstverständlich einen möglichst tief anzulegenden, bogenförmigen, seitlichen Schnitt. Nach stumpfer

Durchtrennung der Muskulatur ist gewöhnlich die Ausschälung des Tumors leicht, manchmal — wenn mehrere entzündliche Schübe darüber hingegangen sind — können aber derbe Verwachsungen die Exstirpation recht mühevoll gestalten.

d) Der Krebs des Mundbodens.

Der primäre Krebs des Mundbodens gehört zu den Seltenheiten, dagegen greifen in der Nachbarschaft z. B. an der Zunge oder am Alveolarfortsatz entstandene Schleimhautkrebse ungemein rasch und häufig auf den Mundboden über. Oft geht Leukoplakie voran, nach Thomas in 25% der Fälle. Der Ausgangspunkt liegt gewöhnlich in der Schleimhaut, doch kommen auch die zahlreichen Drüsen des Mundbodens, insbesondere die Glandulae sublinguales in Betracht. Eine Lieblingsstelle scheint die Gegend des Zungenbändchens zu sein. Einen primären Tumor in Form eines Knotens bekommt man kaum zu sehen, gewöhnlich besteht ein mehr oder weniger ausgedehntes flaches Geschwür mit nur angedeutet wallartig erhabenem Rand. Zu dieser Zeit pflegt der Krebs kaum Beschwerden zu machen, und daher kommt es, daß die Patienten gewöhnlich erst in vorgerückterem Zustand zur Vorstellung gelangen. Es wird berichtet, daß als Frühsymptom, ähnlich wie beim Zungenkrebs, neuralgische nach dem Ohr ausstrahlende Beschwerden auftreten. Sobald das Geschwür auf die Weichteile des Mundbodens übergreift und auch die Zunge erfaßt, treten Beschwerden wegen der Unbeweglichkeit dieser Organe ein. Die Sprache wird unbeholfen und das Schlucken erschwert. Schon jetzt stellen sich Beschwerden bei der Nahrungsaufnahme ein, die sich später zur Unerträglichkeit steigern können. In diesem Stadium ist das Volumen des Mundbodens vermehrt und bei der Prüfung auf Beweglichkeit kann man in der Regel jetzt schon eine deutliche Verklebung mit dem Knochen finden. Sehr bald verlötet die Außenhaut mit dem Tumor, der nunmehr im Wachstum große Dimensionen annimmt. Frühzeitig werden die regionären Lymphdrüsen (Glandulae submentales und submaxillares) ergriffen, die mit dem primären Tumor zu untrennbaren Paketen verschmelzen. Der Kranke wird durch starken Speichelfluß und den unaufhaltsamen, jauchigen Zerfall der Geschwulst aufs schwerste belästigt und gequält. Ein widerlicher Foetor ex ore verpestet die Atmungsluft und macht die Pflege sehr schwer. Der Tod tritt durchschnittlich nach Jahresfrist infolge von Kräfteverfall oder noch vorher infolge von Blutungen aus den arrodierten Gefäßen oder infolge von jauchiger Lungenentzündung ein.

Die Differentialdiagnose stößt auf keine Schwierigkeiten, da anderweitige Geschwürsbildungen, welche einen harten Rand haben und Infiltrationen machen, hier nicht vorkommen. Kratzt man an dem Rand, so bröckelt er und es blutet. Tuberkulöse Geschwüre sind weichrandig und luische Ulcerationen sehen ganz anders aus, machen auch keine Verklebungen. Verwechselungen mit Dekubitalgeschwüren dürften wohl kaum vorkommen. Jedes Geschwür am Mundboden, das keinen Belag zeigt und auch nur einen einigermaßen harten Rand hat, ist krebsverdächtig.

Die Prognose des Mundbodencarcinoms ist schlecht, hauptsächlich deswegen, weil die Patienten erst in vorgerücktem Stadium ärztliche Hilfe nachsuchen. Immerhin hat Partsch (nach Thomas) in 14 Fällen von Mundboden- und Wangenschleimhautkrebsen 25% Dauerheilung erzielt, obwohl in 10 Fällen schon Drüsenschwellung nachweisbar war.

Der einzige Weg zur Rettung ist die frühzeitige Exstirpation, wobei in erster Linie sämtliche Unterkiefer- und Halslymphdrüsen auf das gründlichste ausgeräumt werden müssen. Oft ist es schwer, sich den Zugang zu der eigentlichen Geschwulst zu bahnen, weil der Unterkiefer im Wege steht. Man ist daher gezwungen, entweder zur temporären Unterkieferresektion zu schreiten oder auch einen Teil des Unterkiefers mit zu entfernen. Morestin hat wiederholt mit Glück eine schmale Spange des Unterkieferrandes stehen lassen, indem er aus dem Unterkiefer einen rechteckigen Teil aussägte. Dadurch wurde die Kontinuität des Unterkiefers erhalten und prothetische Hilfsarbeiten erspart. Von Röntgen- und Radiumbestrahlung habe ich einen dauernden Nutzen nicht gesehen.

e) Die Krebse der Mundschleimhaut

sind ebenfalls ziemlich selten, doch scheint es Gegenden zu geben, in denen sie häufiger auftreten wie in anderen. Die Krebse der Mundschleimhaut treten entweder in Form eines wirklichen Tumors auf, der sich nach dem freien Mundhohlraum zu ausbreitet oder man findet von vornherein Geschwüre, die im allgemeinen die angenehme Eigenschaft haben, daß sie ziemlich lange stationär bleiben können und vielfach nur ganz oberflächlich liegen. Die Tumorform des Mundschleimhautcarcinoms wird oft für ein harmloses Papillom gehalten, doch unterscheidet es sich von diesem durch seine Bröckeligkeit und das leichte Bluten dabei. Das Carcinomgeschwür kann in sehr verschiedener Form auftreten, nur eines ist ihm immer eigen, der scharfgeschnittene und harte Rand, der oft wallartig ist. Leider wird bei Untersuchungen von Geschwüren im Munde von der Palpation nicht genug Gebrauch gemacht, man begnügt sich leider oft damit, das Geschwür anzusehen und die Stelle seines Sitzes zu bestimmen. Ich habe die Beobachtung gemacht, daß die Carcinomgeschwüre, die einen nicht bedeckten, sondern einen sauberen Grund haben, oft als harmlos angesehen werden, weil man der Ansicht ist, daß Carcinomgeschwüre „gefährlich“ aussehen müssen.

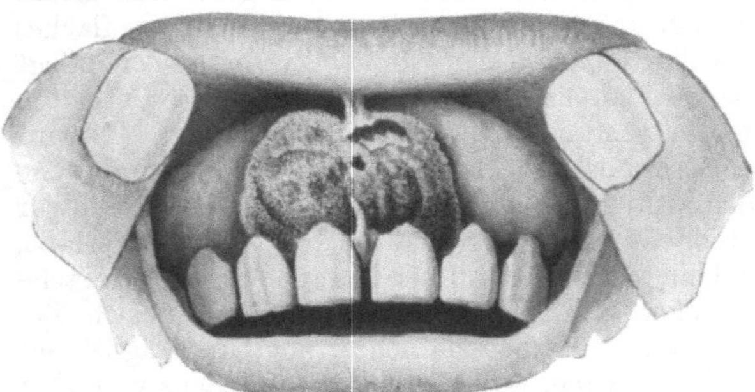

Abb. 56. Ulcus rodens.

Ein typisches Bild zeigt Abb. 56, das ein Ulcus rodens der Schleimhaut darstellt, jene relativ gutartige Form des Carcinoms, welche langsam entstanden ist. Charakteristisch ist der scharfe Rand und der feinhöckerige Grund, der ein wenig tiefer liegt als die Umgebung. Daß dieser Prozeß ein zerstörender ist, kann man daran erkennen, daß er das Lippenbändchen bereits bis auf kleine Reste vernichtet hat. Wegen der geringen Beschwerden und des langsamen Wachstums werden diese Carcinome häufig von den Patienten vernachlässigt und auch von ärztlicher Seite verkannt. Wenn bei solchen Geschwüren ein Verkennen noch einigermaßen verständlich ist, so ist solches unerklärlich, wenn das Carcinom in Gestalt eines Tumors auftritt. Ich habe einen Fall gesehen, wo ein Kollege einen solchen Tumor für einen Absceß gehalten hat und als sich auf den Einschnitt hin kein Eiter entleerte, hätte er seinen Irrtum erkennen müssen; statt dessen aber versuchte er durch Drücken und immer wieder neue Einschnitte eine Eiterung zu erzwingen; so ist die richtige Zeit für den Eingriff vorübergegangen und der Kranke einige Zeit später seinem Leiden erlegen.

Die Tumorform des Carcinoms wird veranschaulicht durch Abb. 57, die ein typisches blumenkohlartiges Carcinom des zahnlosen Alveolarfortsatzes zeigt, für das die zerklüftete Oberfläche, das leichte Bröckeln und das Festhaften am Knochen charakteristisch ist. Durch Zerfall dieser Tumoren entstehen nun wallartige Geschwüre, wie ein solches Abb. 58 bei einem 65jährigen Manne zeigt, dessen harter, bröckeliger Rand schon bei einfacher Berührung blutete. Das Carcinom des harten Gaumens tritt nicht selten in Form ziemlich großer, fast den ganzen Gaumen einnehmender Geschwüre auf.

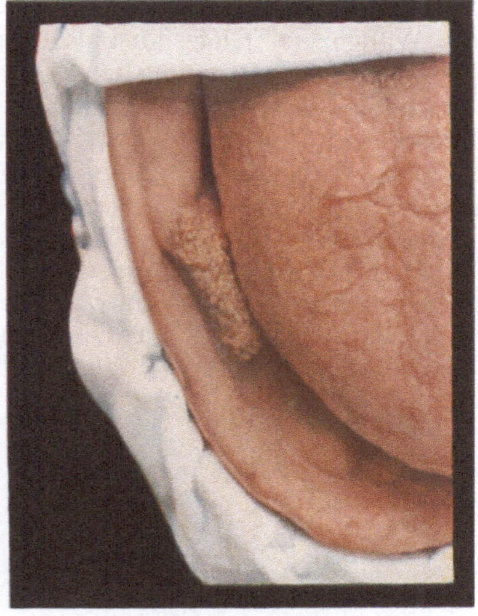

Abb. 57. Carcinom des Unterkiefers. (Nach Moral-Frieboes.)

Prognostisch sind diese Krebse ungünstig, zu ihrer Beseitigung ist die Kieferresektion absolut erforderlich. Eine Ausnahme macht das Ulcus rodens, das, wenn es früh genug operiert wird, nach Abtragung der Schleimhaut und einer oberflächlichen Knochenspange heilt, doch habe ich auch beim Ulcus rodens Rezidive gesehen. Die übrigen Carcinome der Mundschleimhaut geben eigentlich immer eine schlechte Prognose, Dauerheilungen habe ich nicht gesehen.

Die Krebse der Wangenschleimhaut finden sich gewöhnlich in der Gegend der Mündungsstelle des Ductus Stenonianus oder an der hinter dem unteren Weisheitszahn aufsteigenden Schleimhautfalte, der Plica intermaxillaris (Mikulicz-Kümmel). Auch diese als flache Geschwüre auftretenden Krebse kommen gewöhnlich erst spät zur Kenntnis des Arztes. Ein von scharfen Zahnkanten, drückenden Prothesen usw. ausgeübter Reiz, ist häufig als Ursache angesprochen worden, wie mir scheinen will ohne Grund, denn die an sich gesunde Schleimhaut reagiert auf einen mechanischen Reiz mit einem Dekubitalgeschwür und nicht mit einem Carcinom, selbst dann, wenn der Reiz lange dauert. Williger hat gesehen, daß ein von einem zerstörten oberen Weisheitszahn hervorgerufenes, 6 Monate bestehendes tiefes Wangengeschwür nach Beseitigung des Zahnes sofort ausheilte. Wenn man daher in der Gegend solcher Zähne ein Carcinomgeschwür findet, dann muß man annehmen, daß entweder dort primär ein Tumor bestand, der durch die scharfe Zahnkante zum Zerfall gebracht wurde, oder daß die Schleimhaut sich in einem solchen (krankhaften) Zustand befand, daß sie den Reiz nicht wie normal mit einem Dekubitalgeschwür, sondern mit einem Carcinom beantwortete.

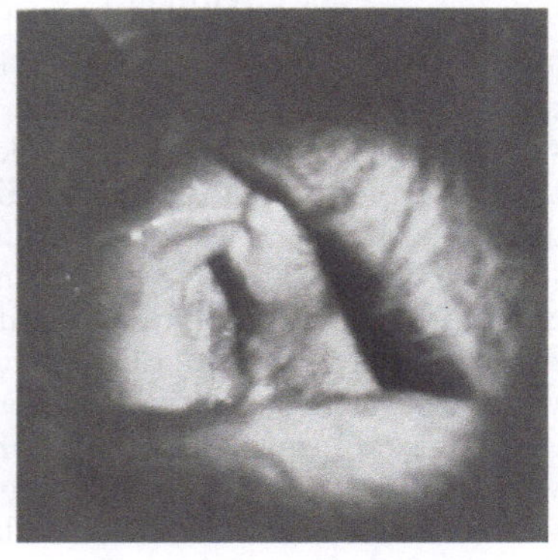

Abb. 58. Ulcus carcinomatosum.

Im allgemeinen kann man annehmen, daß normal geformte und normal in der Reihe stehende Zähne Dekubitalgeschwüre nicht machen, entstehen trotzdem Geschwüre, so sind diese stets als verdächtig zu betrachten. Das gleiche gilt von allen jenen Geschwüren, die zwar sehr wohl von einer scharfen Zahnkante od. dgl. herrühren können, die aber nach Beseitigung der vermeintlichen Ursache nicht sofort heilen. Von größter Wichtigkeit ist dabei, den natürlichen Heilungsverlauf nicht durch Ätzungen zu stören, nur für gute Mundpflege ist zu sorgen. Umgekehrt ist ein Nichtheilenwollen des betreffenden

Geschwürs nach Beseitigung der vermeintlichen Ursachen ein fast sicherer Beweis für seine Bösartigkeit oder für seine Entstehung aus anderen als traumatischen Ursachen.

Der in der Plica intermaxillaris gelegene Schleimhautkrebs führt frühzeitig zur Kieferklemme, er hat eine große Neigung auf den Mundboden, den Rachen, die Wange, die Kiefermuskulatur und die Tonsillen überzugreifen.

Zu seiner Beseitigung ist ausgiebige Kieferresektion erforderlich.

Die an der Wangenschleimhaut selbst sitzenden Krebse sind ebenfalls dem Messer des Chirurgen schwer zugänglich. Die notwendige Opferung großer Teile der Wangenschleimhaut führt nach der Ausheilung zur starken Erschwerung der Mundöffnung durch Narbenbildung. Oft müssen große Teile der Wange weggenommen werden, so daß plastische Deckung notwendig wird (Abb. 59).

Auch am weichen Gaumen und am Zäpfchen kommen Carcinome vor. Sie zeigen sich zuerst in Form oberflächlicher und nur langsam sich ausbreitender Geschwüre, hier sind Verwechselungen mit Lues und Tuberkulose leicht möglich. Beachtenswert ist, daß die Drüsenbeteiligung erst relativ spät eintreten soll. Auch diese Carcinome müssen mit dem Messer ausgerottet werden, und wenn man weit genug im Gesunden operiert, geben sie keine allzu schlechte Prognose. Die durch die Operation bedingten schweren Schädigungen der Sprache und Nahrungsaufnahme müssen durch Obturatoren auszugleichen versucht werden.

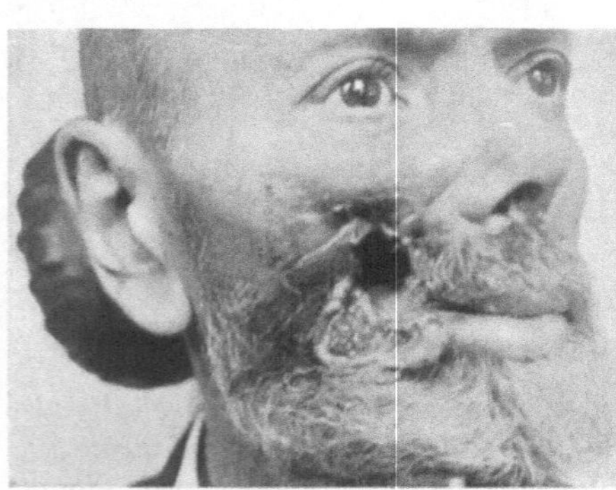

Abb. 59.
Perforierendes Wangenschleimhautcarcinom. (Nach Williger.)

Man hat neuerdings die Krebse der Mundschleimhaut mit Radiumbestrahlungen behandelt und auch Williger hat gesehen, daß in vereinzelten Fällen Mundschleimhautkrebse von geringer Ausdehnung durch Radiumbestrahlungen in derselben Weise zum spurlosen Verschwinden gebracht sind, wie das vom Ulcus rodens der Gesichtshaut hinlänglich bekannt ist. Zugleich aber mußte er feststellen, daß trotz völligen Verschwindens der lokalen Krebserscheinung Drüsenmetastasen auftraten, welche sich durch Radium in keiner Weise beeinflussen ließen und daher exstirpiert werden mußten. Auch völlige Mißerfolge sind gesehen worden. Meine eigene Erfahrung geht dahin, daß man sich bei dem Carcinom der Mundschleimhaut auf das Radium nicht verlassen kann, im Gegensatz zu dem Sarkom des Mundes, wo es gute Dienste leistet. Es wird nach wie vor auch bei diesen Krebsen in erster Linie die operative Beseitigung in Frage kommen. Doch erscheint es zweckmäßig, die gesetzte Operationswunde im Munde während ihrer Ausheilung der Radiumbestrahlung zu unterwerfen oder in der Vorbehandlungsperiode die Strahlentherapie anzuwenden. Sehr praktisch ist es, zu diesem Zweck an geeigneten Zähnen der Nachbarschaft Halteapparate anzubringen, in welchen das Radiumröhrchen so befestigt wird, daß es viele Stunden (24) im Munde verweilen kann.

Man mache es sich zur Regel bei allen unklaren Gewächsen und allen Geschwüren, die ihre Harmlosigkeit nicht unbedingt sicher beweisen, eine Probeexcision auszuführen. Es ist ein leichtes, mit dem Messer ein Stückchen Gewebe so zu entfernen, daß man Gesundes und Krankhaftes nebeneinander hat. (Letzteres ist notwendig, damit der Pathologe sich orientieren kann.) Das exstirpierte Stück wird in Formalin, Alkohol, wenn nicht anders in irgendein alkoholisches Zahnwasser eingelegt und der nächsten Untersuchungsstelle übersandt. Die mikroskopische Diagnose ist in der Regel nicht schwer, besonders wenn Krebszwiebeln vorhanden sind, etwa wie es Abb. 60 in einem Präparate von Williger zeigt. Eines aber darf man nicht vergessen, nämlich

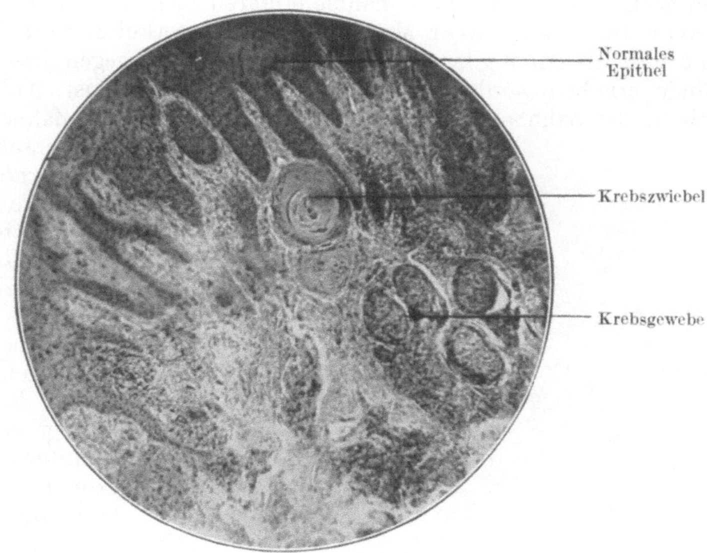

Abb. 60. Krebs des Zahnfleisches. (Nach Williger.)

daß, wenn die Diagnose auf Krebs lautet, die Operation sofort angeschlossen werden muß, es ist also notwendig, daß alle Vorbereitungen zu dem eventuellen Eingriff schon vor der Probeexcision getroffen sind. Dies muß geschehen, weil „anoperierte" Krebse ein sehr beschleunigtes Wachstum zeigen.

Literatur.

Apfelstaedt: Über die Behandlung des Mundkrebses mit Radium. Dtsch. Mschr. Zahnheilk. **1927**, 865. — *Atzrott:* Zwei Fälle von Angina Ludwigii. Diss. Berlin, Febr. 1912. (Mit Literaturverzeichnis.)

Frankenthal: Unsere heutige Auffassung von der Angina Ludovici und ihre Bedeutung für den praktischen Arzt. Münch. med. Wschr. **1925**.

Genschner: Carcinome der Mundhöhle und Zungenschleimhaut auf der Basis der Leukoplakie. Diss. Leipzig 1909. — *Großkopf:* Die wichtigsten Erkrankungen des Mundbodens. Zahnärztl. Rdsch. **1919**, 87.

Häffner: Die Dermoide der oberen Luftwege einschließlich des Mundbodens. Diss. Würzburg 1919. — *Hassel:* Die Mundbodendermoide. Bruns' Beitr. **83**, H. 2.

Laband: Über die akut entzündlichen Prozesse des Mundbodens. Zahnärztl. Rdsch. **1927**, 777.

Orbach: Dermoide des Mundbodens. Diss. Berlin 1920.

Rehn: Die Behandlung der Ludwigschen Phlegmone usw. Klin. Wschr. **1922**.

Schlesinger: Über Angina Ludovici. Berl. klin. Wschr. **1908**. — *Steiner:* Beiträge zur chirurgischen Behandlung der Mundhöhlenkrebse. Dtsch. Z. Chir. **98**, H. 1. — *Sticker:* 15 Fälle von Mundhöhlenkrebs mit Radium günstig behandelt. Berl. klin. Wschr. **1915**, Nr 40. — *Stieda:* Über Dermoide des Mundbodens. Münch. med. Wschr. **1909**, Nr 20.

Tempsky, v.: Resultate der Röntgentherapie bei Strahlenpilzerkrankung. Bruns' Beitr. **1927**. — *Thomas:* Krebs des Mundbodens und der Wangen. Diss. Breslau 1906. — *Tichy:* Zur Strahlenbehandlung bösartiger Geschwülste der Mundhöhle und ihrer Umgebung. Münch. med. Wschr. **1920**, Nr 7. — *Trumper:* Dermoide des Mundbodens. Diss. Halle 1910.

Waßmund: Die eiterigen Prozesse des Mundbodens. Vjschr. Zahnheilk. **1929**.

Zilz: Aktinomykose und Sporotrichose der Mundhöhle. Dtsch. Zahnheilk **30**. Leipzig.

IV. Tuberkulose der Mundschleimhaut.

Im Verhältnis zu der ungeheuren Verbreitung der Tuberkulose ist die Schleimhauttuberkulose im Munde nicht eben häufig, doch scheint sie in den Jahren nach dem Kriege eine Zunahme erfahren zu haben. Man muß zwischen primärer und sekundärer Mundschleimhauttuberkulose unterscheiden, von denen erstere als selten gilt. In neuerer Zeit sind zwar gegen diese Anschauung Einwände erhoben worden, weil es mehrfach gelungen ist, Tuberkelbacillen (s. Abb. 61) im Zahnbelag und auch in den Höhlen cariöser Zähne anscheinend gesunder Menschen nachzuweisen. Wiederholt habe ich in Granulomen, die sich an chronisch periodontitischen Zähnen fanden, Tuberkelbacillen durch den Tierversuch nachweisen können und dies bei Leuten, die klinisch keine Zeichen der Tuberkulose geboten haben. Der Verdacht, daß solche Granulome Tuberkelbacillen enthalten könnten, ist mir dadurch gekommen, daß in diesen Fällen das Granulationsgewebe auffallend weich und glasig ausgesehen hat und sich ganz besonders leicht zerdrücken ließ. Solange die Tuberkelbacillen sich in cariösen Höhlen oder in dem nekrotischen Inhalt des Pulpenkanals finden, sind sie als relativ harmlose Schmarotzer anzusehen, die an Ort und Stelle keinen Schaden anrichten, weil eine Reaktion im Sinne der Tuberkulose nur im lebenden Gewebe möglich ist. Sobald sie aber jenseits des Wurzelloches auftreten, sind sie anders zu bewerten und es ist nach meiner Meinung wohl möglich, daß von solchen Stellen aus die Tuberkelbacillen weiter verschleppt werden können und in die zugehörigen Lymphdrüsen gebracht, dort das Krankheitsbild hervorrufen, das wir als Skrofulose zu bezeichnen gewohnt sind. Daß von periapikalen Herden aus eine Verstreuung von Mikroorganismen vorkommen kann, ist uns seit der Lehre von der fokalen Infektion geläufig. Die Skrofulose ist eine verhältnismäßig milde verlaufende Form der Lymphdrüsentuberkulose, und von diesem Standpunkte aus gewinnt das Eindringen von Tuberkelbacillen in den Körper durch die Zähne eine besondere Bedeutung. Es versteht sich, daß ein solches Eindringen nur durch eine tote Pulpa möglich ist, und so wird man denn, wie auch sonst zu fordern haben, daß für eine möglichste Erhaltung der Pulpa gesorgt werden muß.

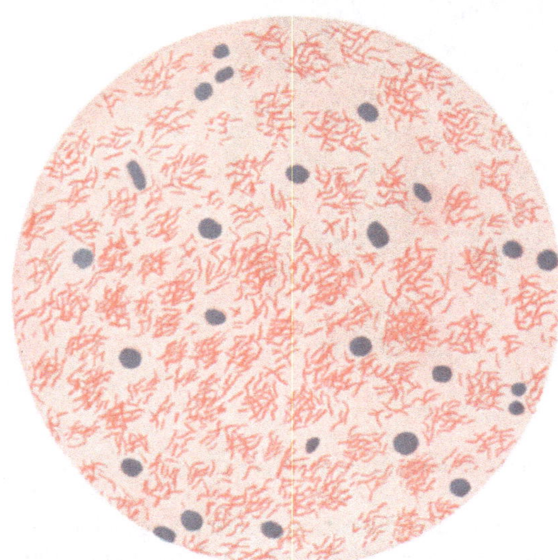

Abb. 61. Tuberkelbacillen in der zentral beginnenden Nekrose eines Tuberkels der Lunge (750:1). Tuberkelbacillen rot, restierende Zellkerne blau. (Aus Schmaus-Herxheimer, Grundriß der pathologischen Anatomie, 11./12. Aufl.)

Häufiger wie die primäre Tuberkulose ist die sekundäre, wenn auch ihre klinischen Erscheinungsformen durchaus gleich sein können. Es ist bekannt, daß bei fortgeschrittenen Fällen von Lungen- und Knochentuberkulose, namentlich gegen Ende des Lebens tuberkulöse Erkrankungen, wie in anderen Organen, z. B. im Darm, so auch im Munde sich einstellen. Man wird nicht fehlgehen, wenn man annimmt, daß in diesem Fall die Infektion rückläufig vom Lungensputum her zustande kommt, und daß die eingetretene allgemeine Körperschwäche die Ansiedelung der Tuberkelbacillen im Munde begünstigt. Im

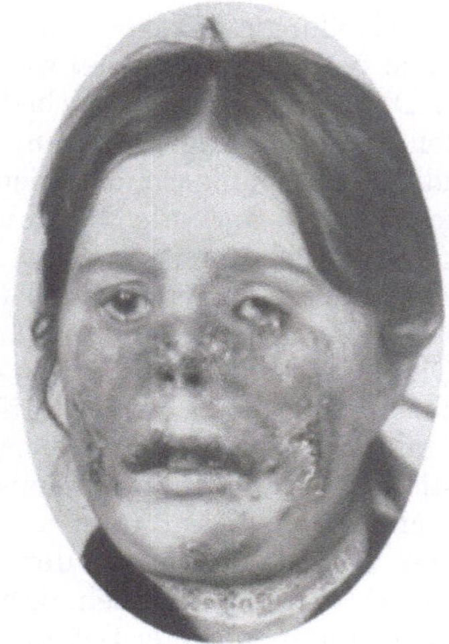

Abb. 62. Lupus faciei. (Nach Williger.)

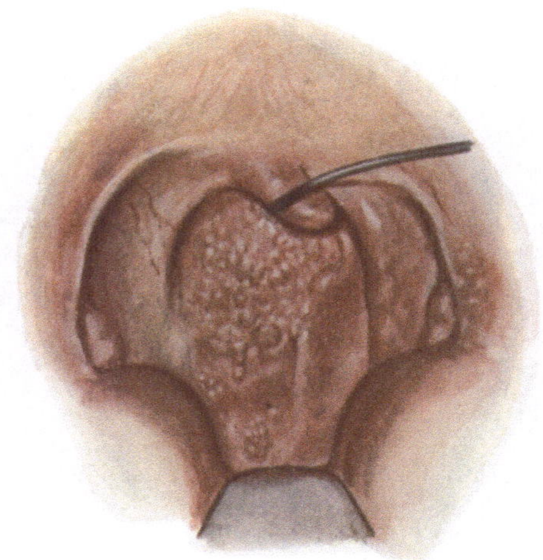

Abb. 63. Primärer Lupus des Rachens. (Aus Moral-Frieboes [nach Misch] 2. Hals-, Nasen u. Ohrenklinik der Charité [Prof. v. Eicken].)

allgemeinen scheint aber das Mundhöhlenepithel trotz seiner schwachen Stellen an den Zahnhälsen einen weitreichenden Schutz zu gewähren. Man kann auch nicht behaupten, daß etwa wie bei der Stomatitis ulcerosa Entzündungszustände in der Nachbarschaft von Wurzeln Prädilektionsstellen bildeten, denn man findet tuberkulöse Munderkrankungen bei guten und auch bei schlechten Zahnverhältnissen.

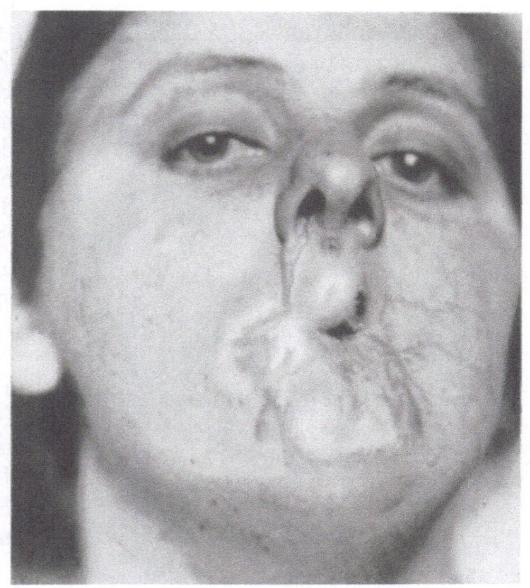

Abb. 64. Verengerung der Mundspalte infolge von Lupus vulgaris (Mikrostoma). (Nach Moral-Frieboes.)

Klinisch kann man drei Formen der Mundschleimhauttuberkulose unterscheiden: den Lupus, die verruköse und die ulceröse Form.

Der Lupus der Mundschleimhaut ist gewöhnlich mit dem Lupus des Gesichtes vergesellschaftet, kann aber auch allein im Munde vorkommen (Abb. 63). Der Gesichtslupus kann an den Lippen, besonders an den Mundwinkeln, auf die Innenfläche übergreifen. Man findet aber auch den Schleimhautlupus entfernt davon, namentlich am Zungengrunde und an der Rachenwand (Abb. 63). Durch die Nebeneinanderstellung einzelner grauer durchscheinender Knötchen von Hirsekorngröße, die über die Oberfläche hervorspringen, kommt es zur Bildung einer rauh sich anfühlenden beetartigen Platte (Plaque lupique). Nach längerem Bestande kann es zum oberflächlichen Zerfall und damit zur Geschwürsbildung kommen. Da der Lupus keine Tendenz zur Verkäsung hat, so kann es an den zuerst erkrankten Stellen zu einer Heilung mit Narbe kommen, während peripher der Prozeß weitergeht. Die Narben können zu bedeutenden Schrumpfungen führen, die Mundöffnung behindern (cicatricielle Kieferklemme) und die Nahrungsaufnahme sehr erschweren. Die Mundöffnung kann bis auf ein kleines Loch verlorengehen (s. Abb. 64).

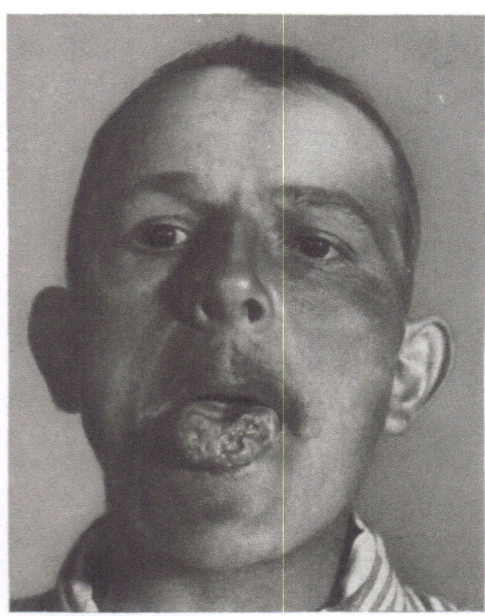

Abb. 64a. Tuberkulose der Zunge. (Nach Partsch.)

Die Diagnose wird durch das gleichzeitige Bestehen der Hautaffektion im Gesicht erleichtert, charakteristisch ist das Vorhandensein frischer Knötchen am Rande.

Der verrukösen Form der Tuberkulose ist es eigentümlich, daß sie entweder unter stärkerer Beteiligung des Bindegewebes derbe Tumoren bildet, die allerdings im Munde die Erbsengröße selten überschreiten, oder daß sie von vornherein zum käsigen Zerfall neigt. Auch die derben Knoten, die sich hauptsächlich an der Zungenspitze, dem Zungenrücken und an ihren Seitenflächen finden, zerfallen früher oder später und es bildet sich dann ein charakteristisches, tiefes Zerfallsgeschwür mit überhängenden Rändern (Abb. 64a). Man sieht oft nur eine minimale Öffnung und entdeckt erst beim Einführen einer Sonde oder beim Auseinanderbiegen, daß sich die lappigen Ränder zur Seite schieben lassen, worauf man in eine geräumige mit schlaffen, ein spärliches Sekret absondernden Granulationen an ihrem Grunde bedeckte Höhle hineinschauen kann. Die Zungensubstanz der Umgebung fühlt sich derb an. Hervorzuheben ist die starke Empfindlichkeit dieser Ulceration, die sich namentlich beim Sprechen und Essen bemerkbar macht.

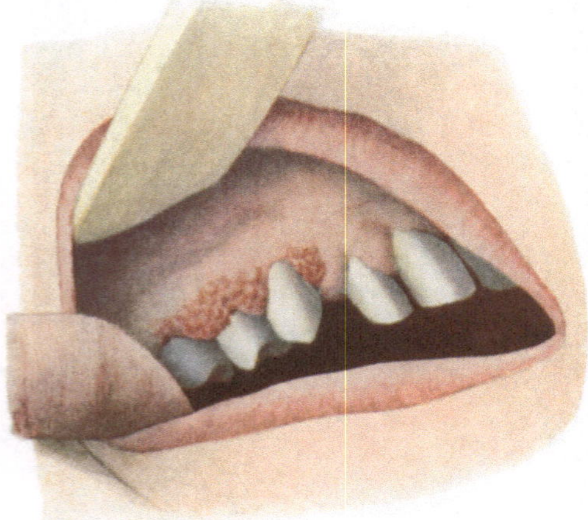

Abb. 65. Tuberkulose des Zahnfleisches.

Bei der dritten Form der Tuberkulose — bei weitem die häufigste — sieht man auf große oder kleinere Flächen verstreut (Gaumen, Zäpfchen, Zahnfleisch) entweder nur zarte, kaum hirsekorngroße Knötchen, von denen nur einzelne geschwürig zerfallen sind, oder fast alle haben diese Veränderung durchgemacht und sind zu einer großen Geschwürsfläche vereinigt, deren Charakter oft nur an den jenseits der Geschwürsfläche gelegenen Knötchen erkannt werden kann. Diese Form kommt relativ häufig am Zahnfleisch vor. Ist die Tuberkulose nur auf einen geringen Bezirk beschränkt, etwa in der Art, wie es Abb. 65 zeigt, wo man ein Bild hat als ob man lauter kleine glasige Körnchen in eine weiche Unterlage gedrückt hat, so wird die Krankheit nicht selten verkannt, es sind Verwechselungen mit Stomatitis catarrhalis, Alveolarpyorrhöe u. a. vorgekommen. Bei genauem Zusehen jedoch sind die Knötchen unverkennbar.

Infolge des dauernden Reizes, den die Speisen ausüben, kommt es, daß die Knötchen sehr schnell zerfallen und sich hier ein Geschwür entwickelt, welches dem Kranken selten spontan, fast immer aber bei der Nahrungsaufnahme bedeutende Schmerzen verursacht, so daß die Seite ganz geschont wird. In einem Falle habe ich die tuberkulöse Erkrankung sich unter einer Brücke, vielleicht von deren Rändern ausgehend, entwickeln sehen und ich konnte mich des Eindruckes nicht erwehren, daß der Reiz des Metalles ein nicht unwichtiger Faktor in der Entstehung gewesen ist. Diese Geschwüre sondern ein dünnes, eiteriges Sekret ab, mitunter aber findet man auch den Geschwürsgrund frei zutage liegend und kann einen rauhen, feingekörnten Grund sehen. Die Ränder solcher Geschwüre sind ziemlich blaß, ein wenig blaurot, oft gezackt, unterminiert und weich, nicht bröckelig und bluten nicht bei Berührung.

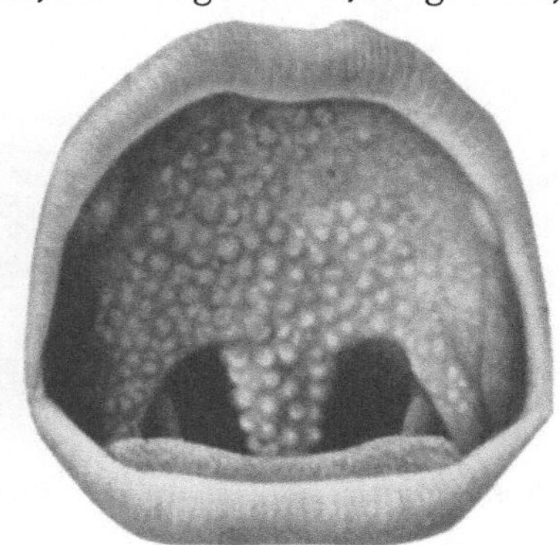

Abb. 66. Tuberkulose der Schleimhaut. (Aus Moral, Einführung in die Klinik der Zahn- und Mundkrankheiten. 2. Aufl.)

Eine andere Form der Zahnfleischtuberkulose, die ich einige Male gesehen habe, ist die, bei der sich entlang den Zähnen, ähnlich wie bei der Alveolarpyorrhöe Taschen finden, aus denen sich ein dünnes, typisch tuberkulöses Sekret ausdrücken läßt. In diesen Fällen kann die Diagnose auf Schwierigkeiten stoßen und kann manchmal nur durch eine Probeexcision gesichert werden. Ich habe diese eben genannte Form nur als sekundäre Tuberkulose bei schwerer tuberkulöser Erkrankung der Lungen gesehen, die Ränder sind häufig geschwürig zerfallen.

Erwähnt werden müssen auch die Fälle, in denen die Schleimhaut in ganz bedeutender Ausdehnung mit Knötchen besetzt ist, etwa in der Art, wie das Abb. 66 zeigt. Besonders charakteristisch ist hier das Zäpfchen verändert, das in seinem Volumen nicht unbedeutend verdickt, wie eine Weintraube herabhängt. Wenn hier die Knötchen zerfallen, so kann das ganze Zäpfchen sich in eine große Wundfläche verwandeln und es kann bei weitgehender Zerstörung sogar dahin kommen, daß das Zäpfchen abreißt. Heilt an dieser Stelle der Prozeß dann später aus, so findet sich eine Narbe, das Fehlen des Zäpfchens aber hat für den Kranken keine Bedeutung. In Fällen wie Abb. 66 kann die Diagnose besonders gegenüber dem Rotz schwer sein, doch spricht die größere Gleichmäßigkeit der Knötchen, die nur da zerfallen zu sein pflegen, wo sie durch die Nahrungsaufnahme dauernd einem Reize ausgesetzt sind, also in der Nähe der Zähne gegen Rotz, bei dem sich alle Stadien vom ersten Beginn an bis zum Zerfall gleichmäßiger nebeneinander finden.

Die tuberkulösen Schleimhautgeschwüre bleiben aber nicht auf die Schleimhaut beschränkt, sie ergreifen z. B. am Gaumen auch den Knochen und es kann zu einer Perforation desselben kommen. Nach Eindringen in die Nasenhöhle kann der Prozeß sich dann auf die Nasenschleimhaut ausbreiten. An anderen Stellen kommt es zur Abstoßung kleinerer oder größerer corticaler Sequester, und ergreift die Tuberkulose die Wurzelhaut, so wird auch diese zerstört, die Zähne werden ohne daß Schmerzen bestehen, lose und gehen schließlich zu Verlust. Wie schon oben gesagt, stellen die tuberkulös Lungenkranken einen bedeutenden Prozentsatz zu dieser Mundschleimhauterkrankung, doch sieht man nicht selten Personen, namentlich Kinder, die vollkommen kräftig und gesund erscheinen und bei denen sonst nachweisbare Zeichen von Tuberkulose fehlen, gerade von dieser geschwürigen Form der Tuberkulose der Mundschleimhaut befallen. In vielen Fällen habe ich bei solchen Kranken die Unterzungengegend und die Gegend hinter dem 3. Molaren affiziert gesehen.

Man findet bei den Erkrankten anscheinend ganz oberflächlich liegende flache, unregelmäßig begrenzte Geschwüre mit blassem, torpiden Grunde und spärlicher Absonderung. Die Ränder sind scharf abgesetzt, oft zackig, auch kreisbogenartig. Im Geschwürsgrunde, aber auch in der Nachbarschaft des Geschwürs in der sonst unveränderten Schleimhaut erkennt man kleine, gelbgraue Knötchen, die miliaren Tuberkel. Die Empfindlichkeit dieser Geschwüre ist oft nicht sonderlich groß, zuweilen aber verursachen sie starke Schmerzen, namentlich bei der Nahrungsaufnahme, wenn sie nämlich solche Teile befallen haben, die ausgiebig bewegt werden müssen, wie Lippen- oder Zungenbändchen. Zuweilen sind auch die Geschwürsränder deutlich unterminiert, so daß es den Eindruck macht, als ob der Prozeß unter der Schleimhaut weiterkröche.

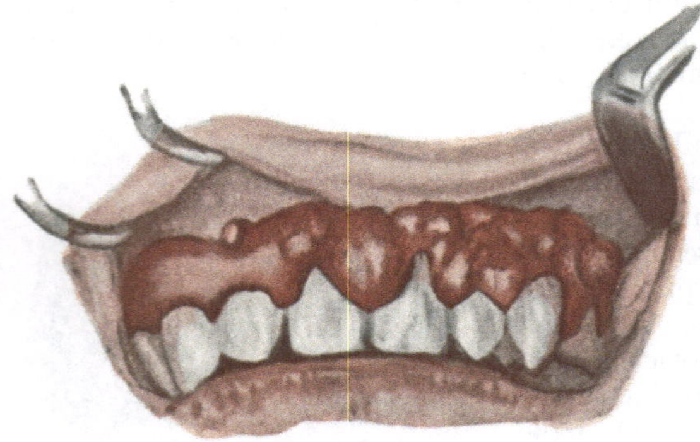

Abb. 67. Tuberkulose des Zahnfleisches. (Nach v. Tappeiner.)

Zuweilen kommt auch am tuberkulös erkrankten Zahnfleisch eine Hypertrophie zustande, wobei sich die Interdentalpapillen in weiche, lappige Gebilde umwandeln. Aber auch hier wird man bei genauerem Zusehen die typische Geschwürsbildung nicht vermissen (Abb. 67).

Bei jugendlichen Individuen sind stets die Lymphdrüsen in auffälliger Weise beteiligt, und zwar nicht bloß die regionären Lymphdrüsen in der Regio submentalis und submaxillaris, sondern auch die cervicalen Lymphdrüsen bis in die obere Schlüsselbeingrube, und auch nicht bloß auf der kranken Seite, sondern oft an beiden Halsseiten, wenn auch auf der kranken Halsseite immer stärker. Bei einem 12jährigen Mädchen mit vollkommen intaktem Zahnsystem fand Williger ein kleines tuberkulöses Geschwür oberhalb der beiden linken oberen Schneidezähne am Zahnfleisch und drei bohnengroße derbe Lymphdrüsen dicht unter der Haut in der Regio submentalis, links und rechts von der Mittellinie. Die Lymphdrüsen können zur Einschmelzung kommen. Bei älteren Individuen sind gewöhnlich geschwollene Lymphdrüsen nicht zu entdecken und zu stärkerer Beteiligung scheint es kaum jemals zu kommen.

Differentialdiagnostisch kommen vor allen Dingen, insbesondere bei den Zungenaffektionen, Carcinom und Lues in Betracht, ferner Rotz und wenn nur einzelne Knötchen vorhanden sind, kleine follikuläre Lymphknötchen und ganz entfernt Herpesbläschen. In letzterem Falle wird eine Punktion leicht Klarheit schaffen. Wenn man davon absieht, daß ein tuberkulöser Mensch gelegentlich an Carcinom erkranken oder gleichzeitig Lues vorhanden sein kann, so ist die Differentialdiagnose im allgemeinen nicht allzu schwer. Typisch für das tuberkulöse Zungengeschwür ist der bestehende tiefe Substanzverlust bei verhältnismäßig gut erhaltenen Rändern, welche den Verlust dem Auge verdecken. Das Carcinom zeichnet sich durch seine spontane Schmerzhaftigkeit aus und durch die Neigung, bei oberflächlichem Zerfall infiltrierend in die Tiefe zu gehen. Bei ulcerierten Gummen der Zunge ist die Schwellung der Umgebung gewöhnlich stärker und die Geschwüre sind kraterartig mit steil abfallenden Rändern. Auch sind die Beschwerden häufig nicht sehr bedeutend. Die unterminierten Ränder besonders der Unterzungengeschwüre sind unverkennbar. Man vergesse nie einen mit Schleimhauttuberkulose Behafteten einer gründlichen Körperuntersuchung zu unterwerfen, denn sehr oft ist bei der Mundtuberkulose noch eine oder die andere anderweitige tuberkulöse Erkrankung, namentlich des Kehlkopfes oder der Lungen feststellbar. Der

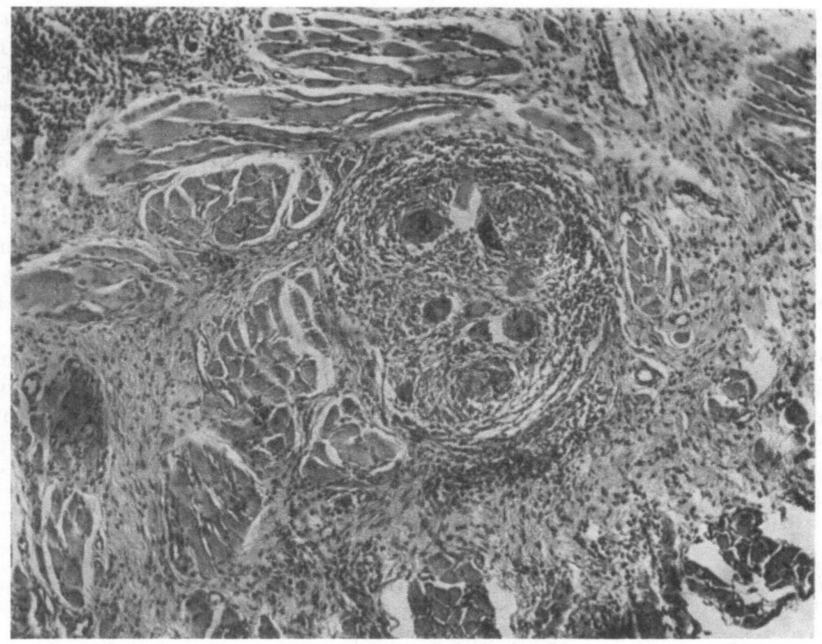

Abb. 68. Tuberkulose.
(Aus Moral, Einführung in die Klinik der Zahn- und Mundkrankheiten. 2. Aufl.)

positive Ausfall der Pirquetschen Cutanreaktion ist nur bei Kindern mit Sicherheit zu verwerten. Auch der positive Ausfall der Wa. R. ist nicht voll beweisend, gibt aber wohl das Recht, zunächst eine spezifische Kur zu versuchen. In zweifelhaften Fällen wird man gut tun, eine ausgiebige Probeexcision zur mikroskopischen Untersuchung zu machen (Abb. 68). Abgesehen von uncharakteristischen Veränderungen, wie abnormen Wucherungserscheinungen des Epithels, schlechter Abgrenzbarkeit des Stratum papillare, schlechter Darstellbarkeit der Bindegewebszüge, ist das Wichtigste das Granulationsgewebe, in das eingestreut die einzelnen Knötchen gesehen werden. Ein Lymphocytenwall bildet eine Grenze nach der Umgebung. Im Knötchen selber findet man die typischen Epitheloidzellen und die Tuberkuloseriesenzellen, durch welche beiden die Diagnose gestellt werden kann. Eventuell sind Nekrosen vorhanden oder man sieht die von Epithel entblößte Geschwürsfläche. Unter Umständen ist der Tierversuch heranzuziehen.

Eine Behandlung der Mundschleimhauttuberkulose bietet nur dann Aussicht auf Erfolg, wenn es sich um eine primäre Tuberkulose handelt, denn heilt der primäre Herd, etwa in den Lungen, nicht, dann wird die Behandlung der Mundaffektion keinen Erfolg haben. Die chirurgische Behandlung bietet durchaus gute Aussichten und sie sollte in allen den Fällen ausgeführt werden, in denen die Stellen dem Messer oder dem Glüheisen zugänglich sind, eventuell muß in einzelnen Abschnitten vorgegangen werden. Gute Resultate hat auch die Röntgenbestrahlung ergeben.

Die flachen Geschwüre, besonders die am Alveolarfortsatz und am Gaumen bedürfen einer schonungslosen Ablöffelung durch den scharfen Löffel und Exstirpation der kranken Ränder. Reicht der Prozeß bis an die Zähne heran, so sind diese lieber zu opfern, als daß man Gefahr läuft, von nicht gründlich beseitigten Herden ein Rezidiv ausgehen zu sehen. Ätzungen mit 50% iger Milchsäure haben sich bei kleinen Herden, ganz besonders aber in der Nachbehandlung operierter Stellen, nützlich erwiesen, auch das Jodoform etwa in Gestalt des Jodoformpulvers mit einer Bedeckung aus Jodoformgaze, festgehalten durch eine geeignete Prothese, hat gelegentlich Dienste geleistet. Innerlich ist Jodkali zu geben und zugleich Spülungen mit angesäuertem H_2O_2 machen zu lassen. An den Lippen ist Pyrogallussalbe am Platze. In schweren Fällen hat Williger gleichzeitig eine Tuberkulineinspritzungskur durchgeführt und ist mit dem Resultat sehr zufrieden gewesen. Freilich darf man sich die Mühe nicht verdrießen lassen, die Behandlung konsequent jahrelang fortzusetzen. Die Rezidivgefahr ist groß. Mitunter wird man zur Unterstützung auch klimatische Kuren heranziehen müssen, besonders, wenn es sich darum handelt, den Allgemeinzustand zu heben (Arosa, Ägypten). Gute Resultate gibt die salzfreie Ernährung (nach Sauerbruch, Gerson, Hermannsdörfer).

In den Fällen hochgradiger tuberkulöser Zerstörungen muß man sich damit begnügen, die Qualen der Kranken zu lindern. Auch hier spielt die ausgiebige Verwendung des Jodoforms die wichtigste Rolle. Um die Speisenaufnahme zu ermöglichen, ist das Einbringen von Anästheticis erforderlich. Hier ist das Orthoform neu und die Anästhesinpräparate den giftigen Medikamenten wie Cocain, Novocain u. dgl. vorzuziehen.

Literatur.

Bittner: Primärer Lupus der Gingiva. Wien. klin. Wschr. **1909**, Nr 29. — *Braun:* Isolierte Tuberkulose des Zahnfleisches und des Proc. alveol. Mschr. Ohrenheilk. **1911**. — *Bronner* u. *Krumbein:* Über tumorartige Kiefertuberkulose. Bruns' Beitr. **1926**.

Henop: Über Lupus der Mundschleimhaut mit einem kasuistischen Beitrag. Diss. München 1908.

Klestadt: Weichteiltuberkulose unter dem Bilde zahnentstammender Erkrankung. Zahnärztl. Rdsch. **1925**, 649. — *Kühn:* Über Lupus der Mundschleimhaut. Korresp.bl. Zahnärzte **1926**, 254.

Schubert: Über zwei Fälle von Tuberkulose der Mundschleimhaut. Zahnärztl. Rdsch. **1927**, 609. — *Spitzer:* Zur Klinik und Therapie der Schleimhauttuberkulose. Österr.-ungar. Vjschr. Zahnheilk. **1917**, H. 3/4. — *Sternberg:* Die Tuberkulose der Mundhöhle und die Gewebsimmunität. Neues in der Medizin, 1910. Nr. 14.

Tappeiner, v.: Über Zahnfleischtuberkulose. Dtsch. Z. Chir. **1913**. H. 3/4. — *Tiedemann:* Zur Therapie der Tuberkulose der Mundschleimhaut und des Zahnfleisches. Dtsch. Z. Chir. **128**, H. 5/6. — *Torne in Land:* Zahnfleischtuberkulose. Mschr. Ohrenheilk. **1909**.

Wessely: Weitere Erfahrungen über Behandlung der Schleimhauttuberkulose mit künstlichem Sonnenlichte. Wien. med. Wschr. **1927**. — *Wieser:* Primäre Nasen- und Zahnfleischtuberkulose. Mschr. Ohrenheilk. **1909**. — *Wild:* Die im Bereich der Zähne lokalisierte Tuberkulose. Zahnärztl. Rdsch. **1918**, Nr 1. — *Wrede:* Schleimhauttuberkulose des Mundes. Med. Klin. **1920**, 378.

V. Syphilis des Mundes.

Die Syphilis (Lues) wird durch die von Schaudinn und E. Hoffmann 1905 entdeckte Spirochaete pallida verursacht. Diese Spirochäte sieht den gewöhnlichen Mundspirochäten sehr ähnlich, läßt sich aber durch eine besondere Methode (Giemsa, Versilberung nach Fontana, Tuscheverfahren nach Burri, Reinblau extra nach Ruppert) (Abb. 69) und besonders durch Untersuchung im Dunkelfeld, mit Sicherheit feststellen (Abb. 70). Durch ihren Nachweis wird die Diagnose absolut gesichert, doch ist die Unterscheidung gegen andere Spirochäten nicht immer ganz leicht. Die Spirochaete pallida ist viel dünner wie die anderen im Munde vorkommenden Spirochäten, die 8 bis 12 Windungen sind steiler und einander gleich, längere und kürzere Exemplare sind selten. Die Spirochaete pallida führt rotierende Bewegungen um ihre Längsachse aus, ferner Biegungen und Drehungen, kehrt aber schließlich immer wieder in ihre ursprüngliche Grundform zurück. Durch Übertragung auf das Tier (Affe, Kaninchen) und Rückübertragung auf den Menschen durch zufällige

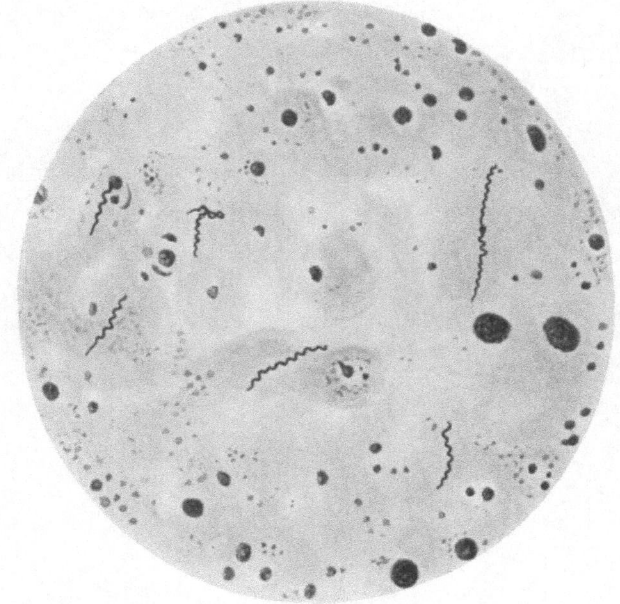

Abb. 69. Spirochaete pallida. (Umzeichnung nach Frieboes.)

Laboratoriumsverletzungen ist die Beweiskette, daß die Spirochaete pallida wirklich der Erreger ist, geschlossen.

In differentialdiagnostisch wichtigen Fällen wird oft mit großem Nutzen die nach Wassermann benannte Reaktion verwendet. Durch diese inzwischen mehrfach modifizierte Untersuchungsart kann man den serologischen Nachweis einer stattgehabten Infektion mit der Spirochaete pallida führen. In seltenen Fällen kann die Wa. R. auch bei anderen Krankheiten, z. B. Scharlach vorübergehend positiv sein. Auch kann — und das nicht selten — der Ausfall der Reaktion negativ sein, obwohl Syphilis vorhanden ist. Der negative Ausfall der Wa. R. besagt demnach gar nichts, ganz insbesondere darf man daraus nicht den Schluß ziehen, daß keine Lues vorliegt.

Das Verfahren beruht auf folgender Erkenntnis: Bringt man in die Blutbahn eines Tieres Eiweißkörper (z. B. Bakterien, Blutkörperchen einer anderen Tierart usw.), die man als Antigene bezeichnet, so bilden sich in dem Tiere Reaktionsstoffe, die die Fähigkeit haben, diese Antigene aufzulösen, aber durchaus spezifisch nur auf das gerade eingespritzte Antigen wirken. Diese Körper nennt man Antikörper. Spritzt man also einem Kaninchen als Antigen gut gewaschene Hammelblutkörperchen in die Blutbahn ein, so bilden sich in dem Kaninchen hammelblutkörperchenlösende Antikörper. Bringt man demnach zu dem Serum eines solchen Kaninchens im Reagenzglas Hammelblutkörperchen, so werden diese durch die hämolytisch wirkenden Antikörper gelöst, die trübe Aufschwemmung der Hammelblutkörperchen im Kaninchenserum wird lackfarbig. Erwärmt man aber das Serum des Kaninchens vor dem Versuch eine halbe Stunde auf 56°, so verliert es diese Eigenschaft, ein solches Serum ist inaktiviert. Man stellt sich vor, daß bei dem Erwärmen ein thermolabiler im Serum enthaltener Stoff vernichtet worden ist, den man als Komplement bezeichnet. Solches Komplement findet sich im Serum aller normalen Tiere, es ist nicht etwa erst durch

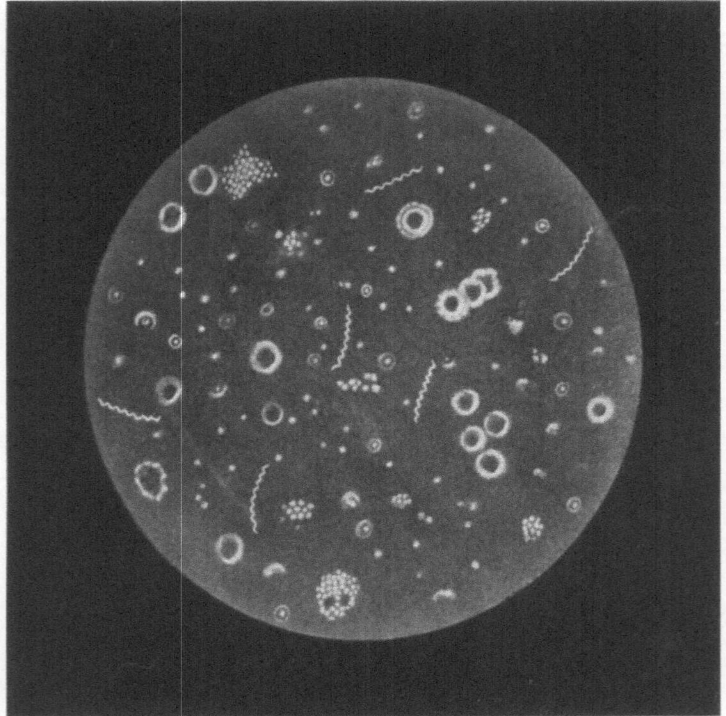

Abb. 70. Spirochaete pallida (Dunkelfeldpräparat). Abstrich von einer Lippenpapel. (Aus Zinsser.)

die Injektion der Hammelblutkörperchen entstanden, ist also nicht spezifisch. Außer diesem Komplement findet sich aber in dem Blut des vorbehandelten Kaninchens noch ein anderer Stoff, der thermostabil ist, also durch die Erwärmung nicht zerstört wird, den man Amboceptor nennt. Dieser Körper ist spezifisch, also abgestimmt auf das eingeführte Antigen. Setzt man zu einem inaktivierten Serum eines mit Hammelblutkörperchen vorbehandelten Kaninchens Hammelblutkörperchen, so tritt keine Hämolyse ein, gibt man zu diesem System nun aber Serum eines normalen Meerschweinchens (oder eines anderen gesunden Tieres) so wird dem System das fehlende Komplement wiedergegeben und nun muß eine Hämolyse die Folge sein. Man kann sich den Vorgang so vorstellen, daß die Hämolyse der Hammelblutkörperchen nur dann eintreten kann, wenn sich der Amboceptor auf der einen Seite mit dem Hammelblutkörperchen auf der anderen Seite mit dem Komplement verbinden kann, nur wenn diese drei Teile vereint sind, kann es zur Hämolyse kommen. Die Vereinigung dieser drei Körper Antigen-Amboceptor-Komplement nennt man ein hämolytisches System. Der Sinn der Wa. R. besteht nun darin, daß das Komplement auf einen anderen Amboceptor abgelenkt wird, was es kann, da es nicht spezifisch ist, so daß in einem solchen System eine Hämolyse nicht eintreten kann. Wenn man Luesantigen (Extrakt aus den Lebern luischer Feten) mit dem inaktivierten Serum eines Lueskranken zusammenbringt, so werden sich das Antigen und der spezifische Amboceptor (der sich im Serum Luetischer eben als Reaktion auf die Luesinfektion findet), vereinigen und wenn man dazu nun Meerschweinchenserum setzt, welches doch Komplement enthält, so werden sich diese drei Körper zu einem System verbinden. Gibt man erst jetzt Hammelblutkörperchen und das inaktivierte Serum eines mit Hammelblutkörperchen vorbehandelten Kaninchens hinzu, so tritt keine Hämolyse ein, denn das aus dem Meerschweinchen stammende Komplement ist bereits mit dem Luesamboceptor und dem Luesantigen verbunden und somit nicht mehr zu dem Entstehen eines hämolytischen Systemes, wie solches ja notwendig ist, um eine Hämolyse hervorzurufen, verfügbar. Es kann sich nur noch das Antigen (Hammelblutkörperchen) mit dem zu den Hammelblutkörperchen passenden Amboceptor vereinigen, was aber zu einer Hämolyse nicht ausreicht. Enthält das Serum des Kranken jedoch keinen Luesamboceptor, so kann sich das durch das Meerschweinchen in die Reaktion hereingebrachte Komplement nicht mit diesem verbinden, es ist also zur Verfügung, wenn Hammelblutkörperchen und der dazu passende Amboceptor hinzukommt (der doch im Kaninchenserum enthalten ist) und kann sich mit diesem und den Hammelblutkörperchen zu einem hämolytischen System vereinigen. So tritt eine Hämolyse ein. Diese Hämolyse ist also der Beweis dafür, daß das Komplement nicht anderweitig gebunden worden ist. Tritt eine Hämolyse ein, so ist der Ausfall negativ, wird die Hämolyse gehemmt, so ist das Komplement an den Luesamboceptor gebunden, es ist abgelenkt, die Reaktion ist positiv.

Diese Ausführungen haben nur den Wert einer Veranschaulichung, denn so einfach liegen die Dinge nicht. Wie unsicher das Fundament ist, geht schon daraus hervor, daß die Reaktion nicht gelingt, wenn man als Antigen Reinkulturen der Spirochaete pallida benutzt, wohl aber geht sie gut mit dem Extrakt verschiedener Organe nicht syphilitischer Tiere. Die theoretische Grundlage ist also nicht richtig. Vielleicht spielen die Lipoide eine bedeutende Rolle beim Zustandekommen der Reaktion, die möglicherweise nichts mit der bakteriellen Grundlage der Lues zu tun hat.

Je nach dem Ausfall der Reaktion wird sie mit 1—4 Pluszeichen markiert (z. B. Wa. +++), der dauernde positive Ausfall kann als beweisend für Lues angesehen werden, wenn andere Krankheiten, die vorübergehend einen positiven Ausfall geben, wie z. B. Scharlach, ausgeschlossen werden können. Durch zweckmäßige Kuren kann der positive Ausfall der Reaktion negativ werden und kann auch dauernd so bleiben. In solchen Fällen darf man die Syphilis als geheilt betrachten.

Bei der Schwierigkeit, sich gute Reagenzien zu halten und der nicht ganz einfachen Handhabung der Laboratoriumsarbeit, werden solche Untersuchungen am sichersten durch geübte Fachmänner in sog. serologischen Laboratorien vorgenommen. Man sollte in der Praxis öfter von dieser so einfachen Methode Gebrauch machen, denn man hat nichts weiter zu tun, wie das Blut auf die sogleich zu schildernde Methode zu entnehmen und der nächsten Untersuchungsstelle einzusenden, welche nach 2—3 Tagen schriftlichen Bescheid erteilt.

Zur Wassermannschen Probe braucht man mindestens 5 ccm Blut, doch tut man gut, etwas mehr, etwa 10 ccm zu entnehmen. Das wird gewöhnlich aus einer Ellenbogenvene mit einer Punktionskanüle (Straußsche Nadel) oder noch besser mit einer 10 ccm fassenden Rekordspritze gewonnen, welch letzterer

Weg den Vorteil hat, daß man auch bei engen Venen und geringem Druck noch genügend Blut erhalten kann. Damit die zu punktierende Vene sich besser füllt, wickelt man um den Oberarm einige Touren einer Binde unter straffem Anziehen oder noch besser einen gut elastischen Gummischlauch (Gasschlauch). Durch Kontrolle des Pulses muß man sich davon überzeugen, daß nicht auch die Arterien abgesperrt sind, der Puls muß dauernd fühlbar bleiben. Eine noch bessere Füllung der Venen erhält man, wenn der Kranke mehrere Male die Hand zur Faust ballt. Die Einstichstelle in die Haut wird mit einem mit Alkohol-Äther (zu gleichen Teilen) getränkten Mulltupfer abgerieben und dann die ausgekochte Punktionsnadel am besten mit der Rekordspritze armiert in proximaler Richtung in das Venenlumen eingestochen. Das Blut wird in einem sterilen Reagenzglas aufgefangen. Die kleine Einstichwunde wird nach Lösung der Binde bzw. des Schlauches mit einem sterilen Tupfer bedeckt und dieser durch einen Heftpflasterstreifen an seiner Stelle gehalten. Bald nach der Einfüllung in das Reagenzglas gerinnt das Blut, und man kann entweder das so gewonnene Blut versenden oder das Blut 1—2 Stunden an einem kühlen Orte (Eisschrank) aufbewahren, alsdann den Blutkuchen mit einer ausgeglühten Platinnadel vom Rande des Glases ablösen und das Serum in ein steriles Versandglas abgießen. Die Versendung des Glases geschieht in einer Holzhülse. Im Munde tritt die Syphilis in allen drei Stadien auf, sowohl als Primäraffekt, ferner mit besonderer Vorliebe in ihren sekundären und endlich auch in den tertiären oder gummösen Erscheinungen. Die Gummata befallen allerdings die Weichteile seltener, dagegen recht häufig die Knochen, namentlich den Oberkiefer.

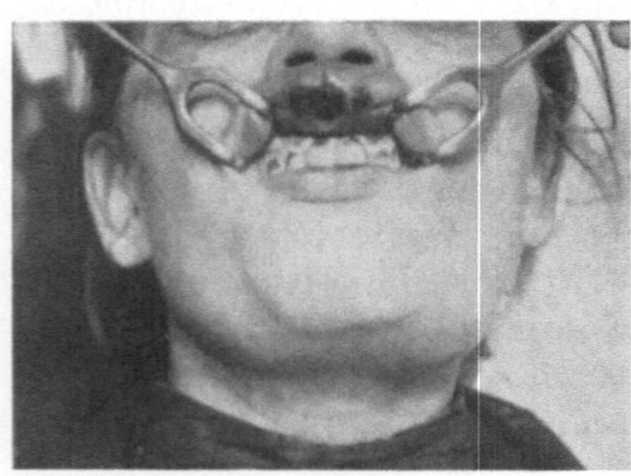
Abb. 71. Primäraffekt an der Oberlippe mit charakteristischer doppelseitiger Drüsenschwellung. (Nach Williger.)

Die Primäraffekte haben in den letzten Jahren an Häufigkeit bedeutend nachgelassen, so daß sie heute zu den Seltenheiten zu rechnen sind. Der Primäraffekt (die Initialsklerose, auch Ulcus durum = harter Schanker genannt), wird durch das Eindringen der Spirochaete pallida an irgendeiner epithelentblößten Stelle erzeugt. Durch das intakte Epithel kann nach unserer heutigen Kenntnis der Erreger nicht eindringen. Da Lippen und Zahnfleisch, Tonsille und andere Teile der Mundhöhle infolge der Nahrungsaufnahme leicht kleinste Epitheldefekte zeigen und speziell erstere entweder direkt oder durch Vermittlung der Hände ausgiebig mit der Umwelt in Berührung kommen, so ist es nicht wunderbar, daß Mund- und Rachenhöhle, wie Gerber berichtet (zit. nach Lippitz) als extragenitale Infektionsstelle allen anderen voransteht. Fournier fand unter 1124 extragenitalen Primäraffekten 849 am Kopf, davon 567 an den Lippen, 75 an der Zunge, 69 an den Mandeln, 11 am Zahnfleisch, 4 am Gaumen und 1 an der Wangenschleimhaut. Wiederholt sind Fälle beschrieben, wo mehrere Mitglieder einer Gemeinschaft durch Benutzung eines und desselben infizierten Gegenstandes auf dem Wege über den Mund sich luisch infiziert haben (Eß- und Trinkgeschirr, Tabakspfeife usw.). Besonders bekannt ist die Übertragung der Lues durch die Glasbläserpfeife, wobei das durch die Art der Arbeit notwendige schnelle Drehen der Pfeife leicht kleine Verletzungen der Lippen und der Mundschleimhaut bedingt. Bekannt ist die Übertragung durch zahnärztliche Instrumente. Ich selbst habe solche durch Verletzungen mit Bohrern und mit einem Mundspiegel gesehen. Williger berichtet eine Übertragung durch einen Höllensteinstift. An den Lippen sitzen die Affekte gewöhnlich in der Mitte (Abb. 71), und zwar an Ober- und Unterlippe etwa gleichmäßig häufig im Gegensatze zum Carcinom, das fast ausschließlich an der Unterlippe und gewöhnlich an der Seite nahe der Commissur auftritt (Abb. 72). Seltener sind 2 und mehr Primäraffekte wie die Abb. 73 zeigt. Der Lippenprimäraffekt kann wie eine einfache unbedeutende Erosion erscheinen, aber auch diese ist etwas über die Oberfläche erhaben und bei der Betastung macht sich die flache, scheibenartige Derbheit des Grundes bemerkbar. Meist allerdings ist der Primäraffekt an den Lippen rund, stellt anfänglich eine mehr oder weniger ausgedehnte Erosion dar, die ganz scharf geschnitten ist und seröses Sekret absondert, wobei der Grund entweder lackfarben glänzend oder körnig zerfallen sein kann. Tritt keine Behandlung ein, dann wächst der Affekt bis zur Größe eines Pfennigstückes, ist gegen die Umgebung erhaben (Ulcus elevatum) und oft mit braunroten Borken bedeckt. Seltener sitzt der Primäraffekt am Zahnfleisch und seine Deutung macht unter Umständen erhebliche Schwierigkeiten, da hier die charakteristische Derbheit des Grundes nicht zu tasten ist. Gelegentich sitzt der Primäraffekt an der Spitze

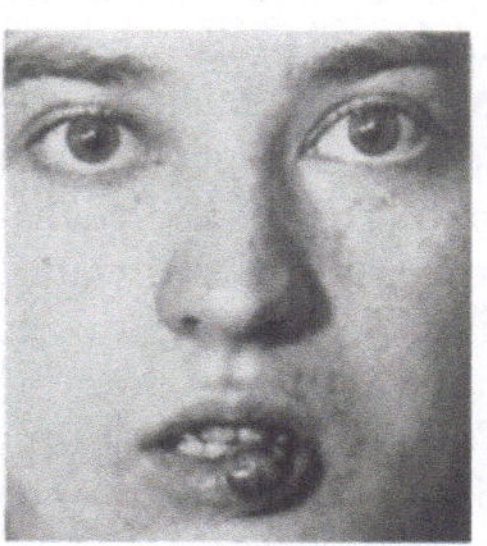

Abb. 72. Seitlich gelegener Primäraffekt an der Unterlippe. (Nach Williger.)

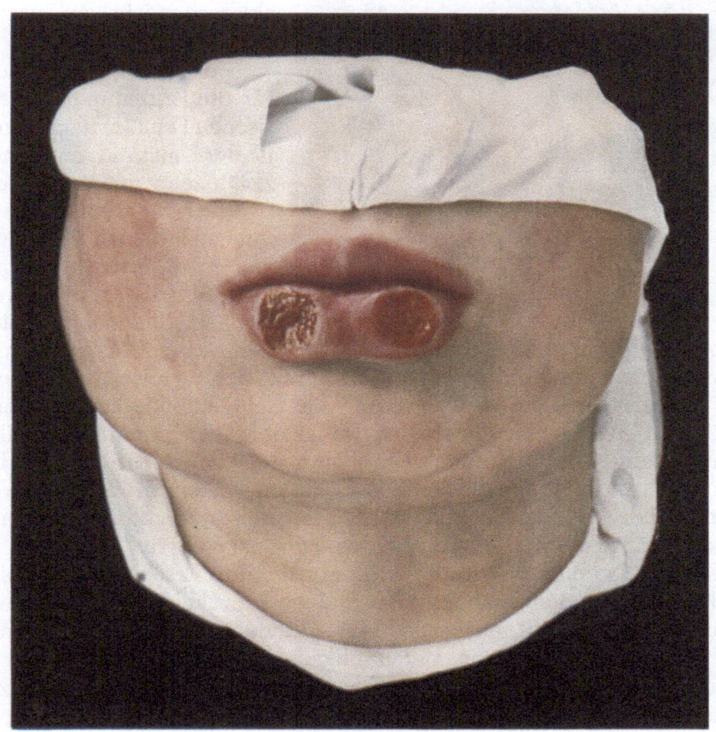

Abb. 73. Syphilitische Primäraffekte der Unterlippe. Regionäre Lymphdrüsenschwellung. (Nach Frieboes.)

der Papille und da durch seine Ausbildung die Ernährung derselben sehr leidet, so kommt es zu einem Gewebszerfall mit der Ausbildung mondsichelartiger Geschwüre, die eher den Eindruck eines zerfallenen Gummas wie den eines Primäraffektes machen; in einem solchen Falle kann nur die weitere Beobachtung

Klarheit bringen. Gewöhnlich aber sieht man am Zahnfleisch flache, braunrote Geschwüre, die mit einem eigentümlich opalisierenden, zähen, massenhaft Spirochäten enthaltenden Belage bedeckt sind (Abb. 74). Mitunter sehen solche Primäraffekte wie einfache Dekubitalgeschwüre aus und man wird in dieser Ansicht dann bestätigt werden, wenn sich z. B. ein Zahn findet, der gerade gegen diese Stelle trifft. Auch an der Zunge ist die charakteristische Härte deutlich nachweisbar, im Gegensatz zu der Papel, die zudem gewöhnlich mehrfach auftritt. Am schwierigsten ist die Diagnose der Tonsillensklerosen, die zum Teil wie harmlose katarrhalische Anginen aussehen, zum Teil aber auch bösartige Tumoren vortäuschen können. Williger hat den Fall eines Arztes mitgeteilt, bei dem eine solche Initialsklerose an der Mandel für ein Sarkom gehalten wurde. Es wurde eine Operation gemacht, an der der Patient zugrunde ging.

Für die Diagnose ist es wichtig, daran zu denken, daß die Primäraffekte der Mandeln stets einseitig sitzen und relativ wenig subjektive Beschwerden machen, während die entzündlichen Erkrankungen der Mandeln gewöhnlich doppelseitig sind. Mit dem einseitigen Mandelabsceß dürfte eine Initialsklerose nicht zu verwechseln sein.

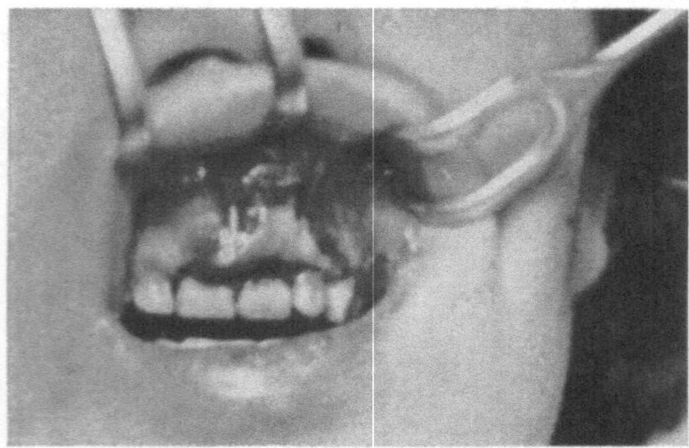

Abb. 74. Luischer Primäraffekt des Zahnfleisches. (Nach Williger.)

Von besonderer Wichtigkeit für die Erkennung eines syphilitischen Primäraffektes im Munde ist der Umstand, daß schon kurze Zeit nach seinem Erscheinen die regionären Lymphdrüsen sich ungemein stark beteiligen. Es treten auffällig große, schmerzlose, elastisch derbe Anschwellungen der Drüsen ein, und zwar auch bei einseitigem Sitz des Affektes meist doppelseitig. Die Tumoren können bis zur Hühnereigröße anwachsen und gelegentlich auch einmal infolge von Mischinfektion vereitern. In dem durch Punktion gewonnenen Drüsensaft lassen sich reichlich Spirochäten nachweisen.

Ungefähr 6—10 Wochen nach der Infektion pflegen manifeste allgemeine Erscheinungen der Syphilis aufzutreten, und zwar meistens auf der Haut, oft aber auch gleichzeitig auf der Schleimhaut, namentlich des Mundes. Die Erscheinungen im Munde können die einzigen Zeichen dieses Stadiums sein, indem die Hautveränderungen entweder ganz fehlen oder so abortiv verlaufen, daß sie nicht beachtet werden. Für diese sog. sekundären Erscheinungen bietet die Mundhöhle geradezu den Lieblingssitz und es gibt keine Form syphilitischer Erscheinungen, die nicht gelegentlich im Munde zum Vorschein käme, vom einfachen Erythem bis zu den tiefen ulcerösen Zerstörungen. Auch gibt es Formen, die von anderen Mundschleimhauterkrankungen oft nur sehr schwer zu unterscheiden sind. Daher sind gerade hier Verwechselungen sehr häufig. So habe ich einen Fall gesehen, wo sekundär luische Efflorescenzen für ein Dekubitalgeschwür gehalten wurde, in einem anderen Fall an den Mundwinkeln hielt man die Lues für ein Ekzem. Derartige Verwechslungen sind sehr leicht möglich. Charakteristisch für die Haut-, aber auch für die Munderscheinungen ist das Rezidivieren, so daß sich mehrere Schübe in mehr oder weniger gleichen Intervallen folgen können, bis nach 4—10 Jahren dieses Sekundärstadium der Lues überwunden ist und das Tertiärstadium beginnt. Wichtig ist, daß die

Efflorescenzen dieses Stadiums eine große Menge von virulenten Spirochäten enthalten und daher sehr ansteckungsfähig sind. So sind denn auch Übertragungen von solchen Stellen im Munde auf andere Kranke, z. B. von Miller und auch Williger beschrieben worden. Die subjektiven Beschwerden in diesem

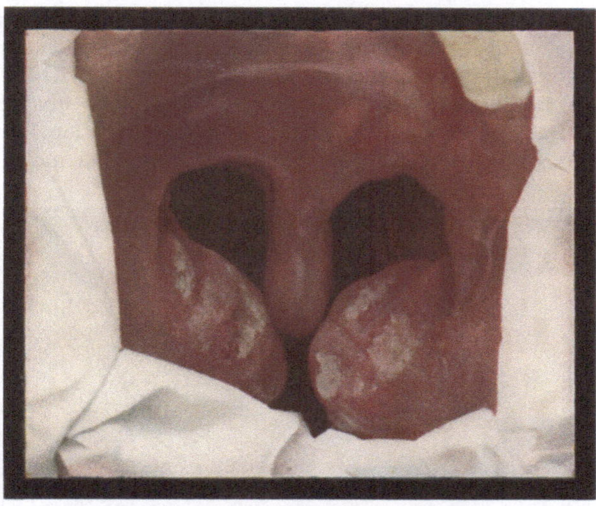

Abb. 75. Angina specifica (Lues II). Man beachte die unscharf begrenzten weißlich verfärbten Stellen und die schleierartige silberige Farbenverschiebung gegenüber der übrigen Schleimhaut. Palatinal des 3. Molaren eine kleine Plaque muqueuse (links). (Nach Moral-Frieboes.)

Stadium sind meist sehr gering, sind die Tonsillen befallen, so wird gelegentlich über Schluckweh geklagt. Jede Stelle des Mundes kann der Sitz sekundärer luischer Veränderungen sein, angefangen an den Lippen bis nach hinten zu

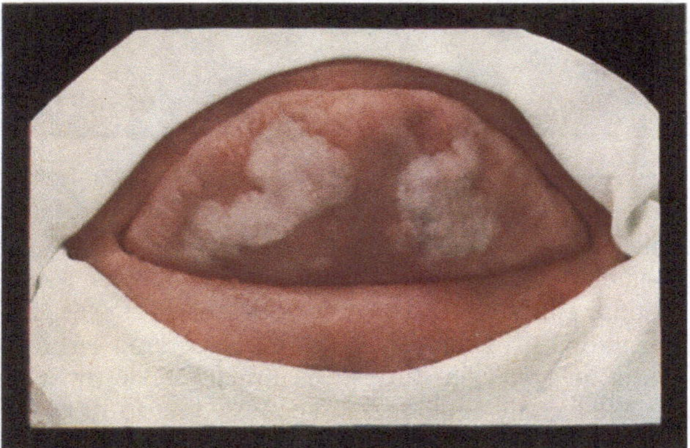

Abb. 76. Hypertrophische syphilitische Papeln der Zungenunterseite, entstanden durch Confluenz mehrerer Einzelefflorescenzen. (Nach Moral-Frieboes.)

den Gaumenbögen und den Tonsillen. Man kann zwei Arten der sekundären Mundlues unterscheiden, einmal die Roseole und dann die Papel. Zur ersten Gruppe ist das luische Enanthem zu rechnen, das dem Exanthem der äußeren Haut entspricht und das durch dunkelrote Flecke, die nicht oder nur wenig konfluieren und unscharf begrenzt sind, charakterisiert ist. Zur zweiten Gruppe gehören die Veränderungen in der Gegend der Tonsillen, die sich an den Mandeln, den Gaumenbögen und dem Zäpfchen abspielen, aber auch Teile der weiteren Umgebung in den Prozeß hineinbeziehen und die Bezeichnung Angina specifica führen. Die ganze befallene Gegend ist etwas geschwollen, zeigt einen mehr oder weniger roten Ton, der eine deutlich dunkle Farbbeimischung und eine meist ziemlich scharfe Grenze gegen die gesunde Umgebung hat, gelegentlich finden sich Erosionen und auch kleine Nekrosen, so daß eine Abgrenzung gegen die nicht luische Angina oft nicht ganz leicht ist. Mit das sicherste Zeichen ist der silberig-graue Ton, der über der ganzen Veränderung liegt (Abb. 75). Charakteristisch für diese papulösen Veränderungen des Mundes, die über die Umgebung erhaben sind, ist es, daß das bedeckende Epithel gequollen, aufgelockert ist und einen weißen bis silbergrauen Farbton zeigt, der eine mehr oder weniger

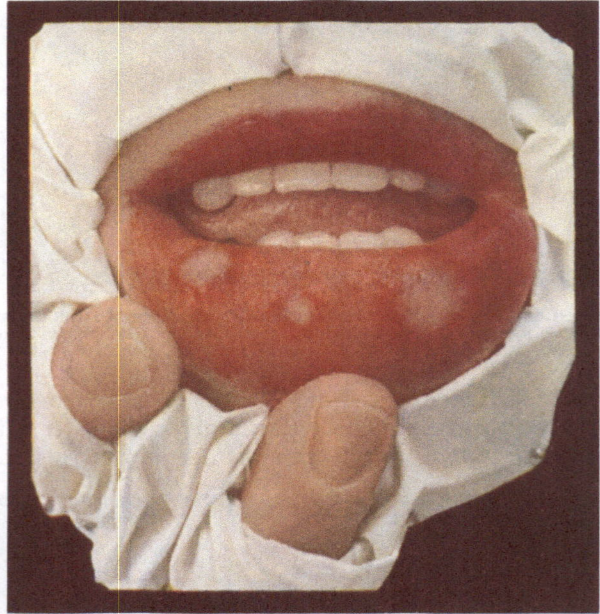

Abb. 77. Plaques muqueuses der Unterlippe. (Nach Moral-Frieboes.)

scharfe Grenze gegen die übrige Mundschleimhaut aufweist. Von runder oder ovaler, auch unregelmäßiger Gestalt sind sie von einem feinen roten Entzündungsrand umgeben, und führen wegen ihrer weißlichen Farbe die Bezeichnung Plaques muqueuses oder auch Plaques opalines (Abb. 76—78). Diese Veränderungen, die gelegentlich durch Zusammenfließen einzelner Papeln entstehen können, heilen nach einiger Zeit spontan ab, so daß schließlich nichts mehr an ihr einstmaliges Dasein erinnert, auch keine Narbe. Heilen sie ungleichmäßig ab, so entsteht eine gefelderte Anordnung, die diagnostisch Schwierigkeiten machen kann. Die gleichen Papeln finden sich einzeln oder unregelmäßig zerstreut auf der Zungenoberfläche, namentlich am Zungenrande und endlich auch an den Mundwinkeln, dort allerdings infolge des beständigen Reizes beim Mundöffnen als nässende flache Geschwüre. Die Papeln erheben sich gewöhnlich über das Niveau der Schleimhaut und die bestehende Infiltration macht sich durch das Gefühl leichter Derbheit erkennbar. Bei längerem Bestande treten sie beetartig hervor und bekommen eine zerklüftete, warzige Oberfläche. Nach vielfach rezidivierenden Papeln wird die Zungenoberfläche stellenweise glatt und es wird die glatte Atrophie des hinteren Abschnittes der Zungenoberfläche als beweisend für das Vorhandensein von Syphilis angesehen.

Die Differentialdiagnose der sekundären, luischen Veränderungen ist nicht ganz leicht, die Tonsillen betreffend ist vor allem an die Angina follicularis

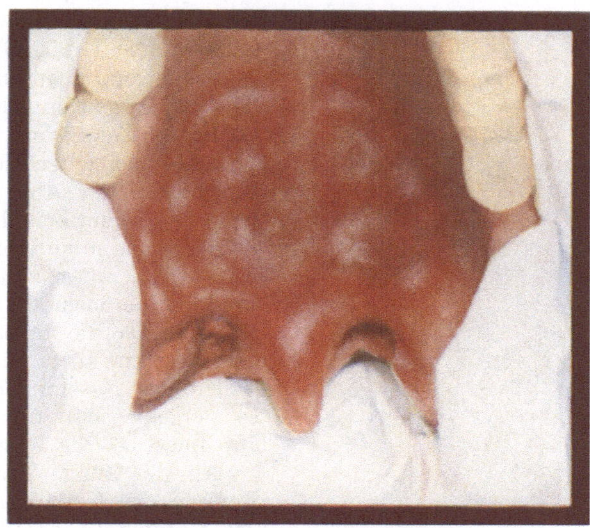

Abb. 78. Plaques muqueuses des weichen Gaumens. (Nach Moral-Frieboes.)

und lacunaris und ferner an Diphtherie zu denken. Die übrigen Veränderungen müssen gegen Primäraffekt, Ulcus decubitale, Tuberkulose, Carcinom, Aphthen, Leukoplakie, Lichen ruber planus, Stomatitis ulcerosa, Erythema exsudativum multiforme und Lingua geographica abgegrenzt werden. In unsicheren Fällen gibt die Wa. R. einen Fingerzeig.

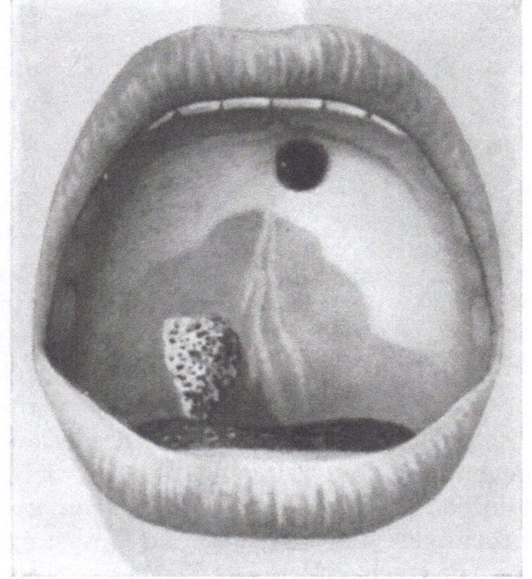

Abb. 79. Luischer Sequester und Perforation.

Die tertiären Erscheinungen — meist gummöser Art — finden sich, soweit sie die Weichteile betreffen, besonders an den Lippen, der Zunge und am weichen Gaumen. Hier kann man alle Stadien vom diffusen derben Infiltrat bis zum umschriebenen Gummaknoten und zum tiefen Zerfallsgeschwür beobachten. Am häufigsten kommt es zum Zerfall am weichen Gaumen, der zuweilen in ganz kurzer Zeit durchlöchert oder völlig zerstört werden kann. Besonders ist es das Zäpfchen, daß dieser Zerstörung anheimfällt und an dem sich kraterförmige Geschwüre bilden. Sehr oft endet dieser Prozeß mit einem Verlust der Uvula, so daß die Kontur des freien Randes des Gaumensegels wie ein Zeltdach verläuft (Abb. 85). Sieht man ein solches Bild, so ist es immer sehr verdächtig für Lues, denn von den zerstörenden Prozessen, die sich an dieser Stelle abspielen und die überhaupt heilen, gibt es nur zwei, die Lues und die Tuberkulose. Haben sich zugleich an der Zunge, den Seiten des Rachens und der Hinterwand desselben luisch entzündliche Prozesse abgespielt, so kann es zu einer Verwachsung aller dieser Teile kommen, wobei der Schlund soweit verengt werden kann, daß kaum noch ein Bleistift passiert, es versteht sich, daß Atmung und Ernährung hierbei wesentlich erschwert sind (Abb. 86).

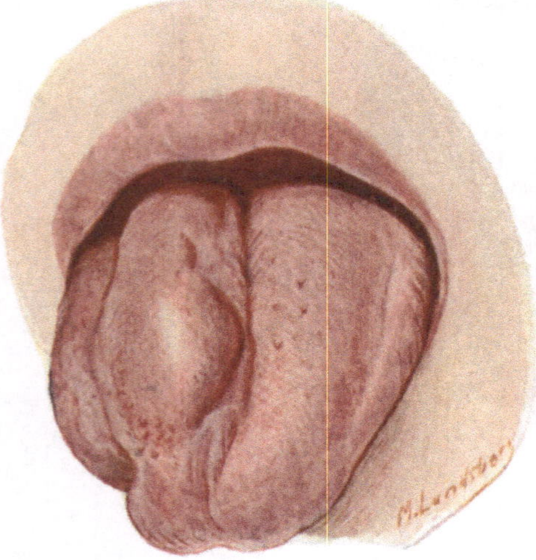

Abb. 80. Gumma der rechten Zungenhälfte. (Aus Moral-Frieboes, Sammlung Bruhns.)

Die Ulcerationen am harten Gaumen sind gewöhnlich Folge von gummöser Zerstörung des Knochengerüstes und gehen nicht selten mit Nekrosen einher (Abb. 79). Oft kann man zu gleicher Zeit den gummösen Prozeß auch im unteren Nasenboden beobachten, wo er zunächst als Vorwölbung hernach als Geschwür erscheint. Da die tertiäre Lues sich nicht selten auch an den übrigen Teilen des Naseninnern lokalisiert, so vergesse man nie bei Verdacht auf Lues III die Nase zu spiegeln.

An der Zunge kennt man zwei Formen der tertiären Lues, einmal das Gumma (Abb. 80), das solitär, aber auch multipel auftreten kann und das früher oder später von innen heraus zerfällt und zu tiefen Substanzverlusten Veranlassung gibt (Abb. 81) und zweitens eine dem tuberösen Syphilid der Haut entsprechende Veränderung. Das Gumma der Zunge, das sich aus der Tiefe heraus entwickelt, liegt in der Regel am Zungenrücken oft fast medial, es ist relativ scharf begrenzt, der Palpation gut zugänglich und kann kaum zu Verwechselungen Veranlassung geben (Abb. 80). Zerfällt es, so entsteht ein mehr oder weniger tiefes Geschwür mit scharf geschnittenem, ein wenig erhabenem, mitunter etwas unterminiertem Rande, das meist eine etwas längliche Form zeigt (Abb. 81). Trotz der Größe sind die subjektiven Beschwerden relativ gering, was besonders für die Schmerzen und die Beweglichkeit und mit letzterem für die Sprache und Nahrungsaufnahme gilt. Dieser Umstand ist besonders in differentialdiagnostischer Richtung gegenüber dem Zungencarcinom wichtig (Clairmont), das infolge seines infiltrierenden Charakters schon früh zur Bewegungsbehinderung und damit zu Störungen der Sprache und Nahrungsaufnahme führt.

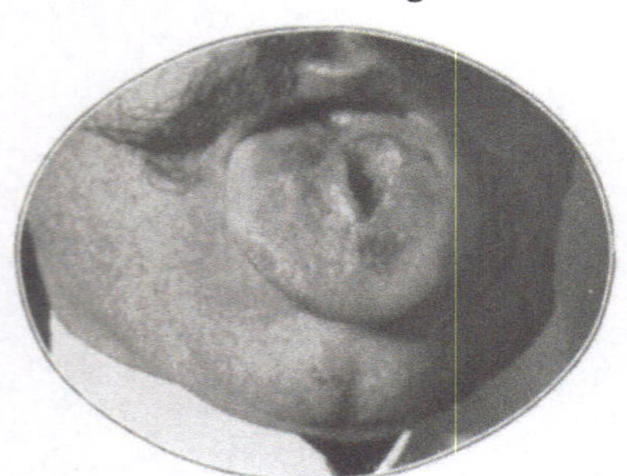

Abb. 81. Zerfallenes Gumma der Zunge. (Beobachtung von Partsch.)

Die zweite Form der Zungenveränderung ist die sklerosierende Glossitis, die zunächst die Oberfläche befällt, aber auch tief in die Muskulatur eindringt. Hier tritt kein Zerfall ein, es bilden sich Erosionen und Rhagaden an den verschiedenen Teilen der Zunge, besonders am Rücken, dann aber auch an den Rändern. Vielleicht spielen hier scharfe Zahnkanten eine gewisse Rolle, indem die an sich kranke Zunge sich an diesen Kanten so zu scheuern imstande ist, daß es leichter zu Epithelverletzungen kommt, wie an einem gesunden Organe.

Indem nun diese Wunden heilen, gehen die Papillen verloren, die Oberfläche der Zunge wird glatt, Papillenatrophie (Abb. 82). Diese kleinen Geschwüre und Erosionen machen den Kranken oft bedeutende Beschwerden und sie sind natürlich der Behandlung, soweit es keine spezifische ist, nicht zugänglich und so kommt es denn, daß solche Kranke lange Zeit mit allen verschiedenen Ätzmitteln, Thees u. dgl. ohne Erfolg behandelt werden. Nach einiger Zeit pflegen diese Prozesse allein abzuheilen, wobei eine Schrumpfung eintritt (Abb. 83), so daß mehr oder weniger tiefe Furchen und durch diese begrenzte Lappen in der Oberfläche der Zunge entstehen, weswegen man eine solche Zunge auch Lingua lobata genannt hat. Eine solche Zunge hat eine gewisse Ähnlichkeit mit der Faltenzunge, Lingua plicata, jener angeborenen Anomalie, unterscheidet sich aber dadurch von ihr, daß nicht wie bei jener die Furchen auf beiden Seiten gleich sind und dann dadurch, daß die Papillen fehlen. Trotz der oft zahlreichen Furchen und der tief in das Gewebe eindringenden Narben, welche der Zunge auch eine gewisse Härte verleihen, ist die Beweglichkeit der Zunge nicht herabgesetzt. Ist der Prozeß sehr alt, so kann es auch zu Epithelverdickungen an der Zunge kommen, die dann in Form mehr oder weniger

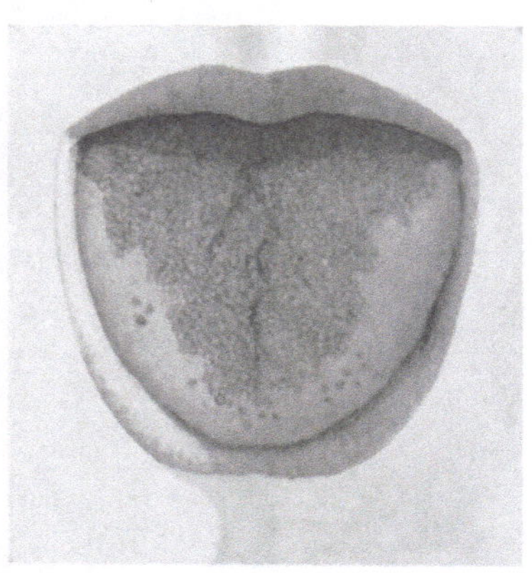

Abb. 82. Papillenatrophie syphilitischen Ursprungs. An den papillenfreien Stellen haben früher flache tertiäre Erscheinungen gesessen, die zu einer Narbe geführt haben. (Nach Moral-Frieboes.)

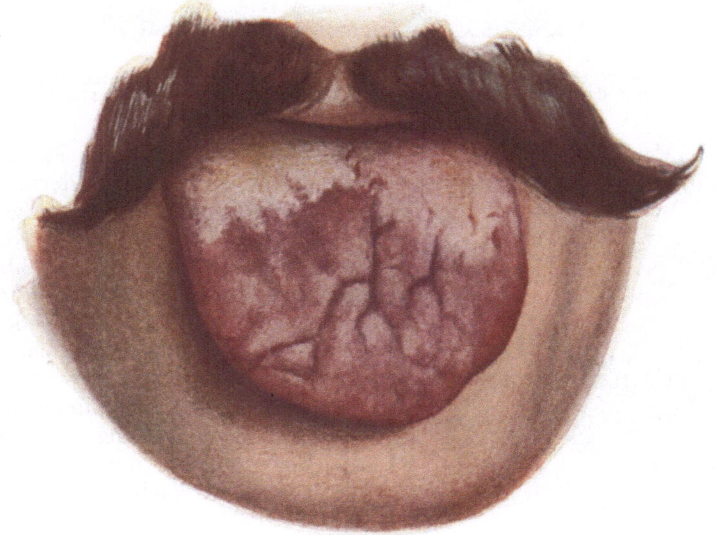

Abb. 83. Glossitis superficialis luetica. (Nach Williger.)

dicker Platten von unregelmäßigen Furchen begrenzt zutage treten (Abb. 84). Solche Zungen (auch Zuckergußzungen genannt) haben eine gewisse Ähnlichkeit mit der Leukoplakie und mit der Lingua geographica, unterscheiden sich von ersterer aber dadurch, daß die natürliche Zeichnung der Zunge verloren gegangen ist, was bei der Leukoplakie nicht der Fall ist und von letzterer dadurch, daß die Epithelverdickungen in Bogenform angeordnet sind, während sie bei der Lues dicke Platten sind, die sich mehr oder weniger rechtwinkelig

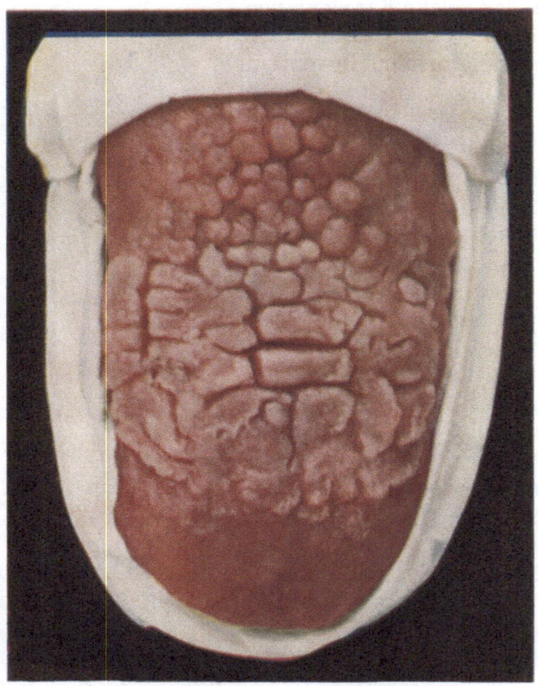

Abb. 84. Sklerosierende Glossitis. Zerklüftung der Zungenoberfläche und unregelmäßige Zeichnung, entstanden auf der Basis luischer Narben. (Lingua lobata.) (Nach Moral-Frieboes.)

schneiden. Es kommt hinzu, daß die luischen Veränderungen stationär sind, während die der Lingua geographica sich von Tag zu Tag ändern.

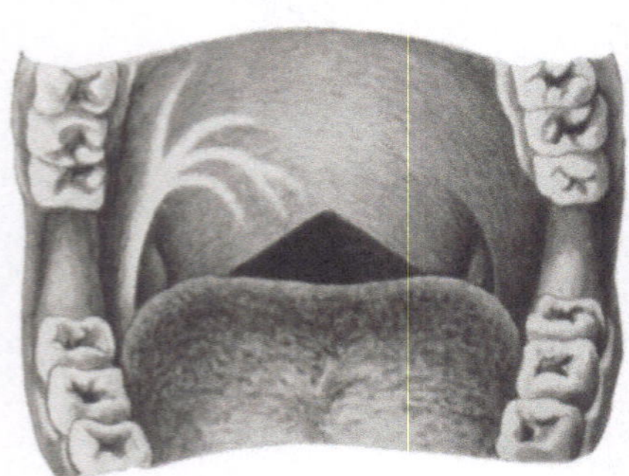

Abb. 85. Lues, geheilt. Fehlen der Uvula, luische Narbe, Zeltdachform des Gaumensegels.

An den Lippen stellen sich gewöhnlich derbe diffuse Infiltrate mit Neigung zu weitgehendem Zerfall ein (Abb. 87), sie sind mit krebsiger Entartung der Lippe nicht zu verwechseln. Neben diesen schweren Prozessen finden sich oft kleine langsam heilende Geschwüre, die den Veränderungen an der Zunge entsprechen und mit Hinterlassung einer strahligen, die Beweglichkeit der Lippe kaum beeinflussenden Narbe heilen (Abb. 88). Der Prozeß macht mitunter so geringe Beschwerden, daß er ganz unbemerkt verläuft.

Sternförmig um Mund und Nase laufende strichartige Narben sind für angeborene Syphilis beweisend.

Auch der Masseter kann gelegentlich der Sitz eines Gummas sein. Ohne sonderliche Beschwerden tritt eine Schwellung in der Massetergegend ein, welche den ganzen Muskel oder auch nur einen Teil ergreifen kann. Nicht selten ist der vordere freie Rand des Muskels der Sitz des Gummiknotens, wie solche sich ja mit Vorliebe an den Grenzen und Rändern der Organe finden. Die Behinderung im Kieferöffnen ist nur mäßig. Der Muskel fühlt sich derb und verdickt an, wenn er in seiner Gesamtheit ergriffen ist, beim umschriebenen Gumma dagegen fühlt man einen schmerzlosen, derben, ziemlich scharf umschriebenen annähernd kugeligen Tumor. Diese isolierten Tumoren können im Zentrum erweichen, wodurch ein gummöser Absceß zustande kommt. Die in diesem Absceß enthaltene Flüssigkeit ist grauweiß und manchmal mit Gewebsbröckeln untermischt. Die syphilitische Erkrankung des Masseter ist nicht häufig, aber so charakteristisch, daß aus ihrem Vorhandensein allein die bestehende Syphilis diagnostiziert werden kann, selbst wenn weitere offenkundige Symptome fehlen. Gewöhnlich sind aber noch anderweitige syphilitische Krankheitszeichen nachweisbar, abgesehen von dem stark positiven Ausfall der Wa.R. So sah ich einen Fall mit gleichzeitiger Lues des Zentralnervensystems und Williger einen solchen, der gleichzeitig eine syphilitische Knochenerkrankung am Oberkiefer hatte.

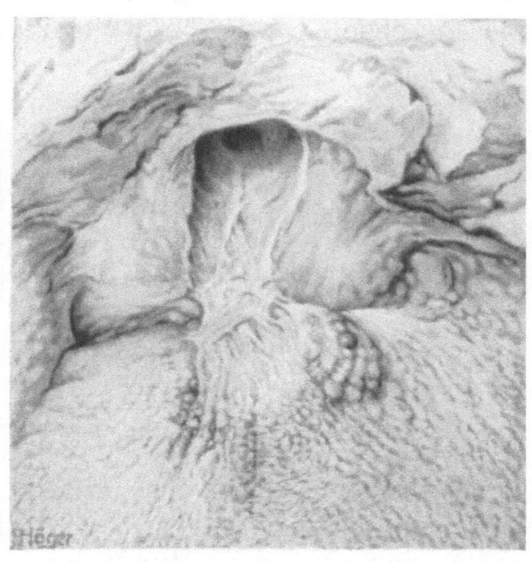

Abb. 86. Verwachsung der Zunge und der Rachenwand.

Gelegentlich kommen am Kiefer auch Periostitiden syphilitischen Ursprungs vor, die, soweit meine Erfahrung reicht, den Unterkiefer bevorzugen. Sie verlaufen ganz unter dem Bilde der chronischen gewöhnlichen Kieferperiostitis, die man so häufig von wurzelkranken Zähnen ausgehen sieht, doch kommt es nicht zur Absceßbildung. Die Differentialdiagnose ist sehr einfach, wenn die etwa als Ursache in Betracht kommenden Zähne lebende Pulpen haben und auch nicht pyorrhöisch erkrankt sind. So erinnere ich mich eines Soldaten (im Kriege) bei dem man die Periostitis zunächst auf ein stattgehabtes Trauma zurückführte (Pulpentod mit daran anschließender Periodontitis und Periostitis) bis die Wa.R. die Ursache des Leidens aufklärte. Hier sind Verwechselungen mit Periostitis tuberculosa möglich.

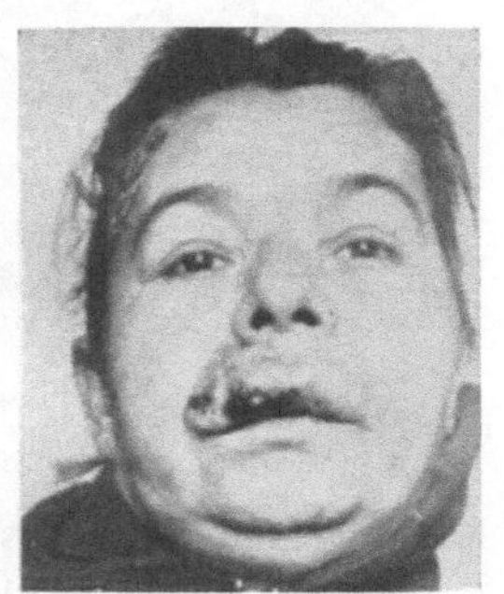

Abb. 87. Gumma der Oberlippe. (Nach Williger.)

Für alle syphilitischen Erkrankungen, in welchem Stadium und in welchen Formen sie auch auftreten mögen, ist das Quecksilber nach wie vor das wirksamste Heilmittel. Die großen Hoffnungen, die man anfangs auf das Salvarsan setzte, haben sich nicht so weit erfüllt, daß man berechtigt wäre, das Salvarsan als unfehlbares Heilmittel gegen Syphilis anzusprechen. Bessere Resultate wie die reine Salvarsantherapie gibt eine Kombination der Salvarsan- oder Neosalvarsanbehandlung mit gründlicher Quecksilberbehandlung. Es ist in der Tat möglich, auf diese Weise eine Syphilis vollkommen zu heilen, was nicht sowohl dadurch bewiesen wird, daß der positive Ausfall der Wa.R. negativ wird und negativ bleibt, als vielmehr dadurch, daß solche geheilten Individuen aufs neue Syphilis erwerben können. Bei gummösen Erkrankungen ist das Jodkali und ähnliche Jodpräparate von alters her in seiner guten Wirkung bekannt. In neuerer Zeit nimmt das Wismut in der Behandlung der Lues eine bedeutende

Rolle ein, ein Umstand, der für uns deshalb von Wichtigkeit sein kann, weil wir in der Mundhöhle die Residuen einer solchen Wismutbehandlung sehen können. An den Stellen der Schleimhaut, wo sich eine Entzündung findet, siedelt sich Wismut in Form des Wismutsulfides an, das nun seinerseits in Form schwarzer Pünktchen, welche zu Strichen und Streifen angeordnet sind, erscheint. Besonders beim Betrachten mit einer Lupe oder dem binokularen Mikroskop kann man diese Striche und Streifen sich in einzelne Pünktchen auflösen sehen. Die Farbe der einzelnen Pünktchen ist eine tiefschwarze, die ganze Bildung aber erscheint, wenn sie nicht allzu ausgebildet ist, mehr grau, sonst schwarz. In dem Maße wie die Entzündung des Zahnfleisches abklingt, wird auch das Wismut wieder aufgenommen und abgeschwemmt, so daß einige Zeit nachher nichts mehr an die einstige Wismutstomatitis erinnert. Der Ausdruck Wismutstomatitis ist eigentlich nicht richtig, denn es handelt sich nicht um eine durch das Wismut hervorgerufene Stomatitis, sondern um eine Stomatitis catarrhalis mit Wismuteinlagerung (Abb. 89). Eine besondere Therapie ist nicht notwendig, nur eine gute Mundpflege und eine sorgfältige Zahnsteinentfernung ist vorzunehmen. Wie wichtig die Beobachtung solcher Wismutstomatitiden sein kann, mag folgender Fall lehren. Eine Dame mit den Beschwerden des sog. erschwerten Durchbruchs des Weisheitszahnes bittet um Entfernung des dritten Molaren. Der Schleimhautlappen über dem halb retenierten Zahne erscheint schwärzlich, die Untersuchung ergibt Wismuteinlagerung, damit die Wahrscheinlichkeitsdiagnose Lues, diese wird geleugnet, erst auf die Mitteilung, daß die Zeichen der stattgehabten Behandlung sichtbar sind, wird die Infektion zugegeben, diese ist noch ganz frisch. Wie nötig in einem solchen Falle die persönliche Prophylaxe des Zahnarztes ist, ist bekannt. In seltenen Fällen kann die Wismutstomatitis auch bei der stomachalen Anwendung z. B. beim Ulcus ventriculi gesehen werden.

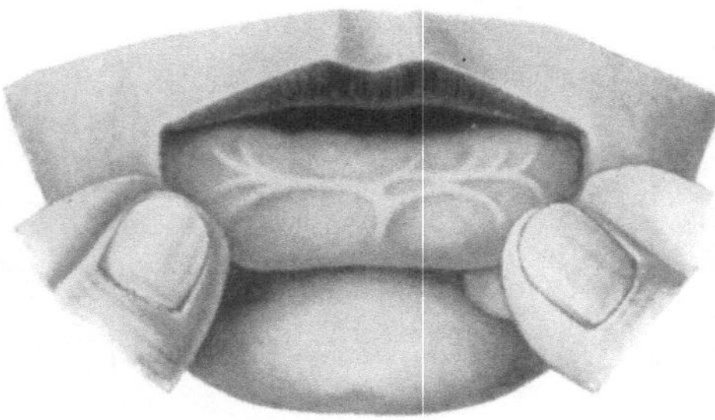

Abb. 88. Luische Narbe.

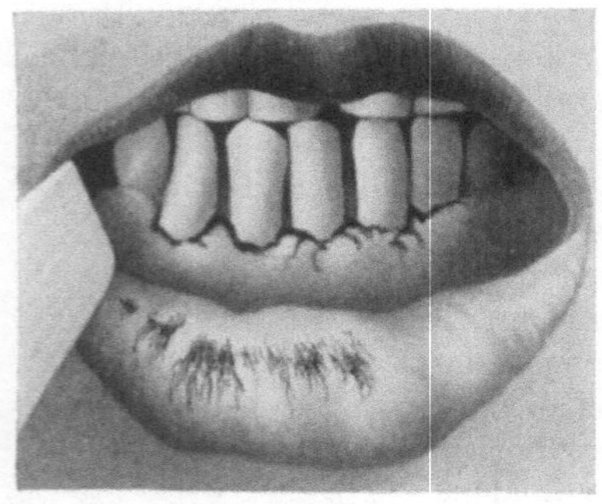

Abb. 89. Wismuteinlagerung. (Aus Moral, Einführung in die Klinik der Zahn- und Mundkrankheiten. 2. Aufl.)

Die ungeheure Bedeutung, welche die Syphilis für den davon befallenen Menschen und bei Verheiratung für die Nachkommenschaft hat, macht eine gewissenhafte und gründliche Behandlung zur unabweisbaren Pflicht für den Arzt und den Kranken. Es ist daher Überweisung an einen Spezialarzt oder eine Heilanstalt dringend anzuraten. Vor jeder Quecksilberkur ist wegen der Gefahr der Stomatitis mercurialis (s. S. 445) der Mund auf das Sorgfältigste in Ordnung zu bringen. Dazu gehört die Entfernung aller nicht mehr erhaltungsfähigen Wurzeln, das Füllen vorhandener cariöser Höhlen und sorgfältige Entfernung des Zahnsteins. Das Zahnfleisch muß vor der Kur in möglichst normalen Zustand versetzt werden. Wenn bei unsauberen Mundverhältnissen die syphilitischen Erscheinungen eine sofortige Behandlung dringend erforderlich machen, so ist die Darreichung von Neosalvarsan geboten.

Bei Ulcerationen am harten Gaumen ist die prothetische Behandlung, ähnlich wie sie bei den tuberkulösen Geschwüren (S. 486) beschrieben worden ist, oft von großem Nutzen, indem die deckende Platte die Geschwüre vor äußerlichen Reizen schützt und gleichzeitig die Möglichkeit bietet, Jodoformgaze dauernd auf den Geschwürsgrund wirken zu lassen.

Literatur.

Boisson: Syphilitische Gumma des Masseters. Rev. belge Stomat. trimestrielle **1925.**

Cohn: Primäraffekte der Lippen und der Mundschleimhaut. Diss. Berlin 1920.

Ehrmann: Kasuistische Bemerkungen über tertiärskleröse Glossitiden, ihre Beziehung zum Carcinom und dem perioralen Ekzem. Dermat. Wschr. **1919,** 475.

Frieboes: Atlas und Lehrbuch der Haut- und Geschlechtskrankheiten. Leipzig: F. C. W. Vogel 1928.

Jakoby: Beobachtung über syphilitische Erkrankungen bei Glasbläsern. Münch. med. Wschr. **1925.**

Klare: Über Wismutablagerungen usw., 1924. — *Kolle* u. *Laubenheimer:* Zur Frage des Rückganges der Syphilis und der Änderung ihres Charakters. Dtsch. med. Wschr. **1927.**

Mühsam: Syphilitische Erkrankungen in Misch, Lehrbuch der Grenzgebiete. Leipzig: F. C. W. Vogel.

Prigge: Neuere Ergebnisse der experimentellen Syphilisforschung und ihre Beziehung zur Syphilis des Menschen. Med. Klin. **1926.**

Reiter: Über Fortzüchtung von Reinkulturen der Spirochaete pallida, Spirochaete dentium und Spirochaete recurrens. Klin. Wschr. **1926.**

Stephan: Betrachtungen über Verarbeitung, Wirkung und Ausscheidung des Wismuts (mit besonderer Berücksichtigung des Bismogenol). Zbl. inn. Med. **1926.** — *Stock:* Die Gefährlichkeit des Quecksilberdampfes und der Amalgame. Med. Klin. **1926.**

Vanselow: Ein Fall von Übertragung der Syphilis auf die zweite Generation. Münch. med. Wschr. **1925.**

Zinsser: Syphilis und syphilisähnliche Erkrankungen des Mundes. Wien u. Berlin: Urban & Schwarzenberg. — *Zur Helle:* Zur Differentialdiagnose syphilitischer und nichtsyphilitischer Munderkrankungen. Z. ärztl. Fortbildg **1924.**

VI. Erkrankungen des Zahnfleisches.

Das normale Zahnfleisch hat eine blaßrote Farbe, entsprechend der Farbe der Lippen und bildet einen derben, nicht verschieblichen, glatten Überzug der Alveolarfortsätze. Nur im vorderen Abschnitt des harten Gaumens erscheint es rechts und links von der Raphe in queren Falten oder Runzeln angeordnet (rugae), die aber im Alter atrophieren. Zuweilen findet man am Zahnfleisch des Mundvorhofes kleine, höchstens hanfkorngroße, knopfartige, runde Erhabenheiten, welche bei oberflächlicher Betrachtung ein Fistelmaul vortäuschen können. Es sind minimale Papillome. Auch hypertrophische Schleimdrüsen kommen hier vor, die als helle, hirsekorngroße oder etwas größere Pünktchen ein wenig über die Umgebung erhaben sind; eine Bedeutung kommt diesen Veränderungen nicht zu. Bei Leuten, die zum Reinigen der Zähne sich über einen längeren Zeitabschnitt eines kohlehaltigen Präparates bedienen, findet man eine Imprägnierung des Zahnfleisches mit schwarzer Kohle. Ich habe solches bei einem Kollegen gesehen, der längere Zeit in den Tropen war und ganz besonders deutlich bei einem meiner Schüler, der aus Indien stammte und gewohnt war, sich die Zähne immer mit Lindenkohle zu reinigen. Bei diesem sah man einen scharfbegrenzten Streifen, der einigermaßen bogenförmig dahinlief und besonders an den Stellen deutlich war, wo der Knochen und damit das Zahnfleisch etwas vorsprang, der freie Rand des Zahnfleisches war nicht befallen

(Abb. 90). Die ganze Bildung war sehr zart, eine Änderung ist nicht beobachtet worden. Man kann dieses Bild wohl am besten als Lindenkohleimprägnierung bezeichnen.

Bis zu einem gewissen Grade ähnlich ist der Bleisaum, der bei solchen Leuten gefunden wird, die längere Zeit hindurch Blei in ihren Körper aufgenommen haben, wobei es gleich ist, auf welche Weise das Blei in den Körper gelangt. Bei solchen Kranken sieht man den Zahnfleischrand schwärzlichbläulich verfärbt, besonders in der Gegend der Schneidezähne, weniger in der Umgebung der Seitenzähne. Die eine Grenze des Bleisaumes fällt in der Regel mit dem freien Zahnfleischrande zusammen, nach der anderen Seite ist sie meist nicht so scharf. Dieser Bleisaum, Halo saturninus, erweist sich als aus Schwefelblei bestehend, und man nimmt an, daß das Blei durch die feinen Gefäße in die Schleimhaut eindringt, und nun hier, wo es mit Schwefelwasserstoff zusammentrifft, sich in Schwefelblei verwandelt. Es ist nicht unwahrscheinlich, daß der Bleisaum genau wie der Wismutsaum sich besonders da bildet, wo eine Entzündung sich abspielt, und daher kommt es wohl auch, daß er nur in der Umgebung der Zähne gesehen wird, nicht aber dort gefunden wird, wo der Kiefer zahnlos ist. Im gleichen Sinne ist es auch zu verstehen, wenn sich an der Backe solche Stellen finden, die dadurch zu der Bildung des Bleisaumes befähigt werden, daß sich diese Stellen an scharfen Zahnkanten scheuern und so eine Entzündung entsteht. Wieweit sich der Bleisaum nach Abklingen der Entzündung zurückbildet, kann ich nicht angeben, ich habe nur ganz wenige Fälle gesehen und bei denen keine Veränderung beobachtet. In therapeutischer Beziehung ist für gute Mundpflege zu sorgen (gründliche Sanierung), die Bedeutung des Bleisaumes für uns liegt aber in diagnostischer Richtung, die allgemeine Behandlung wird in der Hand des Internisten liegen. Über den Wismutsaum (Wismuteinlagerung) ist bereits S. 500 über die Stomatitis mercurialis S. 445 berichtet worden.

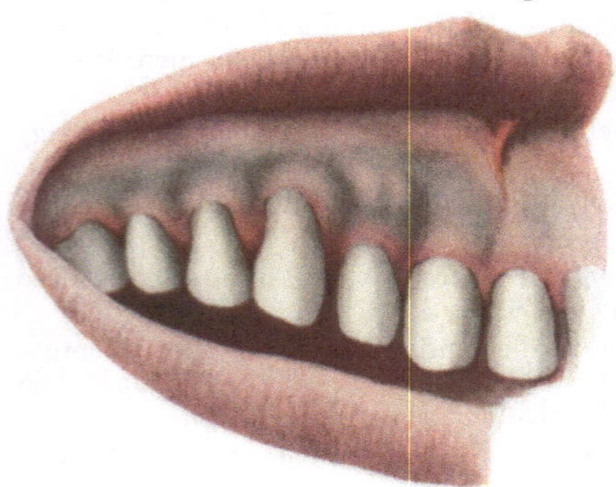

Abb. 90. Imprägnierung mit Lindenkohle.

Ganz kurz soll auch noch erwähnt werden, daß man in seltenen Fällen Pigmentierungen findet, die denen gleich sind, welche S. 433 beschrieben wurden. In einem Falle sah ich bei einem an Encephalitis lethargica Erkrankten an dem Zahnfleisch der unteren Schneidezähne sich eine braune Pigmentierung entwickeln.

Findet man am Zahnfleisch irgendwo eine wie immer geartete Öffnung, durch welche die Sonde in die Tiefe dringt, so hat man es stets mit einem in der Tiefe des Alveolarfortsatzes sich abspielenden Prozeß zu tun. Meist handelt es sich um eine tief abgebrochene Wurzel, aber auch retinierte Zähne, kleine Sequester, ferner Cysten und Fremdkörper können dazu Veranlassung geben. Eine Röntgenfilmaufnahme pflegt Klarheit zu verschaffen. Nur in wenigen Fällen können abgebrochene Wurzelreste im Kiefer verweilen, ohne sich äußerlich durch das Bestehen einer Fistel zu verraten. Dies ist wohl nur dann möglich, wenn in dem zurückgebliebenen Zahnrest eine lebende Pulpa war, die keiner Infektion zum Opfer gefallen ist. In seltenen Fällen kann die Wurzel sogar ganz von Knochen umwachsen werden. Meist geht in den zurückgebliebenen Wurzelresten die Pulpa zugrunde und da eine solche wie ein Fremdkörper wirkt, so kann sich das Zahnfleisch über ihr nicht schließen. Mitunter ist es sehr schwer, solche Fistelöffnungen wieder zu finden, man kann sich das Auffinden dadurch erleichtern, daß man auf die Umgebung einen Druck ausübt und sich so ein wenig des Inhaltes entleert. Mitunter hilft auch Bestreichen mit Jodtinktur, Methylenblau oder mit Wasserstoffsuperoxyd nach Peter den Eingang aufzufinden.

Zahnlose Kiefer müssen mit einer glatten, vollkommen narbenlosen, straffen Schleimhaut überkleidet sein.

Bei vielen Menschen verändert sich das Zahnfleisch und auch der vordere Bezirk des harten Gaumens unter dem Einfluß einer Prothese. Es scheint hierbei weniger auf das verwandte Material anzukommen, als auf die mehr oder minder große Sorgfalt, mit der der Mund gepflegt wird. Namentlich wenn in kunstwidriger Weise Prothesen auf Wurzeln gesetzt sind, gewahrt man häufig eine umschriebene, oberflächliche, erythematöse Entzündung der Gaumenschleimhaut, welche entsprechend dem Rande der Platte sich scharf gegen die gesunde Schleimhaut absetzt. Oft ist die Oberfläche leicht gekörnt, sammetartig weich und gibt dem Drucke des Fingers nach. Zuweilen findet man auch größere platte, lappige Gebilde, die pendelnd vom Gaumendach herabhängen können. Es sind kleine Fibrome. Sie liegen manchmal dort, wo eine sog. Saugekammer auf die Schleimhaut eingewirkt hat. Besonders die Gummisauger bedeuten eine gewisse Gefahr für die Schleimhaut, denn bei vielen Leuten findet man, daß die Gummischeibe von Zeit zu Zeit ein Dekubitalgeschwür an der betreffenden Stelle des Gaumens hervorruft, das sowohl spontan, wie ganz besonders beim Heraus- und Hereinnehmen der Prothese Schmerzen bereitet, nicht selten tritt dabei eine Blutung ein. Ich habe einen Fall gesehen, wo in Verkennung dieses Umstandes die Kranke für eine Neurasthenikerin gehalten und mit den verschiedensten Mitteln behandelt worden war, natürlich ohne Erfolg, die Entfernung der Gummischeibe brachte schnell Heilung, ein Irrtum, der nur durch ungenügende Untersuchung erklärbar ist. In der Regel sind diese Geschwüre harmlos und heilen nach Beseitigung der Ursache, es sind aber auch Fälle berichtet worden, wo es zu so schweren Störungen gekommen ist, daß eine Perforation des harten Gaumens eintrat und man den Kranken zunächst für einen Luetiker hielt.

Bei regelmäßiger Stellung des Gebisses müssen die Zahnfleischpapillen die dreieckigen Räume zwischen den Zähnen vollkommen ausfüllen. Der Zahnfleischsaum soll in schön geschwungenen Arkaden die Zahnhälse umziehen und die vorhandenen ganz flachen Zahnfleischtaschen sollen frei von fremdem Inhalt sein. Diese idealen Verhältnisse findet man aber nur selten. Dagegen zeigt sich häufig an den Zahnfleischrändern ein spärlicher, leicht abwischbarer weißer Belag, in dem Leuwenhook mit seinem primitiven Mikroskop die von ihm sog. „Zahntierchen" gefunden hat. Der Belag besteht aus abgestoßenen Epithelien, Leukocyten, Schleim, Mikroorganismen und Nahrungsresten. Bei stärkerer Anhäufung wird der Belag gelb und schmierig und haftet klebrig an der Oberfläche der Zähne. Endlich kennt man noch den sog. grünen Belag der Zähne, der sich als eine dunkle, schwarzgrüne Verfärbung des Schmelzoberhäutchens darstellt und sich gewöhnlich an den Labialflächen der Frontzähne zeigt. Man findet ihn im Munde von Musikern, welche Messinginstrumente blasen und bei solchen Leuten, welche viel mit Kupfer und Kupferlegierungen zu tun haben. Hier handelt es sich um eine Verfärbung durch grüne Kupfersalze. Der grüne Belag ist aber auch sonst an den Zähnen zu finden, sogar an den Milchzähnen und wird dann auf den Einfluß farbstoffbildender Bakterien zurückgeführt.

Bei langem Bestehen der grünen Beläge erweicht anscheinend der Schmelz, und es entsteht schließlich eine den Zahnhals bandförmig umziehende Caries.

Sie ist unter dem Namen zirkuläre Caries bekannt. Doch bleibt die Rückfläche der Zähne (wahrscheinlich wegen des Abscheuerns mit der Zunge) cariesfrei. Neumann hat auf einen eigentümlichen Zusammenhang zwischen den grünen Belägen und der zirkulären Caries an den Zähnen von Kindern zu dem Vorhandensein von Halslymphdrüsenschwellungen, die als skrofulös zu deuten sind, aufmerksam gemacht. Nach Neumann und Hochsinger sind etwa 50% der mit grünen Zahnbelägen oder zirkulärer Zahncaries behafteten Kinder tuberkulös. Es ist geradezu auffällig, wie häufig man bei diesen Kindern Ketten von derb-elastisch geschwollenen Lymphdrüsen in der Unterkiefergegend und am Hals aufzufinden vermag. Auch in einem von Williger beobachteten Fall von tuberkulöser Lymphdrüsenentzündung, die aller Wahrscheinlichkeit nach von einem unteren tief zerstörten Milchzahn ausgegangen war, war an den oberen Schneidezähnen zirkuläre Caries zu konstatieren.

Wie überall im Körper abgestorbene Massen einem Verkalkungsprozeß unterliegen, so können auch die in den Zahnfleischtaschen angehäuften Detritusmassen verkalken und nun in Form des bekannten Zahnsteins den Zahnhälsen aufgelagert bleiben. Der Zahnstein besteht ungefähr zu 30% aus organischer Substanz, zu etwa 8% aus kohlensaurem Kalk und zu etwa 62% aus phosphorsaurem Kalk. Die anorganischen Salze sind im Speichel infolge seines Gehalts an Kohlensäure gelöst und schlagen sich aus ihm nach Abdampfen der Kohlensäure nieder. Daraus erklärt sich wohl auch, daß an der lingualen Fläche der unteren Schneidezähne, hinter denen sich gewöhnlich ein kleiner Speichelsee befindet, regelmäßig am meisten Zahnstein abgelagert wird. Die Ablagerung des Zahnsteins wird durch mangelhafte Mundpflege und vor allem durch mangelhafte Ausübung der Kautätigkeit begünstigt. Wenn z. B. eine Gebißhälfte etwa wegen einer vorhandenen chronischen Pulpitis in einem Zahn längere Zeit nicht zum Kauen benutzt wird, so kann man eine ganze Zahnreihe in unförmige Zahnsteinmassen eingebettet finden. Auch Prothesen können derartig in Zahnstein eingehüllt werden, daß man ihre ursprüngliche Form nicht mehr wiederzuerkennen vermag.

Manche Menschen scheinen eine eigentümliche Neigung zur Zahnsteinbildung zu haben, da sich trotz sorgfältiger Pflege immer wieder sehr schnell Zahnstein an den Prädilektionsstellen ansetzt. Vielfach trifft man auf die sonderbare Meinung, daß dieser Zahnsteinansatz lockere Zähne im Munde festzuhalten imstande sei, und daß er deshalb nicht entfernt werden dürfe. Gerade das Umgekehrte ist richtig.

Makroskopisch kann man zwei Sorten von Zahnstein unterscheiden, den gelben, welcher etwas weicher ist und in ganzen Klumpen die Zähne überzieht und den schwarzgrünen, der sich durch seine Härte auszeichnet und meist in schmalen, bandartigen Schichten den Zahnhälsen sehr fest aufgelagert ist. Wenn dieser dunkle Zahnstein durch den dünnen Zahnfleischsaum hindurchschimmert, so kann bei oberflächlicher Betrachtung ein Bleisaum vorgetäuscht werden. Vom klinischen Standpunkt aus unterscheidet man den supragingivalen und den infragingivalen Zahnstein, von denen letzterer in enger Beziehung zur Alveolarpyorrhoe steht. Durch seine scharfen Kanten lädiert der Zahnstein dauernd den feinen Rand des Zahnfleisches und führt so zu Entzündungen, die nicht eher heilen, ehe nicht dieser Zahnstein entfernt ist. Aus welchem Grunde sich bei dem einen Menschen so viel Zahnstein bildet und bei einem anderen Menschen so viel weniger, warum bei dem einen sich besonders supragingivaler, bei dem andern besonders infragingivaler Zahnstein sich entwickelt, ist nicht bekannt, es ist nur eine Verdeckung unserer Unkenntnis, wenn wir sagen, daß hier konstitutionelle Momente eine Rolle spielen.

Die unter dem Namen „Gingivitis“ bekannten Zahnfleischerkrankungen spielen sich ausschließlich am freien Rande des Zahnfleisches und an den Zahnfleischpapillen ab und verdanken ihre Entstehung hauptsächlich dem Zahnsteinansatz, im geringerem Maße anderen Schädlichkeiten.

a) Gingivitis marginalis.

Die Gingivitis marginalis (Abb. 91) kennzeichnet sich durch einen 1 bis 2 mm breiten roten Streifen, der sich parallel dem Zahnfleischrande über das ganze Zahnfleisch oder einen Teil desselben hinzieht. Gewöhnlich ist die Erscheinung an den Frontzähnen am deutlichsten ausgesprochen, besonders an den unteren, zudem pflegt die labiale Seite stärker befallen zu sein, wie die linguale bzw. palatinale. Das Zahnfleisch fühlt sich an den befallenen Stellen weicher an, es ist succulent, läßt sich auf Druck ein wenig komprimieren, wobei eine Blutung eintritt und aus den Zahnfleischtaschen Detritus hervorquillt. Schmerzen bestehen fast nie, gelegentlich klagen die Kranken über ein leichtes Brennen oder Jucken. Die Zahnfleischpapillen sind ebenfalls gerötet, vergrößert und verlängert, zeigen aber noch eine deutliche Spitze. Hebt man die Zahnfleischtasche ab, so trifft man auf eine halbringförmige Zahnsteinablagerung und gewahrt, daß die Innenfläche der Zahnfleischtasche mit ganz zarten, leicht blutenden Granulationen bedeckt ist. Dadurch, daß diese rötlich durch den dünnen Zahnfleischsaum hindurchschimmern, kommt die oben geschilderte streifenartige Rötung des Zahnfleisches zustande. Es kommt hinzu, daß im Bereiche der befallenen Partie sich nicht selten ausgebreitete Erosionen finden. Da jede Berührung eine Blutung zur Folge hat, so blutet das Zahnfleisch auch bei der Zahnreinigung, fast immer auch beim Essen von harten Speisen wie Brot, Äpfel usw. Das Blut schlägt sich in den Zahnzwischenräumen nieder, zersetzt sich und verursacht einen Foetor ex ore, andererseits wird durch diese Fäulnis die Entzündung erst recht wieder begünstigt. Da die Patienten begreiflicherweise die Blutungen scheuen, so setzen sie die regelmäßige Mundpflege aus und damit verschlimmert sich der Zustand. Bemerkt muß werden, daß bei weiblichen Personen während der Menstruation und der Schwangerschaft Exacerbationen eintreten. Diese Beziehungen zur inneren Sekretion werden dadurch noch betont, daß sich Fälle finden, die auf die übliche Therapie nicht ansprechen, aber abheilen, sobald man den Kranken (fast immer junge Frauen) Eierstockextrakte gibt. In seltenen Fällen kann eine Leukämie als erstes Zeichen in der Mundhöhle ähnliche Erscheinungen machen.

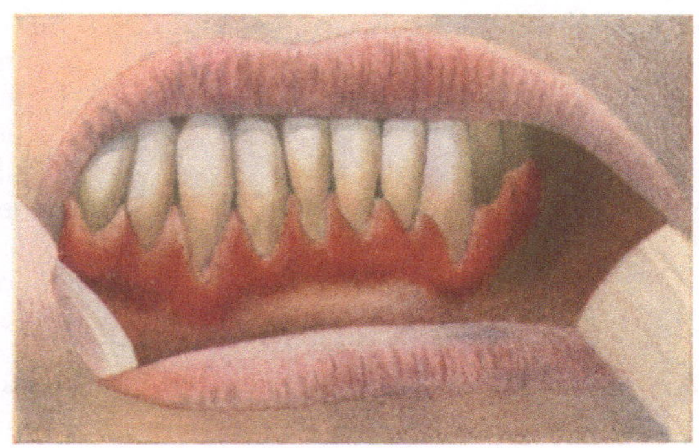

Abb. 91. Gingivitis marginalis catarrhalis. (Nach Moral-Frieboes.)

Die Behandlung besteht in mechanischer, sorgfältiger Entfernung des Zahnsteins, wozu man gewöhnlich mehrere Sitzungen notwendig hat. Die beim Beschaben der Zähne eintretende Blutung aus dem Zahnfleisch verdeckt häufig kleine, feste Zahnsteinpartikel, so daß man sie übersieht. Nach der Zahnsteinentfernung wird das Zahnfleisch mit einer 8%igen Chlorzinklösung oder 10%iger Chromsäurelösung geätzt. Heiße Irrigationen (1—2 Liter 52° C) von Wasser, dem man etwas Alkohol zugesetzt hat, sowie häusliche Spülungen mit Eichenrindenabkochung vervollständigen die Behandlung. Allerdings darf man die Eichenrindenabkochungen nicht zu lange anwenden, da sich leicht die Zahnhälse gelb färben. Statt dessen kann man Mischungen von Tinct. Myrrha, Tinct. Rathaniae, Tinct. Catechou āā aufpinseln und mit Wasser nachspülen lassen, doch ist der Effekt nicht ganz der gleiche. Die Kranken können nicht gleich wieder die Zahnbürste benutzen, sondern müssen sich die Zähne eine Zeitlang mit dem Wattefinger reinigen, wobei sie eine sehr nützliche Massage des Zahnfleisches ausüben. Rezidive sind nicht selten, besonders, sobald die Mundpflege vernachlässigt wird.

Bei größerer Zahnsteinansammlung kommt es zu einer Veränderung des Zahnfleischrandes, welche von Partsch als

b) Gingivitis atrophicans

bezeichnet worden ist. Es handelt sich aber nicht nur um eine Atrophie des Zahnfleischrandes in Form des einfachen Schwundes, sondern vielfach auch um eine wulstartige Verdickung des Randes und wulstartige Verdickung der geschrumpften Papillen. Während normal das Zahnfleisch in sanfter Abflachung gegen den Rand hin verläuft, ist bei der durch Zahnsteinansatz entstehenden Gingivitis atrophicans der Rand wulstig erhaben und steigt gewissermaßen treppen- oder absatzartig in die Höhe. Auch besteht lokal eine deutliche passive Hyperämie, die sich durch blaurote Färbung des Zahnfleischsaums kenntlich macht. Die schön geschwungenen Arkaden sind oft verloren gegangen und der Zahnfleischsaum bildet eine unregelmäßige Linie. Zuweilen liegt ein Zahn fast bis zur Wurzelspitze frei und ist dann gewöhnlich stark gelockert. Unter den verdickten, derben Zahnfleischrändern liegen dunkelgrüne bis schwarze, rauhe Zahnsteinmassen in ringförmiger Anordnung. Aus den Zahnfleischtaschen quillt auf Druck häufig eine dickflüssige, gelbe Masse (Abb. 92).

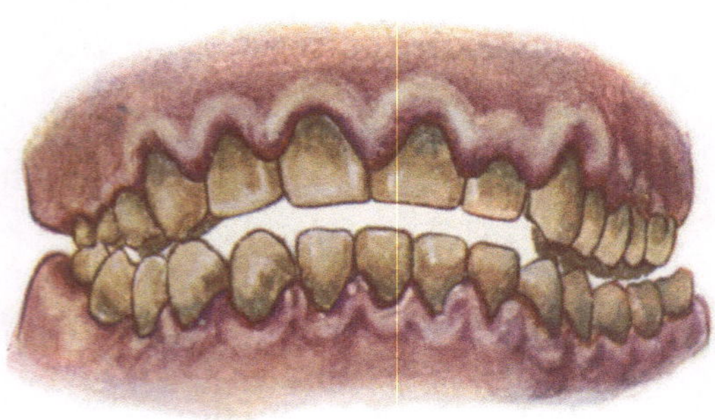

Abb. 92. Gingivitis atrophicans infolge von Zahnsteinansatz. (Nach Williger.)

Zur Bekämpfung dieses Leidens ist die minutiöse Entfernung des Zahnsteins ein absolutes Erfordernis. Das nähere darüber ist aus dem Abschnitt „Alveolarpyorrhöe" zu ersehen. Es ist trotzdem unmöglich, daß das Zahnfleisch in seinen normalen Zustand wieder zurückkehrt, denn ist die Papille einmal geschwunden, so bildet sie sich nicht wieder. Es bleiben dann die dreieckigen Zwischenräume zwischen den Zähnen frei und damit wird der Ansammlung von Speiseresten und der Neubildung von Zahnstein Vorschub geleistet. Wenn diese durch den Zahnsteinansatz bedingte Schädigung des Zahnfleisches noch nicht als eigentliche Alveolarpyorrhöe betrachtet werden darf, so ist sie doch ebenso wie die Gingivitis marginalis sehr häufig der Vorläufer, sie bereitet gewissermaßen lokal den Boden für die Alveolarpyorrhöe vor, schafft die örtliche Disposition. Aus diesen Gründen gehört die gewissenhafte Behandlung aller dieser Zustände zur vornehmsten Prophylaxe für das Zahnsystem.

Es gibt noch eine zweite Art des Zahnfleischschwundes, der man aber den Namen Gingivitis nicht beilegen darf, weil entzündliche Erscheinungen dabei völlig fehlen. Am auffälligsten ist die Erscheinung an den palatinalen Wurzeln der oberen Molaren, wird aber auch nicht selten an der medialen buccalen Wurzel des ersten Molaren gefunden, und macht sich dadurch bemerkbar, daß die Wurzeln nicht selten bis ans Foramen vom Zahnfleisch entblößt erscheinen. Der Prozeß, der ein rein atrophischer ist, beschränkt sich demnach nicht auf die Schleimhaut, an der betreffenden Stelle schwindet auch das Periost und der Knochen. Über die Entstehung weiß man nichts, doch hat Williger den Eindruck gewonnen, als ob diese Zahnfleischatrophie durch übermäßiges Bürsten der Zähne erzeugt wird, weil sie häufig mit den keilförmigen Defekten vergesellschaftet ist. Eine Therapie hierfür gibt es nicht. Bearbeiten der Zähne mit scharfen Bürsten ist zu verbieten.

c) Gingivitis hypertrophicans.

Im Gegensatz zu den eben beschriebenen Erkrankungen zeichnet sich die Gingivitis hypertrophicans durch eine Wucherung der Zahnfleischränder und namentlich der Papillen aus, die so hochgradig werden kann, daß die Zähne fast vollständig verschwinden. Das Leiden ist nicht sehr häufig und betrifft eigentümlicherweise meistens junge Mädchen. Die Papillen bilden sich zu platten, fächerförmigen Gebilden um, die wie Trauben herunterhängen und sich in die Höhe klappen lassen. Auch zwischen den Zähnen bilden sich lappige Zahnfleischgeschwülste, welche bis zum Niveau der Kaufläche ragen und die Zähne auseinanderdrängen. Die Wucherung greift auch auf zahnlose Kieferabschnitte über. Wie Sachse nachgewiesen hat, finden sich im Gewebe reichlich Plasmazellen als Zeichen einer interstitiellen Entzündung. Unter den Lappen findet man häufig Zahnsteinablagerung, die weiter in die Tiefe geht, als man glauben möchte. In seltenen Fällen nimmt das Leiden solche Dimensionen an, daß das Zahnfleisch von beiden Seiten des Alveolarfortsatzes her schürzenartig über die Zähne herunterhängt. Beim Zahnreihenschluß treffen die Tumormassen beider Kiefer aufeinander, und obwohl das Zahnfleisch bei der Mastikation dauernd in breiter Ausdehnung gequetscht wird, findet man eigentlich nie Verletzungen an demselben, keine Dekubitalgeschwüre, keine Erosionen. Die subjektiven Beschwerden bestehen vor allem in schweren Fällen in Behinderung der Kaufunktion, über Schmerzen wird eigentlich nie geklagt, die Mehrzahl der Kranken wird durch das veränderte Aussehen des Zahnfleisches zum Arzt geführt. Nach Beseitigung der Tumormassen wird die Kaufunktion besser und die Kranken haben ein freieres Gefühl im Munde. Eine Beeinträchtigung der Lippenbewegung kommt wegen der ganz langsamen Entwicklung der Tumormassen den Kranken nicht zum Bewußtsein. Abb. 93 stellt einen von Williger beobachteten Fall eines 30jährigen Mannes dar, bei dem das gesamte Zahnfleisch des Ober- und Unterkiefers in dieser Weise verwandelt war. Die mikroskopische Untersuchung ergab fibromatöse Entartung. Die Zähne waren gesund und hatten keine ungewöhnliche Zahnsteinablagerung. In einem anderen Falle bei einer 25jährigen Frau mit mangelhaften Zahnsystem war nur an den zahntragenden Abschnitten das Zahnfleisch in eine geschwulstartige Masse verwandelt, in der die stark gelockerten Zähne steckten (Abb. 94).

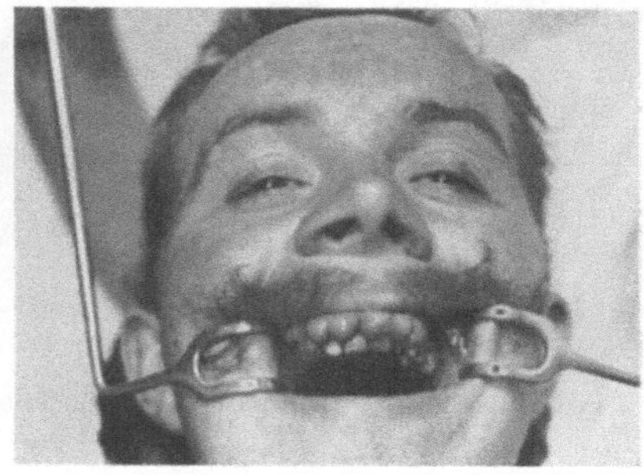
Abb. 93. Lappige Fibrome des Zahnfleisches. (Nach Williger.)

Eine kausale Therapie ist nicht bekannt, und da die Kranken durch die Veränderung doch beeinträchtigt sind, so bleibt nichts anderes übrig, als die hypertrophischen Zahnfleischmassen blutig abzutragen, obwohl wir wissen, daß nicht selten die Krankheit wiederholt rezidivieren kann. Hierzu neigen besonders die Fälle, bei denen sich gar kein oder nur ein geringer Zahnsteinansatz findet, über deren Ursache wir also ganz im Unklaren sind. Unter lokaler Anästhesie werden die gewucherten Papillen mit dem Messer abgetragen, wobei man durch entsprechende Schnittführung die Arkaden herausarbeiten muß. Die Wundflächen, die meist ziemlich groß sind, werden mit 8%iger Chlorzinklösung geätzt oder mit dem Galvanokauter nachgebrannt. Zur besseren Epithelisierung der Wundflächen kann man diese von vornherein mit schwarzer (Höllenstein-)Salbe dick bestreichen. Es soll nicht unerwähnt bleiben, daß das verdickte Gewebe sich nicht ganz leicht schneiden läßt, man hat die Empfindung einer derben Schwarte. Daß dem Eingriff eine gründliche Zahnsteinentfernung zu folgen hat, und daß diese in kurzen Zeitabschnitten zu wiederholen ist, versteht sich von selbst. Ist die Veränderung sehr ausgedehnt, so geht man zwei oder dreizeitig vor.

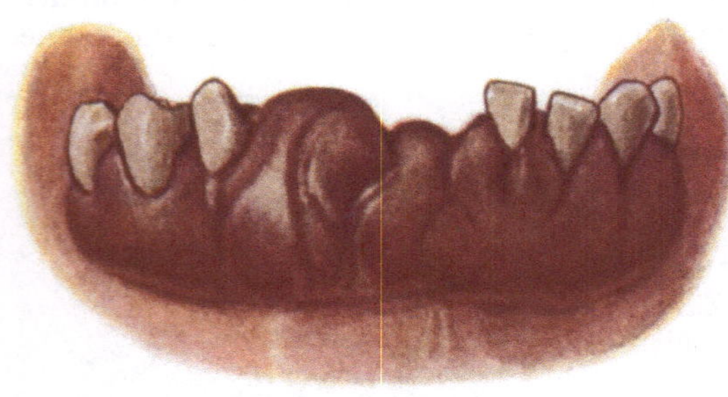

Abb. 94. Lappige Fibrome des Zahnfleisches. (Nach Williger.)

In schweren Fällen ist eine Heilung nur dadurch zu erzielen, daß außer den Geschwulstmassen die Zähne mit ihren Alveolen entfernt werden. In einigen von mir beobachteten Fällen junger Mädchen gegen Ende des zweiten Dezenniums haben Abtragungen gar keinen Erfolg gehabt, alle $^{1}/_{2}$—1 Jahr traten neue Rezidive auf und erst als die Kranken in das dritte Dezennium eingetreten waren, verschwand die Krankheit, ob allein durch das zunehmende Alter oder weil inzwischen eine Gravidität durchgemacht war, blieb unentschieden. Diese Beziehung zur inneren Sekretion geht auch daraus hervor, daß man die hypertrophierende Gingivitis auch bei Graviden beobachtet hat. Es sind Fälle bekannt, in denen bei jeder Gravidität das Zahnfleisch sich hypertrophisch veränderte und nach der Entbindung wieder zur Norm zurückkehrte. In einem von Williger beobachteten Fall trat entgegen dem Verlauf der früheren Schwangerschaften keine Rückbildung ein. Sehr selten werden junge Männer befallen. Ich sah einen Studenten mit dieser Affektion, der zugleich ein Zurückbleiben seiner Genitalorgane und Genitalfunktion zu beklagen hatte. Als dies sich nach einigen Jahren änderte, schwand die Zahnfleischveränderung ohne jede Therapie. Hier scheinen deutliche Beziehungen zur inneren Sekretion gegeben.

Zur hypertrophierenden Gingivitis muß man auch mangels einer besseren Deutung jene eigentümliche Erkrankung rechnen, welche die gesamte Schleimhaut im Bereich der Alveolarfortsätze — auch in den zahnlosen Abschnitten befällt und zweckmäßig als „fibromatöse“ Entartung bezeichnet wird. Sie tritt in einzelnen Familien mehrfach auf und kann sich durch Generationen fortpflanzen (Weski). Man hat sie fälschlicherweise auch als „Elephantiasis“ des Zahnfleisches bezeichnet. Das gesamte Zahnfleisch wandelt sich in eine ungemein derbe, flache, geschwulstartige Masse um, welche mit kleinen papillären Excrescenzen bedeckt ist und die Zähne so weit überwuchert, daß sie eben noch mit ihren Schneiden oder Spitzen herausschauen (Abb. 95 u. 96).

Die mikroskopische Untersuchung ergibt Zeichen interstitieller Entzündung, wobei wieder das Vorkommen von Plasmazellen hervorzuheben ist. Das klinische Bild führt auf den Gedanken, daß diese merkwürdige „Entartung“ Verwandtschaft mit den Affektionen zeigt, die wir als „diffuse Hyperostosen“, „symmetrische Fibrome“ und als „Leontiasis ossea“ kennen.

Die Behandlung besteht in breiter Abtragung unter Schonung der erhaltungsfähigen Zähne. Es kann dabei zu recht beträchtlichen Blutungen von den breit

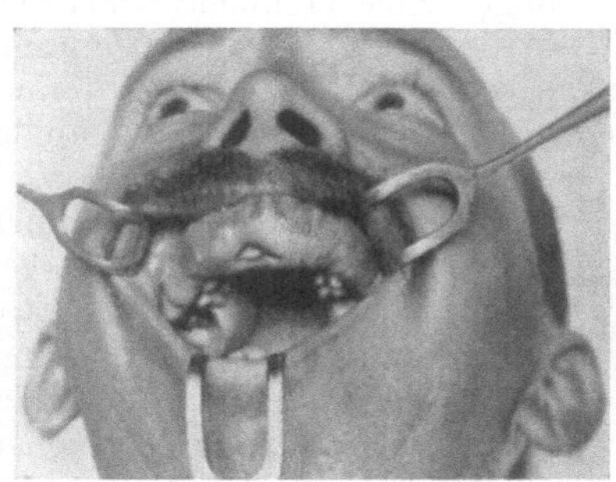

Abb. 95.
Fibromatöse Entartung des Zahnfleisches (Elephantiasis).
(Nach Williger.)

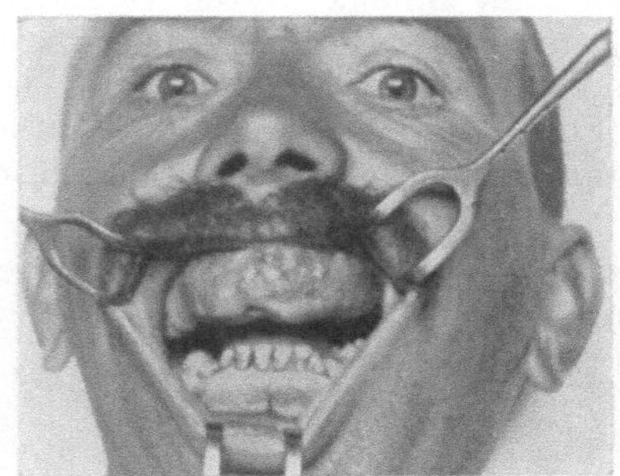

Abb. 96.
Der Bruder hatte dieselbe Affektion.

entblößten Knochenflächen kommen. Daher ist es ratsam, die Operation mehrzeitig auszuführen. (Über Zahnfleischveränderungen bei Blutkrankheiten und Avitaminosen s. S. 557 ff.)

Literatur.

Beck: Gingivitis hypertrophica. Med. Klin. **1925.**

Braun: Fibromatöse Entartung des Zahnfleisches. Diss. Berlin 1920.

Furtwängler: Zur Frage der Ätiologie der Gingivitis hypertrophica. Dtsch. Mschr. Zahnheilk. **1927**, 999.

Heymann: Die Beziehungen der Schwangerschaft zur Mundhöhle. Diss. Berlin 1920.

Junghans: Gingivitis hypertrophica. Diss. Berlin 1920.

Kraus: Chronisch-hyperplastische Gingivitis. Z. Mundchir. **1**, H. 2 (1915).

Lukomsky: Neue Wege in der Therapie der ulcerösen Stomatogingivitiden. Z. Stomat. **1927.**

Praeger: Beiträge zur vergleichenden und pathologischen Anatomie des Zahnfleisches. Vjschr. Zahnheilk. **1927.**

Ruggles: Primäre Hypertrophie des Zahnfleisches. Dent. Summary **1925.**

Sachse: Über einen Fall von Gingivitis hypertrophica chronica. Dtsch. Mschr. Zahnheilk. **1909** (mit Literaturverzeichnis). — *Stein:* Elephantiasis gingivae. Dtsch. Mschr. Zahnheilk. **1918**, H. 6. — *Strempel:* Histopathologie der Wismutstomatitis. Dermat. Z. **1924.**

Weski: Elephantiasis gingivae hereditaria. Dtsch. Mschr. Zahnheilk. **1920**, H. 12. — *Westin:* Papillennekrose durch Arsenik. Sv. Tandläk.tidskr. **1925.**

VII. Krankheiten der Zunge.

Die Zunge füllt bei geschlossenem Munde das Cavum oris dergestalt aus, daß die Seitenränder und die Spitze sich innen an die Wände des Alveolarfortsatzes legen. Daher prägen sich auch bei ödematöser Schwellung der Zunge, z. B. bei der Stomatitis die Zähne an den Zungenrändern in Form der Impressiones digitatae ab. Der Zungenrücken legt sich dicht an das Gaumengewölbe an. Beim Saugakt wird der muskulöse Zungenkörper kräftig gegen das Gaumengewölbe gedrückt. So übt die Zunge in der Ruhelage wie auch beim Saugen (Leerschlucken) dauernd einen formativen Reiz auf Ober- und Unterkiefer aus und hat für die richtige Bildung der Kieferbögen eine außerordentlich wichtige Bedeutung. Befinden sich Lücken im Gebiß, so quillt die Zunge gewissermaßen durch die Lücken in den Mundvorhof hinein. Dadurch kann sich die Zunge an den Seitenrändern verändern, indem sie scheinbar Auswüchse bekommt, die auch an der herausgestreckten Zunge zu sehen sind. Wird die Zunge in die Ruhelage zurückgebracht, so sieht man, daß diese „Auswüchse" genau in die Zahnlücken hineinpassen. Es handelt sich also nicht um eine Tumorbildung, sondern nur um eine Gestaltsveränderung der Zunge. Eine Volumenvermehrung der Zunge findet sich z. B. bei der Akromegalie, wo die Zunge als Ganzes zunimmt, eine Veränderung, die meist auch den Kranken selbst auffällt. Dabei können die Furchen tiefer werden und ganz besonders vergrößern sich die Papillae fungiformes, die wie kleine Knöpfe das Niveau der Umgebung überragen.

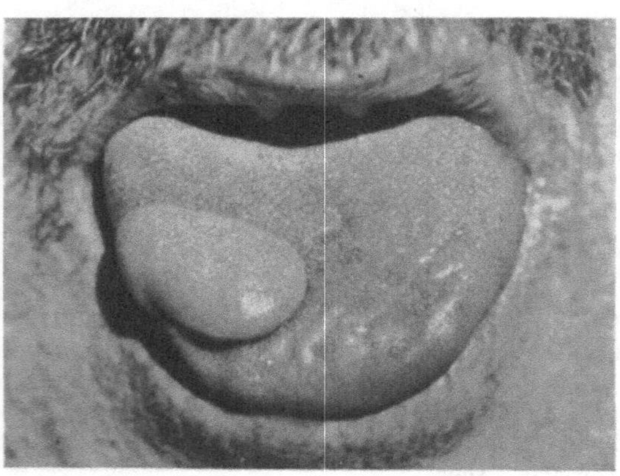

Abb. 96a. Zungenmißbildung. (Nach Moral-Frieboes.)

Wenn aus irgend einem Grunde die Zunge sich vergrößert, z. B. bei der sog. Makroglossie, so daß sie im Munde schlecht Platz hat, so werden durch ihren zwar schwachen, aber auf die Dauer unwiderstehlichen Druck die Zähne nach außen verschoben, so daß z. B. die unteren Schneidezähne eine nahezu horizontale Stellung einnehmen können.

Die Säuglingszunge hat im Gegensatz zur Zunge des Erwachsenen keine ausgebildete Spitze, sondern ist ein breiter, flacher Körper, der mit dem Mundboden fest verbunden ist und nur mäßig entwickelte freie Ränder zeigt. Das Zungenbändchen erscheint kurz und straff. Vielfach besteht noch die irrige Meinung, daß dieses kurze straffe Zungenbändchen das Saugen erschwere und den Kindern beim Sprechenlernen nachteilig sein könne. Es handelt sich hier, wie in so vielen den Mund und das Zahnsystem betreffenden Dingen, um einen althergebrachten, durch nichts begründeten Aberglauben. An der Mutterbrust saugt der Säugling nicht durch Zungenbewegungen, sondern durch kauende Bewegungen des Unterkiefers. Nebenbei bemerkt ist gerade diese naturgemäße Bewegung von großer Bedeutung für kräftige Entwicklung des Unterkiefers und in Wechselwirkung auch des Oberkiefers. Auch heutzutage werden häufig die Kinder zum Arzt gebracht mit dem Verlangen der unverständigen Eltern, es möge den Kindern das Zungenbändchen „gelöst" werden. Eine derartige Maßnahme ist ebenso unsinnig und zwecklos, wie das leider auch noch vielfach beliebte Einschneiden des Zahnfleisches über einem kommenden Zahn. Es darf also diesem Verlangen nicht entsprochen werden.

Wenn das Zungenbändchen bei schweren Hustenanfällen, z. B. beim Keuchhusten, starken Zerrungen ausgesetzt ist, so kann es oberflächlich einreißen. Dies geschieht um so eher, wenn schon Milchschneidezähne vorhanden sind, über deren scharfe Spitzen die Zunge hinweggestreckt wird. Aus diesen primären Verletzungen entstehen dann flache Geschwüre mit gelblichen, speckigen Belägen, es sind ganz einfache Dekubitalgeschwüre, die beim Nachlassen der Hustenanfälle von selbst zur Abheilung kommen.

Aus diesen Geschwüren kann sich ein Granulationstumor entwickeln, der knopfartig am Zungenbändchen oder in seiner Umgebung sitzt. Man hat diese Affektion nach einem Beschreiber (1880) die „Rigasche Krankheit“ genannt. Es handelt sich hierbei aber nicht um eine spezifische Erkrankung, sondern nur um eine granulierende Entzündung der verletzten Schleimhaut. Wenn man den kleinen Tumor mit der Schere abträgt und die Milchzähne etwas abschleift, so tritt Heilung ein. Mißbildungen der Zunge sind sehr selten, man kennt eine Spaltung der Zunge (Lingua bifida), auch ein ganzes Fehlen der Zunge ist bekannt geworden, sowie tumorartige Bildungen, die sich aus der Entwicklung des Organes erklären (s. Abb. 96a).

a) Veränderungen der Zungenoberfläche.

Die normale Zunge zeigt in der Mitte eine seichte Längsfurche. Der vordere, freibewegliche Abschnitt der Zunge ist mit den ganz dicht nebeneinanderstehenden, hellgrau erscheinenden Papillae filiformes gleichmäßig besetzt, zwischen denen vereinzelt die knopfartigen, blaßroten Papillae fungiformes sichtbar sind. Der hintere Abschnitt der Zunge, der Zungengrund, trägt größere Erhabenheiten, nämlich die in einem rechten Winkel angeordneten 8—15 Papillae circumvallatae. Der Scheitelpunkt des Winkels liegt am Foramen coecum. Weiter rückwärts befinden sich eine große Anzahl Balgdrüsen (Lymphfollikel). An dem Seitenrande der Zunge sitzt kurz vor dem Ansatz des Arcus palatoglossus beiderseits die „blattförmige Papille“ (Papilla foliata). Diese Papille wird häufig von Unkundigen für ein nicht normales Gebilde angesehen. Man erkennt sie an etwa 4—6 kleinen, wie die Blätter eines Buches angeordneten, vertikal gestellten Schleimhautfalten. Es gibt Menschen, welche, von der Krebsfurcht geplagt, sich fortwährend ihre Zunge besehen. Dabei werden sie gelegentlich auch einer Papilla foliata gewahr, womit ihre Krebsdiagnose fertig ist. Leider habe ich mehrfach erlebt, daß dann der verhängnisvolle Höllensteinstift in Aktion trat, der natürlich eine oberflächliche Verätzung und sogar Geschwürsbildungen verursachte. Die Furcht der Patienten wird durch ein solches Verfahren ins Unermeßliche gesteigert. Man kann sie aber beruhigen, wenn man ihnen die normale Papille auf der anderen Seite zeigt, die nicht beachtet worden war.

Die Anordnung der Papillae filiformes und fungiformes ist nicht auf allen Zungen gleichmäßig. Auf manchen Oberflächen treten die Papillae filiformes mehr hervor und gleichen etwa in ihrer Gesamtheit einem reifen Ährenfelde, während die Papillae fungiformes nur schwer erkennbar sind. Eine sekundäre Veränderung der Papillae fungiformes findet sich z. B. bei der Akromegalie. An andern Zungen wieder sind die Papillae filiformes sehr kurz und die fungiformes springen um so deutlicher hervor. Manchmal befinden sich auch, wenn der Vergleich festgehalten werden darf, in dem Ährenfelde der Papillae filiformes umschriebene kahle Stellen. Die Zunge sieht dann oberflächlich wie rot und graugescheckt aus. Manche Autoren haben angegeben, daß man aus solchen Zungenbefunden Schlüsse ziehen könne und haben z. B. eine sog. Diabeteszunge beschrieben. Rhagaden und Einrisse verschiedenen Grades finden sich oft, auch Erosionen und Ungleichheiten der Oberfläche, alle diese Veränderungen kommen bei mehreren Krankheiten vor, auf eine bestimmte Krankheit kann daraus nicht geschlossen werden.

Sehr häufig ist auch bei ganz gesunden Menschen die Zungenoberfläche belegt. Dieser Belag besteht aus abgestoßenen Epithelien, Speichelkörperchen und Schleim. Wenn er sich nur in den letzten zwei Dritteln der Zungenoberfläche befindet, so daß die Spitze frei bleibt, so ist er gänzlich bedeutungslos. Bei Prothesenträgern ist er sehr gewöhnlich vorhanden. Ein die ganze Zunge bedeckender Belag ist nur ein Zeichen von Stomatitis catarrhalis und berechtigt an sich nicht zur Diagnose tiefer liegender Erkrankungen, z. B. eines Magenkatarrhs. Halbseitiger Belag der Zunge findet sich besonders dann, wenn die eine Kieferseite z. B. infolge schmerzhafter Vorgänge an den Zähnen oder Knochen von der Kaufunktion ausgeschaltet ist und so die normale Selbstreinigung fortfällt. In vielen Fällen kann man allein aus der Betrachtung der Zunge, besonders wenn zugleich eine Angina derselben Seite (Angina dentaria) besteht, schon vor der Anamnese die kranke Seite als solche erkennen.

Die Zungenbeläge können sich durch farbstoffhaltige Nahrungsmittel (Rotwein, Blaubeersaft, Bonbons, Marmeladen) und auch durch Blut, ebenfalls durch Medikamente (z. B. Trypaflavin) verfärben und dadurch zuweilen einen ganz sonderbaren Eindruck erzeugen.

1. Faltenzunge (Lingua plicata).

Unter dieser angeborenen, auch vererblichen und nicht als Krankheit zu bezeichnenden Anomalie der Zungenoberfläche versteht man eine eigentümliche, bald mehr bald weniger deutlich ausgeprägte Faltenbildung. Beim

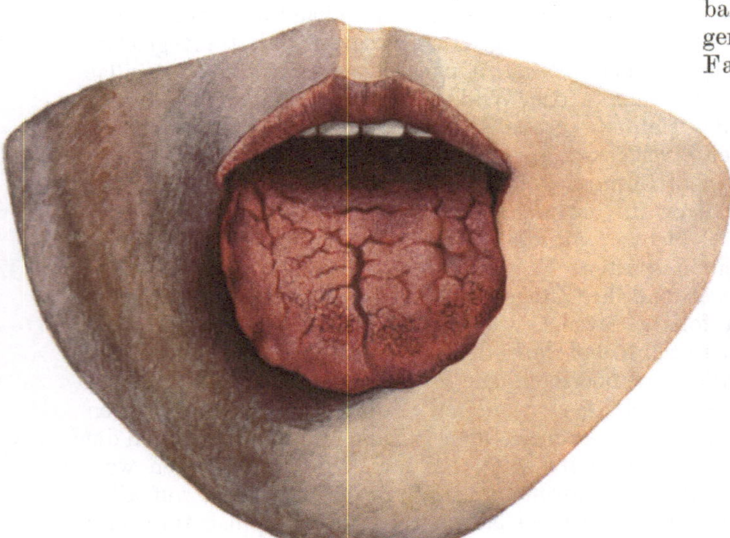

Abb. 97. Faltenzunge. (Umzeichnung nach Williger.)

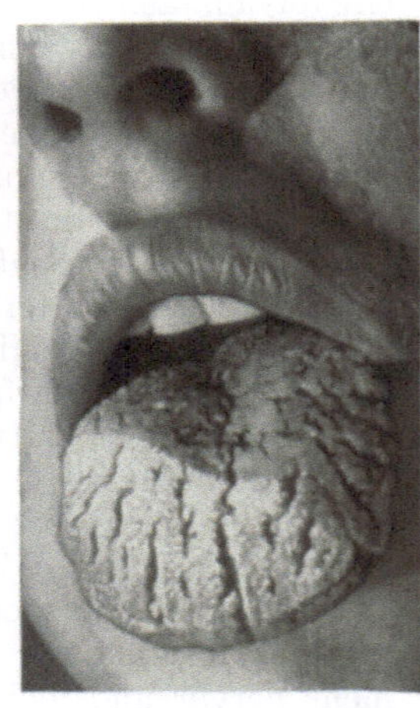

Abb. 98. Lingua plicata.

oberflächlichen Hinsehen hat man den Eindruck, als ob die Zungenoberfläche tiefe Einrisse zeige, so daß man früher von einer Glossitis dissecans (Lingua dissecata) gesprochen hat. Es handelt sich aber keineswegs um eine Entzündung. Denn wenn man die Zunge auseinanderfaltet, so sieht man, daß die Furchen mit vollkommen normaler papillentragender Schleimhaut ausgekleidet sind. Der Befund wird meistens zufällig erhoben, weil die Patienten keinerlei Beschwerden haben. Im allgemeinen ist das Bild so, daß die normale Mittelfurche bedeutend vertieft erscheint. Ihr parallel laufen verschiedene kürzere Seitenfurchen und von dort gehen wieder radiär gestellte Furchen nach den Zungenrändern. Die Ränder können daher wie ausgefranst erscheinen. Das Bild wird deutlicher, wenn man die herausgestreckte Zunge fächerartig auseinanderfaltet (Abb. 97 und 98). Diese Lingua plicata hat eine gewisse Ähnlichkeit mit der Lingua lobata, jener durch Lues hervorgerufenen Veränderung, der Unterschied besteht aber darin, daß die Lingua plicata angeboren, die Lingua lobata aber erworben ist, daß bei der Lingua plicata die Furchen mit normalem Epithel bekleidet sind, während es bei der Lingua lobata Narben sind und schließlich, daß die Furchen bei der Lingua plicata symmetrisch oder fast symmetrisch verlaufen, bei der Lingua lobata aber ganz unregelmäßig dahinziehen. Im Volke findet man vielfach die Ansicht verbreitet, daß Leute mit einer Lingua plicata ein ganz besonders gutes Geschmacksvermögen haben und in der Tat sind sie vielfach gegen Gewürze sehr empfindlich. Ganz treffend, aber ästhetisch nicht sehr feinfühlend hat man diese Anomalie als Lingua scrotalis bezeichnet. Eine Behandlung ist überflüssig und zwecklos.

2. Landkartenzunge (Lingua geographica).

Mit der im vorstehenden beschriebenen Anomalie ist häufig eine weitere, „Landkartenzunge“ genannte Anomalie verbunden, die ebenfalls angeboren zu sein scheint oder schon in früher Jugend auftritt. Aus diesem Grunde sieht man die Veränderung meist bei Kindern, sie nimmt mit zunehmendem Alter an Häufigkeit ab und ist bei Erwachsenen einigermaßen selten, hier bei Frauen noch häufiger wie bei Männern. Man bringt die Lingua geographica — wenigstens bei Kindern — in Beziehung mit der exsudativen Diathese. Es bildet sich zunächst ein weißer Fleck, der

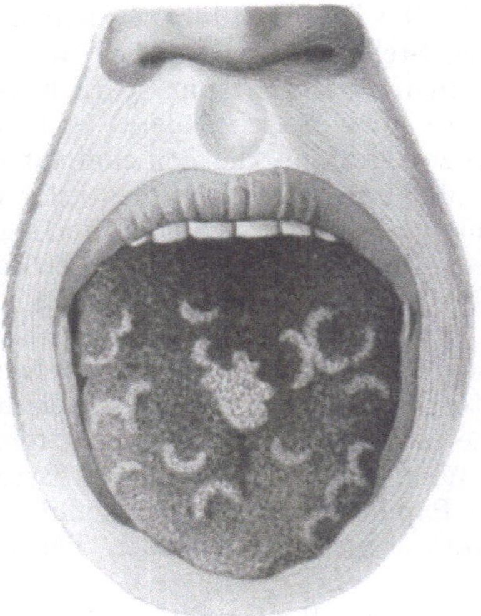

Abb. 98a. Lingua geographica.

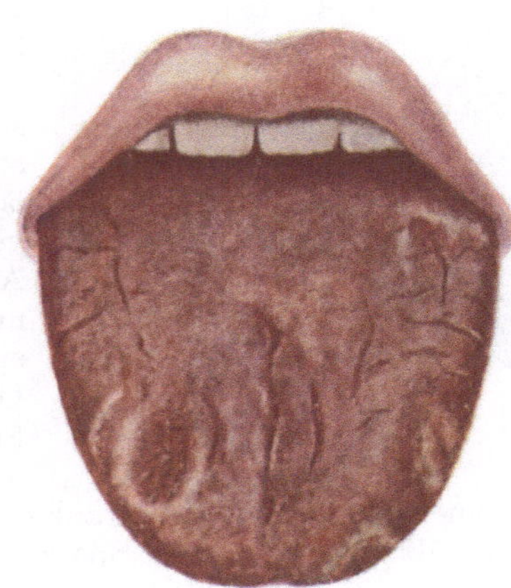

Abb. 99. Lingua geographica und plicata. (Nach Williger.)

an der einen Seite und in der Mitte abheilt und einen weißen bogenförmigen Rand entstehen läßt, der als Wanderring (Annulus migrans) sich weiter ausbreitet. Durch das Konfluieren solcher Ringe entstehen guirlandenähnliche Bilder. Der Wanderring erhebt sich ein wenig über das Niveau der normalen Schleimhaut, er hat eine weiße Farbe, die scharf gegen das Rot der Umgebung abgesetzt ist. Da wo der Prozeß abgeheilt ist, bleibt die Farbe noch einige Zeit ein wenig röter und das Niveau ist etwas eingesunken, hier ist die Grenze besonders deutlich (Abb. 98a u. 99). Diese Ringe entstehen und verschwinden unbemerkt und erscheinen an anderen Orten wieder. Wenn sie sich mehrfach vorfinden und besonders, wenn sie mit der Faltenzunge vergesellschaftet sind, kann die Zunge so buntscheckig aussehen, wie weiland die Karte des heiligen römischen Reiches. Daher rührt auch der Name (Abb. 99). Das Bild wird besonders auffällig, wenn sich noch eine Stomatitis hinzugesellt. Es handelt sich bei der Lingua geographica um verbreiterte Papillae filiformes mit verdicktem und vermehrtem Epithel. Dadurch kommt die weiße Farbe zustande, und nach dem Verschwinden der verdickten Epithelringe treten die leicht geröteten, ein wenig entzündeten Papillen hervor.

Subjektiv haben die Befallenen über nichts zu klagen, meist ist ihnen die Veränderung unbekannt, nur hört man — beim gleichzeitigen Vorhandensein der Lingua plicata —, daß eine Empfindlichkeit gegen Gewürze besteht.

Man hat die Landkartenzunge früher mit der Tuberkulose und Lues zusammengebracht, doch mit Unrecht, wieweit aber hereditäre und neuropathische Momente eine Rolle spielen, steht noch dahin. Eine Verwechselung mit luischen Plaques scheint öfters vorgekommen zu sein, doch ist differentialdiagnostisch zu bemerken, daß die Lingua geographica nicht auf eine Stelle der Zunge beschränkt ist, und daß sich das Bild der Lingua geographica fast von Tag zu Tag ändert, die luischen Veränderungen aber stationär sind.

Die Prognose ist gut, eine lokale Behandlung ist überflüssig und zwecklos.

3. Atrophie der Schleimhaut der Zungenoberfläche (glatte Zunge).

Bei älteren Personen, namentlich weiblichen Geschlechts, findet man zuweilen die Schleimhaut auf der Zungenoberfläche zum Teil oder vollkommen glatt (Abb. 100). Die Papillae filiformes fehlen an den glatten Stellen häufig gänzlich und die Papillae fungiformes sind nur spärlich vorhanden. An den Seitenrändern und der Zungenspitze ist dann die Schleimhaut oft so dünn, daß sie ganz pergamentartig erscheint und sich in ganz kleine Falten legen läßt. Diesem Endstadium geht oft ein Stadium voraus, bei dem man schon deutlich die Atrophie der Papillae filiformes sehen kann und wo die Papillae fungiformes als leicht entzündete, gerötete Pünktchen in der blassen Oberfläche leicht erkennbar zutage treten. Schon in diesem Stadium — vielleicht zweckmäßig als Papillenentzündung, Papillitis zu bezeichnen — klagen die Kranken über starkes Brennen, besonders bei dem Genuß salziger und saurer Speisen.

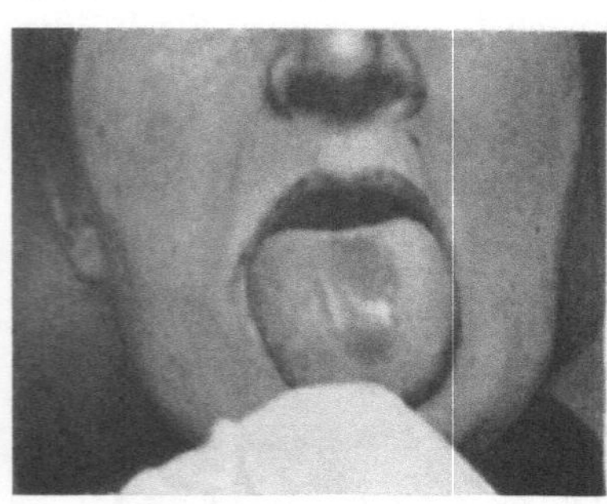

Abb. 100. Glatte Zunge. (Nach Williger.)

Die Ursache dieser Veränderung ist unbekannt. Vielfach handelt es sich um blutarme, schwache Frauen, die vorzeitig gealtert erscheinen. In einem Falle Willigers war anzunehmen, daß eine jahrelang rezidivierende Stomatitis aphthosa die Ursache gewesen war. Auch bei der später zu beschreibenden Möllerschen Glossitis findet man atrophische Stellen, ebenso führt auch eine oberflächliche Glossitis luetica zur Atrophie der Schleimhaut, doch haben beide Krankheiten mit der vorliegenden Veränderung nichts zu tun. Führt die Lues zu einer „glatten Zunge“ (Lingua laevis) so ist diese Veränderung am Zungengrund gelegen, hier aber für Lues pathognomonisch und mit dem vorliegenden Krankheitsbild kaum zu verwechseln. Differentialdiagnostisch kommen diese Krankheiten aber sehr wohl in Betracht, denn in allen Fällen von Zungenschmerzen und Papillenatrophie muß man an Lues und perniziöse Anämie denken.

Eine kausale Therapie ist, da das Wesen der Krankheit unaufgeklärt ist, unbekannt.

Es erscheint undenkbar, daß die verdünnte Schleimhaut ihre frühere Dicke und ihren Papillenbesatz wieder gewinnen könnte. Im Anfangsstadium, wenn noch entzündliche Prozesse vorhanden sind, habe ich in einigen Fällen von Pinselungen mit Carbol-Glycerin (zu gleichen Teilen) vorübergehend Nutzen gesehen, ein Dauererfolg ist damit nicht zu erzielen, ähnliches bringen auch

Spülungen, z. B. mit Kamillentee; alle anderen Medikamente insbesondere Ätzmittel sind, da sie das Leiden nur verschlimmern, zu vermeiden. Neuerdings sind Röntgenstrahlen empfohlen worden. Man muß sich daher besonders bei schweren Fällen damit begnügen, durch Anwendung von Anästhesinpräparaten die Beschwerden bei der Nahrungsaufnahme zu mildern.

Eine sehr gewöhnliche Folge des Leidens ist die Carcinophobie, sowie allerhand neurasthenische Beschwerden, die durch die dauernde Beschäftigung der Kranken mit der veränderten Zunge und der Sorge um die Zukunft entstehen.

4. Die schwarze Haarzunge (Lingua nigra).

Diese seltene und völlig harmlose Affektion wird hervorgerufen durch eine abnorme Verlängerung und Verhornung der Papillae filiformes. An einer umschriebenen Stelle der Zungenoberfläche, gewöhnlich am Zungenrücken, symmetrisch zur Mittellinie angeordnet und die Spitze und die Ränder der Zunge freilassend, findet man die Papillae filiformes bis zu der Länge eines Zentimeters ausgewachsen (Abb. 101), sie liegen wie die Haare eines nassen Felles dicht beieinander und richten sich zum Teil auf, wenn man mit einem Glasspatel von vorne nach hinten streicht. Die Farbe dieser verlängerten Papillen, die in der Tat eine gewisse Ähnlichkeit mit langen Haaren haben, ist meist schwarz, aber auch graue, rote und grüne Töne sind gesehen worden. Ob die dunkle Verfärbung von Speisen herrührt oder ob farbstoffbildende Mukorarten die Ursache sind, ist nicht sicher entschieden. Man hat auch die Ansicht geäußert, daß die Farbe dadurch zustande kommt, daß Blut sich zwischen den verlängerten an sich nicht schwarzen Papillen fängt, und daß der rote Blutfarbstoff infolge von Zusammentreffen mit Schwefelwasserstoff, der sich ja in allen nicht gut gepflegten Mundhöhlen infolge der Zersetzung eiweißhaltiger Nahrung findet, zerfällt, und sich schwarzes Schwefeleisen bildet. Für die Erklärung dieser Veränderung ist es nicht unwichtig, daß es gelungen ist, durch Reizung der Zungenoberfläche, z. B. durch längere Zeit fortgesetztes Pinseln mit Harzlösungen oder durch zu energischen Gebrauch des Wasserstoffsuperoxydes künstlich eine schwarze Haarzunge hervorzurufen. Daher hat man auch das Rauchen, das ja eine Reizung der Schleimhaut zur Folge hat, für diese Veränderung verantwortlich gemacht, vielleicht mit mehr Recht, wie die Lues, die ja für so vieles der Sündenbock sein muß.

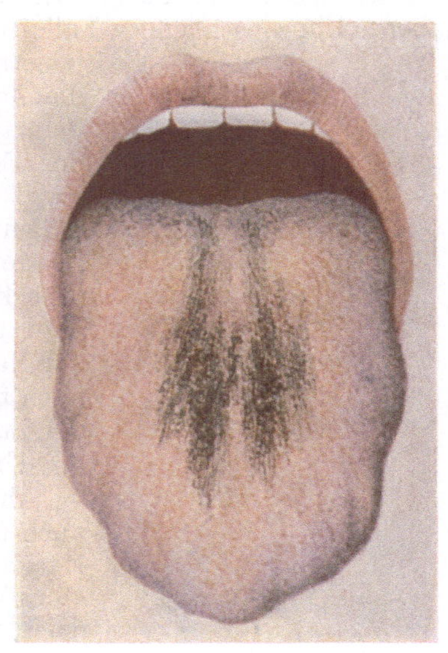

Abb. 101. Lingua nigra. (Nach Moral-Frieboes.)

Die Belästigungen durch die schwaze Haarzunge sind sehr gering, sie wird meist zufällig gefunden. Die Behandlung wird am einfachsten in der Weise vorgenommen, daß man die verlängerten Papillen mit der krummen Schere abschneidet, sie schwinden aber auch schnell, wenn man Spülungen mit Natrium bicarbonicum ausführen läßt, und ebenso, wenn überhaupt keine Therapie einsetzt; allerdings vergeht dann bis zur Heilung eine längere Zeit. Sind irgendwelche Schädlichkeiten anamnestisch feststellbar (Tabak, ungeeignete Mundwässer), so ist für deren Fernhaltung Sorge zu tragen. Rezidive kommen vor.

b) Verletzungen der Zunge.

An den Verbrennungen und Verätzungen der Mundschleimhaut, wie sie in Kapitel I beschrieben worden sind, ist die Zunge selbstverständlich mitbeteiligt. Es kann infolgedessen zu breiter Verwachsung der Zunge mit der Mundbodenschleimhaut kommen. So habe ich im Anschluß an eine Schußverletzung eine breite Verwachsung des Kiefers mit dem Zungenrand gesehen, die die Nahrungsaufnahme aber auch die Sprache beeinträchtigte.

Isolierte Verletzungen der Zunge durch eingedrungene Fremdkörper sind Seltenheiten, gelegentlich sind solche bei Extraktionen mit dem Geißfuß gesehen worden, und da alle Zungenverletzungen immer als ernste Erkrankungen anzusehen sind, deren Prognose man nur mit großer Vorsicht stellen kann, so ist bei Extraktionen unterer Wurzeln immer mit der nötigen Vorsicht vorzugehen, ganz besonders sind die Formen des Geißfußes zu vermeiden, die lange Spitzen haben. Ein einschlägiger Fall ist von Heinemann beschrieben worden. Bei penetrierenden Schußverletzungen des Gesichtes wird die Zunge häufig mitverletzt. Es kann dann eine derartige Schwellung der Zunge eintreten, daß wegen der Erstickungsgefahr der Luftröhrenschnitt nötig wird. Die auf den Kiefer auftreffenden Geschosse reißen Knochensplitter und Zähne mit, wodurch die Zunge stark zerfetzt wird. Die zerrissenen Zungenteile können brandig werden. Tritt Heilung ein, so wird durch den Substanzverlust die Sprache und die Nahrungsaufnahme erschwert. Ein Gleiches gilt auch für die Fälle, wo infolge von Operationen Teile der Zunge verloren gegangen sind oder Adhäsionen am Unterkieferknochen entstanden sind.

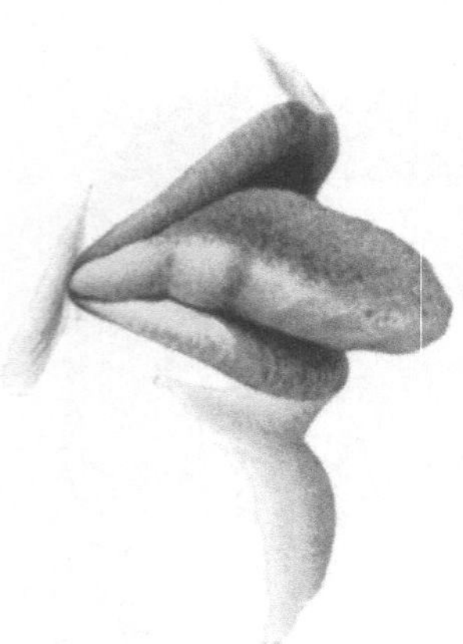

Abb. 101a.
Zungenbiß bei Epilepsie.

Ähnlich wie im Mundboden (s. S. 469) können auch in der Zunge Zahnsplitter oder Zahnersatzteile stecken bleiben. Williger entfernte aus der Zunge eines Verwundeten eine Goldkrone, die fast 3 Monate darin verweilt und zu fistulöser Eiterung Anlaß gegeben hatte. Sehr bemerkenswert ist auch, daß bei Halsdurchschüssen unterhalb der Zunge der N. hypoglossus einseitig und auch doppelseitig verletzt werden kann, es tritt dann eine halbseitige oder doppelseitige Lähmung der Zunge ein (s. a. S. 529). Starke Schwellungen der Zungensubstanz werden durch Insektenstiche verursacht. Beim unvorsichtigen Obstessen geraten manchmal Bienen oder Wespen in den Mund und ihr unliebsamer Stich ruft erhebliche Anschwellungen hervor. Zur Bekämpfung empfiehlt es sich kleine Eisstückchen (sog. Eispillen) im Munde zergehen zu lassen. Vereinzelt sind Fälle beschrieben, in denen größere Fremdkörper (z. B. abgebrochene Pfeifenstücke bei Schlägereien) in die Zunge geraten und sogar viele Jahre darin stecken geblieben sind.

Nichts Ungewöhnliches sind Bißverletzungen, die dadurch entstehen, daß die Zunge zufällig zwischen die Zahnreihen gerät. Diese Verletzungen sind gewöhnlich nur ganz oberflächlich, weil der Biß in die Zunge sehr weh tut. Wenn aber der Betreffende bewußtlos ist, so können die Bisse sehr tief dringen und die Zunge teilweise durchtrennen (Abb. 101a). Dies kommt hauptsächlich im epileptischen Anfall vor. Die durch solche Bisse entstehenden Narben liegen gewöhnlich an den Seitenteilen der Zunge und verlaufen vom Rande nach dem Rücken zu. Es gibt kaum einen an Epilepsie Leidenden, der eine Reihe von Anfällen hinter sich hat und der nicht solche Narben zeigt, ja, man kann sogar bis zu einem gewissen Grade diese Narben differentialdiagnostisch verwenden, wenn es sich darum handelt, zu entscheiden, ob die Krämpfe epileptischer oder hysterischer Natur gewesen sind, denn bei Hysterischen, bei denen das Bewußtsein nicht so weitgehend schwindet, werden solche Narben nie gefunden. Da die Oberfläche der Zunge sehr widerstandsfähig ist, so findet man die Bißspuren gewöhnlich nur an der Unterfläche. Man muß die Zunge hochheben, um sie aufzufinden und ist dann manchmal über die Größe der Verletzung erstaunt. Einen sehr merkwürdigen Fall von Verletzung der Zungenoberfläche sah ich vor Jahren. Im Oberkiefer fand sich zwischen den beiden mittleren Schneidezähnen ein Diastema, in dem sich die Zunge beim Sprechen gefangen hatte, gewaltsam losgerissen, trat eine starke Blutung ein, der später ein Narbenkeloid folgte.

Klaffende Bißwunden werden am besten sofort durch eine Naht geschlossen. Da man die glatte Zunge nur sehr schwer festhalten kann, so zieht man zuerst mit einer gekrümmten Nadel einen starken Seidenfaden durch die Zungenspitze und knüpft sich eine Halteschlinge. Wenn man daran die Zunge festhalten läßt, ist es leicht, die nötigen Nähte an der Wunde anzulegen. In der Nachbehandlung sind Spülungen und Auswaschungen mit dünner Wasserstoffsuperoxydlösung zu benutzen. Hier müssen auch die Verletzungen und besonders die Quetschungen der Zunge genannt werden, die bei dem Vorziehen der Zunge bei der Narkose unvermeidlich sind. Die glatten Wunden, wie sie etwa durch das Durchziehen eines Fadens gegeben sind, machen viel weniger Erscheinungen und heilen viel leichter, wie die Quetschungen, welche die sog. Zungenzange verursacht. Gewöhnlich sieht man bald nach dem Eingriff Suggillationen, welche dem Kranken Schmerzen machen und die Beweglichkeit der Zunge beeinträchtigen, sich aber schnell zurückbilden.

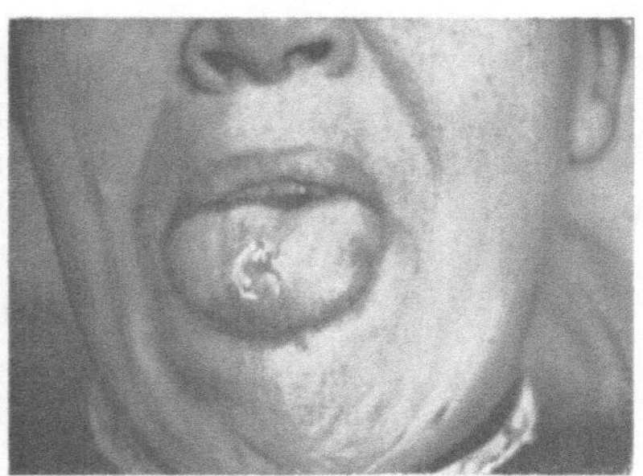

Abb. 102. Ulcus linguae traumaticum. (Nach Williger.)

Relativ häufig kommen an der Zunge Dekubitalgeschwüre vor, meist an den Zungenrändern, welche durch die scharfen Kanten einer cariösen Zahnhöhle, auch durch abgebrochene Prothesenklammern u. dgl. verursacht und unterhalten werden. Dieses Ulcus traumaticum linguae macht gewöhnlich starke Schmerzen bei den Zungenbewegungen (Abb. 102) und unterscheidet sich darin ganz wesentlich von den luischen Geschwüren, die die Kranken nur relativ wenig stören. Die Diagnose des traumatischen Geschwüres ist nicht immer ganz leicht, denn tuberkulöse und krebsige Geschwüre, weniger häufig luische Geschwüre, können unter diesem Bilde erscheinen.

Zweifelsfreie Beobachtungen haben wiederholt ergeben, daß Krebse an der Zunge dort entstanden sind, wo sich die Zunge dauernd an scharfen Zahnkanten rieb. Wahrscheinlich liegen die Dinge so, daß es eben deshalb, weil ein Carcinom sich entwickelte, so leicht zur Bildung eines carcinomatösen Geschwürs durch mechanische Beeinflussung kommt. Durch Scheuern der an sich gesunden Zunge an Zahnkanten u. dgl. kann immer nur ein Ulcus traumaticum, nicht aber ein Ulcus carcinomatosum entstehen. Wo sich ein solches entwickelt, ist das Geschwür auf einem bereits veränderten Boden entstanden. Die differentialdiagnostischen Schwierigkeiten sind daher manchmal sehr groß. Im allgemeinen kann man aber folgendes als sicher annehmen: Ein normal gebildeter und unversehrter Zahn kann niemals an einer normalen Zunge ein traumatisches Geschwür verursachen, außer wenn sich der Patient in die Zunge gebissen hat. Das weiß der Patient aber anzugeben. Sind scharfe Ränder an kranken Zähnen vorhanden, so brauchen sie nicht der kranken Zungenstelle gegenüber zu liegen. Denn die Zunge kommt bei ihren vielfachen Bewegungen mit der Innenfläche aller Zähne in Berührung. Läßt man bei geöffnetem Munde die Zunge bewegen, namentlich vorstrecken, so wird man sich darüber Klarheit verschaffen können, ob ein in der Molarengegend liegendes Geschwür von der Wurzel eines Eckzahnes oder eines Bicuspidaten herrühren kann. Wird die vermutliche Ursache beseitigt, so muß das Geschwür bei einfachen Mundspülungen schnell seinen Charakter ändern und in Heilung übergehen. Man wolle sich aber vor Ätzungen hüten. Sie sind ganz überflüssig, ja sie können sogar schädlich werden. Tritt keine Spontanheilung nach Beseitigung der scheinbaren Ursache ein, so ist das Geschwür unter allen Umständen verdächtig und man wird gut tun, zu einer Probeexcision zu schreiten. Kleine Geschwüre am Seitenrand der Zunge schneidet man zu diesem Zweck am besten keilförmig aus und schließt den Defekt durch eine Naht. Die histologische Untersuchung muß dann die Gewißheit geben.

Durch falsche Dosierung von Röntgenstrahlen kann es zu erythematösen Veränderungen, auch zu Gefäßschädigungen der Zunge kommen.

Oberflächliche erosionsartige Geschwüre an der Zunge treten bei perniziöser Anämie auf und können sogar ein Anfangssymptom darstellen (s. S. 560).

c) Entzündungen der Zunge.

1. Akute Entzündungen der Zunge.

Sie werden je nach ihrem Sitz in oberflächliche und tiefe Entzündungen unterschieden. Die oberflächlichen werden sehr wahrscheinlich durch kleine Verletzungen oder durch das Eindringen von Fremdkörpern (Insektenstiche, Holzstückchen u. dgl.) verursacht. Sie liegen in oder dicht unter der Schleimhaut und führen unter mehr oder minder großer Schwellung der Zunge rasch zu oberflächlichen Abscessen, die sich durch ihre gelbliche Farbe und Fluktuationsgefühl verraten. Nach Spaltung heilen sie schnell aus. Zu den oberflächlichen Entzündungen der Zunge mit fast durchgehends guter Prognose gehören auch die Veränderungen bei den akuten exanthematischen Erkrankungen, wie Scarlatina usw.

Wesentlich unangenehmer, zuweilen sogar lebensgefährlich sind die tiefen oder parenchymatösen Entzündungen der Zunge. Sie schließen sich an schwere Infektionskrankheiten, z. B. Typhus oder auch an tiefe Verletzungen an und sind prognostisch ungünstig. Zuweilen entstehen sie ohne erkennbare Ursache. Liegen sie in der Tiefe der Zungenbasis, so kann der Tod infolge von Glottisödem rasch eintreten.

Die Erkrankung beginnt oft plötzlich, auch mit einem Schüttelfrost. Unter bedeutenden Schmerzen schwillt die Zunge so stark an, daß sie im Munde nicht mehr Platz hat, sie quillt zwischen den Zähnen hervor, scheuert sich an diesen, wird hier wund, ja es kann der aus dem Munde hervorsehende Teil infolge des Druckes der Zähne brandig werden. Das Schlucken und Sprechen wird durch die Schwellung sehr erschwert, auch ist die Atmung beeinträchtigt.

Diese starke Zungenschwellung kann sich nach 1—2 Wochen von selbst zurückbilden. Oft aber kommt es zur Bildung eines Eiterherdes, der sich allmählich nach der Oberfläche hin entwickelt und schließlich spontan in die Mundhöhle perforiert, worauf der Prozeß ausheilt. Steht der Absceß dicht vor der Perforation, so soll Fluktuation feststellbar sein, doch ist dies Zeichen einmal des beschränkten Raumes und der Schmerzhaftigkeit halber, dann aber auch wegen der diffusen Schwellung und des Ausweichens des Organes sehr schwer feststellbar. Tiefliegende Eiterherde sind sehr schwer ausfindig zu machen und können durch Senkung in das Halszellgewebe dem Leben des Patienten ein Ende machen.

Im Anfang wird man durch peinliches Sauberhalten des Mundes und reichliche Anwendung von Eispillen die Entzündung zu bekämpfen suchen. Kommt es zur Eiteransammlung, so muß sie durch einen breiten Schnitt entleert werden, wobei man am besten von außen präparatorisch vorgeht, denn die Eröffnung des Abscesses vom Munde her birgt wegen der Tiefe des Abscesses die Gefahr bedeutender Blutung und wegen der infolge der Schwellung ungenügenden Schluckmöglichkeit die Gefahr der Schluckpneumonie in sich. Selbst wenn man nicht auf Eiter kommt, so bringt die Entlastung doch Besserung. Ist der Sitz eines tiefen Abscesses nicht mit Sicherheit festzustellen, so kann man versuchen, durch Punktion mit dicken Hohlnadeln sich Klarheit zu verschaffen. Von verschiedenen Seiten sind tiefe Stichelungen der Zungensubstanz empfohlen worden. Die dabei eintretende Blutentziehung kann eine Abschwellung der Zunge herbeiführen, unter Umständen kann man dabei auch den tiefen Herd treffen.

Schwere Zungenentzündungen sind immer so gefährlich, daß die Patienten unter allen Umständen in ein Krankenhaus aufgenommen werden müssen. Von diesen entzündlich bedingten Schwellungen der Zunge ist die durch das „Quinckesche Ödem" bedingte Volumenvermehrung zu trennen, über diese Affektion s. S. 531.

2. Tuberkulose der Zunge.

Die primäre Tuberkulose der Zunge ist selten, sekundär — besonders nach Tuberkulose der Lungen — wird sie am Rande und an der Unterseite gefunden, sie erscheint in Form flacher, blasser, bläulich verfärbter mit unterminierten Rändern versehener Geschwüre, deren Erkennung im allgemeinen keine Schwierigkeit macht. Im übrigen siehe Kapitel IV (s. Abb. 64a). Entzündungen auf der Basis des Rotzes, der Maul- und Klauenseuche, des Milzbranderregers und andere Formen kommen wohl kaum in die Hand des Zahnarztes und sollen daher nur dem Namen nach genannt werden.

3. Aktinomykose der Zunge.

Über die Aktinomykose der Kiefer und ihrer Umgebung ist in Abschnitt 19 das Nötige gesagt.

Für die Zungenaktinomykose ist das Eindringen des Erregers durch tiefzerstörte Zähne bisher noch nicht nachgewiesen worden. Man muß daher annehmen, daß der Actinomyces durch kleine Verletzungen einverleibt wird, wie sie beim Kauen von Stroh- oder Heuhalmen oder Getreidekörnern an der Zunge entstehen. Boström hat einen Fall beschrieben, in dem eine Getreidegranne in den Mundboden eingedrungen war und einen aktinomykotischen Tumor veranlaßt hatte. Im mikroskopischen Schnitt sah man die Granne dicht mit den typischen Drusen besetzt. Williger erwähnt einen Fall, in dem ein Mann, der gewohnheitsgemäß Strohhalme kaute, zwei aktinomykotische Zungenabscesse bekam. Klinisch kann man ebenso wie bei der Aktinomykose der Wangen und Halsweichteile auch bei der primären Zungenaktinomykose zwei Formen unterscheiden. Einmal bilden sich umschriebene derbe Knoten, welche erweichen und in ihrem Inhalte die charakteristischen Drusen zeigen. Im anderen Falle tritt mehr die derbe Schwielenbildung in den Vordergrund. Langsam weiterkriechend ergreift sie größere Abschnitte und macht die Zunge unbeweglich. Auch hier kommt es an einzelnen Stellen zur Erweichung. Tritt ein spontanes Aufbrechen ein, so bilden sich fistulöse Geschwüre, aus denen sich die Pilzdrusen entleeren. Die Beschwerden sind anfänglich nicht erheblich, hernach aber leiden die Kranken infolge der durch die Schrumpfung bedingten Bewegungsbeeinträchtigung bezüglich der Sprache und Ernährung.

Therapeutisch müssen die Herde, wenn sie klein sind, exstirpiert werden. Bei größeren Tumoren verfährt man ebenso wie bei der Aktinomykose der Gesichtsweichteile. Man spaltet die erweichten Herde, löffelt sie gründlich aus und tamponiert, wenn angängig mit Jodoformgaze. Reichliche Jodkaligaben scheinen die Erweichung der Herde zu beschleunigen.

Nach Melchior hat sich bei jeder Form von Aktinomykose eine kombinierte Behandlung mit Röntgenstrahlen und reichlichen Jodkaligaben sehr wirksam gezeigt. Die chirurgischen Eingriffe beschränken sich dann auf die Spaltung oberflächlicher Abscesse.

4. Papillitis linguae.

Hier ist auch jener Veränderung Erwähnung zu tun, die man als Papillitis bezeichnet und die dadurch charakterisiert ist, daß die Papillae fungiformes geschwollen sind. Dies findet sich besonders im vorderen Teile der Zunge ganz speziell an der Spitze, weniger häufig an den Seitenteilen. Die Kranken klagen über ein Brennen und eine meist nicht unbedeutende Schmerzhaftigkeit, die beim Essen und beim Sprechen zunimmt. Dies kann so weit gehen, daß die Kranken die Nahrung verweigern. Besonders Gewürze und auch Alkohol machen Beschwerden. Im Gegensatz zu diesen Klagen sind die Befunde sehr dürftig, denn man sieht außer einer leichten Schwellung und Rötung einzelner Papillen nichts an der Zunge, ganz im besonderen sind keine Geschwüre zu finden. Die Erkrankung ist harmlos, wenn sie nicht der Vorläufer einer perniziösen Anämie ist, die oft in der gleichen Weise beginnt. Daher ist in allen solchen Fällen das Blut genau zu untersuchen. Ist eine solche Krankheit aber auszuschließen, so kann man dadurch helfen, daß man die geschwollenen und vergrößerten Papillen mit Carbol-Glycerin (Acid. carbolicum liquef., Glycerini āā) tuschiert. Der Erfolg tritt meist sofort ein, hält aber nicht an, daher sind die Tuschierungen zu wiederholen. Da das Leiden lange dauert — mitunter sieht man eine Selbstheilung nach einigen Jahren — so werden die Kranken leicht von der Krebsfurcht befallen, ein Grund dazu liegt aber nicht vor. (S. a. Nervenkrankheiten der Zunge S. 529ff.)

d) Geschwülste der Zunge.

1. Gutartige Geschwülste.

α) Fibrome.

Die Fibrome der Zunge sitzen entweder als kleine, höchstens mandelgroße Tumoren oberflächlich auf der Schleimhaut oder sie entspringen in der Tiefe aus dem zwischen der Zungenmuskulatur liegenden Bindegewebe, sie liegen dann als derbe, gut abgrenzbare Geschwülste in der Zungensubstanz. Die aus der Tiefe kommenden erscheinen breitbasig, die oberflächlichen oft gestielt, letzteres besonders, wenn sie am Zungenrande liegen. Sie machen keine Beschwerden und neigen nicht zum Zerfall. Auch ist ihr Wachstum sehr langsam, was sie von den Gummigeschwülsten und von den bösartigen Tumoren unterscheidet. Differentialdiagnostisch sind sie abzugrenzen gegen die Lipome, die aber viel seltener sind, sich zudem weicher anfühlen, besonders aber gegen das Narbenkeloid, gegen das, wenn die Anamnese versagt, die Grenze mitunter unmöglich ist, ferner gegen die malignen Tumoren, die aber schneller wachsen und zum Zerfall neigen, auch schon früh die Beweglichkeit der Zunge beeinträchtigen, was die benignen Tumoren nie tun und schließlich gegen das Gumma, das aber auch die Tendenz zum Zerfall zeigt und viel größer ist wie das Fibrom.

Unter lokaler Anästhesie lassen sich die Fibrome leicht beseitigen (Abb. 103).

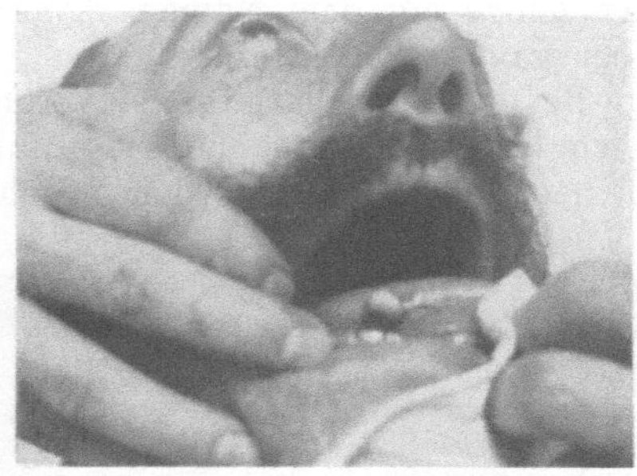

Abb. 103. Fibrom an der Zunge. (Nach Williger.)

β) Lipome.

Die Lipome der Zunge — an sich ziemlich seltene Tumoren — befinden sich gewöhnlich in der Zungenspitze (Abb. 104). Sie entspringen in der Tiefe, wölben in langsamem Wachstum die Schleimhaut vor und verdünnen sie gleichzeitig, so daß sie in feine Falten gelegt werden kann. Der gelbliche Inhalt schimmert durch die dünne Schleimhaut durch, Zungenpapillen sind über dem Tumor nicht vorhanden. Beim Betasten kann man das Fett als halbweiche Masse durchfühlen, auch ist mitunter eine Lappenbildung nachweisbar. Da die Lipome gar keine Beschwerden machen, so können sie ziemlich groß werden und schließlich gestielt erscheinen. Ihre Entfernung unter lokaler Anästhesie ist sehr einfach, weil sie sich gewöhnlich leicht aus ihrem Lager ausschälen lassen.

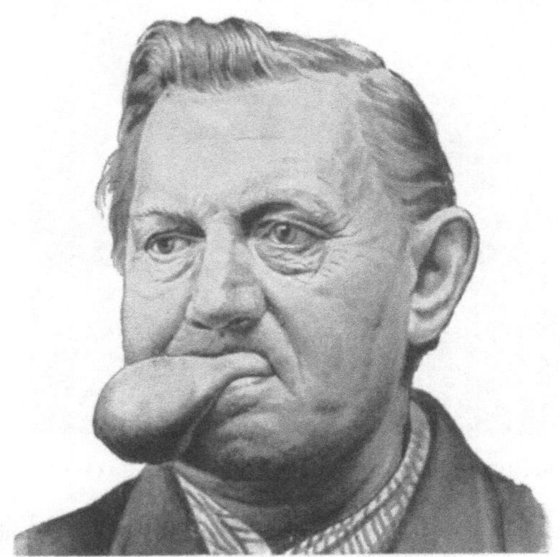

Abb. 104. Lipom der Zunge. (Nach v. Bergmann-Güttner.)

γ) Fibroepitheliome (Papillome).

Ähnlich wie an den Lippen kommen auch an der Zunge warzige Veränderungen vor, die zwar an sich gutartigen Charakter haben, bei denen aber die Möglichkeit einer Veränderung in das Bösartige ungemein nahe liegt. Sie können sich auch an ihrer Oberfläche geschwürig verändern, haben aber nicht die Neigung in die Tiefe zu wuchern, so daß die Zungensubstanz freibleibt. Dies ist der wesentliche Unterschied gegen das Carcinom. Partsch hat zwei Fälle beschrieben, in denen die Affektion auf dem Boden von leukoplakischen Veränderungen entstanden war, ein großer Teil der Zungenoberfläche war von hornartigen, unregelmäßigen höckerigen Erhabenheiten eingenommen (Abb. 105). Das Bild erinnerte etwas an den hinteren stark verhornten Teil einer Rinderzungenoberfläche. Äußere Schädlichkeiten wie starkes Rauchen hat man für die Bildung verantwortlich gemacht.

Die Beschwerden sind unbedeutend und daher mag es wohl auch kommen, daß die Neubildung eine relativ große Ausdehnung gewinnen kann, ehe sie den Patienten auffällig wird, ganz im besonderen ist die Beweglichkeit der Zunge nicht beeinträchtigt, was zugleich differentialdiagnostisch gegenüber dem Carcinom wichtig ist.

Unter lokaler Anästhesie lassen sich die Tumoren durch Abschälen der Zungenoberfläche beseitigen, größere dabei entstehende Wunden werden durch Naht geschlossen.

δ) Makroglossie.

Allgemein pflegt man alle diffusen, langsam entstehenden Vergrößerungen der Zunge mit dem Namen Makroglossie zu belegen, die Ursachen können aber ganz verschieden sein.

Bei der unter dem Namen Akromegalie bekannten Krankheit, deren Ursache nach heutiger Auffassung in krankhaften Veränderungen der Hypophyse zu suchen ist, tritt außer der gewöhnlichen Volumenzunahme der Hände und Füße, auch der Nase, zuweilen auch eine Vergrößerung des Unterkiefers und der Zunge ein.

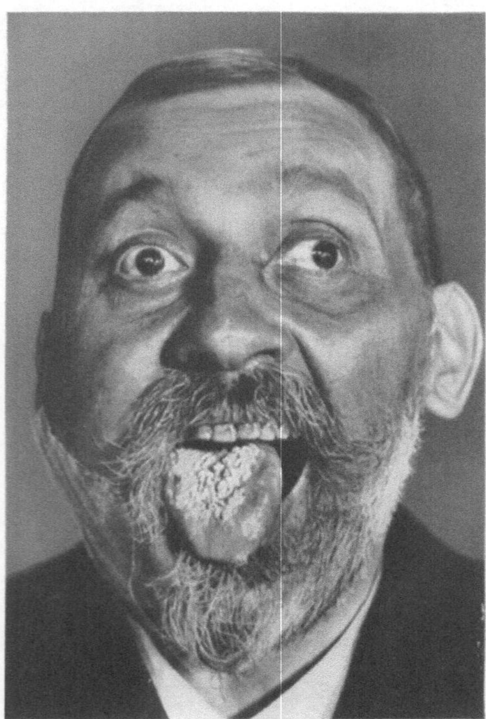

Abb. 105. Epitheliom der Zunge. (Nach Partsch.)

Eine weitere Form von Makroglossie wird erzeugt einmal durch echte Zunahme der Muskelsubstanz (muskuläre Makroglossie) und zweitens durch das diffuse Lymphangiom (Abb. 106). Dieser zweite Zustand entspricht der an der Lippe als Makrocheilie bekannten Affektion ganz genau. Die krankhaften Zungenvergrößerungen haben insofern ein großes zahnärztliches Interesse, als durch den ständigen Druck des vergrößerten Organes der Unterkieferbogen erweitert und die Zähne aus ihrer Stellung gedrängt werden, was so weit gehen kann, daß sie statt senkrecht horizontal stehen, daß sie also nach außen umgelegt sind. Die Okklusion geht schließlich ganz verloren. Die durch Muskelvermehrung vergrößerte Zunge läßt sich durch Kompression nicht verändern, wohl soll das aber, wenn auch in geringerem Ausmaße beim Lymphangiom der Fall sein.

Diese beiden Formen der Makroglossie sollen angeboren sein, doch habe ich einen Fall gesehen, wo nach einer subcorticalen Lähmung langsam eine Vergrößerung der Zunge und der Lippen einsetzte mit sekundärer Wirkung auf die Zähne. Die muskuläre Form der Makroglossie ist selten, das Lymphangiom dagegen etwas häufiger. Bei dieser Form sind die Lymphspalten in der ganzen Zungensubstanz samt und sonders erweitert und sind auch vermehrt, wodurch die Oberfläche der verdickten Zunge ein höckeriges Aussehen erhält. Da wegen der Größe der Zunge der Mund offen gehalten werden muß, so vermehrt sich auch das Epithel und trocknet aus. Bißverletzungen kommen leicht vor. Nicht selten stellen sich Entzündungen ein. Dabei kann die Zunge ganz oder in einzelnen Abschnitten noch mehr anschwellen und Erstickungserscheinungen veranlassen.

Seltener sind die Lymphangiome in Knotenform, welche oberflächlich sitzen und durch kleine Bläschen eine warzige Oberfläche darbieten. Diese „Lymphcysten" lassen sich durch Exstirpation beseitigen (s. a. Abb. 106 a).

Bei der diffusen lymphangiomatösen Zungenverdickung kommen nur chirurgische Eingriffe in Frage. Mit günstigem Erfolg ist die doppelseitige Unterbindung der Arteria lingualis ausgeführt worden. Gewöhnlich werden verschiedene Stücke durch Keilexcision entfernt, bis eine genügende Verkleinerung der Zunge herbeigeführt ist. Zu bemerken ist dabei, daß sich die sekundären Veränderungen am Unterkiefer nach gelungener Verkleinerung der Zunge wieder zurückbilden können (Schendel).

ε) Blutgefäßgeschwülste.

Zuweilen findet man an der Unterfläche der Zunge und auch an den Seitenrändern, seltener an der Spitze, erbsengroße, scharf umschriebene Geschwülste,

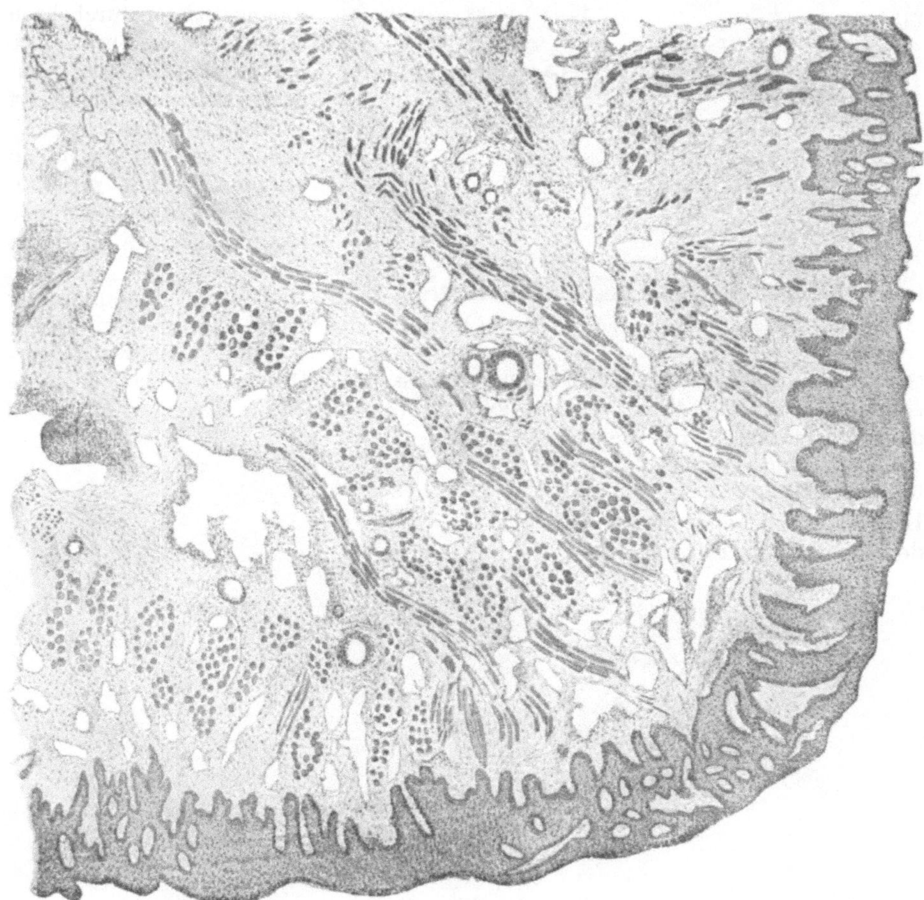

Abb. 106. Makroglossie (Lymphangiom). (Nach Partsch.)

deren dunkelblauer Inhalt durch die dünne bedeckende Schleimhaut hindurchschimmert. Auf den ersten Blick sind sie als Varicen zu erkennen. Beschwerden bestehen, wenn die Bildung nicht allzu groß ist, nicht, gelegentlich kann die eine Zungenseite dadurch vergrößert sein. Durch Aufscheuern an scharfen Zahnkanten oder durch Bißverletzungen können diese Varicen zu starken Blutungen Veranlassung geben. Durch Exstirpation und Naht lassen sie sich beseitigen.

Ähnlich wie an den Lippen und an der Wangenschleimhaut kommen auch an der Zunge isolierte Hämangiome vor, die an ihrer meist runden oder etwas länglichen Gestalt, ihrer weichen Beschaffenheit und ihrer blauen Farbe in der Regel leicht kenntlich sind (Abb. 106 b). Mitunter sieht man sie in Gesellschaft von kavernösen Hämangiomen des Gesichtes, die dann meist embryonalen Ursprung haben oder sich doch bald nach der Geburt entwickeln (s. Abbildung 107). Auch sie sind gewöhnlich sehr leicht zu diagnostizieren durch ihren lappigen Bau und ihre blaue Farbe. Meist handelt es sich um wenig scharf abgesetzte blau erscheinende Tumoren, die nur in seltenen Fällen pilzartig aus der Substanz der Zunge heraussehen und deren Verletzung zu heftigen Blutungen Veranlassung geben kann. Bei Druck auf die Geschwulst verschwindet ihr Inhalt und kehrt beim Nachlassen des Druckes wieder. Kleinere Angiome lassen sich durch Exstirpation und Naht entfernen. Große Geschwülste dagegen, besonders die, die sich von dem Zungengrund oder dem weichen Gaumen bis zu den Lippen erstrecken, bieten für den operativen Eingriff wegen der enormen Blutungsgefahr oft unüberwindliche Schwierigkeiten. Insbesondere wenn Arterien in den Tumor münden, was zuweilen vorkommt, ist die Gefahr der Verblutung bei der Operation ungemein groß. Man muß sich daher vielfach

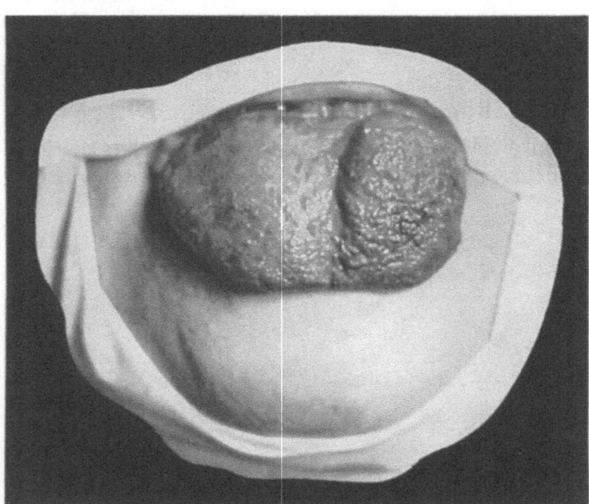

Abb. 106a. Lymphangiom der Zunge. (Nach Clairmont.)

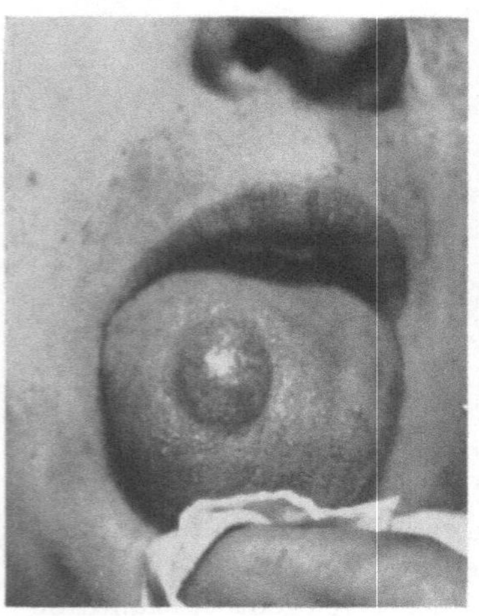

Abb. 106b. Hämangiom der Zunge.

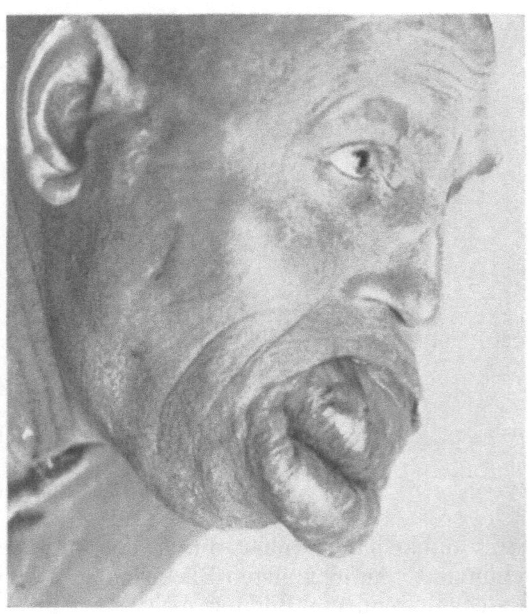

Abb. 107. Hämangiom der Lippe und Zunge, prall gefüllt bei Tieflagerung des Kopfes. (Nach Sonntag.)

mit unvollständigen Operationen begnügen, die man mit dem Paquelinschen Thermokauter ausführt. Bei dieser Methode sind die Resultate oft ganz gute. Auch die Spickung mit Magnesiumpfeilen (nach Payr) kommt hier in Betracht. Von seltenen gutartigen Zungentumoren sind noch die Neurome, die Endotheliome und die Zungenstruma zu nennen.

2. Bösartige Zungengeschwülste.

α) Das Sarkom der Zunge ist selten. Im Gegensatz zum Krebs gehören die Kranken meist dem jugendlichen Alter an und der Prozentsatz der männlichen und weiblichen Individuen ist annähernd gleich. Es entwickelt sich entweder submukös oder es wächst aus den bindegewebigen Septen der Muskulatur heraus. Das Sarkom des Zungengrundes, das ganz diffus wächst und nur schwer abgrenzbar ist, dringt leicht in die Gaumenbögen ein und führt zur Verengerung des Schlundes. Das Wachstum ist auffallend schnell, während die Beschwerden sehr gering sind. Schmerzen treten erst in späteren Stadien auf, wenn die Oberfläche geschwürig zerfällt. Auch die Lymphdrüsenbeteiligung macht sich erst spät bemerkbar.

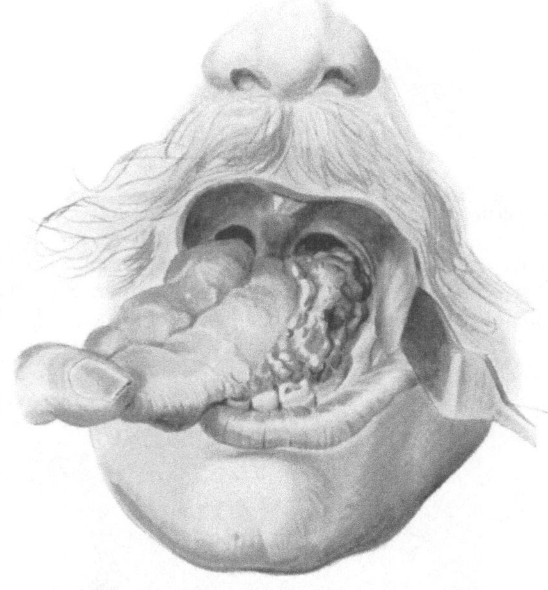

Abb. 107a. Ausgedehntes Carcinom am Seitenrand der Zunge weit nach hinten reichend, die Zunge fixierend. (Nach Clairmont.)

Differentialdiagnostisch kommen die Fibrome in Betracht, deren Wachstum aber sehr langsam vor sich geht und die Zungengummata, so daß das Anstellen der Wa. R. in jedem Falle zu empfehlen ist.

Als Therapie kommt in erster Linie die Operation in Frage, doch kann man, da die Sarkome des Mundes im allgemeinen auf Röntgenstrahlen gut ansprechen, auch diese Therapie heranziehen. Die Prognose ist nicht allzu ungünstig.

β) Das Carcinom. Das Zungencarcinom gilt mit Recht als außerordentlich gefährlich. Selbst bei frühzeitiger Operation sind die Chancen nicht sehr günstig. Die durchschnittliche Dauer der Erkrankung bis zum Tode beträgt nur 1 Jahr.

Männer werden häufiger befallen als Frauen. Eine ganz bedeutende Rolle in der Ätiologie spielt die Leukoplakie, die ja bei tabakrauchenden Männern ziemlich häufig vorkommt. Sobald die leukoplakischen Veränderungen anfangen zu bröckeln, wenn Blutungen aus dieser Stelle entstehen oder sich ein kleines Geschwür entwickelt, ist in der Regel die carcinomatöse Umwandlung bereits voll im Gang. Daher sollen alle Leukoplakien dauernd unter Kontrolle gehalten werden. Es ist aber auch beobachtet worden, daß der Krebs gerade an einer Zungenstelle entstand, die frei von leukoplakischen Flecken war.

Der Lieblingssitz ist der Seitenrand der Zunge, besonders in seinen hinteren Abschnitten (Abb. 107a) und da hier die Interstitien ziemlich lose sind und

Beschwerden nicht allzu früh auftreten oder auf andere harmlose Ursachen bezogen werden, so kann schon ein relativ großes Geschwür vorhanden sein, ehe der Kranke Hilfe nachsucht. Mitunter führt den Kranken nicht das Carcinom der Zunge zum Arzt, das er gar nicht bemerkt hat, sondern die Drüsenmetastasen am Halse, die relativ früh auftreten und bedeutenden Umfang annehmen können. Daher soll man bei allen Drüsen am Halse (auch bei doppelseitigen) in jedem Falle auch den Zungengrund untersuchen, und zwar, da das Carcinom sehr

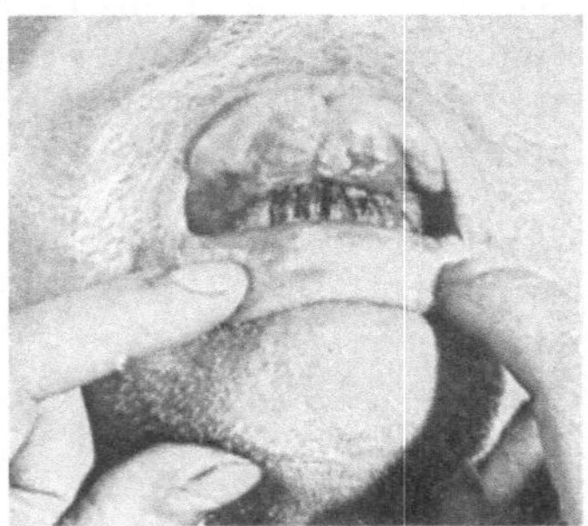

Abb. 108. Carcinom an der Unterfläche der Zunge. (Aus dem Handbuch der praktischen Chirurgie.)

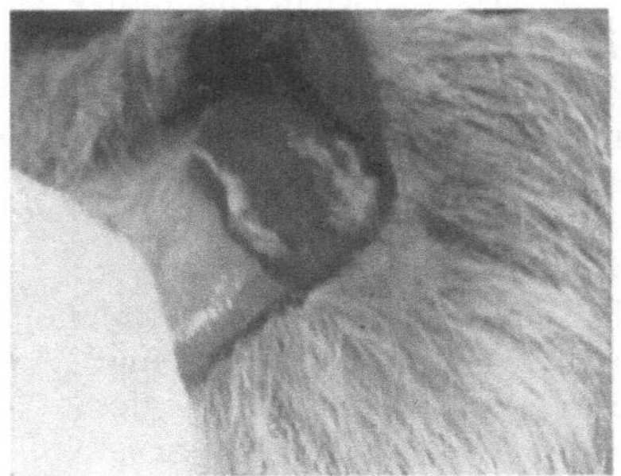

Abb. 109. Zungencarcinom. (Nach Williger.)

klein sein kann und sich leicht dem Auge entzieht, besonders wenn es in der Vallecula neben dem Kehldeckel seinen Sitz hat, sowohl mit dem Kehlkopfspiegel wie auch digital. Sehr oft beginnt das Leiden mit einem harten Knötchen, das bald geschwürig zerfällt. Zuweilen scheint es, als ob das Reiben an einer scharfen Zahnkante den geschwürigen Zerfall bewirkt hätte (Abb. 108). Ohne Frage ist das Carcinomgewebe gegen mechanische Verletzung viel empfindlicher als die gesunde Schleimhaut und zerfällt daher leichter. Es gibt aber auch Fälle, in denen der ulcerierte Tumor pilzartig auf der Oberfläche sitzt (Abb. 109) und andererseits wieder Fälle, in denen ein Teil der Zungensubstanz in eine derbe, starre Masse verwandelt ist, in deren Rand sich die Zähne abdrücken ohne eine Ulceration zu verursachen (Abb. 110). Schon zu Anfang haben die Patienten starke Schmerzen, die spontan auftreten und nach dem Mundboden und nach dem Ohr ausstrahlen. Dieses Symptom muß als besonders charakteristisch bezeichnet werden, weil es schon vor dem ulcerösen Zerfall auftritt, doch habe ich auch Fälle gesehen, die ganz ohne Schmerzen verlaufen sind. Im weiteren Verlauf macht sich das rapide Wachstum der Geschwulst bemerkbar. Sehr rasch wird der Mundboden und beim Sitz des Krebses im hinteren Abschnitt der Zunge auch der benachbarte Gaumenpfeiler und die Schleimhaut des Rachens ergriffen, alles wird in eine starre, harte, unnachgiebige Masse verwandelt, so daß die Zunge kaum noch bewegt werden kann und die Sprache und Nahrungsaufnahme sehr erschwert ist. In dem Maße

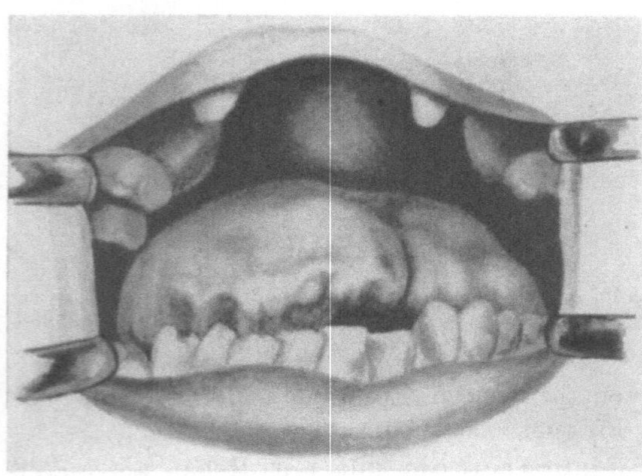

Abb. 110. Zungencarcinom. (Nach Williger.)

wie der Tumor zerfällt, entsteht ein den Kranken und seine Umgebung sehr belästigender Foetor ex ore und ein unangenehmer Speichelfluß.

Weiter ist auffällig die frühzeitige Beteiligung der Lymphdrüsen, und zwar je nach dem Sitz des Tumors der submaxillaren oder der Halsdrüsen. Vom Gaumen aus pflanzt sich die Erkrankung nach den Lymphdrüsen in der Flügelgaumengrube fort. Sehr bemerkenswert ist, daß die Metastasen auch nach der anderen Seite des Halses gehen, selbst wenn der Krebs einseitig sitzt (Abb. 111).

Wenn eine Operation nicht möglich ist, so tritt sehr rasch infolge des jauchigen Zerfalls der Geschwulst und durch häufige schwere Blutungen ein Kräfteverfall auf.

Nur frühzeitige Operation bietet einigermaßen Aussicht auf Rettung. Daher ist die schleunige Sicherung der Diagnose von größter Wichtigkeit.

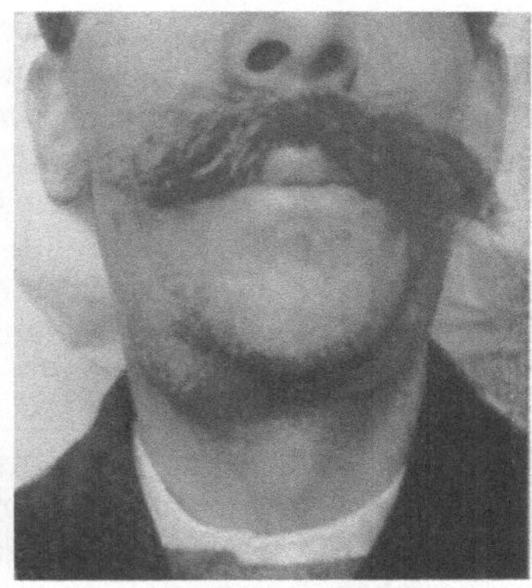

Abb. 111. Doppelseitige Lymphdrüsenschwellung bei einseitigem Zungencarcinom. (Nach Williger.)

Differentialdiagnostisch kommen das traumatische Geschwür, ferner Tuberkulose und Syphilis in Frage. Über die Entscheidungszeichen ist in den früheren Kapiteln schon das Nötige gesagt. Es möge hier noch einmal betont werden, daß die so sehr beliebten Ätzungen mit Höllensteinstift höchst unheilvolle Wirkungen haben können. Im Zweifelsfalle kann man nur dazu raten, unter lokaler Anästhesie ein ausgiebiges Stück des Tumors bis ins Gesunde hinein zu entfernen und von einem geübten Histologen untersuchen zu lassen. Durch ein Hinziehen mit den beliebten Palliativmittelchen wird der geeignete Zeitpunkt für die Operation unwiederbringlich versäumt.

In neuerer Zeit hat man Röntgen- und mit mehr Erfolg Radiumstrahlen versucht, eine Besserung habe ich davon gesehen, aber keine Heilung; zwar hat sich der Primärtumor verkleinert, ist auch wohl ganz geschwunden, die Kranken sind aber an Metastasen zugrunde gegangen.

e) Operationen an der Zunge.

Viele Operationen an der Zunge lassen sich unter lokaler oder Leitungsanästhesie ausführen. Will man eine ganze Zungenhälfte unempfindlich machen, so erreicht man dies durch Einspritzung eines Anaestheticums in die Umgebung des Nervus lingualis. Dieser Nerv verläuft im Mundboden von der Gegend der zweiten und dritten Molaren schräg nach der Zunge und liegt so oberflächlich unter der Schleimhaut, daß man ihn bei alten, atrophischen Leuten hindurchschimmern sehen kann. Eine Einspritzung von 1 ccm 2%iger Novocain-Suprareninlösung an dieser Stelle genügt.

Da aber jede Einspritzung am Mundboden zu einer unangenehmen Schwellung führen kann, ist es besser, den Stamm des Nervus lingualis an der Innenfläche des aufsteigenden Kieferastes aufzusuchen. Er liegt dort in einer Tiefe von 1 bis höchstens 1,5 cm von der Schleimhaut aus gerechnet. Man führt also zweckmäßig die sog. Mandibularisanästhesie aus, bei der das Anästhesiedepot im Sulcus colli mandibulae in der Nähe der Lingula deponiert wird. Hier liegt der Nervus lingualis in unmittelbarer Nachbarschaft des Nervus alveolaris inferior, so daß beide zusammen betäubt werden. Die Technik dieses Eingriffes ist jedem Zahnarzt geläufig.

Zur Operation muß die bewegliche Zunge festgehalten werden. Man faßt sie an der Spitze mit der Collinschen Zungenzange oder besser mit einer Kugelzange, zieht sie aus dem Mund und sticht eine starke, gekrümmte Nadel mit einem starken Seidenfaden durch die ganze Dicke der Zunge hindurch. Der Faden wird an den freien Enden geknotet und dem Assistenten über den Finger gegeben. Arbeitet man mit dem Glühbrenner, so muß ein Aluminiumbronzedraht genommen werden.

Wenn man genötigt ist zur Narkose zu greifen, so liegt die größte Gefahr bei allen intraoral ausgeführten Zungenoperationen in der Blutaspiration. Die Blutung kann allerdings auf ein Minimum beschränkt werden, wenn man vorher die Arteria lingualis je nach der Lage des Falles ein- oder doppelseitig unterbindet. Da nun große Abschnitte der Zunge oder die ganze Zunge hauptsächlich wegen bösartigen Tumoren entfernt werden, so müssen auch die zugehörigen Lymphdrüsen ausgeräumt werden. Bei dieser Gelegenheit können dann die Zungenarterien gleich mit unterbunden werden. Um die Gefahr des Eindringens von Blut in den Bronchialbaum während einer Narkose völlig auszuschalten, gibt es nur zwei Wege: Entweder die perorale Tubage nach Kuhn oder die prophylaktische Tracheotomie nach Trendelenburg. Bei Zungenoperationen hat die sonst für mundchirurgische Zwecke außerordentlich vorteilhafte Kuhnsche Tubage den Nachteil, daß das ohnehin schon sehr beschränkte Operationsfeld durch das Rohr noch mehr eingeengt wird. Trotzdem ist sie in vielen Fällen der Tracheotomie vorzuziehen, da dieser Hilfsoperation große Nachteile anhaften.

Bei intraoralem Vorgehen kann man nicht bloß einzelne große Teile der Zunge, sondern sogar die ganze Zunge exstirpieren, wenn man sie genügend weit vor die Zahnreihen bringen kann. Partsch hat durch den Grund der Zunge eine große Packnadel gestoßen und sie daran aus dem Munde so weit herausziehen lassen, daß er sie vollständig abtragen konnte. Wenn aber bösartige Zungentumoren, wie so oft, auf den Mundboden, weichen Gaumen usw. übergegriffen haben, so muß man sich den Weg zur Geschwulst von außen bahnen. Der quere Wangenschnitt reicht nicht aus. Dann bleiben noch zwei Wege offen. Einmal kann man durch einen großen Bogenschnitt von der Regio submaxillaris aus nach Ausräumung der Drüsen und Unterbindung der Gefäße, eventuell provisorischer Umschnürung der Carotis externa den Mundboden eröffnen und durch die Wunde die Zunge so weit herausziehen, bis man alles Kranke entfernen kann. Zweitens, und das ist bei allen Tumoren nötig, die nach dem Rachen übergegriffen haben, kann man den Unterkiefer durchsägen. Die Durchsägung im Kieferkörper wird dicht vor dem Kieferwinkel vorgenommen, und zwar sägt man schräg von hinten oben nach vorn unten, weil sich die schrägen Sägeflächen nachher wieder gut zusammenfügen lassen. Dies wird besonders bei den Carcinomen der Zunge nötig sein, denn bei diesen Tumoren ist es noch wichtiger wie bei anderen Carcinomen, und zwar wegen ihrer sehr leichten Ausbreitbarkeit, weit im Gesunden zu operieren. Es ist zweckmäßig zuvor einen an den Zähnen zu befestigenden Apparat herzustellen nach Art der Kieferbruchschienen, dessen Bandapparatteil schon vor der Operation eingesetzt werden muß und dessen Bügelteil nach der Wundversorgung angelegt die Fragmente in entsprechender Lage fixiert. Auf technische Einzelheiten kann hier nicht eingegangen werden. Sind am Ende des Kiefers Zahnlücken, so können diese eventuell als Sägestelle benutzt werden. Mikulicz hat es vorgezogen, den Kiefer treppenförmig zu durchsägen. Wenn die Knochenenden auseinandergezogen werden, gewinnt man einen breiten Zugang. Um die bei der Drüsenentfernung notwendigerweise entstehende Wunde am Halse nicht vom Munde aus zu infizieren, muß zweizeitig operiert werden.

Bei allen bösartigen Tumoren ist es absolut notwendig, die regionären Lymphdrüsen beiderseits zu entfernen, selbst wenn sie noch nicht krank erscheinen. Die submaxillären Speicheldrüsen müssen gleichfalls mit fortgenommen werden. Die Zungenwunde wird durch Naht versorgt und man sucht immer einen Zungenstumpf zu bilden. Der Verlust der Zunge ist nicht von so erheblicher Bedeutung als man annehmen möchte. Ein großer Teil der Patienten lernt es, auch ohne Zunge genügend zu schlucken und deutlich genug zu sprechen.

f) Nervenkrankheiten der Zunge.

Eine Reihe von Veränderungen der Zunge hängen mit Erkrankungen des Nervensystems zusammen. An erster Stelle sind hier die Lähmungen zu nennen, die entsprechend den drei Nerven der Zunge eine motorische, eine sensible oder eine sensorische sein können. Nimmt der motorische Nerv der Zunge, der Nervus hypoglossus, an irgendeiner Stelle seines Verlaufes Schaden, so tritt eine Lähmung der betreffenden Zungenseite ein, die sich darin kund tut, daß die Zunge ungeschickt wird, der Kranke sie nicht so gut bewegen kann und damit auch die Sprache, weniger die Nahrungsaufnahme leidet. Da infolge der Unterbrechung der Verbindung der Muskelelemente der Zunge mit dem Zentralorgan die Muskelzellen zugrunde gehen, so schrumpft die Zunge, das Volumen der betreffenden Seite wird geringer (Abb. 112), die Spitze wird nach der kranken Seite abgebogen, die Mittellinie verläuft nicht gerade, sondern gekrümmt und bei dem Versuche, die Zunge gerade herauszustrecken, weicht sie nach der kranken Seite ab. Bis dieser Endzustand aber erreicht ist, vergeht immerhin eine ganze Zeit. Inzwischen hat der Kranke sich daran gewöhnt und kann ganz gut sprechen und auch die Nahrung ausreichend zwischen die Zahnreihen bringen, eine Funktion, die ja zur genügenden Speisenzerkleinerung unbedingt notwendig ist. Die Abb. 112 stammt von einem Kollegen, bei dem wegen einer Sinusthrombose eine Unterbindung der Jugularis gemacht worden war. Dabei war der Nervus hypoglossus verletzt worden. Anfänglich war die Sprache recht schlecht, behielt auch etwa $^1/_2$ Jahr einen klossigen Beiklang, dann besserte sie sich so, daß eine Störung nicht mehr gefunden wurde. Ist die Lähmung eine doppelseitige, so kann die Zunge nicht aus dem Munde gestreckt werden, sie liegt unbeweglich am Mundboden, höchstens macht sie einige unbedeutende Bewegungen nach der Seite oder nach vorne, fibrilläre Zuckungen (s. u.) sind vorhanden. Die Sprache ist sehr weitgehend gestört und die Bewegung der Speisen im Munde macht bedeutende Schwierigkeiten. Auffallend ist aber auch hier, daß die Kranken nach einiger Zeit ganz gut mit der Veränderung fertig zu werden lernen. Die Lähmung der Zunge hat für uns ein ganz besonderes Interesse, speziell bei zahnlosem Munde, weil die Funktion der Prothese nicht nur allein von der richtigen Stellung der künstlichen Zähne, sondern im hohen Maße von der Möglichkeit, die Nahrung zwischen die Zähne zu bringen, abhängt.

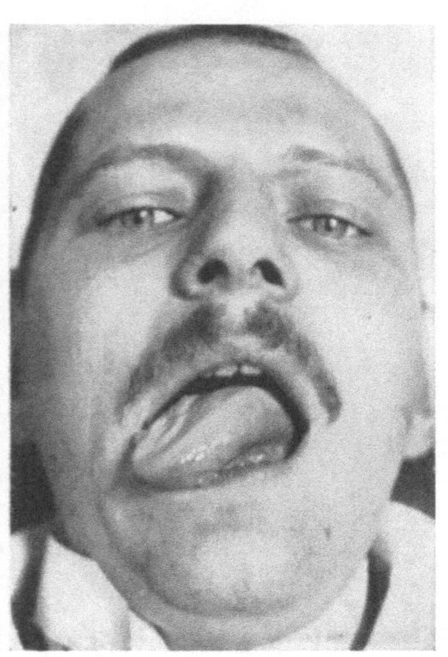

Abb. 112. Hypoglossuslähmung.

Die Ursache einer solchen motorischen Lähmung ist entweder eine Verletzung des Nerven oder ein Druck auf denselben, etwa durch einen Tumor, andere Ursachen sind selten. Je nach der Art des Grundleidens ist eine entsprechende

Therapie zu versuchen, sind aber größere Teile der Zungenmuskulatur zugrunde gegangen, so ist eine Wiederherstellung der Funktion in vollem Umfange nicht mehr möglich.

Bei den Lähmungen der Zunge muß auch der Bulbärparalyse gedacht werden, jener immerhin seltenen Krankheit, bei der die Kerne in der Medulla oblongata zugrunde gehen aus Ursachen, die uns nicht bekannt sind. Da die Krankheit immer symmetrisch auftritt, so atrophieren die beiden Seiten der Zunge immer zusammen. Die Zunge sieht runzelig aus (Abb. 113), als ob sie in einem zu weiten Schlauche stecken würde, läßt man sie bewegen, so erfolgen nur wenig ausgiebige Exkursionen und dabei sehr langsam, außerdem kann man fibrilläres Zucken sehen, was dadurch zustande kommt, daß die einzelnen

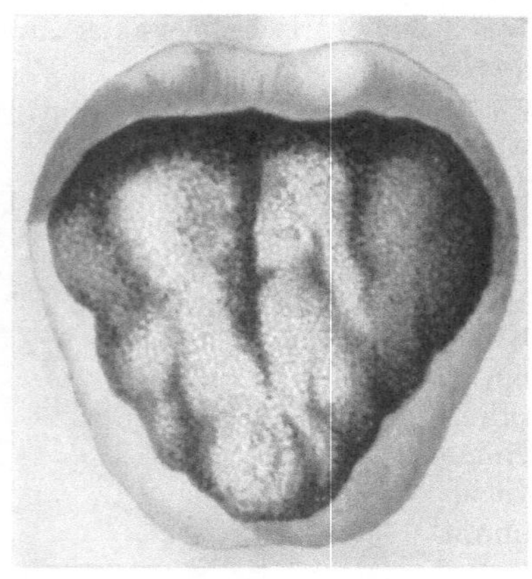

Abb. 113. Atrophie der Zunge bei Bulbärparalyse. (Nach Moral-Frieboes.)

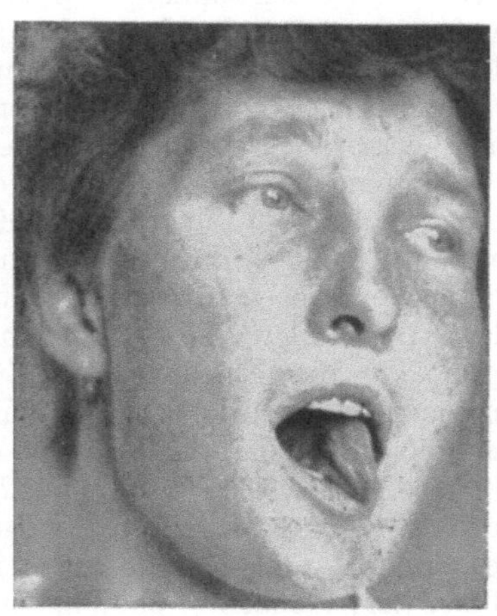

Abb. 114. Hysterischer Zungenkrampf. (Aus Moral-Frieboes nach Kramer.)

Muskelbündel sich langsam kontrahieren, so daß es den Eindruck macht, als ob ein Wurm sich unter der Oberfläche bewegt. Diese fibrillären Zuckungen dürfen nicht mit den einigermaßen ähnlich aussehenden Kontraktionen der Zunge verwechselt werden, die man an jeder herausgestreckten, normalen Zunge sieht und die sich dadurch charakterisieren, daß sie schnell erfolgen. Bei der Bulbärparalyse leidet die Funktion der Zunge in hohem Maße, die Sprache ist sehr beeinträchtigt und wird bald ganz unverständlich, die Speisen können nicht zwischen die Zähne gebracht werden, Schlucken ist im Endstadium kaum noch möglich.

Der Bulbärparalyse bis zu einem gewissen Grade ähnlich ist die Pseudobulbärparalyse, bei der ebenfalls die Zunge unbeweglich wird, aber insofern besteht ein Unterschied, weil das Organ nicht atrophiert und sich keine fibrillären Zuckungen finden. Der Pseudobulbärparalyse liegen meist Arteriosklerose oder apoplektische Insulte zugrunde. Bei der Bulbärparalyse handelt es sich um eine nucleäre, bei der Pseudobulbärparalyse um eine supranucleäre Lähmung, daher ist die erste eine schlaffe, die letztere eine spastische Lähmung.

Neben der immerhin nicht ganz seltenen motorischen Lähmung kommt eine sensible Lähmung der Zunge vor, entweder auf der Basis einer Verletzung des Nervus lingualis oder als Teilsymptom einer zentralen Trigeminuslähmung. Letzteres habe ich zweimal gesehen. Infolge der Unempfindlichkeit der Zunge beißt sich der Kranke leicht auf dieselbe und so entstehen traumatische Geschwüre, die, da sie nicht geschont werden, meist schwer heilen.

Sensorische Lähmung etwa auf Grund einer Verletzung des Nervus glossopharyngeus für den hinteren Teil und der Facialis für den vorderen Teil der Zunge habe ich nicht gesehen, was ich von sensorischer Lähmung beobachtet habe, ist alles psychisch oder zentralorganisch bedingt gewesen.

Außer den Lähmungen kommen in der Zunge auch Krämpfe vor, die aber nur selten zur Beobachtung kommen und sich hauptsächlich bei allgemeinen Krämpfen des Körpers wie bei der Epilepsie und des Hysterie finden, sie haben für die Zahnheilkunde wohl kaum eine praktische Bedeutung, es sei denn in prothetischer Beziehung (Abb. 114). Man hat Zungenkrämpfe auch bei Affektionen der Zähne und nach Extraktionen gesehen, wahrscheinlich psychoneurotischer Art.

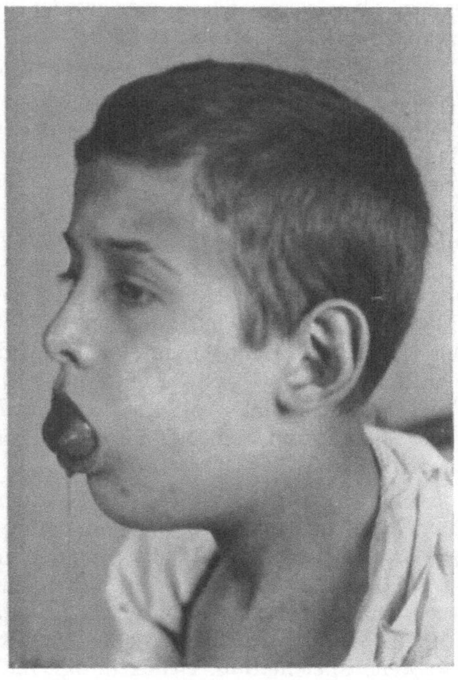

Abb. 115. Angioneurotisches Ödem der Zunge. (Aus Moral-Frieboes nach Pfaundler.)

Wichtiger sind die Neuralgien der Zunge, die als Teil einer Trigeminusneuralgie auftreten, ja sogar den Schmerzen in den Kiefern vorangehen können. Die Anfälle sind in der Regel sehr heftig, wiederholen sich mitunter in kurzen Abständen, kehren leicht bei Bewegungen der Zunge, wie der Sprache und der Nahrungsaufnahme wieder, so daß schließlich von den Kranken weder ein Wort gesprochen wird, noch dieselben zur Nahrungsaufnahme zu bewegen sind. Man denke immer daran, daß eine Neuralgie der Zunge, besonders wenn zugleich auch eine solche in anderen Ästen des Trigeminus vorhanden ist, ihre Ursache in den Zähnen haben kann und achte besonders auf sog. atypische Druckpunkte (neuralgieformer Zungenschmerz). Solche Schmerzen sind mitunter die ersten Zeichen einer beginnenden Tabes oder Paralyse. Die Schmerzen in der Zunge bei perniziöser Anämie pflegen nicht neuralgieartigen Charakter zu haben.

Zu den Nervenkrankheiten rechnet man auch das angioneurotische (Quinckesche) Ödem, von dem es aber in neuerer Zeit unsicher geworden ist, ob es nicht den allergischen Krankheiten nahesteht. Das Quinckesche Ödem der Zunge macht sich dadurch bemerkbar, daß dieses Organ in ganz kurzer Zeit erheblich anschwillt, so daß es nicht mehr im Munde Platz hat, über die Zähne und die Lippen herausquillt (Abb. 115) und sich an den Zähnen unter Umständen wundscheuern kann. Zugleich setzt ein heftiger Speichelfluß ein, der deshalb um so stärker erscheint, weil der Speichel nicht verschluckt werden kann. Greift der Prozeß weit nach hinten über, so kann es zu Erstickung kommen. Es versteht sich, daß während des Anfalles das Sprechen und die Nahrungsaufnahme unmöglich ist, wenn der Anfall nur einigermaßen stark ist. Charakterisiert ist die Schwellung der Zunge dadurch, daß sie sehr schnell auftritt, daß keine entzündlichen Zeichen vorhanden sind und daß sie sich sehr weich anfühlt, ganz im Gegensatz zu den Schwellungen der Zunge, die auf der Basis einer Entzündung sich entwickeln. Ferner ist wichtig, daß die

Schwellung schmerzlos entsteht und daß sie unter Umständen ebenso schnell wie sie gekommen ist, wieder abklingt.

Ganz kurz sei noch der Myasthenie gedacht, jener seltenen Nervenerkrankung, für die es charakteristisch ist, daß die muskulären Organe so schnell ermüden, daß sie immer nur eine ganz kurze Zeit Dienst tun können und sich dann erst wieder erholen müssen. So ist das Sprechen nur einige Augenblicke ohne neue Erholung möglich, schon nach wenigen Worten versagt die Beweglichkeit der Zunge, die aber zu Beginn des Sprechversuches ganz normal ist. Daher ist auch die Nahrungsaufnahme sehr erschwert, sie ist zwar möglich, dauert aber wegen der immer wieder notwendigen Erholungspausen eine sehr lange Zeit.

Außer diesen auf organischen Veränderungen beruhenden Krankheiten der Zunge kennt man nun verschiedene Klagen von Kranken, etwa über Brennen, Taubheitsgefühl u. dgl. mehr, die sich bei genauerer Untersuchung als auf der Basis einer Psychose (Dementia praecox, senile Demenz, Paranoia) beruhend erweisen. So kam ein an Dementia praecox leidender junger Mann mit der Bitte, man möchte ihm ein Stück der Zunge abschneiden, da diese zu groß und zu lang sei. Die Zunge aber war ganz gesund. Es versteht sich, daß bei solchen Kranken eine sehr gründliche Untersuchung vorauszugehen hat, um organische Veränderungen anderer Art, wie etwa die einer Tabes, auszuschließen. Bei senil Dementen habe ich wiederholt Klagen über Brennen im Munde, an der Zunge, dann wieder am Gaumen oder anderen Stellen gehört, für die sich ein Grund nicht nachweisen ließ. Ähnliche Beobachtungen sind auch von Williger mitgeteilt worden. Ein Paralytiker kam mit der Angabe, er könne seine Zähne und seine Zunge umbiegen, während an diesen Organen nichts zu finden war.

Ganz kurz soll mit einem Worte auch noch auf die Klagen und Beschwerden der Psychoneurotiker eingegangen werden. Entsprechend dem sehr wechselnden Bilde dieser Krankheit kommen auch an der Zunge die verschiedensten subjektiven Beschwerden zur Beobachtung, die aber mitunter sehr schnell wechseln, in anderen Fällen jahre- ja sogar jahrzehntelang unverändert anhalten können. Bald wird über Trockenheit, kribbliges Gefühl, Taubheit, Geschmackslosigkeit, Speichelfluß, Druck u. dgl. mehr geklagt, ohne daß sich das Geringste nachweisen läßt. In solchen Fällen wird nur eine gründliche Untersuchung des ganzen Menschen Klarheit bringen. Man versäume es daher nie bei Klagen solcher Art, den Kranken ganz untersuchen zu lassen, und gegebenenfalls den Rat eines erfahrenen Neurologen einzuholen (s. auch das Kapitel Nervenkrankheiten).

Literatur.

Baumgartner: Zur Kenntnis des Haemangioma cavernosum liguae. Schweiz. med. Wschr. **1925**. — *Bartels:* Zum Verständnis der Verbreitungsmöglichkeiten des Zungenkrebses. Anat. Anz. **31** (1907). — *Berblinger:* 2 Fälle von schwarzer Haarzunge. Münch. med. Wschr. **1917**, Nr 28. — *Betke:* Die Sarkome der Zunge. Bruns' Beitr. **95**, H. 3, 403 (1915). — *Brunk:* Über Operationen von tiefliegenden Zungenabscessen. Dtsch. med. Wschr. **1908**, Nr 23. — *Butlin:* Die Erfolge der Operation bei Zungenkrebs. Münch. med. Wschr. **1909**, Nr 13.

Cohn: Schwarze Haarzunge im Säuglingsalter. Berl. klin. Wschr. **1910**, Nr 38. — *Czermak:* Zur Frage der Leukoplakie der Zungenhaut und deren krebsartiger Entartung. Z. Hals- usw. Heilk. **1925**.

Delbanco: Schwarze Haarzunge. Münch. med. Wschr. **1908**, Nr 49.

Ehrenstein: Anomalien und Erkrankungen der Zungenschleimhaut mit besonderer Berücksichtigung der Glossitis superficialis Mölleri. Diss. Berlin 1920. — *Ehrlich:* Zur Statistik des Zungencarcinoms. Arch. klin. Chir. **88** (1909). — *Erdheim:* Geschwülste des Ductus thyreoglossus. Beitr. path. Anat. **35** (1909).

Gluck: Totalexstirpation der Zunge. Z. Ohrenheilk. **60** (1910). — *Greve:* Die chronische superfizielle Glossitis (Möller) — eine Reflexneurose. Münch. med. Wschr. **1919**, Nr 17.

Haardt: Akute parenchymatöse Glossitis nach Tonsillektomie. Korresp.bl. Zahnärzte **1925**. — *Haenisch:* Über die pathologische Anatomie und Ätiologie der schwarzen Haarzunge. Arch. f. Laryng. **21**, H. 3. — *Hahn:* Traumatisches Carcinom der Zunge und Zahnprothese. Berl. klin. Wschr. **1910**, Nr 3. — *Hayashi:* Makroglossia congenita neurofibromatosa. Dtsch. Z. Chir. **118**, H. 5/6 (1912). — *Heister:* Die Scrotalzunge. Dtsch. Mschr. Zahnheilk. **1924**, 182. — *Henke:* Seltene, aber wichtige Zungenerkrankungen. Z. Laryng. usw. **6**, H. 1. — *Heyn:* Möllersche Glossitis usw. Dermat. Z. **1926**.

Klare: Über Wismutablagerungen in der Schleimhaut der Zunge und Wange nach Bismogenolbehandlung. Münch. med. Wschr. **49**, 1722 (1924).

Leuw: Eigenartige Erstickung eines Säuglings infolge einer Zungencyste. Zbl. Chir. **1925**, Nr 24, 1325. — *Leven:* Zur Vererbung von Lingua plicata und Ichtyosis vulgaris. Zahnärztl. Rdsch. **1925**, Nr 18, 278.

Marschik: Carcinom der Zunge nach Papillomatose. Wien. klin. Wschr. **1911**, Nr 41. — *Müller:* Leukoplakie der Zunge, mit Übergang in Epitheliom. Wien. klin. Wschr. **1911**, Nr 28.

Panten: Dekubitalgeschwüre im Munde. Diss. Berlin 1920. — *Partsch:* Fall von Totalexstirpation der Zunge. Allg. med. Z.ztg **1908**, Nr 3. — *Peters:* Zur Statistik der Zungencarcinome. Z. Chir. **154**, 289 (1920). — *Prinz:* (a) Schwarze Haarzunge. Brit. dent. J. **1925**. (b) Geographical tongue. (Über die Lingua geographica.) Dent. Cosmos **1927**.

Schleicher: Wesen und Ätiologie des Zungencarcinoms. Z. Krebsforschg **1925**. — *Schleinzer:* Lymphosarkom der Zunge. Dtsch. Z. Chir. **109**, H. 3/4 (1911). — *Sörensen:* Zur Operationstechnik ausgedehnter Zungen- und Mundbodencarcinome. Z. Laryng. **1924**. — *Spannaus:* Makroglossie. Allg. med. Z.ztg **1908**, Nr 10.

Tramer: Zur Behandlung der Phlegmone oberhalb des Zungenbeines. Schweiz. med. Wschr. **1925**.

Urbantschitsch: (a) Die schwarze Haarzunge nach dem neuesten Standpunkt der Wissenschaft. Österr.-ungar. Vjschr. **1908**. (b) Die Entstehungsursache der Haarzunge. Österr.-ungar. Vjschr. **1917**, H. 1.

Welzel: Über muskuläre Makroglossie. Beitr. klin. Chir. **67** (1910). — *Winckler:* Therapie der phlegmonösen Entzündungen des Waldeyerschen Ringes. Dtsch. med. Wschr. **1911**, 46. — *Wolff:* Lingua geographica. Münch. med. Wschr. **1909**, 32.

Zengerling: Über den Zungenkrebs und seine Behandlung. Diss. Leipzig 1914.

VIII. Erkrankungen der Speicheldrüsen.

a) Verletzungen.

Die Speicheldrüsen und der Ausführungsgang der Ohrspeicheldrüse können durch Hiebe mit blanken Waffen und durch Schüsse verletzt werden. Auch bei Operationen in der Gegend der Parotis und der Glandula submaxillaris und sublingualis läßt sich zuweilen eine Verletzung des Drüsengewebes nicht vermeiden. Wenn die Hiebwunden und die Operationsverletzungen sofort durch Naht geschlossen werden, bleiben gewöhnlich weitere Folgen aus. Wenn die Wunde sich jedoch nicht gleich nach der Wundversorgung schließt, so kann es zu einem Abfließen von Speichel aus der Verletzungsstelle kommen, und je nachdem ob diese Stelle in dem eigentlichen Drüsenkörper gelegen ist oder im Ausführungsgang — was mitunter zu Anfang nicht ganz leicht zu unterscheiden ist — spricht man von einer Speicheldrüsenfistel oder einer Speichelgangsfistel. Dies zu trennen ist wichtig, weil die Behandlung eine ganz andere und damit auch die Prognose eine verschiedene ist. Die Schußverletzungen der Drüsenkörper führen oft zu langwierigen Speichelfisteln (Drüsenfisteln). Die Verletzung des Ductus Stenonianus kann eine Speichelgangfistel verursachen. Man unterscheidet zwei Arten der Speichelgangfisteln, eine äußere und eine innere. Bei der inneren verläßt das Sekret den Gang schon vor der normalen Mündung, es fließt aber in die Mundhöhle ab und da irgendwelche Zeichen, die den Kranken schädigen oder belästigen, fehlen, so bedarf die innere Speichelfistel keiner Behandlung. Bei der äußeren Speichelgangfistel entleert die Drüse aber ihr Sekret auf die äußere Haut, was einerseits den Kranken sehr belästigt [in $^1/_4$ Stunde bis 70 g (Küttner)], andererseits zu sekundärer Ekzembildung Veranlassung geben kann. Beide Arten von Fisteln sind unverkennbar, weil aus ihnen, namentlich bei Kaubewegungen, aber auch schon beim Anblick von Speisen oder bei der psychischen Vorstellung derselben reichlich klarer Speichel entleert wird. Aus den Drüsenfisteln ist je nach der Lage derselben die Entleerung weniger reichlich.

Die Drüsenfisteln schließen sich gewöhnlich von selbst. Man kann die Heilung durch Ätzung mit 10%iger Chlorzinklösung oder durch Ausbrennen mit dem Galvanokauter beschleunigen. Die Speichelsekretion ist für einige Tage durch Verabreichung reizloser, flüssiger Kost, sowie durch Einschränkung der Unterkieferbewegung möglichst hintanzuhalten. Auch Speichelgangfisteln heilen (aber selten) auf diese Weise aus. Wenn das nicht geschieht, so sind operative Eingriffe notwendig, die nach verschiedenen Methoden ausgeführt werden. Die gebräuchlichsten Operationsmethoden haben zum Ziel entweder den durchschnittenen Gang wieder zu vereinigen oder wenn dies unmöglich ist, eine weiter drüsenwärts gelegene innere Speichelfistel zu erzielen. An der Stelle, wo die äußere Gangfistel ist, stößt man mittelst zweier Nadeln die beiden Enden eines Fadens durch die Wange in die Mundhöhle hinein und schlingt hier einen starken Knoten. Der von dem Faden umschlungene Teil der Wange wird nekrotisch und so entsteht eine Verbindung des Ganges mit der Mundhöhle, durch die das Sekret abfließen kann. Sobald das erreicht ist, schließt sich die äußere Fistel von selbst. In letzter Zeit hat Lindemann durch Einführen einer feinen Kanüle die Enden vereinigt und in fast allen Fällen eine Heilung des durchtrennten Ganges erreicht.

Bei unheilbaren Fisteln der Glandula submaxillaris kann man diese Drüse exstirpieren. Bei unheilbaren Parotisfisteln hat Leriche empfohlen, den Sekretionsnerven dieser Drüse, den Nervus auriculo-temporalis, auszudrehen.

Mit gutem Erfolg ist auch die Behandlung mit Röntgenstrahlen nach der Methode von Kleinschmidt zu verwenden, indem durch die Strahlenbehandlung die Drüse in ihrer Sekretion sehr herabgesetzt werden kann. Allerdings ist dieser Zustand nicht für die Dauer, denn nach einer Zeitspanne verminderter Sekretion nimmt diese wieder zu. Auf keinen Fall aber soll die Bestrahlung so weit geführt werden, daß eine Atrophie der Drüse eintritt. Die temporäre Verminderung der Sekretion genügt aber, um die Fistel sich schließen zu lassen.

An einen Verschluß des Ductus parotideus, z. B. nach einer Verletzung, kann sich eine Speichelgangcyste (Retentionscyste) anschließen. Sie ist durch Ausschneiden eines größeren Stückes aus der Wand vom Munde aus leicht zu beseitigen.

b) Entzündungen.

1. Speichelgangentzündung (Sialodochitis).

Diese eigentümliche und ihrem Wesen nach noch nicht völlig aufgeklärte Erkrankung befällt die Ausführungsgänge der Ohrspeicheldrüsen, meistens einseitig, zuweilen aber auch doppelseitig, viel seltener die der anderen Speicheldrüsen. Die Kranken werden dadurch belästigt, daß bei der Nahrungsaufnahme unter einem dumpfen Druckgefühl in der Gegend der befallenen Drüse eine derbe Anschwellung auftritt. Nach einiger Zeit verschwindet diese Anschwellung von selbst. Die Kranken kommen gewöhnlich selbst darauf, daß sie durch sanftes Streichen oder Drücken die Geschwulst zum Verschwinden bringen können. Es handelt sich um eine Speichelstauung innerhalb der Drüsen, die durch mangelhafte Wegsamkeit des Ausführungsganges hervorgerufen wird. Bei der Untersuchung sieht man in der Wangenschleimhaut die Mündung des

Ausführungsganges, die zuweilen deutlich erhaben vorsteht. Drückt man auf die Drüse, so entleert sich aus dem Ausführungsgang ein zäher, zuweilen mit gelben Flocken untermischter Schleimpfropf, dem klarer Speichel nachfolgt. Die Sekretstauung und damit der Tumor kommt eben dadurch zustande, daß der Gang durch die Entzündung verengt ist und das dicke, flockige, eiterige Sekret durch den normalen Druck den Gang nicht passieren kann. Auch beim Sondieren des Drüsenganges (mit feinen Augensonden) folgt der zurückgezogenen Sonde ein gallertartiger eiteriger Schleimpfropf. Bei langem Bestehen dieser Erkrankung können sich durch Erweiterung des Ganges Speichelgangcysten (s. o.) bilden. Wahrscheinlich handelt es sich um eine Infektion des Ganges vom Munde her, man hat aber auch an metastatische Infektion gedacht.

Zur Behandlung hat man das Schlitzen des Speichelausführungsganges empfohlen, um die augenscheinlich vorliegende Verengerung zu heben. Naturgemäß ist der Erfolg dieser Operation zweifelhaft, da man nie genau weiß, wo die entzündete bzw. verengte Stelle liegt. So begnügt man sich im allgemeinen damit, dem Kranken die schon von ihm selbst gefundene Massage der Drüse anzuraten.

Eine sehr merkwürdige Erkrankung der Ohrspeicheldrüsenausführungsgänge ist die sog. Glasbläsergeschwulst (Pneumotocele des Ductus parotideus). Die Glasbläser pressen sich bei ihrer Arbeit Luft in die Ausführungsgänge. Dadurch kommen sackartige, mit Luft gefüllte Erweiterungen zustande, die bei der Palpation ein Knistern erkennen lassen und aus denen sich auf Druck nach dem Munde schaumiger Speichel entleert. Durch übermäßiges Dehnen der Backen beim Blasen des Glases wird die feine Mündung des Ductus Stenonianus schlitzartig erweitert, so daß nun Luft eindringen kann (Abb. 116). Es ist eine ausgesprochene Gewerbekrankheit, die bei hochgradiger Entwicklung die Fortsetzung der Arbeit unmöglich macht.

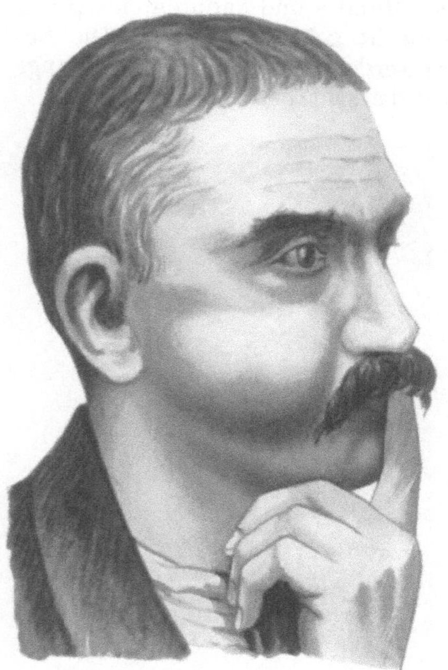

Abb. 116. Luftgeschwulst des Stenonschen Ganges bei einem Glasbläser. (Umzeichnung nach Barral, Aus Handbuch der praktischen Chirurgie.)

2. Parotitis epidemica.

Die Ohrspeicheldrüse ist sehr häufig der Sitz einer Entzündung, die unzweifelhaft ansteckenden Charakters ist und häufig in Endemien auftritt. Man nennt sie daher auch Parotitis epidemica. Der Erreger ist noch nicht bekannt. Im Laienmunde heißt sie wegen des eigentümlichen Aussehens, das die befallenen Kranken bieten, Ziegenpeter (Bauerwetzel, Mumps). Man nimmt eine Inkubationszeit von etwa 14 Tagen an, an deren Ende kurz vor dem Ausbruch der eigentlichen Drüsenentzündung sich eine universelle Stomatitis entwickelt. Aller Wahrscheinlichkeit nach dringen die Krankheitserreger durch die Speichelausführungsgänge ein. Unter leichten Fiebererscheinungen und mäßigen Schmerzen schwillt erst eine, und zwar meistens die linke Ohrspeicheldrüse an und später oft die zweite. Die Geschwulst nimmt die ganze Gegend der Parotis ein (Abb. 117) und ist besonders dadurch charakteristisch, daß das Ohrläppchen in die Höhe gehoben wird. Die Haut rötet sich nur dann, wenn es zur Abscedierung kommt. Dieser Ausgang ist aber selten. Gewöhnlich fällt nach einer Woche das Fieber ab und die Geschwulst bildet sich langsam zurück. Manchmal sind die übrigen Speicheldrüsen mitergriffen; es kommt auch vor, daß diese allein erkranken.

Unter den Komplikationen ist bei männlichen Individuen die Orchitis, bei den weiblichen die Oophoritis zu nennen. Auch sonstige Entzündungen des Urogenitalapparates kommen als Komplikationen vor.

Die Beschwerden sind nicht übermäßig. Meist besteht eine große Trockenheit des Mundes und dadurch eine Störung der Kaufähigkeit. Auch kann der Mund schlecht geöffnet werden. Die Beschwerden werden manchmal anfangs auf das Ohr bezogen.

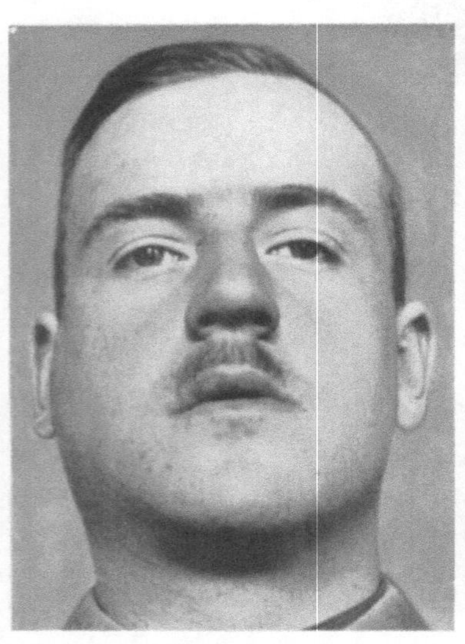

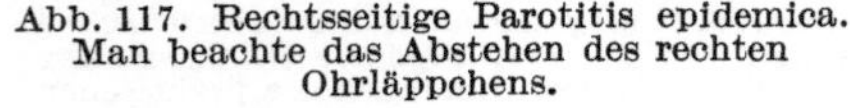

Abb. 117. Rechtsseitige Parotitis epidemica. Man beachte das Abstehen des rechten Ohrläppchens.

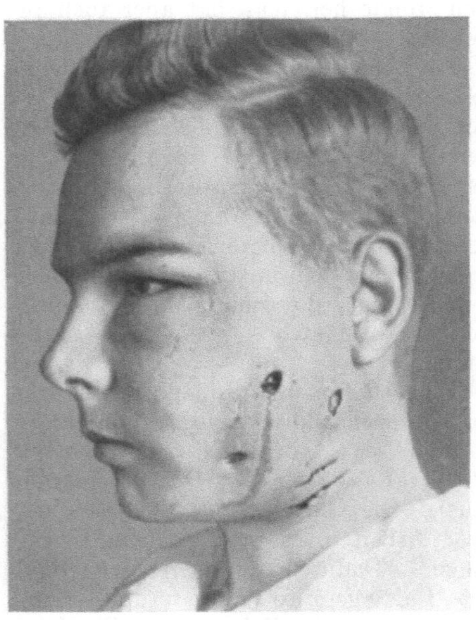

Abb. 117a. Aktinomykose der Parotis.

Verwechselungen mit anderen entzündlichen Erkrankungen sind nur bei einseitigem Auftreten möglich, so z. B. daß Weichteilschwellungen infolge von Knochenhautentzündung am Ober- und auch am Unterkiefer zunächst für eine Parotitis angesehen wurden. Eine sorgfältige Untersuchung hätte den Fehler vermeiden lassen.

Eine spezifische Behandlung gibt es nicht. Der Mund muß gut sauber gehalten werden. Die Haut pflegt man mit warmem Öl zu bestreichen und mit trockener Watte zu verbinden. Entstehende Abscesse müssen gespalten werden.

3. Aktinomykose.

Die Aktinomykose der Speicheldrüsen ist immer eine seltene Erkrankung, die im Anfangsstadium oft so uncharakteristische Zeichen macht, daß eine Verwechselung mit anderen entzündlichen Erkrankungen dieser Organe leicht vorkommen kann. Ich habe selber einige Fälle von Aktinomykose der Ohrspeicheldrüse gesehen, aber nicht solche der Speicheldrüsen der Unterzungengegend. In der Regel findet sich zunächst eine mehr oder weniger starke Kieferklemme, eine Schwellung der Wangenweichteile, und wenn gleichzeitig defekte Zähne vorhanden sind, dann ist die Entscheidung, ob es sich um eine Entzündung von den Zähnen ausgehend handelt, nicht immer ganz leicht (Abb. 117a). Die Lymphdrüsen sind bei reinen Formen nicht affiziert. Meist allerdings kommt es nach einiger Zeit zu umschriebenen Einschmelzungsherden, die die bekannten Fisteln machen, etwa in der Art wie es Abb. 117a zeigt. Im allgemeinen kann man zwei Formen dieser Krankheit unterscheiden, eine mehr einschmelzende und eine mehr mit Narben und Schrumpfungen einhergehende. Bei letzterer Form, bei der schließlich die Kieferklemme so hochgradige Formen annehmen kann, daß der Mund nicht mehr geöffnet werden kann, ist die Diagnose oft erst in späteren Stadien zu stellen. Bei der mit Einschmelzungen einhergehenden Form ist die Erkennung dann, wenn die charakteristischen Drusen gefunden werden, nicht schwer. Bei allen Fällen von Kieferklemme, die sich nicht sicher als von den Zähnen ausgehend erweisen, soll man immer an Aktinomykose denken. Gelegentlich wird eine Probeexcision des verdächtigen Gewebes Klarheit bringen.

Aller Wahrscheinlichkeit nach erfolgt die Infektion von dem Speichelgange aus, denn es ist geglückt in Speichelgangsteinen als Kerne derselben Aktinomykosedrusen nachzuweisen. Es kann aber die Drüse auch von der Umgebung aus infiziert werden. Im Einzelfall wird es oft schwer sein, den Infektionsweg festzustellen und es ist deswegen nicht von Belang, weil der Behandlungsweg doch der gleiche ist. Bilden sich Abscesse, so sind diese zu spalten und der Eiter zu entleeren, im übrigen verordnet man Jodkali und läßt gleichzeitig Röntgenstrahlen zur Anwendung kommen. Die Prognose ist im allgemeinen bei chirurgischem Vorgehen schlecht, denn nur in den seltensten Fällen wird es gelingen, die Herde wirklich radikal zu beseitigen, meist werden solche doch zurückbleiben und der Prozeß geht langsam aber dauernd weiter. Die kombinierte Jodkali-Röntgenbehandlung gibt aber gute Resultate.

4. Die sekundären Entzündungen der Ohrspeicheldrüse

treten im Anschluß an entzündliche Prozesse in der Umgebung wie Speichelgangentzündung, Lymphdrüsenentzündung, Schleimhautentzündung des Mundes, Verletzungen der Gesichtsweichteile, ferner im Anschluß an Infektionskrankheiten, z. B. Typhus oder Scharlach und bei septischer Allgemeininfektion auf. Ferner schließen sie sich an Operationen an, besonders an Bauchoperationen, die ihrerseits völlig ungestört verlaufen sind (Parotitis postoperativa). Diese postoperative Parotitis tritt auch auf nach Anwendung des Esmarch-Heibergschen Handgriffes, der bekanntermaßen darin besteht, daß man den in der Narkose nach hinten gesunkenen Unterkiefer mit dem Daumen bzw. Zeigefinger nach vorne bringt. Hierbei wird ein Druck auf die Parotis ausgeübt und da der Unterkiefer lange Zeit in dieser Lage gehalten werden muß, so kann durch die Dauer der Einwirkung eine Schädigung eintreten. Wieweit der Äther an sich eine postoperative Entzündung in den Speicheldrüsen hervorzurufen imstande ist, steht noch dahin.

Man muß zwei Arten der Entstehung der postoperativen Parotitis auseinanderhalten, denn einmal kommt diese Erkrankung dadurch zustande, daß die Erreger durch den Ductus Stenonianus in die Drüse eindringen, zum andern aber werden sie auf dem Blutwege dahin gebracht. Diese Form kann man als die metastatische bezeichnen. Im ersteren Falle nimmt man an, daß durch das Darniederliegen der Ernährung nach der Operation die natürliche Selbstreinigung der Mundhöhle durch die Kautätigkeit aufhört, und daß dadurch die Vermehrung von Bakterien in der Mundhöhle begünstigt wird. Andererseits kann die bei Fiebernden fast unvermeidliche Austrocknung der Mundhöhle die örtliche Widerstandskraft der Organe so herabsetzen, daß der

Ausbreitung der Erreger Vorschub geleistet wird. Prophylaktisch muß daher auf eine gründliche Säuberung der Mundhöhle vor der Operation und auf peinliche Mundpflege nach der Operation der größte Wert gelegt werden. In den Krankenanstalten, in denen diese Maßregeln streng durchgeführt werden, sind die Parotitiden post operationem selten. Diese Entzündungen bedeuten stets eine sehr ernsthafte Komplikation, und treten sie bei an sich schon Schwerkranken auf, so sind sie als signum mali ominis anzusehen. Partielle Nekrosen der Drüse, Abscesse und Phlegmonen gehören zum Bild, so daß schwere Zerstörungen durchaus nicht selten sind, auch ist wiederholt ein tödlicher Ausgang nicht zu vermeiden gewesen.

Die Erkrankung tritt einige Tage nach vollkommen gut verlaufener Operation auf und führt unter starken Schmerzen und Fiebererscheinungen zu entzündlicher Schwellung einer oder beider Drüsen. Behinderung der Mundöffnung und der Nahrungsaufnahme, Beeinträchtigung der Beweglichkeit des Halses, Venenerweiterung, Rötung der Haut und eventuell Fluktuation vervollständigen das Bild. Manchmal kann man bei vorsichtigem Druck auf die entzündete Drüse Eiter aus dem Ausführungsgang herausdrücken. Es erscheint praktisch, drei Formen der Parotitis zu unterscheiden: 1. Parotitis simplex, 2. Parotitis purulenta [a) interstitialis, b) abscedens], 3. Parotitis gangraenescens. Diese Einteilung ist wegen der sich daraus ergebenden Therapie zweckmäßig.

Im Beginn der Erkrankung wird das Auflegen einer Eisblase angeraten, auch ist empfohlen worden, den Eiter mehrmals täglich durch sanftes Streichen aus dem Ausführungsgang auszudrücken. Jodanstrich und Biersche Stauung sollen in leichten Fällen helfen. In den schwerer verlaufenden Fällen sind frühzeitige Einschnitte am Platze, schon ehe sich Fluktuation nachweisen läßt, weil die derbe den größten Teil der Parotis bedeckenden Fascie die Ausbildung dieses Symptomes erschwert. Die Einschnitte müssen zur Schonung des Facialis in horizontaler Richtung geführt werden. Nur die Haut und die Fascie werden scharf durchtrennt, im Drüsengewebe selbst muß man stumpf weiter arbeiten. Durch Tamponade muß der Abfluß des Eiters gesichert werden. Neuerdings werden die Resultate der Röntgenbestrahlung sehr gerühmt.

5. Mikuliczsche Drüsenkrankheit.

Eine sehr merkwürdige und ihrem Wesen nach noch nicht aufgeklärte Erkrankung ist die von Mikulicz zuerst genau beschriebene und daher nach ihm benannte symmetrische Anschwellung der sezernierenden Drüsen des Kopfes. In ihrer ausgebildeten Form sind die Tränendrüsen, sämtliche Speicheldrüsen, aber auch die Gaumendrüsen und die Mundschleimdrüsen in derbe gleichmäßige Geschwülste verwandelt (Abb. 118 u. 119). Es sind durchaus nicht immer alle Drüsen beteiligt, aber sie sind stets paarweise erkrankt (sog. Formes frustes). Man hat die Mikuliczsche Krankheit in Beziehung gebracht zur Lues, Tuberkulose, Störungen der inneren Sekretion, zur Leukämie und anderen Veränderungen ähnlicher Art. Histologisch hat man Lymphocytenansammlungen, aber auch Granulationsgewebe gefunden und hat deshalb zwei Arten unterschieden. Höchstwahrscheinlich führen mehrere Krankheiten zu diesen Symptomen, so daß es sich nicht um ein einheitliches Krankheitsbild handelt. Daher ist auch die Ursache unbekannt.

Daß in der Tat Beziehungen zur inneren Sekretion, besonders der der Keimdrüsen, bestehen, geht aus den Untersuchungen über diese Funktion der Speicheldrüsen hervor, dann aber auch aus einer Mitteilung von Baumstark, der beobachtete, daß unmittelbar nach einer Einpflanzung von Schilddrüsenteilen in das Schienbein einer Myxödemkranken beide Ohr- und Unterkieferspeicheldrüsen sich vergrößerten. Daraus zog er den Schluß, daß die Speicheldrüsenschwellung mit der Funktion einer endokrinen Drüse in Zusammenhang stehen müsse. Vielleicht ist hier die Lösung des Rätsels zu suchen.

Die Erkrankung stellt sich gewöhnlich bei anscheinend vollkommen gesunden Personen ein. Die Beschwerden sind nicht erheblich, besonders da entzündliche Erscheinungen ganz fehlen, nur über Trockenheit des Mundes wird geklagt. Infolge der mehr oder weniger starken Verminderung der Speichelsekretion können die Zähne sehr leiden, da sich die Caries sehr leicht ausbreiten kann, so kommt es denn unter Umständen zu sehr schnellem Verlust von Zähnen. In ausgesprochen chronischem Verlauf nehmen die Vergrößerungen allmählich zu, bilden sich zuweilen wieder zurück oder bleiben in einer gewissen Größe dauernd bestehen.

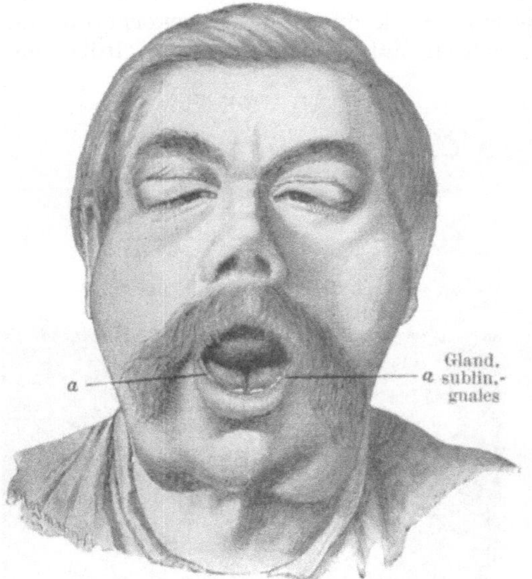

Abb. 118. Mikuliczsche Drüsenkrankheit. (Aus dem Handbuch der praktischen Chirurgie.)

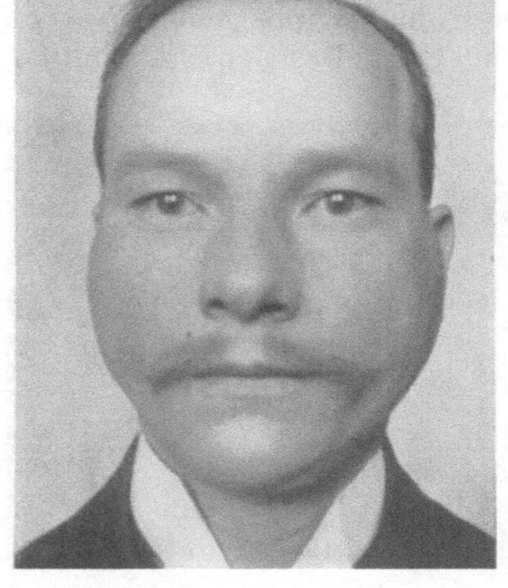

Abb. 119. Mikuliczsche Erkrankung beider Ohrspeicheldrüsen. (Nach Williger.)

Die Behandlung besteht, trotzdem keine Beziehung zur Lues nachgewiesen ist, in Darreichung von Jod und Arsenik, wobei teilweise befriedigende Erfolge erzielt wurden. Neuerdings haben sich Röntgenstrahlen als wirksam erwiesen, mehrfache Bestrahlungen bringen die Vergrößerungen zum Schwinden. In geeignet liegenden Fällen können Versuche mit Hormonpräparaten gemacht werden.

c) Speichelsteine (Sialolithiasis).

Die Speichelsteine bilden sich entweder in den Speicheldrüsenausführungsgängen oder in dem Drüsenparenchym selbst. Trotz der Enge der Speicheldrüsenausführungsgänge ist das Eindringen von kleinen Fremdkörpern keineswegs unmöglich. So hat Williger gesehen, daß ein Stück Pflanzenhalm von $1^1/_2$ cm Länge sich von selbst aus dem Ausführungsgang einer stark entzündeten Unterkieferspeicheldrüse entleerte. Diese Fremdkörper gelangen leichter in den Ductus submaxillaris (Whartonianus), sie sind aber auch im Ductus parotideus (Stenonianus) gefunden worden. Gewöhnlich handelt es sich um Zahnbürstenborsten, Fischgräten, kleine Holzsplitter, aber auch um Getreidekörner, Obstkerne u. dgl. Auch ist es durchaus möglich und wahrscheinlich, daß abgesprengte Zahnbeinstückchen in die Gänge geraten. Von diesen Fremdkörpern her können Entzündungen auftreten, die durch Abscedierung die Fremdkörper nach dem Mundhohlraum oder in die Weichteile des Mundbodens bzw. der Wange abstoßen.

Wenn die Fremdkörper in den Gängen liegen bleiben, so schlagen sich aus dem Speichel phosphor- und kohlensaure Kalksalze auf sie nieder und es bilden sich dann die Speichelsteine. Diese haben vielfach einen schichtweisen Aufbau, in ihrem Innern kann man gelegentlich noch den auslösenden Fremdkörper nachweisen. In ihrer chemischen Zusammensetzung, die im wesentlichen aus phosphorsaurem und in geringerem Maße aus kohlensaurem Kalk besteht, stimmen sie mit dem Zahnstein überein. Sie können von Hirsekorngröße bis zu ganz erheblichen Gebilden heranwachsen, haben meist aber die Größe und auch die Gestalt eines Dattelkerns (s. Abb. 120), doch sind auch solche von Hühnereigröße gesehen worden (Abb. 121). Das Gewicht kann 20, ja 30 g erreichen. Sind mehrere Steine vorhanden, so schleifen sie sich gegenseitig ab und sind dann facettiert.

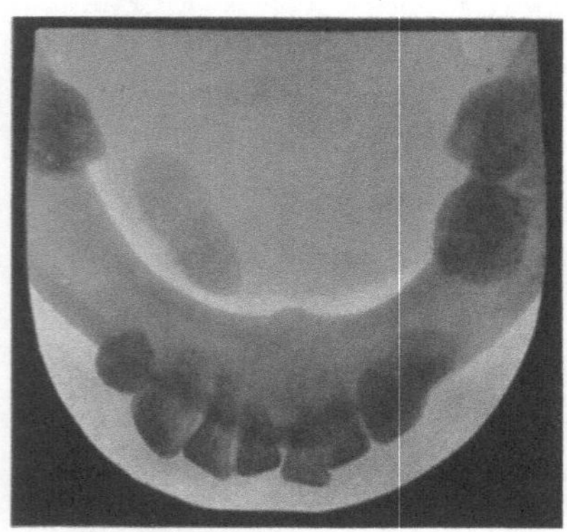

Abb. 120. Speichelstein. (Nach Williger.)

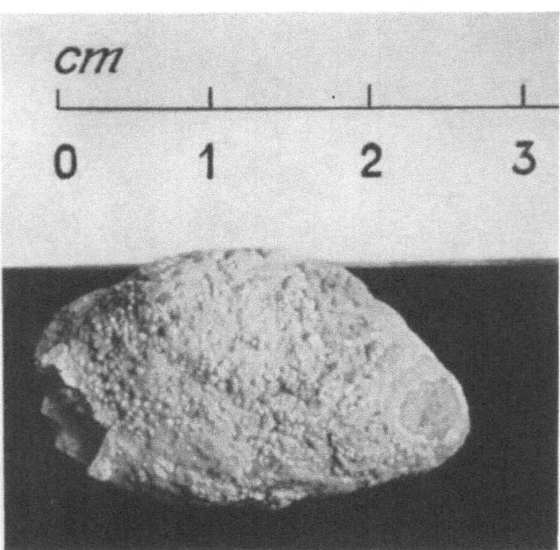

Abb. 121. Speichelstein.

Die Erklärung der Fremdkörperverkalkung reicht für die in den Speicheldrüsen selbst befindlichen Steine nicht aus, zumal sie dort häufig mehrfach vorkommen. Klebs hat die Theorie aufgestellt, daß sie durch die Tätigkeit kalkbildender Algen zustande kommen und beschuldigt die Leptothrix buccalis. Es wäre aber wohl auch denkbar, daß abgestoßene Speicheldrüsenepithelien verkalken und durch weitere Niederschläge sich vergrößern. Grundbedingung für alle diese Verkalkungsprozesse in der Drüsensubstanz selber scheint aber eine Entzündung der Drüse zu sein, mithin das Vorhandensein eines pathologischen Sekrets oder zum mindesten eine entzündliche Veränderung der Wand, denn auf einer normalen Wand können die Kalksalze nicht ausfallen. Das geht unter Anderem auch daraus hervor, daß es auf experimentellem Wege durch Unterbindung des Ganges nicht gelingt, die Bildung eines Speichelsteines zu erreichen.

Die Speichelsteine machen sich vielfach erst bemerkbar, wenn sie eine gewisse Größe erreicht haben und die Ausführungsgänge verlegen. Dann treten bei der Nahrungsaufnahme Beschwerden auf, die unter dem Namen ,,Speichelkoliken" bekannt sind. Bei der Nahrungsaufnahme, beim Anblick von Speisen, ja sogar schon bei der Vorstellung derselben entstehen dumpfe Schmerzen in der betreffenden Drüse, welche sich zugleich vergrößert. Die Schmerzen können nach der Zunge, der Schläfe usw. ausstrahlen. Druck auf diese geschwollene

Gegend wird zumeist als recht schmerzhaft empfunden, besonders wenn im weiteren Verlaufe sich noch entzündliche Erscheinungen hinzugesellt haben. Es handelt sich um die Folgen einer Stauung des Speichels, der durch den verengten Kanal nicht abfließen kann. Einige Zeit nach der Nahrungsaufnahme hören die Schmerzen auf, die Schwellung der Drüse läßt nach, so daß die nächste Mahlzeit, besonders wenn das Zeitintervall einigermaßen groß ist, schmerzfrei angefangen werden kann; oft aber muß sie wegen der sich langsam steigernden Schmerzen unterbrochen werden. So kommt es denn, daß die Kranken aus Angst vor den sich immer wieder einstellenden Schmerzen die Mahlzeiten sehr abkürzen oder schließlich die Nahrung ganz verweigern, wodurch sie dann schnell herunterkommen; letzteres ganz besonders bei älteren und schwächlichen Leuten.

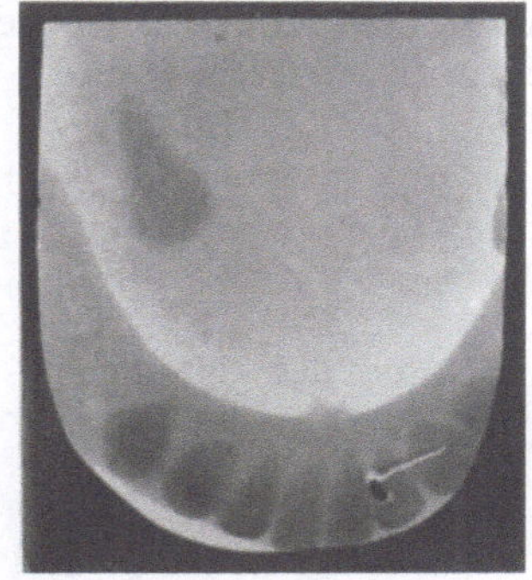

Abb. 122. Speichelstein. (Nach Williger.)

Leichter Druck auf die Geschwulst entleert häufig eine trübe, eiterig aussehende Flüssigkeit aus der Carunkel. Bisweilen ereignet es sich, daß ein Absceß in den Mundboden durchbricht, so daß der Stein teilweise frei zutage liegt. In anderen Fällen läßt sich die Anwesenheit des Steines durch Sondieren des Ganges mit einer starren Sonde oder falls dies nicht gelingt, durch Einstechen mit einer Spritzenkanüle nachweisen. Auch Röntgenaufnahmen kann man diagnostisch verwerten (Abb. 120 und Abb. 122).

Die Speichelgangsteine lassen sich unter lokaler Anästhesie vom Munde aus gewöhnlich leicht entfernen. Man schlitzt den Gang oder spaltet den Absceß, bis man auf den vorhandenen Fremdkörper stößt und hebt ihn mit einem Löffel aus seinem Lager. Wesentlich schwieriger gestaltet sich das Aufsuchen von Speichelsteinen im Ductus parotideus, da sie bei ihrer Kleinheit schwer auffindbar sind. Es empfiehlt sich, zwei lange Fäden oberhalb und unterhalb des Ganges durch die Wangenschleimhaut zu ziehen und zwischen ihnen präparierend in die Tiefe zu gehen. Das Aufsuchen der Steine in der Drüse selber ist meist nicht leicht, man kann sie mit dem Finger fast nie fühlen, da die weiche Grundlage nachgibt. Leichter sind sie mit einer spitzen Sonde zu lokalisieren. Während die Steine des Ganges meist eine glatte Oberfläche haben, sehen die in der Drüse gelegenen in der Regel rauh aus, haben mitunter eine verzweigte Gestalt. So kann man manchmal an dem Stein noch seine Herkunft erkennen. In seltenen Fällen wird der Stein auf natürlichem Wege durch die Mündung des Ganges in die Mundhöhle ausgestoßen „geboren", wobei der Druck des angestauten Speichels und die Kontraktion der Muskulatur der Gangwand das ihre tun (s. Abb. 123), auch kommt es vor, daß die Wand des Ganges durch einen entzündlichen Prozeß durchbrochen wird und so der Stein in einer Absceßhöhle unter der Schleimhaut zu liegen kommt. Sind bereits Abscesse und Phlegmonen vorhanden, so sind diese entsprechend zu behandeln.

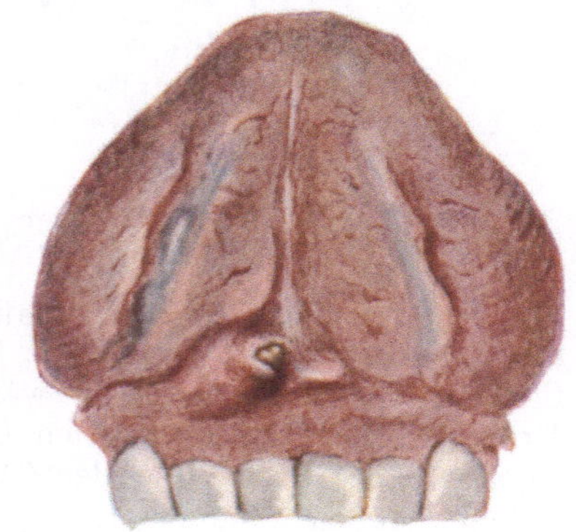

Abb. 123. Speichelstein in der Mündung des Ductus sublingualis. Beginnender Spontandurchbruch. (Aus Moral-Frieboes, 2. Hals-, Nasen- und Ohrenklinik der Charité (Prof. v. Eicken.)

Verwechselungen sind mit Tumoren verschiedener Art, aber auch mit entzündlichen Prozessen des Kiefers möglich.

Die Beschwerden sind nach der Operation sofort verschwunden. Auch wenn sich der Gang nicht wieder herstellt, kann der Speichel frei ablaufen, es bildet sich eine sog. innere Speichelfistel, die dem Bedürfnis genügt.

Rückfälle kommen vor wenn mehrere Steine vorhanden sind oder wenn sich von neuem Steine bilden. Daher macht es sich zuweilen notwendig, die erkrankte Submaxillardrüse völlig zu exstirpieren. Bei der Parotis ist dieser Eingriff ausgeschlossen.

d) Geschwülste.

1. Gutartige Geschwülste.

α) Ranula.

Unter den gutartigen Geschwülsten der Speicheldrüsen spielt die sog. Ranula (Fröschleingeschwulst) die wichtigste Rolle, da sie an Häufigkeit bei weitem die sonst vorkommenden gutartigen Geschwülste überragt. Ihr Ursprung ist lange Zeit strittig gewesen und auch heute herrscht noch keine völlige Einigkeit über den Ursprungsort. Nach den Untersuchungen von Hippels, handelt es sich bei der „echten" Ranula um eine cystische Degeneration einer Unterzungenspeicheldrüse. Daß aber auch aus den Bochdalekschen Drüsenschläuchen eine äußerlich gleichartige Geschwulst hervorgehen kann, ist nicht in Abrede zu stellen. Der Unterschied kann nur mikroskopisch erkannt werden, denn die von der Glandula sublingualis ausgehenden Cysten haben — ähnlich wie die Lippencysten — nur eine bindegewebige Auskleidung mit einer ganz flachen Epithelauflagerung, während bei den aus den Bochdalekschen Drüsenschläuchen stammenden Cysten die Innenwand Flimmerepithel trägt. Auch in der Parotis und der Glandula Nuhni-Blandini (s. w. u.) kommen in seltenen Fällen Cysten vor.

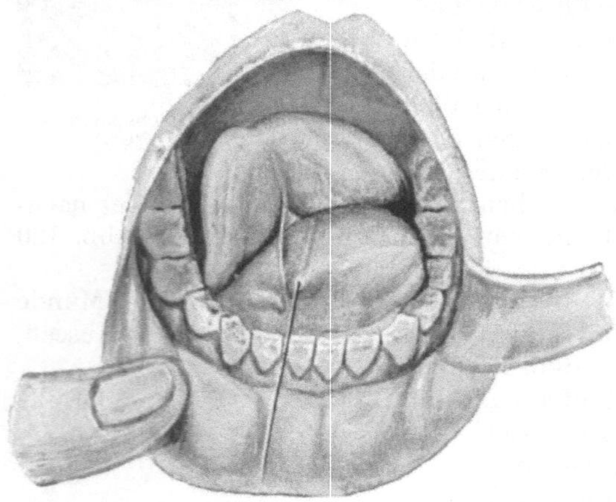

Abb. 124. Ranula. (Nach v. Bergmann-Küttner, Aus Handbuch der praktischen Chirurgie.)

Die Ranula beginnt einseitig und präsentiert sich als eine unmittelbar unter der Schleimhaut des Mundbodens gelegene, blasenartige, weiche Geschwulst, deren Inhalt bläulich durch die dünne Schleimhaut schimmert. Diese ist, wenn nicht sekundäre Prozesse eine Veränderung hervorgerufen haben, immer über der Ranula verschieblich. Wächst die Ranula, so schiebt sie die Zunge in die Höhe und geht auf die andere Seite hinüber, so daß das Zungenbändchen eine Einkerbung in ihrer Oberfläche bildet (Abb. 124), auch kann sie bei weiterem Wachstum die Unterkinngegend herabdrücken. Von kleinen, bohnengroßen Anschwellungen kann sie bei absolut schmerzloser Zunahme recht beträchtliche Größen erreichen. Dann hat man beim Blick in den Mund den Anblick, den die Kehlblase der Frösche gewährt, woher der Name entstanden sein dürfte. Der Inhalt ist gewöhnlich klar, geruchlos und fadenziehend, etwa dem Hühnereiweiß vergleichbar, er ist kein Speichel. Nach v. Hippel ist der Cysteninhalt ein

Transsudat aus den zahlreichen, neuentstandenen Capillaren der Wand und den in den Cystenraum abgestoßenen, schleimiger Degeneration anheimfallenden Epithelien der Wand.

Die Beschwerden sind unbedeutend und machen sich erst bei erheblicher Größe durch Störungen im Schlucken und Sprechen bemerkbar. Entwickelt sich die Ranula in der ersten Lebenszeit, so kann sie durch ihren Druck den Unterkiefer deformieren, so daß später eine Störung der Okklusion entsteht. Es kommen aber auch Entzündungsschübe vor, bei denen sich kleine, vorher nicht bemerkte Cysten stark anfüllen und dadurch Unbequemlichkeiten machen (akute Ranula). Zuweilen geht das Wachstum durch den Musculus mylohyoideus nach außen und es zeigt sich dann eine fluktuierende Geschwulst unter der Haut der Submentalgegend. Hier ist eine Verwechselung mit einem Dermoid möglich, doch ist dessen Inhalt in der Regel teigiger, so daß man ihn mit den Fingern formen kann. Eine Punktion mit weiter Kanüle wird Sicherheit bringen.

Die Behandlung besteht in Exstirpation der Cyste, eventuell mit gleichzeitiger Exstirpation der ganzen Drüse, weil nur auf diese Weise Rückfälle mit Sicherheit zu vermeiden sind. Die Operation läßt sich bei geringer Größe der Cyste unter Lokalanästhesie vom Mundboden aus ausführen.

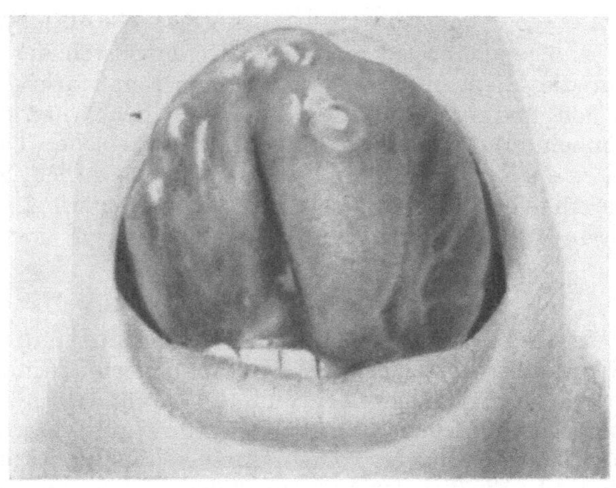

Abb. 125. Cyste der Glandula Nuhni-Blandini. (Nach Becker.)

Eine Novocain-Suprarenin-Einspritzung (1 ccm) am Nervus lingualis am aufsteigenden Ast reicht zur Anästhesie aus. Vor und hinter der Geschwulst wird ein langer Haltefaden durch den Mundboden geschlungen und nach vorsichtiger Spaltung der bedeckenden Schleimhaut der äußerst zarte Cystenbalg ausgeschält. Er reißt regelmäßig ein, so daß sich der Cysteninhalt entleert. Trotzdem läßt er sich bei ganz vorsichtigem Vorgehen vollkommen entfernen, da Verwachsungen mit der Umgebung nicht vorhanden zu sein pflegen. Die Wunde wird mit Naht geschlossen.

Noch auf eine andere Art läßt sich die Cyste unschädlich machen. Man schneidet entsprechend der von Partsch für die Kiefercysten angegebenen Methode ein möglichst großes ovales Stück aus, welches Schleimhaut und Cystenwand umfaßt und vernäht die Innenwand mit der Schleimhaut durch eine Anzahl Knopfnähte. Diese Methode benutzen wir jetzt in der Regel.

Auf alle Eingriffe vom Mundboden her kann rasch eine starke Schwellung der Weichteile folgen, die anfangs einen bedrohlichen Eindruck macht. Es empfiehlt sich daher, derartige Operationen nur nach Aufnahme des Patienten auf eine stationäre Abteilung zu machen.

Völlig nutzlos ist das noch vielfach beliebte Verfahren, die Cyste durch einen mehr oder minder großen Schnitt zu entleeren, die Wunde heilt sofort wieder zu und die Cyste füllt sich von neuem. Ebenso muß man die Versuche als gescheitert ansehen, die es zum Ziele haben, durch Injektion entzündungserregender Substanzen, z. B. Jodtinktur, die Cyste zum Veröden zu bringen.

Hier ist auch der Ort, die sehr seltenen Cysten der Glandula Nuhni-Blandini zu erwähnen, von denen Becker einen sehr ausgeprägten Fall gesehen hat. Es handelte sich um einen 22jährigen Kranken, dessen Zungenspitze wegen oftmals sich wiederholenden Aphthen dauernd mit den verschiedensten Ätzmitteln behandelt worden war. Es entwickelte sich eine Cyste, die die Hälfte der unteren Zungenfläche einnahm und so ausgedehnt war, daß die Zunge auf der kranken Seite in ihrem vorderen Teil auf das Doppelte vergrößert war, in den hinteren Abschnitten noch mehr. Schmerzen bestanden nicht, nur war der Kranke am Sprechen behindert. Entsprechend der Lage der sehr ausgedehnten Cyste (Abb. 125), deren Inhalt durch die dünne Schleimhaut durchschimmerte, konnte man dieselbe nur als eine solche der Glandula Nuhni-Blandini ansehen und man muß annehmen, daß es durch die vielfachen entzündlichen Prozesse, die sich dort abgespielt haben, zu einer Verklebung des Ausführungsganges gekommen war.

β) Die übrigen gutartigen Geschwülste.

Von den übrigen gutartigen Geschwülsten der Speicheldrüsen interessieren nur die Hämangiome, weil sie ein sehr starkes Wachstum durch die Backe zeigen und in die Kiefer, besonders den Unterkiefer weitgehend eindringen können. Wird bei einer Extraktion ein solcher Tumor verletzt, dann kann es zu einem Verblutungstod kommen. Weniger wichtig sind die Lymphangiome, die Fibrome und die selteneren Tumoren wie Lipome und Neurome. Die Hämangiome sind je eher je besser durch Operation zu beseitigen.

γ) Mischgeschwülste.

Die Mischgeschwülste der Speicheldrüsen nehmen nach verschiedenen Richtungen hin eine besondere Stellung ein. Einmal sind sie relativ gutartig, indem sie einen langen Zeitraum (durchschnittlich 8 Jahre) nur langsam wachsen, dann aber plötzlich rasch zunehmen und dabei bösartig werden können. Zweitens sind sie insofern von hohem Interesse, als man über ihre Herkunft nicht recht einig ist. Ein Teil der Autoren ist der Ansicht, daß sie dem Endothel entstammen und daß die in ihnen vorkommenden „scheinbar" epithelialen Gebilde durch Metaplasie entstanden seien. Andere wieder haben die Meinung, daß diese Geschwülste entsprechend der Cohnheimschen Theorie aus abgesprengten Epithelien entstünden. Diese Meinung gewinnt in letzter Zeit sehr an Boden, sie hat auch viel für sich, weil erstens die Möglichkeit solcher Absprengungen im Fetalleben durchaus gegeben ist und weil zweitens diese Tumoren auf der Fascia parotidea sitzen. Die früher vielfach als bindegewebige Bestandteile gedeuteten Elemente (scheinbares Knorpel- und Schleimgewebe) haben sich als epitheliale Abkömmlinge erwiesen.

Die Mischtumoren befallen vornehmlich die Ohrspeicheldrüse (über 80% der Fälle), aber auch die Unterkieferspeicheldrüse (Abb. 126). Meist stehen die Kranken im mittleren Lebensalter. Die Tumoren kennzeichnen sich als scharf umschriebene Geschwülste, die sich auf der Unterlage verschieben lassen und auch mit der Haut nicht verwachsen sind. Je nach ihrer Zusammensetzung fühlen sie sich weich an oder auch hart und höckerig, letzteres besonders die Tumoren, die scheinbar Knorpel enthalten. Auch cystische Umwandlungen sind gesehen worden. Sie können eine ganz erhebliche Größe erreichen, so daß mannskopfgroße Tumoren beschrieben worden sind. Eine solche Ausdehnung können sie gewinnen, weil sie verhältnismäßig sehr wenig Beschwerden machen (Abb. 127). Maligne Degeneration und Metastasen sind relativ selten, Rezidive nach Operationen oft beobachtet worden.

Die Behandlung besteht in der Exstirpation. Es ist ratsam, diese Operation so zeitig als möglich vorzunehmen, weil man nie vor der Umwandlung in eine bösartige Geschwulst sicher sein kann. Fängt die Geschwulst an, schnell zu wachsen, so ist meist das Stadium der Malignität schon erreicht. Ein Rezidiv allein berechtigt noch nicht die Annahme einer Malignität, weil die Möglichkeit besteht, daß bei der Operation nicht alles entfernt worden ist und dies um so eher, weil kleine abgeschnürte Knoten oft nur schwer zu finden sind. Im übrigen muß man suchen die Geschwülste samt ihrer Kapsel auszuschälen, was gewöhnlich keine Schwierigkeiten macht. Auf den Nervus Facialis ist entsprechend Rücksicht zu nehmen, sollte die maligne Umwandlung aber bereits in Gang sein, so ist der Tumor ganz zu beseitigen, evtl. unter Opferung des Nerven.

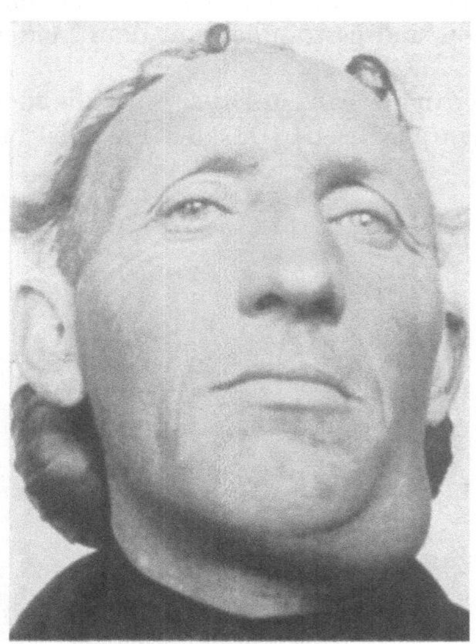

Abb. 126. Mischgeschwulst der linken Unterkieferspeicheldrüse. (Nach Williger.)

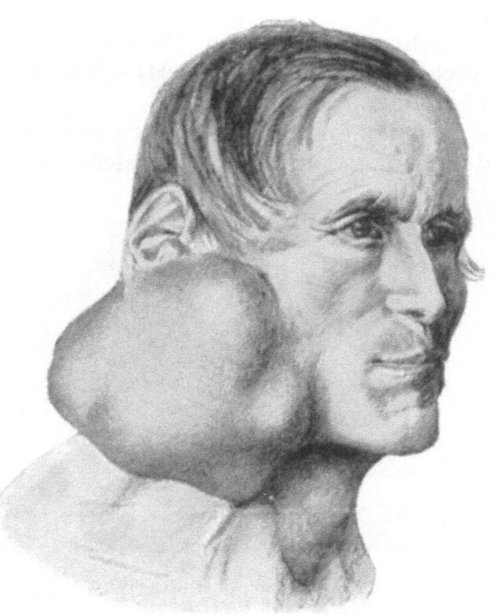

Abb. 127. Mischgeschwulst der rechten Ohrspeicheldrüse. (Aus dem Handbuch der praktischen Chirurgie.)

2. Bösartige Geschwülste.

Unter den bösartigen Geschwülsten der Speicheldrüsen spielt das Carcinom die wichtigste Rolle. Am häufigsten ergreift es die Parotis, während die Krebse der Unterkieferspeicheldrüsen als große Seltenheiten bezeichnet werden müssen. Vielleicht sind manche als Mundbodencarcinome bezeichnete Krebse nichts anderes als Carcinome der im Mundboden gelegenen Drüsen. Verwechselungen mit den sog. branchiogenen Carcinomen sind möglich. Man kann an der Parotis klinisch zwei Formen des Krebses unterscheiden: 1. Den Scirrhus, bei dem die narbige Schrumpfung der Umgebung des Tumors in den Vordergrund tritt, so daß die Haut strahlig gegen den Tumor hin eingezogen erscheinen kann. Diese Bilder erinnern einigermaßen an den Scirrhus der Mamma. Diese Form des Speicheldrüsenkrebses kann sich auch plattenartig weiter verbreiten und auf den Hals übergreifen. Die Lymphdrüsen werden gewöhnlich erst später ergriffen. Der Scirrhus hat im allgemeinen langsames Wachstum und es können bis zum tödlichen Ausgang Jahre vergehen. 2. Im Gegensatz dazu zeichnet sich die zweite Form durch reichliche Zellproliferation und dementsprechend enorm rasches Wachstum aus (Abb. 128). Die vorgewölbte Haut ist zuweilen glänzend und gerötet, so daß man an Entzündung denken muß. Der Prozeß ist abzugrenzen gegen Abscesse in der Parotis und ihrer Umgebung, gelegentlich gegen Gummigeschwülste. In solchen Fällen ist die Diagnose sehr schwierig und doch wegen der Frage der Operation sehr wichtig, denn diese Form des Carcinoms ist nur im Anfangsstadium zu operieren. Sehr bald aber kommt es zum Zerfall und zu starker Geschwürsbildung mit Jauchung und unter Umständen schweren Blutungen. Auch die Lymphdrüsen werden rasch ergriffen, ferner bilden sich bald reichliche Metastasen. Die Prognose dieser Form ist daher ausgesprochen ungünstig.

Sehr häufig treten frühzeitige Lähmungen im Bereich des Facialis ein. Auch starke, oft sogar unerträgliche Schmerzen sind gewöhnlich mit dem Leiden verbunden.

Die Behandlung besteht in der Exstirpation der ganzen Drüse einschließlich der dazu gehörigen Unterkiefer- und Halslymphdrüsen. Da der Facialis bei

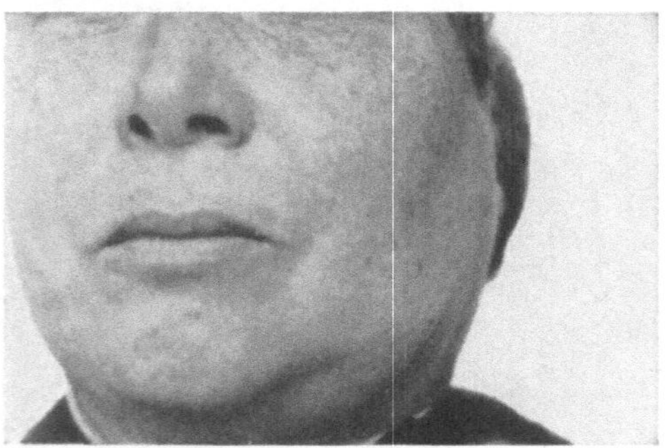

Abb. 128. Carcinom der linken Parotis. (Nach Williger.)

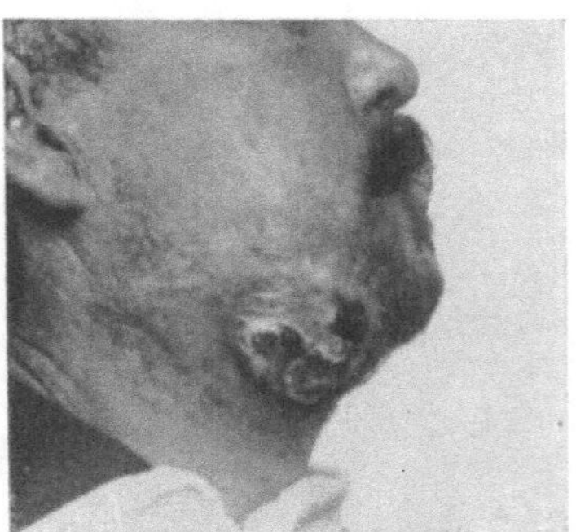

Abb. 129. Zerfallenes Sarkom der Unterkieferspeicheldrüse. (Nach Williger.)

dieser Operation nicht geschont werden kann, kommt eine sehr erhebliche Entstellung zustande. Inoperable Fälle kann man bestrahlen.

Die seltenen Sarkome der Speicheldrüsen neigen zum frühzeitigen Zerfall. Ihre Prognose ist ausgesprochen ungünstig (Abb. 129).

e) Sekretionsstörungen.

1. Die Xerostomie.

Unter diesem Namen kennt man eine selten vorkommende, außerordentlich quälende Krankheit, bei der infolge allmählichen Versiegens der Speichelsekretion eine starke Trockenheit des Mundes auftritt. Man muß zwei Formen der Xerostomie unterscheiden, die ideopathische, deren Wesen uns bislang unbekannt ist und die symptomatische, bei der die Xerostomie nur ein Begleitzeichen einer anderen Krankheit ist. Wir wissen, daß nach Verlust aller Zähne die Menge des Speichels sinkt, doch normalerweise nicht so weit, daß die Kranken dadurch belästigt werden. Ferner geht die Speichelsekretion sehr weit zurück beim Diabetes, so daß die Kranken über dauernde Trockenheit des Mundes klagen, die Zunge wird rissig und wund und die Zähne gehen infolge der nicht ausreichenden Bespülung mit Speichel sehr schnell durch Caries zugrunde. Ferner findet sich eine Verminderung des Speichels bei der sog. Stomatitis sicca, bei Speicheldrüsenentzündung, bei Urämie, Polyurie, bei starken Blutverlusten, Diarrhöen, Cholera, bei der Mikuliczschen Krankheit, Parotitis epidemica, nach Narkosen usw. Psychisches Trauma kann bei Psychoneurotikern ebenfalls ein Versiegen der Sekretion zu Folge haben (Curschmann). Auch hat man nach zu intensiver Behandlung der Mundorgane mit Röntgenstrahlen ein Nachlassen der Speichelsekretion gesehen, offenbar infolge Schädigung der Drüsenelemente.

Anders bei der idiopathischen Xerostomie, bei der, ohne daß eine Ursache sichtbar wäre, die Speichelsekretion langsam immer geringer wird und schließlich ganz versagt. Die Kranken klagen nicht nur über eine unüberwindliche Trockenheit im Munde, auch die Nahrungsaufnahme ist erschwert, ja selbst das Sprechen wird diesen Kranken fast zur Unmöglichkeit. Die Mundschleimhaut wird trocken und rissig, ein gleiches gilt von der Zunge und besonders den Mundwinkeln. Der an dem Gaumen gebrachte Finger bleibt dort hängen, ebenso die Zunge. Die Kranken vermeiden jedes Sprechen und können keinen Bissen, ohne gleichzeitig zu trinken, herunterschlucken. Infolge der Erschwerung der Ernährung kommen solche Leute in ihrem Körperzustand sehr schnell weit zurück. Wahrscheinlich handelt es sich bei der idiopathischen Xerostomie um ein Zugrundegehen der Kerne der Sekretionsnerven, daher ist eine kausale Therapie auch nicht möglich.

Man hat versucht, durch eine Prothese eine Besserung zu erreichen, was auch in einigen Fällen bei Psychoneurotikern gelungen ist, indem man als Erklärung annimmt, daß der Reiz des Fremdkörpers die Sekretion anrege. Es ist aber wahrscheinlich, daß es sich in diesen Fällen um eine symptomatische, nicht idiopathische Form gehandelt hat, denn bei dieser kann man selbst durch auf die Zunge gebrachtes Salz, ja sogar durch Pilocarpin die Sekretion nicht oder doch nur ganz mangelhaft in Gang bringen. In manchen Fällen ist zur Anregung der Sekretion das Neocesol mit Nutzen angewandt worden (Partsch).

2. Ptyalismus.

Bekannter wie die Xerostomie ist der Ptyalismus, eine abnorme Vermehrung der Speichelsekretion. Hier haben wir es sicher nicht mit einem einheitlichen Krankheitsbild zu tun, denn wir finden diese Veränderung bei verschiedenen Entzündungen der Mundschleimhaut, ferner beim Vomitus matutinus der Trinker, der Gravidität, bei Magen- und Darmkrankheiten (Parasiten im Darm), beim Parkinsonismus, bei der Hemiplegie, bei der Bulbärparalyse, bei der Paralysis agitans, bei verschiedenen Psychosen, bei der Psychoneurose, bei Vergiftungen, besonders mit Quecksilber, aber auch mit anderen Körpern. Psychische Momente spielen eine wichtige Rolle, es sei nur an das Einsetzen der verstärkten Speichelsekretion beim Vorstellen beliebter Nahrungsmittel erinnert, ferner an den Umstand, daß manche Kranke, solange eine Prothese im Munde sich befindet, an Speichelfluß leiden, der aber sofort aufhört, wenn die Prothese entfernt wird.

Die Patienten klagen beim Ptyalismus weniger über die vermehrte Menge des Speichels, wie darüber, daß sie denselben immerfort herunterschlucken oder ausspeien müssen, was, da bis zu mehreren Litern im Tage produziert werden können, den Kranken sehr schwächen muß. Das dauernde Schlucken stört den Kranken sehr beim Sprechen, auch werden, falls der Speichel dauernd aus dem Munde läuft, wie z. B. bei der Bulbärparalyse, die Mundwinkel leicht wund, es entstehen Ekzeme.

Da es sich nicht um eine einheitliche Krankheit handelt, so muß sich die Therapie nach der zugrunde liegenden Veränderung richten, die allerdings vielfach unbeeinflußbar sein dürfte. Versuche mit sekretionshemmenden Mitteln haben in der Regel nur einen kurze Zeit anhaltenden Erfolg, so kann man z. B.

während einer zahnärztlichen Behandlung durch Atropin die Speichelsekretion für diese Zeit zurückdrängen. Eine dauernde symptomatische Behandlung ist nicht möglich.

Literatur.

Abraham: Über Mikuliczsche Krankheit. Med. Klin. **1926.**

Bachrach: Über postoperative Parotitis. Beitr. klin. Chir. **78** (1912). — *Balajan:* Über Parotistumoren. Diss. München 1912. — *Bardachzi* u. *Barabas:* Beobachtungen bei Parotitis epidemica. Münch. med. Wschr. **1920,** Nr 7. — *Baumstark:* Über einen bemerkenswerten Fall doppelseitiger Speicheldrüsenschwellung. Münch. med. Wschr. **1917,** Nr 26. — *Beck:* Die Diagnose und Behandlung der primären isolierten Aktinomykose der Parotis. Z. Hals- usw. Heilk. **2.** — *Becker:* Cysten an den Mundgebilden ohne Zusammenhang mit dem Zahnsystem. Korresp.bl. Zahnheilk. **1914,** 193. — *Böttner:* Das sezernierende Epitheliom usw. Beitr. path. Anat. **68.** — *Bolognesi:* Endotheliom der Submaxillardrüse. Arch. klin. Chir. **93.** — *Borchardt:* Ungewöhnlich großer Speichelstein. Dtsch. med. Wschr. **1909,** Nr 2. — *Boß:* Über Rezidive der Speichelsteinkrankheit. Breslau. chir. Ges., Sitzg 8. Juni 1925. Ref. Zbl. Chir. **1925.** — *Braun:* Über die Parotistuberkulose. Beitr. klin. Chir. **130.** —

Fleckner: Aktinomykose der Parotis. Diss. Würzburg 1922. — *Fieck:* Mischgeschwülste der Parotisgegend und Endotheliomfrage. Virchows Arch. **197.**

Goldbladt: Über die Zugehörigkeit der Parotis zu den Drüsen mit innerer Sekretion. Zbl. inn. Med. **1925.** — *Gutmann:* Über die Aktinomykosen der Speicheldrüsen. Slg klin. Vortr. Leipzig **1913.**

Haardt: Tonsillogene Parotitis. Z. Laryng. usw. **1926.** — *Hämmerli:* Speicheldrüsenhyperplasie und Erkrankung endokriner Drüsen. Dtsch. Arch. klin. Med. **133,** H. 1 (1920). — *Hansemann, v.:* Zur Histogenese der Parotistumoren. Z. Krebsforschg **9.** — *Haugk:* Zur Kenntnis der chronischen Entzündung der Unterkieferspeicheldrüse (Sialoadenitis chron., interstit. submax.). Beitr. klin. Chir. **119,** 43 (1900). — *Heinecke:* Die Geschwülste der Speicheldrüsen. Erg. Chir. **6.** — *Heß:* Entzündliche Tumoren der Speicheldrüsen. Virchows Arch. **201.** — *Hippel, v.:* Ranula. Arch. klin. Chir. **55,** 187. — *Horwitz:* Postoperative verminderte Speichelsekretion und ihre Bekämpfung. Arch. klin. Chir. **118.**

Kaeß: Über postoperative Parotitis. Arch. klin. Chir. **1925.** — *Klein:* Die Hemmung der Speichelsekretion bei zahnärztlichen Eingriffen. Z. Stomat. **1927.** — *Kleinschmidt:* Zur Behandlung der Speichelfisteln. Münch. med. Wschr. **1923,** 809. — *Krompecher:* (a) Zur Histogenese und Morphologie der Mischgeschwülste der Haut sowie der Speichel- und Schleimdrüsen. Beitr. path. Anat. **1908.** (b) Über den Ausgang und die Einteilung der Epitheliome der Speichel- und Schleimdrüsen. Beitr. path. Anat. **70.** — *Küttner:* Über schmerzlosen intermittierenden Tumor salivalis der Ohrspeicheldrüse ohne nachweisbares Hindernis. Dtsch. med. Wschr. **1918,** 284. — *Kulka:* Sekundäre Parotitis. Wien. klin. Wschr. **1908,** Nr 19.

Ludwig: Ranula. Diss. Berlin 1920 (mit ausführlichem Literaturverzeichnis). — *Lüdin:* Die Mikuliczsche Krankheit und ihre Behandlung mit Röntgenstrahlen. Korresp.bl. Schweiz. Ärzte **1915,** Nr 32. — *Lütcke:* Parotitis epidemica. Diss. Berlin 1920.

Michl: Beitrag zu den Speicheldrüsengeschwülsten. Arch. klin. Chir. **1926.** — *Moral:* Tumoren des Chievitzschen Organes. Zahnärztl. Rdsch. **1929.**

Nagel: Die klinische Bedeutung doppelseitiger chronischer Speichel- und Tränendrüsenschwellung. Diss. Halle 1916. — *Neumann:* Der gegenwärtige Stand der Ranulafrage. Berl. klin. Wschr. **1917,** Nr 2.

Orthner: Über postoperative Parotitis. Wien. klin. Wschr. **1909,** Nr 2.

Palazzi: Ein Fall von Steinbildung im Ductus Stenonianus. Korresp.bl. Zahnärzte **1925.** — *Partsch:* (a) Beitrag zur Metastasenbildung der Parotiscylindrome. Dtsch. Z. Chir. **1923.** (b) Pathologie und Therapie der Speicheldrüsen in Misch. Fortschr. Zahnheilk. **1926/27**f. — *Philipp:* Zur Kasuistik der Mikuliczschen Krankheit. Zahnärztl. Rdsch. **1927.** — *Pichler:* Die Entzündung der Speichelgänge bei der eiterigen Speicheldrüsenentzündung. Zbl. inn. Med. **1926.**

Reiche: Zur Lehre von der Mikuliczschen Krankheit. Med. Klin. **1919,** Nr 20. — *Ridder:* Zur Kasuistik der Fremdkörper der Parotis bzw. des Ductus Stenonianus. Berl. klin. Wschr. **1919,** Nr 8. — *Rietz:* Fremdkörper in den Speicheldrüsen. Diss. Berlin 1920. — *Roedelius:* Beiträge zur Speichelsteinerkrankung. Dtsch. Z. Chir. **141,** Nr 3/4 (1917).

Schäfer: Über Parotistumoren und ihre Spätrezidive. Diss. Kiel 1915. — *Schenk:* Über Angiome der Parotisgegend. Mitt. Grenzgeb. Med. u. Chir. **1923,** Nr 1. — *Schilling:* Beitrag zur Kenntnis der Parotisgeschwulst. Beitr. path. Anat. **68.** — *Schuster:* Mischgeschwülste der Parotis. Diss. München 1910. — *Schwarz:* Über primäre und isolierte

Speicheldrüsenaktinomykose. Beitr. klin. Chir. **121**. — *Seifert:* Über den Infektionsweg bei postoperativer Parotitis. Dtsch. Z. Chir. **1926**. — *Silbermann* u. *Kagan:* Über die postoperative Parotitis. Zbl. Chir. **1926**. — *Székely, v.:* Neues Verschlußverfahren für Parotisfisteln. Magy. orv. Arch. **1925**. — *Stöhr* u. *Risak:* Zur Klinik und Anatomie der Parotisgeschwülste. Arch. klin. Chir. **1926**.

Thaysen: Entzündliche Speicheldrüsentumoren. Virchows Arch. **201**. — *Treuherz:* Über einen Fall von Ptyalismus infolge von Reizung des Sympathicus. Z. ärztl. Fortbildg **1926**. — *Tromp:* Zur Behandlung von Parotisfisteln durch Entnervung der Drüse. Zbl. Chir. **1917**, 1033.

Valentin: Die postoperative Parotitis. Berl. klin. Wschr. **1911**. — *Voit:* Mikuliczsche Krankheit. Dtsch. med. Wschr. **1909**, Nr 2.

Zilz: Zur klinischen und pathologischen Anatomie der Speichelsteine. Z. Mundchir. **1**, H. 1 (1915). — *Zografides:* Über die Therapie der Ranula sublingualis. Mschr. Ohrenheilk. **1913**, H. 5.

IX. Die Erkrankungen des Spatium pterygomandibulare.

Wenngleich das Spatium pterygomandibulare kein in sich abgeschlossenes Organ ist, sondern nur mehr oder weniger gut gegen die Organe der Umgebung abgegrenzt werden kann, so erscheint eine gesonderte Darstellung doch angebracht. Die Anatomie dieses Gebietes ist seit dem Ausbau der Leitungsanästhesie eingehend studiert worden, aber die Pathologie ist noch nicht sehr weit gefördert und doch hat diese Gegend für uns wegen der dauernd notwendigen Injektionen an dieser Stelle Wichtigkeit.

Das Spatium ist ein dreieckiger Spalt, der nach außen von dem aufsteigenden Unterkieferast, nach innen von dem Musculus pterygoideus internus und nach oben von dem Musculus pterygoideus externus begrenzt wird, so daß die Spitze nach unten, die Basis nach oben zu liegen kommt. An seinem hinteren Ende ist der Raum etwa in der Mitte des hinteren Randes des aufsteigenden Astes nicht abgegrenzt, sondern offen, so daß er hier palpatorisch erreichbar ist, was klinisch beachtet werden muß. Vorne ist der Raum zwischen Musculus pterygoideus internus und dem vorderen Rand des aufsteigenden Astes im oberen Abschnitt nur durch den Musculus buccinator und die Schleimhaut von der Mundhöhle getrennt, im unteren Abschnitt öffnet sich der Raum gegen das Trigonum submaxillare. Dieser Raum ist angefüllt mit ganz lockerem Fettgewebe, das etwas derbere bindegewebige Stränge enthält und in das der Nervus alveolaris inferior, der Nervus lingualis und Arterien und Venen eingebettet sind. Wichtig ist, daß die Venen hier ein ziemlich umfangreiches Geflecht bilden, das bei der Injektion leicht verletzt werden kann.

In diesem Raume spielen sich die wenigen pathologischen Veränderungen ab, die wir von diesem Gebiete kennen. Zunächst kommen die Verletzungen in Betracht, wie sie bei jeder Mandibularisanästhesie gegeben sind. Fast immer verläuft das ohne Komplikationen, nur gelegentlich findet man, daß durch Verletzung der Gefäße eine Blutung entsteht, in deren Verlauf es in dem sehr losen Gewebe zu der Bildung eines Hämatoms kommt.

Ein solches macht sich in der Regel nicht bemerkbar und wird nur dann erkannt, wenn es infolge seiner Ausdehnung die Beweglichkeit des Unterkiefers einschränkt. Schmerzen bestehen nicht und wenn man auf das Spatium einen Druck ausübt, was man leicht so machen kann, daß man mit dem gekrümmten Finger um den freien hinteren Rand des aufsteigenden Astes herumgeht, so empfindet der Kranke eine gewisse Spannung, aber keinen Schmerz. Einer besonderen Behandlung bedarf es nicht, denn wenn die Injektion steril war, dann resorbiert sich das Blut in wenigen Tagen und der Prozeß ist als geheilt anzusehen. Anders liegen die Dinge, wenn eine Nekrose an der Stelle gesetzt worden ist, sei es, daß eine Medikamentenverwechselung stattgefunden hat, oder daß Alkohol zum Zwecke der Therapie, vielleicht sogar wiederholt, injiziert worden ist. Die Nekrose geht nach und nach in eine bindegewebige Narbe über und es kann so zu einer deutlichen Bewegungsbehinderung kommen, für die es charakteristisch ist, daß der Kiefer nach der kranken Seite abweicht. Eine Therapie ist nicht möglich.

Wichtiger sind die Infektionen des Spatiums, die sich sehr leicht an eine Mandibularisanästhesie anschließen. Zum Zustandekommen dieses Krankheitsbildes ist es notwendig, daß zugleich mit dem Anaestheticum Infektionskeime in das Spatium gelangt sind. Solche Infektionen sind nicht selten. Einige Tage nach der Injektion klagen die Kranken über Schmerzen am Unterkiefer und die Beweglichkeit ist eingeschränkt. Im Munde sieht man die Schleimhaut

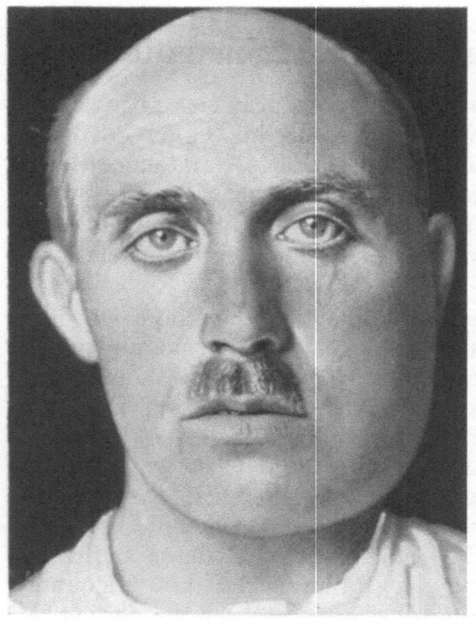

Abb. 130. Phlegmone im Spatium pterygomandibulare.

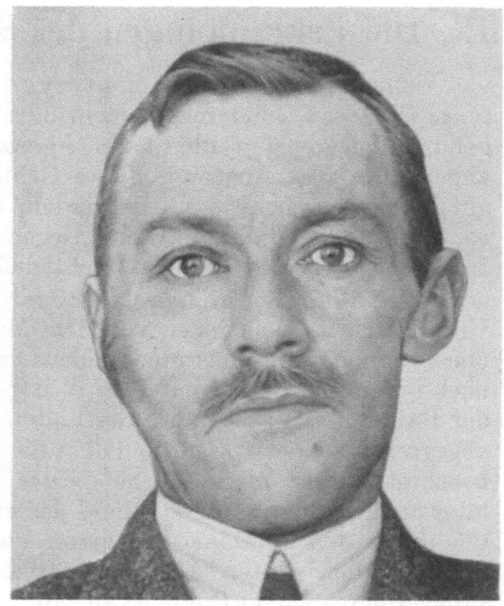

Abb. 131. Tumor im Spatium pterygomandibulare. Man beachte im Gegensatz die eingefallenen Wangen und Schläfe links.

in der fraglichen Gegend gerötet, auf Druck etwas, meist aber nicht bedeutend empfindlich. Übt man auf das Spatium in der oben bezeichneten Weise einen Druck aus, so gibt der Kranke einen meist heftigen Schmerz an; hieraus kann man in der Regel schon die Diagnose stellen. Schluckweh und Fieber vervollständigen das Bild. Sind die Erreger sehr virulent und tritt nicht bald Hilfe ein, so kann der Prozeß sich weiter ausbreiten, die Weichteile der Wange schwellen an und diese Schwellung kann sich bis zum Auge, ja bis zum Planum temporale, andererseits bis zum Unterkieferrand fortsetzen. Diese ganze Gegend fühlt sich heiß an, deutliche Zeichen der Entzündung bietend (Abb. 130). Die Lidspalte wird verengert, der Mundwinkel herabgedrückt, die Venen in der Umgebung des Foramen infraorbitale sind nicht selten erweitert. Schließlich kann der Entzündungsprozeß sich nach oben fortsetzen und es kann zur Bildung eines Abscesses bzw. Phlegmone am Planum temporale kommen. Wird der Eiter hier entleert, so tritt Heilung ein, anderenfalls kommt es zum Tode durch Meningitis oder Sepsis. Infektionen des Spatium pterygomandibulare sind nicht gerade selten, doch habe ich in all den Jahren nur einen Fall tödlich ausgehen sehen. In unklaren Fällen bringt eine Probepunktion Sicherung.

Man muß zwei Arten der Infektion dieses Spatiums unterscheiden, einmal das infizierte Hämatom, wobei es sich um eine Infektion mit Fäulniskeimen handelt, und dann eine eiterige Infektion (Abb. 130), bei der eine Entzündung der umliegenden Gewebe vorliegt, Phlegmone bzw. Absceß im Spatium pterygomandibulare. Die klinischen Erscheinungen sind fast die gleichen, aber bei der Eröffnung, die in Narkose so von der Mundhöhle aus zu geschehen hat, daß man am freien medialen Rand des aufsteigenden Astes eingeht und den Muskel nach medial drückt, kommt im ersten Fall eine braune, stark stinkende Masse zutage, im zweiten Fall findet man Eiter. Bald nach der Entleerung gehen die Erscheinungen zurück und in der Regel kann einige Tage darauf der Kranke entlassen werden. War der Prozeß sehr ausgedehnt und die Schwellung eine sehr bedeutende, so kann man für einige Tage einen Docht einlegen. Der sich entwickelnden Narbenbildung muß durch fleißiges Üben entgegengearbeitet werden.

Von Tumoren an dieser Stelle habe ich nur zwei Carcinome und einen Mischtumor vom Typus der Parotismischtumoren gesehen, alle haben aber offenbar denselben Ausgangspunkt genommen. Von der Anlage der Parotis spaltet sich in ganz frühen Stadien ein Epithelzapfen ab, der zuerst von Chievitz, später von Weißhaupt gesehen, einen Strang nach der Innenseite des Unterkiefers entsendet. Dieser Strang kommt in das Spatium pterygomandibulare zu liegen. Von diesem Strange nun können alle die Tumoren ausgehen, die auch sonst von der Parotis ihren Ausgang nehmen. Die Tumoren machen anfangs klinisch wenig Erscheinungen, da man sie palpatorisch nicht gut erreichen kann. Die Carcinome wachsen offenbar sehr schnell, wenigstens war in dem einen von mir gesehenen Fall in ganz kurzer Zeit die Muskulatur, der Unterkiefer, Teile des Oberkiefers, die Orbita, die Nase und die Schädelbasis erfaßt, ja der Tumor war in die Schädelhöhle eingedrungen. Ein Mischtumor, der angeblich im Anschluß an eine Injektion entstanden war, wuchs ganz langsam, machte zunächst nur eine geringe Öffnungsbehinderung und ganz wenig unbestimmte Schmerzen, das Spatium war nicht sonderlich druckempfindlich. Nach und nach wuchs der Tumor (Abb. 131), verdrängte den Unterkiefer nach außen, so daß die Okklusion unmöglich wurde, drängte das Gaumensegel herab, engte den Schlund von der Seite aus ein und kam schließlich am Planum temporale zutage. Wegen der versteckten Lage werden die malignen Tumoren dieser Gegend meist nicht so rechtzeitig erkannt werden, daß sie mit Aussicht auf Erfolg der Operation zugeführt werden können, die Prognose ist daher wohl in der Mehrzahl der Fälle schlecht. Strahlentherapie ist, falls eine Operation nicht sicher Erfolg verspricht, zu versuchen, sie scheint bessere Resultate zu geben als die Operation. Sollte eine Operation versucht werden, so wird sich die halbseitige Resektion des Unterkiefers nicht umgehen lassen.

Gelegentlich kann man bei Erkrankungen des Spatium pterygomandibulare vom Schlunde aus mit den gekrümmten Finger eine Vorwölbung im Spatium parapharyngeum fühlen.

Literatur.

Moral: (a) Die Tumoren des Chievitzschen Organes. Zahnärztl. Rdsch. **1929**. (b) Zur Pathologie des Spatium pterygomandibulare. Zahnärztl. Rdsch. **1929**.

X. Die Beziehungen der Zähne zu den Augen.

Die entzündlichen Prozesse, welche von den Zähnen des Oberkiefers ausgehen, können auf die Augenhöhle übergreifen. So hat Balters eine Reihe von Osteomyelitiden des kindlichen Oberkiefers gesehen, im Verlaufe deren es zu eiterigen

Einschmelzungen in der Orbita gekommen ist. Wie eng die Beziehungen zwischen den Zähnen und der Augenhöhle ist, geht ja aus der genügsam bekannten Tatsache hervor, daß wir bei allen einigermaßen schweren Periodontitiden des Oberkiefers, besonders wenn sie im vorderen Abschnitt gelegen sind, ein mehr oder weniger starkes Ödem der Augenlider finden. Auch von den unbedeutenden Zahnfleischverletzungen, wie sie z. B. beim Aufsetzen einer Goldkrone vorkommen, haben Augenhöhlenentzündungen ihren Ausgangspunkt genommen. Dies kommt zwar nur selten vor, hat aber jedesmal in akuten Fällen eine sehr ernste Bedeutung, weil infolge der Erkrankung nicht nur das Auge, sondern sogar durch Weitergang des entzündlichen Prozesses auf die Hirnhäute das Leben verloren gehen kann. Die Weiterverbreitung der Entzündung geht von dem erkrankten Knochen oder der Knochenhaut auf zwei Wegen nach der Orbita, entweder durch das oberflächlich liegende Venen- und Lymphgefäßnetz an der Wangenfläche des Oberkiefers oder durch Übergreifen auf die Kieferhöhle selbst. Auch von hier pflanzt sich der Entzündungsprozeß über die Venen rückläufig in die Höhle fort. So habe ich z. B. einen Augenhöhlenabsceß bei einem Antrumcarcinom gesehen, das sich an eine Coopersche Operation wegen Empyem angeschlossen hatte (Abb. 131 a) und der sich entwickelte, als die seit 20 Jahren durchgeführte Spülung des Antrums (zum Zwecke der Eiterbeseitigung) infolge des Wachstums des Carcinoms nicht mehr möglich war. In einem anderen Falle schloß sich an eine Arsennekrose eine Nekrose des Antrumbodens und daran ein Absceß in der Orbita und den Siebbeinzellen an (Abb. 131 b). Nachdem sich der durch das Arsen nekrotisierte Teil abgestoßen hatte und die Eiterung entsprechend behandelt war, trat Heilung ein.

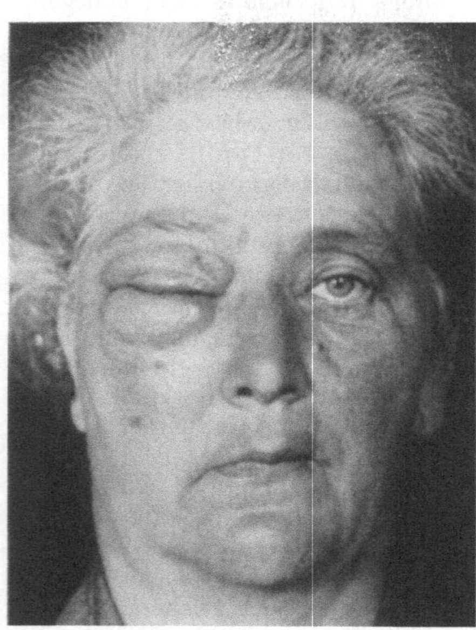

Abb. 131 a. Absceß in der Augenhöhle im Anschluß an eine Erkrankung des Antrums.

Offenbar entsteht in all diesen Fällen sehr schnell eine Entzündung der Venenwand, die zu einer Thrombose führt. Der so entstandene Thrombus infiziert sich mit den Keimen, die in der Umgebung liegen und so kann die Infektion sich auf dem Blutwege nach oben fortsetzen. Das lockere Gewebe des unteren Augenlides und das ebenfalls lose Gewebe des Augenhöhleninhaltes sind für die Ausbreitung der Entzündung besonders günstig.

Klinisch unterscheidet man zwei Formen der akuten Augenhöhlenentzündung, die Periostitis orbitalis (die Orbitalphlegmone) und die retrobulbäre Phlegmone. Aus der ersten Form, die an und für sich weniger gefährlich ist, kann sich die zweite jederzeit entwickeln.

Unter starken Schmerzen des Gesichtes, der Wange, des Auges und besonders Kopfschmerzen, zuweilen mit Schüttelfrösten, tritt eine starke Schwellung beider Augenlider und auch der Augenbindehaut ein, so daß es nur mit Mühe gelingt, sich den Augapfel sichtbar zu machen. Die Augenlider sind so mit seröser Flüssigkeit durchtränkt, daß sie ein glasiges Aussehen annehmen und erst wenn die Entzündung schon einige Zeit bestanden hat, ist deutliche Gefäßerweiterung erkennbar. Der Augapfel selbst ist bei der Periostitis orbitalis zur Seite oder nach oben gedrängt, bei der retrobulbären Entzündung nach vorn getrieben. Die Beweglichkeit des Auges geht verloren, anfangs kann der Kranke noch einigermaßen gut das Auge nach den verschiedenen Seiten bewegen, aber in dem Umfange, wie die Infiltration zunimmt, läßt die Beweglichkeit nach und bald steht das Auge ganz starr. So hat man denn in der Beweglichkeit des Auges ein ganz gutes Hilfsmittel, um den Grad der Infiltration zu erkennen. Der entstehende Eiter kann durch die Augenlider durchbrechen, er kann aber auch in die Schädelhöhle treten und eine tödliche Meningitis hervorrufen.

Bei der Behandlung ist vor allen Dingen die Entstehungsursache zu bekämpfen, Der schuldige Zahn muß unter allen Umständen sofort entfernt werden. Hat sich die Entzündung infolge einer Zahnentfernung eingestellt, so muß die betreffende Alveole breit eröffnet und von ihrem Inhalt befreit und locker austamponiert werden. Gegebenenfalls sind Stücke des Knochens zu entfernen, um den Markraum freizulegen, falls sich in ihm entzündliche Prozesse abspielen, deren Produkte nicht genügend Abfluß nach außen haben. Ist die Infektion über die Kieferhöhle gegangen, so muß diese breit von der Fossa canina her eröffnet werden. Ich habe aber auch Fälle gesehen, wo sich die Entzündung der Orbita erst an die Eröffnung der Oberkieferhöhle angeschlossen hat. Ich kann mich nicht des Eindruckes erwehren, daß es sich in solchen Fällen um eine Verletzung des Bodens der Orbita gehandelt hat, wie sie bei nicht vorsichtigem Operieren, besonders bei zu energischem Vorgehen mit den Trepanen vorkommen kann. Diese Verletzungen der Augenhöhle sind besonders deshalb gefährlich, weil die Oberkieferhöhle in der Regel ja nur dann eröffnet wird, wenn eine eiterige Entzündung vorliegt. Es versteht sich, daß die Entfernung der Ursache allein nicht genügt, es muß der Krankheitsherd, wenn er eiterig ist, in der Augenhöhle selbst aufgesucht und für freien Abfluß des Eiters nach außen gesorgt werden. Bei der retrobulbären Phlegmone kommt sogar die Opferung des Augapfels in Frage. Ist Eiter in der Orbita nicht vorhanden, so kann die Resorption des Infiltrates abgewartet werden (Temperatur!).

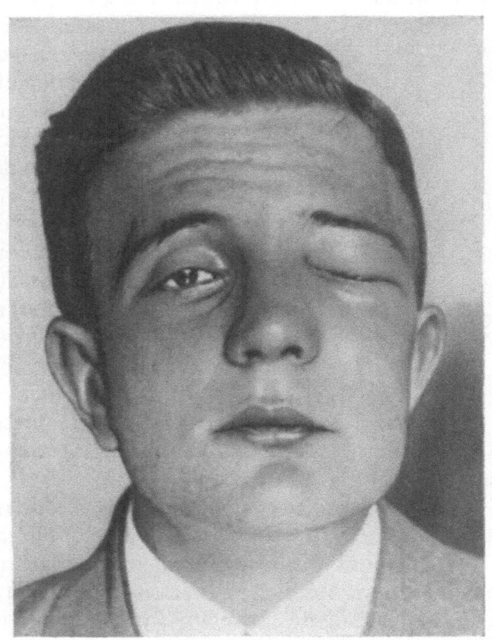

Abb. 131 b. Arsennekrose, Empyem des Siebbeins, Orbitalabsceß.

Williger hat einen Fall von Orbitalphlegmone beobachtet, bei dem nach einem von anderer Hand vorgenommenen, aber mißlungenen Versuch der Entfernung der Wurzeln eines linken unteren Weisheitszahnes eine Thrombophlebitis einsetzte, die ihren Weg an der Außenseite des aufsteigenden Astes in die Schläfengrube nahm und sich durch die Fissura orbitalis inferior auf die linke Augenhöhle fortpflanzte. Es gelang durch seitliche Eröffnung der Augenhöhle nach Krönlein die Orbitalphlegmone zu beherrschen. Das Auge war 4 Tage erblindet, gewann aber eine Sehschärfe von $^4/_{10}$ wieder zurück. Ich selbst habe einen Fall gesehen, wo sich im Anschluß an eine leichte Entzündung eines unteren Weisheitszahnes ein Ödem der beiden Lider, erst des einen Auges, dann des anderen Auges entwickelte, schließlich kam es zu einer Sinusthrombose mit Protrusio bulbi. Einige Tage lang konnte die Kranke die Augenlider nicht öffnen, dann entwickelten sich Abscesse in der Wange, der Schläfe, unter dem Unterkiefer und ganz langsam sind auch die Erscheinungen der Augenhöhlenentzündung zurückgegangen, zu einer eiterigen Einschmelzung ist es nicht gekommen.

Auch die chronischen Wurzelhautentzündungen der Zähne können in die Augengegend übergreifen. Ferner kann auch eine von den Zähnen ausgehende Aktinomykose zur Herdbildung an den äußeren Augengebilden führen. So hat Williger gesehen, daß von den tiefzerstörten Wurzeln eines rechten oberen Molaren aus ein Herd an der Wange und ein zweiter Herd im unteren Augenlid entstand. Endlich brechen die vom oberen Eckzahn ausgehenden Hautfisteln mit besonderer Vorliebe nahe dem Auge durch, manchmal direkt am inneren Augenwinkel. Dadurch kann eine Tränensackfistel vorgetäuscht werden. Die Differentialdiagnose ist nicht schwierig. Man kann mit Leichtigkeit den derben Bindegewebsstrang in den Weichteilen tasten, welche von der Wurzelspitze des erkrankten Zahnes nach der Fistel führt. Ferner ist durch eine Röntgenaufnahme unschwer das Bestehen eines Granulationsherdes an der Wurzelspitze nachzuweisen. In einem Falle hat Williger beobachtet, daß von einem akuten Nachschub einer chronischen Periodontitis am linken oberen Eckzahn eine Vereiterung des Tränensackes ausging, wobei sich die untere Hälfte des Tränensackes brandig abstieß (Abb. 132).

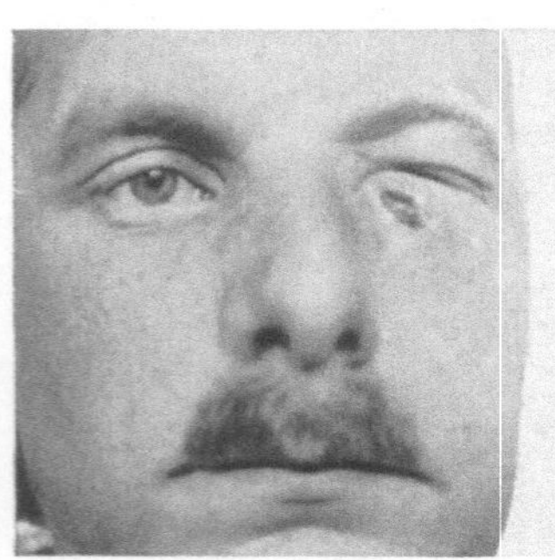

Abb. 132. Tränensackvereiterung vom Eckzahn ausgehend. (Nach Williger.)

Die Behandlung erfordert bei erhaltungsfähigem Zahn die Wurzelspitzenresektion, abgesehen von der Auslöffelung der Fistel.

Wirtz hat über Regenbogenhautentzündung berichtet, als deren Ursache er chronisch-entzündliche Prozesse an den Wurzeln von Oberkieferzähnen ermittelte. Die Entfernung des kranken Zahnes führte jedesmal zu einer sofortigen günstigen Wendung im Krankheitsbilde. Dies war besonders auffällig bei den Fällen, in denen sich die Iritis als hartnäckig und häufig rückfällig gezeigt hatte. Ich selbst habe eine Kranke gesehen, bei der eine Retinitis auf keine Behandlung ansprach und erst als ein Granulom unter einem Weisheitszahn nach Entfernung des Zahnes beseitigt wurde, heilte der Prozeß in kurzer Zeit aus; einige Jahre später trat ein Rezidiv ein, als dessen Ursache ein Granulom unter einem anderen zur Zeit der ersten Untersuchung gesunden Weisheitszahne erkannt wurde, und auch hier hatte die Entfernung des Granulomes den gewünschten Erfolg. Wenn man überhaupt aus der Therapie einen Schluß auf pathologisches Geschehen ziehen darf, so kann man das vielleicht hier, wo zweimal derselbe Prozeß durch Beseitigung eines entzündlichen Herdes an Zähnen geheilt werden konnte. Dutoit hat zwei Fälle beschrieben, in denen eine Sehnervenentzündung mit genügend großer Wahrscheinlichkeit auf Zahnaffektionen zurückzuführen war.

Eine Anzahl Beobachtungen haben es wahrscheinlich gemacht, daß auch auf reflektorischem Wege von Zahnkrankheiten aus das Auge in Mitleidenschaft gezogen werden kann. Nicht alle berichteten Fälle halten einer ernsten Kritik stand. Es ist aber keineswegs ausgeschlossen, daß durch Vermittlung des Trigeminus Reflexwirkungen auf das Auge zustande kommen können. Bekannt ist ja, daß beim Ausbohren von Zähnen mit sensiblem Dentin unwillkürliches

Tränenträufeln eintritt. Bei den funktionellen Augenstörungen aber liegt der Gedanke an eine Psychoneurose näher, als an ein Zahnleiden. Doch darf nicht in Abrede gestellt werden, daß bei diesen nervösen Grundleiden die Zahnerkrankung eine auslösende Rolle spielen kann.

Literatur.

Balters: Die Kieferosteomyelitis der Kinder und Säuglinge und ihre Folgen. Dtsch. Mschr. Zahnheilk. **1925**. — *Birch-Hirschfeld:* Die Entzündung der Orbita bei Sinusitis maxillaris. Dtsch. Mschr. Zahnheilk. **1909**. — *Bonsdorff, v.:* Über Form- und Größenverhältnisse der Kieferhöhle. Odont. Tidskr. (schwed.) **1926**.

Feuer: Die Beziehungen zwischen Zahn- und Augenaffektion (mit Literaturangaben bis 1900). Scheffs Handbuch für Zahnheilkunde, Bd. 2, 2. Teil.

Gerson: Über einen Fall von Orbitalphlegmone und Zahnextraktion. Zahnärztl. Rdsch. **1920**, 416. — *Gutmann:* (a) Augenkrankheiten in Misch. Lehrbuch der Grenzgebiete. Leipzig: F. C. W. Vogel. (b) Zahnkrankheiten in ihrer Beziehung zu Augenleiden. Schweiz. Vjschr. Zahnheilk. **1909**, H. 2.

Hammer: Über einen Fall von Zellgewebseiterung der rechten Augenhöhle im Anschluß an Wurzelsäckchenbildung des rechten oberen Augenzahnes. Diss. Kiel 1920.

Julitz: Zur Kasuistik der Beziehungen zwischen Zahn- und Augenkrankheiten. Zit. Zahnärztl. Rdsch. **1917**, Nr 17.

Kosterlitz: Augen und Zähne. Schulzahnpflege **1919**, Nr 3. — *Kurz:* Kiefercyste als Ursache einer rezidivierenden Iridocyclitis. Z. Stomat. **1923**.

Manasse: Oberkiefereiterung und Orbitalphlegmone. Z. Laryng. usw. **1927**. — *Monbrun:* Die Beziehungen der Augenheilkunde zur Zahnheilkunde. Dtsch. zahnärztl. Wschr. **1925**.

Seydel: Inwieweit ist die Annahme eines Zusammenhanges von Augenerkrankungen mit entzündlichen Veränderungen des Gebisses berechtigt? Dtsch. Mschr. Zahnheilk. **1912**.

Wirtz: (a) Die entzündlichen Erkrankungen des Sehorgans infolge von Zahnleiden. Klin. Mschr. Augenheilk. **60**, 58. (b) Chronische latente Zahnwurzelhautentzündung als Ursache der Regenbogenhautentzündung des Auges. Münch. med. Wschr. **1917**, 138.

Zaniboni: Neuritis optica dentalen Ursprungs. Münch. med. Wschr. **1920**, 192.

XI. Die Beziehungen der Zähne zum Ohr.

Bei der räumlichen Entfernung des Gehörorganes vom Mund kommt ein direktes Übergreifen einer Mund- oder Zahnerkrankung auf das Ohr nicht vor, wohl aber kann dies auf indirektem Wege geschehen. An Zahnkrankheiten, auch an Operationen im Munde (z. B. Zahnentfernungen, Wurzelspitzenresektion, Cystenausschälungen) schließt sich gelegentlich eine Mandelentzündung (Angina dentaria) oder ein paratonsillärer Absceß an. Von dort kann eine Überleitung auf das Mittelohr stattfinden. Auch im Gefolge von Kieferhöhlenentzündungen, die ja öfter ihren Ursprung in einem wurzelkranken Zahn haben, können sich Mittelohrentzündungen einstellen. So hat Williger einen Fall beobachtet, in welchem bei einer Wurzelspitzenresektion an einem oberen Eckzahn die Kieferhöhle eröffnet wurde. Es kam in der Folge zu einer Kieferhöhlenentzündung, weiter zu einer Mittelohrerkrankung und schließlich durch eine Verkettung unglücklicher Umstände zum Exitus letalis.

Es ist eine sehr bekannte Tatsache, daß bei Mund- und Zahnerkrankungen eine Schmerzempfindung in der Nähe des gleichseitigen Ohres oder in ihm selbst auftritt. Fast regelmäßig handelt es sich dabei um eine Affektion der Zähne des Unterkiefers, ja man kann die Angabe von Ohrschmerzen gelegentlich differentialdiagnostisch verwenden, weil erkrankte Zähne des Oberkiefers, wenn sie überhaupt ausstrahlende Schmerzen verursachen, solche in der Schläfe, in der Umgebung des Auges oder zwischen Auge und Ohr bedingen. Der Ohrenschmerz kann so wesentlich in den Vordergrund treten, daß die Patienten zu der Meinung kommen, sie seien ohrenkrank. Sie stecken sich daher gewöhnlich Watte in das Ohr oder legen sich hinter das Ohr ein Spanisch-Fliegenpflaster.

Oft wird auch von ihnen zuerst der Ohrenarzt aufgesucht. Die Ohrenärzte kennen das Leiden unter dem Namen Otalgia nervosa e dente carioso oder Neuralgia tympanica. Die Bezeichnung „Otalgia e dente carioso" trifft nicht das Richtige, denn die Caries allein macht keine Schmerzen. Erst wenn sie die Pulpa erreicht und dieses Organ erkrankt, können weitere oft mit Schmerzen begleitete Folgen eintreten.

Der Zusammenhang ist ungezwungen durch Reflexwirkung zu erklären. Da die Umgebung des Ohres und das Trommelfell ebenso wie die Zähne durch den dritten Trigeminusast versorgt werden, so ist eine Überleitung ohne weiteres denkbar (Auriculotemporalis). Die in Betracht kommenden Zahnerkrankungen sind die Pulpitis, die Periodontitis, diese auch in ihrer granulierenden Form, die Zahnretention und endlich entzündliche Zahnfleischaffektionen aller Art.

Der Pulpitis, besonders der totalen, sind die weithin ausstrahlenden Schmerzen eigentümlich, die unter Umständen in migräneartiger Weise auch in der halben Gesichts- und Kopfseite empfunden werden. Sämtliche Zähne der kranken Seite sind bei Pulpitis imstande Ohrenschmerzen hervorzurufen. Es bedarf deshalb einer sehr sorgfältigen Untersuchung, um den schuldigen Zahn zu ermitteln. Besondere Schwierigkeiten machen die Zähne, welche mit großen Füllungen oder mit Kronen versehen sind. Auch die versteckt an den Approximalflächen am Hals oder an der Wurzel liegenden Höhlen sind oft sehr schwierig nachzuweisen. In zweifelhaften Fällen gibt der Induktionsstrom und das Röntgenbild manchmal den nötigen Aufschluß, da man auf dem Film der Sonde unzugängliche Höhlen entdecken kann.

Einfacher liegt die Diagnosenstellung bei der Periodontitis, bei infizierten Wunden und bei den entzündlichen Zahnfleischerkrankungen, unter denen die Ulcerationen am Zahnfleischlappen über einem unteren Weisheitszahn besonders hervorzuheben sind. Hier gehen die Ohrenschmerzen von einer entzündeten regionären Lymphdrüse aus. Ein einziger leichter Druck auf die betreffende Stelle genügt oft, den typischen Ohrenschmerz auszulösen.

Bei der Behandlung dieser zuletzt besprochenen Affektion ist es von großer Wichtigkeit, nicht nur das Grundleiden zu bekämpfen, sondern auch der Drüsenentzündung die nötige Beachtung zu schenken. Durch trockene, warme Packungen wird die Rückbildung der Drüsen am sichersten beeinflußt. Im übrigen ist hier auf die Ausführungen von Partsch, Abschnitt 16, zu verweisen.

Nicht unerwähnt darf bleiben, daß in seltenen Fällen die Ohrenschmerzen auch von einer schmerzhaften Kiefergelenkaffektion ausgehen können. Das Gelenk zeigt sich dann bei Palpation vom Gehörgang, insbesondere, wenn man dabei Bewegungen ausführen läßt, ferner bei Stauchung (Schlag auf das Kinn) auffallend schmerzhaft, während sonstige auf Entzündung deutende Erscheinungen gänzlich fehlen können. Die Auskultation des Kiefergelenkes ist leider noch nicht weit genug ausgebildet, nur so viel kann ich sagen, daß bei einem Erguß in dasselbe der normale Auskultationston verschwindet und daß bei destruktiven Prozessen daselbst ein knarrendes, krachendes Geräusch entsteht.

Literatur.

Amersbach: Über die Beziehungen der Oto-Rhino-Laryngologie zur Zahnheilkunde. Dtsch. Mschr. Zahnheilk. **1926**, 409.

Lennhoff: Ohrenkrankheiten. Misch' Lehrbuch der Grenzgebiete. Leipzig: F. C. W. Vogel.

Pollack: Die Beziehungen der Zähne zum Ohr (mit Literaturangaben). Scheffs Handbuch der Zahnheilkunde, Bd. 2, 2. Teil.

Souchet: Phlegmone des unteren Augenlides dentalen Ursprungs. L'Odontologie **1925**.

XII. Die Beziehungen zu den Störungen der inneren Sekretion, der Blutkrankheiten und der Avitaminosen.

In den letzten Jahren ist die Lehre von den Störungen der inneren Sekretion so weit ausgebaut worden, daß die Zahnheilkunde daran nicht vorbeigehen kann. Bislang war man allerdings geneigt, die verschiedenen in dies Gebiet gehörenden Veränderungen nicht einheitlich abzuhandeln, sondern bei den jeweiligen Organen zu besprechen, so wurde die Akromegalie bei der Zunge erwähnt, weil dies das hervorstechendste Zeichen ist, das die Akromegalie im Mund hervorruft.

Die Akromegalie macht besonders durch das Größerwerden der Zunge Erscheinungen, aber nicht nur das Organ als ganzes zeigt eine Vermehrung

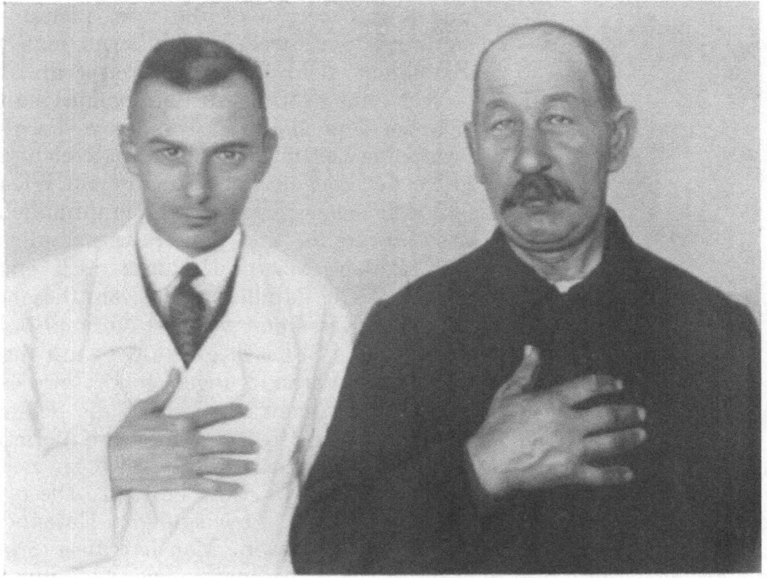

Abb. 133. Akromegalie. Man vergleiche Kopf und Hand der ebensogroßen Vergleichsperson.

seines Umfanges, auch die einzelnen Teile sind vergröbert, die Papillen erscheinen länger, dicker und breiter, was ganz besonders von den Papillae fungiformes gilt, die wie richtige kleine Pilze hervorragen. Die Furchen werden tiefer und die Zunge kann so groß werden, daß sie im Munde nicht Platz hat. Wenn gleichzeitig, wie in einem von Partsch beschriebenen Fall, eine Faltenzunge besteht, so kann die Zunge ein außerordentlich groteskes Bild darbieten. Durch das Wachstum der Zunge wird für diese der Raum im Munde zu eng, auch wenn, wie gewöhnlich der Unterkiefer mitwächst. Durch ihre Masse übt die Zunge dauernd einen Druck auf die Zähne, besonders der unteren Front aus und es kann kommen, daß die Zähne nach außen umgebogen werden, so daß sie horizontal oder fast horizontal stehen. Infolge der Vergrößerung ist meist das Sprechen und die Nahrungsaufnahme ein wenig erschwert, doch stehen die Klagen in dieser Beziehung gegenüber den von anderen Organen im Hintergrund. Eine geringe Vergrößerung kann man sich schon dadurch einigermaßen gut vor Augen führen, daß man den Kranken die Zunge herausstrecken läßt, deren Spitze bei der Akromegalie meist das Kinn erreicht, was sonst nicht der Fall ist. Die Lippen sind dick und wulstig, die ganzen Gesichtszüge vergröbert. Siehe Abb. 133, die einen normalen Mann neben einem des akromegalen Typus zeigt (s. ferner Abb. 133 a). Die Behandlung dieser Erkrankung liegt ganz in der Hand des Internisten bzw. Chirurgen, für uns hat die Veränderung hauptsächlich Interesse in bezug auf die Diagnose, auf die sekundäre Stellungsveränderung der Zähne und wegen der eventuellen Schwierigkeiten einer Prothese.

An dieser Stelle muß auch die Addisonsche Krankheit genannt werden, bei der es sich um eine Störung der Nebennierenfunktion handelt. In der Mundhöhle macht diese Krankheit nicht selten braune, bis schwarzblaue Flecke, die sich relativ leicht am Gaumen feststellen lassen, aber auch an den Lippen, der Zunge, der Wange gefunden werden und zur Klärung des Krankheitsbildes und der Diagnose beitragen können. Verwechselungen mit angeborenen Pigmentierungen sind leicht möglich, auch kommen Pigmentierungen ähnlicher Farbe und Form vor, über die man nichts näheres weiß, aus den Flecken allein kann man also die Krankheit nicht diagnostizieren (vgl. Abb. 33).

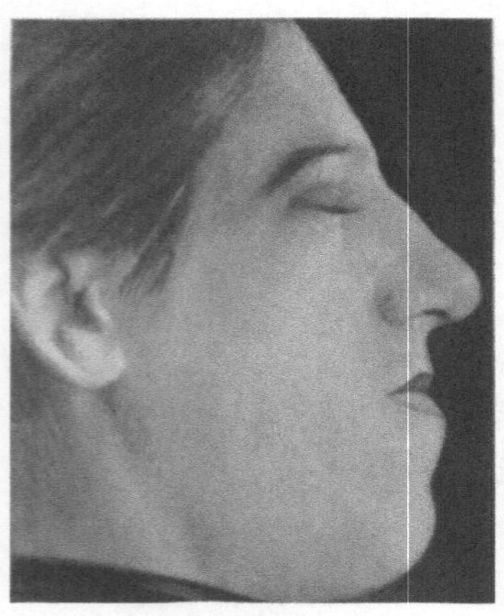

Abb. 133a. Akromegalie.

Um eine Störung der Thyreoidea handelt es sich bei dem Morbus Basedow, bei dem ich zwar eine Veränderung im Munde nicht gesehen habe, der aber deshalb für uns von Wichtigkeit ist, weil solche Kranke sehr empfindlich gegen das Suprarenin sind, jene Substanz, die wir bei der lokalen Anästhesie kaum noch entbehren können. Die Capillaren des Zahnfleisches sind bei dieser Krankheit von der Norm abweichend.

Auch die Schwangerschaft mit ihren verschiedenen Veränderungen gehört in dieses Kapitel. Man findet bei ihr, daß die Schleimhaut leicht geschwollen ist, daß sie auf Verletzungen leichter und stärker blutet wie zu Zeiten, in denen keine Gravidität besteht. Diese Herabsetzung der Widerstandskraft bedingt wohl auch die Neigung zu Entzündungen, die im Munde in dieser Zeit so oft gefunden werden. Man hat diese Stomatitis geradezu als eine durch die Schwangerschaft bedingte angesehen und sie als Stomatitis gravidarum bezeichnet, ein Ausdruck, der nur bedingt richtig ist, da die Entzündung selbst durch die Schwangerschaft nicht hervorgerufen ist, sondern nur die Neigungen zu solchen Prozessen überhaupt. Ähnlich liegen die Dinge zur Zeit der Menstruation, zu der die Schleimhaut aufgelockert ist und zu Blutungen neigt. Gelegentlich kann vikariierend für die Menstruationsblutung eine solche aus dem Zahnfleisch eintreten.

Ganz besonders aber ist an dieser Stelle die Gingivitis hypertrophicans zu nennen, wenigstens manche Formen und speziell die, die nicht mit der Bildung von Zahnstein einhergehen. Bereits S. 507 wurde erwähnt, daß man zwei Formen dieser Krankheit unterscheidet, bei deren einer die Vermehrung des Zahnfleisches bedingt ist durch den Reiz des Zahnsteines, während man bei der anderen Form, wo der Zahnstein fehlt und die meist junge Mädchen betrifft, eine Störung in dem eben gedachten Sinne annehmen muß, besonders auch, weil es sich herausgestellt hat, daß diese Krankheit nicht so selten im 3. Dezennium allein verschwindet, speziell dann, wenn eine Schwangerschaft durchgemacht worden ist. Auch das Auftreten der Krankheit zur Zeit der Gravidität spricht in gleichem Sinne. Über die Zeichen, die diese Krankheit sonst bietet und über die Therapie ist schon oben berichtet worden (s. S. 508).

In die gleiche Gruppe gehört auch der Diabetes mellitus, der ja so viel Erscheinungen im Munde macht. Die Klagen der Kranken, daß sie ein Trockenheitsgefühl im Munde haben, erklärt sich daraus, daß in der Tat die Schleimhäute alle trocken sind, so daß unter Umständen der Finger oder die Zunge direkt an der nur wenig Feuchtigkeit aufweisenden Schleimhaut hängen bleibt, nicht unähnlich, wie das bei der Xerostomie gefunden wird. Auch die Lippen zeigen ein gleiches, an denen sich nicht selten Mundwinkelekzeme entwickeln. Die so entstehenden „faulen Mundecken" belästigen die Kranken sehr, auch deshalb, weil diese Stellen leicht bei der Nahrungsaufnahme und beim Sprechen und Gähnen einreissen. Infolge der Trockenheit im Munde kommt es leicht zu Entzündungen, die sich an allen Teilen der Schleimhaut abspielen können, aber besonders dann, wenn sie an der Zunge sitzen, den Kranken sehr belästigen. Es entstehen Erosionen, Rhagaden und kleine Geschwüre, die die Sprache und Nahrungsaufnahme behindern. So kommt es denn, daß solche Kranke nicht selten an Aphthen und auch gelegentlich an Soor leiden, wobei noch der Umstand wichtig zu sein scheint, daß die zuckerhaltigen Gewebe und der ebenso beschaffene Speichel der Entwicklung der Mikroorganismen dienlich sind.

Werden Prothesen getragen, so kommt es, daß die bis dahin beschwerdefreien Prothesen anfangen, dauernd Druckstellen zu machen und auch die Zunge zu belästigen. Auf Grund der Trockenheit und der Entzündung kann es bei der schlechten Ernährung der Papillenspitzen kommen, daß diese nekrotisch werden. Im Prinzip dasselbe ist es, wenn größere Teile der Schleimhaut ohne sichtbare Ursache brandig werden, was immer als ein Zeichen mali ominis angesehen worden ist. Bekannt ist es auch, daß die sog. Alveolarpyorrhöe nicht selten als erstes Zeichen eines Diabetes in der Mundhöhle auftritt, so daß man also bei allen Leuten, die an dieser Krankheit leiden, unbedingt eine entsprechende Untersuchung durchführen muß. Bestand eine Alveolarpyorrhöe schon vor dem Ausbruch des Diabetes, so kann dieselbe von nun an einen sehr viel schnelleren Verlauf nehmen. Entsprechend der Besserung oder der Verschlechterung des Allgemeinzustandes werden auch die Erscheinungen an der Schleimhaut geringer oder schwerer, so daß man mitunter schon allein aus der Untersuchung des Mundes einen Schluß auf die Zuckerbilanz des Kranken ziehen kann.

Da Wunden bei Diabetikern schlecht heilen, muß auf diesen Umstand auch im Munde Rücksicht genommen werden, aber im allgemeinen habe ich gefunden, daß die Wunden des Mundes in dieser Beziehung besser abschneiden, wie die der äußeren Haut. Bei einem Diabetiker, bei dem ein Zahn extrahiert werden mußte und gleichzeitig ein Drüsenabsceß gespalten werden mußte, heilte die Mundwunde ganz normal, die Hautwunde aber erst nach völliger Entzuckerung (Insulintherapie). Es versteht sich, daß in allen solchen Fällen eine entsprechende Allgemeinbehandlung durch den Internisten zu erfolgen hat. Infolge der Trockenheit des Mundes und der dadurch bedingten nicht genügenden Bespülung der Zähne mit Speichel, zugleich aber auch, weil dieser zuckerhaltig ist, verfallen die Zähne schnell der Caries, so daß man bei allen Leuten, bei denen plötzlich ein sehr schnelles Zerfallen der Zähne einsetzt, besonders wenn dieselben zuvor ziemlich von Caries verschont gewesen sind, immer den Verdacht auf Diabetes haben sollte. Daß bei dem Diabetiker eine ganz besonders gute Mundpflege notwendig ist, versteht sich von selber. Gegen die Risse an der Zunge und entsprechende Veränderungen an den übrigen Teilen der Schleimhaut haben sich Spülungen mit doppeltkohlensaurem Natron gut bewährt, besonders aber solche mit dem Karlsbader Sprudel.

Über die Sklerodermie, deren Zusammenhang mit der inneren Sekretion nicht sicher nachgewiesen ist, s. S. 465.

Auch die Blutkrankheiten machen im Munde manche Erscheinungen. Auf die Erkrankungen selber kann hier nicht näher eingegangen werden, es muß in dieser Beziehung auf die Lehr- und Handbücher der inneren Medizin verwiesen werden, es sollen nur einige Punkte, die wichtig zu sein scheinen, erwähnt werden. Bei stark ausgebluteten Menschen sind die Schleimhäute sehr blaß, haben aber immer noch einen roten Ton. Eine ähnliche Farbe, doch mehr ins Graue spielend, zeigen die Schleimhäute, wenn es sich um eine Chlorose handelt, doch sind bei beiden Krankheiten die Veränderungen nicht prägnant genug, um darauf eine Diagnose bauen zu können. Typischer sind schon die Veränderungen, die sich bei der perniziösen Anämie im Munde finden. Die Schleimhäute dieser Kranken (auch die Lippen) sind sehr blaß, je nachdem, wieweit die Krankheit vorangeschritten ist, aber insofern besteht ein Unterschied gegenüber anderen Blutkrankheiten, als neben der Blässe ein deutlich gelber Ton vorhanden ist, der schon allein zur Diagnose genügt. Man hat daher nicht mit Unrecht direkt von einer Wachsfarbe gesprochen. Diese Farbveränderung ist besonders am weichen Gaumen deutlich, weniger gut an der Backe zu sehen und an der Zunge oft nur sehr schwer zu erkennen. Eine Verwechselung mit der gelben Farbe, wie sie sich beim Ikterus finden, dürfte wohl kaum vorkommen. Gelegentlich treten Spontanblutungen, meist submukös und geringen Umfanges auf (s. Abb. 133b). Nicht selten kommen diese Kranken zuerst in unsere Hand, weil sie über Schmerzen an der Zunge klagen, die sie auf scharfe Zahnkanten u. dgl. zurückführen. Diese Beschwerden werden besonders in die Zungenspitze und die Seitenränder der Zunge lokalisiert, und es wird angegeben, daß sowohl spontan, wie ganz besonders auf leichte Reize hin — etwa Gewürze oder Alkohol — mehr oder weniger starke Schmerzen entstehen. Die Papillen, besonders der Zungenspitze, sind in diesem Stadium leicht geschwollen und unterscheiden sich nicht von den Papillen, wie wir sie bei der Papillitis zu sehen gewohnt sind. An den Seitenrändern der Zunge, weniger gut auf dem Zungenrücken, findet man Erosionen von Hanfkorngröße, seltener größer, die die Schmerzen leicht erklären. Von manchen Autoren wird angenommen, daß diesen Erosionen ein Stadium vorausgeht, bei dem sich Blasen finden, doch habe ich solche nie beobachtet. An den Stellen, wo die Erosionen gewesen sind, kann Heilung eintreten, doch gehen die Papillen zugrunde und eine solche Zunge, die keine Papillen hat, ist, besonders wenn über Schmerzen geklagt wird, immer auf eine Perniciosa sehr verdächtig. Finden sich viele solcher Erosionen und konfluieren dieselben, so können große Strecken der Zunge so verändert erscheinen, daß es den Eindruck macht, als habe man rohes Fleisch vor sich.

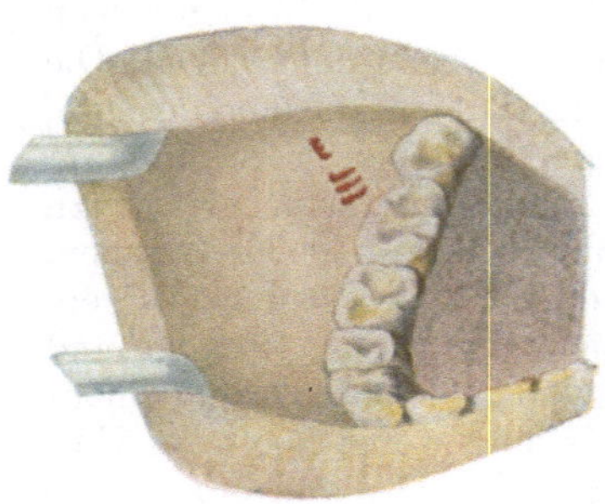

Abb. 133b. Spontanblutungen bei perniziöser Anämie. (Nach Moral-Frieboes.)

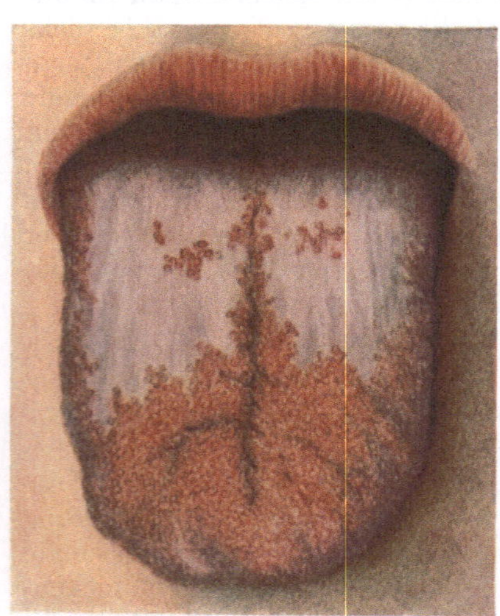

Abb. 134. Huntersche Glossitis, Papillenverlust. (Nach Moral-Frieboes.)

Heilen diese Stellen ab, so bleibt eine ganz dünne Narbe, die bei Bewegung der Zunge feine Fältchen legt. Diese Stellen zeigen oft einen gewissen Glanz, so daß die Zunge wie mit Lack bestrichen aussieht. Die Erosionen gehen oft in Geschwüre über, so daß eine solche Zunge ein ganz buntes Bild bieten kann. Diese Veränderung ist als Huntersche Glossitis bekannt und wird als pathognomonisch für die perniziöse Anämie angesehen (Abb. 134).

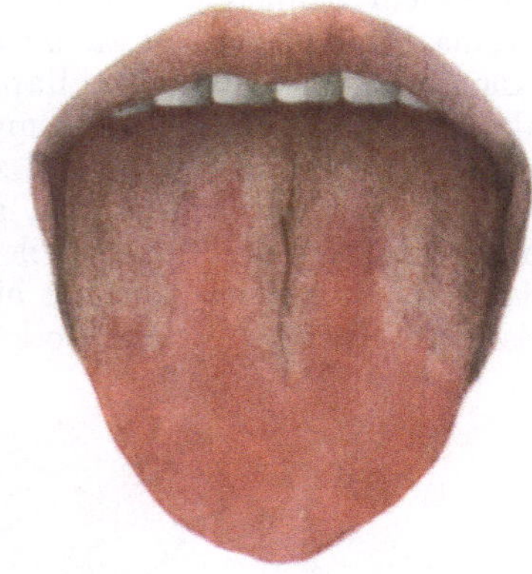

Abb. 135. Möllersche Glossitis.

Eine andere Veränderung der Zunge ist die Möllersche Glossitis, die man neuerdings auch zu derselben Krankheit rechnet. Sie ist im Jahre 1851 zuerst von Möller beschrieben worden. Diese Veränderung tritt scheinbar ohne besondere äußere Veranlassung hauptsächlich bei weiblichen Personen im mittleren und höheren Alter auf. Unter lebhaften Schmerzen, die das Essen und auch das Sprechen sehr beschwerlich machen, zeigen sich ausgebreitete, scharf umschriebene, rote Flecke auf der Zungenoberfläche (Abb. 135), auch auf der Schleimhaut der Wange (Abb. 136) und selbst der Lippen, ja es können letztere Veränderungen den Veränderungen an der Zunge vorausgehen. Auf der Zunge sind die Veränderungen oft symmetrisch (Abb. 135) oder wenigstens einigermaßen regelmäßig angeordnet, so daß Zeichnungen wie die eines Schmetterlings herauskommen. Im Bereiche der roten Stellen sieht die Zunge wie rohes Fleisch aus, das Epithel fehlt, die Papillen sind noch erhalten, während an den nicht mehr geröteten früher erkrankt gewesenen Stellen der Zunge die Schleimhaut oft völlig glatt erscheint. Die Flecken wechseln in ihrer Lage und auch in ihrer Ausdehnung. Zuweilen verschwinden sie ganz und dann hören auch die Beschwerden auf, bald aber treten neue Schübe auf und das alte Spiel beginnt wieder. Die Krankheit zieht sich jahrelang hin. Infolgedessen entwickelt sich bei den Kranken leicht eine Krebsfurcht, jedoch liegt keine Beobachtung vor, die dies begründet erscheinen ließe. Da man in neuerer Zeit den Zusammenhang der Möllerschen Glossitis mit der Perniciosa erkannt hat, so entfält all die Therapie, die früher angewandt worden ist, wie Spülungen mit Heidelbeersaft, Ätzungen u. dgl. mehr. Man wird sich in bezug auf die Mundhöhle auf gute Reinigung, Spülungen mit indifferenten Mitteln, reizlose Kost und Sanierung beschränken und das Hauptgewicht genau wie bei der Hunterschen Glossitis auf eine interne Behandlung legen, die in Arsen-Salzsäure und neuerdings in Leber- und Magenpräparaten besteht. Auf die übrigen Hilfsmittel, wie Bluttransfusion kann nur ganz kurz hingewiesen werden. Auch die Röntgenbestrahlung ist mit Nutzen wenigstens zur Beseitigung der quälenden Symptome verwandt worden.

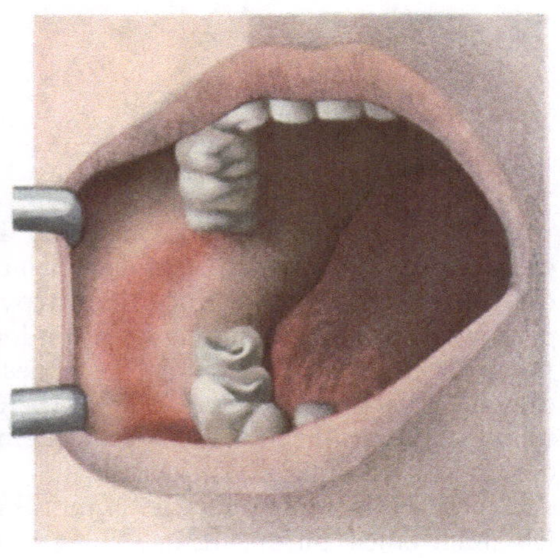

Abb. 136. Möllersche Entzündung der Wange.

Bei der Polycythaemia rubra ist das Zahnfleisch deutlich rot, mitunter mit einem lividen Ton, auch finden sich spontane Mundblutungen.

Von den **Leukämien** machen besonders die akuten bedeutende Erscheinungen im Munde, viel weniger die chronischen, bei denen Munderscheinungen mit Ausnahme der Blässe der Schleimhaut ganz fehlen können. So erinnere ich mich einer Feldwebelfrau, die wegen einer scheinbaren Stomatitis ulcerosa in Behandlung kam und bei der die enorme Schwellung des Zahnfleisches bei fehlendem Zahnstein und gleichzeitig hoher Temperatur nicht recht mit einer Stomatitis in Einklang zu bringen war. Eine Blutuntersuchung brachte bald Klarheit und wenige Tage darauf war die Kranke ihrem Leiden erlegen. Die akuten Leukämien, die ganz unter dem Bilde einer akuten Infektionskrankheit verlaufen, führen sehr schnell zur Schwellung des Zahnfleisches, das gelockert und brüchig ist, schwammig, gedunsen ausschaut, bei Berührung sehr leicht und stark blutet und einen solchen Grad der Volumenvermehrung zeigen kann, daß die Zähne nicht oder fast nicht zu sehen sind. Biegt man die geschwollenen Zahnfleischteile zur Seite, so kommen die Zähne, die in der Regel keinen oder doch nur wenig Zahnstein haben, zutage. Der den Zähnen anliegende Teil des Zahnfleisches ist geschwürig zerfallen, in den Taschen ist stinkender Inhalt. Meist fängt der Prozeß an den unteren Schneidezähnen an, geht aber schnell auch auf die übrigen Zähne über, so daß schon sehr früh die Kaufunktion unmöglich wird. Durch die Auflockerung der Gewebe ist Entzündungserregern Tür und Tor geöffnet, wodurch das Bild noch eine weitere Verschleierung erfahren kann. Der lymphatische Apparat des Zungengrundes und des Rachens ist je nach der Lage des Falles mehr oder weniger stark befallen, die Tonsillen oft zu großen glasigen Ballen umgewandelt. Infolge der Aufquellung der Gewebe werden die Zähne lose und mitunter kann dieses Zeichen das erste sein, das den Kranken veranlaßt, Hilfe nachzusuchen. Gelegentlich wird in solchen Fällen die Diagnose fälschlich auf Alveolarpyorrhöe gestellt. Die obersten Teile des geschwollenen Zahnfleisches, besonders die Papillenspitzen, werden leicht nekrotisch, aber auch andere Teile des Mundes, wie der Gaumen, werden von diesem Prozeß befallen. Nach Abstoßung der Nekrosen entstehen flache schmutzig-bräunliche Geschwüre. Kleine Verletzungen scheinen der Entstehung der Nekrose Vorschub zu leisten.

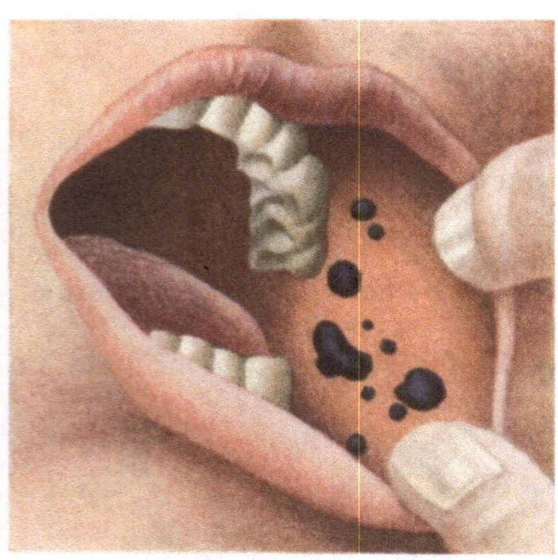

Abb. 137. Blutung bei Leukämie.

Spontanblutungen in die Mundschleimhaut sind nicht selten, so erinnere ich mich eines Bürobeamten, der mit einer schweren akuten Leukämie wegen einer solchen Blutung wenige Tage vor seinem Tode in die Klinik kam (Abb. 137). Verwechselungen mit dem Skorbut sind möglich, doch wird ein Blutbild Klarheit bringen.

Kurz sei erwähnt, daß es zwei Arten der Leukämie gibt, die lymphatische und die myeloische, was aber in bezug auf die Mundhöhle keinen wesentlichen Unterschied macht. Eingriffe sind bei solchen Kranken am besten ganz zu vermeiden, einmal, weil die Lebensdauer doch nur beschränkt ist, dann aber auch, weil solche Kranke aus kleinen Verletzungen schon sehr bedeutend bluten können. Die Krankheit führt immer zum Tode, eine wirksame Therapie ist nicht bekannt. — Die Agranulocytose fängt nicht selten mit Nekrosen der Mundschleimhaut oder der Tonsillen an.

Unter den selteneren Blutkrankheiten, die hier noch Interesse haben, ist vor allem die thrombopenische Purpura (Morbus maculosus Werlhofii, Blutfleckenkrankheit) zu nennen, die auf der einen Seite nur kleine mehr oder weniger zahlreiche stippchenförmige Blutungen in die Schleimhaut macht, auf der anderen Seite aber zu ganz diffusen Blutungen aus dem Zahnfleisch führen kann. Oft ist die Stelle, aus der es blutet, nicht zu finden, das Blut entleert sich wie aus einem Schwamm und wenn man die Mundhöhle eben leer gespült hat, dann ist sie in dem nächsten Moment wieder voll. Entsprechende Blutungen finden sich auch an der äußeren Haut und den serösen Häuten. Die klinische Diagnose macht mitunter Schwierigkeiten, läßt sich aber durch die Untersuchung des Blutes sichern, denn die Verlängerung der Blutungszeit, das positive Rumpel-Leedesche Zeichen und die Verminderung der Blutplättchen sind gewöhnlich leicht nachzuweisen. Die Blutungen, sowohl die, die spontan entstanden sind, wie auch die, die sich an eine Wunde angeschlossen haben, können sehr bedeutenden Umfang annehmen und den Kranken sehr schwächen, ja es kann sogar zum Verblutungstod kommen.

Wenn, wie es nicht selten sein dürfte, die Blutveränderung erst gelegentlich einer Zahnextraktion gefunden wird, dann sind zunächst rein lokale Mittel zur Anwendung zu bringen, wenn sie auch vielfach versagen, die Allgemeinbehandlung kann erst dann einsetzen, wenn die Diagnose feststeht, was immerhin einige Zeit in Anspruch nimmt. Von den verschiedenen Mitteln, die zur Behandlung dieser Veränderung empfohlen worden sind, haben sich eigentlich nur zwei bewährt, die Behandlung mit Tierserum und die Entmilzung.

Im Verlaufe des Gelenkrheumatismus kommt es ebenfalls gelegentlich zu Blutungen aus dem Munde und auch zu Blutungen in die Haut, die wohl klinisch den Blutungen zuzuzählen sind, die man ganz allgemein bei vielen septischen Prozessen sieht. Die erste Gruppe hat man als Peliosis rheumatica, die letztere als septische Purpura bezeichnet. Da all diese Krankheiten für uns nur symptomatisches Interesse haben, so ist eine weitere Auseinandersetzung hier nicht nötig. Die genauere Diagnose, die nicht immer ganz leicht ist, muß gegebenenfalls von einem Internisten gestellt werden.

Als letzte in dieses Gebiet gehörende Erkrankungen ist die Hämophilie zu nennen, jene schwere Veränderung, die nicht selten zum Verblutungstod führt. Die Kranken, die mit diesem Leiden behaftet sind, wissen es in der Regel und kommen also schon mit der Angabe, daß sie Bluter seien, zum Arzt. Nicht selten aber ist die Krankheit erst gelegentlich einer Zahnentfernung gefunden worden. Schon ganz kleine Verletzungen können so stark bluten, daß die Kranken Schaden nehmen können und dabei verhalten sich die verschiedenen Teile des Körpers ganz verschieden. So ist ein Fall bekannt geworden, wo eine Wunde an der Haut, die zu diagnostischen Zwecken gemacht worden war, bald zu bluten aufhörte und der Kranke sich fast zur selben Zeit an einer minimalen Verletzung an der Zunge verblutete. Der Blutung an sich kann man es nicht ansehen, aus welchem Grunde sie besteht, Klarheit kann nur eine Blutuntersuchung bringen, bei welcher gefunden wird, daß die Blutungszeit normal, die Gerinnungszeit aber verlängert ist. Ist der Kranke bereits schwer ausgeblutet, so kann die Gerinnungszeit sogar verkürzt sein und doch kann die Blutung nicht zum Stillstand kommen. Da es gerade die kleinen Wunden sind, die solchen Kranken gefährlich werden, so sind auch die kleinsten Verletzungen hintanzuhalten und es versteht sich, daß nicht nur alle Extraktionen zu unterbleiben haben, auch alle anderen Wunden, die wir sonst nicht beachten, wie etwa die, die beim Aufprobieren eines Ringes entstehen, sind sorgfältigst zu vermeiden. Spontanblutungen kommen auch bei der Hämophilie vor, sie betreffen aber seltener die Schleimhaut, meist die Gelenke und von diesen besonders das

Kniegelenk, weniger das Kiefergelenk. Abb. 137a zeigt einen Kranken, der an echter hereditärer Hämophilie leidet und bei dem eine so starke Spontanblutung in den Mundboden eingetreten war, daß das Bild sehr an eine doppelseitige Mundbodenphlegmone erinnerte. Schlucken war unmöglich, die Sprache sehr erschwert, Atmung aber noch frei.

Bei der Behandlung ist, wie bei der Thrombopenie zunächst von den lokalen Mitteln Gebrauch zu machen, trotzdem sie fast nie allein zum Ziele führen, erst in zweiter Linie sind die allgemeinen Mittel in Anwendung zu bringen. Von diesen haben sich eigentlich nur die Serumbehandlungen bewährt, gegen welche die übrigen Behandlungsmethoden weit zurückstehen. In neuester Zeit wird von spanischer Seite ein Präparat sehr gelobt, das aus Vitaminen zusammengesetzt sein soll (Nateina), über das aber noch nicht genügende Erfahrungen vorliegen. Ich habe keinen bleibenden Nutzen davon gesehen. Ausführliches über diese Krankheit ist in den Lehrbüchern der allgemeinen Chirurgie und in den Handbüchern der Blutkrankheiten nachzusehen, es muß hier ein kurzer Hinweis genügen. Bei den nicht blutenden Hämophilen ist ein pathologischer Zustand der Schleimhaut nicht feststellbar.

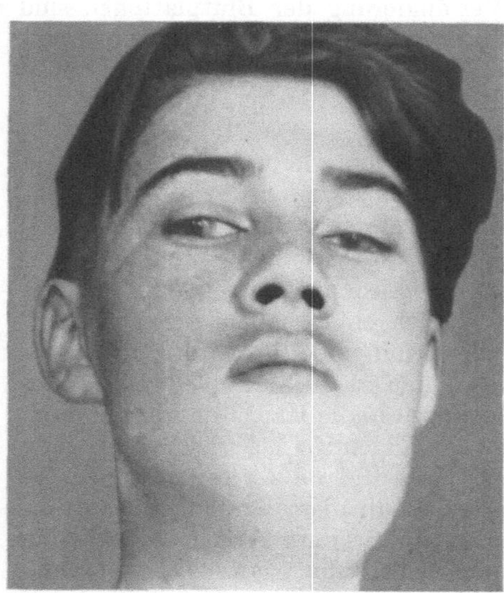

Abb. 137a. Blutung in den Mundboden bei Hämophilie.

Neben diesen Leuten, bei denen sich wirkliche Veränderungen im Blute oder im Blutstillungsmechanismus als Grundlage für eine abnorme Blutung finden, gibt es nun auch Leute, die nur eine vorübergehende Neigung zu Blutungen haben, deren Ursache zum Teil bekannt, zum Teil aber unbekannt ist. Bei manchen dieser Kranken kann man aus der schwammigen Beschaffenheit des Zahnfleisches schon von vornherein eine abnorme Blutung vermuten, die aber nur bei Verletzungen, nie spontan eintreten. Alle diese Zustände bezeichnet man als hämorrhagische Diathesen. Sie stehen an Bedeutung den oben genannten Krankheiten nach.

Schließlich wären an dieser Stelle noch die Veränderungen zu nennen, die man bei den als Avitaminosen bezeichneten Krankheiten findet, und von denen uns hier nur zwei Formen interessieren der Skorbut und die Möller-Barlowsche Krankheit. Bei beiden Krankheiten findet man das Zahnfleisch geschwollen und gerötet, es entwickelt sich eine hämorrhagische Gingivitis mit Blutungen unter die Schleimhaut aber auch mit Blutungen in die freie Mundhöhle. Zu Anfang sind die Blutungen, besonders bei der Möller-Barlowschen Krankheit subperiostal, sowohl an den Kiefern, wie auch an anderen Knochen und da diese subperiostalen Hämatome bei Druck infolge der Spannung des Periostes einen bedeutenden Schmerz auslösen, so ist die Krankheit in der Regel daran leicht zu erkennen. Da, wo es in das Zahnfleisch geblutet hat, nimmt dieses nach einiger Zeit eine dunkelblaue bis schwarze Farbe an, ja es kann infolge der Infarzierung zum oberflächlichen Absterben der Gewebe kommen. Infolge der Entzündung und der Blutung ist das Volumen des Zahnfleisches sehr vermehrt und kann schürzenartig die Zähne bedecken. Es ist nicht unwichtig zu wissen, daß die Abschnitte des Zahnfleisches, wo sich keine Zähne finden, von der Affektion verschont bleiben.

Der Möller - Barlowschen Krankheit der Kinder entspricht der Skorbut der Erwachsenen, der ebenfalls wie jene eine Avitaminose ist. Früher war er auf Schiffen, besonders auf Segelschiffen sehr verbreitet und auch ein gefürchteter Begleiter aller Kriege und Forschungsexpeditionen. Die Annahme, daß er sich nur infolge verdorbener Nahrung entwickelte, hat in der neueren Zeit eine Änderung in dem oben gedachten Sinne erfahren. Der Mangel frischer Nahrung, wie er eben auf Segelschiffen ganz natürlich ist, erklärt sein Auftreten. Ich habe einen Skorbut bei einem Schlächter gesehen, der nur gekochtes Fleisch aß und jede andere Nahrung zurückwies, und einen anderen Fall bei einem jungen Manne, der aus Not sich nur von trockenem Brote und schwarzem Kaffee ernährt hatte, beide standen eben unter einem Vitaminmangel. Dasjenige Vitamin, das beim Ausbruch des Skorbutes in der Nahrung fehlt, wird als antiskorbutisches bezeichnet und zwar deshalb, weil dann, wenn es der Nahrung zugefügt wird, der Skorbut verschwindet. Dieses Vitamin findet sich in frischem Gemüse und frischem Obst, ferner in der Milch, geht aber bei der Herrichtung zu Konserven zugrunde. Beim Skorbut finden sich Blutungen in alle möglichen Organe, Muskeln, Gelenke, Knochen, besonders aber in die Haut und die Schleimhäute, es kann aber auch die Mundhöhle ganz frei sein. Es scheint, daß eine gewisse Vernachlässigung der Mundpflege notwendig ist, damit im Mund die schweren Erscheinungen zutage treten, die man früher allein als für den Skorbut charakteristisch angesehen hat. Andererseits kann die Zahnfleischveränderung allen anderen Zeichen vorangehen.

Das Zahnfleisch schwillt an und blutet bei den geringsten Reizen, schon bei einfacher Berührung und bei der Nahrungsaufnahme, zudem bestehen unbestimmte Schmerzen, die von den Kranken als ziehende bezeichnet werden. Bald nimmt die Schleimhaut eine blaue Farbe an, speziell in der Umgebung der Zähne, die Speichelsekretion ist vermehrt. Vielfach geht der Prozeß von der Spitze der Papillen aus und greift von dort in Richtung auf die Wurzelspitze weiter. Die Zähne werden lose, weil infolge von Zirkulationsstörungen im Periodontium die Ernährung desselben leidet, das Zahnfleisch schwillt immer weiter an, es entsteht Granulationsgewebe und schließlich kann die Schwellung so stark werden, daß die Zähne von dem geschwollenen Zahnfleische ganz verdeckt sind. Neben den Blutungen entwickeln sich allenthalben Geschwüre, besonders da, wo sich defekte Zähne finden, dann aber auch in der Umgebung des unteren Weisheitszahnes. Der Eiter der Geschwüre zersetzt sich und zugleich das Blut und aus beiden entsteht dann jener widerliche aashafte Geruch, der für den Skorbut so charakteristisch ist. Schließlich werden größere oder kleinere Teile der Schleimhaut nekrotisch und können sich abstoßen. Dehnt der Prozeß sich weiter aus, so kann er auch auf den harten und weichen Gaumen übergreifen. Wenn auch die übrigen Teile der Mundschleimhaut von diesen typischen Veränderungen in der Regel verschont bleiben, so sind sie doch gerötet und geschwollen, schon allein deshalb, weil sie in ausgiebigem Maße mit den gangränösen und stark infizierten Massen, die sich abstoßen, in ausgiebige Berührung kommen.

Außer dieser Sekundärinfektion des Rachens kann der Körper aber auch dadurch Schaden nehmen, daß Teile, die sich abgestoßen haben, in die Luft- oder Verdauungswege kommen, es entwickeln sich Lungengangrän, Bronchopneumonien und Enteritiden. Kommt der Prozeß an den Zähnen zur Heilung, so kann, wenn die Zerstörung noch nicht zu weit vorangeschritten war, eine Restitutio ad integrum eintreten, andernfalls eine solche mit Defekt.

Bei der Behandlung hat neben der des allgemeinen Körpers eine solche der Mundhöhle Platz zu greifen. Das Wichtigste ist natürlich die Zufuhr von Nahrung, die das antiskorbutische Vitamin in genügender Menge enthält, also frisches Obst, frisches Gemüse, frische Milch. Die Mundhöhle selbst ist gründlich zu reinigen und diese Reinigung muß alle paar Stunden wiederholt werden. Nicht erhaltungsfähige Zähne sind zu beseitigen, Krusten und Beläge von denselben zu entfernen, außerdem sind Spülungen mit adstringierenden Mitteln zu versuchen, neuerdings sind solche mit dünner Formalinlösung empfohlen worden. Um die Abstoßung der nekrotischen Teile zu beschleunigen, kann man intravenöse Injektionen von Salvarsan versuchen.

Literatur.

Aschoff u. *Koch:* Skorbut, eine pathologisch-anatomische Studie. Jena: Gustav Fischer 1919.

Baltzer: Beitrag zur Kenntnis der Agranulocytose. Virchows Arch. **1926**. — *Boenheim:* Die Bedeutung der Endokrinologie für die Zahnheilkunde. Zahnärztl. Rdsch. **1927**, 135.

Chaim: Zahnfleisch und Zungenblutungen auf Grund einer Polycythaemia rubra. Zahnärztl. Rdsch. **1926**, Nr 6. — *Cedercreutz:* Sind innersekretorische Störungen auf kongenital-luischer Grundlage als Ursache der Hutchinsonschen Trias aufzufassen? Münch. med. Wschr. **1925**.

Goldbladt, H.: Über die Zugehörigkeit der Parotis zu den Drüsen mit innerer Sekretion. Zahnärztl. Rdsch. **1926**, Nr 21, 372. — *Guggenheimer:* Zahnfleischblutungen bei hämorrhagischen Diathesen und ihre interne Behandlung. Dtsch. Mschr. Zahnheilk. **1920**, H. 4.

Heinroth: Über die Symptome der akuten Leukämie unter besonderer Berücksichtigung der leukämischen Erscheinungen in der Mundhöhle. Dtsch. Mschr. Zahnheilk. **1926**, Nr 2, 79. — *Henke:* Über Blutungen insbesondere Mundschleimhautblutungen und Veränderungen bei Erkrankungen mit hämorrhagischer Diathese. Arch. f. Laryng. **32**, H. 1 (1919). *Hentze:* Der Skorbut in Deutschland während des Weltkrieges und in der Nachkriegszeit. Dtsch. zahnärztl. Wschr. **1923**, 19. — *Heymann:* Die Beziehungen der Schwangerschaft zur Mundhöhle. Diss. Berlin 1920. — *Heyn, W.:* Möllersche Glossitis, Huntersche Zunge und perniziöse Anämie. Zahnärztl. Rdsch. **31**, Nr 41. — *Hirsch:* Über die Frage der Zunahme der perniziösen Anämie. Med. Klin. **1927**. — *Höjer Westin:* Skorbut. Vjschr. Zahnheilk. **1924**, 247.

Jugel: Ein Fall von akuter Leukämie mit letalem Ausgang. Dtsch. Mschr. Zahnheilk. **1925**, Nr 14, 445. — *Julitz:* Lebensrettende zahnärztliche Hilfe bei einem Fall von hämorrhagischer Diathese. Dtsch. Mschr. Zahnheilk. **1919**, H. 3. — *Junghans:* Gingivitis hypertrophica. Diss. Berlin 1920.

Krasso: Über den Wert und die Wirkungsweise der Bluttransfusion bei der thrombopenischen Pupura. Wien. Arch. inn. Med. **1927**. — *Kraus:* Chronisch-hyperplastische Gingivitis. Z. Mundchir. **1**, H. 2 (1915). — *Kubanyi:* Blutgruppenuntersuchungen an der hämophilen Familie Mampel zu Heidelberg. Klin. Wschr. **1927**.

Leschke, E.: Klinik und Pathogenese der thrombopenischen Purpura (Werlhofsche Krankheit). Dtsch. med. Wschr. **1925**, Nr 33.

Magnus: Blutungen im Bereich der Mundhöhle unter besonderer Berücksichtigung der Hämophilie. Diss. Berlin 1920. — *Meyer:* Akute Leukämie, beginnend mit Zahnfleischwucherungen. Münch. med. Wschr. **1927**. — *Moral:* Über Blutungen im Munde und ihre Behandlung. Zahnärztl. Rdsch. **1928**. — *Morawitz:* Mechanismen der Blutstillung. Dtsch. med. Wschr. **1926**. — *Munter:* Über Ätiologie und pathologische Anatomie der hämorrhagischen Diathesen. Diss. Berlin 1919.

Sachse: Über einen Fall von Gingivitis hypertrophica chronica. Dtsch. Mschr. Zahnheilk. **1909** (mit Literaturverzeichnis). — *Schlößmann:* Die Hämophilie Württembergs usw. Zahnärztl. Rdsch. **1925**. — *Schultz:* Therapie und Prognose des Morbus Werlhof. u. Dtsch. med. Wschr. **1925**. — *Schultz* u. *Jakobowitz:* Die Agranulocytose. Med. Klin. **1925**. — *Seemen, v.:* Über Vortäuschung chirurgischer Erkrankungen durch Leukämie. Münch. med. Wschr. **1927**. — *Siebner:* Das weiße Blutbild bei chirurgischen Erkrankungen. Beitr. klin. Chir. **1926**. — *Spitzer:* Zur Pathohistologie der Gingiva bei akuter Leukämie. Österr.-ungar. Vjschr. **1908**.

Tilger-Beckers: Zungenveränderungen im Anfangsstadium der perniziösen Anämie. Korresp.bl. Zahnärzte **1925**, 267.

Vorschütz: Über Eigenbluttherapie. Med. Klin. **1927**.

Waßmund: Bedrohliche Blutungen in der Mundhöhle. Zahnärztl. Rdsch. **1926**. — *Weigele:* Über Zahnfleischveränderungen beim Skorbut. Dtsch. Mschr. Zahnheilk. **1920**,

H. 1. — *Weinberg:* Vorstadium und Frühstadium der perniziösen Anämie. Münch. med. Wschr. **1925**. — *Wittgenstein:* Über hämorrhagische Diathesen mit Thrombopenie. Diss. Berlin 1919. — *Wöhlisch:* (a) Kritisches Sammelreferat über die heutigen Anschauungen über das Wesen der Blutgerinnung. Dtsch. med. Wschr. **1925**. (b) In Schittenhelms Handbuch der Krankheiten des Blutes. Berlin 1925.

XIII. Krankheiten der Nerven in ihren Beziehungen zu den Zähnen.

a) Krankheiten der peripheren Nerven.

1. Nervus facialis.

Der Nervus facialis kann zentral oder peripher gelähmt sein, je nachdem, ob die Stelle der Schädigung zwischen Kern und Großhirnrinde oder jenseits davon gelegen ist. Ist der Nerv vollständig funktionsunfähig, so spricht man von einer Paralyse, ist er nur in seiner Funktion herabgesetzt, so spricht man von einer Parese. Diese Lähmungen können sämtliche oder auch nur einzelne Äste befallen. Wird der Stamm oder seine Äste bei einer Operation mit dem Messer durchtrennt, so stellt sich die Funktion gewöhnlich nicht wieder her, womit eine erhebliche Entstellung verbunden ist. Sind die zu den Augenlidern führenden Äste getroffen, so können die Lider nicht mehr geschlossen werden, wodurch leicht Hornhautschädigungen entstehen. Alle Prozesse, die den Nerven treffen, sobald er die Brücke verlassen hat, können ihn so weit schädigen, daß er paretisch bzw. paralytisch wird. An erster Stelle sind hier die Tumoren zu nennen, ferner alle entzündlichen Prozesse, unter diesen besonders Tuberkulose und Lues. Es darf auch nicht vergessen werden, daß Erkrankungen des Ohres in nicht seltenen Fällen eine Facialislähmung herverrufen, so daß man in allen solchen Fällen eine Ohruntersuchung veranlassen soll. Auch die rheumatische Facialislähmung spielt eine wichtige Rolle, die im wesentlichen den Teil des Nerven befällt, der jenseits des Foramen stylomastoideum gelegen ist. Da der Facialis sich im Gesicht ausbreitet, so ist bei allen Operationen in dieser Gegend (mit Ausnahme der Parotisexstirpation) dieser Nerv sorgfältig zu schonen. Die den Kieferwinkel umkreisenden Schnitte, wie sie z. B. bei Exartikulationen des halben Unterkiefers oder bei Aufmeißelungen des aufsteigenden Astes u. dgl. angelegt werden müssen, dürfen niemals zu hoch hinaufgehen. 1 cm unterhalb des Ohrläppchens liegt der äußerste Punkt, bis zu dem man ihn ohne Schaden für den Facialis führen kann. Bei der Öffnung von Hautdurchbrüchen, Abscessen und Phlegmonen in der Regio submaxillaris ist es häufig nicht möglich, den ziemlich weit nach unten über diese Gegend ziehenden Ramus marginalis zu vermeiden. Es tritt dann eine unbedeutende Lähmung der zugehörigen Unterlippenhälfte ein, die aber nach einiger Zeit wieder verschwindet.

Eine merkwürdige Tatsache ist es, daß zuweilen nach Füllungen und nach der Herausnahme von Zähnen eine Facialislähmung eintritt, wobei es ganz gleichgültig ist, ob die Zähne im Ober- oder im Unterkiefer gestanden haben. Ja, die Lähmung kann auch auf der Seite auftreten, auf der kein Zahn weggenommen ist. Diese Lähmungen sind in unmittelbarem Anschluß an den Eingriff aufgetreten, manchmal hat es einige Stunden, manchmal auch einige Tage gedauert. Bedeutungslos ist dabei, ob die Zähne in Narkose oder mit lokaler Anästhesie oder ohne jedes Betäubungsmittel herausgenommen sind. Diesem Symptom liegt sicherlich keine einheitliche Genese zugrunde, denn wenn es auch in einigen Fällen glückt, eine auslösende Ursache zu finden, die wirklich eine organische Veränderung im Nerven bedingt, so ist in anderen Fällen nur durch die Annahme einer Psychoneurose eine Erklärung möglich.

Es ist auch die Ansicht geäußert worden, daß in solchen Fällen von den erkrankten Zähnen bzw. der Umgebung oder von giftigen Substanzen, die sich in der Wunde bilden, eine Fortleitung auf dem Lymphwege bis zu dem Nerven stattgefunden habe. Ich selber habe einen Fall gesehen, wo von einer schlecht behandelten Wunde infolge der Zersetzung des in ihr zurückgebliebenen Wattetampons, sich eine Neuritis des Facialis entwickelt hatte, zugleich mit einer solchen des Trigeminus, bei der es zu einer Parese des Gesichtsnerven gekommen war. Da die Neuritis die Tendenz hat, sich zentral auszubreiten, so hat die Lähmung peripher anfangend sich langsam weiter nach zentral erstreckt. Nach Beseitigung der Ursache heilte der Prozeß aus. In einem von Williger beobachteten Fall einer Facialisparese in Zusammenhang mit den Zähnen, nahm dieser Autor eine Intoxikation an, die sich an eine schwere Injektionsnekrose am harten Gaumen angeschlossen hatte. Während die gangränösen Weichteile noch im Abstoßen begriffen waren, stellte sich auf der kranken Seite eine Facialisparese ein, die nach der Abheilung des Prozesses im Munde wieder verschwand. Interessant ist auch der Umstand, daß gelegentlich Facialisparesen nach Beseitigung einer dentalen Ursache (Extraktion, Odontom) geheilt sind.

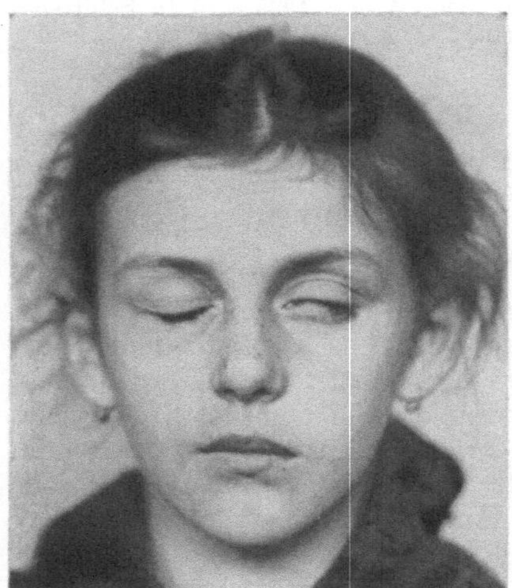

Abb. 138. Linksseitige Facialisparese nach Einspritzung an der linken Lingula. (Nach Williger.)

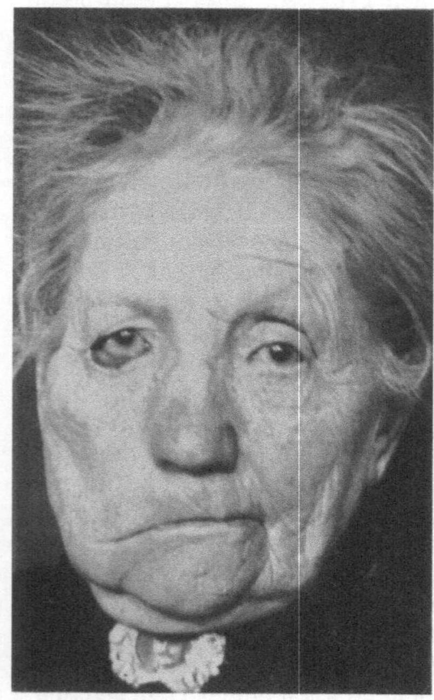

Abb. 139. Paralyse des rechten Facialis. Der rechte Mundwinkel ist herabgesunken, alle Falten verstrichen, der Mund nach links verzogen. Erweiterung der Augenspalte rechts. (Nach Moral-Frieboes.)

Bei der peripheren Facialislähmung kann die betroffene Seite nicht oder doch nur unvollkommen bewegt werden (Abbildungen 138 u. 139), der Mundwinkel ist herabgesunken, die Augenspalte weiter als es der Norm entspricht (Lagophthalmus), die feinen Falten im Gesicht sind verstrichen, der Mund kann nicht gespitzt werden, Pfeifen ist nicht möglich, ebenso kann der Mundwinkel nicht nach der Seite gezogen werden. Die Stirn kann nicht in Falten gelegt werden, der Augenschluß ist nur unvollkommen möglich, der Augapfel wird unter das obere Lid geschoben (Bellsches Phänomen) und wenn es sogar gelingt, die Augenlider aneinander zu bringen, so kann man sich mit dem Finger leicht davon überzeugen, daß die Kraft in dem Lid der befallenen Seite geringer ist, wie in der anderen Seite. Je nachdem, welche Muskeln bei der Funktion ausfallen, kann man einen Schluß ziehen auf die Stelle, an der die Erkrankung ihren Sitz hat. Ist der Musculus stapedius befallen, dann treten Gehörstörungen auf. Infolge der Lähmung des Buccinator kann die Nahrung nicht genügend zwischen die Zähne gebracht werden. Dauert die Lähmung lange an, so kommt es zu Kontrakturen.

Bei Einspritzungen an der Lingula, der sog. Mandibularisanästhesie, tritt zuweilen anstatt der Betäubung des Nervus alveolaris inferior und des Lingualis eine Lähmung des Facialis ein. Mitunter ist nur ein Ast befallen, in manchen Fällen ist aber der ganze Facialis, soweit er außerhalb des Schädels verläuft, gelähmt. Ich vermute, daß in solchen Fällen die Nadelführung nicht richtig war und daß das Anästhesiedepot sich in der Nähe des Foramen stylomastoideum bildete, denn wenn man den Fällen nachgeht, dann ergibt sich fast regelmäßig, daß bei der Entleerung der Spritze die Nadel sich nicht wie es sein soll, in Berührung mit dem Knochen befunden hat, und meistens wurde zudem angegeben, daß die Nadel ziemlich tief eingeführt worden sei. Die Erscheinung ist harmlos, denn nach einigen Stunden geht die Lähmung vorüber, ohne daß irgendein Schaden zurückbleibt. Ich erinnere, daß vor Jahren ein Kollege einen solchen Fall in seiner Praxis beobachtete und er schickte den Kranken mit der Bahn zu mir, doch als dieser eintraf, war von der Lähmung nichts mehr zu sehen. Bei genauem Nachprüfen findet man ganz leichte Fälle von Facialisparese nach Mandibularisanästhesie nicht ganz so selten, auch bei richtiger Technik. Die Erklärung dieser Fälle macht Schwierigkeiten.

Die Prognose ist nicht immer günstig. Zuweilen verschwindet die Lähmung nach einigen Wochen, zuweilen bleibt sie dauernd bestehen, je nach der Ursache, aus der sie entstanden ist. Die rheumatischen Lähmungen geben noch eine ganz gute Prognose, schlecht ist die Aussicht natürlich, wenn der Nerv ganz durchtrennt ist oder wenn entzündliche Prozesse ihn zerstört haben. Findet sich bei der Untersuchung eine Entartungsreaktion, so ist keine Aussicht auf Heilung vorhanden. Die sog. angeborenen Lähmungen des Facialis dürften wohl in der Mehrzahl der Fälle auf einer Quetschung durch die Zange bei der Geburt beruhen, sie sind nur zum Teil reparabel.

Die Behandlung besteht vornehmlich in Anwendung des elektrischen Stromes und in Massage der Muskulatur. Bei irreparablen Lähmungen hat man teilweise mit Glück Spleissungen (sog. Nervenpfropfungen) des Facialis mit dem Accessorius oder dem Hypoglossus vorgenommen. Auch Muskelplastiken sind vereinzelt mit gutem Erfolge gemacht worden.

Wie man Lähmungen des Facialis von den Zähnen hat ausgehen sehen, so sind auch Krampfzustände in diesem Nerven beobachtet worden (Tic convulsiv), die ihre Ursache in den Zähnen gehabt haben (Kavitäten). Unter gegebenen Umständen kann jeder Reiz, der den Nerv an irgendeiner Stelle trifft, einen solchen Krampf auslösen (Fremdkörper), aber auch von entfernten Organen kann ein solcher Reiz ausgehen, und schließlich können psychische Momente genügen, um einen solchen Krampf zustande kommen zu lassen. Dieser Krampf kann größere oder kleinere Teile der Facialismuskulatur befallen, meist sind die Anfälle nur von kurzer Dauer. Die Therapie liegt, abgesehen von dem im Munde befindlichen Momenten, in der Hand des Nervenarztes.

2. Nervus trigeminus.

a) Lähmungen.

Bei den Erkrankungen des Nervus trigeminus spielen die Lähmungen eine geringere Rolle als die schmerzhaften in seinem Gebiet sich abspielenden Erkrankungen, die Neuralgien. Dies ist hauptsächlich deswegen der Fall, weil die Lähmungen, wenn sie nur den sensiblen Teil des Nerven befallen, den Kranken viel weniger beeinträchtigen und vor allem seine Arbeitsfähigkeit nicht aufheben.

Es kommt hinzu, daß die Lähmungen seltener gesehen werden, wie die Neuralgien, und daß ein guter Teil von ihnen heilbar ist. Wie bei allen Lähmungen unterscheidet man auch hier periphere und zentrale, vollständige und unvollständige (Paralyse bzw. Parese) und da der Trigeminus, wenigstens zum Teil ein gemischter Nerv ist, motorische und sensible. Trigeminuslähmungen werden entweder absichtlich erzeugt, um neuralgische Schmerzen zum Verschwinden zu bringen oder sie treten bei Operationen oder Verletzungen als Nebenbefund auf. Die Durchschneidung des Nerven und in höherem Grade seine Herausdrehung, ebenso die Zerstörung durch Alkohol-, Osmiumsäure, Formalininjektionen oder andere Gifte, hat eine vorübergehende oder dauernde Lähmung zur Folge. Auch pathologische Prozesse, die sich an der Schädelbasis abspielen (Lues, Tuberkulose usw.) können eine Lähmung bedingen. Ein Nebenumstand bei Operationen ist es z. B., daß es bei Oberkieferresektionen unmöglich ist, den Nervus infraorbitalis zu schonen. Sehr leicht wird bei Extraktionen, Ausmeißelungen, Wurzelspitzenresektionen oder Cystenoperationen in der Gegend der unteren Molaren und Bicuspidaten der Neıvus alveolaris inferior verletzt.

Ebenso werden bei Kieferbrüchen die Nerven gequetscht, gezerrt, durchtrennt oder ein Bluterguß drückt auf den Nerven. Solch ein Druck kann auch von anderen pathologischen Prozessen ausgehen, so habe ich letzthin einen Fall gesehen, wo eine Cyste im Unterkiefer durch den Druck eine irreparable Paralyse des Nervus mentalis machte. Infolge der Aufhebung des Gefühls kommt es, daß die Kranke sich auf Lippe und Zunge beißen, ohne es zu merken. So habe ich einen Kranken gesehen, der eine Lähmung des 2. Astes des Trigeminus auf der Basis einer Tabes hatte und der sich mit dem Eckzahn des Unterkiefers dauernd ein Loch in die Schleimhaut des Oberkiefers gebissen hatte, ohne es zu merken. Aus diesen Verletzungen können schlecht heilende Geschwüre entstehen. Manche Menschen empfinden die Lähmung zunächst daran, daß das Glas beim Trinken wie zerbrochen erscheint oder, daß sie beim Rasieren sich schneiden, ohne es zu fühlen.

Bei der Untersuchung findet sich die Sensibilität herabgesetzt oder ganz aufgehoben, der Lidschlag fehlt, weil der Fremdkörperreiz auf der Hornhaut nicht empfunden wird, vielfach ist auch eine vermehrte Speichelabsonderung zu finden und der Speichel kann aus den Mundwinkeln herauslaufen, ohne daß der Kranke es merkt. Übt man beim Gesunden einen Schlag auf die Zähne des Unterkiefers aus, so erfolgt als Reflex eine Hebung des Kiefers, bei der Lähmung fehlt dieser Reflex. Sind die motorischen Zweige des Nerven gelähmt, dann ist die Kaukraft herabgesetzt, die Kaumuskeln sind schlaff, ihr Volumen vermindert. Nicht immer kann das Bild ganz geklärt werden, so habe ich zwei Fälle von totaler Lähmung des sensiblen Trigeminus gesehen (der motorische Anteil war frei), bei deren einem ich eine Operation ohne jede Anästhesie ganz schmerzlos ausführen konnte. Ein Grund für die Lähmung konnte nicht gefunden werden. Eine sensible Lähmung des Trigeminus habe ich ferner bei einem Paralytiker gesehen, der sich mit einem stumpfen Instrument die Schleimhaut im Oberkiefer in weitem Umfange von der Unterlage abgelöst hatte, ohne daß ihm das Schmerzen verursacht hätte. Schließlich soll auch noch die Hysterie genannt werden; so habe ich eine Kranke gesehen, die sich immer mit dem Finger in der Umschlagsfalte eine Verletzung beibrachte, und zwar schmerzlos, um in der Klinik in Behandlung zu sein. Motorische Lähmungen kommen ferner noch bei der Bulbärparalyse vor (s. S. 582, dort sind auch die Symptome geschildert). In vielen Fällen tritt nach einiger Zeit (besonders denen auf Grund einer Verletzung) volle Gefühlsempfindung wieder ein, und zwar von beiden Seiten her, so daß man annehmen kann, daß sich Nervenanastomosen auch von der anderen Seite her bilden.

Dieselben Lähmungserscheinungen erlebt man zuweilen bei Leitungsanästhesien, namentlich am N. mandibularis. Aller Wahrscheinlichkeit nach hat in solchen Fällen die Nadel den Nervenstamm selbst getroffen oder es haben sich Hämatome entwickelt, die den Nerven drücken. In vielen Fällen gehen diese Lähmungen nach einiger Zeit alleine oder auf Anwendung von Wärme und dem elektrischen Strom zurück, es ist aber berichtet worden, daß dauernd Lähmungen zurückgeblieben sind.

β) Neuralgien.

Eine bei weitem größere Rolle als diese relativ harmlosen Lähmungen spielen die gefürchteten Schmerzanfälle im Bereiche des Trigeminus, welche unter dem Namen der Trigeminusneuralgien bekannt sind. Hierbei hat das Zahnsystem eine große Bedeutung, und zwar insofern, als die Schmerzen vielfach entweder von den Zähnen ausgehen oder von den Kranken in sie verlegt werden.

Vom praktischen Standpunkt teilt man die Trigeminusneuralgie in zwei Formen ein: 1. die, bei welcher sich eine Ursache ermitteln läßt, nach deren Beseitigung die Schmerzen aufhören, und 2. die, in welchen bei dem Fehlen jeglichen kausalen Moments eine Erkrankung des Nerven selbst angenommen werden muß. Die zweite Form ist prognostisch und therapeutisch ungünstiger. Es empfiehlt sich, die erste Form als sekundäre Neuralgie oder nach Partsch als „neuralgiforme Gesichtsschmerzen“ zu bezeichnen, während man die zweite „echte“ oder „genuine“ Neuralgie (Trousseau, Fothergill) benennen sollte.

Die neuralgieformen Gesichtsschmerzen können in ihrer Erscheinungsweise den echten Neuralgien absolut gleich sein, so daß es oft der mühevollsten und eingehendsten Untersuchungen bedarf, ehe die Differentialdiagnose zustande kommt. Es sei hier nur kurz angedeutet, daß von Allgemeinerkrankungen Diabetes, Gicht, Influenza, Malaria, Lues, Tabes, progressive Paralyse, multiple Sklerose, Psychoneurosen, Darmtoxine, Augenkrankheiten (besonders Regenbogenhautentzündung, Glaukom), Erkrankungen der Nase und ihrer Nebenhöhlen, Intoxikationen (Blei, Quecksilber, Alkohol, Nicotin usw.), ferner Blutkrankheiten, Nierenkrankheiten, Arteriosklerose, Migräne und schließlich zwei physiologische Zustände, die Gravidität und die Menstruation in Betracht kommen. Ferner werden Neuralgien durch Druck auf einen Nervenstamm verursacht, sei es durch Tumorbildung im Gehirn oder an seinen Häuten, durch Exostosen am Schädel oder infolge von Schädel- und Gesichtknochenbrüchen. So habe ich einmal bei einer Kranken die Diagnose auf eine Neuralgie des 2. Trigeminusastes gestellt und nach einiger Zeit stellte es sich heraus, daß das nur die Anfangszeichen eines sich in der Oberkieferhöhle entwickelnden Carcinomes waren, so habe ich ferner einen älteren Mann gesehen, der unter Erscheinungen erkrankte, die ganz aussahen wie eine echte Trigeminusneuralgie und auch als solche behandelt wurden, bei dem diese Neuralgie aber nur die Anfangssymptome einer progressiven Paralyse waren, wie die genaue körperliche Untersuchung und der weitere Verlauf ergeben haben.

Was das Zahnsystem selbst anbetrifft, so sind als Ursachen neuralgiformer Gesichtsschmerzen möglich:

1. Die Pulpitis. Charakteristisch für den pulpitischen Schmerz ist das anfallsweise Auftreten von Schmerzen und sein Ausstrahlen über einen Kieferabschnitt, zuweilen auch über die ganze Gesichtshälfte oder falsche Lokalisation in den Gegenkiefer, das Ohr oder die Schläfe. Diese Anfälle treten durch äußere Momente veranlaßt auf (z. B. durch Temperaturwechsel), aber auch spontan.

Als Unterschied gegen den echten neuralgischen Schmerz ist hervorzuheben, daß die Schmerzen zwar rasch, wenn auch nicht blitzartig einsetzen, aber dann längere Zeit, manchmal stundenlang anhalten. Ferner wird durch sie oft die Nachtruhe schwer gestört, während die echten Neuralgiker, abgesehen von den schwersten Formen, gewöhnlich leidliche Nächte verbringen.

Über die zuweilen recht schwierige Ausmittelung des pulpitischen Zahnes ist schon oben das Nötige gesagt. Nicht unerwähnt möge bleiben, daß die Prüfung mit dem faradischen Strom nach Schröder gute Dienste leistet. Leider ist die Methode bei Zähnen mit großen Metallfüllungen nicht mit absoluter Sicherheit und bei überkronten Zähnen überhaupt nicht verwendbar. In solchen Fällen kann das Röntgenbild gute Dienste leisten, insofern es versteckt liegende Caries, besonders approximal lokalisierte erkennbar machen kann. Eine besondere Gruppe bilden die Fälle, wo die Reizung der Pulpa durch den Druck von Gasen bedingt ist, welche sich innerhalb des geschlossenen Pulpenhohlraumes befinden, wie man es bei partiellem Pulpentod sieht. Bei mehrkanäligen Zähnen findet man gelegentlich in dem einen Kanal eine nur wenig veränderte, im andern Kanal eine nekrotische Pulpa. Ganz besondere Schwierigkeiten macht aber die Ausmittelung der Restpulpitis, wie man sie nach mangelhafter Pulpenbehandlung sieht, und zwar deshalb, weil der Stumpf nicht zugänglich ist. In solchen Fällen bleibt nichts anderes übrig, wie aus den in Frage kommenden Zähnen die Füllungen zu entfernen und die Kanäle zu sondieren.

2. Die Periodontitis ist, was ihre Schmerzen anlangt, in der akuten Form so deutlich erkennbar, daß Verwechselungen mit einer Neuralgie kaum möglich sein dürften. Schwieriger liegt die Sache bei den chronischen aus Pulpenverlust resultierenden Erkrankungen der Wurzeln und ihrer Umgebung. Es ist berichtet worden, daß Granulome z. B. auf den Nervus alveolaris inferior gedrückt haben und daß nach Beseitigung des Granuloms die Schmerzanfälle schwanden. Bei der akuten und subakuten Periodontitis spielt die gleichzeitig vorhandene Lymphdrüsenentzündung eine wichtige und noch häufig verkannte Rolle. Auch Cysten, namentlich vereiterte Cysten, haben nach glaubwürdigen Darstellungen zuweilen Neuralgien vorgetäuscht.

3. Eine weitere Quelle der neuralgiformen Schmerzen sind Wundentzündungen, die sich an eine Thrombeninfektion nach Extraktion angeschlossen haben. Dieser vielfach recht quälende Zustand ist weniger auf die lokalen Entzündungserscheinungen an der Wunde, als auf die entzündete Lymphdrüse zurückzuführen. Dasselbe gilt von den Ulcerationen, die sich am Zahnfleisch in der Umgebung von nicht völlig oder falsch durchgebrochenen Weisheitszähnen so häufig bilden. An dieser Stelle sind auch die Oberkieferhöhlenentzündungen dentaler Genese zu nennen, die besonders, wenn sie akut entstehen, in der Anfangszeit mit neuralgieartigen Schmerzen verbunden sein können. Schließlich sei der kleinen Taschenabscesse bei Alveolarpyorrhöe gedacht.

4. Vorspringende Knochenkanten, die nach der Abheilung von Wunden im Munde stehen und von innen her gegen das Zahnfleisch drücken, können ebenfalls die Ursache neuralgiformer Gesichtsschmerzen bilden. Insbesondere haben Prothesenträger oft über diese Beschwerden zu klagen. Durch Betasten mit dem Finger kann die Stelle leicht ermittelt, ja zuweilen direkt ein Schmerzanfall ausgelöst werden. Durch Schleimhautaufklappung und Resektion läßt sich das Übel leicht beheben. Bisweilen hat man dabei Gelegenheit, in falscher Lage eingeheilte Knochensplitter wegzunehmen.

5. Auch abgebrochene Wurzelreste sind nicht selten die Ursache von neuralgiformen Gesichtsschmerzen. Reinmöller und Partsch haben über einschlägige Fälle berichtet. Besonders interessant ist ein Fall von Partsch,

in welchem schon ein Nervus infraorbitalis wegen einer Oberkieferneuralgie ohne Erfolg weggenommen war. Erst durch Entfernung eines vollkommen überwachsenen Wurzelrestes wurden die Schmerzen endgültig beseitigt. Es muß deshalb als Regel aufgestellt werden, daß auch ein völlig zahnloser Kiefer nicht als unverdächtig angesehen werden darf. In allen Fällen von Neuralgie sind daher Röntgenaufnahmen der Kiefer erforderlich. Auch Kieferfrakturen können neuralgiforme Schmerzen bedingen, sowohl frisch durch Quetschung und Zerrung der Nervenstämme, wie auch in der Heilung, wenn der Nerv durch abnorme Callusbildung gedrückt wird.

6. Durch die Röntgenaufnahmen kann auch das Vorhandensein retinierter Zähne nachgewiesen werden. Auch von diesen Zähnen kann, selbst wenn sie äußerlich unverändert erscheinen, ein neuralgiformer Gesichtsschmerz ausgehen. Da sie der Resorption unterworfen sind, so kommt es an ihnen sogar zu pulpitischen Erscheinungen (Kallhardt), wodurch selbstverständlich leicht Neuralgie vorgetäuscht werden kann. Mehrfach ist in der Literatur berichtet, daß von kranken unteren Weisheitszähnen Neuralgien bis in den gleichseitigen Arm gegangen sind. Das gleiche gilt von Odontomen.

Halbretinierte Zähne fallen der Caries und zuweilen auch einer durch ihre Lagerung bedingten Resorption anheim. An beide Vorgänge kann sich eine Pulpitis anschließen. Auch der Nachbar eines halbretinierten Zahnes kann durch Resorptionsvorgänge in der Tiefe erkranken.

7. Die Dentikelbildungen und die Bildungen von Ersatzdentin in äußerlich intakten Zähnen sind ebenfalls wiederholt als Ursache ermittelt worden (Dieck). Zwar ist die Dentikelbildung so ungemein häufig, daß es bei älteren Individuen kaum dentikelfreie Zähne gibt, nach einwandfreien Beobachtungen ist es aber außer Zweifel, daß dadurch tatsächlich neuralgiforme Gesichtsschmerzen entstehen können. Zur Ausmittelung der schuldigen Zähne sind wieder Röntgenaufnahmen von wesentlicher Bedeutung.

8. Auch Perizementosen (sog. Exostosen) an den Zahnwurzeln sind ebenfalls als Ursache ausfindig gemacht worden. Zum wenigsten ist berichtet, daß nach Wegnahme solcher (äußerlich intakter) Zähne die Schmerzen aufgehört haben. Auch diese Veränderung kann nur im Röntgenbild gefunden werden, die Wurzeln erscheinen knotig verdickt, haben nicht selten die Form einer mißgestalteten Rübe und sind zuweilen im unteren Abschnitt abgeknickt. Beachtenswert ist, daß bei solchen Zähnen die Alveolenlinie gewöhnlich besonders gut zu erkennen ist.

9. Ferner können Fremdkörper solche Schmerzen auslösen, so z. B. frakturierte Nervnadeln, die über das Foramen hinausragen, ebenso Guttaperchaspitzen. In letzter Zeit ist berichtet worden, daß ein Stück eines Exkavators, der zur Entfernung eines Zahnrestes benutzt wurde und dabei zerbrach, in unmittelbarer Nachbarschaft des Nervus alveol. inferior zu liegen kam und hier einen neuralgiformen Gesichtsschmerz auslöste, der bis in den Arm und die Schultern ging. Die Entfernung des Instrumentenrestes brachte Heilung.

10. Schließlich muß derjenigen seltenen Fälle Erwähnung getan werden, wo von einer alten Zahnlücke aus neuralgieforme Schmerzen ausgehend angegeben werden. Man hat solche Fälle mangels der Auffindung einer anderen Ursache so erklärt, daß man angenommen hat, daß von den durchtrennten Nerven kleine Amputationsneurome ausgegangen sind. Nicht ganz zutreffend hat man diese Schmerzen als Zahnlückenschmerzen bezeichnet. Die Applikation trockener Wärme soll Nutzen bringen.

Es muß ausdrücklich betont werden, daß wie bei der Neuralgie überhaupt, auch bei den neuralgiformen Gesichtsschmerzen, namentlich nach längerem Bestehen der Schmerzen, durch die Beseitigung der ermittelten Ursache die

Schmerzen nicht immer wie mit einem Zauberschlage zum Verschwinden gebracht werden. Oft kommen nachträglich noch Anfälle und es scheint so, als wenn sich der befallene Nerv erst allmählich beruhigen müßte. Man tut gut, die Patienten auf diese Nacherscheinungen vorher aufmerksam zu machen, weil sie sich oft darüber aufregen, daß der ersehnte Erfolg ausgeblieben zu sein scheint.

Die wahren Trigeminusneuralgien sind die, bei welchen sich eine besondere Ursache klinisch nicht ermitteln läßt, so daß man eine Erkrankung der Nerven selbst anzunehmen hat. Man hat sklerotische und degenerative Prozesse im Ganglion Gasseri und den peripheren Ästen angenommen, ob dies aber zutreffend ist, ist unsicher, da die histologischen Untersuchungen ausgedrehter Äste keine pathologische Veränderung haben erkennen lassen. Manche Autoren sind daher der Meinung, daß die Schmerzanfälle durch vorübergehende Störungen in der Blutversorgung ausgelöst werden. So sucht Bardenheuer die Ursache in einer Überfüllung der die Nerven in den Knochenkanälchen begleitenden Venen und in der Unnachgiebigkeit der Knochenwände. Henle denkt an Störungen des venösen Blutabflusses. Kulenkampff denkt an einen Krampf der Capillaren auf reflektorischem Wege. Der Sitz des Leidens kann zentral und peripher sein und man weiß, daß der Prozeß von peripher nach zentral wandert. Dies ergibt sich unter anderen auch aus den Blockierungsversuchen, z. B. am Alveolaris inferior, so daß man doch eine organische Grundlage annehmen muß, wenn man dieselbe auch zur Zeit noch nicht kennt.

Die Krankheit befällt im allgemeinen Leute im mittleren und höheren Lebensalter. Der jüngste Patient Willigers mit echter Neuralgie war ein 22jähriges Mädchen, die Neuralgie bestand schon seit dem 19. Lebensjahr. Beide Geschlechter werden gleichmäßig betroffen.

Gewöhnlich ist zunächst nur ein Ast befallen, und zwar scheinbar nur in einer seiner peripheren Verzweigungen, so daß z. B. bei Befallensein des dritten Astes der Schmerz nur in der Unterlippe auftritt und die Zunge völlig frei bleibt. Trotzdem kann dabei der Sitz des Leidens viel höher oben gelegen sein als peripher vom Foramen mentale. Selten bleiben die Beschwerden auf eine solche Stelle beschränkt, in der Regel wird bald auch die Umgebung als schmerzhaft bezeichnet. Besonders die Schmerzen in der Zunge belästigen die Kranken sehr, weil sie das Schlucken fürchten. Das kann so weit gehen, daß die Kranken aus Angst vor den Schmerzen in der Zunge und den sich bald einstellenden des Schlundes die Nahrung ganz verweigern. In schwereren Fällen sind zwei, auch sämtliche drei Äste ergriffen. Selten ist das Leiden doppelseitig, ebenso selten kommt es vor, daß der Schmerz auf der einen Seite verschwindet und auf der anderen Seite auftritt. Bei längerem Bestand der Erkrankung ist es oft schwierig, auszumitteln, welcher Ast vornehmlich befallen ist. Es strahlen dann die Schmerzen von dem einen Ast, was ja bei den vielen Anastomosen leicht begreiflich ist, in das Gebiet der anderen Äste aus. Doch vermögen die Kranken gewöhnlich sehr genau anzugeben, in welchem Ast die Schmerzen zuerst aufgetreten sind. In schweren Fällen kommen auch Ausstrahlungen in entfernt liegende Nervengebiete vor, den Hinterkopf, die Schulter, den Arm usw.

Charakteristisch an den Schmerzen ist, daß sie anfallsweise und blitzartig auftreten. Anfangs sind die Anfälle vereinzelt, später nehmen sie an Häufigkeit zu und in schweren Fällen jagen sie sich derartig, daß kaum eine freie Pause zur Erholung bleibt. Die Schmerzanfälle werden immer länger, die schmerzfreien Intervalle immer kürzer. Dann wird auch das Schlafen zur Unmöglichkeit. Oft werden die Schmerzen durch äußere Ursachen ausgelöst, z. B. durch das Waschen, durch das Abtrocknen, durch Kauen und auch durch Sprechen, ja oft genügt ein leiser Lufthauch, wie man ihn etwa durch eine schnelle

Bewegung mit der Hand ausüben kann. Schließlich vermeiden es die Patienten (beim Sitz der Erkrankung im zweiten und dritten Ast) überhaupt den Mund zu bewegen. Durch die mangelhafte Nahrungsaufnahme und die Schlaflosigkeit kommen sie rasch herunter, und da begreiflicherweise auch die Zahnpflege nachbleibt und infolge des Stillhaltens der Mundorgane die Selbstreinigung auf einen minimalen Wert sinkt, so geht die Zersetzung der zwischen und um die Zähne befindlichen Speisereste sehr schnell vonstatten und daß Gebiß zerfällt gewöhnlich rapide, besonders bei längerer Dauer der Erkrankung. Man hüte sich bei Munduntersuchungen, die Lippen oder die Wangen vorsichtig anzufassen. Gerade dadurch wird eher eine Attacke hervorgerufen, als wenn man kräftig zugreift. Die bekannten Valleixschen Druckpunkte, die Stelle, wo der Nerv den Knochen verläßt, sind bei der echten Neuralgie häufig unempfindlich, ja es glückt sogar nicht selten, dadurch einen Anfall zu koupieren, daß man auf den Nerven, z. B. an seiner Austrittsstelle mit dem Finger einen heftigen Druck ausübt. Das haben die Kranken vielfach selber herausgefunden und so sieht man, daß sie im Beginne des Anfalls sich heftig mit der Faust auf die Gegend schlagen, wo sie den Schmerz fühlen.

Der typische Anfall, den man leider häufig bei Untersuchungen selbst auslöst, nimmt ungefähr folgenden Verlauf: Die Patienten hören mitten im Gespräch auf, die Augen nehmen einen starren, ängstlichen, erwartungsvollen Ausdruck an, ein Zucken fliegt über die kranke Seite, es folgen heftige Kontraktionen der mimischen Gesichtsmuskulatur, sie fahren mit der Hand nach der schmerzenden Stelle, manchmal krümmen sie sich vor Schmerz. Zuweilen sieht man Kaubewegungen, weil die Kranken herausgefunden haben, daß dadurch der Anfall gelegentlich koupiert werden kann. Nach einer oder einigen Minuten läßt der Anfall nach und der Kranke ist wieder imstande, Antwort zu geben, er ist sichtlich erschöpft. Ein richtiger Anfall ist so unverkennbar, daß über die Diagnose kein Zweifel sein kann.

Der Verlauf der Erkrankung ist sehr verschieden. Selbst schwere Neuralgiker haben Perioden, in denen sie sich leidlich befinden und nur zuweilen von mäßigen Schmerzen heimgesucht werden. Dann aber kommt wieder eine Zeit, in der sich die Anfälle häufen und in ihrer Stärke sich bis zur Unerträglichkeit steigern. Besonders kaltes und feuchtes Wetter scheint den Kranken nicht zuträglich zu sein, daher die Häufung im Spätherbst. Wunderbar genug ist es, daß auch bei jahrelangem Bestehen, wenn der Fall nicht zu schwer liegt, der allgemeine Kräftezustand vielfach nicht sonderlich leidet. Die Mehrzahl der Kranken faßt bei jeder geringen Besserung und bei jedem neuen Behandlungsversuch frischen Mut und man muß sich wirklich wundern, mit welchem Heroismus die Kranken oft ihr Leiden tragen, nur klein ist die Zahl der Fälle, wo die Kranken ihrem Leben selber ein Ende bereitet haben.

Die Erkennung der Krankheit ist nicht leicht, besonders die Abgrenzung gegen den neuralgiformen Gesichtsschmerz und die Ermittelung der Ursache stößt, wie oben gezeigt, auf ganz besondere Schwierigkeiten. Man darf sich daher nie damit begnügen, nur die Kiefer und Zähne mit Spiegel, Sonde und den Fingern zu untersuchen, das ganze Rüstzeug der modernen Diagnostik ist mitheranzuziehen und der ganze Körper zu untersuchen. Eine sehr eingehende Anamnese erleichtert oft die Auffindung der Ursache. Auf einige Punkte sei hier hingewiesen. Druckpunkte an nicht typischer Stelle deuten immer auf eine dentale Ursache, nicht auf eine echte Neuralgie, Anfälle, die sich an den Genuß von Nahrung anschließen, deuten auf eine Pulpitis, besonders eine chronische Form, wenn die Schmerzen sich nicht lokalisieren lassen oder auf eine ganz akute, wenn die Beschwerden ganz plötzlich eingesetzt haben und das sofort mit voller Stärke. Daß versteckte Caries und damit eine Pulpitis ausgemittelt werden kann evtl. durch das Röntgenbild, ist eine bekannte Tatsache. Grobe Störungen der Hautsensibilität haben gewöhnlich eine tieferliegende Ursache.

Während die Behandlung des neuralgiformen Gesichtsschmerzes soweit er dentalen Ursprungs ist, in der Hand des Zahnarztes liegt, werden die Fälle, die allgemeine Ursachen haben, in die Hand des betreffenden Spezialisten abzugeben sein, meist wohl des Internisten oder Neurologen. Daß die Behandlung des Grundleidens die Hauptsache ist, versteht sich allein. Ein Teil der echten Neuralgien wird ebenfalls in der Hand dieser Ärzte bleiben, ein Teil aber auch in der unsrigen. Zunächst muß man versuchen, mit den mildesten Mitteln auszukommen, weil wir wissen, daß ein Teil der Fälle allein oder doch wenigstens auf diese Therapie abklingt. Als ein für leichte Fälle ausreichendes Mittel haben sich die heißen Packungen bewährt, entweder in Form heißer, trockener Sandsäckchen, heißer Tücher, kleiner mit Kohle geheizter Metallbehälter oder noch besser der elektrischen Heizkissen, wie sie heute so vielfach Verwendung finden. Auch die sog. Wintersonne hilft nicht selten; ebenfalls die verschiedenen Lampen und Strahlungsapparate anderer Konstruktion. Allerdings darf man diese Versuche nicht zu lange ausdehnen. Die sog. Antineuralgica, wie z. B. Aspirin, Pyramidon, Trigemin, Veramon, Novalgin, Treupelsche Tabletten, Gelonida antineuralgica erweisen sich bei echter Neuralgie durchweg machtlos oder bringen doch nur eine vorübergehende Erleichterung, indessen können sie nicht entbehrt werden. Von Erfolg begleitet sind zuweilen Schwitzkuren, auch Heißluftbehandlung der erkrankten Stelle. Günstige Erfolge sind gesehen worden von Aconitin, was man am zweckmäßigsten in Form der Clinschen Granules in steigender Dosis verordnet. Gleichzeitig wird Bitterwasser (Gussenbauer) zum Abführen gegeben. Auch die Behandlung mit dem galvanischen Strom kann Hilfe bringen.

Bei der Sprengstoffabrikation während des Krieges hat man die Beobachtung gemacht, daß einzelne Arbeiter durch Einatmung von Trichlorätylen-Dämpfen Anästhesien im Bereich des Trigeminus bekamen. Unter dem Namen Chlorylen ist dieser Körper zur Behandlung schmerzhafter Affektionen im Trigeminusgebiet, besonders der Neuralgie empfohlen worden und obwohl er, wie es scheint, in einer Reihe von Fällen geholfen hat, scheint er doch nichts Durchschlagendes zu leisten. Zur Anwendung wird ein Wattebausch mit Chlorylen getränkt und vor das Nasenloch der kranken Seite bis zur völligen Verdunstung des Mittels gehalten, auch eine Medikation per os ist möglich. Das Verfahren wird dreimal täglich wiederholt. Es dauert längere Zeit, ehe man eine günstige Wirkung erwarten kann und darum ist bei schweren Fällen die Anwendungsfähigkeit des Mittels eingeschränkt, weil ja doch die unglücklichen Kranken von ihren fürchterlichen Schmerzen möglichst bald befreit sein wollen. Gute Dienste hat mir die Kombination Theobromin-Luminal-Eumydrin geleistet.

Wenn diese Versuche fehlschlagen, so bleibt nichts anderes übrig, als die Leitungsfähigkeit in dem erkrankten Nervenast aufzuheben. Neuerdings erfreut sich die von Schlösser inaugurierte Einspritzung von 80%igem Alkohol in den Nervenstamm verhältnismäßig günstiger Erfolge. Wenn es gelingt, den betreffenden Ast richtig zu treffen, so können die Schmerzen für längere Zeit beseitigt werden. Eine Wiederkehr ist aber damit nicht ausgeschlossen. Durchschnittlich rechnet man etwa 8 Monate bis zum Eintreten eines Rezidivs, das längste schmerzfreie Intervall, das ich gesehen habe, hat $1^1/_2$ Jaher betragen, doch habe ich auch Fälle gesehen, wo nach der Injektion nie mehr ein Schmerzanfall eingetreten ist, wie mir andererseits Fälle bekannt sind, wo die Wirkung, abgesehen von der sensiblen Lähmung, gleich Null war. Den Übelstand, daß in dem betreffenden Bezirk das Gefühl völlig erlischt, nehmen die Patienten gern in Kauf. Nach einiger Zeit stellt sich das Gefühl, wenn meist auch vermindert, wieder her, kann nach wiederholten Injektionen aber für immer erlöschen. Die beobachteten Rückfälle sind oft weniger schlimm als der erste Anfall. Es kommt aber auch das Umgekehrte vor, ja, es ereignet sich zuweilen, daß beim Rückfall Einspritzungen unwirksam bleiben. Immerhin ist in der Schlösserschen Methode ein großer Fortschritt in der Behandlung der Neuralgie zu erblicken. Vor allen Dingen hat sie den großen Vorteil, daß man in den meisten Fällen die Behandlung ambulant durchführen und sie wiederholen kann.

Die Wirksamkeit des Alkohols besteht darin, daß beim Treffen des Nervenzweiges zum mindesten ein Teil degeneriert und damit leitungsunfähig wird. Man hat deshalb die Methode auch die „unblutige" Resektion genannt. Der degenerierte Nerv ist selbstverständlich der Regeneration fähig und damit erklären sich die Rückfälle. Rückfälle aber gibt es leider auch nach den blutigen Resektionen.

Da jede Einspritzung von Alkohol eine Nekrose zur Folge hat, die hernach in eine Narbe übergeht, so kann, besonders bei der Injektion an der Lingula, das Gewebe schließlich so narbig werden, daß man mit der Nadel nicht mehr einzudringen imstande ist. Infolge der Narbenschrumpfung leidet auch die Beweglichkeit des Unterkiefers und es kann eine fast vollständige Ankylosis spuria erreicht werden. Dies ist wohl der größte Nachteil der wiederholten Alkoholinjektionen, die nach meiner Erfahrung noch immer als das beste Mittel zu empfehlen ist. Mitunter findet man, daß die ersten Injektionen gute Resultate ergeben, die späteren aber nicht mehr in dem gleichen Maße oder auch, daß diese ganz versagen. Das liegt in der Regel dann daran, daß man nicht mehr die Stelle der Erkrankung ausschaltet. Da die Neuralgie, wie auch Pichler meint, die unangenehme Eigenschaft hat, peripher anzufangen und zentral zu wandern, so muß man, ehe man die Alkoholinjektion ausführt, sich zuvor davon überzeugen, daß die erkrankte Stelle peripher der Stelle liegt, an der man die Injektion anbringen will. Das macht man auf die Weise, daß man eine Novocaininjektion macht und wenn nach dieser die Schmerzen verschwinden, und zwar sofort, kann man damit rechnen, daß die Alkoholinjektion, wenn sie an derselben Stelle liegt, den gleichen Erfolg haben wird. Tritt hingegen bei der vorübergehenden Blockierung der Leitungsfähigkeit des Nerven durch Novocain keine oder doch nur eine ungenügende Schmerzfreiheit ein, dann muß man annehmen, daß die Stelle, von der die Schmerzen ausgehen oder wenigstens eine von diesen, zentral von jener Stelle liegt und dann ist die Aussicht, mit dem Alkohol wirklich einen Erfolg zu haben, gering. Aus diesem Grunde muß jeder Alkoholinjektion eine Novocaininjektion vorausgehen. Daher bleibt in schweren Fällen nichts anderes übrig, wie den Nerven an seiner Austrittstelle aus dem Schädel zu erreichen oder ihn dort mit Alkohol zu überschwemmen, ja manche meinen, daß man einen Versuch mit peripherer Injektion gar nicht erst machen, sondern gleich zentral vorgehen soll. Bei dieser Methode ist der zweite Ast am Foramen rotundum, der dritte Ast am Foramen ovale aufzusuchen. Die Technik, die von Schlösser, Braun, Härtel, Cieszinski, Kantorowicz, Lindemann u. a. ziemlich weit ausgebaut ist, ist die gleiche, die man auch bei der Anästhesie mit Novocain anwendet. Es ist notwendig, daß man endoneural vorgeht, was man daran erkennen kann, daß die Kanüle Parästhesien in dem betreffenden Nervengebiet auslöst. Läßt man nun den Alkohol (1—2 ccm, 80%ig) tropfenweise einfließen, so entsteht ein in das Gebiet ausstrahlender ganz enormer Schmerz, der die Kranken zum Denken und Antworten fast unfähig macht. Fast unmittelbar tritt aber auch das Erlöschen des Tastempfindungsvermögens ein. Zuweilen bleiben einzelne periphere Abschnitte noch empfindungsfähig. Dann muß die Einspritzung wiederholt werden, bis auch die letzten Gebiete unempfindlich geworden sind. Auch Injektionen direkt in das Ganglion Gasseri mit Alkohol sind empfohlen worden, eine dahinzielende Technik hat Härtel angegeben. Pichler hat in einer sehr großen Reihe von Fällen das Verfahren mit gutem Gelingen angewendet und glaubt sogar Dauerheilungen erzielt zu haben. Allerdings hat er Gaben bis zu 15 ccm Alkohol angewendet. Die Methode läßt sich ambulant nicht durchführen. Ihre größte Gefahr besteht darin, daß die Hornhaut des betreffenden Auges unempfindlich wird, woraus sehr bedrohliche Folgen für das Auge entstehen. Außer dem Alkohol sind auch Kochsalz (5 bis 10%), Antipyrin, Osmiumsäure usw. empfohlen worden, doch hat sich der Alkohol immer noch als der beste Körper erwiesen. An die Alkoholinjektionen, besonders an die im Foramen infraorbitale und die in der Flügelgaumengrube, schließt sich nicht selten ein bedeutendes Ödem der Wange und Schläfe an, das den Kranken sehr in Schrecken setzt, auf Wärme aber meist schnell abklingt. Da manchen Kranken die Wärme unangenehm ist, so kann man auch kalte Umschläge machen lassen, auch ohne jede Behandlung geht die Schwellung in einigen Tagen zurück.

Endlich kann man noch auf blutigem Wege die kranken Nervenäste ganz oder teilweise entfernen. Die früher geübte teilweise Entfernung einzelner Nervenstücke (die Resektion) ist in den Hintergrund getreten gegenüber der Nervenausdrehung (der Exairese) nach Thiersch. Nach blutiger extrakranieller Freilegung des betreffenden Nervenstammes wird er mit einer Zange gefaßt und durch vorsichtiges Aufwickeln bis in seine feinsten Verzweigungen ausgerissen. Gleichzeitig reißt er auch oben ab, wenn das Glück gut ist, an oder im Ganglion selbst. Ist eine Röntgenbestrahlung vorausgegangen, dann ist die Operation viel schwieriger, weil infolge der Reaktion im Bindegewebe die einzelnen Organe miteinander verklebt sind.

Nach gelungener Operation ist der Schmerz gewöhnlich sofort verschwunden. Zuweilen ereignet es sich, daß noch einige Anfälle auftreten, bis sich völlige Freiheit einstellt. (Nebenbei bemerkt wird bei Alkoholeinspritzungen dieselbe Erscheinung beobachtet.) Aber ebenso kommt es, wenn auch selten, zu Rückfällen. Eine Wiederholung der extrakraniellen Operation bietet dann wenig Aussichten, weil ein Nervenstamm nicht mehr zu finden ist. Das ist der wesentlichste Nachteil gegenüber den Alkoholeinspritzungen, die ja, wie schon oben gesagt, wiederholt werden können. Von der Entstellung durch die äußeren Narben nach blutiger Operation soll hier ganz abgesehen werden. Die einfache Durchschneidung des Nerven (Neurotomie) ist wegen der immer wiederkehrenden Rezidive ganz aufgegeben worden. In neuerer Zeit ist die Bestrahlung mit Röntgenlicht empfohlen worden, ich habe davon einen bleibenden Nutzen aber nicht gesehen. Nur frische Fälle sollen sich für diese Therapie eignen, besonders aber nicht die, die schon zuvor mit Alkohol behandelt sind. Der Röntgenkater, eine unangenehme Zugabe, ist nicht weiter bedenklich und anderweitige Schädigungen, z. B. der Haut, können heutigentages vermieden werden. Ein Versuch ist also vielleicht zu machen.

Das Ultimum refugium für die schwersten Formen der Trigeminusneuralgie bietet die von Fedor Krause zuerst ausgeführte Exstirpation des Ganglion semilunare, die sog. Gasserektomie. Diese Operation ist zwar lebensgefährlich, aber in verzweifelten Fällen schon oft mit vollem Erfolg durchgeführt. Bier und Härtel haben sie ohne Narkose mit Hilfe von Umspritzung der Einschnittstelle am Schädel und Einspritzung von Novocain-Suprareninlösung in das Ganglion ausgeführt.

Kulenkampff hat neuerdings, auf der Anschauung fussend, daß die Trigeminusneuralgie eine vasomotorische Neurose des Sympathicus ist, eine Atropinkur empfohlen. Ich habe dieselbe einige Male angewandt, habe aber einen dauernden Erfolg nicht davon gesehen, wohl aber ist mir ein Fall unter die Augen gekommen, wo ein Patient (allerdings infolge eines Schreibfehlers im Rezept) sich eine Atropinvergiftung zugezogen hat. Bei dieser Kur beginnt man mit 8 Tropfen, einer 1 $^{0}/_{00}$igen Lösung und steigt bis auf 24 Tropfen pro die, um dann langsam bis auf 8 Tropfen zurückzukehren.

γ) Krämpfe des Trigeminus.

Im motorischen Teile des Trigeminus können natürlich auch Krämpfe auftreten, die klonischer und tonischer Art sein können. Einem alten Brauche folgend bezeichnet man die tonischen Krämpfe im Trigeminus als Trismus. Es gibt eine ganze Reihe verschiedener Ursachen, aus denen heraus

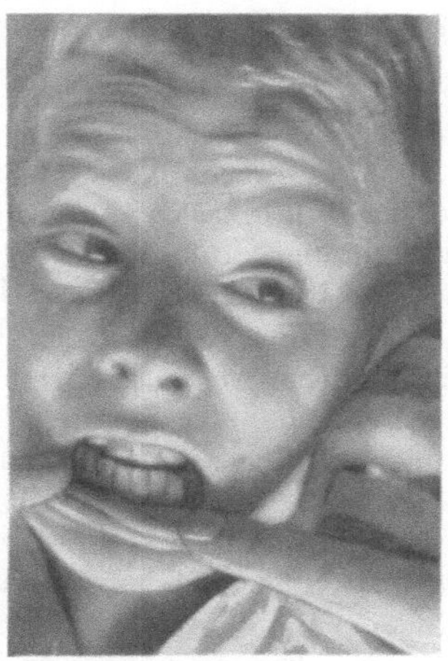

Abb. 140. Tetanus. Versuch der Mundöffnung.

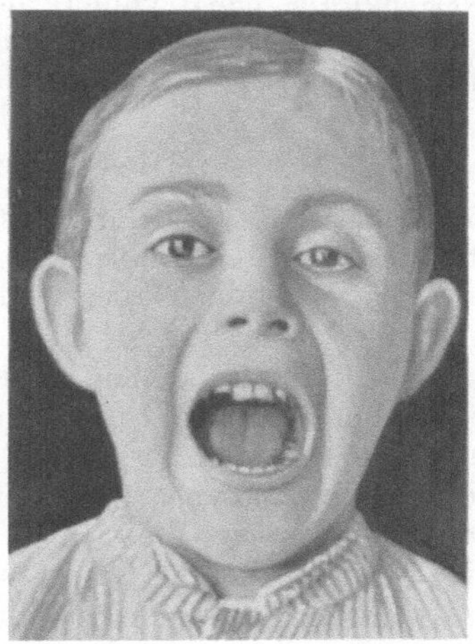

Abb. 141. Tetanus geheilt. Weite Mundöffnung möglich.

ein solcher Krampf eintreten kann, immer aber handelt es sich um einen Reiz der motorischen Bahnen, häufig auf dem Wege über einen Reflex. So sind solche Krämpfe nach den verschiedensten pathologischen Prozessen an den Zähnen gesehen worden, nach Füllungen, Frakturen, Eindringen einer Borste in die Pulpa u. a. m., aber auch nach Darmerkrankungen. Am bekanntesten ist der Trismus, der ein Teilsymptom des Tetanus ist. Hier handelt es sich um eine Reizung der entsprechenden Teile durch das Tetanustoxin. Abb. 140 zeigt einen von mir beobachteten Knaben, der trotz stärkster Anstrengung den Mund infolge eines tonischen Krampfes der Kaumuskeln nicht weiter öffnen kann und Abb. 141 zeigt denselben Knaben einige Zeit später nach erfolgter Heilung. Auch auf psychogener Basis kommt ein Trismus vor, so habe ich einen Soldaten gesehen, bei dem sich im Anschluß an ein seelisches Trauma ein solcher Trismus entwickelt hatte, der durch Hypnosebehandlung geheilt werden konnte. An dieser Stelle ist auch des Zähneknirschens Erwähnung zu tun, was ja auch nichts weiter wie ein Krampf ist und das so häufig im Schlafe vorkommt. Die Bedeutung dieses Umstandes für die verschiedensten pathologischen Veränderungen der Zähne ist bekannt.

Klonische Krämpfe sind nicht allzu häufig, wenn man von dem sog. Zähneklappern der Frierenden absehen will. Ich habe einen Kranken mit Parkinsonismus gesehen, bei dem sich ein solcher klonischer Krampf der Kaumuskeln fand, der in Wellenform verlief. Nach einer kurzen Zeit der Ruhe setzten klonische Krampfbewegungen der Kaumuskeln ein, die einen gewissen Höhepunkt erreichten und dann langsam wieder nachließen. Es folgten einige Minuten der Ruhe und dann ging das Spiel von neuem an. Daß die Zähne dadurch schweren Schaden genommen haben, braucht nur kurz erwähnt zu werden.

Die Diagnose ist, wenn man alle Zeichen beachtet, nicht schwer, höchstens kann eine Verwechselung mit der entzündlichen Kieferklemme vorkommen, wie man sie beim Durchbruch des unteren Weisheitszahnes sieht, schon seltener werden die Verwechselungen mit arthrogener Kieferklemme sein. Die Therapie wird nur so weit in der Hand des Zahnarztes liegen, wie sich entsprechende Ursachen nachweisen lassen. Die Fälle von Tetanus gehören in eine Krankenanstalt, diejenigen, die mit einer Veränderung des Gehirns (Parkinsonismus, Paralysis agitans usw.) einhergehen, kommen in die Hand des Neurologen. Beim Tetanus ist eine Heilung möglich, bei den anderen Erkrankungen ist die Prognose schlecht.

δ) Die Neuritis des Trigeminus.

Die Neuritis des Trigeminus ist eine seltene Erkrankung, sie äußert sich, soweit der sensible Teil befallen ist, durch einen dauernden Schmerz, der vorübergehende Exacerbationen aber auch vorübergehendes Nachlassen zeigen kann. Dabei ist die Sensibilität der Haut herabgesetzt oder aufgehoben. In der Regel sind kleinere Gebiete befallen. Die Neuritis kann sich zentral ausbreiten. Die Nervenstämme sind auf Druck schmerzhaft. Die Neuritis des Trigeminus kann sowohl allein auftreten, wie auch in Vereinigung mit derselben Erkrankung anderer Nerven (Polyneuritis). Als Ursachen kommen zunächst in Betracht entzündliche Prozesse, die sich in der Umgebung eines Zahnes abspielen. So habe ich eine Neuritis des Trigeminus zusammen mit einer solchen des Facialis gesehen, die sich beide an eine Wunde angeschlossen haben, in der sich infolge der Zersetzung eines zurückgelassenen Tampons eine Entzündung abgespielt hatte. Die Behandlung hat in Beseitigung der Ursache zu bestehen, worauf der Prozeß in der Regel abklingt. Handelt es sich um eine Polyneuritis, etwa nach einer Vergiftung mit Alkohol, Quecksilber, Arsen, allgemeiner Infektionen, so sind entsprechende Kuren einzuleiten.

3. Hypoglossus.

Die Beziehungen zum Nervus hypoglossus siehe unter Zunge S. 529.

b) Tabes dorsalis.

Die Beziehungen zur Tabes dorsalis sind ziemlich reichliche, da diese Krankheit nicht selten im Bereiche des Trigeminus Erscheinungen macht. Es handelt sich bekanntlich bei der Tabes um eine Degeneration der Hinterstränge, welche sich auf eine Veränderung im Spinalganglion aufbaut, und da das Ganglion Gasseri dem Spinalganglion der Rückenmarksnerven entspricht, so kann entsprechend eine Veränderung auch im Trigeminusgebiet auftreten. Dahingehende Mitteilungen finden sich vielfach. Infolge der Herabsetzung der Sensibilität können derartige Kranke sich Wunden beibringen, ohne durch die belästigt zu werden. Man findet, daß Prothesen Druckgeschwüre machen, die von den Kranken nicht empfunden werden, genau so geht es mit Druckgeschwüren, die von schadhaften Zähnen ausgehen. Daß diese Geschwüre so schlecht heilen, hat man vielfach auf trophoneurotische Einflüsse zurückgeführt, es will aber scheinen, daß dies in erster Linie dadurch geschieht, weil diese Stellen, da sie keine Schmerzen machen, nicht geschont werden, sondern dauernd einem Reize unterliegen, sei es bei der Nahrungsaufnahme, sei es aus anderen Gründen. So sah ich einen Kranken, der ohne den geringsten Schmerz zu haben, den unteren Eckzahn tief in ein Geschwür am Oberkiefer hineinpreßte. Auch das Loslösen von Sequestern, für die eine örtliche Ursache nicht zu finden ist, ist nicht selten auf der Basis einer Tabes zustande gekommen. Daher soll man bei allen Kranken, besonders wenn sie sich zwischen dem 30. und 50. Jahre befinden, dem Lieblingsalter der Tabes, immer an diese Krankheit denken und die entsprechende Untersuchung durchführen. Die Wassermannsche Reaktion, wenn sie negativ ausfällt, besagt allerdings nichts, ist sie positiv, so ist damit noch nicht gesagt, daß das betreffende Geschwür tabischen Ursprungs ist, es müssen wenigstens einige klinische Zeichen der Tabes vorhanden sein, als deren wichtigste der fehlende Patellarreflex, die reflektorische Pupillenstarre und das Rombergsche Zeichen hier genannt werden sollen. Ich habe es aber auch gesehen, daß als erstes Zeichen einer Tabes nur Schmerzen in den Kiefern empfunden wurden und die anderen Zeichen erst später folgten. Gelegentlich sagen die Kranken, daß sie das Gefühl hätten, als sei das Gesicht aus Holz. Wenn daher die Kranken über Schmerzen klagen, für die man eine Ursache in den Zähnen und ihrer Umgebung nicht finden kann, so darf man sich nicht damit begnügen, daß ein pathologischer Befund nicht erhoben werden kann, man muß so lange suchen wie sich noch irgendwie eine Möglichkeit ergibt, das Bild zu klären.

Sensibilitätsstörungen im Gesichte, besonders wenn sie konstant bleiben, müssen immer den Verdacht auf eine Tabes hinlenken, weswegen jeder wenigstens die drei wichtigsten Zeichen der Tabes, den fehlenden Patellarreflex, die reflektorische Pupillenstarre und das Rombergsche Zeichen kennen sollte. Abscesse, selbst große, machen auffallend wenig Erscheinungen im Munde der Tabiker und besonders bemerkenswert ist es, daß die Kranken dadurch nicht belästigt werden, kaum klagen und fast nie Schmerzen äußern, so daß man bei solchen Leuten einen Absceß spalten kann, ohne daß der Kranke etwas fühlt. Vielleicht auf der Basis einer Störung der trophischen Nerven, Trophoneurose beruht es, wenn bei solchen Kranken Zähne lose werden und ohne sonstige sichtbare Ursache zu Verlust gehen. Es ist bekannt, daß die Knochen der Tabiker erheblich weniger wiegen, wie die gesunder Leute, ein Umstand, der auf einen verminderten Kalkgehalt hindeutet, der es andererseits erklärt, daß solche Kiefer gelegentlich eine Spontanfraktur erleben, ohne daß sie dabei mehr in Anspruch genommen zu sein brauchen, als es der Norm entspricht.

Bekannt ist auch das Mal perforant buccal, jenes Geschwür, das zu einer Perforation in die Oberkieferhöhle führt und von dem der Kranke oft nicht das geringste weiß, da es keine Beschwerden zu machen pflegt.

Während die Geschwüre, die im Verlaufe der Lues auftreten, besonders am Gaumen lokalisiert sind, finden wir sie hier mit Vorliebe in der Wange oder in direkter Nähe der Umschlagfalte. Die Erkennung macht in typischen Fällen keine besonderen Schwierigkeiten, ohne eine eingehende Untersuchung des ganzen Körpers ist sie aber nicht möglich. Die Wa. R. ist auf alle Fälle mit heranzuziehen, am besten nicht nur die des Serums sondern auch die des Lumbalpunktates. Die Behandlung der Tabes an sich liegt ganz in der Hand des praktischen Arztes, unsere Aufgabe besteht besonders darin, durch sorgfältige Sanierung allen Geschwürsbildungen vorzubeugen, auch bei Prothesenträgern häufig die Schleimhaut zu kontrollieren, gelockerte Zähne zu schienen und so im allgemeinen vorbeugend zu wirken. Sind Perforationen nach der Oberkieferhöhle oder der Nase vorhanden, so ist ein entsprechender Ersatz zu schaffen, der die Öffnungen deckt.

c) Progressive Bulbärparalyse.

Die progressive Bulbärparalyse (s. auch S. 530) ist eine seltene Krankheit, bei der es sich um eine symmetrische Degeneration der Kerne der motorischen Nerven in der Medulla oblongata handelt. Die Krankheit hat deshalb für uns Interesse, weil einmal die Kranken ihr Leiden auf die Zähne beziehen, andererseits die Kaukraft und damit die Ausnutzbarkeit der Zähne für die Ernährung sehr leidet, auch können die Kranken nur schlecht mit Prothesen zurecht kommen. Da die Erkrankung ihren Sitz im Kern selber hat, so müssen die Muskeln atrophieren und degenerieren. Die Krankheit macht sich dadurch bemerkbar, daß die Muskeln des Gesichtes nicht mehr in dem Umfange bewegt werden können wie früher, daß der Unterkiefer nicht hochgehalten werden kann, daß er herabsinkt, daß die Zunge schwer beweglich und schließlich unbeweglich wird, daß die Sprache und der Schluckakt langsam immer schlechter werden. Dabei bleiben die sensiblen Funktionen ungestört. Die Atrophie macht sich durch Dünnerwerden der betreffenden Organe bemerkbar (s. Abb. 113), auch zeigen diese fibrilläre Zuckungen, langsame wurmartige Bewegungen unwillkürlicher Art. Da die Degeneration sich besonders auf die Kerne des Facialis, des motorischen Trigeminus, des Glossopharyngeus, des Hypoglossus erstreckt, so sind die entsprechenden Organe davon befallen. Infolge der schlechten Selbstreinigung des Mundes leiden auch die Zähne bald und gehen zugrunde, im übrigen besteht ein Einfluß direkter Art auf die Zähne natürlich nicht. Eine Behandlung, die Aussicht auf Erfolg hätte, ist nicht bekannt, zahnärztliche Maßnahmen können das Leiden nicht beeinflussen. Ähnlich ist die Pseudobulbärparalyse, nur fehlt hier die Degeneration mit ihren Folgen, weil es eine supranucleäre Lähmung ist.

d) Myasthenia progressiva pseudoparalytica gravis.

Bei dieser Krankheit handelt es sich um eine abnorme Ermüdbarkeit der Muskeln, besonders der der Kerne der Medulla oblongata, so daß die Kranken nicht längere Zeit sprechen oder kauen können. So können sie auch das Gebiß nicht in dem Umfange zum Kauen heranziehen, wie es notwendig wäre. Schon nach kurzer Anstrengung kann der Unterkiefer nicht mehr hochgehalten werden, die Augenlider sinken herab, das Gesicht bekommt den Ausdruck eines Toten (s. Abb. 142). Die Krankheit, für die eine Therapie nicht bekannt ist, hat für uns nur diagnostisches Interesse.

e) Angioneurotisches Ödem (Quincke).

Manche Menschen haben eine eigentümliche Neigung zu flüchtigen ödematösen Anschwellungen der Haut, die man auf noch unbekannte Störungen der Gefäßinnervation zurückführt. Solche Schwellungen kommen auch an den Lippen und im Gesicht vor und können diagnostische Schwierigkeiten machen, namentlich wenn in der betreffenden Gegend kranke (pulpenlose) Zähne vorhanden sind. Außer einem spannenden Gefühl in der Haut haben die Kranken keine Beschwerden. Die Anschwellung entsteht sehr schnell und geht oft nach wenigen Stunden ebenso schnell wieder zurück. Von dem entzündlichen Ödem, z. B. bei der Periodontitis unterscheidet es sich dadurch, daß kein spontaner Schmerz besteht, daß die Untersuchung, selbst starker Druck, nicht schmerzhaft empfunden wird, daß keine Rötung vorhanden ist, daß die Schwellung sehr weich ist und viel schneller entsteht und vergeht wie die einer Periodontitis. Hat das Quinckesche Ödem seinen Sitz in der Zunge (s. S. 531) oder im Halse, so kann die Nahrungsaufnahme behindert werden. Die Zunge schwillt in kurzer

Zeit zu einer unförmigen Masse an, so daß sie nicht mehr im Munde Platz findet (s. Abb. 115), der Speichel läuft aus den Mundwinkeln heraus, er kann nicht verschluckt werden. Geht die Schwellung noch weiter nach hinten oder ergreift sie sogar den Schlund, so kann infolge von Glottisödem Erstickung eintreten.

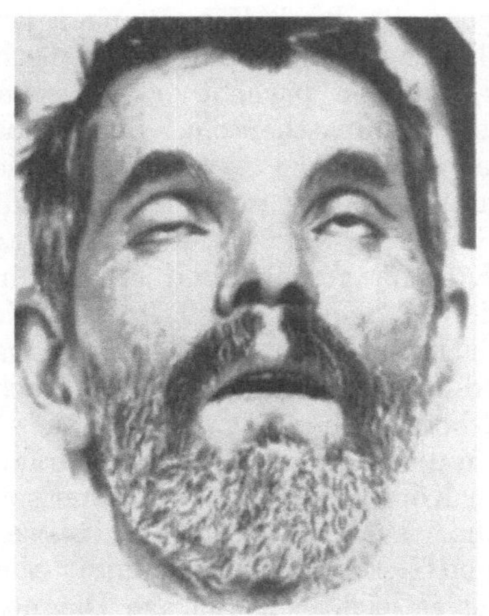

Abb. 142. Myasthenie. (Nach Jacobsohn.)

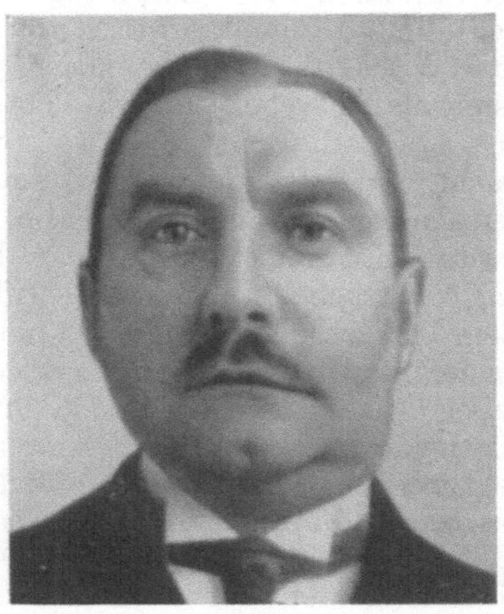

Abb. 143. Quinckesches Ödem der Oberlippe und Wange. (Beobachtung von Dr. Pöhls.)

Die Ursache ist nicht bekannt, man hat an psychische Einflüsse gedacht, es scheint sich aber um eine allergische Krankheit zu handeln, so bestand in dem Fall der Abb. 143 eine Überempfindlichkeit gegen Jod und in dem Fall der Frau L. (Abb. 144) wahrscheinlich gegen Novocain. Diese Kranke trat in Behandlung wegen eines subperiostalen Abscesses, der vom rechten unteren Schneidezahn ausging. Da der Zahn erhalten werden sollte, wurde unter örtlicher Betäubung ein Schnitt durch die Absceßwand geführt. Am nächsten Tage erschien sie mit einer geradezu ungeheuerlichen ödematösen Anschwellung der ganzen Gesichtshaut. Sogar die Augen waren fast zugeschwollen (Abb. 144). Sie gab an, daß sie derartige Schwellungen, allerdings nicht in so hohem Grade, wiederholt gehabt habe. Die Anschwellung geht nach wenigen Tagen vollkommen zurück. Zwei Jahre später wurde bei derselben Frau eine Wurzel aus dem Oberkiefer mit lokaler Betäubung entfernt, worauf sich wieder eine starke ödematöse Schwellung der Wange einstellte, die ebenfalls ohne weitere Maßnahmen zurückging. Die Erkrankung hat für uns nur diagnostisches Interesse, vor allem in der Richtung, daß wir eine Erkrankung des Zahnsystems ausschließen müssen, ganz besonders die Wurzelhautentzündung. Da das Quinckesche Ödem in der Regel schnell verschwindet, so ist eine Therapie kaum nötig, man hat Ergotin aber auch Chinin, Atropin, Arsen u. a. versucht.

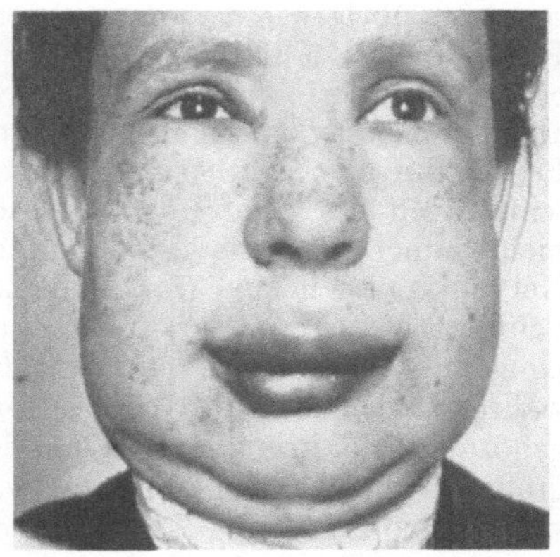

Abb. 144. Angioneurotisches Ödem. (Nach Williger.)

f) Psychoneurosen.

Die Psychoneurose (Hysterie) ist als eine Allgemeinerkrankung aufzufassen. Sie äußert sich durch ein krankhaftes Schwanken in der Gleichgewichtslage der Nerventätigkeit (Eichhorst). Möbius sagt: „Hysterisch sind diejenigen krankhaften Veränderungen des Körpers, die durch Vorstellungen verursacht sind.“ Charakteristisch für die Psychoneurose ist ihre große seelische Beeinflußbarkeit. Erst die neuere Zeit hat mit den psychotherapeutischen Hilfsmitteln (Psychokatarrhsis, Psychoanalyse, Übungstherapie, Suggestion, Hypnose) Klarheit in dieses so interessante, aber auch verwickelte Gebiet gebracht. Wieweit der Einfluß auch auf unserem Gebiet geht, ist durch die Untersuchungen von J. H. Schultz, Hans Sachs, Lungwitz u. a. dargetan. Ich selbst habe eine ganze Reihe derartig Kranker gesehen und untersucht. Wenn man nach ihnen fahndet, trifft man sie auf Schritt und Tritt. Bei der großen Verbreitung und der Mannigfaltigkeit ihrer Erscheinungen (man hat sie nicht mit Unrecht das Chamaeleon unter den Krankheiten genannt) macht sie auch gelegentlich Zeichen in unserem Arbeitsgebiete. Dabei müssen wir unterscheiden zwischen den Beschwerden, die in die Mundhöhle und ihre Organe verlegt werden und denjenigen, die den ganzen Körper befallen, wie hysterische Verwirrtheit, Halbseitenschwitzen u. dgl. Die Psychoneurose ist keineswegs eine besondere Eigentümlichkeit des weiblichen Geschlechts, sie kommt auch bei Männern, und zwar oft genug vor. Oft ist es leicht, die richtige Diagnose zu stellen, weil sich bei den Kranken zu dem Heer ihrer „nervösen“ Beschwerden noch Beschwerden im Bereich der Kiefer oder der Zähne hinzugesellt haben, für welche die gewissenhafteste Untersuchung keinerlei Anhaltspunkte ergibt. Zuweilen aber ist man zunächst vor ein Rätsel gestellt, dessen Lösung keineswegs leicht ist. Im wesentlichen sind die Erscheinungen im Mund zweierlei Art, Schmerzen und Lähmungen, zu denen dann als selteneres Zeichen z. B. Würgebewegungen bei Prothesen kommen. So habe ich einen Kranken gesehen, der seine im übrigen gut funktionierende Prothese immer sofort mit dem letzten Bissen einer Mahlzeit heraustun mußte, weil sonst Würgen und Erbrechen erfolgte, das erfolgte aber nicht zwischen den einzelnen Gängen der Mahlzeit, auch wenn die Pausen noch so groß waren. Verhältnismäßig einfach liegt der Fall, wenn über heftige Schmerzen in einem völlig unversehrten Zahn geklagt wird, doch darf man nie vergessen, daß Schmerzen bei negativem Befunde nicht immer auf dieser Basis beruhen und häufig die Vorläufer einer organischen Nervenkrankheit sind (multiple Sklerose, Tabes usw.). Der Umstand, daß die Schmerzen nicht nur von dem Kranken, sondern auch von der beobachtenden Umgebung als außerordentlich heftig, ja ganz unerträglich bezeichnet werden, während doch bei objektiver Untersuchung, zu der auch die Röntgenaufnahme gehört, keine krankhafte Veränderung entdeckt werden kann, spricht mit großer Wahrscheinlichkeit für Psychoneurose. Sie kann selbst dann vorliegen, wenn keine erhebliche Belastung, auch keine frühere dafür sprechende Erkrankung auszumitteln ist und wenn auch bei der körperlichen Untersuchung die landläufigen Stigmata nicht aufzufinden sind. Die Erhebung eines allgemeinen Nervenstatus wird der Zahnarzt besser einem geübten Nervenarzt überlassen.

Im Gegensatz zu der geklagten Heftigkeit der Schmerzen steht es, wenn die Nachtruhe nicht gestört wird, was ja bekanntlich bei echten Zahnschmerzen besonders unangenehm ist, wenn die Kranken trotz wochenlangem Bestehen ihrer Beschwerden blühend aussehen und wenn sie ungeachtet ihrer Schmerzen ihr gewohntes Leben fortsetzen. Ferner ist diagnostisch verwertbar, daß die gewöhnlichen Antineuralgica regelmäßig versagen und daß auch das Morphium wirkungslos bleibt. Gelegentlich bringen solche Kranke Klagen und Angaben vor, die für eine Erkrankung eines anderen Organes sprechen und die sie irgendwo gehört, gelesen oder gesehen haben, so daß selbst ein geübter Diagnostiker sich irren kann. So erinnere ich mich einer Kranken, die so genau die Angaben und Zeichen einer Oberkieferhöhleneiterung wiedergab, daß man diese Erkrankung annahm. Erst die genaueste Untersuchung ergab, daß sie im Wartezimmer mit einer wirklich an dieser Krankheit Leidenden zusammengetroffen war und von dieser gewissermaßen „seelisch infiziert" worden war. Ist man aber auf Grund sorgfältiger Untersuchung und Beobachtung zu dieser Diagnose gekommen, so wird man trotz aller vorgebrachten Klagen und trotz des Drängens der beunruhigten Angehörigen unerschütterlich daran festhalten müssen, daß ein vollkommen unversehrter Zahn nicht krank sein kann, d. h. daß an ihm keine unserer örtlichen Behandlung zugängliche Erkrankung vorhanden sein kann. Man hüte sich daher, an dem Zahn einen irgendwie gearteten Eingriff vorzunehmen. Der gewöhnliche Lauf der Dinge ist folgender: Der behandelnde Zahnarzt entschließt sich, die Pulpa des als schmerzhaft bezeichneten Zahnes zu exstirpieren. Daraufhin verschwinden die Schmerzen sofort, kehren aber nach ganz kurzer Zeit in doppelter Auflage wieder. Manchmal wird ein solcher Zahn scheinbar deutlich periodontitisch. Jede Wurzelbehandlung bringt Linderung, jeder Verschluß des Zahnes neue Schmerzen. Stutzig muß es machen, wenn auch bei einfachen Watteverschlüssen die Schmerzen sich steigern. Im weiteren Verlauf entschließt man sich zur Wurzelspitzenresektion und erlebt zunächst wieder Befreiung vom Schmerz, der aber wieder nach einiger Zeit um so heftiger zurückkehrt. Auf das andauernde Drängen des Kranken wird schließlich der Zahn herausgenommen. Aber auch damit ist das Spiel nicht zu Ende, denn jetzt werden die Schmerzen in den Knochen verlegt. Es ist eine ständige Klage solcher Patienten, daß sie „Eiter im Kiefer" haben müßten. Sehr gern wird der Befürchtung Ausdruck gegeben, daß der Eiter in das Gehirn gehe. Nicht lange dauert es, dann beginnen die schmerzhaften Erscheinungen an einem anderen, ebenfalls unversehrten Zahn, entweder in der Nachbarschaft oder auch entfernt vom ersten Zahn. Ich habe gesehen, daß prächtige Gebisse durch die Nachgiebigkeit des behandelnden Zahnarztes runiniert worden sind, und daß statt der erhofften Besserung immer noch weitere Verschlimmerung eintrat. Vor dieser leider vielfach beliebten und durch das Drängen der Kranken veranlaßten Polypragmasie muß dringend gewarnt werden. Solche Kranke gehören von vornherein in die Behandlung eines Nervenarztes. Williger hat einen Fall beobachtet, in welchem aus nicht weniger als 14 vollkommen gesunden Zähnen die Pulpen herausgenommen waren. In typischer Weise war die Kranke von einem Zahnarzt zum anderen gegangen und hatte immer wieder ein neues Opfer für ihre Klagen gefunden. Der Widersinn in ihren Klagen kam dadurch zutage, daß sie Erleichterung fand, nachdem aus den mit soliden Wurzelfüllungen versehenen Zähnen die Kronenfüllungen herausgenommen waren. Sie verschloß die großen Höhlen nur mit Watte und behauptete, damit allein schmerzfrei zu sein. Sehr schön wird die große Suggerierbarkeit der Psychoneurotiker demonstriert durch folgenden Fall, den ich vor Jahren erlebte: Bei einer Dame war eine Injektion am Oberkiefer gemacht worden und die Stelle machte ihr am nächsten Tage Beschwerden, das erzählte sie ihrer Freundin und während bei der behandelten Kranken die Schmerzen bald abklangen, traten bei der anderen nichtbehandelten an der entsprechenden Stelle solche auf, die nicht eher verschwanden, ehe nicht eine entsprechende Therapie eingesetzt hatte. Welche grotesken Fälle in dieser Richtung vorkommen, lehrt der Fall einer jungen unverheirateten Dame, bei der sich immer Zahnschmerzen einstellten, wenn sie sah, wie ihre jüngere Schwester und deren Bräutigam sich küßten. Ein Kollege hatte unter der Diagnose Dentikel fast alle gesunden

Zähne des linken Oberkiefers aufgebohrt, ohne Erfolg. Als sich einige Jahre später die Schwester von ihrem Manne trennte, hörten die Schmerzen allein auf. So kann man eine große Reihe von Fällen anführen, jeder scheint anders zu sein und doch sind sie ihrem Wesen nach alle gleich, sind so furchtbar monoton. Auch der Fall von Lunkwitz, der einen scheinbaren Fall von Trigeminusneuralgie durch Psychoanalyse auflösen konnte, gehört hierher.

Sehr schwer ist die Entscheidung zu treffen, wenn die Schmerzen in einen Zahn verlegt werden, der eine Füllung trägt. Da es durchaus nicht selten ist, daß unter einer, wenn auch kleinen Füllung gelegentlich nachträglich die Pulpa erkrankt, so wird man leicht geneigt sein, die Pulpa zu exstirpieren. Da sich nun weiter an eine Pulpaexstirpation eine Periodontitis anschließen kann, so wird man auf den Gedanken an Hysterie erst kommen, nachdem sich das ganze oben geschilderte Krankheitsbild entwickelt hat. Selbst dem erfahrenen Praktiker wird hier zuweilen ein diagnostischer Irrtum unterlaufen. Als Grundsatz sollte man aber festhalten, daß bei dem hysterischen Zahnschmerz der als schuldig bezeichnete Zahn als Noli me tangere anzusehen ist.

Ganz ähnlich verhält es sich auch mit den Schmerzen, die bei vollkommen gesundem Zahnsystem in den Kiefer selbst verlegt werden, vorausgesetzt, daß sich durch sorgfältige Untersuchung eine Erkrankung der Nase und ihrer Nebenhöhlen, eine echte Neuralgie (vgl. dort) und auch sonstige Allgemeinkrankheiten ausschließen lassen. Die Krampfanfälle, die auf der Basis einer Psychoneurose zustande kommen und ebenso die Verwirrtheits- und Dämmerzustände derselben Art sieht man gelegentlich in der Praxis, irgend eine Beziehung zu den Zähnen besteht nicht, nur können Manipulationen an ihnen, besonders schmerzhafte, aber auch die Anästhesie solche Zustände auslösen. Im letzten Falle ist es wiederholt zu Verwechselungen mit dem Kollaps gekommen. Der Unterschied liegt darin, daß bei den auf psychoneurotischer Basis aufgebauten Zuständen die Kranken nicht blaß werden und die Herztätigkeit gut bleibt. Je weniger man von diesen Zuständen Notiz nimmt, um so besser. Die Behandlung liegt in der Hand eines Neurologen; wir haben in solchen Fällen unsere Pflicht mit der Diagnose und der Überweisung erfüllt.

g) Progressive Paralyse.

Ganz kurz müssen auch die Beziehungen zur progressiven Paralyse berührt werden, jener schweren Gehirnkrankheit, die sich immer auf eine Lues aufbaut. Das häufig frühe Ausfallen von Zähnen hat man mit trophischen Störungen in Beziehung gebracht, ähnlich wie bei der Tabes. Wichtig ist, daß solche Kranke eine so bedeutende Herabsetzung der Sensibilität haben, daß sie sich die Schleimhaut in weitem Umfange verletzen können, ohne daß ihnen das weh tut. So habe ich einen Kranken dieser Art gesehen, der sich mit einem Löffel oder einem anderen stumpfen Instrument die Schleimhaut fast des ganzen Oberkiefers abgelöst und in diesen Defekt sich u. a. Haare hineingesteckt hatte, die er sich vom Kopfe gerissen hatte. Wichtig ist auch, daß selbst große Verletzungen bei solchen Leuten nur selten Erscheinungen machen und nicht leicht zu Eiterungen neigen. Vielfach kann man bei ihnen Extraktionen vornehmen, ohne daß das dem Kranken sonderlich weh täte. Es wird auch angegeben, daß diese Kranken besonders reichlich unter Zähneknirschen zu leiden haben, wodurch naturgemäß die Zähne stark Schaden nehmen. Wichtig ist auch die Beteiligung der Zunge, die ebenso ataktische Erscheinungen zeigen kann, wie andere Organe und zwar deshalb, weil dieser Umstand die Funktion einer Prothese beeinträchtigt. Auf die weiteren Symptome, Therapie usw. kann hier nicht eingegangen werden.

h) Sonstige Geisteskrankheiten.

Im Verhältnis zur Paralyse spielen die anderen Geisteskrankheiten nur eine untergeordnete Rolle. Zwar wissen wir, daß gelegentlich bei der Paranoia Beschwerden anderer Organe auf die Zähne bezogen werden, ferner daß bei der senilen Demenz, bei der Paranoia (s. S. 532, Zunge), der Dementia praecox u. a. krankhafte Empfindungen im Bereiche des Mundes geäußert werden oder daß solche Kranke ihre Prothese nicht wieder erkennen oder glauben, daß sie vertauscht sei, eine besondere Beziehung zu den Zähnen findet sich aber nicht. Wichtig ist, daß bei allen Geisteskrankheiten die Pflege der Zähne sehr darniederliegt, so daß die Zähne bald zerfallen, es ist daher das Pflegepersonal anzuhalten, daß es auf eine gute Mundpflege achtet.

Kurz erwähnt werden soll nur die Epilepsie, von der Rohrer in letzter Zeit beobachtet hat, daß sie gelegentlich durch den Druck einer Zahncyste bedingt sein kann. Ich selber habe einen derartigen Fall noch nicht gesehen. Über Zungenverletzungen bei Epilepsie siehe S. 516.

Literatur.

Alexander: Die Behandlung der Gesichtsneuralgien. Berl. klin. Wschr. **1909**, 46/50. *Bickel:* Neuralgie und Zahnerkrankungen. Zahnärztl. Rdsch. **1917**, Nr 36. — *Blanke:* Die Mundhöhle bei Encephalitis epidemica. Dtsch. Mschr. Zahnheilk. **1925**. — *Bönheim:* Zahnextraktion, periphere Facialislähmung, Hemiatrophia facialis progressiva. Dtsch. Mschr. Zahnheilk. **1927**, 353.

Ganz: Über Quinckesches Ödem. Zahnärztl. Rdsch. **1925**.

Härtel: Über Dauererfolge der intrakraniellen Injektionsbehandlung der Trigeminusneuralgie. Dtsch. med. Wschr. **1920**, Nr 19. — *Hofer:* Hartnäckige Trigeminusneuralgie, periodisch mit Alkoholinjektion behandelt. Ref. Korresp.bl. Zahnärzte **1925**, Nr 11. — *Hoffmann:* (a) Schwere Fälle von Trigeminusneuralgie und ihre Behandlungsmöglichkeiten. Dtsch. Mschr. Zahnheilk. **40** (1923). (b) Große trophische Ulcerationen der Nase und Mundhöhle usw. Dtsch. med. Wschr. **1926**.

Jalowicz: Hysterie und Zahnerkrankung. Diss. Berlin 1920. — *Jarecki:* Neuralgiforme Gesichtsschmerzen. Diss. Berlin 1920. — *Jugel:* Kasuistischer Beitrag zur Suggestion und Hypnose in der Zahnheilkunde. Dtsch. Mschr. Zahnheilk. **1925**, Nr 14, 445.

Kafka u. *Rohrer:* Sistieren epileptischer Anfälle nach Kiefercystenoperation. Dtsch. Mschr. Zahnheilk. **1924**, 344. — *Kantorowicz:* Die Behandlung der Trigeminusneuralgie durch periphere Alkoholinjektionen. Zahnärztl. Rdsch. **1925**, 423. — *Kochmann:* Die chirurgische Behandlung der Facialislähmung. Berl. klin. Wschr. **1917**, Nr 43. — *Kron:* Die Gesichtslähmung in der Zahnheilkunde. Slg. Vortr. Zahnheilk. H. 13. Leipzig. Dyk. 1914. — *Kulenkampff:* (a) Über die Behandlung der Trigeminusneuralgie mittelst Alkoholinjektionen. Zbl. Chir. **1923**, Nr 2. (b) Über die Trigeminusneuralgie. Zbl. inn. Med. **1924**. (c) Die Trigeminusneuralgie und ihre Behandlung. Münch. med. Wschr. **1925**. (d) Zur Frage der Narbenbildung durch die Behandlung der Trigeminusneuralgie mit ganglionären Alkoholinjektionen. Münch. med. Wschr. **1927**.

Lammersmann: Über einen Fall von großen trophischen Ulcerationen im Gefolge von Encephalitis lethargica. Dermat. Z. **1926**. — *Lehfeld:* Neuralgische Erscheinungen nach Zahnleiden und Nervenerkrankungen. Zahnärztl. Rdsch. **1925**. — *Librowicz:* Statistik der Trigeminusneuralgie. Diss. Berlin 1920. — *Lutz:* Trigeminusneuralgie nach Trauma. Zahnärztl. Rdsch. **1925**, 774.

Maier: Trigeminusneuralgie und Anästhesie des Ganglion Gasseri. Münch. med. Wschr. **1916**, Nr 45. — *Moral:* (a) Über Fehldiagnosen. Zahnärztl. Rdsch. **1927**, 203. (b) Über neurologisch-zahnärztliche Grenzfälle. Zahnärztl. Rdsch. **1928**, Nr 1/2. — *Moral* u. *Ahnemann:* Über Grenzfälle. Korresp.bl. Zahnärzte **1921**. — *Moral* u. *Sponer:* Über Grenzfälle. II. Mitt. Dtsch. Mschr. Zahnheilk. **1924**, H. 9. — *Müller* (Marburg): Tetanus und Zahnerkrankungen. Dtsch. med. Wschr. **1924**, Nr 22, 131. — *Muskeus:* Trigeminusneuralgie und die Behandlung der hartnäckigen Fälle. Zahnärztl. Rdsch. **1917**, Nr 26.

Nasaroff: Über Alkoholinjektionen in Nervenstämme und pathologisch-anatomische Veränderungen in den Nerven, veranlaßt durch die Einspritzungen. Zbl. Chir. **1925**. — *Nodine:* Neuralgie in der linken oberen Extremität, verursacht durch ein Stück Stahl auf dem Nervus mand. Korresp.bl. Zahnärzte **1925**.

Offerhaus: Die Technik der Injektion in die Trigeminusstämme und in das Ganglion Gasseri. Arch. klin. Chir. **1910.**

Partsch: Über neuralgiforme Gesichtsschmerzen, deren Ursache und Behandlung. Korresp.bl. Zahnärzte **1911**, 257. — *Payr:* Einfacher Weg zum II. Trigeminusaste zur Anästhesie und Alkoholinjektion bei Neuralgie. Zbl. Chir. **1920**, 1226. — *Peiper:* Neuere Anschauungen über die chirurgische Therapie der Trigeminusneuralgie. Arch. klin. Chir. **1926**. — *Pichler:* 51 Alkoholeinspritzungen in das Gassersche Ganglion. Wien. klin. Wschr. **1920**, — *Preiswerk:* Ein Beitrag zu den Trigeminusneuralgien dentalen Ursprungs. Dtsch. Mschr. Zahnheilk. **1908**.

Reinmöller: (a) Über Neuralgien. Dtsch. Mschr. Zahnheilk. **1908**. (b) Trigeminusneuralgie. Korresp.bl. Zahnärzte **1924**, 77. — *Rohrer:* (a) Heilung einer Trigeminusneuralgie durch Zahnwurzelspitzenresektion. Vjschr. Zahnheilk. **1926**, 129. (b) Zur Diagnose der dentalen Trigeminusneuralgie. Klin. Wschr. **1926**.

Sachs: Über den psychogenen Faktor bei Paradentose. Vjschr. Zahnheilk. **1926**, 508. — *Schlösser:* (a) Ber. 31. Verslg ophthalm. Ges. Heidelberg **1903**, 84. (b) Berl. klin. Wschr. **1906**, 82. (c) Dtsch. med. Wschr. **1906**, 15/17. (d) Verh. 24. Kongr. inn. Med. Wiesbaden **1907**. — *Schmidhuber:* Ein Beitrag zum Kapitel der Facialiserkrankungen. Zahnärztl. Rdsch. **1927**, 864. — *Schorer:* Das angioneurotische Ödem (Quincke) mit ungewöhnlichen Begleiterscheinungen. Schweiz. med. Wschr. **1925**. — *Schottmüller:* Die Bedeutung der fokalen Infektion vom Standpunkte der inneren Medizin. Münch. med. Wschr. **1927**. — *Seimbille:* Neuralgische Gesichtsschmerzen infolge eines Aneurysma der Carotis. Dtsch. Mschr. Zahnheilk. **1926**. — *Sicher:* Facialisparesen nach Leitungsanästhesien an den Kiefern. Z. Stomat. **1923**.

Wagner: Facialislähmung und ihr Zusammenhang mit dem Zahnsystem. Diss. Berlin 1920. — *Walter:* Über Wesen und Behandlung der Trigeminusneuralgie. Dtsch. Z. Nervenheilk. **1927**. — *Waßmund:* (a) Zur Kasuistik der Tabesschen Nekrosen. Zahnärztl. Rdsch. **1924**, 15. (b) Die Behandlung neuralgiformer Beschwerden und Neurosen im Gebiete der Zähne und der Kiefer. Zahnärztl. Rdsch. **1924**, 974. — *Williams:* Über Facialislähmungen nach Zahnextraktion. Schweiz. Vjschr. Zahnheilk. **1909**, H. 1. — *Williger:* Über den Zusammenhang von Nervenleiden mit Zahnerkrankungen. Vjschr. Zahnheilk. **1924**, 262.

Allgemeine Literatur.

Anschütz: Über Gasbrandinfektionen nach subcutanen Injektionen. Bruns' Beitr. **1927**. — *Aschoff:* Pathologische Anatomie. Jena: Gustav Fischer.

Baumgarten, v.: Entzündung, Thrombose, Embolie und Metastase. München 1925. — *Bergmann, E. v., P. v. Bruns* u. *J. Mikulicz:* Handbuch der praktischen Chirurgie, 6. Aufl. Stuttgart: Ferdinand Enke 1926. — *Bier, Braun, Kümmel:* Chirurgische Operationslehre, II. Leipzig: Joh. Ambros. Barth. — *Blumenthal, Auler* u. *Meyer:* Über das Vorkommen neoplastischer Bakterien in menschlichen Krebsgeschwülsten. Klin. Wschr. **1924**, Nr 25, 1114. — *Bockenheimer:* (a) Allgemeine Chirurgie. Leipzig: Wilhelm Klinkhardt. (b) Atlas chirurgischer Krankheitsbilder in ihrer Verwertung für Diagnose und Therapie. Wien u. Berlin: Urban & Schwarzenberg. (c) Plastische Operationen. Würzburg: Curt Kabitzsch. — *Borst:* Allgemeine Pathologie der malignen Geschwülste. Leipzig 1924. (b) Pathologische Histologie. Leipzig 1926. — *Bruck:* Die Krankheiten der Nase und Mundhöhle, sowie des Rachens und des Kehlkopfes. Wien u. Berlin: Urban & Schwarzenberg 1912.

Chaoul: Die Röntgenbehandlung bösartiger Geschwülste. Dtsch. Z. Chir. **1925**. — *Curschmann* u. *Kramer:* Lehrbuch der Nervenkrankheiten. Berlin 1926.

Denker u. *Brünnings:* Lehrbuch der Krankheiten des Ohres und der Luftwege einschließlich der Mundkrankheiten. Jena: Gustav Fischer. — *Dietrich:* (a) Rachen und Tonsillen. In Handbuch der speziellen pathologischen Anatomie und Histologie, Bd. 4, Teil 1. 1926. (b) Grundriß der allgemeinen Pathologie. Leipzig 1927.

Frieboes: Atlas der Haut- und Geschlechtskrankheiten. Leipzig 1928.

Gaza, v. u. *Brandi:* Beziehungen zwischen Wasserstoffionenkonzentration und Schmerzempfindung usw. Klin. Wschr. **1926**. — *Grünwald:* Atlas und Grundriß der Krankheiten der Mundhöhle, des Rachens und der Nase (42 Tafeln). München: J. F. Lehmann 1912.

Hamburger, Fr.: Lehrbuch der Kinderheilkunde. — *Heidenfeld* u. *Hoffmann:* Asthenischer Habitus und Konstitutionsanomalien in Beziehung zu Zahn- und Kiefersystem mit Berücksichtigung des Kaupschen Index. Korresp.bl. Zahnärzte **1926**. — *Herxheimer:* Strömungen und Forschungen in der Pathologie. Dresden u. Leipzig 1927.

Jacobsohn: Klinik der Nervenkrankheiten. Berlin 1913. — *Jochmann-Hegler:* Lehrbuch der Infektionskrankheiten. 1924.

Koehler: Vier Fälle von Kleesalzvergiftung. Zbl. inn. Med. **1925**. — *Kraepelin:* Einführung in die psychiatrische Klinik. — *Kraus:* Erkrankungen der Mundhöhle. Nothnagels spezielle Pathologie und Therapie, 2. Aufl. Wien: Alfred Hölder **1913**. — *Krehl:* Pathologische Physiologie. Leipzig: F. C. W. Vogel. — *Krüche:* Spezielle Chirurgie. Leipzig: Joh. Ambros. Barth. — *Kubin:* Klinik, pathologische Anatomie und Therapie des Erysipels. Med. Klin. **1925**.

Lande: Über drei Gasbrandinfektionen nach subcutanen Einspritzungen. Med. Klin. **1926**. — *Lazarus:* Zur Radium-, insbesondere Betabestrahlung der Carcinome. Med. Klin. **1927**. — *Leist:* Über Zahn- und Kieferschädigung durch Röntgen- und Radiumbestrahlung. Korresp.bl. Zahnärzte **1926**. — *Lejars:* Dringliche Operation. Deutsch von Strehl. 5. Aufl. Jena: Gustav Fischer 1914. — *Lexer:* Lehrbuch der allgemeinen Chirurgie, 10./11. Aufl. Stuttgart: Ferdinand Enke 1920. — *Lickint:* Die Toxizität des Veramons. (Zugleich Mitteilung eines Suicidversuches mit Veramon.) Münch. med. Wschr. **1927**.

Marchand: Regeneration und Entzündung, in Krehl-Marchands Handbuch der allgemeinen Pathologie, 1924. — *Martius:* Konstitution und Vererbung. — *Matthes:* Die experimentellen und biologischen Grundlagen der Proteinkörpertherapie. Dtsch. med. Wschr. **1927**. — *Mertens:* Über Pyämie nach Angina. Dtsch. med. Wschr. **1927**. — *Mikulicz, v.* u. *Kümmel:* Die Krankheiten des Mundes. Jena 1922. — *Mikulicz, v.* u. *Michelson:* Atlas der Krankheiten der Mund- und Rachenhöhle. Berlin: August Hirschwald 1892 (44 Tafeln). *Misch:* (a) Lehrbuch der Grenzgebiete der Medizin und Zahnheilkunde. Leipzig: F. C. W. Vogel. (b) Fortschritte der Zahnheilkunde seit 1925. — *Moral:* Einführung in die Klinik der Zahn- und Mundkrankheiten. Berlin: Meußer 1928. *Moral* u. *Frieboes:* Atlas der Mundkrankheiten, 1924. — *Müller:* Tetanus und Zahnerkrankungen. Dtsch. zahnärztl. Wschr. **1924**.

Oestreich: (a) Lehrbuch der allgemeinen Pathologie und pathologische Anatomie. Leipzig: Georg Thieme 1906. (b) Leitfaden der pathologischen Anatomie für Zahnheilkunde — Studierende und Zahnärzte, 2. Aufl. Leipzig: Georg Thieme 1920.

Peller: Die Krebsfrequenz und die Frage der Krebszunahme. Ref. Klin. Wschr. **1925**, Nr 43, 2076. — *Peter:* Über die Verwertbarkeit des Wasserstoffsuperoxyds zu diagnostischen Zwecken in der Mundhöhle. Zahnärztl. Rdsch. **1927**. — *Pinkus:* Haut- und Geschlechtskrankheiten. Leipzig: Wilhelm Klinkhardt 1910. — *Preiswerk:* Lehrbuch und Atlas der Zahnheilkunde mit Einschluß der Mundkrankheiten, 3. Aufl. (50 Tafeln). München: J. F. Lehmann 1919.

Ribbert: Lehrbuch der allgemeinen Pathologie und der allgemeinen pathologischen Anatomie, 7. Aufl. Leipzig: F. C. W. Vogel 1920.

Schäffer: Die Therapie der Haut- und venerischen Krankheiten, 4. Aufl. Wien u. Berlin: Urban & Schwarzenberg 1919. — *Scheff:* Handbuch der Zahnheilkunde. Wien u. Leipzig. — *Schmaus-Herxheimer:* Grundriß der pathologischen Anatomie. München: J. F. Bergmann. — *Schultz, J. H.:* Seelische Krankheitsbehandlung. — *Schultz, W.:* Die akuten Erkrankungen der Gaumenmandeln. Berlin 1925. — *Schulze:* Über die Beobachtung der Capillaren am Zahnfleisch des lebenden Menschen in ihrem Verhältnis zu dem klinischen und bakteriologischen Bilde der Mundschleimhaut. Zahnärztl. Rdsch. **1925**. — *Schwalbe:* Handbuch der Mißbildungen. — *Seifert:* Chirurgie des Kopfes und des Halses, 1922. — *Siegmund* u. *Weber:* Pathologische Histologie der Mundhöhle. Leipzig 1926. *Stein:* Tumoren der Mundhöhle in histologischen Bildern. Dtsch. Mschr. Zahnheilk. **1925**.

Tillmanns: Lehrbuch der speziellen Chirurgie, 9. Auf. Leipzig: Veit & Co. 1911.

Wullstein u. *Wilms:* Lehrbuch der Chirurgie. Jena: Gustav Fischer.

Zondek: Krankheiten der endokrinen Drüsen. Berlin 1926. — *Zuckerkandl:* Atlas und Grundriß der chirurgischen Operationslehre, 5. Aufl. München: J. F. Lehmann 1915. — *Zweifel-Payr:* Klinik der bösartigen Geschwülste. Leipzig 1925.

Namenverzeichnis.

Abel 25.
Abraham *548.*
Adelmann *241.*
Adloff 75, *77*, *182*, *187.*
Adrion 273, *278*, *468.*
Ahlfeld *26.*
Ahnemann *587.*
Albrecht 20, 22, *26*, *71*, 291, 292, *304.*
Albu *187.*
Aldenhof 208.
Alexander *253*, *587.*
Allgayer *182*, *217.*
Amersbach *556.*
Ammon *26.*
Andrieu *51.*
Angle 57, *62*, 92, 120, 123, 126, 127, *140.*
Anschütz *588.*
Antonius 186, *187.*
Apfelstaedt *479.*
Arbatis *278.*
Arkövy 181, *220.*
Arnheim *308.*
Aschoff *566*, *588.*
Asgis 369, 383.
Astachow *182.*
Atzrott *479.*
Auler *588.*
Axhausen 183, 184, *241*, 244, 348.

Bachrach *548.*
Bäumler *253.*
Bagnoll *187.*
Balajan *548.*
Balogh 222.
Balters 551, *555.*
Baltzer *566.*
Bange *4*, *89.*
Bannes 145.
Barabas *548.*
Bardachzi *548.*
Bardeleben, v. 28, 324.
Bardenheuer *241*, 343, 345, 346, 574.
Bartels *17*, *532.*
Bartkiewicz, v. *433.*
Bastide *241.*
Bastyr *63.*
Bauchwitz *356.*
Bauer 199.
Baume *4*, 71, *220.*
Baumgätner *253.*
Baumgarten *532*, *588.*
Baumstark 538, *548.*
Bayer *182*, *241.*
Bazzaroff *241.*
Beck *468*, *509*, *548.*
Becker 170, 177, *181*, *182*, 216, *217*, 224, *316*, *336*, 543, *548.*
Becker, Erich *182.*
Béguin 384.
Behm *241.*
Behrend *356.*
Behring 453.
Bein 290, 291.
Bennecke *217.*
Berard *182.*
Berblinger *532.*
Bercher *278.*
Berg 70.
Berg, Fredrik *71.*
Bergmann, v. 521, 542.
Bergmann, E. v. *588.*
Bernays *182.*
Bersu *468.*
Berten *71*, *82.*
Bertillon 12.
Bertzbach *307.*
Bickel *587.*
Bier 389, *588.*
Bilasko *308.*
Billing 210, *356*, *407.*
Billroth 328, 459.
Bilz *307.*
Bimstein *140.*
Biondi 20.
Birard *62.*
Birch-Hirschfeld *555.*
Birkenfeld *336.*
Birnbaum 241.
Birt *253.*
Bittner *486.*
Bittorf *187.*
Blanke *587.*
Bleichsteiner 114.
Blessing 51, *55*, 62.
Blumenthal *241*, *588.*
Bock 155, *217*, *306.*
Bockenheimer *588.*
Boeger *260.*
Böhm *181.*
Boenheim *566*, *587.*
Boenneken *187*, 385.
Bönninghaus *82*, *241.*
Böttner *548.*
Bogdanik *209.*
Boisson *501.*
Bolognesi *548.*
Bonnet-Roj *278.*
Bonsdorff, v. *433*, *555.*
Bonville 42.
Borchardt *140*, *278*, *548.*
Borchers *140.*
Borchers, Eduard *4.*
Borchert 237.
Borst *241*, *588.*
Boß *548.*
Boström 188, 519.
Brachmeyer *468.*
Brandi *588.*
Brandt 320, *433.*
Brasch, Hugo 51, *55.*
Braun 278, *486*, *509*, *548*, 577, *588.*
Braus 7.
Breitkopf *241.*
Broca 20, 217.
Brodtbeck *51.*
Bromann 25.
Bronner *205*, *486.*
Brophy 25, 267, 322, 329, 331.
Brubacher *181.*
Bruck *241*, *588.*
Brünnings *588.*
Bruhn 140, *229*, *241*, 384, 399, *407*, 411.
Bruhns 496.
Brun 136.
Brunk *532.*
Brunner *269.*
Bruns 191, 324.
Bruns, P. v. *588.*
Brunske *254.*
Brunsmann *77.*
Bryan *187*, 311.
Bryk *182.*
Bücheler *241.*
Büchtemann *182*, *217.*
Bünte *278.*
Bum *269.*
Bunge *336.*
Burri 487.
Busch *66*, 67, *71*, 75, *77*, *217*, *292.*
Bustin *182.*
Butlin *532.*

Caldwell-Luc 260, 317, 321.
Campt, Georg *260.*
Carabelli *4, 62.*
Carpenter *71.*
Cedercreutz *566.*
Chaim 11, *229, 566.*
Chaoul *588.*
Chavanne 21.
Chiari *260.*
Chievitz 551.
Cieszynski *278,* 304, 577.
Clairmont *469,* 496, 524, 525.
Coenen *229, 241.*
Cohn *62, 501, 532.*
Cohnheim 4, 544.
Colemann *292.*
Collip 74.
Colp 183.
Corinth, Margarete *195.*
Corning 10, 13, 14, *45, 46,* 256, *297, 298.*
Coutard 432.
Cunningham *311.*
Curschmann 547, *588.*
Czepa 186, *187.*
Czermak *532.*
Czerny 332, 451.

Daubern 235.
Davenport *51.*
Delbanco *532.*
Delestre 304.
Denecke, Gerhard *4.*
Denk *279.*
Denker *260,* 352, *588.*
Dependorf *77, 82, 182, 205.*
Desault 260.
Desprès 384.
Deubner *336.*
Deutschmann, Heinrich *187.*
Dewey 181.
Dieck *17, 469,* 573.
Dieffenbach 31, 326.
Diemer *229.*
Dietrich *588.*
Djerassi *279.*
Donath *187.*
Dorrance 361.
Drachter 323.
Drachter, Richard *336.*
Dreßler *308.*
Drew 169, *182.*
Dufourmentel 242, *254,* 360.
Dupuytren *213.*
Dursy 20, *26.*
Dutoit 554.

Eckert 226.
Eggers 88.
Ehrenfried 354.
Ehrenstein *532.*
Ehrlich *532.*
Ehrmann *501.*
Eichhorst 584.
Eicken, v. 481, 541.
Eiselsberg 18, *82,* 248, 356.
Ekström 270.
Elkan 366, *383.*
Epstein 454.
Erdheim 55, 67, 74, *75, 532.*
Erkes *407.*
Ernst, Franz 1, *4,* 27, 28, 29, 30, 31, 32, 33, 34, 35, 39, *44, 89,* 115, 118, 120, 124, 125, 127, 130, 131, 136, 137, 139, *140,* 332, *336, 356,* 357, 384, 385, 387, 392, 393, 394, *396,* 397, *406, 407.*
Esau 18.
Escherich 451.
Esmarch 359, 360.
Esser 254, *433.*
Euler *4, 5,* 11, 41, *44, 69,* 85, *148,* 161, *182, 187, 195, 209,* 222, 231, *241,* 247, 250, 270, *290,* 293, *300,* 363, 373, *383.*
Euler, H. 233.
Eve *182, 241.*

Faist 199, *205.*
Falkson *182.*
Falta 186, *187.*
Farrer 312.
Faulhaber *187, 308,* 314, 315.
Fausch *75.*
Fein 21, *26,* 434.
Ferguson 326.
Feuber *254.*
Feuer *555.*
Fieck *548.*
Fischer 104, 186, *187, 205, 241, 316.*
Fischer, G. 274, 275, 277, *279.*
Fischer, H. 227.
Fischl *469.*
Fleckner *548.*
Fleischmann 55, 61, 62, 67, 70, *71, 75, 187.*
Fliege *307.*
Fliege, Hans *469.*
Flügge 4.
Förster *26.*
Fondet *254.*
Fonio 295.
Fontana 486.
Fonto *300.*
Forchheimer 416.
Fothergill 571.
Fournier 461, 490.
Fränkel 459.
Frankenthal *479.*
Freidank *241.*
Frerichs 304.
Freusch *75.*
Frieboes 414, 415, 422, 423, 426, 428, 446, 448, 463, 466, 468, 477, 481, 491, 493, 495, 496, 497, 498, *501,* 505, 510, 515, 530, 531, 541, 560, *568, 588.*
Friedeberg-Schwarz *66.*
Friedreich 73.
Friedrich 21.
Frisch *336.*
Fritsche *311,* 389, 390.
Fröhner *205.*
Fronhöfer 20, *26.*
Fründ *336.*
Furtwängler *509.*

Gadd, Pear 277.
Ganz *587.*
Ganzer *336.*
Garrot *279.*
Gaul *241.*
Gaza *588.*
Geisel, Ludwig *279.*
Gensoul 349.
Gérard 473.
Gerber 179, 250, 490.
Gerson *300,* 486, *555.*
Gibbs *292.*
Ginestet *205.*
Gins 186.
Glahn *307.*
Gluck *533.*
Goebel *213.*
Goldammer 125.
Goldbladt *548.*
Goldbladt, H. *566.*
Goldmann *75.*
Gomoir *308.*
Gottlieb 45, *71, 300,* 370, 373, *383.*
Gräßner *114.*
Graßner *82.*
Graw, Franz *300.*
Grebe *469.*
Greve 197, *229, 241, 254, 433, 533.*
Greve, Karl *44,* 50, *254.*
Gritti 343.
Grossich 263, *269.*
Großmann *187.*
Grünberg *26.*
Grüner *338.*
Grünwald *588.*
Guérin 99, *114,* 136.
Güttner 521.
Guggenheimer *566.*
Guibont *213.*
Gurlt 86, *114,* 229.
Gussenbauer 208, *209,* 351, 352, 353, 359, 576.
Guthrie *182.*
Gutmann *548, 555.*
Gutmann, A. *469.*
Gutsch 268.
Gutzmann 335.

Haardt *533*, *548*.
Haasler *217*.
Haberer *241*.
Habmann *279*.
Hack *311*.
Hackenbruch *279*.
Hacker, v. *254*.
Haderup 210.
Haeckel *209*.
Haeger *269*.
Häerkof *336*.
Hämmerli *548*.
Haenisch *533*.
Haertel 278, *279*, *336*, 577, 578, *587*.
Hagedorn 265, 323.
Hagenborn *336*.
Hahl 385, 386, *407*.
Hahn *533*.
Hahnemer 199.
Hajek *260*.
Haller, Albrecht v. 248.
Hamburger, Fr. *588*.
Hammer *241*, *555*.
Hammer, Heinrich 210, *213*.
Hammond 120, 122, 123.
Hansemann, v. 227, *548*.
Harndt 186.
Harpuder *469*.
Hashimoto *114*.
Haubenreisser *433*.
Hauberrisser *469*.
Haugk *548*.
Haun 121.
Hauptmeyer *17*, 32, 42, 57, 119, 121, 122, 139, *140*, 291, *311*, *356*, 389, 390, 393, *407*.
Hayashi *533*.
Heath 101, *213*, *220*, *241*, 248.
Hecht *469*.
Hegler 451, *588*.
Heidenfeld *588*.
Heidenreich 195, 208.
Heinecke *548*.
Heinroth 54, *71*, *566*.
Heinze *26*.
Heißmann *469*.
Heister 251, 266, 268, *533*.
Heitmüller 128, 225, *229*.
Helbig 380, 382.
Helbing 32, 328, *336*.
Helferich 360.
Helfferich *114*, *140*, *254*, 329.
Henius *300*.
Henke *533*, *566*.
Henke, F. *140*, *143*.
Henle 574.
Henle, F. *170*, *179*.
Henop *486*.
Hentze *566*.
Herbst *62*, 386, 387.
Herff 268.
Hermannsdörfer 486.
Herold *26*.
Herxheimer *174*, 190, 230, 231, 480, *588*, *589*.
Heryng 6, 7, *260*.
Heß *548*.
Hesse 47, *51*, 78, 82, 155, 158, 215, *217*, 220, 221, 238, *307*, *309*, 311, *311*, 320, 321.
Heubner 451.
Heydenreich *209*.
Heymann *509*, *566*.
Heyn *533*, *566*.
Hildebrandt *241*, 355.
Hilgenreiner *433*.
Hille *187*, 376, *383*.
Hintze *433*.
Hippel, v. *182*, 542, *548*.
Hirsch 247, *566*.
Hirschel *279*.
Hochenegg 74.
Hochsinger 504.
Höjer Westin *566*.
Hoenig 197, 273, *278*.
Hofer 231, 321, *587*.
Hofer, Otto *44*.
Hoffmann 18, *213*, *587*, *588*.
Hoffmann, E. 486.
Hoffmeister *229*.
Holländer *292*.
Holmgren 355.
Horwitz *548*.
Hubenschmidt 3.
Hunter, John 185, *187*.
Hutchinson 66, 70, *71*.

Idmann, Gösta 144.
Ishido *469*.
Israel *188*.
Ivy 86, 126, 127.

Jaboulay *62*.
Jackson 42.
Jacobsohn 583, *588*.
Jähn 188, 190, *195*.
Jakobowitz *566*.
Jakoby *501*.
Jalowicz *587*.
Jansen 265.
Jarecki *587*.
Jean, E. *300*.
Jesset *241*.
Jochmann 451, 458, *588*.
Josefson *75*.
Joseph *469*.
Jüngling *469*.
Jüngling, Otto 190, 195.
Jugel *566*, *587*.
Julitz *555*, *566*.
Jung *182*.
Jungengel *269*.
Junghans *509*, *566*.

Kabierske 268, 269.
Kader 265, 380.
Kärger *336*.
Kaeß *548*.
Kafka *587*.
Kagan *549*.
Kalibe *205*.
Kallhardt 573.
Kantorowicz *4*, *27*, 33, 55, 59, *187*, *195*, *279*, 363, *383*, 384, 577, *587*.
Kantorowicz, Alfred *4*.
Kaposi *4*.
Kaufmann 40, 41.
Kentenich 224.
Keppler *433*.
Kersting 121, 122, *317*.
Keuthen *469*.
Keyßer 355.
Kieffer *279*.
Kilian 355.
Kingsley 36, 41, 118, 119, 137, 138.
Kirchner *260*.
Kirk *75*.
Kirschner *4*, *31*, *118*, 139, *140*, *385*, *387*, *395*, *396*, *406*, *407*.
Klapp *4*, *89*, *140*.
Klare *501*, *533*.
Klebs 451, 540.
Klein 277, 278, *279*, *548*.
Klein, Bruno *260*.
Kleinschmidt *241*, 534, *548*.
Klemm, Gertrud *195*.
Klemperer *27*.
Klepper *469*.
Klestadt *182*, *260*, 355, *433*, *486*.
Klitsch *182*.
Knaecker *279*.
Knäucker *311*.
Kneifel 163.
Kneisel *311*.
Kneschaureck *317*.
Kneucker *279*.
Knoche 162, *182*.
Knorr *254*.
Knorz *209*.
Koch *566*.
Kocher 71, *209*, *241*, *269*, 295, 343, 349, 353, 360.
Kochmann *587*.
Koehler *588*.
Koelliker 20, 22, *26*.
Koenig *26*, *114*, 220, 241, *254*, 265, *325*, 349, 359, *407*.
König, A. 470.
König, F. *356*.
Koenigsfeld *75*.
Körner 178.
Kolaczek *182*, 214, *217*.
Kolle *501*.
Konjetzny *114*, 245, *254*.
Korkhaus 55.
Kosterlitz *555*.
Kraepelin *588*.
Kramer 530, *588*.
Krantz *260*.

Kranz 55, 68, 70, *71*, 74, *75*.
Kraske 336.
Krasso *566*.
Kratz *75*.
Kraus *509*, *566*, *588*.
Krause 345, 346.
Krause, Fedor 578.
Krebs 220.
Krecke *433*.
Krehl *589*.
Kren *469*.
Krönlein *241*, 553.
Krompecher *548*.
Kron *304*, 587.
Kronfeld *292*.
Krüche *589*.
Krumbein *486*.
Kruse *182*, *217*.
Kubanyi *566*.
Kubin *588*.
Kühn 99, 100, *114*, *486*.
Kühns 389, 390.
Kümmel *4*, *260*, 444, 477, *588*, *589*.
Kürschner 89.
Küster 260, 335, 360.
Küttner 17, 191, 195, 344, 348, 534, 542, *548*.
Kuhn *209*, 235, *241*, 528.
Kulenkampff 574, 578, *587*.
Kulka *548*.
Kunert 49, *51*, *62*, 175, *182*, *260*, *311*.
Kurz *555*.

Läwen *279*.
Lammersmann *587*.
Lande *589*.
Landgraf *188*.
Landsberger 58, *62*.
Lane 136, *336*.
Langecker *279*.
Langenbeck, v. 31, 326, 331, 332, 344, 349, 352.
Langenberg, v. *333*.
Lannelongue 23, *26*, 248.
Lanz *254*.
Lartschneider 154.
Latzer *356*.
Laubenheimer *501*.
Lavallé 92.
Lazarus *589*.
Le Fort 99, 100, 101, *114*, 136.
Lehfeld *587*.
Lehmann *188*, *279*.
Leist *589*.
Lejars *589*.
Lejeune *66*.
Lennhof *556*.
Lentz *254*.
Leriche 534.
Leschke, E. *566*.
Lesser 349.
Leuw *533*.
Leven *533*.
Lexer *26*, 196, 329, *336*, *589*.
Librowicz *587*.
Lickint *589*.
Lickteig *336*.
Limberg *336*.
Limbert 348.
Lindemann 114, 136, *241*, *254*, 278, *279*, *336*, 360, 410, 413, *433*, 534, 577.
Lindemann, A. 244, 245, 252.
Lindquist *254*.
Lippitz 490.
Lipps *241*.
Lippschitz *312*.
Lipschütz *51*.
Löbe *209*.
Löffler 186, 451, 459.
Löhers 123.
Lohmann, Matthias *229*.
Loos *75*, 255, *279*, *308*, 316, 383.
Lorinser *209*.
Lotsch, Fritz *254*.
Lubarsch, O. *84*, *140*, *143*, *170*, 179.
Ludwig 469, *548*.
Lübke *241*.
Lüdin *548*.
Lütcke *548*.
Lukomsky *509*.
Lungwitz 584.
Luniatschek 80, *82*, *279*, *307*, *308*, *312*.
Lunkwitz 586.
Lutz *587*.
Lutzer 290.

Maagk *254*.
Maaß 360.
Maggi *269*.
Magitot 67, *182*, *217*.
Magnus 469, *566*.
Maier *587*.
Maillart *317*.
Maisonneuve 112.
Major, Emil *44*.
Majut *188*.
Makas *5*.
Malassez 168, 177.
Malgaigne 111.
Manasse *555*.
Marassovich *433*.
Marchand 473, *589*.
Marchaudet, Albarran *217*.
Marschik *269*, *533*.
Martens *220*, *241*.
Martin, Claude 43, 44, 339, 387, 389, 394, 398, *408*.
Martius *589*.
Masdar *209*.
Matthes *589*.
Matthieu 112.
Matti *140*, *254*.
Mayer, Otto *182*.
Mayer, W. *260*.
Mayerhofer 153.
Mayo *188*.
Mayrhofer *4*, 5, 66, *75*, *85*, 179, *182*, *293*, 306, *317*, 320, 321.
Mayrhofer, B. *4*.
Meder, F. 43, *44*.
Melchior 161, 190, 301, 473, 520.
Menzel *205*.
Merand *26*.
Merkel 12, 17, 22.
Mertens *589*.
Mertins 121, 122.
Messerschmidt *356*.
Metnitz *205*, *220*.
Metz *317*.
Metzger *312*.
Meyer *4*, 18, 20, 163, *241*, *566*, *588*.
Michaelis *279*.
Michaelis, Paul *209*.
Michel 3, *195*, *241*, 268, *548*.
Michelson *589*.
Middeldorpf 259.
Mikulicz 4, 226, 355, 360, 444, 477, 528, 538, *589*.
Mikulicz, J. *588*.
Miller 3, 63, 163, 493.
Minning *469*.
Mirault 323, 325.
Misch *17*, *75*, *140*, *317*, 481, *589*.
Möbius 584.
Möhring *356*.
Möller 561.
Moeser *260*.
Monbrun *555*.
Moore, Henry *71*.
Moorhead *195*.
Moral, Hans *4*, *17*, *140*, *188*, 216, *278*, 409, 414, 415, 422, 423, 426, 428, 446, 448, 463, 466, 468, 477, 481, 493, 495, 496, 497, 498, 505, 510, 515, 530, 531, 541, *548*, *551*, 560, *566*, *568*, *587*, *589*.
Morawitz *566*.
Morell 92.
Morestin 476.
Morgen *469*.
Morian 24, *26*.
Mosbacher *229*.
Most *4*, *17*.
Mühsam *501*.
Müller 354, 450, *533*, *587*, *589*.
Müller, Otto *356*.
Munch *279*.
Munter *566*.
Muskeus *587*.
Mutschenbacher *433*.

Nachtigall *26*.
Nachurkas *279*.

Nadel *469.*
Naeslund 191.
Nagel *548.*
Nager *260.*
Nasaroff *587.*
Nasmith 92.
Nasmyth 384.
Nasse 24.
Nauenburg *254.*
Nelaton 112.
Neuda *469.*
Neumann 13, 68, *187*, 308, 311, *312*, 312, 314, 315, 316, *316*, *317*, *336*, 363, 364, 366, 370, 371, 376, 504, *548.*
Neumann, R. 1, 382, 383.
Neumann, Robert *5*, 362.
Nieden *254.*
Nobel *469.*
Nodine *587.*
Noeckler *433.*
Nordmann *4*, *31*, 89, *118*, 139, *140*, *385*, *387*, *395*, *396*, *406*, *407.*
Nové-Josserand *182.*
Nowak 367.

Odenthal 191.
Odermatt *195.*
Oestreich *589.*
Offerhaus *279*, *588.*
Ollendorf 15, *17.*
Onodi *241.*
Oppenheim 50, *254.*
Orlow 252, *254.*
Orthner *548.*
Othmann *241.*
Ottesen *182.*

Päßler 186, *188.*
Palazzi *279*, *548.*
Panten *533.*
Panum 20, *26.*
Partsch, C. 1, *5*, 15, *17*, 27, 38, 42, *140*, *182*, *188*, 190, *195*, *209*, *220*, 250, *254*, *260*, 262, 266, 284, 285, 290, 291, *300*, 305, *308*, 313, *317*, 318, 319, 321, *336*, 339, 354, *356*, 364, 365, *383*, 386, *408*, 413, 415, 424, 426, 430, *433*, 434, 444, 448, 470, 475, 482, 496, 506, 521, 522, 523, 528, *533*, 543, 547, *548*, 556, 557, 571, 572, *588.*
Passavant 334.
Patz *188.*
Paunz *205.*
Pawel 66, *71.*
Payr 525, *588*, *589.*
Peckert *77.*
Peiper *588.*
Peller *589.*
Pels-Leusden 330.
Perier *217.*
Peritz *75.*
Perthes *5*, *115*, *140*, 196, 216, *217*, 229, 235, *254*, *338*, *433.*
Pesch *188.*
Peter 20, 21, *26*, *317*, 456, 503, *589.*
Peters *300*, *533.*
Pfaff 341, *356.*
Pfaundler *442*, *452*, 531.
Pfeiffer 74.
Philipp *548.*
Pichler 60, 110, *140*, 278, *336*, 352, *356*, *408*, *548*, 578, *588.*
Pilz 349.
Pinkus *589.*
Pläßner 185.
Podlaha *254.*
Pöhls 583.
Polêt *469.*
Poll, Fr. *188.*
Pollack *556.*
Pollina *75.*
Poncet 191.
Ponfick 188, 190.
Pordes *17*, 54, *182.*
Pordes, Fritz *260.*
Port *4*, *5*, 41, *44*, *69*, *140*, *148*, 247, 250, 270, *290*, *317*, 363, *383.*
Präger 55, 290, *509.*
Praeger, Wolfgang *5.*
Precht *188.*
Preindlsberger *254.*
Preiswerk *5*, 23, *26*, *269*, 282, 283, 289, *588*, *589.*
Preiswerk, Paul 68.
Préterre 384.
Price 187.
Priester *308.*
Prigge *501.*
Prinz *533.*
Pröll 169, *182*, *260.*
Proskauer 459, *469.*
Puljo, Athanas *115.*

Quervain *5.*

Rahm 216, *217.*
Ralph 183.
Ramstadt *336.*
Ranzi *336*, *356.*
Rattel *279.*
Rauschning *433.*
Rebel *188.*
Recklinghausen 221.
Reckow, Joachim *469.*
Reclus 238.
Redwitz, v. *469.*
Rehn *241*, 472, *479.*
Reiche *548.*
Reichel 110.
Reichenbach 40, 44, 86, *140*, *269.*
Reichenbach, E. 43.
Rein 312.
Reinmöller 74, 177, *260*, *279*, 572, *588.*
Reisky *279.*
Reiter *501.*
Retzius 67.
Reyher 349.
Reymann 220.
Ribbert *589.*
Ridder *548.*
Riedel *209.*
Rieder *242.*
Riedl *75.*
Riegner 195, 342, *356*, *408.*
Riese *241*, 298, *300.*
Riesenfeld *51*, 76, *78*, *269*, *307.*
Rietz *548.*
Riha *66*, *188.*
Risak *549.*
Ritter *55*, 223.
Rizzoli 359.
Rodella *195.*
Roedelius *548.*
Römer *5*, *140*, 168, 169, 170, 171, *182*, 307, *308*, 363, *383.*
Römer, O. *140*, *143*, *179.*
Röpke 196, *205.*
Röse *78*, *82*, 303, *307*, 310.
Rohrer *307*, *433*, 587, *587*, *588.*
Rombiczek 178.
Rose *26*, 327.
Rosenberg 463.
Rosenow 186, 187, *188.*
Rosenstein *182*, 194, 224, *317.*
Rosenthal 21, 38, 40, 109, *140*, *241*, *254*, 265, 332, 333, 341, *408*, *469.*
Rosenthal, W. 39, *254*, 333, 341, 360.
Rosenthal, Wolfgang *44.*
Roser 267, 324.
Roser, E. *470.*
Rosin 209.
Rost *62*, *279.*
Rothenstein 267, 268.
Rothmann *308.*
Rotter 336.
Roux 326.
Roy, M. 460.
Rozier *260.*
Rudolph *75.*
Ruggles *509.*
Rumpel 169, *182.*
Ruppert 487.
Rygge 186.

Sachs 363, 370, 371, *588.*
Sachs, Hans 584.
Sachse 82, *220*, *260*, 507, *509*, *566.*

Samuel *308.*
Sandström 67.
Sappey 14.
Sauer 120, 121, 123, 131, *140,* 346, 385, 386, *408.*
Sauerbruch *469,* 486.
Scabo *312.*
Schäfer *548.*
Schäffer *469, 589.*
Schäffer, Jean 162.
Schaper 310.
Schaudinn 486.
Scheff 78, 307, *589.*
Scheff, G. *260.*
Scheff, J. *5, 293, 308.*
Schellhorn 43.
Schendel 523.
Schenk *469, 548.*
Schepelmann *434.*
Schilling *548.*
Schiltsky *32,* 34, 36.
Schimmelbusch *269.*
Schlampp, F. 1, 37.
Schlatter *242.*
Schleicher *533.*
Schleinzer *533.*
Schlemmer *293.*
Schlenker *220.*
Schlesinger *479.*
Schlösser 576, 577, *588.*
Schlößmann *566.*
Schloßhauer 465, 466, *469.*
Schloßmann *442, 452.*
Schmaus 174, 190, 230, 231, 480, *589.*
Schmidhuber *588.*
Schmidt 62, *213.*
Schmieden *5, 140.*
Schmiegelow 196, *205,* 237.
Schmutziger 86, *254.*
Schönborn 332, 335, 349.
Schorer *588.*
Schottmüller *188, 588.*
Schröder 25, 32, 33, 44, *62, 63,* 93, *115,* 120, 121, 122, 124, 125, 130, 131, 132, 134, 136, *140,* 331, 389, 390, 391, 392, 393, 394, 399, 401, *408,* 572.
Schröder, Hermann *26, 140, 356.*
Schub *188.*
Schubert 196, *469, 486.*
Schuchard 196.
Schüher *75.*
Schüppel *356.*
Schultz *469, 566.*
Schultz, J. H. 584, *589.*
Schultz, W. *589.*
Schultze, A. 22.
Schulze *209, 589.*
Schuster *548.*
Schwab *75, 434.*
Schwalbe *26, 589.*
Schwarz *254, 548.*
Schweitzer 16.
Schwimmer 460.
Sebba 209.
Sebileau 32.
Seelhorst 92, *115.*
Seemen, H. von 40, *44, 566.*
Seidel *242,* 270, 276, *279.*
Seidel, Hans *279.*
Seidel, Otto *260.*
Seifert *5,* 450, *549, 589.*
Seimbille *588.*
Seitz 283.
Sergeois *434.*
Seydel *555.*
Shemely *188.*
Sicard *254.*
Sicher 277, 278, *279, 317, 588.*
Siebert 202.
Siebner *566.*
Siegmund *5,* 67, *188, 221, 242, 589.*
Silbermann *549.*
Söderlund 191.
Smreker 164.
Smith 112.
Soerensen *5, 533.*
Sonntag *408,* 524.
Souchet *556.*
Spanier *182, 242.*
Spannaus *533.*
Spieß *17.*
Spitzer *356, 486, 566.*
Sprenger *213.*
Stahl, Otto *336.*
Stahr 15, *17.*
Stein 42, 44, *242,* 276, *469, 509, 589.*
Stein, A. *279.*
Steinberg *336.*
Steiner *5, 254, 479.*
Steiner, P. *434.*
Steinkamm *140, 308.*
Stenzel 118, 119.
Stephan *501.*
Stephanides *242,* 342, 349.
Sternberg *486.*
Sternfeld *51, 62, 66, 78.*
Stetter *182.*
Stettner *469.*
Stich *5.*
Sticke, O. *188.*
Sticker 357, *479.*
Stieda *479.*
Stock *62, 469, 501.*
Stocker *337.*
Stöhr *549.*
Stoppany 384, 389, *408.*
Strack *317.*
Strempel *509.*
Strube *115.*
Strubell *260.*
Stubenrauch, v. 195, 208, *209.*
Sudeck *242,* 282, *356, 408.*
Süersen 33, 34, 35, 117, 128.
Sultan *336.*
Susanne 12.
Szabo *209.*
Székely *549.*
Szygmondi 181.

Tappeiner, v. 484, *486.*
Taruminanz *242.*
Tempsky *479.*
Tesch 150.
Textor 349.
Thaysen 549.
Thiem 112, 229.
Thiemeyer, Fr. *254.*
Thiersch 336, 352, 413, 463, 578.
Thomas 475, *479.*
Thompson 289.
Thomson 187.
Thon *66.*
Thoring *300.*
Thost *469.*
Tichy 24, *26, 479.*
Tiedemann *486.*
Tilger-Beckers *566.*
Tillmanns *229, 589.*
Tojofuka 74.
Torne in Land *486.*
Tramer *533.*
Trauner *188, 254, 293, 317,* 392, *408.*
Trebitsch *188.*
Trelat *327.*
Trendelenburg *242,* 341, 528.
Treuherz *549.*
Tromp *549.*
Trousseau 571.
Trumper *479.*
Trzebicky *182.*
Tschmarke *337.*
Turner 70.

Uhlig *469.*
Ullmann 15, 278, *279.*
Urbantschitsch *533.*
Uskoff 218.

Vajna 290, 291, 304, *306.*
Valentin *549.*
Vanselow *501.*
Veau *337.*
Velpeau 331.
Verneuil *384.*
Vincent 198, *205.*
Vohsen 7, *260.*
Voit *549.*
Vorschütz *566.*

Wagner *588.*
Walkhoff *68, 312.*
Walkoff *51.*
Waller *75.*
Walliczek *229.*
Wally, Dury *44.*
Walter *588.*

Walther, Heinrich *300*.
Warnekros 5, 25, *26*, 34, 35, 83, *115*, 121, *140*, 331.
Wassermann 487.
Wassmund *140*, *182*, 183, 185, *254*, 320, 321, 472, *479*, *566*, *588*.
Weber *5*, 67, *82*, 87, 121, 122, 150, 161, *188*, 221, 326, 351, *589*.
Webster 361.
Wedl *5*, 46, *66*.
Wegner 206, *209*.
Weigele *566*.
Weinberg *567*.
Weinberg, Alice *205*.
Weingerber 55.
Weinstock *434*.
Weiser 181, *188*, *306*, *308*, *317*, 320, *408*.
Weißblatt *279*, *307*.
Weißhaupt 551.
Weitz 55.
Welzel *533*.
Weretschinski *242*.
Werner *78*.
Weski, O. 363, 364, 368, 374, 375, *383*, 508, *509*.
Wessely *486*.
Westin *509*.
Wetzel *17*, *75*.
Whitehead 327.
Widman 362, 375, 376.
Widman, L. *383*.
Wiemann *217*.
Wiener *209*.
Wieser *486*.
Wieting *115*, 118, 119.
Wilches *469*.
Wild *195*, *486*.
Williams *588*.
Williger, Fritz *5*, 52, 54, *55*, 81, *82*, 84, 85, *115*, *140*, 170, *182*, 197, 209, 219, 276, *279*, 281, 295, *300*, *304*, *307*, *317*, 409, 412, 419, 420, 421, 425, 427, 428, 429, 431, *434*, 434, 435, 437, 438, 439, 442, 444, 458, 462, 464, *469*, 473, 474, 477, 478, 479, 481, 484, 490, 491, 492, 493, 497, 499, 506, 507, 509, 513, 514, 516, 517, 519, 526, 527, 532, 539, 540, 541, 545, 546, 553, 554, 555, 568, 574, 583, 585, *588*.
Wilms 360, *589*.
Winckler *533*.
Windmüller *242*.
Winiwarter, v. *242*.
Winkel 18.
Winter *5*, *75*, *279*.
Wirtz 554, *555*.
Wittgenstein *567*.
Wittkop *279*.
Witzel 23, 24, *26*, 51, *115*, *269*, 304, 399, *408*.
Witzel, A. *317*.
Witzel, Adolf *55*.
Witzel, J. *182*.
Witzel, Julius *55*.
Witzel, Karl *356*.
Wöhlisch *567*.
Wölfler 345, 359.
Wolf *434*.
Wolf, H. *254*.
Wolf, Hermann *5*.
Wolff 31, 36, *533*.
Wolff, Julius 34, 328.
Wrede *434*, *486*.
Wroblavski *260*.
Wullstein *589*.
Wunsch *254*.
Wunschheim, v. 64, 83, 85, 141, 181, *182*.

Younger 363.

Zaniboni *555*.
Zarfe 203.
Zaudy 193.
Zengerling *533*.
Ziegler *209*, 223, *279*.
Ziem *260*.
Zilz 188, *195*, *317*, *479*, *549*.
Zimmer 387.
Zimmerlich *188*.
Zink *242*.
Zinsser 488, *501*.
Znamensky *308*.
Zoepfel *242*.
Zografides *549*.
Zondek *589*.
Zondek, H. *73*.
Zsigmondy *71*, *75*.
Zuckerkandl *63*, *82*, *307*, *589*.
Zumbusch *434*.
Zur Helle *501*.
Zweifel *589*.

Sachverzeichnis.

Abhalter, gabelförmige 44.
Abkauungsflächen 62.
Abriß des Processus coronoideus des Unterkiefers 94.
Abscedierung beim Durchbruch des Weisheitszahnes 52.
Absceß, submuköser 144.
— subperiostaler 144.
Abscesse des Mundbodens 435.
Abschlußgrat bei Obturatoren 41.
Aconitin bei Trigeminusneuralgie 576.
Actinomyces hominis 190.
Actinomycesfäden in Speichelsteinen 191.
Adamantinoma cysticum und A. solidum 215.
Adamantinome 213.
Addisonsche Krankheit, Flecke in der Mundhöhle bei 558.
— — Pigmentflecke an Lippen 433.
Adenoide Wucherungen 58.
Adrenalin 71.
Ätherrausch bei Zahnextraktion 282.
Agnathie 18.
Agranulocytose 454.
Akromegalie 72.
— der Zunge 557.
Aktinomykose der Kieferknochen 188.
— des Mundbodens 472.
— der Mundhöhle 3.
— der Speicheldrüsen 536.
— des Zahnfleisches 53.
— der Zunge 519.
Alkoholeinspritzung bei Trigeminusneuralgie 576.
Allgemeinbefinden — Störungen bei Kieferosteomyelitis 198.
Alveolarabsceß, akuter 144.
Alveolarfortsatzbrüche bei Zahnextraktion 302.
Alveolarpyorrhöe als Infektionsquelle 186.
Alveolotomie 311.
Amboceptor 488.
Amyloid bei Phosphornekrose der Kiefer 208.
Anämie, perniziöse, Mundschleimhautveränderungen bei 560.
Anästhesierung des Nervus mandibularis 275.
Anfrischungsschnitte 323.
Angina 454.
— catarrhalis 455.
— follicularis 455.
— als Infektionsquelle 186.
— lacunaris 455.
Angina, Ludovici 183, 469.
— phlegmonosa 456.
— syphilitica 493.
Angiome 426.
Angioneurotisches Ödem (Quincke) 582.
— — der Zunge 531.
Ankylose des Kiefergelenks 250, 252.
Annulus migrans 513.
Anthrax 423.
Antisepsis 261.
Antigene und Antikörper 487.
Antrumfistel 155, 257.
Aolan bei Ludwigscher Angina 472.
Aphthe, solitäre 447.
— und Sprue 448.
Arcus palatoglossus und palatopharyngeus 14.
Argyrie 433.
Arsen, Kiefernekrose durch 205.
— Kieferperiostitis durch 208.
Arsennekrosen der Mundschleimhaut 437.
Arsenwirkung auf das Periodontium 144.
Arthritis deformans des Kiefergelenkes 243.
Arzneiexantheme der Mundschleimhaut 439.
Aspiration des Zahnes in die Glottis 301.
Atherome 428.
Atropinkur bei Trigeminusneuralgie 578.
Audrysche Fett- oder Talgdrüsen 10.
Aufbißschiene nach Pfaff-Rosenthal 341.
Aufsaugungsvorgang beim Zahnwechsel 46.
Auge bei Oberkiefersarkom 232.
Augen und Zähne 551.
Augenlidschwellung bei Oberkieferosteomyelitis 198.
Augenwinkelfistel 155.
Avitaminosen und Zahnkrankheiten 564.

Bacillus perfringens und B. ramosus im periostalen Absceß 144.
Backenfistel 154.
Backenzähne, Zange für 286.
Bacterium pseudodiphtheriticum 144.
Bakterien in Granulomen 186.
— bei Zahnerkrankungen 186.
Bakterienflora bei Periodontitis 150.
— anaerobe, bei Zahneiterungen 144.
Bauchspeicheldrüse 71.
Bednarsche Apthen 454.
Behringsches Heilserum bei Diphtherie 453.
Beinscher Hebel 290.
Beläge an Zähnen 503, 504.
Belag der Zungenoberfläche 511.

Bichatscher Fettlappen 360.
Biersche Stauungsbinde 118.
Biß, gerader 57.
— offener 60.
Bißanomalien 57.
Bißformen, verschiedene 55.
Bißverletzungen der Wangenschleimhaut 435.
Bleisaum am Zahnfleisch 502.
Blutextravasate bei Epulis 223.
— am Mundboden nach Zahnextraktion 303.
Blutgefäßgeschwülste der Zunge 523.
Blutkrankheiten und Mundschleimhaut 560.
Blutung bei Oberkieferbruch 101.
Blutungen der Extraktionswunde 293.
— aus dem Gehörgang bei Unterkieferbruch 94.
— bei Kiefersarkomen 231.
— im Munde bei Leukämie 562.
— bei Unterkieferbrüchen 90.
Blutunterlaufung der Conjunctiva bei Oberkieferbruch 102.
Bochdaleksche Drüsenschläuche, Geschwülste der 542.
Bromäthyl bei Zahnextraktion 282.
Bruch des Zahnes bei Extraktion 300.
Brüche des Jochbogens 98.
— des Oberkiefers 99.
— der Unterkieferfortsätze 93.
— des Unterkieferköpfchens 96.
— des Unterkiefers 86.
— der Zähne 83.
Brücken als Ursache des Kiefercarcinoms 238.
Bulbärparalyse, progressive 530, 582.
Bulbus-Verlagerung und -Verletzung bei Oberkieferbruch 103.

Cachexia strumipriva 71.
Cancer aquaticus 458.
Capistrum duplex und C. simplex 117.
Carbolsäure, Kiefernekrose durch 205.
Carcinom der Kiefer 235.
— der Lippen 430.
— der Speicheldrüsen 545.
— der Zunge 525.
Carcinoma alveolare 237.
Caries bei Diabetes 74.
— durch Schmelzhypoplasie 70.
— der Zähne 3.
Carotisunterbindung, präliminare 349.
Caruncula salivalis 10, 11.
Cavum oris 11.
Chirurgie der Weichteile des Mundes 409.
Chloräthylrausch 269.
— bei Zahnextraktion 283.
Chloroform bei Zahnextraktion 282.
Chlorose, Mundschleimhaut bei 560.
Chlorylen bei Trigeminusneuralgie 576.
Chlorzinklösung bei Stomatitis ulcerosa 444.
Cholin 71.
Chondrome der Kiefer 225.
Chromsäure bei Stomatitis ulcerosa 444.
Cocain als Betäubungsmittel 269.
Comedonen 418.
Coopersche Operationsmethode bei Kieferhöhleneiterung 259.
Crepitation bei Unterkieferbrüchen 90.
Crista mylohyoidea interna 12.
Cysten, follikuläre, der Kiefer 210.
— der Glandulae Nuhni-Blandini 543, 544.
— der Lippen 424.
— Neuralgien durch 572.
— Operation der 317.
— im Unterkiefer 175.
— am Weisheitszahn 177.
Cystenbalgentzündung 180.
Cystenbalgexcision 319.
Cystenbildung bei Wurzelhautentzündung 168.
Cystendurchbruch in die Kieferhöhle 175.
— durch den Knochen 179.
Cystenlöffel nach Partsch 318.
Cystenobturator 42, 43.
Cystome der Kiefer 213.
Czernysche gestielte Nadel 332.

Darcissacscher Dehnapparat 360.
Darmamyloid bei Phosphornekrose der Kiefer 208.
Dauerabschlußplatten bei erworbenen Gaumendefekten 40.
Dauerschienung, Indikation 368.
Defekte des harten und weichen Gaumens, Behandlung der erworbenen 37.
Degeneration des Granulationsgewebes 151.
Delirien bei Kieferosteomyelitis 198.
Dementia praecox 532.
Demenz, senile 532.
Dentes concreti 65.
— confusi 66.
— emboliformes 75.
— geminati 66.
— supernumerarii 75.
Dentikelbildungen, Neuralgien bei 573.
Dentinverkalkung, mangelhafte, bei fehlenden Nebenschilddrüsen 74.
Dentitio praecox 45.
— tarda 45, 78.
Dermoidcysten des Mundbodens 473.
Dermoide der Wange 429.
Desinfektion der Hände 264.
Diabetes mellitus und Zähne 74, 559.
Dieffenbach-Langenbecksche Behandlung der Gaumenspalten 31.
Diphtherie 451.
Diphtheriebacillen in der Mundhöhle 2, 3.
Diphtherieheilserum 453.
Diphtherietoxine 452.
Diplococcus intestinalis aerophilus 144.
Drahtligaturenverband 126.
Drahtverbände bei Unterkieferbrüchen 120, 123.
Drehmeißel 283, 284.
Drüsen, innersekretorische, und Zähne 71, 557.
Drüsenschwellung bei syphilitischem Primäraffekt 490.
Drusen bei Aktinomykose 190.
Ductus Whartonianus 11.
Durchleuchtungslampe für den Oberkiefer 6.
Dutenzähne 75.

Eckzähne, Extraktion der 289.
— verlagerte 79.
— Stellungsveränderung der 48.
Ectropium der Unterlippe 414.
Eigenblutbehandlung des Furunkels 421.
Einpflanzung der Zähne 307.
Eisenchloridwatte bei Blutung 295.
Eiterdurchbruch durch die Haut bei Periodontitis 161.
— in Nase und Nebenhöhlen 147.
Eiterherde am Mundboden 146, 299.
Eiterung des Kiefergelenks 247.
Ekzem 417.
Elephantiasis 424.
Elevatorien 327.
Empfindlichkeit der Zähne bei Kieferosteomyelitis 199.
Empyem der Kieferhöhle 257.
Enanthem, syphilitisches 493.
Encephaloid 230.
Endokarditis und Granulom 186.
Endokrine Drüsen und Zahnsystem 71, 557.
Endotheliome der Zunge 525.
Entzündung nach Zahnextraktion 296.
Entzündungen der Lippen 416.
— paradentale 181.
— der Speicheldrüsen 534.
Epheliden 432.
Epilepsie 587.
Epithelglocken 171.
Epitheliom der Zunge 522.
Epitheliome der Kiefer, gutartige 213.
Epithelkörperchenentfernung, Einfluß auf die Zähne 67, 74.
Epsteinsche Pseudodiphtherie 454.
Epuliden, fibröse und sarkomatose 221.
Epulis 220.
— fibrosa 221, 222.
— Operation der 337.
Erblichkeit der Spaltbildung 20.
Erblindung bei Oberkiefermyelitis 198.
Erisypel bei Oberkieferbrüchen 103.
Ernstsches Scharniergelenk 393.
Ersatzdentin 83.
Erysipelas faciei 423.
Exairese bei Trigeminusneuralgie 578.
Exantheme nach Mundwässern 439.
Exartikulation bei Kiefercystom 216.
— einer Unterkieferhälfte 343.
Excision des Zahnfleisches 54.
Exostosen am Kiefer 225.
— Kieferklemme durch 250.
Extra-intraorale Verbände bei Unterkieferbrüchen 118.
Extraktion der 6-Jahr-Molaren 50.
— der Zähne 280f.
Extraktionswunde, Heilung und Störung der 293.
Extraorale Verbände bei Unterkieferbrüchen 118.

Facialislähmung 567.
— nach Zahnextraktion 303.
Faltenzunge 512.
Fascienrauminfektion 469.
Feuermäler 426.
Fibroepitheliome der Zunge 521.
Fibroma cavernosum und F. teleangiectaticum 223.
Fibrome der Kiefer 223.
— der Lippen 424.
— der Speicheldrüsen 544.
— des Zahnfleisches 508.
— der Zunge 520.
Fieber bei Kieferosteomyelitis 197.
Fiebermittel, Exantheme nach 439.
Fistel, gingivale 153, 159.
Fistelbildung bei Phosphornekrose der Kiefer 207.
— nach Unterkieferbrüchen 91.
Fistelmaul 153.
Fleischmannscher Schleimbeutel 12.
Fluktuationsgefühl bei Cysten 179.
Fluor, Kieferperiostitis durch 208.
Foetor ex ore 440, 443, 452, 457, 527.
Fokale Infektion 185.
Formabweichungen und Formveränderungen der Zähne 62.
Frakturen des Processus coronoideus des Unterkiefers 95.
— außerhalb der Zahnreihe 133.
Fremdkörper, Neuralgien durch 573.
— im Wurzelkanal 316.
Furunkel der Lippen 418, 419.
Furunkulose 420.

Galvanokauter bei Blutungen 295.
Ganglion Gasseri, Ektomie des 578.
Gangrän der Mundschleimhaut 438.
Gaumen 2.
— Perforationen des weichen 40.
— plaques muqueuses am weichen 495.
— weicher 14.
Gaumenabsceß bei Periodontitis 154.
Gaumendachvorwölbung bei Cyste 178.
Gaumendefekte, prothetische Behandlung der erworbenen 37.
— durch chirurgische Eingriffe 38.
Gaumendurchbruch des Carcinoms 238.
Gaumeneckengeschwüre 454.
Gaumenlähmung bei Oberkieferbruch 102.
Gaumenmandelhypertrophie 58.
Gaumenperforation bei Syphilis 495.
Gaumenspalte, Operation der 326.
Gaumenspalten, prothetisch-orthopädische Behandlung der 27.
Gaumenspaltenbehandlung 28.
Gehirnerschütterung bei Unterkieferbruch 94.
Geißfuß 283.
Geisteskrankheiten 587.
Gelenkentzündung, deformierende, des Kiefers 248.
Gelenkfortsatz des Unterkiefers, Bruch des 93.
Gelenkrheumatismus, Blutungen aus dem Munde bei 563.
Geschwülste, bindegewebige 223.
— der Kiefer, bösartige 229.
— — gutartige 210.

Geschwülste, Kieferklemme durch 250.
— melanotische, der Kiefer 235.
— der Lippen 424.
— der Speicheldrüsen, bösartige 545.
— — gutartige 542.
— der Zunge, gutartige 520.
Geschwüre, tuberkulöse, der Schleimhaut 483.
— der Zunge 510.
Geschwürsbildung bei Schleimhautverletzung durch Weisheitszahn 52.
Gesichtskrebs 430.
Gesichtsrose 423.
Gesichtsschmerzen durch Wurzelreste 572.
Gesichtsspalten, schräge und quere 24.
Giglische Säge 341, 342.
Gingivitis atrophicans 506.
— haemorrhagica bei Skorbut 564.
— hypertrophicans 507, 558.
— marginalis 505.
Gingivoektomie 375.
Glandula sublingualis 11.
— thyreoidea und G. thymus 71.
Glandulae buccinatoriae 17.
— lymphaticae submaxillares 15.
— — submentales 15.
— Nuhni-Blandini, Cysten der 543, 544.
Glasbläsergeschwulst 535.
Glasobturatoren 42, 44.
Glossitis, sklerosierende 496, 498.
— superficialis syphilitica 497.
Glottisödem 456, 472.
— bei Zahnfleischentzündung 53.
Glühhitze bei Blutung 295.
Gonorrhoische Kiefergelenkentzündung 242.
Gradrichtung der Zähne, gewaltsame 308.
Granulationsnester 362.
Granulationstumor der Zunge 510.
Granulom, Bakterien im 186.
— epithelhaltiges 169.
— Nephritis und Rheumatismus bei 186.
— subcutanes 159.
— an der Wurzelspitze 148, 169.
Granulome, Neuralgien durch 572.
Griffelzähne 75.
Grübchenschmelz 69.
Grützbeutel 428.
Guérinsches Zeichen bei Oberkieferfraktur 99.
Gürtelrose 417.
Gumma der Lippe 499.
Gummaknoten der Mundhöhle 495.
Gummiverband bei Unterkieferbruch 118.

Haarzunge, schwarze 515.
Habichtschnabel 290.
Hämangiom der Zunge 524.
Hämangiome 426.
— der Speicheldrüsen 544.
Hämatom des Spatium pterygomandibulare 549.
Hämolytisches System 489.
Hämophilie und Zahnextraktion 294, 563.
Hämorrhagische Diathesen 564.
Halbretention der Zähne 78.
Halo saturninus am Zahnfleisch 502.
Halstetsche Nadel 329.
Hammondsche Drahtschiene 122.
Hartgebilde des Mundes, Erkrankungen der 1f.
Hartgummikiefer 389.
— von Schröder 342.
Hasenscharte 22.
— Operation der 27, 324.
Hautkrebs 429.
Hebel nach Bein 291.
Heilung der Extraktionswunde 293.
Heisterscher Mundöffner 268.
— Mundspiegel 143, 251, 266.
Hemiatrophia facialis progressiva 466.
Herbstsches Scharniergelenk 386.
Herpes labialis 416.
— zoster 417.
Herztod bei Diphtherie 453.
Himbeerzunge 440.
Hirnhauterkrankung bei Phosphornekrose der Kiefer 208.
Hornhautgeschwüre durch Zahnsteinsplitter 445.
Hormone 71.
Huntersche Glossitis 560, 561.
Hutchisonsche Zähne 70.
Hydrops antri Highmori 174.
Hypoglossuslähmung 529.
Hypophyse 71, 72.
Hysterie 584.
Hysterische Anfälle bei Zahnextraktion 303.

Immediatprothesen 339, 346.
— Herstellung der 400.
Impetigo contagiosa 422.
Implantation der Zähne 321.
Imprägnierung des Zahnfleisches mit Kohle 501.
Incision des Eiterherdes am Kiefer 146.
Indikationsstellung für die Therapie der Paradentosen 372.
Infektiöse Erkrankungen der Mundschleimhaut 441.
Infektion, fokale 185, 373.
Infektionen vom Munde aus 3.
— des Spatium pterygomandibulare 550.
Infektionserreger bei Ludwigscher Angina 470.
Infektionskrankheiten, Ankylose des Kiefergelenks nach 252.
Initialsklerose an den Lippen 490.
Inselapparat des Pankreas 71.
Interdentale Ligatur 126.
Intraorale Verbände bei Unterkieferbrüchen 120.
Iritis und Granulom 187.
Irrigationen bei Mundschleimhautnekrosen 438.
Isthmus faucium 11.

Jochbogenbrüche 98.
Jochbogenresektion, temporäre 360.
Jodexanthem und Jodpemphigus 439.

Jodoform-Milchsäurebrei 444.
Jodoformseide 267.
Juga alveolaria 10.

Kalkablagerungsstörung bei Schmelzhypoplasien 68, 74.
Kappenverband 125.
Karbunkel 418, 422.
Kastration, Zurückbleiben des Gebisses nach 74.
Katarrhe der Kieferhöhle 255.
Kauakt 1, 2.
Kauaktbehinderung bei Unterkieferbrüchen 91.
Kaubeschwerden bei Zahnretention 82.
Kaumuskelnkrampf bei Parkinsonismus 579.
Kauterisation der Angiome 426.
Kautschukschienen bei Unterkieferbrüchen 121, 122.
Kavernome der Lippen 427.
Kehlkopfdiphtherie 452.
Keilzangenanwendung 290.
Keimdrüsen 71.
Keime in Granulomen 186.
— in den Mandelnkrypten 3.
Keloide der Lippen 414.
Kiefer bei Akromegalie 72.
— Resektion der 338.
Kieferankylose 250, 252.
— knöcherne, Operation 360.
Kieferauftreibung bei Cysten 178.
Kieferbruchverbände 116.
Kieferbrüche 86.
— Versorgung der 126.
— bei Zahnextraktion 302.
Kiefercarcinom 235.
— papillomatöses 236.
Kiefercysten, follikuläre 210.
— — Behandlung 213.
Kiefererkrankungen bei Tabes 209.
Kiefergelenk, Krankheiten des 242.
Kiefergelenkeiterung 247.
Kiefergelenkentzündung bei Infektionskrankheiten 243.
Kiefergelenkresektion bei knöcherner Ankylose 360.
Kiefergelenkverrenkungen bei Zahnextraktion 303.
Kiefergelenkversteifung, operative Behandlung der 359.
Kiefergeschwülste, bösartige 229.
— gutartige 210.
— von Schmelzkeimen ausgehende 213.
Kieferhöhle und Zahncysten 255.
Kieferhöhleneröffnung bei Zahnextraktion 302.
Kieferklemme 53, 143.
— bei Aktinomykose 188, 189.
— aktive und passive 249.
— arthrogene, Resektion bei 359.
— Behandlung 251.
— durch Geschwülste 250.
— bei Retention des Weisheitszahnes 82.
Kieferknochen, Aktinomykose der 188.
— eitrige Entzündung der 195.
Kieferknochentuberkulose 191.
Kieferkrebs, sekundärer 236.
Kiefermißbildungen 17.
Kiefernekrosen, chemische 205.
Kieferperiostitis durch Arsen und Fluor 208.
— bei Perlmutterdrechslern 208.
— bei Durchbruch des Weisheitszahnes 53.
Kieferresektionen, orthopädische und prothetische Behandlung bei 384.
Kiefersarkome 229.
Kieferschußverletzungen 104.
Kiefersperre 113.
Kiefersperrer 265.
Kieferveränderungen 61.
Kieferwinkelfrakturen 133.
Kiemenbogen, Entwicklungsstörungen der 18.
Kingsleyscher Obturator 36.
— Verband 118, 119, 120.
Kinnfistel 153, 163.
Klammermethoden 42.
Klemmzange für Operationstücher 263.
Knochensprünge bei Zahnextraktion 302.
Knochenvorpflanzung 348.
Knochenvorwölbung bei Cysten 179.
Knochenwucherungen, diffuse, am Unterkiefer 226.
Knochen- und Schneidezange nach Partsch 339.
Koagulen bei Blutung 295.
Kohlensäureschnee bei Angiomen 426.
Komplement 488.
Konstruktionsgrundsätze bei Therapie durch Obturatoren 40.
Kontinuitätsresektion des Unterkiefers 339, 342.
Krämpfe des Trigeminus 579.
— der Zunge 531.
Krampfzustände der peripheren Nerven bei Zahnextraktion 303.
Krebs des Mundbodens 475.
Krebse der Mundschleimhaut 476.
Krebsgeschwülste der Kiefer, vom Epithel ausgehende 236.
Kreuzbiß 60.
Kronenfrakturen 83.
Kronenodontome 217.
Kronenschmelz, mangelhafter 69.
Kugelgelenk nach Schröder 392.
Kuhhornzange für Molaren 286.
Kuhnsche Tubage 341, 350.
— — bei Zangenoperationen 528.

Labium fissum 22.
Lähmungen des Nervus facialis 567.
— — trigeminus 569.
— nach Zahnextraktion 303.
— der Zunge 529.
Lampe nach Heryng 6.
Landkartenzunge 513.
Langenbecksche Nadel 328.
— — mit Fadenträger 332.
Langenbecksches Stirnband 329.
Leclusscher Hebel 290.
Leontiasis ossea 227.

Leukämie, Mundschleimhaut bei 562.
Leukoplakie 460.
— und Krebs 237.
Lichen ruber planus 463.
Lichtfeld, orbitales 8.
Lidödem bei Oberkieferbruch 102.
Lindenkohleimprägnierung des Zahnfleisches 502.
Lingua bifida 511.
— geographica 513.
— laevis 514.
— lobata 497.
— nigra 515.
— plicata 512.
Lipome der Kiefer 225.
— der Speicheldrüsen 544.
— der Zunge 521.
Lippen 1, 9.
— Krankheiten der 409.
Lippenalveolar-Gaumenspalte 22.
Lippenanästhesie nach Zahnextraktionen 303.
Lippenatrophie bei Sklerodermie 466.
Lippencysten 424.
Lippenentzündungen 416.
Lippengeschwülste, bösartige 429.
— gutartige 424.
Lippenkrebs 429.
Lippenplastik 411.
Lippenspalte 22.
— Operation der 322.
Lippenverbrennung, Behandlung der 414.
Lockerung der Zähne bei Kieferosteomyelitis 199.
Löffel, scharfe, nach Partsch 313.
Logen des Mundbodens 183.
Lokalanästhesie 269.
— bei Zahnextraktion 282.
Luckensche Schrauben 124.
Ludwigsche Angina 183, 469.
Lues, Zähne bei kongenitaler 68.
Luftbläser 13.
Luftgeschwulst des Stenonschen Ganges 535.
Lungentuberkulose und tuberkulöse Mundschleimhauterkrankung 483.
Lupus faciei 481.
Lupus der Mundschleimhaut 481.
— vulgaris, ulceröse und verruköse Form 481.
Luschkas Sulcus alveololingualis 11.
Luxation, habituelle, des Kiefergelenkes 244.
— des Unterkiefers 112.
— der Zähne 85.
Lymphadenitis bei Periodontitis 160.
Lymphangiom der Zunge 523, 524.
Lymphangiome 426.
— der Speicheldrüsen 544.
Lymphdrüsenschwellung bei syphilitischem Primäraffekt 491.
— bei Zungencarcinom 527.
Lymphgefäße der Zunge 17.
Lymphgefäßentzündung beim Durchbruch des Weisheitszahnes 52.
Magnesiumpfeilenspickung bei Angiomen 426.
Mahlzähne, Extraktion der 289.
— Zange für obere 286.
Mahlzahn, erster 47.
Makrocheilie 427.
Makroglossie 510, 522.
Makrostoma 24.
Mal perforant buccal 581.
Malassezsche Zellreste 168, 177.
Malignität der Kiefersarkome 235.
Malleus 459.
Mandel 14.
Mandeln als Infektionsquelle 186.
Mandelnkrypten, Keime in den 3.
Marksequester 200.
Martinsche Prothese 389, 398.
Masern, Mundschleimhautveränderungen bei 3.
Masseter, Gumma am 498.
Maul- und Klauenseuche 449.
Maulsperre 113.
Mechanische Gewalteinwirkungen 83.
Mehlmund 450.
Meningitis basilaris bei Oberkieferosteomyelitis 199.
Metastasen der Kiefersarkome 231.
Micrococcus tetragenes im periostalen Absceß 144.
Middeldorpfscher Haken 8.
Mikroben, aerobe und anaerobe im periostalen Absceß 144.
Mikrognathie 18.
Mikroorganismen der Mundhöhle 2.
Mikrostoma 481.
— bei Sklerodermie 466.
Mikuliczsche Beuteltamponade 355.
— Drüsenkrankheit 538.
Milchgebiß 44.
— Zangenanwendung bei 285.
Milchzähne 46.
Milchzahnentfernung 280.
Milzbrand 423.
Miraultsche Methode der Lippenspaltenoperation 323.
Mischgeschwülste der Speicheldrüsen 544.
Mißbildungen der Kiefer 17.
— der Zunge 510, 511.
Mitesser 418.
Modellgewinnung bei Defekten des harten Gaumens 41.
Möller-Barlowsche Krankheit, Blutungen bei 564.
Möllersche Glossitis 561.
Molaren, Bedeutung der 47.
Monocytenangina 454.
Morbus Addisoni, Pigmentflecke bei 433.
— Basedow 558.
— maculosus Werlhofii, Blutungen der Mundschleimhaut bei 563.
Mund, Erkrankungen der Hartgebilde des 1f.
— Syphilis des 486.
— Untersuchung des 5.
Mundbodencarcinom 475.
Mundbodenerkrankungen 469.
Mundbodenphlegmone 183, 471.
Mundbodenverletzungen 435.

Mundbodenzellgewebe, Entzündung und Eiterung des 299.
Mundfäule 441.
Mundfisteln 153.
Mundhaken 8.
— nach Neumann 312.
Mundhöhle, Bedeutung der — und ihrer Erkrankungen 1.
— Herpes zoster der 417.
— Operationen an der 261.
Mundöffner nach Heister 268.
Mundring nach Partsch 266, 268.
Mundschleimhaut, Carcinom der 476.
Mundschleimhauterkrankungen, entzündliche 434, 440.
— infektiöse 441.
Mundschleimhauttuberkulose 480, 483.
— Behandlung 485.
Mundschleimhautveränderungen bei Blutkrankheiten 560.
— bei Scharlach und Masern 3.
Mundschleimhautverletzungen 435.
Mundspaltenverengerung durch Lupus 481.
Mundsperren 268.
Mundsperrer nach Whitehead 327.
Mundspiegel nach Gutsch 268.
— nach Heister 251, 266.
Mundverhof 10.
Mundwinkelekzeme bei Diabetes mellitus 559.
Muttermäler 426.
Myasthenia progressiva pseudoparalytica gravis 582.
Myasthenie 532.
Myxödem 71.
Myxome der Kiefer 225.

Nachschübe der Periodontitis 151.
Nadelhalter 265.
— nach Helbig 380.
— nach Kader 380.
Nadeln nach Hagedorn 265.
Naevi pigmentosi 432.
— vasculosi 426.
Neumannsche Operationsmethode für Paradentosebehandlung 364, 377.
Narbenbehandlung der Fistel 162.
Narkose bei Zahnextraktion 281.
Nasenbodenfistel 154.
Nasenbodenvorwölbung bei Cyste 179.
Nasendiphtherie 452.
Nasenhöhleneröffnung bei Zahnextraktion 302.
Nasenlichtfeld 8.
Nasenmuschelnschwellung 58.
Nasenspalte, mittlere 24.
Nebennieren 71.
Nebenschilddrüsen 71.
Nebenschilddrüsenhormon 74.
Nebenverletzungen bei Zahnextraktion 302.
Nekrose bei Kieferosteomyelitis 198, 199.
— bei Unterkieferbrüchen 90, 91.
— der Zahnfleischfalte 52.
Nekrosen, chemische 205.
Neosalvarsan 499.
Nephritis und Granulom 186.
Nervenkrankheiten und Zähne 567.
Nervenkrankheiten der Zunge 529.
Nervenlähmungen bei Diphtherie 453.
Nervenschädigungen bei Zahnextraktion 303.
Nervensystemschädigung bei Oberkieferbruch 101.
Nervenverletzung bei Unterkieferbrüchen 90.
Nervi palatini-Quetschung bei Oberkieferbruch 102.
Nervus facialis-Lähmung 567.
— infraorbitalis-Verletzungen bei Oberkieferbrüchen 102.
— trigeminus-Lähmungen 569.
Neubildungen, knorpelige, an den Kiefern 228.
Neumannsche Aufklappung 366.
Neuralgien des Nervus trigeminus 571.
— nach Zahnextraktion 303.
— bei Zahnretention 81.
— der Zunge 531.
Neuritis des Facialis 568.
— des Trigeminus 580.
Neurome der Speicheldrüsen 544.
— der Zunge 525.
Nierenamyloid bei Phosphornekrose der Kiefer 208.
Noma 458.
Notverband nach Ernst 127.
— nach Sauer 123.
— bei Unterkieferbruch nach Ivy 126.
Novocain 269, 274.

Oberkiefer, Abweichungen des 61.
— Aktinomykose des 190.
— Aufklappung beider 353.
— gleichzeitige Entfernung beider 355.
— Schußfrakturen des 110.
Oberkieferbrüche 86, 99.
— Heilung 103.
— Schienenverbände bei 115.
— und ihre Schienung 136.
Oberkiefercarcinom 235.
Oberkieferresektion 349, 355.
Oberkiefersarkome 229, 231.
Oberkieferusur bei Periodontitis 151.
Oberkieferverletzungen bei Zahnextraktion 302.
Obturatoren bei Gaumenspalten 30, 33.
— bei erworbenen Gaumendefekten 39.
Obturatorenherstellung 35.
Obturatorenkloß 40.
Odontoklasten 46.
Ödem, angioneurotisches 582.
— der Zunge, angioneurotisches 531.
Öffnungen am Zahnfleisch 502.
Ohr und Zähne 555.
Ohrschmerzen bei Gaumenbogenentzündung 52.
Ohrspeicheldrüsenentzündung 535, 537.
Okklusivprothese aus Celluloid 399.
Omnadin bei Ludwigscher Angina 472.
Operation der Cysten 317.
— der Epulis 337.
— der Gaumenspalte 326.
— der Lippenspalte 322.
— der Spaltbildungen 322.
— bei Unterkieferverrenkung 114.
— retinierter Zähne 306.

Operationen an der Mundhöhle 261.
— an der Zunge 527.
Oralsepsis 185.
Orbitalphlegmone 553.
Orientierungszahn 57.
Orthopädische und prothetische Behandlung bei Kieferresektionen 384.
Os prominens 23.
Osteoidsarkome der Kiefer 230.
Osteoklasten 47.
Osteoplastik 346.
Odontome, embryoplastische und odontoplastische 217.
Osteome der Kiefer 225.
Osteomyelitis der Kiefer 195.
— — multiple 204.
— Kiefergelenkanyklose durch 252, 253.
Ostitis, eitrige, der Kieferknochen 196.
— fibrosa und Epulis 221.
— paradentäre 161.
Otitis media und Ankylose des Kiefergelenks 252.

Palpation der Mundhöhle 5.
Pankreasdysfunktion 74.
Papeln, syphilitische, an der Zunge 493.
Papilla foliata 12, 511.
Papilla incisiva 13.
Papillae circumvallatae, filiformes und fungiformes 12, 511.
Papillenatrophie der Zunge, syphilitische 497.
Papillitis linguae 520.
Papillome der Lippen 428.
— der Zunge 521.
Paradentale Entzündungen 181.
Paradentose bei Diabetes 74.
Paradentosen, chirurgische Behandlung der 362, 377.
— Indikationsstellung für die Therapie 372.
Parästhesien bei Krebsentstehung 237.
Paralyse, progressive 586.
Paranoia 532.
Parotis, Aktinomykose der 536.
Parotitis epidemica 535.
Partschscher Drehmeißel 290.
Passavantscher Wulst 33.
Peliosis rheumatica, Blutungen der Mundschleimhaut bei 563.
Pemphigus 467.
Perforation des weichen Gaumens 40.
Pergamentknittern 172, 232.
Pericementitis 167.
Pericementosen 573.
Perilymphadenitis 16.
Perilymphadenitis bei Periodontitis 160.
Periodontitis 140, 572.
— aktinomykotische 188.
— akute 141.
— chronische 148.
— granulomatosa 149.
— tuberkulöse 191.
Periostitis der Kiefer durch Arsen und Fluor 208.
— — bei Perlmutterdrechslern 208.
— bei Durchbruch des Weisheitszahnes 53.
— orbitalis 552.
Perlmutterdrechsler, Kieferperiostitis bei 208.
Pfeifenlöcher an den Zähnen 63.
Pferdehaar als Nahtmaterial 267.
Philtrum 409.
Phlegmone bei eitriger Kieferentzündung 247.
— des Mundbodens 183, 471, 435.
— retrobulbäre 552.
— im Spatium pterygomandibulare 550.
Phosphornekrose der Kiefer 206.
Phosphorperiostitis der Kiefer 206.
Pigmentanomalien der Lippen 432.
Pigmentierungen des Zahnfleisches 502.
Pituitrin 71.
Plaques muqueuses an den Lippen 494.
Plaut-Vincentsche Angina 454, 457.
Plica salpingopharyngea 15.
— sublingualis 11.
Pneumatocele des Ductus parotideus 535.
Polycythaemia rubra, Zahnfleisch bei 561.
Polygnathie 18.
Polypen der Nase 58.
Prämolaren, Stellungsveränderung der 48.
Prämolarenextraktion 289.
Primäraffekt, syphilitischer, im Munde 490.
Processus coronoideus des Unterkiefers, Abriß des 94.
Progenie 59.
Prognathie 57.
Prothese, Herstellung der definitiven 401.
Prothesen bei Gaumenspalten 30.
— Herstellung sekundärer 394.
— nach Oberkieferresektion 398.
Protheseneinfluß auf Zahnfleisch 503.
Prothetische Behandlung der erworbenen Gaumendefekte 37.
Prothetisch-orthopädische Behandlung der Gaumenspalten 27f.
Pseudarthrose nach Unterkieferbruch 91.
Pseudobulbärparalyse 530, 582.
Pseudomembranen bei Diphtherie 452.
Psoriasis buccalis 460.
Psychoneurosen 584.
Psychosen 532.
Ptyalismus 547.
Pulpa bei Brüchen 83.
Pulpazerfall 164.
Pulpitis 571.
— granulosa 84.
Pulverstäuber nach Kabierske 268.
Punktion der Kieferhöhle 259.
Purpura, thrombopenische, Blutungen der Mundschleimhaut bei 563.
Pyorrhoea intra- und supraalveolaris 372.

Quecksilber, Kiefernekrose durch 206.
Quecksilberbehandlung der Syphilis 499.
Quecksilberstomatitis 445.
Quetschung der Weichteile bei Unterkieferbrüchen 90.
Quetschwunden des Zahnfleisches 435.
Quinckesches Ödem 582, 583.
— — der Zunge 531.

Rachendiphtherie 452.
Rachenlupus, primärer 481.

Rachenmandelvergrößerung und Spaltbildung 21.
Rachenobturator nach Wolff-Schiltsky 36.
Rachitis, Einfluß auf den Kieferbau 61.
— Verlangsamung des Zahndurchbruchs bei 45.
Radiumbestrahlungen in der Zahnheilkunde 358.
Radiumröhrchenbefestigung in Mundhöhle und Nasenrachenraum 357.
Ranula 542.
Raucherflecke 461.
Replantation der Zähne 307, 321.
Resektion der Kiefer 338.
— bei Kiefercystom 216.
— beider Oberkiefer 355.
— des Oberkiefers 349.
— des Processus condyloideus bei arthrogener Kieferklemme 359.
— der Wurzelspitze 312.
Resektionsprothesen 43, 387.
Resektionsverbände 385.
Resorptionsorgane bei Aufsaugung der Milchzähne 46.
Restpulpitis 572.
Retention des Milchzahnes 47.
— der Zähne 78.
Retinierte Zähne, Neuralgien durch 573.
Retziusscher Streifen 67.
Rezidive der Kiefersarkome 235.
Rheumatismus und Granulom 186.
Rhinoscopia posterior 9.
Rhinosklerom 460.
Rhodankalium im Speichel 3.
Rima oris 409.
Rißwunden bei Zahnextraktion 303.
Röntgenbestrahlung bei chronischer Wurzelhautentzündung 162.
Röntgendurchleuchtung der Zähne und Kiefer 17.
Röntgenstrahlenschädigungen der Lippen 414.
Röntgenuntersuchung der knöchernen Wände 8.
Roserscher Dilatator 143.
Rosesche Lage 327.
Rotz 459.
Rugae 13.

Sachs-Methode 363.
Säge, Giglische 341.
Säuglinge, Kieferosteomyelitis bei 199.
Salbenverbände bei chronischer Wurzelhautentzündung 162.
Salivation bei Kieferosteomyelitis 199.
Salvarsan 499.
— bei Stomatitis ulcerosa 444.
Sarkom der Speicheldrüsen 546.
Sarkome der Kiefer 229.
— myelogene und periostale 230.
— der Zunge 525.
Sauersche schiefe Ebene 121, 342, 348, 386.
Sauerscher Notverband 123, 128, 129.
Schädelveränderungen bei Prognathie 59.
Schanker, harter, an den Lippen 490.
Scharlach, Mundschleimhautveränderungen bei 3.
Scharniergelenk des Unterkiefers 393.
Scharnierschienen bei Unterkieferbrüchen 121.
Schichtstar bei Schmelzhypoplasie 70.
Schienenbefestigung der Zähne 311.
Schienenverbände bei Unter- und Oberkieferbrüchen 115.
Schienung von Brüchen innerhalb des bezahnten Kiefers 130.
Schilddrüse 71.
Schlafmittel, Exantheme nach 439.
Schleimhaut und Weisheitszahn 52.
Schleimhautatrophie der Zungenoberfläche 514.
Schleimhauttuberkulose 483.
Schluckakt 2.
Schluckweh bei Gaumenbogenentzündung 52.
Schmelz, welliger 69.
Schmelzhypoplasien 66.
Schmelzkappen 44.
Schmelztropfen 70.
Schmerzanfälle, neuralgische, nach Zahnextraktion 303.
Schneidemeißel nach Partsch 319.
Schneidezähne, Duplizierung der 76.
— Extraktion der 289.
— Verdoppelung der 46.
Schneidezahnanlage 20.
Schneidezahnzange 284.
Schneidezange nach Partsch 292, 337.
Schraubenmutterverbände bei Unterkieferbrüchen 92.
Schröder-Ernstsche Kieferbruchverbände 125, 128, 130.
Schrödersche Gleitschiene 121, 134, 135, 136.
Schröderscher Hartgummikiefer 342.
— Kiefer 394.
Schüttelfrost bei Kieferosteomyelitis 197.
Schußfrakturen der Kiefer 104.
Schußverletzungen der Mundschleimhaut 434.
Schutzbrille für Zahnärzte 445.
Schwämmchen 450.
Schwangerschaft, Epulis bei 220.
— und Zähne 558.
Schwarzsalbe bei Wurzelhautentzündung 162.
Schwellungen nach Zahnextraktion 296.
Schwirren des Zahnes 164.
Scirrhus der Speicheldrüsen 545.
Sekretionsstörungen der Speicheldrüsen 546.
Sepsis, orale 185.
Sequester, corticale 200.
— syphilitischer 495.
Sequesterabstoßung bei Unterkieferbrüchen 91.
Sequesterextraktion 202, 204.
Sequesterlade 202.
Sequestrierung bei Kieferosteomyelitis 197, 200.
Seruminjektionen bei Blutungen 295.
Sialodochitis 534.
Sialolithiasis 539.
Silberschiene 122.
Sinus cavernosus-Thrombose bei Oberkiefermyelitis 199.

Sklerodermie 465.
Skoliose der Nasenscheidewand 59.
Skorbut, Zahnfleischblutungen bei 564.
Skrofulose 480.
Solitäraphthe 446.
Sommersprossen 432.
Somnolenz bei Kieferosteomyelitis 198.
Soor 450.
Spaltbildungen 19.
— Einteilung 21.
— Operation der 322.
Spatium pterygomandibulare, Erkrankungen des 549.
Speicheldrüsen, Sekretionsstörungen der 547.
Speicheldrüsenerkrankungen 533.
Speicheldrüsengeschwülste, bösartige 545.
— gutartige 542.
Speicheldrüsenkrebs 545.
Speicheldrüsentätigkeit beim Kauakt 1.
Speicheldrüsentumoren 191.
Speicheldrüsenverletzungen 533.
Speichelfluß bei Zungencarcinom 527.
Speichelgangentzündungen 534.
Speichelgangsfistel 533.
Speichelgangsteine 541.
Speichelsteine 539.
— Actinomycesfäden in 191.
Spirochaete pallida 486.
Spontanblutungen in der Mundhöhle bei perniziöser Anämie 560.
— — — Leukämie 562.
Sprache, Bedeutung der Zähne und Zunge 2.
Sprachbehinderung bei Unterkieferbrüchen 91.
Sprachstörung bei Oberkieferverletzung 103.
— bei Spaltbildungen 25.
Spritze nach Adrion und Hoenig 273.
Staphylococcus albus im periostalen Absceß 144.
Staphylokokken bei Osteomyelitis 197.
— und Streptokokken bei Periodontitis 150.
Staphylorrhaphie 327, 330.
Steinsche Glasobturatoren 44.
Stellungsveränderungen der Zähne 48.
Sterblichkeit der Kinder mit Mißbildungen 25.
Sterilisation des Operationsmaterials 264.
Stichkanalnekrosen der Mundschleimhaut 437.
Stirnlampe 6.
Stomakake 441.
Stomatitis aphthosa 446.
— catarrhalis, s. simplex 440.
— — mit Wismuteinlagerung 500.
— epidemica (epizootica) 449.
— gangraenosa 458.
— gravidarum 558.
— mercurialis 445.
— ulcerosa 441.
Stomatomycosis 450.
Strahlenpilz 188.
Streichholzarbeiter, Phosphornekrose bei 206.
Streptokokken in Granulomen 186.
— bei Kieferosteomyelitis 197.
Sublingualloge und Submentalloge 183.
Sublingualraum 11.
Submaxillarloge 183, 184.
Sulcus alveololingualis 11.
Suprareninzusatz zu Novocain 272.
Syphilis des Mundes 486.
— der Mundhöhle 3.
Syphilitische Kiefergelenkentzündung 243.

Tabes dorsalis 580.
— Kiefererkrankungen bei 209.
Tamponade des Zahnfaches bei Blutung 294.
Tamponhalter, gitterartiger 399.
Teleangiektasien 426.
— nach Verbrennungen 415.
Tertiärsyphilitische Erkrankungen der Weichteile 495.
Tetanie und Schmelzhypoplasie 67, 70, 74.
Tetanus 579.
Tetanusantitoxin bei Mundschleimhautverletzungen 439.
Thermokauter bei Blutungen 295.
Thermotherapie bei chronischer Wurzelhautentzündung 162.
Thierschsche Transplantation 352.
Thorium bei Tumorbehandlung 356.
Thrombose der Blutgefäße nach Zahnextraktion 298.
— des Sinus cavernosus bei Kieferosteomyelitis 199.
Thymus 71.
Thyroxin 71.
Torus palatinus 13.
Totenlade bei Phosphornekrose 207.
Tracheotomie bei Zungenoperationen 528.
Transversalfraktur des Oberkiefers 99.
Trauma, Ankylose des Kiefergelenks nach 252.
— bei Cystenentwicklung 170.
— und Osteomyelitis 197.
Trélat-Czernysche Nadel 328.
Trendelenburgsche Tamponkanüle 341.
Trichloräthylen bei Trigeminusneuralgie 576.
Trigeminuskrämpfe 579.
Trigeminuslähmungen 569.
Trigeminusneuralgie 531, 571, 574.
Trismus des Trigeminus 579.
Tröpfcheninfektion 4.
Tubage, perorale, bei Zungenoperationen 528.
Tuberkelbacillen in der Zahnhöhle 191.
Tuberkulose des Kiefergelenks 243, 248.
— der Kieferknochen 191.
— der Mundhöhle 3.
— der Mundschleimhaut 480.
— verruköse Form 482.
— des Zahnfleisches 193, 482, 484.
— der Zunge 482, 519.
Tuberkuloseinfektion, paradentale 194.
Tumoren im Spatium pterygomandibulare 551.
Tylosis 460.

Überkappungsverbände 125.
Ulcus carcinomatosum 477.
— durum an den Lippen 490.
— linguae traumaticum 517.

Ulcus rodens 476.
— — faciei 429.
— nach Röntgenschaden 415.
Unterkiefer, Aktinomykose des 189.
— Brüche des Köpfchens und Halses 96.
— Cysten im 175.
— diffuse Knochenwucherungen am 226.
— Resektion aus der Kontinuität des 339.
— Zurückbleiben des 18.
Unterkieferbrüche 86, 115.
— Behandlung 92, 136.
— Heilung 90.
— Schienenverbände bei 115.
— Symptome 88.
— extra- und intraorale Verbände bei 118.
Unterkiefercarcinom 235, 238.
Unterkiefercystom 215.
Unterkieferexostosen 225.
Unterkieferfortsätze, Brüche der 93.
Unterkieferhälfte, Exartikulation einer 343.
Unterkiefersarkome 229.
Unterkieferspaltung, osteoplastische 344.
Unterkiefertuberkulose 194.
Unterkieferverrenkung 111.
— Behandlung 113.
Uranoplastik 327.
Usur am Oberkiefer bei Periodontitis 151.
Uvula bifida 14.
Uvulaverlust durch Syphilis 495, 498.

Vajnascher Hebel 290, 304.
Valleixsche Druckpunkte 575.
Varicen 426.
Verätzungen der Lippen 415.
— der Mundschleimhaut 436, 438.
Verbandstoffe, Sterilisation der 264.
Verbrennungen der Lippen 414.
— der Mundschleimhaut 436.
Verdrängungserscheinungen der Zähne bei Cysten 179.
Verkalkung des Zahnes 45.
Verkalkungen der Epulis 222.
Verknöcherung bei Epulis 223.
Verlagerung der Wurzel in die Kieferhöhle 301.
— der Zahnkeime bei Cystenbildung 175.
Verletzungen der Lippen 409.
— der Mundschleimhaut 434.
— des Spatium pterygomandibulare 549.
— der Speicheldrüsen 533.
— der Zunge 516.
Verrenkung des Unterkiefers 111.
Verrenkungen des Kiefergelenkes bei Zahnextraktion 303.
Verschlucken des Zahnes 301.
Versenken der Zahnwurzel 301.
Versorgung der Kieferbrüche 126.
Verwachsung der Zahnwurzeln 65.
Vitiligo der Lippen 432.
Vorpflanzungsverfahren 348.

Wachskiefer 396.
Wanderring der Zunge 513.
Wandsequester 200.
Wangenabflachung bei Oberkieferbruch 101.
Wangenfistel 154.
Wangenhalter 267.
Wangenlichtfeld 8.
Wangenschwellung bei Oberkieferosteomyelitis 198.
Wasserkrebs 458.
Wassermannsche Reaktion 489.
Wasserstoffsuperoxydprobe nach Peter 456.
Weichteilequetschung bei Unterkieferbrüchen 90.
Weichteile, Chirurgie der — des Mundes 409.
Weichteilzerreißungen bei Zahnextraktion 303.
Weisheitszähne, Extraktion der 289, 301.
— Zange für 286.
Weisheitszahn, Beschwerden des durchbrechenden 51.
— Cysten am 177.
Widmannsche Operationsmethode bei Paradentose 376.
Wismutbehandlung der Syphilis 499.
Wismutstomatitis 500.
Wolff-Schiltskyscher Rachenobturator 31, 34.
Wolfrachen 23.
Wucherungen, pericementale 168.
Wundhaken nach Partsch 313.
Wundheilung im Munde 3.
Wundrandnekrose 330.
Wundrose 423.
Wundstarrkrampf nach Zahnextraktion 304.
Wurzel und Krone 63.
Wurzelcysten 168.
— und Kieferhöhlenerkrankungen 256.
Wurzelfrakturen 83.
Wurzelhautentzündung 140.
— Begleiterscheinungen und Folgezustände 165.
— chronische, Behandlung 161.
Wurzelhebel nach Thompson 289.
— nach Vajna 291.
Wurzelodontome 217.
Wurzelperforation 165.
Wurzelreste, Gesichtsschmerzen durch 572.
Wurzelspitze, Resektion der 312.
Wurzelspitzenentzündung, chronische 257.
Wurzeltrennung 305.
Wurzelversenken 301.

Xerostomie 546.

Younger-Sachssche Behandlungsmethode der Paradentosen 363.

Zähne und Augen 551.
— Bedeutung der 2.
— Brüche der 83.
— Einpflanzung der 307.
— erratische oder verirrte 79.
— Formabweichungen der 62.
— gewaltsame Gradrichtung der 308.
— Implantation der 321.
— und innere Sekretion 71, 557.
— Luxation der 85.

Zähne und mandibuläre Lymphdrüsen 15.
— und Nervenkrankheiten 567.
— und Ohr 555.
— Operation retinierter 306.
— Überzahl der 46, 75.
— Unterzahl der 76.
— Verwachsung von 65.
Zahncysten, follikuläre 210.
Zahndurchbruch, Verlangsamung des 45.
Zahnentfernung mit Freilegung des Zahnfaches 304.
Zahnerkrankungen und Allgemeinerkrankungen 187.
— entzündliche 140.
Zahnextraktion 280.
— bei Kiefereiterung 145.
— Osteomyelitis nach 197.
— Zufälle bei 300.
Zahnfächerwülste 10.
Zahnfleisch bei Polycythaemia rubra 561.
— syphilitischer Primäraffekt am 492.
Zahnfleischblutungen bei Skorbut 565.
Zahnfleischerkrankungen 501.
Zahnfleischexcision 54.
Zahnfleischfistel 149.
Zahnfleischimprägnierung mit Kohle 502.
Zahnfleischnaht 268.
Zahnfleischtuberkulose 193, 482, 484.
Zahnfortsatz des Unterkiefers, Brüche des 95.
Zahnkeimverlagerung 78.
— bei Cystenbildung 175.
Zahnlückenschmerzen 299, 573.
Zahnmarkzerfall 164.
Zahn- und Zahnfachnekrose durch Arsen 205.
Zahnsonde und Zahnspiegel 12.
Zahnstein 504.
Zahnsystem und endokrine Drüsen 71, 557.
— und Kieferhöhle 255.
— und Nebenschilddrüsen 74.
Zahnung 44.
Zahnverkalkung 45.
Zahnverlagerung bei Extraktion des Weisheitszahnes 301.
Zahnwurzel, Drehungen und Knickungen der 64.
— perforierende 165.
Zahnwurzelcysten 168, 177.
Zahnwurzelreste, operative Entfernung der 306.
Zapfenzähne 76.
Zellgewebsentzündung beim Durchbruch des Weisheitszahnes 52.
Zuckergußzunge 497.
Zunge, akute Entzündungen der 518.
— glatte 514.
— Leukoplakie der 461.
— Lichen ruber planus der 464.
— Operationen an der 527.
Zungenatrophie bei Bulbärparalyse 530.
Zungenbiß bei Epilepsie 517.
Zungencarcinom 525.
Zungenfunktion beim Kauakt 2.
Zungengeschwülste, bösartige 525.
— gutartige 520.
Zungengumma 496.
Zungenhalter 267.
Zungenkrampf, hysterischer 530.
Zungenkrankheiten 509.
Zungenlähmung 529.
Zungenmißbildung 510.
Zungenoberfläche, Veränderungen der 511.
Zungenödem, angioneurotisches 531.
Zungenspaltung 511.
Zungenstruma 525.
Zungentuberkulose 482.
Zungenvergrößerung bei Akromegalie 73.
Zungenverletzungen 516.
Zurückbleiben der Zähne im Kiefer 78.
Zwischenkiefer 324.
— Vortreten des 23.